眼疾患アトラスシリーズ

Atlas of ocular diseases

2

後眼部アトラス

Atlas of posterior eye diseases

監修

大鹿 哲郎
筑波大学

編集

近藤 峰生
三重大学

辻川 明孝
京都大学

総合医学社

眼疾患アトラスシリーズ
序　文

　眼科診療において病歴や主訴の聴取はもちろん重要ですが，なんといっても診断にダイレクトに結びつくのは所見そのもの，すなわち前眼部所見や眼底所見などの画像情報でしょう．異常が目に見える形として現出しやすい，そしてそれを所見として直接捉えやすいというのが，眼科の特徴であり利点です．

　とすれば，様々な疾患を診断する能力を磨くには，できるだけ多くの病変なり疾患を自ら観察し，経験を積み重ね，病変パターンを見分ける力を培っておく必要があります．しかし，できるだけ多くの疾患を経験するといっても，そこには自ずと限界があります．専門医を養成するまでの数年間で経験できる疾患数は限られているでしょうし，頻度の少ない疾患にはそれこそ極まれにしか遭遇しません．

　そこにアトラスの意義があります．臨床医や学習者が，困ったとき，迷ったときにすぐ当たることのできる図版集としてのアトラスです．

　今回，眼科分野を網羅した眼疾患アトラスを企画しました．眼科日常診療に必要な画像を部位別およびモダリティ別にまとめ，眼科医の診断能力の向上に役立つものとすることを狙いとしています．構成は，1. 前眼部アトラス，2. 後眼部アトラス，3. 外眼部アトラス，4. 眼病理アトラス，5. 目と全身病アトラス，となります．

　本シリーズの特徴は下記のようになります．
①眼科領域の主要疾患の画像を網羅したアーカイブをめざす．
②各疾患および鑑別すべき疾患のベストクオリティの画像を集める．頻度の低い疾患，最近目にしなくなった疾患についても，積極的に過去の症例を発掘して未来への遺産としてのアーカイブを構築する．
③広い読者層に役立つものとする．眼科専攻医からベテランまで，読者の目的に合わせて引けるものとする．
④自在に検索できるものをめざす．総索引を作成し，疾患名，所見名等のキーワードから，必要情報に簡単に辿り着けるようにする．

　前眼部から後眼部，外眼部，また眼病理から全身病までをここまで広く網羅したアトラスは，欧米でも見当たりません．多くの先生方の執筆，また写真提供により，世界に類を見ない素晴らしい眼疾患アトラスシリーズとなりました．御協力頂いた先生方に今一度心より御礼申し上げると共に，本シリーズが皆様の日常診療および生涯教育に資することを願って，序と致します．

2019年9月

大鹿哲郎

序　文

　眼科の診断においては，画像情報が極めて重要な役割を果たします．しかし眼科の全分野の中で，近年最も画像診断技術が進歩した領域といえば，やはり眼底疾患(網脈絡膜疾患)ではないでしょうか．

　私達が眼科医になった頃は，眼底疾患のアトラスといえば，眼底写真とフルオレセイン蛍光眼底造影がほぼ全てでした．しかしその後約20年の間に眼底疾患の画像診断技術は格段の進歩を遂げ，光干渉断層計(OCT)，インドシアニングリーン蛍光眼底造影，走査型レーザー検眼鏡，眼底自発蛍光，超広角眼底写真，光干渉断層血管撮影(OCTA)などが次々と登場し，現在では一般のクリニックにおいてもこれらの画像が診断に広く使用されています．中でもOCTが与えるインパクトは極めて高く，わずか数秒の非侵襲的な検査という利点もあり，現在の眼科に欠かすことのできないツールとして定着しています．

　そこで今回の「後眼部アトラス」においては，単に眼底写真や蛍光眼底造影だけでなく，各疾患の診断や病態の理解に必要な画像情報であれば，OCTをはじめとして紙面が許す限り多くの画像情報を盛り込みました．眼底像にバリエーションがある場合には複数の写真を呈示し，診断に役立つ情報であればERGを含む機能検査も加えていただくように執筆者にお願いしました．

　網脈絡膜疾患は紛らわしい疾患が多い上に検査も多く複雑です．単純に検査の所見を記述していくだけでは読者に診断のポイントがうまく伝わらないと考えました．そこで，今回のアトラスでは，「診断のポイントとなる検査所見」や「鑑別が必要な疾患」の一覧表を作成していただきました．眼科医の先生方にとって「是非とも眼科外来の机に置いておきたい」と感じていただけるような最新アトラスができたと自負しております．

　最後になりましたが，ご多忙の中ご執筆いただいた先生方と総合医学社のスタッフの皆様に心よりお礼を申し上げます．

近藤峰生　辻川明孝

執筆者一覧 (執筆順)

岸　章治	前橋中央眼科	宮永　将	東京都立広尾病院眼科
辻川明孝	京都大学大学院医学研究科感覚運動系外科学眼科学	松原　央	三重大学大学院医学系研究科・臨床医学系講座・眼科学
大島裕司	済生会福岡総合病院眼科	兼子裕規	名古屋大学大学院医学系研究科頭頸部・感覚器外科学講座眼科学教室
森　圭介	国際医療福祉大学眼科	上野真治	名古屋大学大学院医学系研究科頭頸部・感覚器外科学講座眼科学教室
福富　啓	愛知医科大学眼科学講座	松井良諭	三重大学大学院医学系研究科・臨床医学系講座・眼科学
瓶井資弘	愛知医科大学眼科学講座	齋藤　航	回明堂眼科・歯科
石田雄一郎	愛知医科大学眼科学講座	永井由巳	関西医科大学眼科学教室
小畑　亮	東京大学大学院医学系研究科眼科学教室	池田康博	宮崎大学医学部感覚運動医学講座眼科学分野
大石明生	京都大学大学院医学研究科感覚運動系外科学眼科学	林　孝彰	東京慈恵会医科大学葛飾医療センター眼科
丸子一朗	東京女子医科大学眼科学教室	近藤峰生	三重大学大学院医学系研究科・臨床医学系講座・眼科学
河野泰三	東京女子医科大学眼科学教室	町田繁樹	獨協医科大学埼玉医療センター眼科
湧川空子	琉球大学大学院医学研究科医科学専攻眼科学講座	三浦　玄	千葉大学大学院医学研究院眼科学
古泉英貴	琉球大学大学院医学研究科医科学専攻眼科学講座	山本修一	千葉大学大学院医学研究院眼科学
澤口桂子	琉球大学大学院医学研究科医科学専攻眼科学講座	堀田喜裕	浜松医科大学眼科学教室
玉城　環	琉球大学大学院医学研究科医科学専攻眼科学講座	國吉一樹	近畿大学医学部眼科学教室
引地泰一	ひきち眼科	篠田　啓	埼玉医科大学医学部眼科学
林　英之	福岡大学医学部総合医学研究センター	宮本龍郎	回生病院眼科
中西(山田)裕子	神戸大学大学院医学研究科外科系講座眼科学分野	藤波　芳	国立病院機構　東京医療センター眼科
野村耕治	兵庫県立こども病院眼科	角田和繁	国立病院機構　東京医療センター眼科
小南太郎	名古屋大学大学院医学系研究科頭頸部・感覚器外科学講座眼科学教室	片桐聡	東京慈恵会医科大学眼科学講座
近藤寛之	産業医科大学眼科学教室	髙橋寛二	関西医科大学眼科学教室
松下五佳	産業医科大学眼科学教室	橋本勇希	福岡国際医療福祉大学視能訓練学科
池田華子	京都大学大学院医学研究科感覚運動系外科学眼科学	白神千恵子	香川大学医学部眼科学講座
尾花　明	総合病院聖隷浜松病院眼科	山城健児	大津赤十字病院眼科
西信良嗣	滋賀医科大学眼科学講座	高橋綾子	京都大学大学院医学研究科感覚運動系外科学眼科学
日下俊次	近畿大学医学部眼科学教室	井上麻衣子	横浜市立大学附属市民総合医療センター眼科
松本英孝	群馬大学大学院医学系研究科眼科学	森隆三郎	日本大学医学部視覚科学系眼科学分野
井上裕治	自治医科大学医学部眼科学講座	齋藤昌晃	弘前大学大学院医学研究科眼科学教室
坪井孝太郎	愛知医科大学眼科学講座	田村　寛	京都大学大学院医学研究科感覚運動系外科学眼科学
長谷川泰司	東京女子医科大学眼科学教室	宇治彰人	京都大学大学院医学研究科感覚運動系外科学眼科学
村岡勇貴	京都大学大学院医学研究科感覚運動系外科学眼科学	板谷正紀	はんがい眼科
杉本昌彦	三重大学大学院医学系研究科・臨床医学系講座・眼科学	土居真一郎	岡山大学大学院医歯薬学総合研究科眼科学講座
張野正誉	はりの眼科	森實祐基	岡山大学大学院医歯薬学総合研究科眼科学講座
村田敏規	信州大学医学部眼科学教室	佐藤　拓	高崎佐藤眼科
喜田照代	大阪医科大学眼科学教室	飯田知弘	東京女子医科大学眼科学教室

執筆者一覧（執筆順）

櫻田庸一	山梨大学大学院総合研究部眼科学講座		中澤　満	弘前大学大学院医学研究科眼科学教室
黒田能匡	神戸市立神戸アイセンター病院眼科		尾辻　剛	関西医科大学総合医療センター眼科
中西秀雄	豊岡病院　日高医療センター眼科		藤本雅大	ナカノ眼科医院
東出朋巳	金沢大学附属病院眼科		横井　匡	国立成育医療研究センター眼科
厚東隆志	杏林大学医学部眼科学教室		芳賀　彰	熊本大学大学院生命科学研究部眼科学分野
出田隆一	いでた平成眼科クリニック		秋山英雄	群馬大学大学院医学系研究科眼科学
井上　真	杏林大学医学部眼科学教室		池田恒彦	大阪医科大学眼科学教室
本田　茂	大阪市立大学大学院医学研究科視覚病態学		野呂隆彦	東京慈恵会医科大学眼科学講座
大野京子	東京医科歯科大学大学院医歯学総合研究科眼科学		平形明人	杏林大学医学部眼科学教室
伊藤逸毅	名古屋大学大学院医学系研究科頭頸部・感覚器外科学講座眼科学教室		金森章泰	かなもり眼科クリニック
大杉秀治	おおすぎ眼科		毛塚剛司	毛塚眼科医院
三宅正裕	京都大学大学院医学研究科感覚運動系外科学眼科学		前久保知行	眼科三宅病院
鈴木茂伸	国立がん研究センター中央病院眼腫瘍科		奥　英弘	大阪医科大学眼科学教室
羅　錦營	ら（羅）眼科		戸成匡宏	大阪医科大学眼科学教室
喜多美穂里	国立病院機構　京都医療センター眼科		大久保真司	おおくぼ眼科クリニック
南場研一	北海道大学大学院医学研究院眼科学教室		井上正則	眼科いのうえクリニック
寺田裕紀子	東京都健康長寿医療センター眼科		長井隆行	神戸大学大学院医学研究科外科系講座眼科学分野
蕪城俊克	自治医科大学附属さいたま医療センター眼科		中澤祐則	鹿児島大学大学院医歯学総合研究科眼科学
長谷川英一	九州大学大学院医学研究院眼科学分野		石川　均	北里大学医療衛生学部視覚機能療法学
明神沙弥香	福岡歯科大学総合医学講座眼科学分野		柏木広哉	静岡県立静岡がんセンター眼科
八幡信代	九州大学大学院医学研究院眼科学分野		上田香織	神戸大学大学院医学研究科外科系講座眼科学分野
慶野　博	杏林大学医学部眼科学教室		中村　誠	神戸大学大学院医学研究科外科系講座眼科学分野
蓮見由紀子	横浜市立大学大学院医学研究科眼科学教室		亀谷修平	日本医科大学千葉北総病院眼科
岩橋千春	近畿大学医学部眼科学教室		後藤克聡	川崎医科大学眼科学1
大黒伸行	JCHO大阪病院眼科		三木淳司	川崎医科大学眼科学1
福田　憲	高知大学医学部眼科学講座		橋本雅人	社会医療法人医仁会中村記念病院眼科
丸山耕一	川添丸山眼科		須田謙史	京都大学大学院医学研究科感覚運動系外科学眼科学
丸山和一	大阪大学大学院医学系研究科視覚先端医学寄附講座		赤木忠道	京都大学大学院医学研究科感覚運動系外科学眼科学
臼井嘉彦	東京医科大学臨床医学系眼科学分野		寺尾信宏	京都府立医科大学眼科学教室
石川桂二郎	九州大学大学院医学研究院眼科学分野		河野剛也	大阪市立大学大学院医学研究科視覚病態学
中尾久美子	鹿児島大学大学院医歯学総合研究科眼科学		高木　均	聖マリアンナ医科大学眼科学教室
加瀬　諭	北海道大学大学院医学研究院眼科学教室		重城達哉	聖マリアンナ医科大学眼科学教室
恩田秀寿	昭和大学医学部眼科学講座			
西口康二	東北大学大学院医学系研究科視覚先端医療学寄附講座			
倉田健太郎	浜松医科大学眼科学教室			

目 次
Contents

3. 硝子体

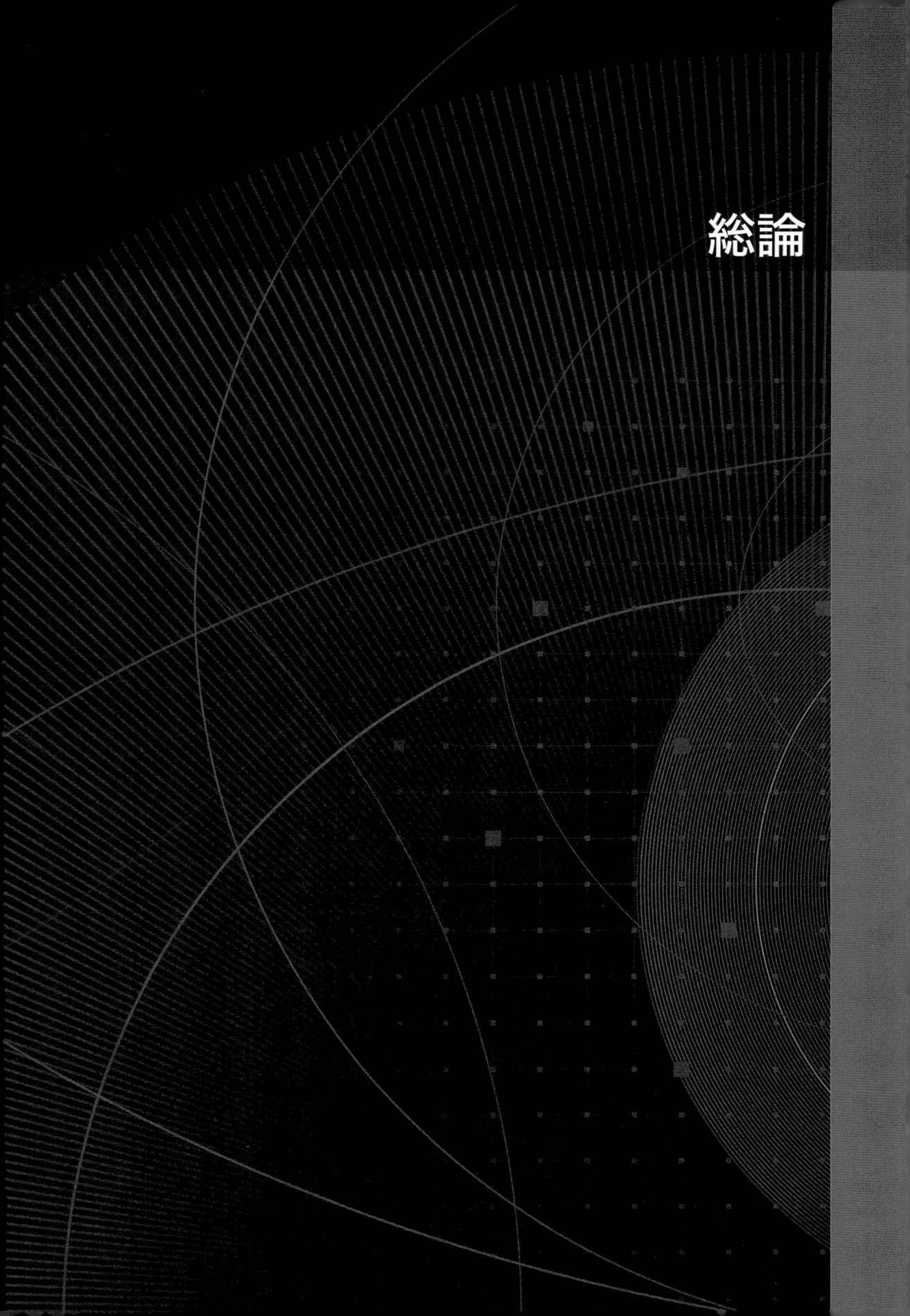

総論

総論

網膜の正常所見

正常網膜

　現在，我々は検眼鏡所見とOCT（光干渉断層計）像を対比させて診療を行っている．網膜の正常所見とはなにかという問いは，OCTの正常所見を述べるのとほぼ同義である．OCT像は近赤外光を網膜に照射して，その反射信号から構成されたものであり，実際の組織像とは異なる．OCTの読影には，画像の成り立ちをよく理解していることが重要である．

1　カラー眼底

　臨床でいう「黄斑」とは，輪状反射に囲まれた眼底後極部の中心である（図1）．臨床上の「中心窩」とは，黄斑の中心の暗赤色の窪みを指す．解剖学では前者を「中心窩」，後者を「中心小窩」というが，本項では臨床的な名称を用いる．中心窩は視神経乳頭の中心から4mm耳側にあり，0.8mm下方にある．黄斑の直径は1.5mmで，中心窩は0.35mmである．黄斑の輪状反射の内側から網膜は皿状に薄くなっている．まず神経節細胞層が薄くなり，サル眼では直径0.4mmでそれが消失する．網膜の毛細血管は直径0.5mmで消失しており，ここをavascular foveaと呼ぶ．中心窩（直径0.35mm）では双極細胞層もなくなり，視細胞層と薄いヘンレ線維層だけになる．黄斑は黄色を呈するので，その名がある．摘出眼の網膜では黄色が顕著になる．黄斑色素はキサントフィルであり，網膜全層にあるが，直径2mmの黄斑部の外網状層，特にヘンレ線維層に多く含まれている．中心窩にはヘンレ線維層がないので，黄斑色素もない．眼底の色調は脈絡膜のメラノサイトに含まれるメラニン色素の量によって決まる．

　本例は日本人の標準的な色調である．原田病になると脈絡膜のメラニン色素が減るため，夕焼け眼底になるが，網膜色素上皮（RPE）内のメラニン色素は維持される．本例では，血管アーケードの下方周辺では脈絡膜大血管が透見され，豹紋状眼底を呈している．網膜血管のうち，暗赤色で太いのが静脈で，明赤色で細いのが動脈である．検眼鏡で見ている網膜動静脈は，管腔を流れる血液である．血管壁は若年では透明なので見えない．動脈硬化により血管壁が肥厚・混濁すると，動脈の反射亢進，管腔の狭細化，銅線動脈が起こり，動静脈交叉部では静脈の先細り，隠状，塞き止めなどの，いわゆる交叉現象が起こる．静脈が動脈の上を走行する場合は乗り越え現象が見られる．本例では近視があるため，乳頭縁に灰色のコーヌスがある．これはRPEが耳側に移動するため，脈絡膜が露出した結果である．強度近視になると，脈絡膜も移動するため，強膜が露出し，白色のコーヌスになる．本例では近視性の視神経乳頭陥凹がある．

2　網膜の光学組織切片とOCT像の比較

　OCT像は組織切片と同様に層状構造を呈しているが，OCT像は反射信号の分布を表した画像であり，組織像とは本質的に異なる（図2）．OCTでは測定光と同軸に戻ってきた反射光（後方散乱光）だけが，画像の構成要素になり，それから外れた散乱光は無視される．反射光が強いところが画像における高輝度になる．反射光は屈折率の異なる散乱・吸収体の境界で強く生じ，その内部では急速に減衰する．網膜のOCT像では細胞膜が反射の主体であり，ミトコンドリアやメラニンなどの細胞内小器官はほとんど無視される．トルイジンブルー染色したサルの網膜切片（図2上）と正常人眼のOCT像（図2下）を比べると，組織切片では核が濃染されるので，神経節細胞層と内顆粒層（双極細胞層），外顆粒層（視細胞層）が濃く見えるが，OCT像では，神経線維層と内外の網状層が高輝度層になり，神経節細胞，内顆粒層，外顆粒層は低輝度層になっている．

　図3にOCTの網膜層状構造と網膜の細胞構築とを対比させた．神経線維層と網状層は神経線維（軸索と樹状突起）から成るが，これらはすべて細胞膜に包まれているので測定光の散乱（反射）が大量に生じる．特に網膜神経線維層は測定光に対し，直角に配列しているので，同軸に帰ってくる反射光が強くなる．中心窩ではごく薄いヘンレ線維層と外顆粒層（視細胞層）から成っているため，OCTでは中心窩底は反射の暗い外顆粒層が直接，硝子体に接するようになる．この事実は，OCTの走査線が正確に中心窩を通っているかの指標になる．光受容層の高反射ラインについては，後で詳述する．

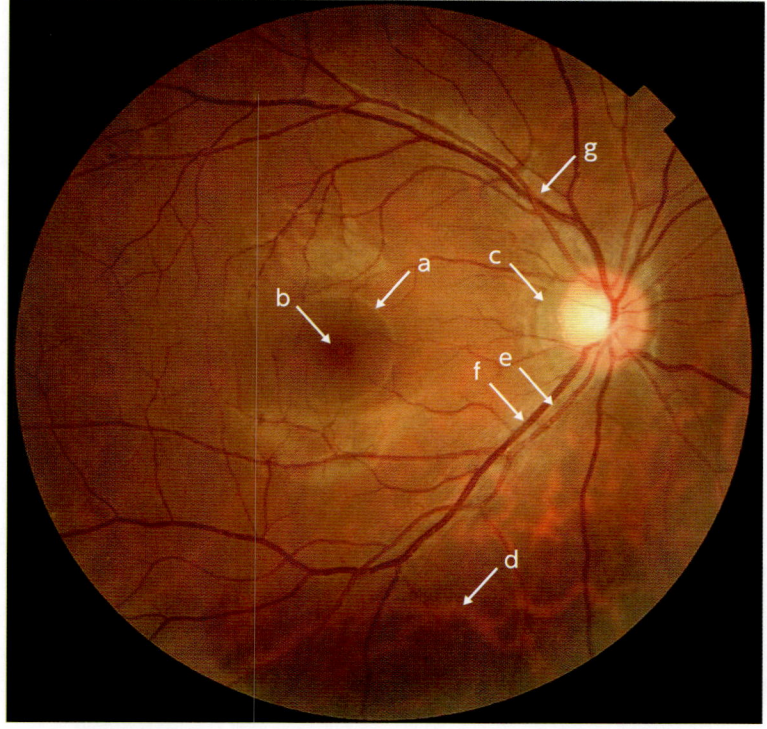

図1｜正常眼底（右眼）

24歳男性（−5.50Dの近視）．a：黄斑の輪状反射．臨床上，この内部を黄斑と呼ぶ．解剖学では中心窩と定義されている．b：臨床上の中心窩．解剖学では中心小窩．c：コーヌス．網膜色素上皮の耳側移動により，脈絡膜が透見したもの．d：豹紋様眼底．脈絡膜の大血管が透見したもの．e：網膜動脈，見えているのは管腔を流れる動脈血である．f：網膜静脈．g：網膜動静脈交叉部．動脈が静脈の上にくることと，下にくることがある．

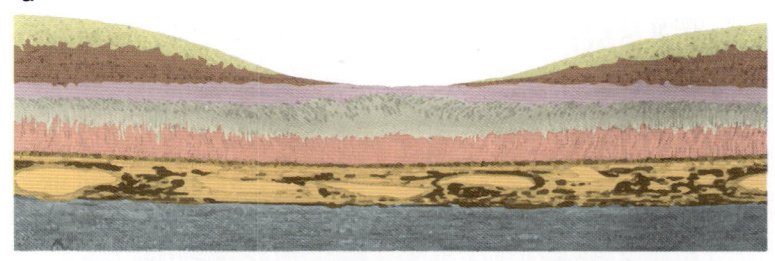

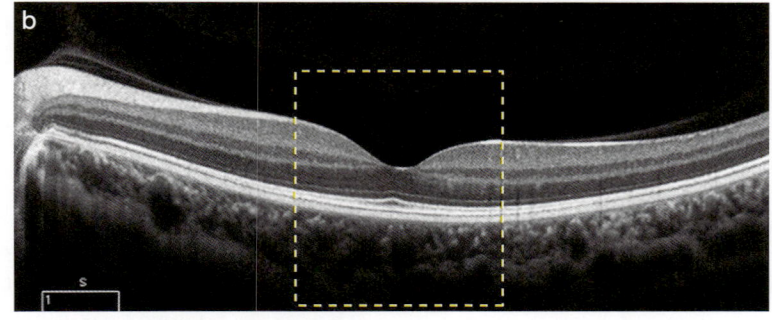

図2｜網膜の光学組織切片とOCT像の比較

a：サル眼の中心窩の光顕像．b：眼底後極部のOCT像．破線は組織切片に対応した部分．OCTでは画像の縦横比が組織像より縦が強調される．光学組織切片では核のある神経節細胞層と内外の顆粒層が濃く染色されるが，OCTではそれらは低輝度層になり，神経線維層と内外の網状層が高輝度になる．

3　網膜硝子体界面

後極部の前方には「後部硝子体皮質前ポケット」という液化腔がある(図4P)．ポケットの後壁は硝子体皮質は(図4黄矢印)，ポケットの周辺から徐々に薄くなり，黄斑部では極度に薄いため，網膜から分離しないと同定できない．ポケット周辺では硝子体皮質は厚みのある層状構造をしている．この中にベール状の膜がある(図4青矢印)．これは層状構造をした硝子体皮質の一部が見えたものである．OCTの分解能が低かった時代には，これは薄い後部硝子体剥離(PVD)と考えられていた．PVDは中心窩の周囲に初発しやすく，これが中心窩への牽引の原因になる．

最近Swept source OCT(SS-OCT)により，ポケットがクローケ管と連絡路していることがわかった．この連絡路はWorstのbursa premacularisの構造に一致している．bursa premacularisは本来，黄斑部PVDの前方にある袋と定義されており，ポケットはsubbursal spaceに相当していた．筆者は両者の概念を統合するため，黄斑前ポケットpremacular pocketと呼ぶのがよいと考えている．

4　網膜神経線維層

網膜神経線維層 retinal nerve fiber layer (RNFL)は神経節細胞の軸索から成る．後方散乱光同軸反射が強いため，OCTでは高輝度になる(図5)．軸索は細胞膜に包まれており，測定光に対して直角に配列しているので，高反射を生じる．軸索の束は柱状のミュラー細胞によって分画され，支持されている．ミュラー細胞は網膜表層でfoot plateを形成し，RNFLを覆っている．Foot plateの基底膜が内境界膜である．中心窩を横切る水平断OCT(図5右上)では，RNFLは鼻側では乳頭黄斑線維束papillomacular bundleを形成するため厚いが，耳側は神経線維の耳側縫線temporal rapheに一致するため，RNFLがない．垂直断では，上下対称なRNFLとなる(図5右下)．緑内障ではこの対称性が崩れる．

5　神経節細胞層・内網状層・内顆粒層

OCTでは神経節細胞層 ganglion cell layer (GCL)は低輝度に，内網状層は高輝度，内顆粒層は低輝度になる(図6右)．組織学的(図6左)には，内網状層 inner plexiform layer(IPL)は神経節細胞のdendrite(樹状突起)，双極細胞のaxon(軸索突起)，そしてアマクリン細胞の神経突起が絡み合っている．このため測定光は強い散乱を起こしOCTでは高輝度になる．一方，神経節細胞層(GCL)と内顆粒層(inner nuclear layer；INL)は反射が少なく，低輝度層になる．

6　Ganglion cell complex

神経節細胞ニューロンは，細胞体と，外側膝状体まで続く長い軸索と，内網状層にある樹状突起dendriteから成る．緑内障では網膜神経線維層欠損(RNFLD)に先だって神経節細胞の減少が起こることがわかり，網膜神経節細胞層(GCL)の厚さを定量するソフトが開発された．RNFLとGCLはOCTで明瞭に区別できるが，GCLと内網状層(IPL)の境界はコントラストが低く，機械的にラインを引きにくい．しかし，IPLと内顆粒層(INL)の境界はコントラストが高いため，容易に区別ができる(図6)．このため，Ganglion cell complex(GCC)というソフトはIPLとINLの境界で線(図6橙色破線)を引いて，RNFL + GCL + IPLをまとめてGanglion cell complex(GCC)と呼んでいる．機種によってはRNFLを除外してGanglion cell analysis(GCA)というソフト名を使っている．IPLは双極細胞のAxonと神経節細胞のdendriteから成るが，その厚さは緑内障の影響を受けないため，GCCのソフトとしての有用性にはマイナスにならない．

7　外網状層

外網状層outer plexiform layer(OPL)は表層から双極細胞の樹状突起dendriteと水平細胞の樹状突起があり，深層は視細胞の軸索突起axonがある(図7左)．表層と深層の間にはシナプスがある．シナプスは光学顕微鏡では連続した線に見えるので，middle limiting membraneと呼ばれる(図7左)．視細胞のaxonと双極細胞の樹状突起はシナプスを形成するが，水平細胞の樹状突起も視細胞のaxonとシナプスを形成している．シナプスは視細胞のaxon終末が膨大したもので，隣接する同部と細胞間結合し，面を形成している．このため，OCTでは反射ラインを生じる．OCTで外網状層を詳しく見ると，上から1/3の高さに直線的な反射ラインがあるのがわかる(図7右)．これはシナプスに相当する．

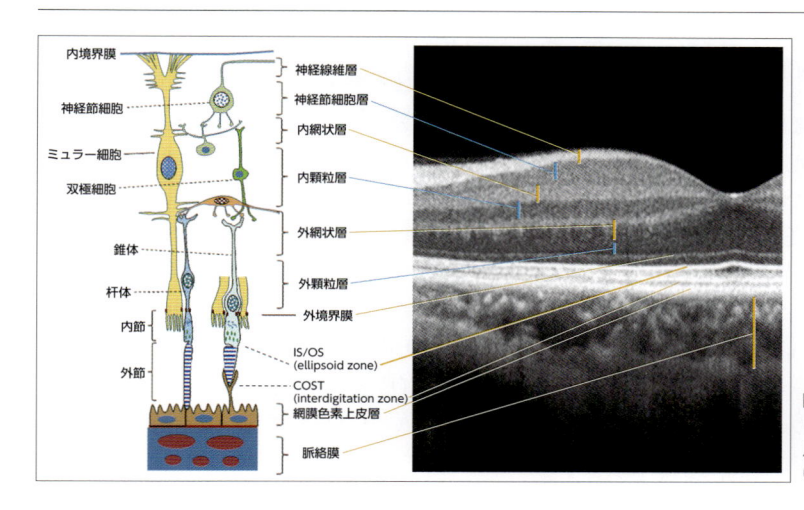

図3｜網膜の細胞構築とOCT像
(岸　章治：OCT眼底診断学 第3版．エルゼビア・ジャパン，東京，34，2014より著者の許諾を得て，一部改変)

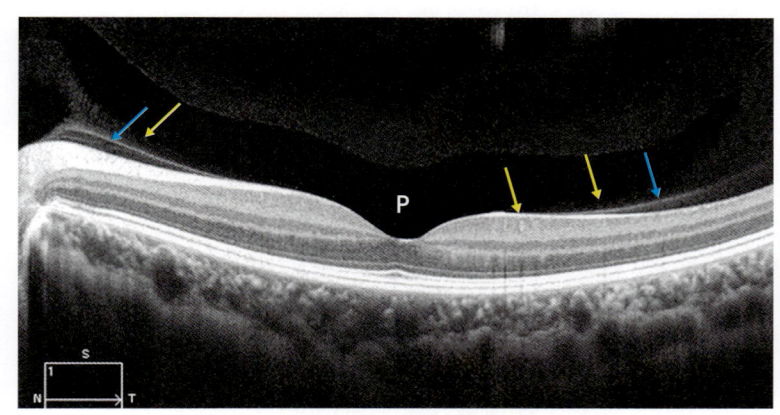

図4｜網膜硝子体界面
後極部前方に扁平な硝子体液化腔，後部硝子体皮質前ポケット (P) がある．ポケットの後壁 (黄色矢印) は薄い硝子体皮質で中心窩では網膜表面と一体化している．硝子体皮質の中に硝子体ベール (青矢印) がある．

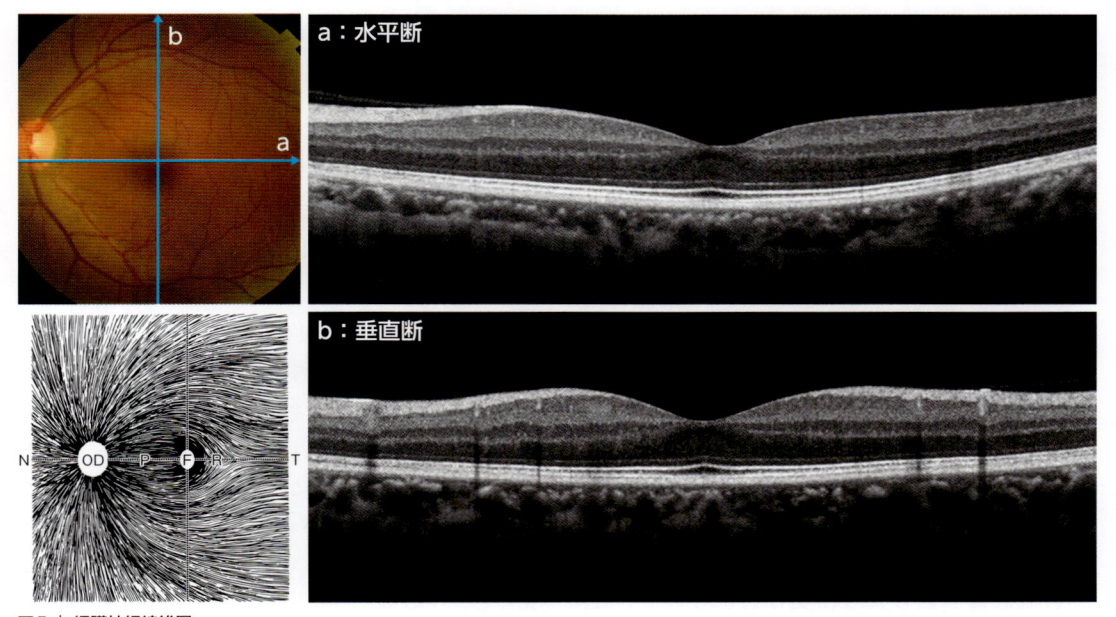

図5｜網膜神経線維層
左上：正常眼 (左眼)．矢印はOCTの切断面を示す．左下：網膜神経線維層の走行．右上：OCT水平断．中心窩の鼻側は，乳頭黄斑線維束に相当し，神経線維層が厚く，耳側では縫線 (raphe) に相当し，神経線維層がない．右下：同一眼の垂直断．神経線維層の厚さは上下対称である．

8 ｜ ヘンレ線維層・外顆粒層

　ヘンレ（Henle）線維は，黄斑部の視細胞の軸索 axon から成る．外網状層の一部であるが，黄斑では特殊な配列をしているため，この名称で呼ばれる．中心窩底は外顆粒層（視細胞層）とごく薄いヘンレ線維層から成っている．ヘンレ線維は視細胞から中心窩の外側の双極細胞（内顆粒層）に向かって遠心性に斜め上方に走行している．ヘンレ線維は被検者が正面視をした場合，その境界がはっきり描出されない（図8A）．測定光は眼底に垂直に入射するが，ヘンレ線維が傾斜しているため，同軸に戻る反射光が激減するからである．しかし，被検者が少し，上方ないし下方視すると，眼底が傾きヘンレ線維の走行が測定光に対し直角になる．この場合，測定光と同軸に戻る反射光が増大し，ヘンレ線維層が高輝度にはっきりと描出される（図8B）．

　外顆粒層 outer nuclear layer は視細胞層のことである．細胞体から成るため，OCTでは低輝度層になる．中心窩では外顆粒層は最も厚く，ほぼ網膜全層を占める．中心窩では外顆粒層はごく薄いヘンレ線維層を介して硝子体に接している．この点に注目すると，Bスキャン断面が中心窩を通っているかを判定できる．

9 ｜ 光受容層の高信号ライン

　視細胞の内節と外節は光受容体 photoreceptor であり，視力の根源である．内節と外節から成る層を光受容層（錐体杆体層とも呼ばれる）という．ここには重要な4本の高反射ラインがある（図9）．

1) 外境界膜 external limiting membrane（ELM）:
これは視細胞内節の付け根（近位側）とミュラー細胞の細胞間結合部（zonula adherence）に相当する．光顕切片では連続した線に見えるので外境界膜と呼ばれている．OCTでは低輝度の反射ラインである．

2) ellipsoid zone: この高反射ラインは，視細胞内節外節接合部（IS/OS：photoreceptor inner segment/outer segment junction）と呼ばれていた．外節は円板状の細胞膜が重層しているため，その起始部で高反射が生じ，それが急速に減衰し，網膜色素上皮（RPE）の表面で再び高反射になるので，IS/OSの概念は当然のように受け入れられていた．2008年にこの高反射帯は内節の ellipsoid に対応するのではないかという意見が出され，「国際的合意」

のもとに，IS/OS は ellipsoid zone という名前になった．ellipsoid は内節の遠位側でミトコンドリアが豊富な部分である．一方，近位側の myoid は滑面小胞体，リボソーム，microtubles が多量に含まれており，旺盛な蛋白合成をする場所である．myoid と ellipsoid の間には明確な境界がない．また，OCTでの反射は細胞膜で生じ，細胞内小器官からはほとんど反射を生じない．ellipsoid 内のミトコンドリアが高反射のソースとする考えには無理がある．Adaptive Optics による研究から，従来のIS/OSが正しいという反論がある．この命名は将来，見直しされるであろう．

3) interdigitation zone: IS/OS と網膜色素上皮（RPE）の間にある高反射帯という意味で，当初は「第3のライン」と呼ばれていた．high-speed ultra-high-resolution OCT による研究からこのラインは錐体外節先端部 cone outer segment tips（COST）であることがわかった．錐体外節の長さは，中心窩以外では，杆体外節の半分である．このため，RPE から cone sheath という鞘状の長い微絨毛が伸びて，錐体外節の先端を包んでいる．第3のラインは錐体外節の先端が cone sheath と互いに組み合った（interdigitate）部分からの反射光と考えられる．このため interdigitation zone と名づけられた．

4) 網膜色素上皮（RPE）: spectral domain OCT（SD-OCT）やSS-OCTでは，厚みを持った高反射帯として観察される．ultrahigh resolution OCT は，RPE表面とブルッフ（Bruch）膜を2本の反射ラインとして描出できる．

10 ｜ foveal bulge

　黄斑の光学組織切片では，外境界膜が中心窩でわずかに隆起している（図10左）．中心窩は錐体 cone のみから成っており，杆体は存在しない（rod-free area）．錐体は中心窩以外では内節が太く，外節が杆体の半分の長さである．しかし，中心窩では錐体は細長くなって杆体とそっくりな形状をしている．これを rod-like cone という．rod-like cone は直径が小さいので，中心窩に多数の錐体を集中させることができる．rod-like cone の外節は杆体と同様にその先端がRPEに接している．このため，OCTで見ると，中心窩では interdigitation zone が消失する．外節が周囲より長いので ellipsoid zone（IS/OS）は隆起する．これを foveal bulge という．

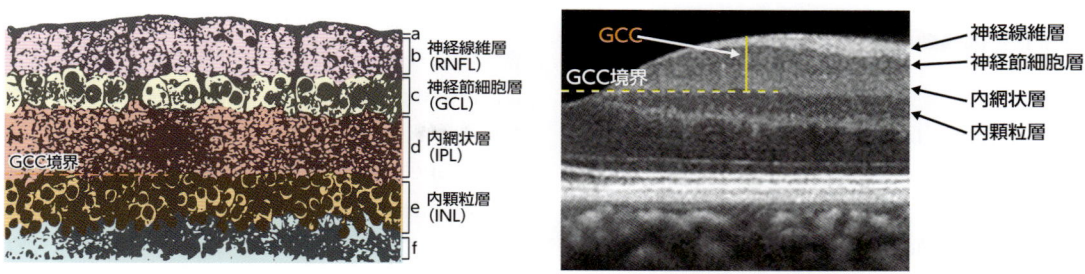

図6｜神経節細胞層・内網状層・内顆粒層

a：網膜内層の光学顕微鏡所見．OCT上のGCC（ganglion cell complex）は網膜神経線維層（RNFL）＋神経節細胞層（GCL）＋内網状層（IPL）を含む．橙色の破線はGCLの境界を示す．b：GCCの外側限界（黄破線）は内網状層（IPL）と内顆粒層（INL）の境界である．GCLとIPLの境界は不鮮明だが，IPLとINLはコントラストの高い境界を示す．

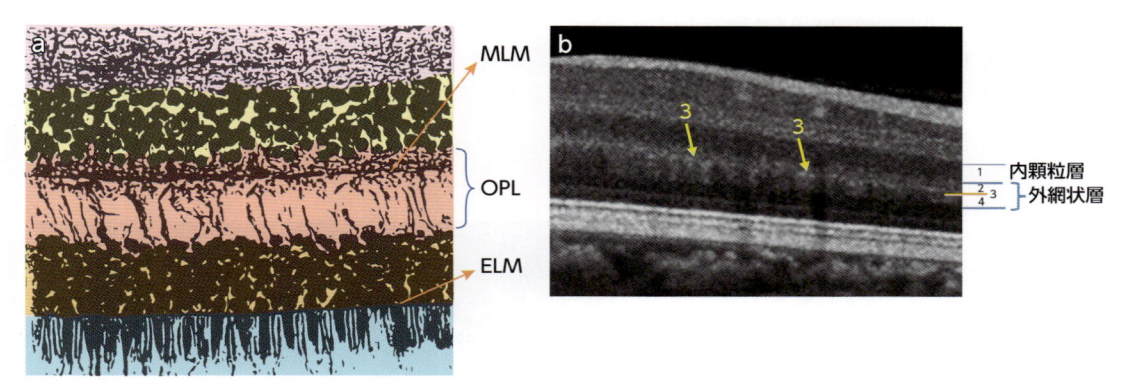

図7｜外網状層

a：組織像．中間境界膜 middle limiting membrane（MLM）は，外網状層における視細胞の軸索突起 axon と双極細胞の樹状突起 dendrite とのシナプスに相当する．OPL：outer plexiform layer（外網状層）．ELM：external limiting membrane（外境界膜）．b：外網状層のOCT．1：内顆粒層（INL）（双極細胞層）．2：双極細胞の樹状突起と水平細胞の樹状突起 dendrite．3：シナプス（中間境界膜, middle limiting membrane）．4：視細胞の軸索突起（axon）．OPL：外網状層は2，3，4から成る．黄斑部では，視細胞の軸索突起は規則正しく配列しているので，ヘンレ線維層と呼ばれる．

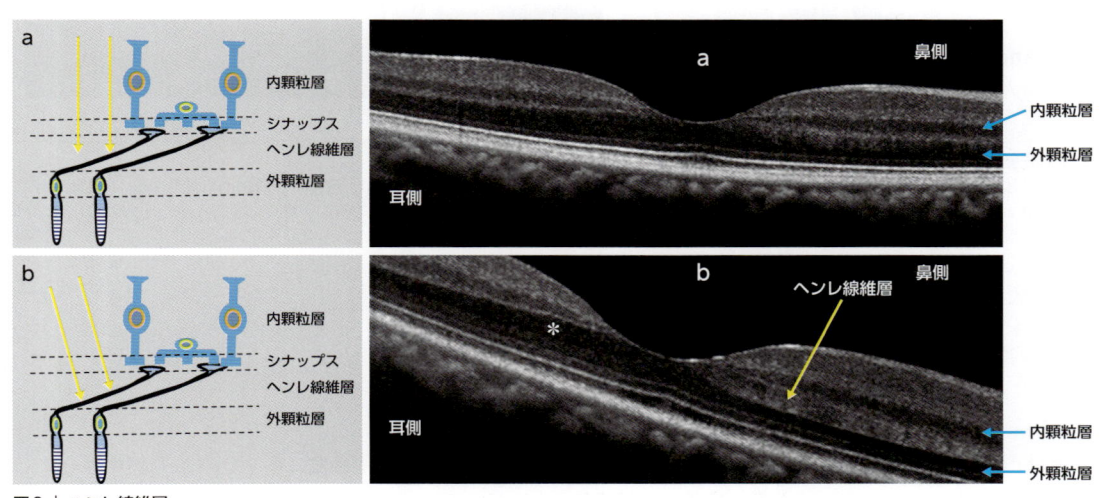

図8｜ヘンレ線維層

ヘンレ（Henle）線維層は，視細胞の軸索突起から成り，視細胞の興奮を双極細胞へ伝達する．外網状層の一部であるが，黄斑では細胞密度の高い視細胞の軸索突起が遠心性に，断層像では斜め上方に向かって規則正しく配列する特殊な構造をしているため，ヘンレ線維層と呼ばれる．通常のOCT（a）ではヘンレ線維ははっきりと描出されない．OCTの測定光の黄斑に対する角度を変えると，黄斑が斜めに傾いて描出される（b）．黄斑の鼻側ではヘンレ線維に対し測定光が垂直に入射するためヘンレ線維が高反射となっている．黄斑の耳側（＊）ではヘンレ線維に斜めに測定光が入射するため，ヘンレ線維は低反射になっている．（岸　章治：OCT眼底診断学 第3版．エルゼビア・ジャパン，39，2014より著者の許諾を得て，一部改変）

総論

┃ 11 ┃ 網膜断層像への新用語

　2014年に「国際的合意による Proposed Lexicon for Anatomic Landmarks in Normal Posterior Segment Spectral-Domain Optical Coherence Tomography」という論文が出た．著者は，Staurenghi, Sadda, Chakravarthy, Spaideである．彼らは新用語を標準命名として推奨している．これ以降，多くの学会発表や論文はこの命名法に準ずるようになった（図11）．

　ここで，この命名法の問題点を指摘する．12. Photoreceptor outer segment（外節）は11. Ellipsoid zoneと13. Interdigitation zoneの間の暗い層

になっているが，実際には外節の起始部（IS/OS）で，急峻に立ち上がった高反射が外節内で急速に減衰し，Interdigitation zoneで新たな高反射になったものと解釈すべきであろう．9. External limiting membraneと11. Ellipsoid zoneの間の暗い層は10. Myoid zoneになっているが，内節内のmyoidとellipsoidには境界がないので，ここは従来通りmyoidとellipsoidを含んだ「内節」とすべきであろう．2. Preretinal spaceは，一見，PVDに見えるが，鼻側の同部を見ると層状構造した硝子体皮質であるのがわかる．

（岸　章治）

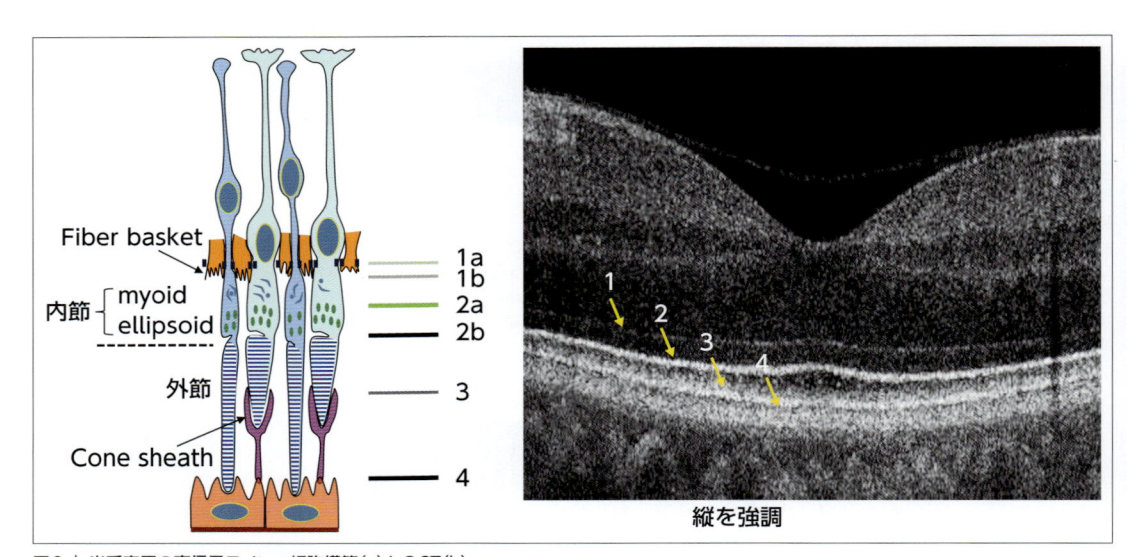

縦を強調

図9 ┃ 光受容層の高信号ライン　細胞構築（a）とOCT（b）
1：外境界膜（ELM）．視細胞内節とMüller細胞の接合部．2：視細胞内節外節接合部（IS/OS）（2b）．最近はellipsoidに対応するとの意見が出て，ellipsoid zone（2a）と呼ばれる．3：interdigitation zone錐体外節とcone sheathの接合部，従来はCOST（cone outer segment tips）と呼ばれていた．4：網膜色素上皮（RPE）．（岸　章治：OCT眼底診断学 第3版．エルゼビア・ジャパン，40，2014より著者の許諾を得て，一部改変）

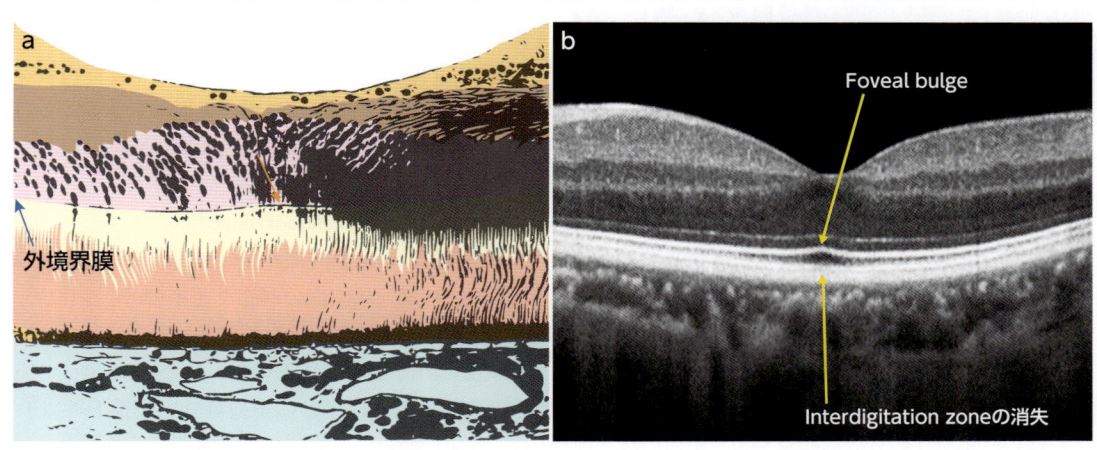

図10 ｜ 中心窩の光学組織切片とOCT像

a：中心窩の光学組織切片．中心窩は錐体のみからなる (rod- free area)．ここの錐体は細長く，杆体そっくりである (rod-like cone)．外境界膜はわずかに隆起している (黄矢印)．外節は杆体と同様に，先端がRPEに接している．b：OCT像 (Bulgeを強調させるため，横軸を2分の1に縮小した)．中心窩では外節が周囲より長いため，IS/OS (ellipsoid zone) が隆起している．これをfoveal bulgeと呼ぶ．外節はRPEに接しているため，COST (interdigitation zone) がなくなっている．

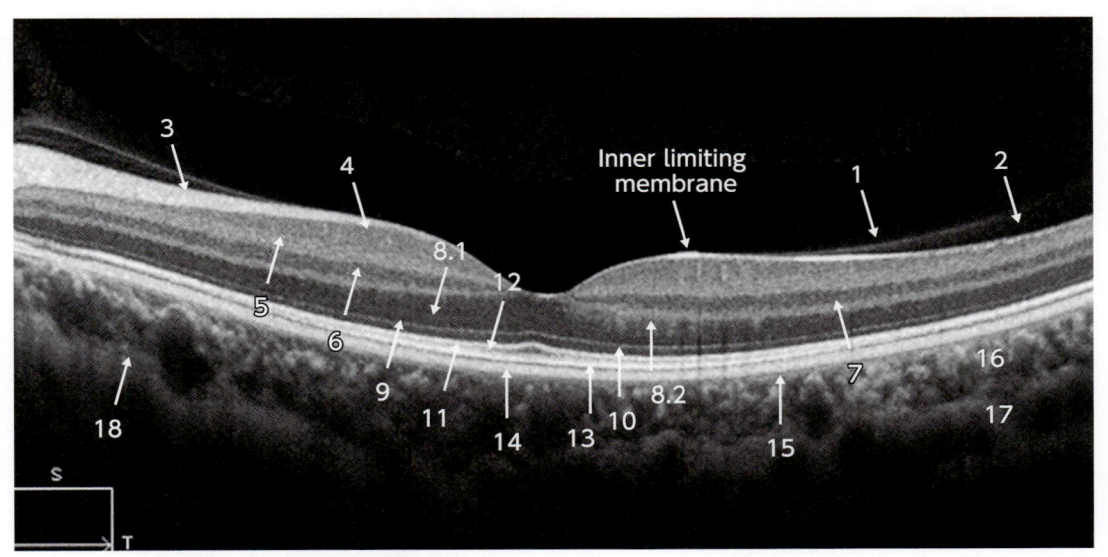

図11 ｜ 2014年に提唱されたSD-OCT所見の新用語

1：Posterior cortical vitreous．2：Preretinalspace (cortical vitreous)．3：Nerve fiber layer．4：Ganglion cell layer．5：Inner plexiform layer．6：Inner nuclear layer．7：Outer plexiform layer．8.1：Outer nuclear layer．8.2：Henle fiber layer．9：External limiting membrane．10：Myoid zone．11：Ellipsoid zone (IS/OS)．12：Outer segment of photoreceptor．13：Interdigitation zone (COST)．14：RPE/Bruch's complex．15：choriocapillaris．16：Sattler layer．17：Haller layer．18：Choroid sclera junction

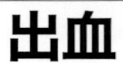

2)-(1)
網膜の異常所見

出血
Hemorrhage

1 ┃ 出血の定義と病態

外傷，循環障害，網膜血管の破綻に伴って眼内に生じた出血は中間透光体内，網脈絡膜の種々の層内に貯留し，出血は特有の形態をとる．出血の種類は鑑別診断の参考になるとともに，病態の把握にも有用である．

2 ┃ 所見を見た時の診断の進め方，所見を起こす疾患

1. 硝子体出血 vitreous hemorrhage

硝子体腔内に貯留した出血．硝子体内の出血は拡散しやすく，眼底検査では眼底がかすんで見えることが多い(図1)．急性期には赤く見えるが，時間とともに，黄色～白色の硝子体混濁へと変化していく．出血の原因は糖尿病網膜症などに伴う網膜膜新生血管の破綻，加齢黄斑変性などに伴う脈絡膜新生血管の破綻，後部硝子体剥離などに伴う網膜血管の破綻，テルソン症候群，鈍的外傷など多岐にわたる．

2. 網膜前出血 preretinal hemorrhage

後部硝子体膜と内境界膜との間に貯留した出血(図2)．後部硝子体膜と内境界膜との接着は弱いので，出血はニボーを形成して後極部下方に貯留することが多い．糖尿病網膜症などに伴う網膜膜新生血管からの出血が多い．

3. 内境界膜下出血 subILM hemorrhage

内境界膜直下に貯留した出血(図3)．内境界膜と

その直下の神経線維はしっかり接着しているので，その間に貯留する出血は，円形もしくは類縁円形の形状をとるとこが多い．ニボーを形成することもある．原因疾患としては網膜細動脈瘤の破綻，血液疾患がほとんどである．

4. 網膜出血 retinal hemorrhage

神経網膜内の出血．神経線維層内に生じた出血は急性期には刷毛状出血の形態をとる(図4)．顆粒層，網状層内の出血は斑状出血の形態をとる．小型の出血は点状出血と呼ばれる(図5)．緑内障に伴って視神経乳頭の辺縁に生じる出血は乳頭出血と呼ばれる．糖尿病網膜症，網膜静脈閉塞症，血液疾患などに伴う網膜毛細血管からの出血が多い．

5. 網膜下出血 subretinal hemorrhage

神経網膜と網膜色素上皮との間に貯留した出血(図6)．神経網膜と網膜色素上皮との接着は弱いので，出血は広く広がりやすい．原因疾患は加齢黄斑変性，ポリープ状脈絡膜血管症などに伴う脈絡膜新生血管が多いが，網膜細動脈瘤に伴って生じることもある．

6. 出血性色素上皮剥離 hemorrhagic pigment epithelial detachment

網膜色素上皮下のブルッフ膜内への出血(図7)．本来存在しないスペースに血液が貯留するので，出血は円形もしくは類円形をとり，丈は高くなりやすい．網膜色素上皮下への出血なので出血は赤くは見えない．加齢黄斑変性，ポリープ状脈絡膜血管症などの脈絡膜新生血管から生じる．

7. 脈絡膜外腔出血 suprachoroidal hemorrhage

脈絡膜と強膜との間である脈絡膜外腔 suprachoroidal space に貯留した出血(図8)．眼底周辺部からの大きな色素上皮の隆起として確認される．加齢黄斑変性に伴う脈絡膜新生血管からの大量出血，低眼圧，術中の駆逐性出血などに伴って生じる．

(辻川明孝)

● 出血の種類と特徴・原因疾患

種類	硝子体出血	網膜前出血	内境界膜下出血	網膜出血	網膜下出血	出血性色素上皮剥離	脈絡膜外腔出血
場所	硝子体内	後部硝子体膜と内境界膜との間	内境界膜直下	神経網膜内	神経網膜と網膜色素上皮との間	網膜色素上皮下のブルッフ膜内	脈絡膜外腔
検眼鏡的特徴	拡散しやすい	ニボーを形成	円形もしくは類縁円形	刷毛状出血，斑状，線状	出血は広がりやすい	円形もしくは類円形	周辺部の大きな色素上皮の隆起
生じやすい原因疾患	糖尿病網膜症，加齢黄斑変性，後部硝子体剥離，テルソン症候群，鈍的外傷など，種々の疾患	糖尿病網膜症など，種々の疾患	網膜細動脈瘤，血液疾患	緑内障，糖尿病網膜症，網膜静脈閉塞症，血液疾患など，種々の疾患	加齢黄斑変性，ポリープ状脈絡膜血管症，網膜細動脈瘤など	加齢黄斑変性，ポリープ状脈絡膜血管症など	加齢黄斑変性，低眼圧，駆逐性出血など

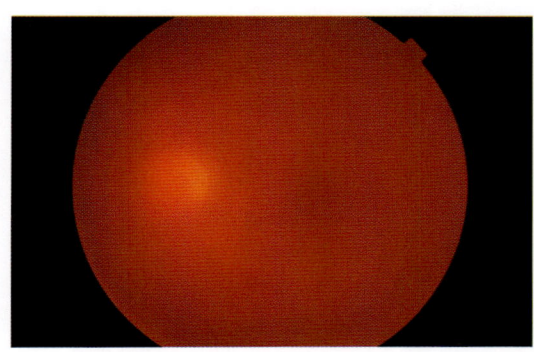

図1｜硝子体出血
硝子体腔内に出血が拡散し，眼底はかすんで見えている．

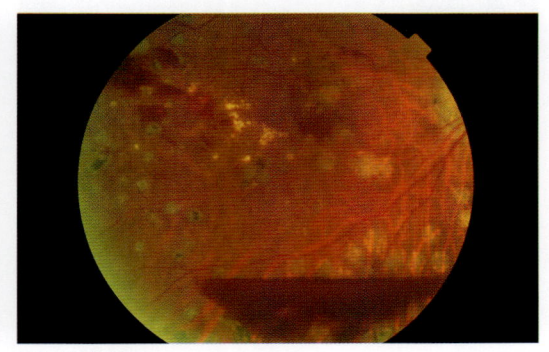

図2｜網膜前出血
出血はニボーを形成し，後極部下方に貯留している．

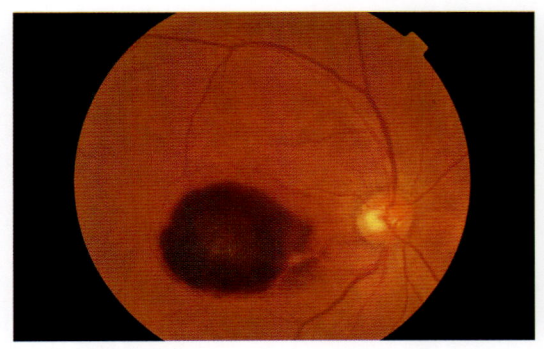

図3｜内境界膜下出血
出血は円形の形状を示し，出血の下の網膜血管は透見できない．

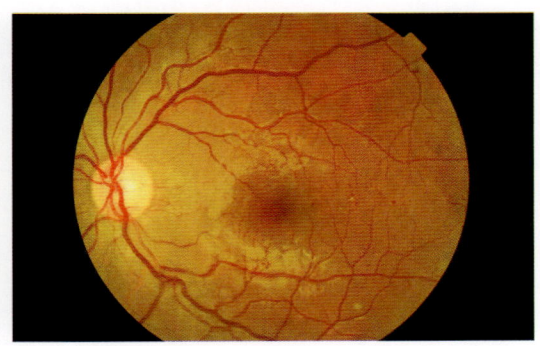

図4｜網膜出血
小さな点状出血が後極部に見られる．

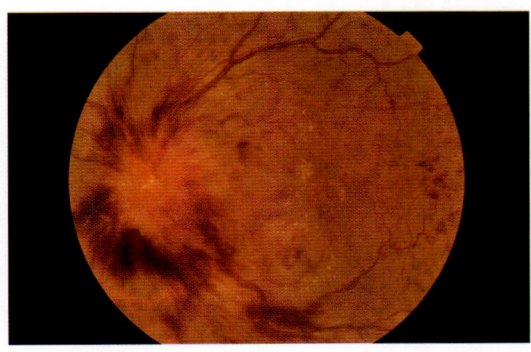

図5｜網膜出血
乳頭周囲は刷毛状出血，乳頭から離れた部位には斑状出血が多発している．

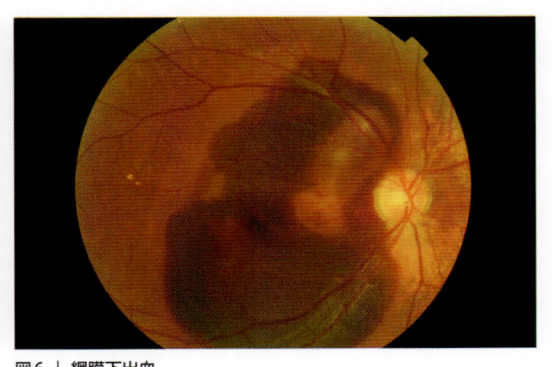

図6｜網膜下出血
赤黒い出血が下方に広がっている．出血の上の網膜血管は確認できる．

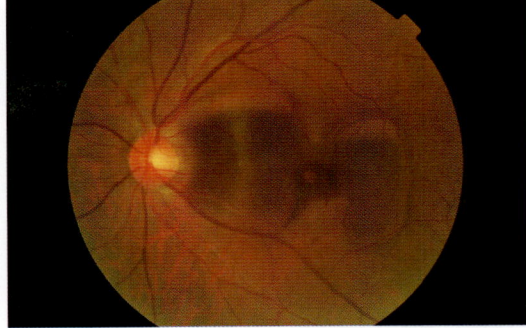

図7｜出血性色素上皮剥離
類円形の出血はニボーを形成している．出血は赤くは見えない．

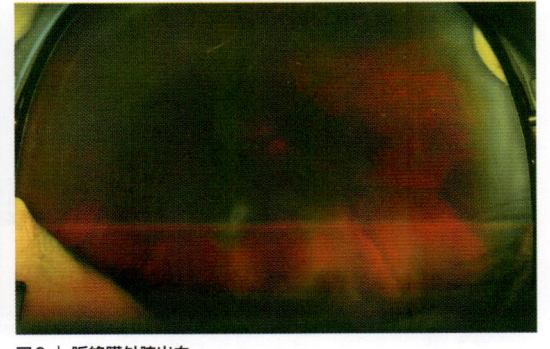

図8｜脈絡膜外腔出血
下方に大きな網膜色素上皮の隆起として確認される．

総論

2)-(2)
網膜の異常所見
白斑
White spot

1 ｜ 白斑の定義と病態

　網膜の異常所見である白斑は，眼底の白色斑点の総称である．軟性白斑と硬性白斑に分類される．

1. 軟性白斑 soft exudate

　軟性白斑は網膜神経線維層内の微小梗塞が原因の軸索の中断で，急性虚血性梗塞である．病理組織学的には，cytoid body という神経線維内に変性した細胞内小器官が蓄積したものが認められる．綿花状の白色斑点を呈する．

2. 硬性白斑 hard exudate

　硬性白斑は，血管透過性亢進によって生じた浮腫液が吸収された後に蛋白成分に富んだ物質が貯留したものである．主に網膜外層，特に外網状層に見られる．境界鮮明な白色ないし灰白色，黄白色の斑点で粒状から凝集して大きくなったものなど，さまざまである．

2 ｜ 所見を見た時の診断の進め方

1. 軟性白斑

　軟性白斑は，綿花状の白色斑点を呈し，蛍光眼底造影検査では低蛍光を示す．軟性白斑は可逆性で，しばらくすると消失することがある．

2. 硬性白斑

　硬性白斑は，境界鮮明な白色ないし灰白色，黄白色の斑点．その大きさは粒状から凝集して1/3乳頭径程度までと，さまざまである．

3 ｜ 所見を起こす疾患

　軟性白斑が見られる病変は，糖尿病網膜症，高血圧による高血圧網膜症，腎性網膜症，網膜中心静脈閉塞症や貧血・白血病などの血液疾患によるもの，SLEなどの膠原病など多岐にわたる．

　硬性白斑が見られる病変は，糖尿病網膜症，高血圧網膜症，腎性網膜症，網膜中心静脈閉塞症，網膜細動脈瘤，傍中心窩毛細血管拡張症，加齢黄斑変性，コーツ病やフォンヒッペル・リンダウ病などの血管腫病変，ぶどう膜炎など，多くの網膜病変である．

　上記の疾患より代表疾患を詳述する．

1. 網膜中心静脈閉塞症 central retinal vein occlusion（CRVO）

　CRVOは，視神経内の網膜中心静脈の閉塞により視神経乳頭を中心とした特徴的な網膜出血を生じる疾患（図1，2）．出血とともに軟性白斑を認めることが多い．高齢者に多く原因となる基礎疾患を有する患者に多いが，稀に若年者にも発症し，血管炎や血液疾患の鑑別が必要である．

2. 糖尿病網膜症 diabetic retinopathy

　糖尿病網膜症は持続する高血糖による網膜細小血管障害である（図3）．血管の透過性亢進による網膜浮腫，網膜虚血，血管新生が主な病態であり，主な眼底所見は，網膜出血，血管透過性亢進による硬性白斑，網膜虚血による軟性白斑である．軟性白斑はその部位に一致した急性期の網膜虚血を反映し，慢性期には消失する．鑑別疾患としては，高血圧，貧血，眼虚血症候群などが挙げられる．

3. 滲出型加齢黄斑変性 exudative age-related macular degeneration

　滲出型加齢黄斑変性は50歳以上の中高年者に発症し，中途失明の主要要因の一つである（図4）．病態は脈絡膜血管新生 choroidal neovascularization（CNV）である．滲出型加齢黄斑変性においても硬性白斑が認められることがある．網膜外層，特に外

● 白斑の種類と特徴・原因疾患

種類	軟性白斑	硬性白斑
検眼鏡的特徴	綿花状の白色斑点 蛍光眼底造影検査では低蛍光 可逆性で，消失することがある	境界鮮明な白色ないし灰白色，黄白色の斑点．粒状〜1/3乳頭径程度 蛍光眼底造影では蛍光ブロックにより低蛍光 OCTでは網膜外層に高信号として描出
生じやすい原因疾患	糖尿病網膜症，高血圧網膜症，腎性網膜症，網膜中心静脈閉塞症，血液疾患，膠原病など	糖尿病網膜症，高血圧網膜症，腎性網膜症，網膜中心静脈閉塞症，網膜細動脈瘤，傍中心窩毛細血管拡張症，加齢黄斑変性，コーツ病，フォンヒッペル・リンダウ病，ぶどう膜炎など

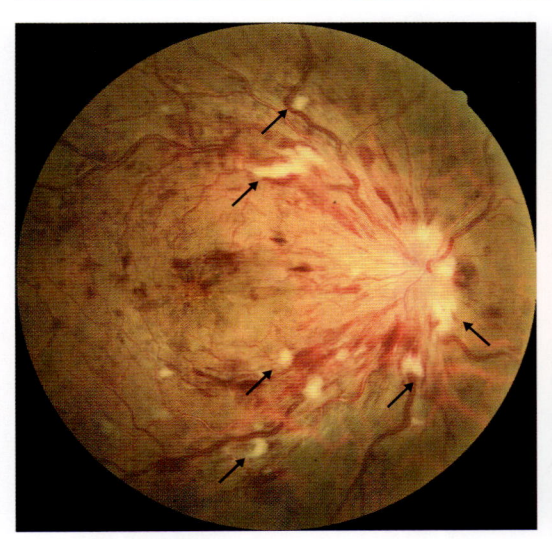

図1｜網膜中心静脈閉塞症
視神経乳頭を中心とした特徴的な出血と軟性白斑（矢印）を認める.

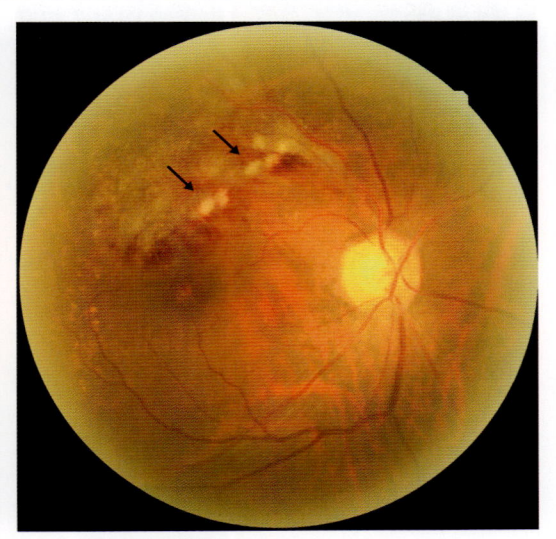

図2｜網膜静脈分枝閉塞症
視神経乳頭外上方に網膜出血と軟性白斑（矢印）を認める.

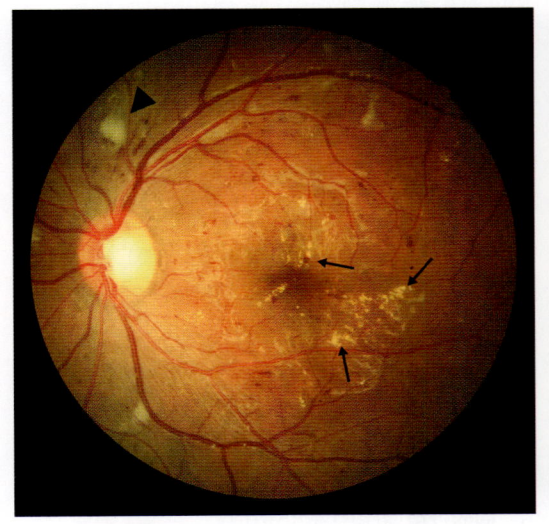

図3｜糖尿病網膜症
中心窩外上方に顆粒状の硬性白斑（矢印）と内上方に軟性白斑（矢頭）を認める.

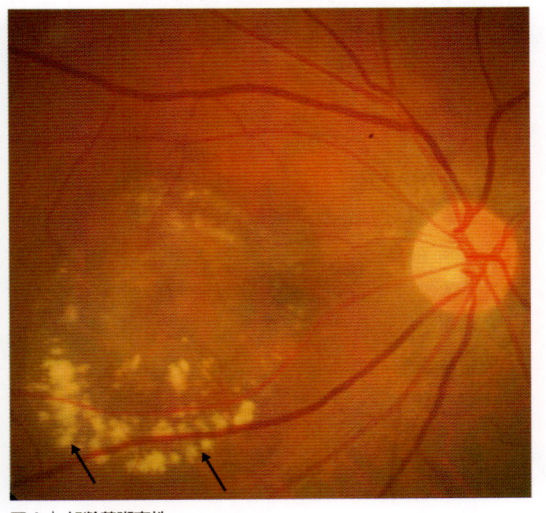

図4｜加齢黄斑変性
中心窩を含んで漿液性網膜剝離を認め，その下方周辺に硬性白斑を認める（矢印）.

網状層に見られ，CNVの血管透過性亢進によって生じた浮腫液が吸収された後に蛋白成分に富んだ物質が貯留したものである.

4｜鑑別疾患

　軟性白斑の鑑別診断としては，加齢黄斑変性の前駆病変であるドルーゼン，ベーチェット病やサルコイドーシスなどのぶどう膜炎による炎症性滲出物，眼内炎などによる網膜上の白色滲出物などが挙げられる.

　硬性白斑の鑑別疾患としては，ドルーゼンやreticular pseudodrusenなどが挙げられる.

（大島裕司）

総論

網膜の異常所見
硝子体牽引
Vitreous traction

1　硝子体牽引の定義と病態

　硝子体牽引とは，網膜と後部硝子体皮質との接着部で硝子体の収縮や眼球運動に伴って網膜に対して牽引力が生じることをいう．多くはその結果として網膜になんらかの形態学的な異常が生じている状態を指す．

　硝子体牽引の病態は，「硝子体と網膜の接着」と「硝子体による牽引力の生じ方」の2つに分けて考えると理解しやすい．もともと生理的に硝子体と網膜の接着力の強い場所として，①硝子体基底部，②乳頭，③黄斑，④網膜血管がある．通常，①→④の順に接着力が強いとされている．一方，病的な接着が生じるものとして，赤道部変性などの周辺部硝子体網膜癒着，病的近視眼におけるさまざまな形の硝子体網膜癒着や糖尿病網膜症などで見られる増殖性変化がある．硝子体牽引力の生じ方には，①細胞増殖などで硝子体線維を骨格とした増殖膜が収縮して牽引が生じるもの，②眼球運動に伴う後部硝子体皮質の運動により，物理的な牽引力が生じるもの，の2種類がある．①の代表的なものに増殖糖尿病網膜症（図1）や未熟児網膜症の牽引性網膜剥離があり，②には裂孔原性網膜剥離や黄斑円孔（図2）などがある．

2　所見を見た時の診断の進め方

　通常，下の1→3の順で診断を進めるが，硝子体は透明で観察が難しいため，3で偶然発見されることがある．

1．眼底検査

　硝子体を観察するには双眼倒像鏡の使用が必須である．まず，スクリーニングのため，網膜の立ち上がりとそこから硝子体腔に向かう牽引硝子体の反射を見分ける必要がある．これらの所見は，超広角眼底撮影など，二次元の観察では見落とす可能性が高い．

2．細隙灯顕微鏡＋前置レンズ

　次いで，スリット光で観察することで，硝子体の牽引を三次元的に捉える．この段階でさらに，牽引硝子体とその周囲の硝子体皮質の関係，特に牽引の強さの判定のため，可動性の有無もチェックする．

3．光干渉断層計（OCT）

　1，2の古典的な方法で硝子体牽引の部位が同定できたら，OCTで同部位を詳細に観察する．適切な場所の画像が得られれば，その診断的価値はきわめて高い．OCTは透明な硝子体を可視化することができ，さらに解像度が肉眼による観察よりも圧倒的に高いからである（図2）[2]．

3　所見を起こす疾患と鑑別

1．硝子体黄斑界面病 vitreomacular interface disease

　従来から硝子体黄斑牽引症候群 vitreomacular traction syndrome および黄斑円孔と呼ばれていた疾患群をOCT所見から統合して分類したものである．必ずしも広く用いられているものではないが，現時点で国際的に統一された見解が出された唯一のものである（文献3参照）[3]．

2．その他の網膜硝子体界面病変

　特に赤道部において，網膜変性や病的な癒着により，網膜裂孔をきたし，裂孔原性網膜剥離を生じる．

3．増殖変化をきたす疾患

　網膜新生血管を介して，線維血管膜が増殖する．その部位を起点として，硝子体（増殖膜）の収縮により牽引が生じる．増殖糖尿病網膜症，網膜静脈閉塞症，未熟児網膜症，など（図2）[2]．

4．網膜血管からの透過性亢進をきたす疾患

　網膜血管炎（ぶどう膜炎）などで，稀に網膜血管からの透過性亢進により，3と類似した機序で硝子体の牽引が生じることがある．

5．病的近視（近視性牽引黄斑症）

　病的近視では，さまざまな形の硝子体牽引をきたすが，特に頻度が多く，放置すれば予後不良な病態として，近視性牽引黄斑症がある．

6．その他

　外傷や眼感染症など．　　　　　　　　（森　圭介）

［文献］
1. Mori K, et al: Retina 36: 375-384, 2016
2. Mori K, et al: Ophthalmology 119: 2600-2608, 2012
3. Duker JS, et al: Ophthalmology 120: 2611-2619, 2013

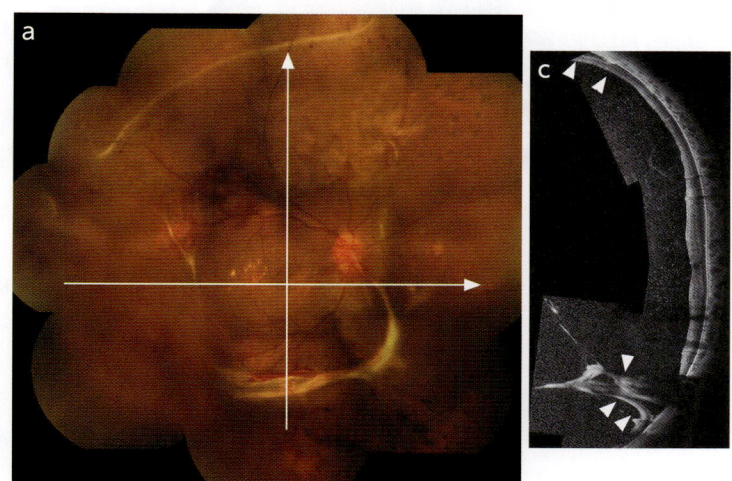

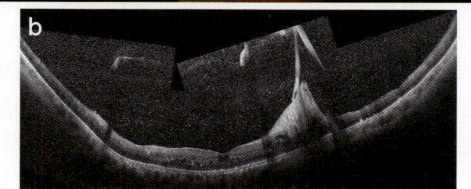

図1｜増殖糖尿病網膜症

a：広角眼底写真，b, c：広角モンタージュOCT画像．a内の白矢印がb, cの走査部位を示す．下方中間周辺部（アーケード血管よりも周辺部）に伸びる後部硝子体膜が網膜を前方に強く牽引している（bの乳頭近傍およびcの下方の矢頭）．上方にある牽引性網膜剝離もOCTで撮像可能である（cの上方の矢頭）．（文献1より改変引用）

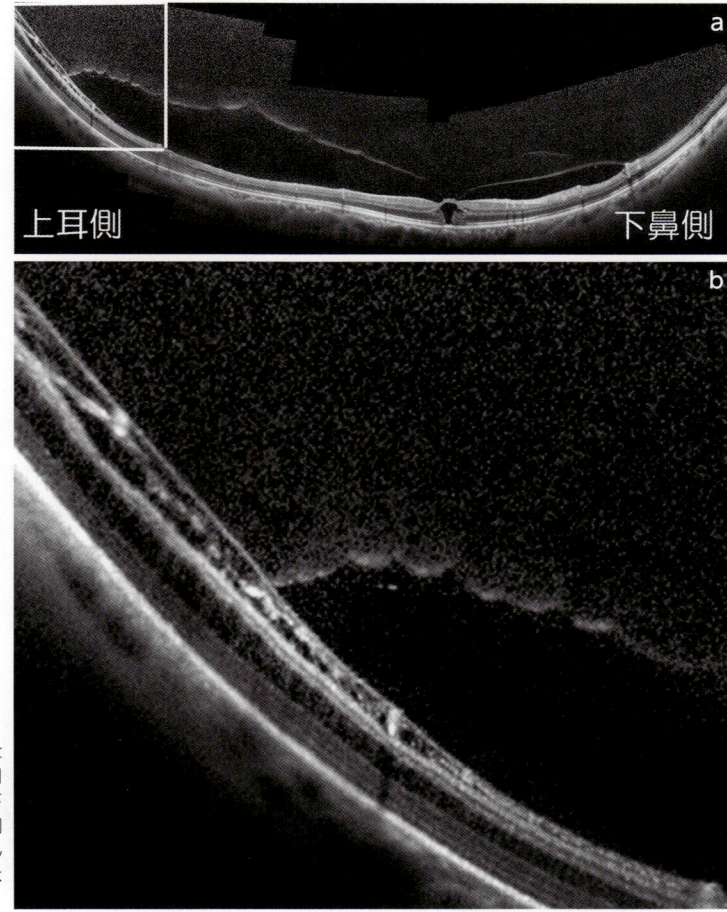

図2｜Stage 1b黄斑円孔

a：広角モンタージュOCT画像．b：aのinset内の拡大．黄斑円孔眼の上耳側に硝子体牽引が観察されたため，黄斑部を含み上耳側から下鼻側方向の広角OCT画像を作成した．上耳側の後部硝子体付着部の網膜が3〜4層に分離しており，硝子体牽引が明らかである．（文献1より改変引用）

総論

2)-(4)

網膜の異常所見

浮腫・分離
Retinal edema・Retinoschisis

1 浮腫・分離の定義と病態

1. 浮腫

循環障害や炎症，網膜牽引などにより，細胞内および細胞外に水分が貯留した状態を指す．毛細血管内圧の上昇や，細胞外腔での過剰な蛋白質の蓄積による浸透圧勾配の減少，blood-retinal barrierの破綻など原因は多岐にわたる．近年では，OCTA（OCT angiography）を用いた解析により，網膜血流の層別の差が機序として指摘されている．

2. 分離

神経網膜が層間分離をした状態を示す．先天性に発症する場合や，加齢あるいは牽引などによる後天性に発症する場合がある．細胞接続がなくなり完全に層間が分離する場合と，細胞は伸展し変形するが分離部分に残存している場合がある．

2 所見を見た時の診断の進め方，所見を起こす疾患

1. 浮腫

網膜浮腫を起こす疾患（図1，2）と鑑別ポイントを表に示す．全身疾患に伴うものや抗がん剤など薬剤の副作用で生じる場合もあり，病歴の聴取や反対眼の所見が大切である．OCTを用いた浮腫の程度や範囲，蛍光造影を用いた漏出点の評価は，診断と治療方針の決定に重要である．

2. 分離

周辺網膜に生じるものには，神経線維層に生じるX染色体性若年網膜分離症（XLRS）（図3）や，外網状層や内顆粒層に生じる後天網膜分離症があり，しばしば網膜剥離との鑑別が必要となる．一方で，中心窩に生じる網膜分離はXLRSのほか，後部ぶどう腫を伴う強度近視（図4），ピット黄斑症候群に見られることがある．鑑別にはOCTで得られる所見が重要である．

（福富　啓・瓶井資弘）

● 浮腫の鑑別疾患と鑑別のポイント

疾患	糖尿病網膜症	網膜静脈閉塞症	1型黄斑部毛細血管拡張症	網膜色素変性症	ぶどう膜炎	アーヴァイン・ガス症候群（白内障術後）
鑑別ポイント	病歴．両眼に散在する点状・浸み状出血，毛細血管瘤や硬性白斑，進行すれば綿花様白斑や新生血管を伴う	動静脈交叉部，もしくは，視神経乳頭を中心とした火炎状網膜出血．反対眼の動脈硬化性変化や高血圧・高脂血症の病歴聴取も重要	黄斑部毛細血管の拡張，毛細血管瘤を認める．片眼性が多い	網膜周辺部に骨小体様色素沈着．ERGや視野検査で確定	角膜後面沈着物や前房細胞，隅角の異常所見，硝子体混濁や網膜滲出斑・出血，網膜血管の白線化を伴うことがある	偽水晶体・無水晶体，術後点眼のコンプライアンスを確認することが重要

● 分離の鑑別疾患と鑑別のポイント

疾患や病態	先天性	後天性
	XLRS	後部ぶどう腫を伴う近視眼
鑑別のポイントや特徴的な所見	中心窩に車軸状鄒壁を伴う囊胞．OCTで外網状層と内顆粒層にミュラー細胞と考えられる柱状の隔壁を伴う囊胞が認められる．周辺部の分離は透明度の高い網膜剥離．外層円孔が検出できることが多い	OCTにて分離部分に認められる高反射線条は柱状に伸展したミュラー細胞．進行すると網膜剥離や黄斑円孔を伴うこともある

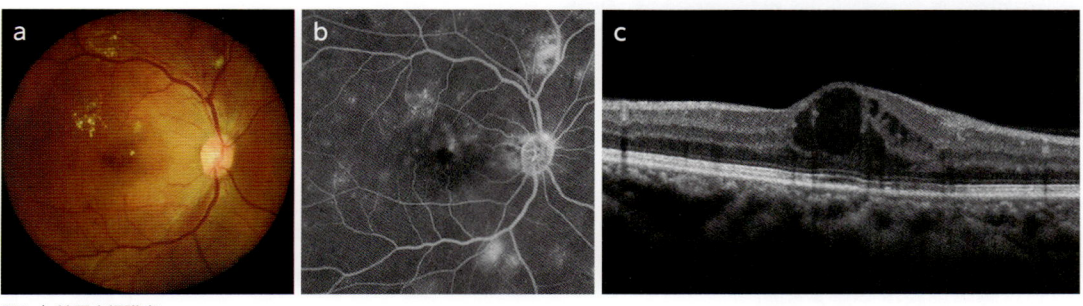

図1｜糖尿病網膜症
a：眼底所見．散在する毛細血管瘤と硬性白斑，一ヵ所軟性白斑も認める．b：FA．黄斑部を含め，複数ヵ所に蛍光漏出を認める．c：OCT．内網状層・内顆粒層に囊胞を認める．

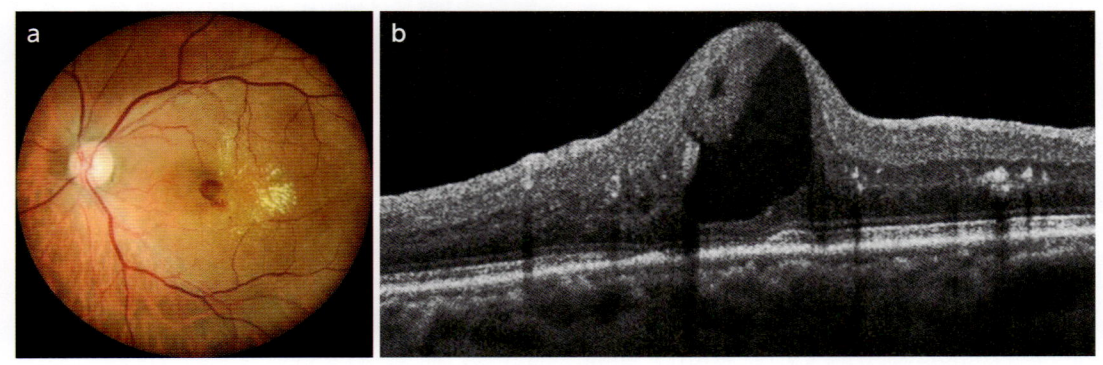

図2｜MacTel（Type 1）
a：眼底所見．中心窩周囲に毛細血管瘤と硬性白斑を認める．b：OCT．内顆粒層に大きな囊胞を認める．内顆粒層・外網状層に硬性白斑の貯留を示す高輝度点状反射が見られる．

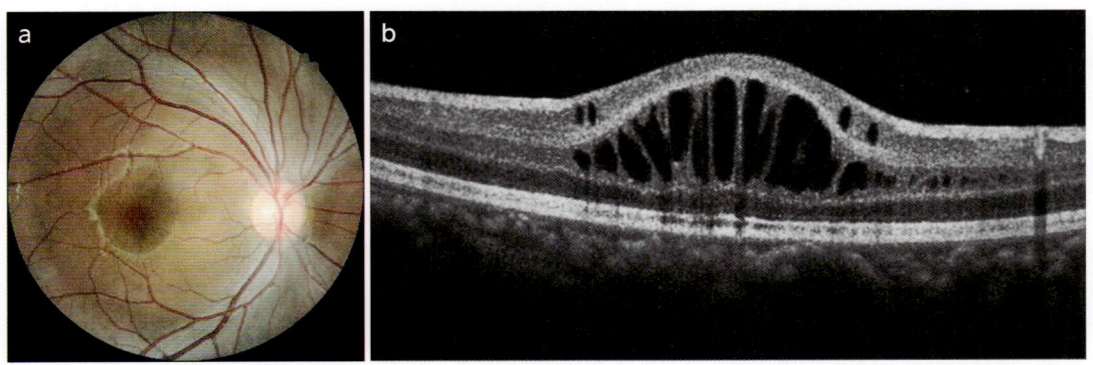

図3｜X染色体連鎖性網膜分離症
a：眼底所見．黄斑部に車軸状皺襞を認める．b：OCT．囊胞はミュラー細胞と考えられる柱状の隔壁で複数に分かれている．

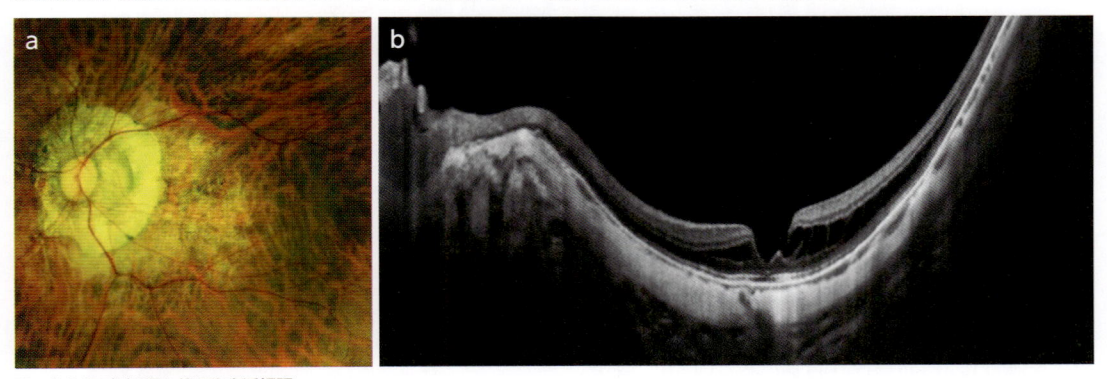

図4｜後部ぶどう腫を伴う強度近視眼
a：眼底所見．視神経乳頭周囲の網脈絡膜萎縮，豹紋様眼底を認める．b：OCT．後部ぶどう腫を認める．外網状層に網膜分離を認める．

総論

2)–(5) 網膜の異常所見

網膜剝離
Retinal detachment

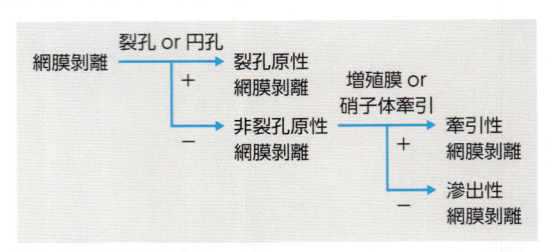

図1 ｜ 網膜剝離の分類

1 網膜剝離の定義と病態

　網膜剝離とは，神経網膜が網膜色素上皮層から分離し，網膜下に液体が貯留した状態である．発症機転から，裂孔原性網膜剝離と非裂孔原性網膜剝離に大別され，非裂孔原性網膜剝離は牽引性網膜剝離と滲出性網膜剝離に分類される(図1)．

　裂孔原性網膜剝離は，硝子体牽引や強い外力によって生じた網膜裂孔や，菲薄化した網膜変性巣内に生じた網膜円孔から硝子体液が網膜下に流入することで起こる．また，牽引性網膜剝離は硝子体や増殖膜による，網膜への前後方向もしくは接線方向の強い牽引のために網膜剝離を生じ，滲出性網膜剝離は網膜血管，網膜色素上皮，脈絡膜などの機能障害により，網膜下に滲出液が貯留して網膜剝離を生じる．

2 所見を見た時の診断の進め方，所見を起こす疾患

　網膜剝離を認めた時は，まず，網膜裂孔もしくは円孔，増殖膜や硝子体の牽引を確認する．剝離した網膜に網膜裂孔・円孔が確認された場合，裂孔原性網膜剝離と診断される(図2)．前置レンズを併用した細隙灯顕微鏡による眼底検査では，最周辺部網膜裂孔，鋸状縁断裂(図3)，毛様体裂孔は発見できないこともあるため，これらが疑わしい場合は強膜圧迫を併用した眼底検査も必要となる．

　裂孔原性網膜剝離では，他に，硝子体腔の色素散布，shagreen pattern(網膜表面のさざ波様所見)が特徴的である．

　増殖膜や硝子体の牽引が確認できた場合，牽引性網膜剝離と診断される(図4)．牽引性網膜剝離は，牽引部位を頂点としたテント状で，その周囲の網膜が網膜色素上皮側に凸となる．牽引性網膜剝離の原因疾患は表に示す疾患が考えられ，蛍光眼底造影検査等を施行し，診断を行う必要がある(図4b)．また，牽引性網膜剝離には網膜裂孔を併発することもあ

● 網膜剝離の原因疾患

牽引性網膜剝離	増殖糖尿病網膜症 増殖性硝子体網膜症 網膜静脈閉塞症 家族性滲出性硝子体網膜症 硝子体黄斑牽引症候群 イールズ病 第1次硝子体過形成遺残 未熟児網膜症
滲出性網膜剝離	フォークト・小柳・原田病などのぶどう膜炎 中心性漿液性網脈絡膜症 網膜細動脈瘤 コーツ病 多発性後極部網膜色素上皮症 uveal effusion 強膜炎 高血圧脈絡膜症 網膜・脈絡膜腫瘍

り，併発すると急速に胞状網膜剝離に発展することが多く，注意が必要である．

　網膜裂孔・円孔，増殖膜等の牽引がない場合，滲出性網膜剝離を考える(図5)．滲出性網膜剝離の網膜は硝子体側へドーム状に凸となり，滲出斑・滲出物や硝子体混濁を伴うことも多い．原因疾患は表に示すが，光干渉断層計optical coherence tomography (OCT)(図5b)や蛍光眼底造影検査を行い，診断する必要がある．

3 鑑別疾患

1. 網膜振盪

　鈍的外傷により生じる網膜深層の白色混濁病巣で，ベルリン混濁ともいう．混濁は1～2周間で軽快し，視機能障害を残さずに回復する．

2. white without pressure

　周辺部網膜に見られる灰白色の所見である．眼底検査では血管陰影がないかを注意深く評価し，網膜が接着していることを確認することで，網膜剝離との鑑別をすることができる．原因は不明である．

(石田雄一郎・瓶井資弘)

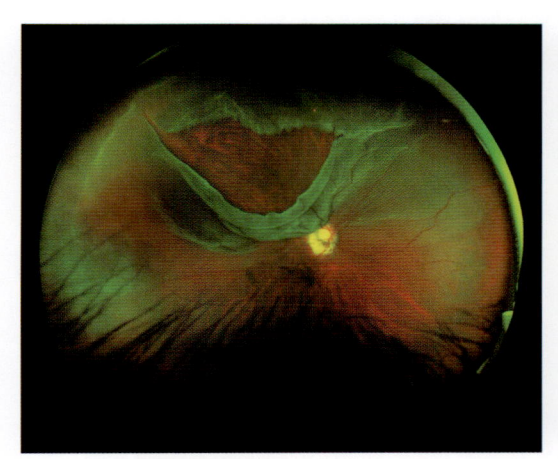

図2｜裂孔原性網膜剝離の眼底所見
上方に大きな網膜裂孔を認め，上方2象限の網膜剝離を認める．

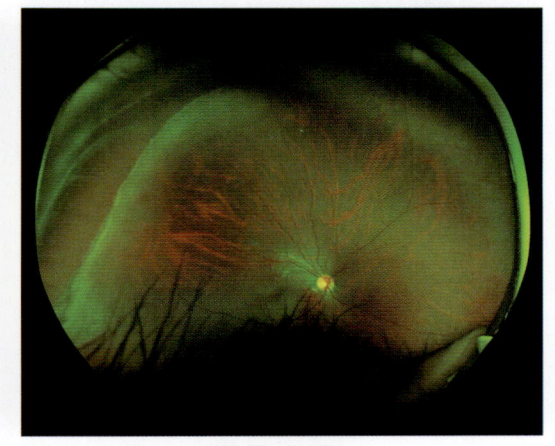

図3｜鋸状縁断裂による網膜剝離の眼底所見
上方から耳側へ約100°程度の鋸状縁断裂を認める．網膜剝離はいまだ裂孔周囲に限局している．

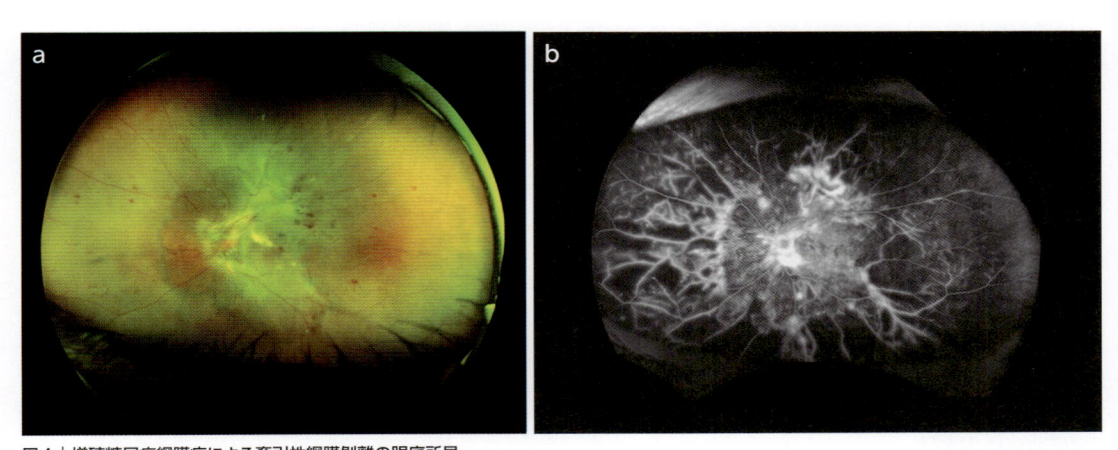

図4｜増殖糖尿病網膜症による牽引性網膜剝離の眼底所見
a：視神経乳頭から上方アーケード血管に沿って増殖膜，新生血管を認め，増殖膜周囲の網膜剝離を認める．b：蛍光眼底造影検査所見．視神経乳頭および全周にわたる新生血管による過蛍光，周辺部網膜の無血管領域による低蛍光を認める．

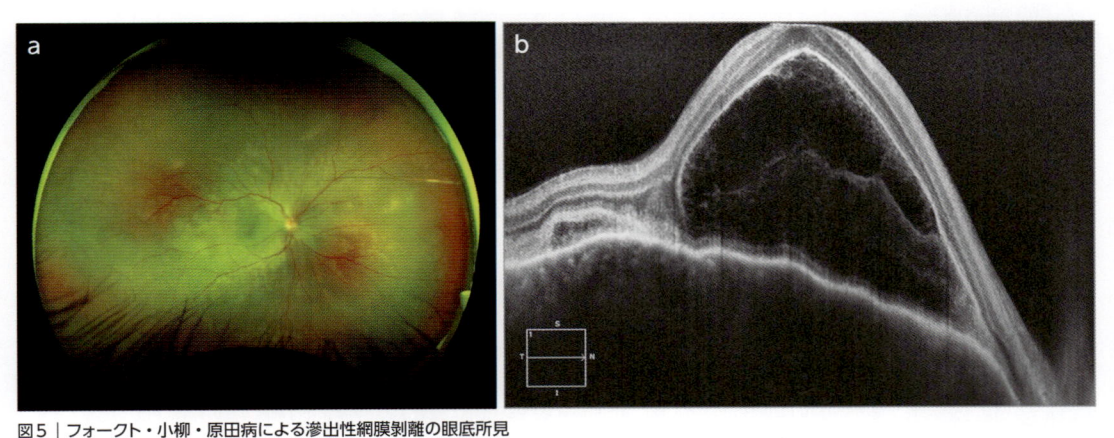

図5｜フォークト・小柳・原田病による滲出性網膜剝離の眼底所見
a：広範囲に滲出性網膜剝離を認める．裂孔・増殖膜などはなく，網膜剝離は硝子体側へ凸となっている．b：OCT所見．硝子体側へ凸となっている滲出性網膜剝離を認める．フォークト・小柳・原田病による滲出性網膜剝離はいくつかの隔壁を認め，脈絡膜の肥厚も認める．

総論

網膜の異常所見

網膜色素上皮剝離
Retinal pigment epithelial detachment

1　網膜色素上皮剝離の定義と病態

網膜色素上皮剝離 pigment epithelial detachment (PED) は，網膜色素上皮細胞の基底部(basal lamina) と，ブルッフ膜のコラーゲン層(inner collagenous layer) の結合が離開した病的所見である．PED は加齢黄斑変性または中心性漿液性脈絡網膜症でよく認めるが，眼/全身性炎症疾患，感染，または腫瘍性疾患でも生じる．さらに特発性に生じることもある．内容物によって，漿液性PED，ドルーゼノイドPED，血管性PEDと分類される．PED それ自体では，変視症の原因となるが直ちに網膜機能が低下することは稀である．しかし，遷延すると色素萎縮，色素遊走などを生じ，漿液性網膜剝離，地図状萎縮が出現して視力低下する．また，RPE裂孔が合併した場合は急激な視力低下の原因となる．PED に対しては原病の治療を行う．

2　所見を見た時の診断の進め方

上記の漿液性PED，ドルーゼノイドPED，血管性PEDのいずれであるかを考え，診断を進めていく．特に血管性PEDの原因である脈絡膜新生血管 choroidal neovascularization (CNV) を伴うか否かの評価・検討は重要である．PEDの内容物，形状，および随伴所見を参考に診断する．

3　所見を起こす疾患

中心性漿液性脈絡網膜症，萎縮型加齢黄斑変性，滲出型加齢黄斑変性，その他，稀な疾患(腫瘍，炎症，感染)．

4　鑑別疾患

鑑別すべき所見としては，網膜の膨隆を伴う所見として，漿液性網膜剝離，網膜下出血，脈絡膜腫瘤，脈絡膜剝離，脈絡膜皺襞などがある．鑑別にはOCTが有用である．

(小畑　亮)

● 診断の進め方

	漿液性PED	ドルーゼノイドPED	血管性PED
眼底所見	透明～黄色	黄白色	不均一 出血性PEDは黒褐色～白
内部のOCT	低反射	中等度反射	不均一な中等度反射 出血性PEDは内部減衰
形状	辺縁整 境界明瞭	辺縁整 境界不明瞭	辺縁不整 境界不明瞭
随伴所見	漿液性網膜剝離	軟性ドルーゼン RPE aperture	網膜下出血，漿液性網膜剝離など
FA	過蛍光	過蛍光	不均一 出血性PEDは低蛍光
ICGA(SLO式カメラ)	低蛍光 脈絡膜透過性亢進による過蛍光となることがある	低蛍光	低蛍光 脈絡膜新生血管が染色されることがある
よく見られる疾患	1乳頭径以内の場合：CSC 1乳頭径以上の場合：滲出型AMD (必ずしも全例そうではない)	萎縮型AMD (滲出型AMDが続発することがある)	滲出型AMD

● 鑑別が必要な疾患・鑑別のポイント

疾患	鑑別のポイント
CSC	・50歳未満で，概ね1乳頭径未満の漿液性PEDはCSCが多い ・OCTでの漿液性網膜剝離，脈絡膜肥厚またはpachyvessel，FAFやFAでのdescending tract，ICGAでの透過性亢進を検索する
萎縮型AMD	・ドルーゼノイドPEDは萎縮型AMDであることが多い ・滲出型AMD(血管性PED)との鑑別は出血の有無，PED形状と漿液性網膜剝離または網膜浮腫の有無，PEDの急激な変化，および造影検査所見を勘案するが，時に困難
滲出型AMD	・出血性PEDであれば滲出型AMDと診断される ・漿液性PED，ドルーゼノイドPEDではCNVの有無を造影検査やOCT angiographyで検索する
その他	炎症性，感染性，腫瘍性，特発性など

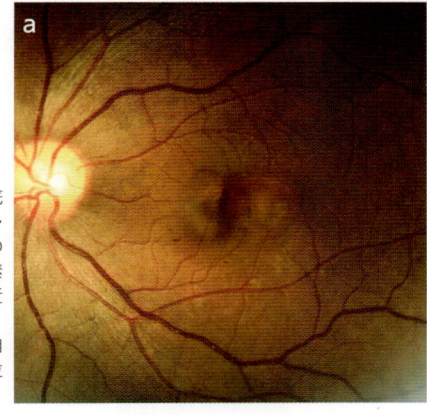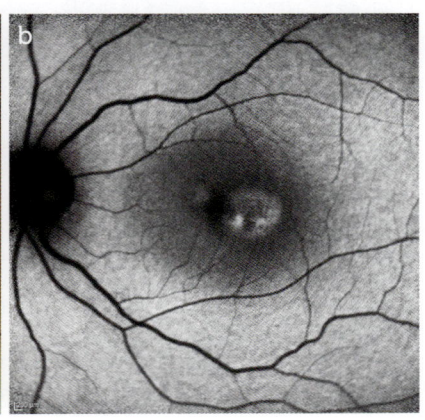

図1｜漿液性PED

44歳男性．視力1.2．a：眼底所見．1乳頭径弱の境界明瞭・辺縁整のPEDを認める．内部の透亮性は高い．本症例では色素沈着を伴っている．耳上側の近傍にも小さなPEDを認める．b：FAF（短波長）．PEDはやや高自発蛍光を呈する．色素沈着部位は特に高自発蛍光である．

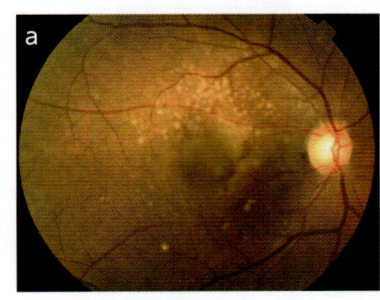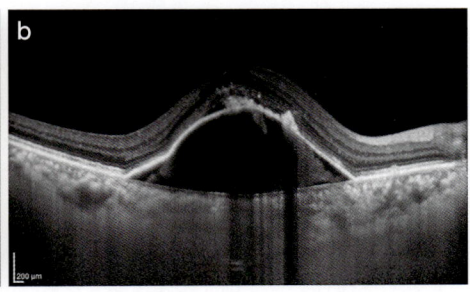

図2｜ドルーゼノイドPED

71歳女性．視力0.6．a：眼底所見．2乳頭径大の境界不明瞭・辺縁不整なPEDを認める．色素沈着を伴う．周囲に軟性ドルーゼンを認める．b：OCT．PEDの色素上皮層はおおむねスムースであり，内部には不定形な中等度反射を認める．漿液成分を伴う場合は低反射領域が混ざっている．本症例は漿液性網膜剥離を伴っており，色素沈着部位に相当する上皮遊走所見を認める．

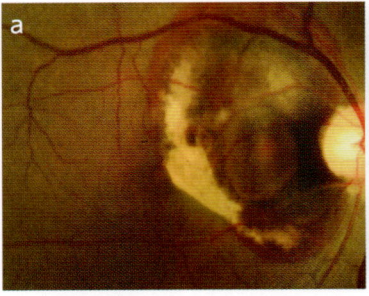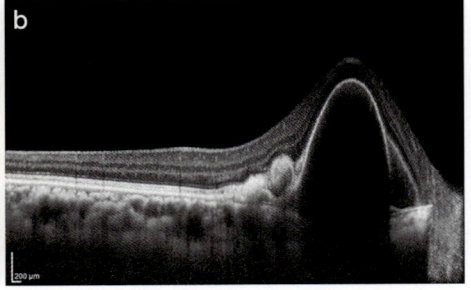

図3｜出血性PED

53歳女性．視力1.0．a：眼底所見．視神経乳頭のすぐ耳側に1乳頭径強の境界明瞭・辺縁整のPEDを認める．内部は出血の一部器質化を反映し，赤色〜黒褐色である．周囲には一部器質化した網膜下出血を伴っている．b：OCT．PEDの色素上皮層はおおむねスムースだが，耳側に不規則平坦なPEDが連なっている．内部は出血による吸収のため色素上皮層のすぐ外方に信号を認めるのみであり，さらに外方は遮断されている．

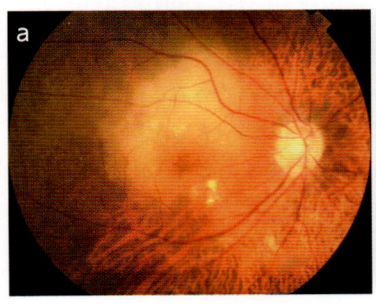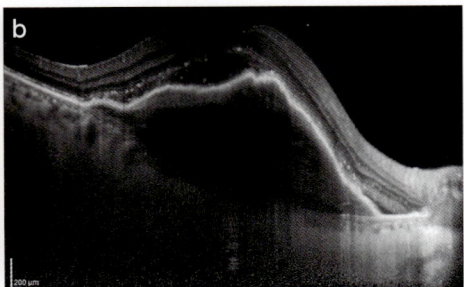

図4｜線維血管性PED

82歳女性．a：眼底所見．黄斑部に3乳頭径の境界不明瞭・辺縁不整のPEDを認める．内部は黄白色である．矯正視力0.8．b：OCT．PEDの色素上皮層は不整で，皺襞を認める．内部は中等度反射（線維血管成分ほか）と低反射（漿液成分）が混在している．漿液性網膜剥離を伴っている．

総論

網膜の異常所見

ドルーゼン

Drusen

1　ドルーゼンの定義と病態

　ドルーゼンdrusenとは眼底に見られる黄白色，円形の隆起病巣であり，典型的には網膜色素上皮の基底膜とブルッフ膜の内膠原線維層との間に老廃物が沈着することによる．加齢に伴って増えることが知られており，小さいものを少数認めるのみであれば特に病的意義はない．一方，多数のドルーゼン，大きなドルーゼン，また後述する特殊なタイプのドルーゼンを呈する症例では滲出型または萎縮型加齢黄斑変性へ移行しやすいことが知られており，前駆病変としての診断意義が高い．

　歴史的な経緯から，視神経乳頭部での網膜静脈を125μmと決めたうえで，直径がその半分の63μm未満のものは硬性ドルーゼン，それ以上のものは軟性ドルーゼンと呼ばれる．軟性ドルーゼンが集まり，癒合したものは癒合ドルーゼンconfluent drusenもしくは，ドルーゼン様網膜色素上皮剥離drusenoid pigment epithelial detachmentと呼ばれる．reticular pseudodrusenまたはsubretinal drusenoid depositは白点状または網目状のパターンを示すものであり，通常のドルーゼンと異なり，網膜色素上皮の上にあることが特徴である．これは加齢黄斑変性の中でも萎縮型および網膜内血管腫状増殖の強いリスク因子である．石灰化ドルーゼン（calcified drusenまたはcrystalline drusen, refractile drusen）は，ドルーゼンの中に黄白色の光沢を持つ沈着物を認めるものである．萎縮型加齢黄斑変性のリスクが非常に高く，また，萎縮に至った後に認めることもある．クチクラドルーゼン（cuticular drusenまたはbasal laminar drusen）は蛍光眼底造影の早期から無数の過蛍光点を呈するもので（stars in the sky），耳側網膜に分布することが典型的である．卵黄状網膜剥離vitelliform detachmentを合併することがある．さらに近年ではlarge colloid drusenやpachy drusenといった分類も提唱されている．

● 診断のポイントとなる検査所見

検査名	決め手となる所見
眼底	さまざまな大きさの黄白色の沈着
OCT	RPEの隆起，reticular pseudodrusenではRPE上に円錐状の沈着物
近赤外光	reticular pseudodrusenの所見が確認しやすい．refractile drusenで高反射
FAF	さまざま，reticular pseudodrusenが確認しやすい
FA	さまざま，後期に過蛍光になることが多い．cuticular drusenは早期から過蛍光
IA	多くは低蛍光．cuticular drusenは早期に過蛍光

● 鑑別が必要な疾患

鑑別疾患	特徴
硬性白斑	滲出性変化による網膜内の沈着物．形態や分布が異なる
白点状網膜症	reticular pseudodrusenとよく似ている．黄斑部を除く網膜全体に分布し，夜盲を呈する
クリスタリン網膜症	refractile drusenの沈着物と類似する．網膜全体の変性所見を伴う
シュタルガルト病	RPEにリポフスチン様物質が沈着し，検眼鏡的にfleckと呼ばれる所見を呈する．自発蛍光増強．通常，小児〜中年期までに発症
ベスト病，成人型卵黄状黄斑ジストロフィ	黄斑部に卵黄状の沈着物．自発蛍光増強が特徴
家族性ドルーゼン	若年性，黄斑部に集簇するドルーゼン．耳側に放射状に広がるような所見を伴う
網膜色素線条	reticular pseudodrusenをしばしば伴う

2　所見を見た時の診断の進め方

　加齢黄斑変性については，上記のようにドルーゼンの大きさと数が重要である．また，色素沈着や色素脱出など，色素上皮の異常の所見がないか注意する．

　若年で生じた場合や全身疾患がある場合は，他の疾患に伴うものを念頭に鑑別を進める．

3　所見を起こす疾患

　正常の加齢性変化でも生じうるが，滲出型または萎縮型加齢黄斑変性に移行することが最も重要である．その他，遺伝性網膜ジストロフィに関連して，また，腎疾患に伴って生じるものがある．

4　鑑別疾患

　上記のように小さいドルーゼンがあるだけであれば病的意義は低い．ドルーゼンの中でも特にリスクの高いものを同定すること，単なる加齢性変化ではなく，他の疾患に伴うものを鑑別することが重要となる．

（大石明生）

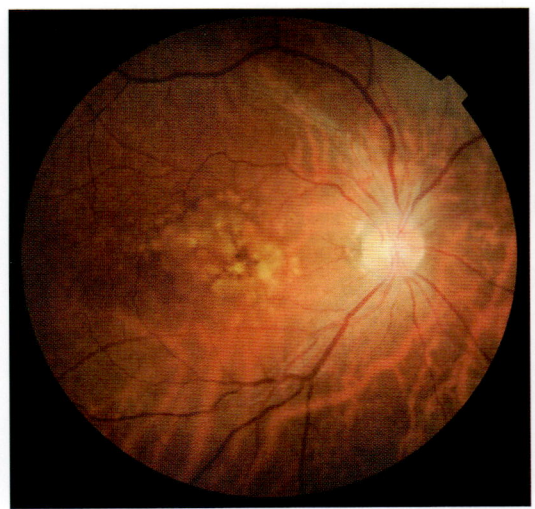

図1｜さまざまな大きさのドルーゼン
中心窩部では drusenoid PED を形成し，色素沈着を伴っている．

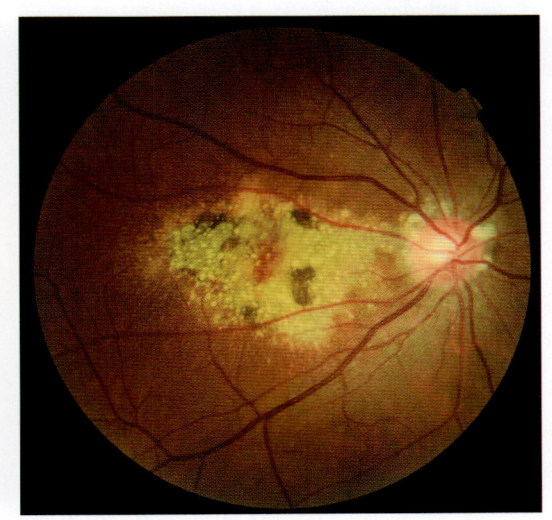

図2｜家族性ドルーゼン
Malattia leventinese, Doyne honeycomb retinal dystrophy とも呼ばれる．

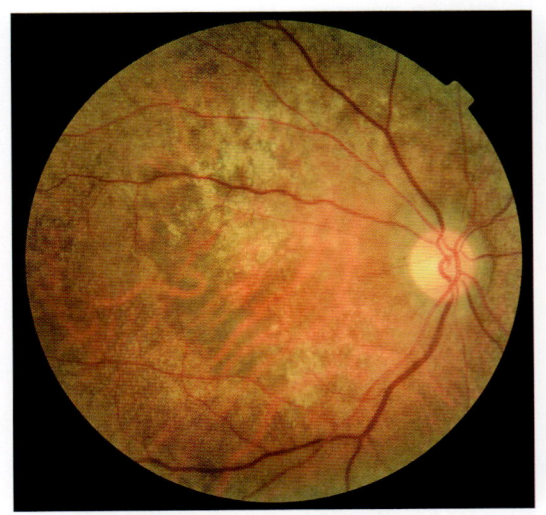

図3｜地図状萎縮を伴う reticular pseudodrusen.
広く白点状の所見を認める．

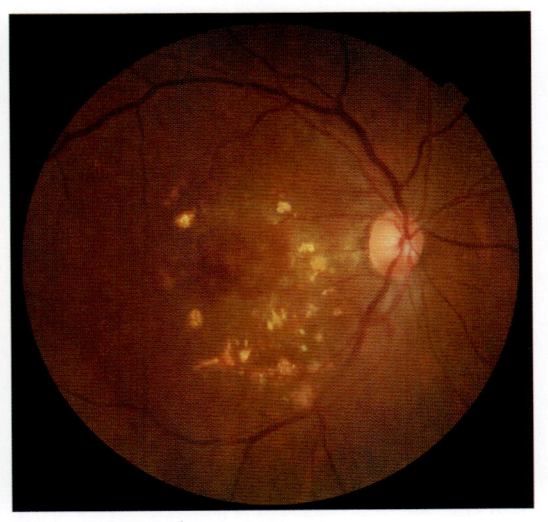

図5｜石灰化ドルーゼン
ドルーゼンの中に閃輝性の沈着物を認める．

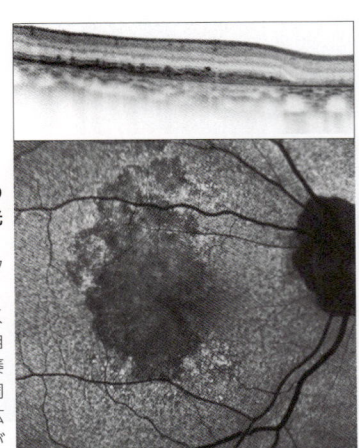

図4｜図3の症例の OCT と眼底自発蛍光所見
RPE の上にスパイク状の所見を認める．また，RPE 下にも広く沈着物を認める．自発蛍光では地図状萎縮の範囲と，その周りに点状の所見が広く分布していることが確認しやすい．

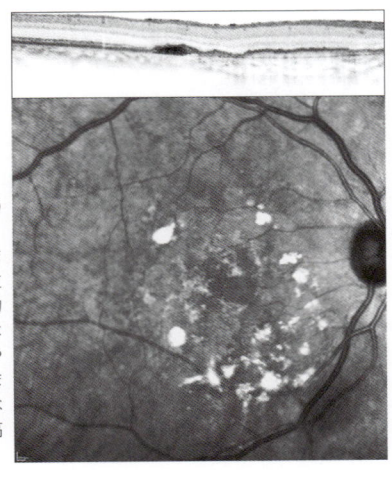

図6｜図5の症例の OCT と近赤外光像
ドルーゼンの内部，また，ブルッフ膜の位置で高反射の沈着物を認める．沈着物は近赤外光でわかりやすく，眼底写真でまだあまり光って見えないものも，しばしば高反射を呈する．

総論

2)–(8)

網膜の異常所見

網膜萎縮
Retinal atrophy

1 網膜萎縮の定義と病態

　なんらかの原因で網膜が萎縮に至った状態．特に網膜外層の障害でしばしば網膜色素上皮，脈絡膜の萎縮を伴う．それ自体は非特異的な用語であり，特徴的な所見および疾患名として（例：脳回状脈絡網膜萎縮），萎縮の起こる位置によって（例：乳頭周囲脈絡網膜萎縮），また，原因を特定して（例：変性近視による網脈絡膜萎縮，加齢黄斑変性による地図状萎縮）使用される．

2 所見を見た時の診断の進め方

　萎縮の所見はなんらかの病態の結果であり，原因疾患を特定することが重要である．萎縮の範囲，形状，分布，随伴する所見，両眼性か否かなどに基づいて診断を進める．

3 所見を起こす疾患

　加齢性，または近視性など，必ずしも病的なものではない変化でも起こりうる．疾患としては炎症性疾患，遺伝性疾患，病的近視，加齢黄斑変性などが代表的である．一方，網膜静脈閉塞や網膜動脈閉塞，糖尿病網膜症などは網膜内層の障害が主体であり，網膜が相当障害されていても，レーザーによる光凝固斑を除けば，検眼鏡的に網膜萎縮の所見を呈することは少ない．

4 鑑別疾患

　上記に挙げた疾患が主な鑑別となる．それぞれ鑑別のポイントとなる検査と所見を示す．

（大石明生）

● 診断のポイントとなる検査所見

検査名	決め手となる所見
眼底	色調の変化，脈絡膜血管鮮明化
屈折，眼軸長	高度近視，長眼軸
OCT	外顆粒層または網膜全体の菲薄化
FAF	萎縮領域の自発蛍光減弱，萎縮周囲の異常所見
ERG	振幅低下，潜時延長（疾患により）
遺伝子	遺伝性疾患で原因となる変異の同定

● 原因となる疾患

分類	疾患	主な特徴
近視性	変性近視	強度近視眼
加齢性	萎縮型加齢黄斑変性	高齢者，ドルーゼンのある眼
遺伝性疾患	網膜ジストロフィ	両眼対称性，緩徐な進行
	硝子体網膜ジストロフィ	
	黄斑ジストロフィ	
先天性	風疹網膜症，先天黒内症	乳幼児
炎症性疾患	ぶどう膜炎	急性～亜急性の進行，随伴症状
	地図状脈絡膜炎	
	PIC，MCP	
	散弾状脈絡網膜症	
外傷性	日光網膜症，レーザー網膜症，眼球鉄症など	明らかな外傷の既往
薬剤性	クロロキン網膜症など	当該薬剤への曝露歴
その他	中心性漿液性脈絡網膜症，MPPE	
	網膜色素上皮裂孔	
	網膜剥離後	

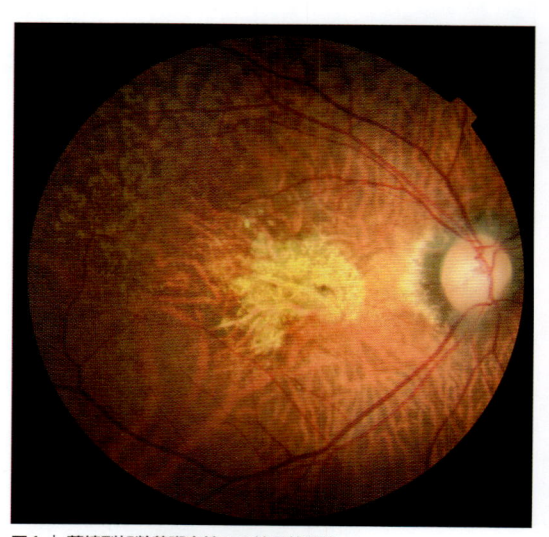

図1｜萎縮型加齢黄斑変性での地図状萎縮
reticular pseudodrusenを伴っている．

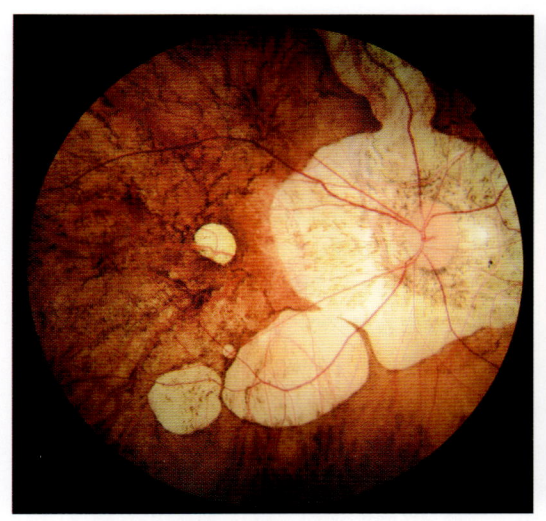

図2｜病的近視による網脈絡膜萎縮
網膜色素上皮，脈絡膜の菲薄化により白色の強膜が透けて見えている状態.

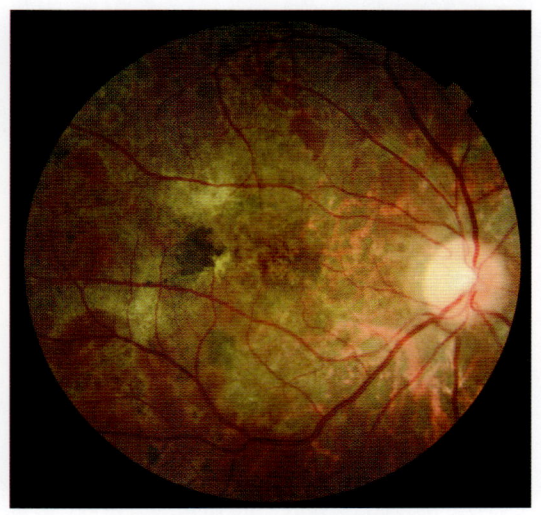

図3｜serpiginous choroiditis による網脈絡膜萎縮
黄斑部全体に斑状の網膜萎縮が広がっており，一部，色素沈着を伴っている.

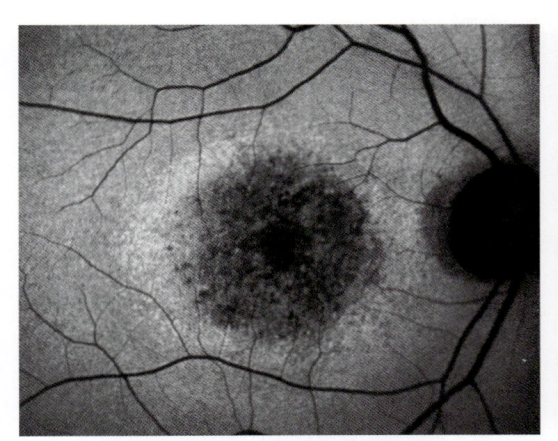

図4｜中心性輪紋状脈絡膜ジストロフィの眼底自発蛍光
黄斑部に顆粒状の自発蛍光減弱と，その周囲の自発蛍光増強を認める.

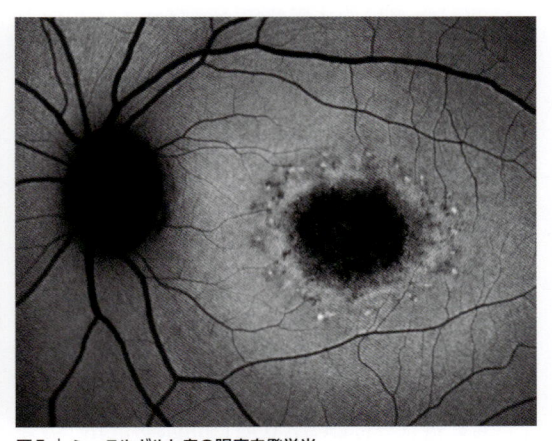

図5｜シュタルガルト病の眼底自発蛍光
黄斑部の萎縮巣の周囲にfleckと呼ばれる，検眼鏡的には黄白色の自発蛍光増強を呈する沈着物を認める.

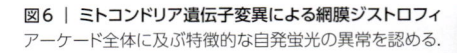

図6｜ミトコンドリア遺伝子変異による網膜ジストロフィ
アーケード全体に及ぶ特徴的な自発蛍光の異常を認める.

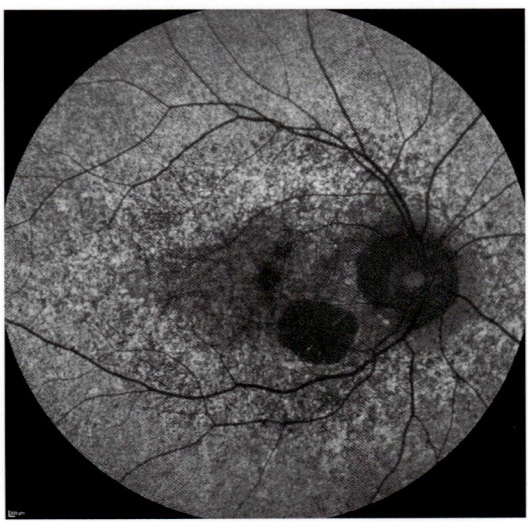

3)

脈絡膜の正常所見

正常脈絡膜
Normal Choroid

　脈絡膜は，ブルッフ膜から強膜に挟まれた血管と色素に富んだ膜様組織であり，メラノサイトを多く含むため褐色を呈している．また，脈絡膜は網膜外層の大部分を栄養しており，サル眼では網膜の酸素消費量の65％が脈絡膜から供給されているといわれている．全眼球の血流の約90％を占めるとされており，視機能に直接的・間接的に少なからず影響があることが推測される．これまでインドシアニングリーン蛍光造影indocyanine green angiography（IA）以外に直接的に脈絡膜を評価する方法はなかったが，通常のOCTで脈絡膜よりに焦点を移動させるenhanced depth imaging（EDI）OCTの手法や1,050nm帯の長波長光源を用いた組織侵達度の高いSS-OCT（Swept Source OCT）により脈絡膜の断層像を撮影できるようになった．これにより，脈絡膜が厚い中心性漿液性脈絡網膜症や，フォークト・小柳・原田病，逆に薄い強度近視眼などにおいて脈絡膜異常が病態に深く関わることが知られるようになってきた．ただし，現時点でも必ずしも明確な正常脈絡膜の基準は定まっていない．

　さらに近年ではOCTA（OCT angiography）の登場により非侵襲的に層別に網脈絡膜血流を撮影でき，脈絡膜血流に関しても議論が行われるようになった．また，en face OCTで脈絡膜を観察することで，脈絡膜大血管の走行を大まかに捉えることが可能である．

1 脈絡膜の構造

　網膜側から，①ブルッフ膜，②脈絡毛細血管板，③血管層–Sattler層（中血管層）とHaller層（大血管層），④上脈絡膜から成る．

　ブルッフ膜，脈絡膜毛細血管板，Sattler層はメラノサイトが少なく，外観が白色調で，構造上強固とされているが，逆に，Haller層と上脈絡膜はメラノサイトが多く，外観が褐色で，比較的脆弱な組織である．

1. ブルッフ膜

　ブルッフ膜はさらに網膜色素上皮細胞（RPE）の基底膜，内側膠原線維層，弾性線維層，外側膠原線維層，毛細血管板内皮細胞の基底膜の5層構造に分けられる．網膜と脈絡膜の接着，物質代謝などに関与し，脈絡膜組織の網膜への侵入を防いでいる．

2. 脈絡毛細血管板

　厚さ5〜10μm程度の部分に扁平な毛細血管が密集して血管網を形成しており，眼底後極部では血管の間隙が狭くなり，間質や血管壁がはっきりせず，ほとんどを管腔が占めるようになる．組織学的には小葉構造（lobular pattern）を呈するとされているが，小葉の中心には動脈があり，その周囲に静脈が存在するとした報告や，逆に小葉の周囲に動脈があるとする報告があり，その血流状態については必ずしも一定の見解を得ていない．血流が豊富で網膜外層の栄養を担うほか，網膜で発生した熱を冷却するラジエーターのような役割を持つと考えられている．

3. 血管層

Sattler層：Haller層の大血管から分枝した直径40〜90μmの中等度の血管．その末端は，脈絡毛細血管板を栄養する前毛細血管細動脈と，脈絡毛細血管板の導出静脈である好毛細血管静脈である．数は，動脈より静脈のほうが多い．

Haller層：直径20〜100μmから成る血管構造で，動脈と静脈が存在する．動脈は細く色調が明るく，直線的に走行し，分枝の角度が大きく，一方，静脈は動脈より数が多く，多少屈曲し，動脈より太く，少し口径不同があるとされている．間質にはメラノサイトと線維芽細胞が存在し，上脈絡膜側に近いほどメラノサイトが多い．

4. 上脈絡膜

　脈絡膜と強膜の移行部，厚さ30μm程度．膠原線維と弾性線維などの基質成分とメラノサイト，線維芽細胞，神経節細胞などの細胞成分から成る．

2 正常の画像

1. 眼底所見

　正常の眼底では，脈絡膜血管がわずかに透見できる程度である（図1a）．一方，近視では脈絡膜血管が透見でき，豹紋状（fundus tessellation）に描出される（図1b）．しかし，中心性漿液性脈絡網膜症，pachychoroid関連疾患や，正常眼の一部など脈絡膜肥厚した症例では，脈絡膜血管がほぼ透見されず，豹紋状には描出されない（図1c）．つまり，眼底を診察するだけで，ある程度脈絡膜厚を推測することも

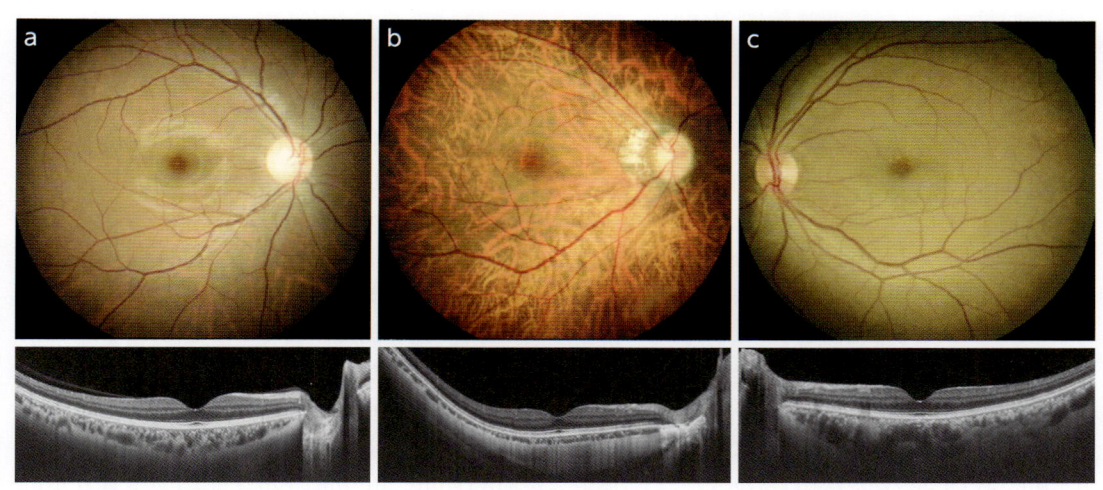

図1 ｜ 眼底所見とOCT所見
a：正常眼．脈絡膜血管はほとんど透見できない．OCTは正常．b：近視眼．脈絡膜血管が豹紋状に透見でき，OCTで脈絡膜は菲薄化している．c：脈絡膜肥厚眼．脈絡膜は全く透見できず，OCTで脈絡膜は肥厚しており，正常と比較してやや管腔（脈絡膜の黒色部分）の占める割合が高い．

図2 ｜ FAによる脈絡膜評価
a：choroidal flash．b：背景蛍光．

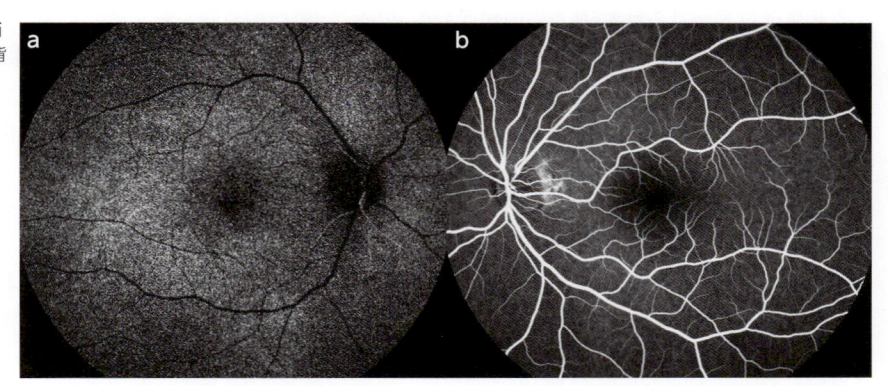

図3 ｜ IAによる脈絡膜評価
a：脈絡膜動脈相．分水嶺が見られる（矢頭）．b：脈絡膜動静脈相．c：脈絡膜静脈相．d：消退相．

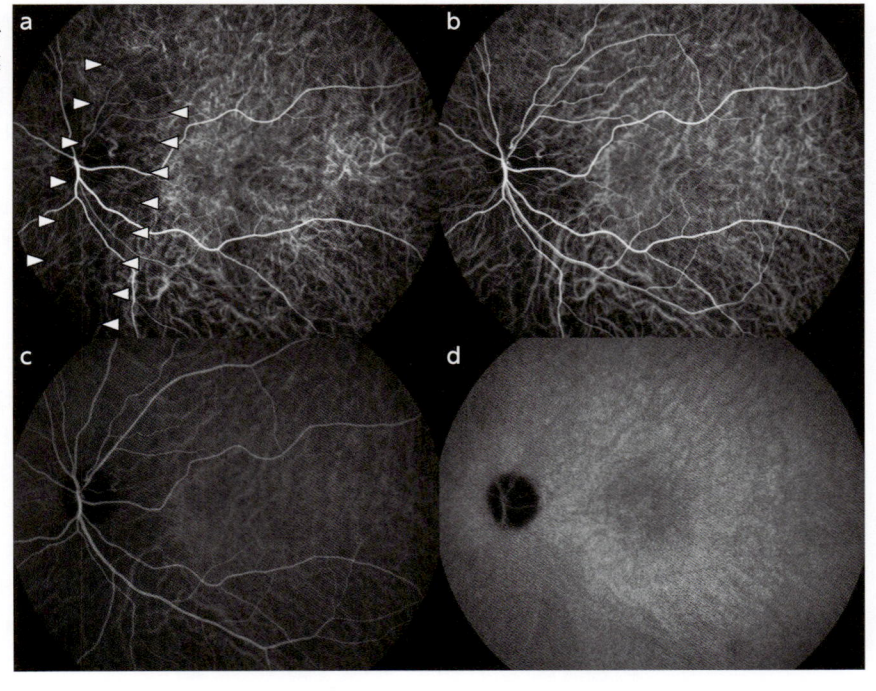

可能である．

2．フルオレセイン蛍光眼底造影 fluorescein angiography（FA）

　脈絡膜循環は網膜循環よりも経路が短く，IAで観察するとよくわかるが，静注後10〜12秒後に，網膜血管よりも早く染色が始まる．FAでは，励起光と蛍光はともにRPEで吸収されるため脈絡膜血管は観察できないが，極早期にはまだらな蛍光choroidal flashとして描出される（図2a）．

　脈絡毛細血管板はバリア機能がないため，流入したフルオレセインNaが急速に血管外に漏出し，脈絡膜間質，ブルッフ膜，強膜に拡散する．早期には分水嶺による充盈遅延が見られるが，すぐに全体が充盈され，均一な背景蛍光として描出される（図2b）．脈絡膜循環障害では，区画状，斑点状，モザイク状に低蛍光が見られる（例：原田病，APMPPE，高血圧性脈絡膜症など）．

3．インドシアニングリーン蛍光造影 indocyanine green angiography（IA）（図3）

①脈絡膜動脈相（後極部から周辺部に分枝する脈絡膜動脈に蛍光が出現する時期．分水嶺（watershed zone）が見られる場合がある）

②脈絡膜動静脈相（脈絡膜動脈の造影開始から3〜5秒後に脈絡膜静脈にICG蛍光が入り，脈膜蛍光が最も強くなる時期）

③脈絡膜静脈相（脈絡膜動脈の蛍光が弱くなり，脈絡膜静脈が優位の時期．10〜15分続く）

④消退相（脈絡膜静脈内のICG色素が消失し，びまん性の脈絡膜蛍光が観察される．15分〜20分）

　脈絡膜毛細血管板から脈絡膜内に拡散したICGの蛍光により均一なびまん性脈絡膜蛍光が見られる．視神経乳頭も低蛍光を呈する．

　均一にならず，過蛍光が散在する所見があれば，脈絡膜血管透過性亢進が存在すると考える．

4．OCT断層像（図4）

　グレースケール（背景：黒）では，脈絡膜実質や神経組織などが高輝度として描出され，管腔内は低輝度に描出される．脈絡膜全層は加齢に伴い菲薄化していくとされている．ブルッフ膜直下に脈絡毛細血管板があり，次にSattler層，Haller層，強膜の順となっている．各層の厚みはさまざまであるが，脈絡毛細血管板は症例ごとの差は少なく，10μm未満である．深部の低輝度の管腔構造の層がHaller層に相当すると考えられている．さらに深部に高輝度

の脈絡膜強膜接合部が描出される．Haller層の拡張した中大血管が見られ，同部位で脈絡毛細血管板が圧迫または菲薄化した所見はpachy-vesselの存在を示唆しており，pachychoroid関連疾患を疑う．近年，OCT断層像を2階調化処理，脈絡膜管腔と実質（間質）に分けて評価することが試みられている．

5．SD-OCTA

　SD-OCTAでは，脈絡毛細血管板choriocapillarisの血流はある程度評価できるとされているが，Sattler層やHaller層は網膜色素上皮による遮閉効果もあり，segmentation lineを調整しても，血流として描出することは困難である．

　OR（Outer Retina）（図5a）およびCC（Choroid Capillary）（図5b）のどちらか一方，もしくは両方にはっきりした血流情報が描出された場合は，脈絡膜新生血管を考える．しかし，RPE萎縮部位では，脈絡膜毛細管板も萎縮し，遮閉効果はなくなり，脈絡膜中大血管が鮮明に描出されている場合があり，脈絡膜新生血管との鑑別が必要となる．その場合にはOCT断層像にオーバーレイされた血流情報を注意深く観察することが重要である．

6．SS-OCTA

　最新のSS-OCTAであるPLEX Elite 9000（Zeiss社）では，12×12mmの広範囲が撮影できる．また波長が1,040〜1,060nmであり，SD-OCTAより深部まで到達できるため，脈絡膜血流を描出できる可能性がある．正常の脈絡毛細血管板のslab（図6a）では，モザイク状に描出される．深部脈絡膜のslab（図6b）では脈絡膜血管は黒く抜けており，SD-OCTAと同様に血流情報ははっきりしないが，視神経乳頭下方では脈絡膜血管血流が一部白く描出されている．最近では，SS-OCTAでは脈絡膜中大血管血流が描出できるとする報告もあり，今後の発展が期待されている．

7．En face OCT

　以前からOCTのvolume scanを行い，RPEまたはブルッフ膜でフラット化させた後，segmentationを脈絡膜血管に移動させることで，形態的に脈絡膜血管を描出することは可能であった．近年，OCTA撮影時の必要性から，これまで以上の高速化やアイトラッキング技術開発によってen face OCTの画質も向上し，最近では脈絡膜血管走行評価にen face OCTは必須の検査となっている（図6c）．

（丸子一朗・河野泰三）

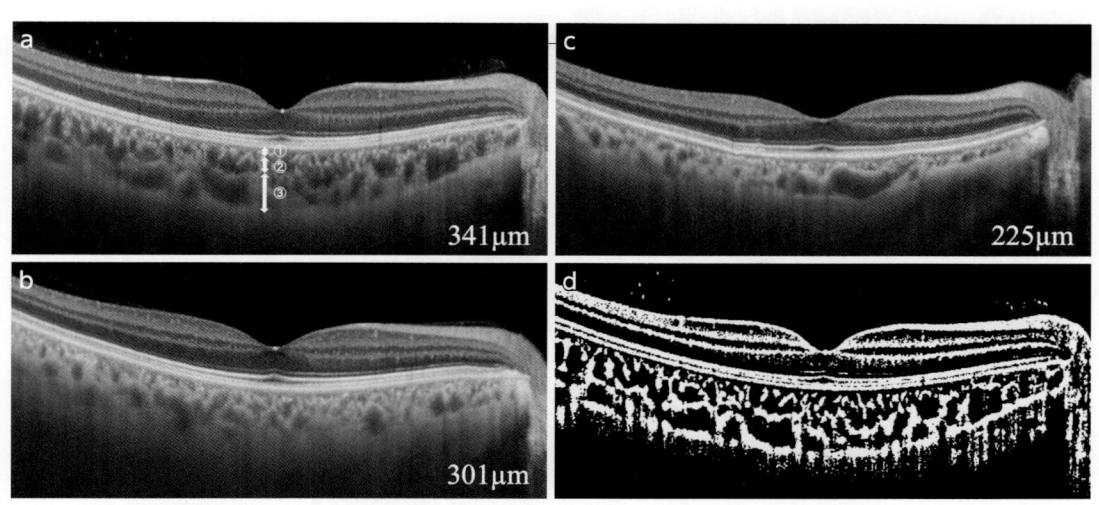

図4｜OCT断層像（正常眼）
眼軸長とレフ値が同程度の症例だが，脈絡膜は加齢とともに菲薄化している．
a：23歳女性．①脈絡毛細血管板．②Sattler層．③Haller層．b：48歳男性．c：70歳女性．d：2階長化画像．血管腔（黒）と間質（白）を分割．

図5｜SD-OCTA
a：Outer Retina（網膜外層）．b：Choroid Capillary（脈絡毛細血管板）．

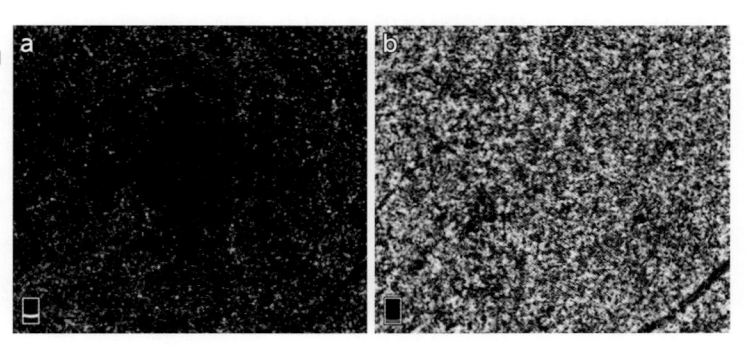

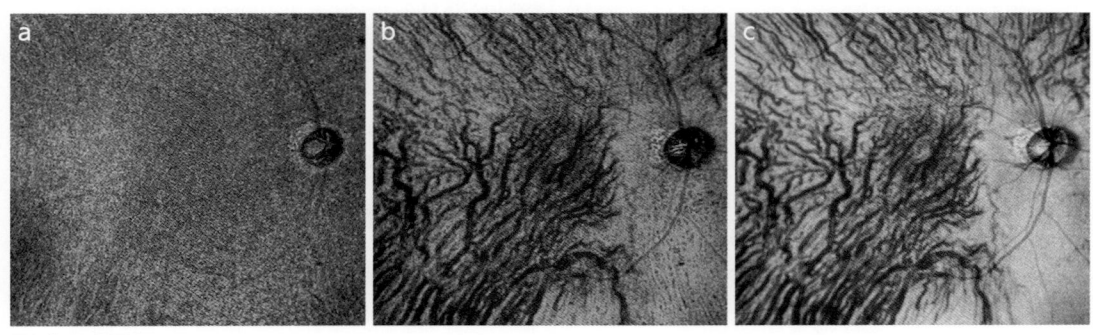

図6｜SS-OCTA
a：SS-OCTA CC（脈絡毛細血管板）．b：SS-OCTA 1/2 choroid 脈絡膜厚の半分のslab．脈絡膜大血管は網膜血管アーケード内では黒に描出されているが，一部，視神経乳頭下方では白く描出されている．c：en face OCT．脈絡膜中大血管が形態的に描出できる．

4)–(1)

脈絡膜の異常所見

脈絡膜の肥厚
Choroidal thickening

● 診断のポイントとなる検査所見

疾患名	OCT	決め手となる所見
VKH disease	隔壁を伴う網膜剝離，すりガラス状で不明瞭な脈絡膜内部構造	OCT，IAでの多巣性低蛍光斑
CSC	隔壁を伴わない網膜剝離，PED，脈絡膜大血管拡張	OCT，IAでの脈絡膜血管透過性亢進所見
PPE	軽度の網膜外層変化，脈絡膜大血管拡張	OCT，眼底自発蛍光所見
PNV	平坦なPED，脈絡膜大血管拡張	OCT，IAでCNV検出
PCV	急峻なRPE隆起，double layer sign，脈絡膜大血管拡張	OCT，IAでポリープ状病巣

● 鑑別が必要な疾患

鑑別疾患	鑑別のポイント
脈絡膜母斑	境界不明瞭な黒色斑，扁平隆起
脈絡膜血管腫	橙色の隆起病変
脈絡膜骨腫	黄白色調の隆起病変
脈絡膜悪性黒色腫	ドーム状隆起をきたす黒褐色病変
転移性脈絡膜腫瘍	黄色調の隆起病変

1 脈絡膜肥厚の定義と病態

脈絡膜厚は年齢や眼軸長をはじめとしたさまざまな要因に影響を受けるため，脈絡膜肥厚の具体的な数値的基準は示されていない．脈絡膜肥厚は一般的に脈絡膜炎症を主体とするものと，pachychoroid spectrum diseases（PSD）と呼ばれる疾患群で見られる．

脈絡膜炎症に伴う脈絡膜肥厚は炎症細胞浸潤に伴うものであるが，PSDでの脈絡膜肥厚のメカニズムはいまだ明らかではない．pachychoroidとは，"厚い"という意味の接頭語である"pachy"に由来し，近年提唱された新たな概念である．特徴的所見として，脈絡膜肥厚，脈絡膜大血管拡張とその直上の脈絡毛細管板の菲薄化，検眼鏡的には散在する黄白色物質であるpachydrusen，インドシアニングリーン蛍光造影（IA）での脈絡膜血管透過性亢進所見などが挙げられるが，国際的コンセンサスのある診断基準は確立されていない．

2 所見を見た時の診断の進め方

眼底所見では，各疾患に特徴的な眼底所見に加え，光干渉断層計（OCT）で脈絡膜肥厚を確認する．近年の高侵達Swept source-OCT，enhanced depth imagingといった技術の進歩により，病的に肥厚した脈絡膜断層像も容易に取得できるようになった．必要に応じて蛍光眼底造影所見などを参考にして確定診断を進める．

3 所見を起こす疾患

脈絡膜炎症を生じる代表的疾患は，フォークト・小柳・原田病（VKH disease）である．多房性の網膜剝離が特徴的であるが，乳頭炎型VKH diseaseでは検眼鏡的所見が明瞭でない場合も多い．このような場合でもOCTは非常に有用であり，炎症細胞浸潤により内部構造がすりガラス状に不明瞭となった脈絡膜肥厚所見が見られる．確定診断にはフルオレセイン蛍光眼底造影（FA）での網膜剝離部位への蛍光貯留や，視神経乳頭からの蛍光漏出，IAで多巣性の低蛍光斑を検出する．PSDの代表的疾患であるCSCでは脈絡膜肥厚に加え，後極部を中心とした網膜剝離，網膜色素上皮剝離（PED）が見られるが，VKH diseaseとは異なりCSCの脈絡膜は内部構造が明瞭で，脈絡膜大血管拡張とそれに伴う脈絡毛細管板の菲薄化を認める．FAではさまざまな程度の蛍光漏出，IAで多巣性の脈絡膜血管透過性亢進所見が見られる．CSC以外ではpachychoroid pigment epitheliopathy（PPE），pachychoroid neovasculopathy（PNV），ポリープ状脈絡膜血管症（PCV）などがPSDの範疇に含まれ，共通の病態背景を有する疾患群であると考えられている．

4 鑑別疾患

病的な脈絡膜肥厚を認めた場合には，脈絡膜腫瘍の存在も念頭に置かなければならない．眼底の色調の変化や，脈絡膜の不正隆起が見られた場合は腫瘍の可能性を考え，Bモードエコーや蛍光眼底造影検査に加え，CT・MRIなどによる精査が必要となることがある．

（湧川空子・古泉英貴）

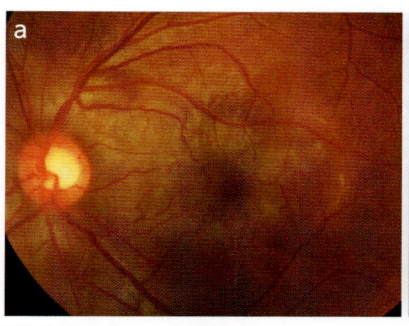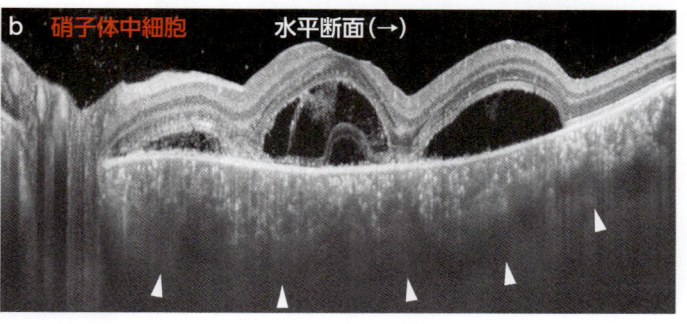

図1｜VKH diseaseの検査所見

34歳．矯正視力は0.4．a：眼底所見．視神経乳頭から黄斑部にかけて多房性の漿液性網膜剥離を認める．b：OCT．硝子体中の炎症細胞に加え，隔壁を伴う漿液性網膜剥離を認める．脈絡膜が肥厚しているが(矢頭)，内部の構造はすりガラス状で不明瞭である．

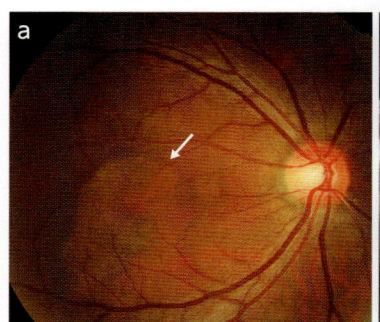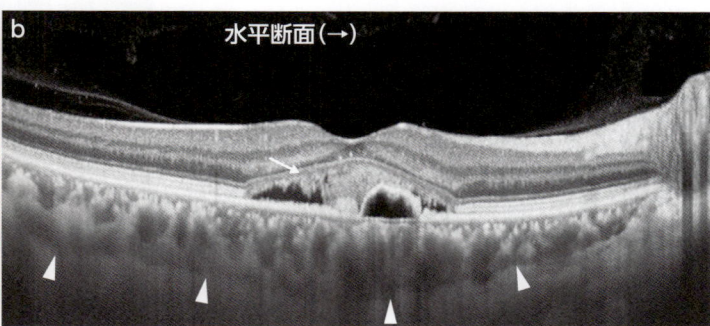

図2｜CSCの検査所見

44歳男性．矯正視力は0.8．a：眼底所見．黄斑部に漿液性網膜剥離を認める(矢印)．b：OCT．脈絡膜肥厚(矢頭)および脈絡膜大血管拡張，漿液性網膜剥離，視細胞外節延長所見(矢印)が見られる．

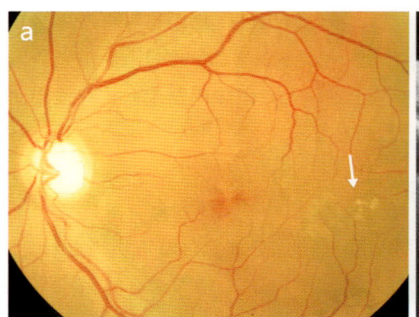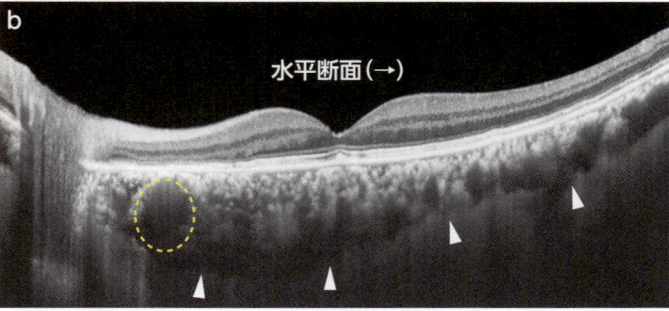

図3｜PPEの検査所見

61歳男性．矯正視力は1.2．a：眼底所見．散在性のRPEの色素脱失に加え，pachydrusenが見られる(矢印)．b：OCT．脈絡膜肥厚があり(矢頭)，脈絡膜大血管拡張(黄点線円内)が見られる．軽度のRPEおよびellipsoid zoneの不整を認めるが，漿液性剥離は見られない．

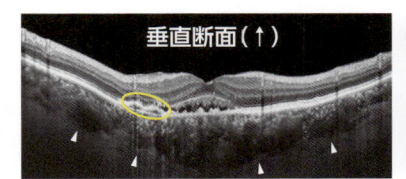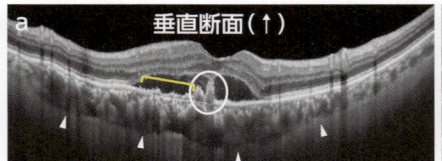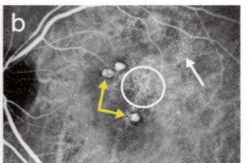

図4｜PNVの検査所見

80歳男性．矯正視力は0.8．OCT．脈絡膜肥厚(矢頭)，脈絡膜大血管拡張，脈絡膜新生血管(type 1 CNV)を疑う平坦な網膜色素上皮剥離(PED)を認める(円内)．

図5｜PCVの検査所見

77歳男性．矯正視力は0.7．a：OCT．脈絡膜肥厚(矢頭)，脈絡膜大血管拡張，RPEの急峻な隆起(円内)，double layer signを認める(黄線)．b：IA．ポリープ状病巣(黄矢印)，枝状のネットワーク血管(円内)を認める．加えて脈絡膜血管透過性亢進所見も見られる(白矢印)．

4)-(2)

脈絡膜の異常所見

脈絡膜の菲薄化
Choroidal thinning

1 脈絡膜菲薄の定義と病態

脈絡膜菲薄の明確な定義は存在しないが，関連する最も代表的な病態は強度近視である．強度近視では眼軸長伸長に伴い，脈絡膜は後方に伸展され，菲薄化する．また，正常眼でも，中心窩下脈絡膜厚は加齢により14～15.6μm/10年で減少する．Spaide[1]は正常値−2 SD（標準偏差）を参考値にして，中心窩下脈絡膜厚125μm未満を基準に，age-related choroidal atrophy（ARCA）という概念を提唱した．ARCAの特徴は，強度近視がないにもかかわらず豹紋状眼底を呈し，中等度視力低下をきたす．また，脈絡膜菲薄化とともに網膜色素上皮（RPE）の色調異常を認める．reticular pseudodrusen（RPD）はRPE下に存在する従来のドルーゼンとは異なり，RPE上にドルーゼン様物質が散在するものである．RPDを有する症例では概して脈絡膜菲薄が見られるが，RPDが脈絡膜菲薄の原因か結果か，という点は明らかではない．また，RPDを80％程度に合併するとされる，滲出型加齢黄斑変性（AMD）の特殊型である網膜内血管腫状増殖（RAP）でも脈絡膜は菲薄化する．

2 所見を見た時の診断の進め方

脈絡膜菲薄化が示唆される豹紋状眼底に加え，疾患特有の所見がある場合は，それが手がかりとなる．まず強度近視を除外した後，検眼鏡検査，OCT，必要に応じて蛍光眼底造影などを行い，確定診断を進めていく．

3 所見を起こす疾患

強度近視（図1）は等価球面度数で−6.0 D以上の近視，または屈折度数を問わず，びまん性網脈絡膜萎縮以上の萎縮性変化もしくは後部ぶどう腫を有する近視とされるが，眼内レンズ挿入後眼では屈折度数の評価に注意が必要であり，OCTでの急峻な眼球形状が診断の助けとなる．上記の強度近視の定義を満たさないにもかかわらず豹紋状眼底を呈し，かつ中

● 診断のポイントとなる検査所見

疾患		眼底所見	OCT	決め手となる検査
強度近視		豹紋状眼底，網脈絡膜萎縮，後部ぶどう腫	急峻な眼球形状，著しい脈絡膜菲薄化	等価球面度数≦−6D
ARCA		豹紋状眼底，RPE色調異常	中心窩下脈絡膜厚＜125μm	強度近視の定義を満たさない
AMD	RPD	網目状，点状の黄白色病変	RPE上の突起様高輝度構造物	OCT
	RAP	多数のドルーゼン，網膜内出血	網膜内浮腫，網膜剥離，網膜色素上皮剥離	IAでの網膜内新生血管

● 鑑別が必要な疾患

疾患	鑑別のポイント
網膜色素変性	骨小体様色素沈着，網膜血管の狭細化，ERG平坦化
コロイデレミア	男性に発症，網膜血管は狭細化せず保たれる
クリスタリン網膜症	後極部にクリスタリン沈着
中心性輪紋状脈絡膜ジストロフィ	境界明瞭な網脈絡膜萎縮，ドルーゼンを認めない
原田病晩期	夕焼け眼底，原田病の既往
dome-shaped macula	黄斑部のドーム状隆起，強膜肥厚
傾斜乳頭症候群	中心窩から下方の後部ぶどう腫

心窩下脈絡膜厚が125μm未満でRPE色調異常があればARCA（図2）を考える．RPD（図3）は検眼鏡的に後極部に散在する網目状・点状の黄白色物質があり，OCTでRPE上に突起様高輝度構造物を確認する．網膜内浮腫を中心とした滲出性変化が見られる場合はRAP（図4）を考え，インドシアニングリーン蛍光造影（IA）で網膜血管と連続した網膜内新生血管を検出することで確定診断となる．

4 鑑別疾患

その他，脈絡膜菲薄化をきたしうる疾患として，網膜色素変性，コロイデレミア，クリスタリン網膜症，中心性輪紋状脈絡膜ジストロフィなどの網脈絡膜変性疾患や，夕焼け眼底を呈するフォークト・小柳・原田病晩期がある．

Dome-shaped maculaや傾斜乳頭症候群では，眼球壁の屈曲部位に脈絡膜菲薄化が見られる．

（澤口桂子・古泉英貴）

［文献］

1. Spaide RF：Age-related choroidal atrophy. Am J Ophthalmol 147：801-810, 2009

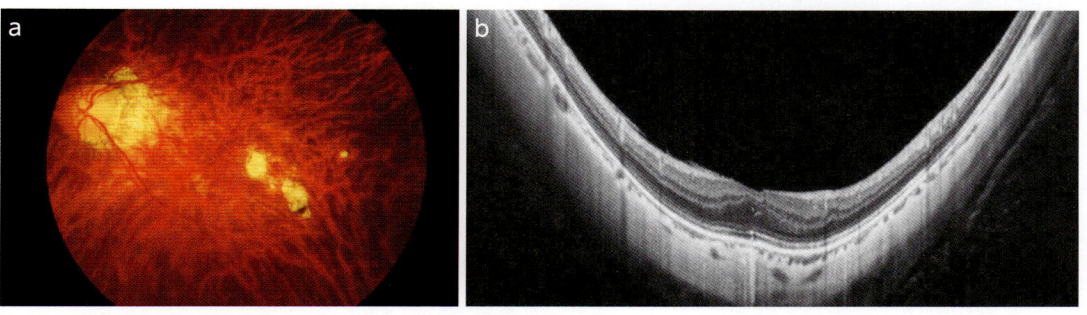

図1｜強度近視の眼底およびOCT所見

58歳女性．視力0.8．眼軸長29mm．カラー写真（a）で豹紋状眼底，限局性萎縮，視神経乳頭周囲網脈絡膜萎縮を認める．OCT垂直スキャン（b）では，眼球形状が急峻なカーブを示し，脈絡膜は著しく菲薄化，強膜全層が描出されている．

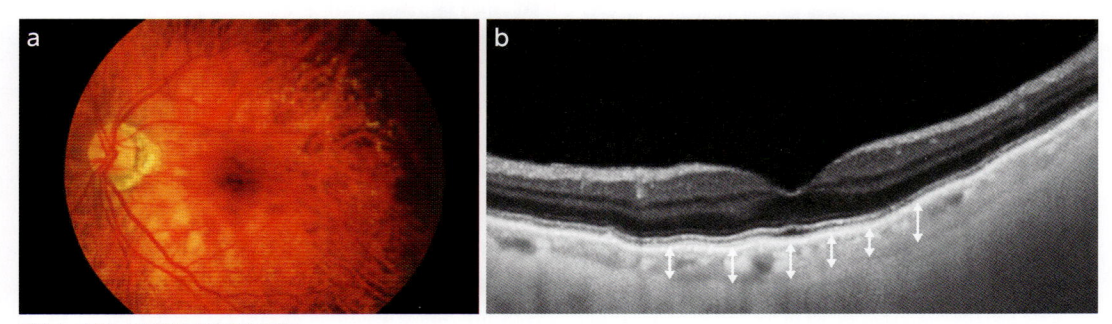

図2｜ARCAの眼底およびOCT所見

83歳女性．視力0.4．眼軸長23mm．カラー眼底写真（a）では豹紋状眼底に加え，黄斑部でのRPE色調異常を認める．OCT垂直スキャン（b）では眼軸長はやや短いにもかかわらず，脈絡膜の菲薄化（両矢印）を認める．

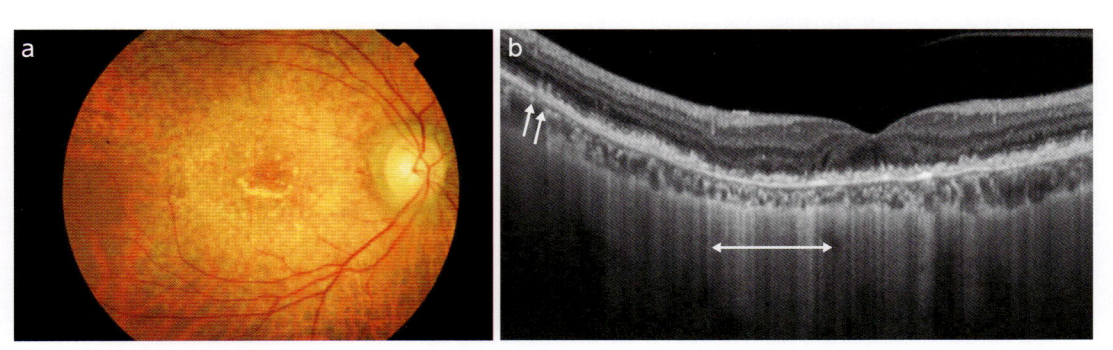

図3｜RPDの眼底およびOCT所見

66歳女性．視力0.2．カラー眼底写真（a）では上方網膜血管アーケード周囲を中心に網目状のRPDを，中心窩にはRPE萎縮を認める．OCT垂直スキャン（b）では，広範囲にRPE上の高輝度構造物（矢印）があり，中心窩上方では網膜外層構造破壊および脈絡膜菲薄化（矢印幅）が顕著である．

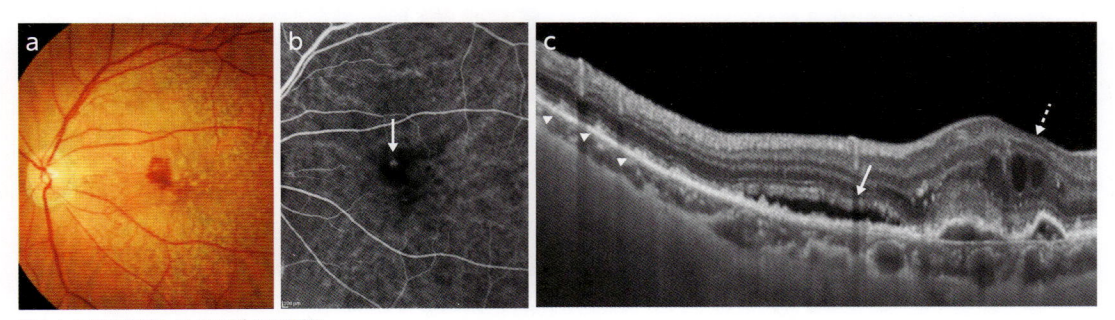

図4｜RAPの眼底，IAおよびOCT所見

75歳女性．視力0.9．カラー眼底写真（a）では中心窩近傍に網膜内出血と広範囲にRPDを認める．IA（b）では網膜血管と連続した網膜内新生血管（矢印）が見られる．OCT（c）ではRPD（矢頭），網膜浮腫（点線矢印）漿液性網膜剥離（実線矢印）を認める．

4)–(3)

脈絡膜の異常所見

脈絡膜の隆起
Choroidal protrusion

1 脈絡膜隆起の定義と病態

　"脈絡膜の隆起"について明確な定義はないが，本項では，「光干渉断層計 optical coherence tomography (OCT) で脈絡膜あるいは強膜に腫瘍性病変を認め，それに押し上げられるように網膜色素上皮 retinal pigment epithelium (RPE) のラインが網膜側に凸になっている所見」と定義する(図1).

　脈絡膜隆起を起こす病態は，主には脈絡膜に発生する腫瘍であるが，原発性と転移性とに大別される．原発性眼内悪性腫瘍で最も高頻度なものは，脈絡膜悪性黒色腫である．転移性脈絡膜腫瘍は，約25%の症例では眼症状が先行し，眼科受診で原発巣が発見されることもある．

　「隆起した病変により，脈絡膜毛細血管板とRPEが障害を受ける」ことが共通の病態であり，それによって漿液性網膜剥離や網膜浮腫などが生じる．

　腫瘍以外では，dome-shaped maculaも脈絡膜隆起に含まれる．

2 所見を見た時の診断の進め方

　腫瘍の成分によって色調や隆起の性状が異なり，鑑別の一助となる．OCTや超音波検査(Bモード)で腫瘍の形状を確認，内部組織の予想をつけ，インドシアニングリーン蛍光造影検査indocyanine green fluorescein fundus angiography (IA) で，脈絡膜異常血管の有無を確認する．必要に応じて，CT, MRI, PET検査も行う．

3 所見を起こす疾患

　脈絡膜母斑では，茶～黒褐色隆起が釣り鐘型陰影を呈するのが特徴的である(図2).経過中に脈絡膜悪性黒色腫に移行することもあり，注意を要する(図3).

　橙赤色のドーム状隆起を認めたら，脈絡膜血管腫が疑われ，IAで確定診断となる(図4).

　脈絡膜骨腫は，白色～橙赤色の境界明瞭な皿状病変で，石灰化が特徴であるためBモードやCTで高反

◉ 診断のポイントとなる検査所見

疾患名	腫瘍の色調	隆起の性状	決め手となる所見
脈絡膜母斑	茶～黒褐色	釣り鐘型	IAで新生血管なし
脈絡膜悪性黒色腫	茶～黒赤色	ドーム状	Bモードで腫瘍後方の低反射
脈絡膜血管腫	橙赤色	ドーム状	IAで早期から過蛍光
脈絡膜骨腫	白～橙赤色	皿状	BモードやCTで高反射
転移性脈絡膜腫瘍	黄白色	ドーム状	網膜下液は粘調性

◉ 鑑別が必要な疾患

検査所見	鑑別疾患
OCTでRPE隆起	眼内悪性リンパ腫
OCTでRPE隆起 + 漿液性網膜剥離	中心性漿液性脈絡網膜症
	ポリープ状脈絡膜血管症
	後部強膜炎
	uveal effusion
Bモードで石灰化	網膜芽細胞腫
	星状膠細胞腫

射病巣を確認することで診断できる(図5).

　転移性脈絡膜腫瘍は増大速度が速く，一般に厚さ≧3mmで腫瘍表面の不整やうねりが生じる．RPEと脈絡膜毛細血管板の障害が強く，網膜下液は腫瘍崩壊・産生物質のために粘調性が高い．

4 鑑別疾患

　RPE隆起を認める硝子体網膜悪性リンパ腫や，RPE不整隆起に加えて，漿液性網膜剥離を合併する中心性漿液性脈絡網膜症，ポリープ状脈絡膜血管症などの疾患，そのほかに後部強膜炎やuveal effusionなどとの鑑別が必要である．

　石灰化病変を有する疾患として，網膜芽細胞腫や星状膠細胞腫も鑑別に上がる．

(玉城　環・古泉英貴)

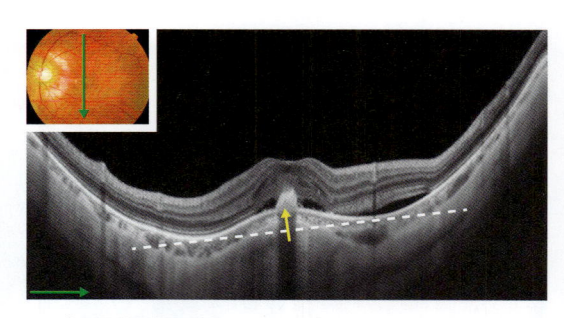

図1 | 脈絡膜隆起の定義
dome-shaped maculaの症例(カラー写真の緑矢印部スキャン).OCTでRPEの下端同士を結んだ直線(白破線)から，網膜側へ凸(黄矢印)となっているものを脈絡膜隆起と定義する.

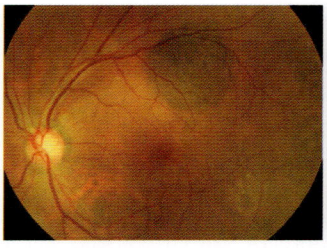 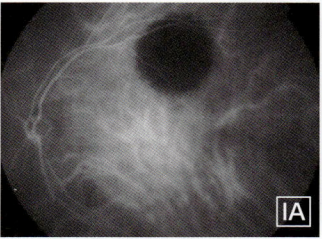 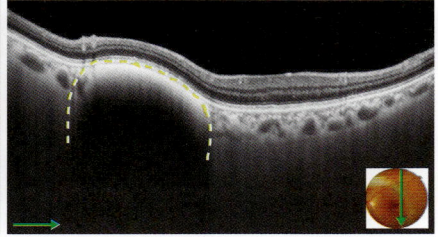

総論

図2｜脈絡膜母斑

84歳男性．矯正視力0.9．茶褐色の扁平な隆起を認める．IAでは病変内に異常血管は認めない．OCTで母斑の内部構造は描出不能（色素による測定光の吸収のため）で，陰影は強膜側を基底とした釣り鐘型（黄色破線）を呈する．

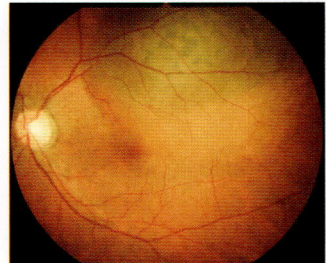 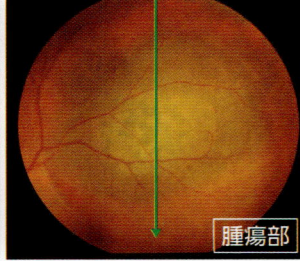 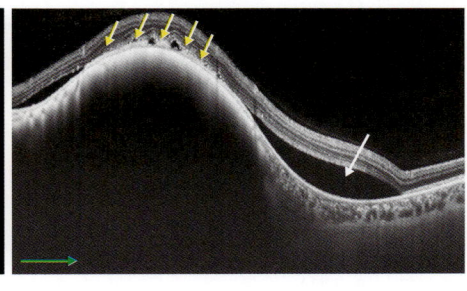

図3｜脈絡膜悪性黒色腫

上方アーケード血管部に色素上皮の脱色素斑を伴った斑状の腫瘤を認める．脈絡膜母斑と同じく，色素による測定光の吸収で腫瘍内部は無反射である．腫瘍の辺縁に漿液性網膜剥離を合併することが多い（白矢印）．RPEは所々で網膜側に増殖し，不規則な高反射として認められる（黄矢印）．（東京女子医科大学　飯田 知弘教授のご厚意による）

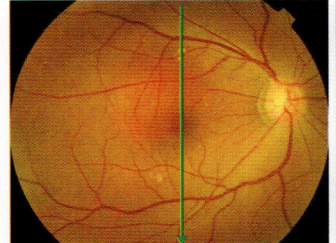 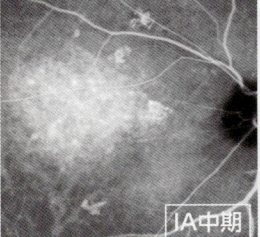 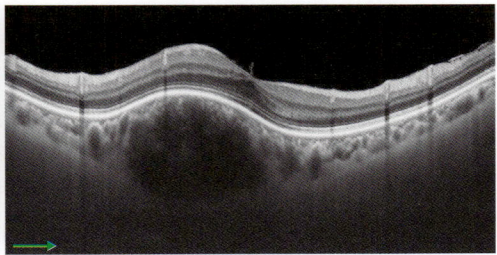

図4｜脈絡膜血管腫

69歳男性．矯正視力(0.5)．中心窩耳上側に橙赤色の限局性脈絡膜腫瘤を認める．IAでは早期から腫瘍内血管に色素貯留し，中期以降組織染を示す．SS-OCTでは腫瘍内部が観察できる点が，他の色素性腫瘍との鑑別点である．

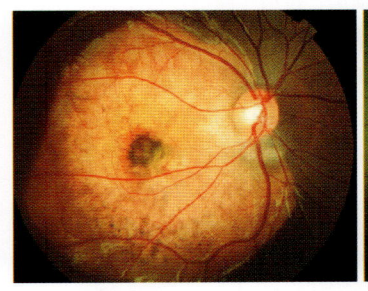 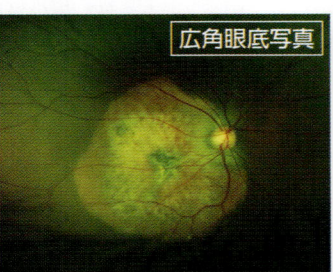 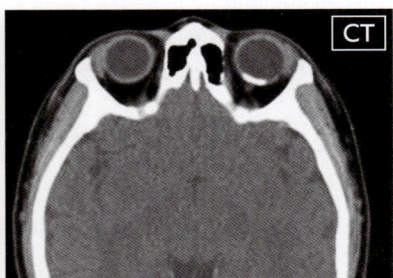

図5｜脈絡膜骨腫

12歳女性．矯正視力(0.06)．視神経乳頭と黄斑部を含む，白色から橙赤色の境界明瞭で，地図状・扁平な脈絡膜隆起病変を認める．OCTでは病変部RPEはさまざまな程度の脱色素を示す（白矢印）．脈絡膜は石灰化し，脈管構造は退縮する（黄矢印）．石灰化病変はCT・Bモードで高反射となる．（CT・Bモードは別症例の典型所見で，東京女子医科大学　飯田知弘先生のご厚意による）

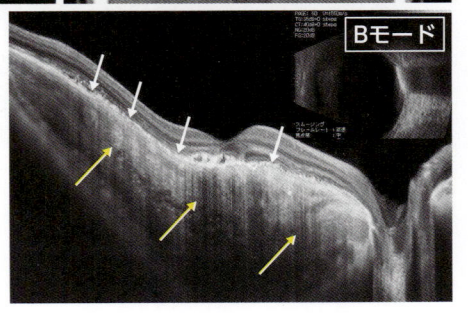

5)
硝子体の正常所見
正常硝子体
Normal vitreous

1 正常硝子体とは

硝子体の特徴は，1) 透明なゲル状構造を呈していること，2) 加齢性変化が進行するまでは網膜と接着していることである．透明ゲルの構成成分の99％は水で，残りの1％はコラーゲンやヒアルロン酸などである．透明なゲルはコラーゲンの網目にヒアルロン酸が絡みついた格子状三次元構造と，格子状構造内のヒアルロン酸が水を保持することで構築されている（図1）．

若年者の硝子体はほぼ均一で透明なゲルであり，加齢に伴いコラーゲン線維は重合して太い線維を形成し，細隙灯顕微鏡検査で観察されるようになり，飛蚊症の原因となる（図2）．一方，ヒアルロン酸は加齢に伴い脱重合し，分子量が低下する．その結果，ヒアルロン酸の保水能力は低下し，ゲル内部から水が分離する硝子体の液化synchysisが生じ，液化腔lacunaが硝子体内に形成される（図2, 3）．水が分離したゲルは体積が減少し，硝子体ゲルは収縮する（syneresis）．この硝子体収縮は硝子体ゲルが網膜内境界膜から剥離する後部硝子体剥離posterior vitreous detachment（PVD）を誘発する（図4）．硝子体収縮や硝子体剥離は硝子体が接着している網膜を牽引し，さまざまな眼底疾患の病態に関与する．

2 正常硝子体の内部構造

硝子体の内部構造については諸説がある（図5）．Kishiらは摘出眼球を半割して水中に入れ，硝子体をフルオレセインで染め，さらに水洗いすることで，緑の蛍光を発する硝子体ゲルと暗い空間を呈すると硝子体液化腔に染め分け，硝子体の内部構造を観察した．その結果，黄斑前方には硝子体の液化腔が常に存在し，この液化腔の後壁，すなわち網膜側には薄い硝子体皮質が残っていることを確認し，黄斑前方の液化腔をposterior precortical vitreous pocket（後部硝子体皮質前ポケット）と名づけた．この黄斑前方の液化腔の存在が，黄斑前膜や黄斑円孔の形

成，増殖糖尿病網膜症で見られる耳側血管アーケードに沿った輪状の線維血管増殖組織の形成に関与している．Worstらは硝子体内でのインクの拡散状況を観察し，硝子体の内部にはみかんの中身のような部屋構造cisternがあり，黄斑前方にも液化腔bursa premacularisがあると報告しており，前述のKishiらのposterior precortical vitreous pocketと類似している．また，水晶体後面から硝子体を縦断し，視神経乳頭至るクローケ管 Cloquet's canal と呼ばれる胎生期の一次硝子体の遺残物と考えられている空間がある．Eisnerは硝子体膜が硝子体基底部から後極側に走行する硝子体の層構造を提唱している（図6）．

従来，臨床での硝子体観察は細隙灯顕微鏡と前置レンズを用いて行われてきたが，クロモビトレクトミーの登場や光干渉断層計 optical coherence tomography（OCT）の進歩により，硝子体内部構造に関する諸説の正当性が検証されている．硝子体手術中にトリアムシノロンで硝子体ゲルを染色することで，クローケ管やcistern，黄斑前液化腔の存在を確認することができる．

また，OCTの解像度の向上は，網膜硝子体界面の詳細な観察を可能とし，黄斑前液化腔の経年的変化が明らかとなってきた．Liらの研究によると，3歳頃の黄斑前液化腔はスリット状の空間であるものの，その後は拡大し，8歳頃にはクローケ管との隔壁の一部に連絡が認められるようになると報告されている（図7）．この所見を基にKishiは，毛様体で産生された房水は前房と後房を満たした後クローケ管に入り，硝子体腔を横切り視神経乳頭前方に到達し，連絡路を通って黄斑前の硝子体液化腔に流入するという，房水循環仮説を提唱している（図8）．抗酸化物質であるアスコルビン酸の前房水中の濃度は血漿の25倍と高濃度であり，水晶体を酸化から守っていると考えられている．黄斑は光曝露が集中する部位であり，代謝も盛んで活性酸素が多量に発生する．アスコルビン酸を高濃度に含んだ房水の黄斑前への流入は，酸化反応から黄斑部を保護している可能性が示唆される．

さらにOCTの進歩により，後部硝子体剥離の進展についても詳細な検討がなされ，ステージ分類が提唱されている（表1, 図9）．ステージ0では硝子体は未剥離で，黄斑前に液化腔を認める．ステージ1では黄斑よりも周辺部で硝子体皮質が限局的に網膜

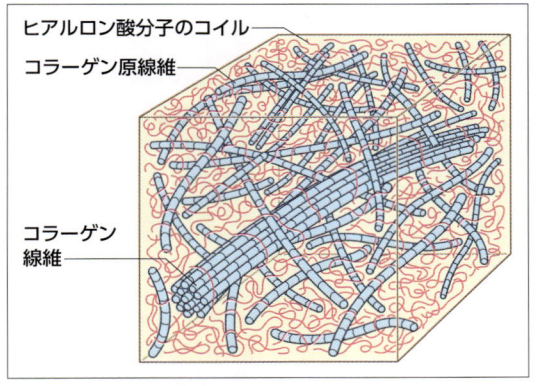

図1｜硝子体ゲルの格子状三次元構築
硝子体の透明なゲル構造は、コラーゲンの網目にヒアルロン酸が絡みついた格子状三次元構造と、格子状構造内のヒアルロン酸が水を保持することで構築されている.

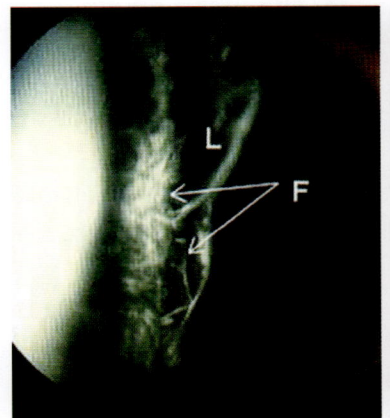

図2｜前部硝子体　硝子体に浮遊するコラーゲン線維と液化腔
水晶体後方の前部硝子体に、重合により太くなったコラーゲン線維(F)の浮遊と液化腔(lacuna)(L)を認める.
(梯　彰弘ほか：細隙灯顕微鏡による硝子体検査法—後部硝子体剥離の診断. 中山書店, 東京, 36, 2008)

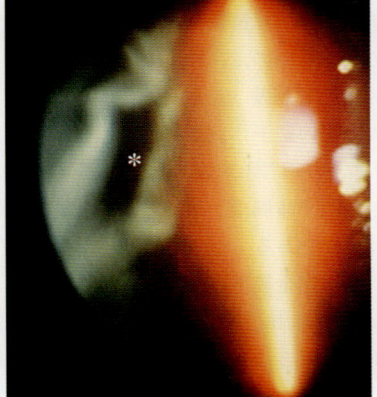

図3｜後部硝子体　液化腔(lacuna)
硝子体腔に液化腔(lacuna)(*)が観察される.

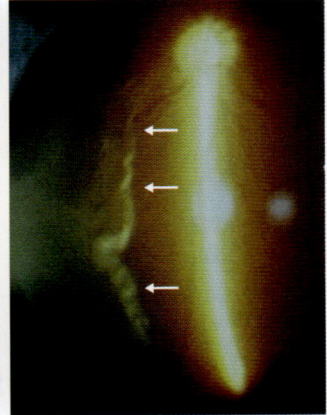

図4｜後部硝子体　後部硝子体剥離
後部硝子体皮質(矢印)が網膜内境界膜から剥離している.

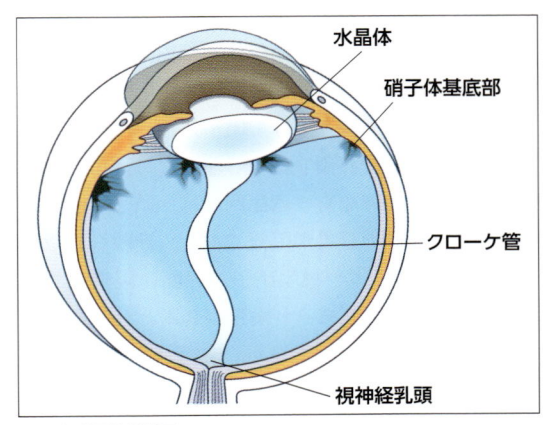

図5｜硝子体解剖図
硝子体腔には水晶体と視神経乳頭をつなぐクローケ管と呼ばれるゲルのないスペースがある. 硝子体基底部の硝子体皮質はコラーゲンを多く含む.

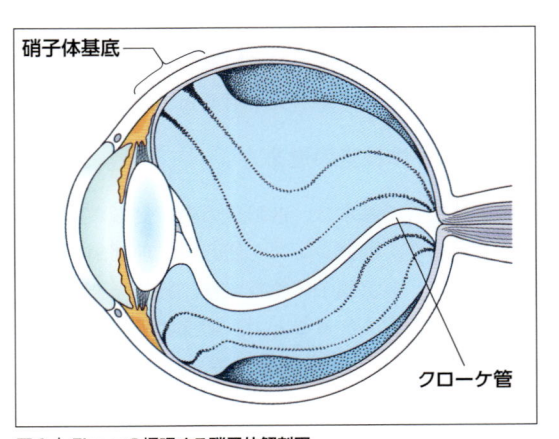

図6｜Eisnerの提唱する硝子体解剖図
硝子体膜が硝子体基底部から後極側に走行する硝子体の層構造を提唱している.

総論

● 表1　後部硝子体剝離進行のステージ分類

ステージ	硝子体所見
0	硝子体未剝離
1	黄斑よりも周辺部で硝子体皮質が限局的に剝離
1a	硝子体剝離領域の網膜硝子体間に多層線状高反射
	剝離した硝子体皮質に顆粒状高反射
1b	剝離した硝子体皮質と網膜の空間が明瞭
2	中心窩周囲に及ぶ硝子体剝離
3	硝子体中心窩剝離
3a	硝子体剝離と黄斑前液化腔との隔壁が保持
3b	硝子体剝離と黄斑前液化腔に交通あり
4	完全後部硝子体剝離

● 表2　硝子体検査の進め方のポイント

検査名	評価ポイント	参照図
細隙灯顕微鏡	前部硝子体の液化・清明性	図2
前置レンズ＋細隙灯顕微鏡＋動的観察	後部硝子体の液化・清明性・黄斑所見硝子体剝離や網膜牽引の有無	図3, 4
光干渉断層計	微細な網膜硝子体界面構造	図7, 9
超音波Bモード	中間透光体混濁眼の硝子体観察	

● 表3　鑑別が必要な疾患

		鑑別疾患
硝子体混濁	生理的	集束した硝子体線維・乳頭前グリア組織
	病 的	眼内炎症性疾患・星状硝子体症・アミロイドーシス・硝子体網膜変性疾患・閃輝性硝子体融解・眼内腫瘍性疾患
硝子体出血	網膜血管新生あり	増殖糖尿病網膜症・網膜静脈閉塞症・ぶどう膜炎・Eales病など
	網膜血管新生なし	後部硝子体剝離・裂孔原性硝子体出血・加齢黄斑変性・網膜細動脈瘤・テルソン症候群など

から剝離しており，ステージ2は硝子体剝離が中心窩周囲に及ぶ，いわゆる周中心窩硝子体剝離 perifoveal PVD の状態である．ステージ3では黄斑部の硝子体皮質は網膜から剝離しているものの，視神経乳頭縁では接着している硝子体中心窩剝離 vitreofoveal separation の状態で，黄斑部の硝子体剝離と黄斑前液化腔との隔壁が保たれている時期が3a，黄斑前液化腔の後壁に欠損ができ，硝子体剝離と黄斑前液化腔に交通を認める時期が3bである．視神経乳頭からも硝子体皮質が剝離すると完全後部硝子体剝離 complete posterior vitreous detachment であり，ステージ4となる．Tsukaharaらはステージ1を，眼底周辺部の硝子体皮質が限局的に網膜から剝離している領域において，網膜硝子体間に多層線状高反射 vitreoschisis と硝子体皮質に顆粒状高反射を認める1aと，網膜から剝離している硝子体皮質と網膜の空間がより明瞭に観察される1bに細分した．またUjiらは，硝子体未剝離の後部硝子体皮質には重層の高輝度反射が認められることを報告し，Sebagが未固定摘出眼で観察した後部硝子体皮質の層構造を支持する所見であると考えられる．

3　硝子体検査の進め方

　硝子体検査の基本は，散瞳後の細隙灯顕微鏡検査である．まず，前置レンズを使わずに前部硝子体の観察を行う．前部硝子体検査では，細隙光を横に振り光学切片を広くとることで，前部硝子体ゲルの詳細な観察が可能となる（表2）．さらに眼球運動を利用して硝子体を動的に観察することで，硝子体の液化やゲル内の細胞やフレアを評価することができる（表3）．

　次に前置レンズを用いて後部硝子体の観察を行う．前置レンズを角膜直前にセットし，細隙光の角度を15～20°程に合わせる．視神経乳頭付近から観察を始め，黄斑部を観察し，焦点を硝子体側に移動させ，硝子体腔の様子を評価する．さらに眼球運動を用いて硝子体の動的観察を行い，硝子体と網膜の接着状態を観察し，後部硝子体剝離の有無などを確認する．

　OCT検査は，網膜硝子体界面の詳細な観察が可能であり，上述の通り後部硝子体剝離の有無や後部硝子体剝離の進行状況，硝子体腔の内部構造の評価を行うことができる．

　超音波Bモード検査では，硝子体腔や後部硝子体剝離の有無などを評価することができる．角膜混濁や進行した白内障を有する症例では，硝子体が清明であっても眼底の透見が困難であり，細隙灯顕微鏡やOCTでは硝子体や網膜硝子体界面の観察ができないため，超音波Bモード検査が有用となる．

（引地泰一）

図7｜Swept-source 光干渉断層計による黄斑前液化腔の観察

黄斑前の硝子体に液化腔（a）が広がっているのが観察される．bはクローケ管で，黄斑前液化腔との間に硝子体ゲルによる隔壁を認める.

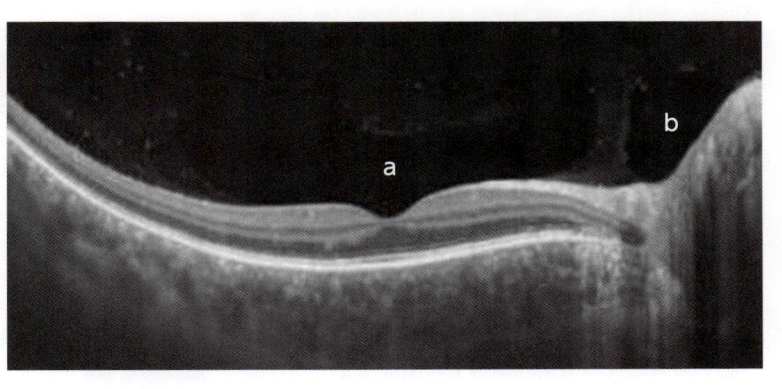

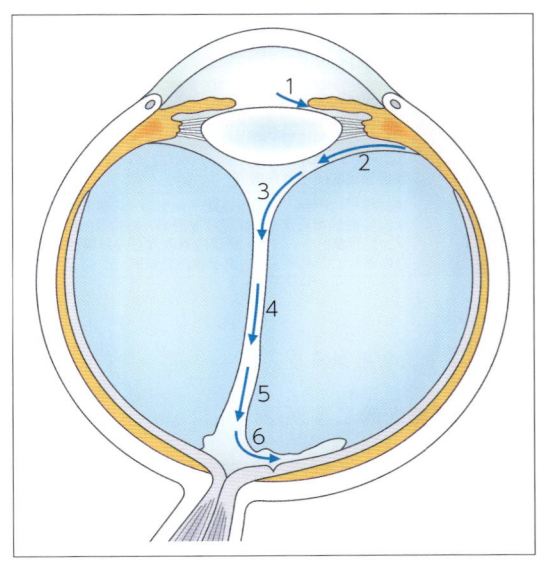

図8｜房水循環仮説

房水は毛様体で産生され，前房（1）と後房（2）を満たす．房水はクローケ管に入り（3），硝子体腔を横切り（4），視神経乳頭前方（5）に到達し，連絡路を通って黄斑前の硝子体液化腔（6）に流入する.

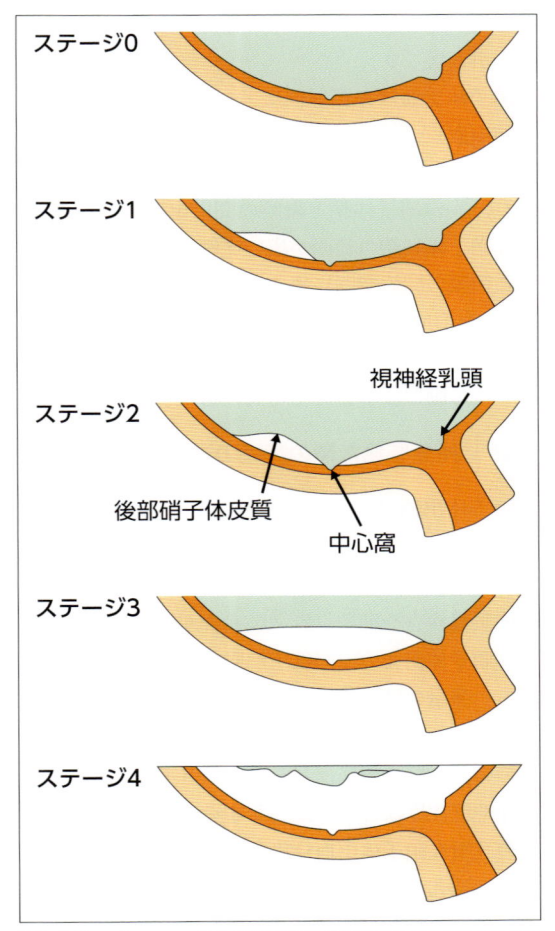

図9｜Swept-source 光干渉断層計による後部硝子体剝離の進行ステージ

ステージ0：硝子体未剝離，ステージ1：黄斑よりも周辺部に限局した硝子体剝離，ステージ2：中心窩周囲に及ぶ硝子体剝離，ステージ3：硝子体中心窩剝離，3a；硝子体剝離と黄斑前液化腔との隔壁が保たれている，3b；硝子体剝離と黄斑前液化腔に交通あり，ステージ4：完全後部硝子体剝離.

6)–(1)

硝子体の異常所見

硝子体出血
Vitreous hemorrhage

1 硝子体出血の定義と病態

　硝子体出血は，本来は均一で透明なゲルである硝子体腔に出血を認める状態である．出血によって光の透過が遮られ，飛蚊症や霧視，視力低下などの症状を引き起こす．

　硝子体出血は存在部位によって硝子体下出血（網膜前出血）と硝子体内出血に分けられる（図1）．硝子体下出血を認める領域では後部硝子体剥離が生じており，後部硝子体膜と網膜の間に出血が存在する．後部硝子体剥離の範囲が広い症例では，後部硝子体膜と網膜の間の空間に出血が沈降し，水平境界面（ニボー）を形成する（図2）．硝子体内出血は出血が硝子体ゲルに侵入した状態であり，境界は不明瞭で硝子体ゲルの動きに合わせて可動性を呈する（図3）．

2 所見を見た時の診断の進め方

　硝子体出血はさまざまな疾患によって生じるため，問診時に現病歴のみならず，既往歴や家族歴，糖尿病の有無を聴取する．

　検眼鏡検査や細隙灯顕微鏡検査から得られる所見は，硝子体出血の原因疾患解明に有用な手がかりとなる．多量の硝子体出血のために眼底の透見が不能な症例では，硝子体出血の病態解明に困難を要するものの，他眼の眼底所見や超音波Bモード検査，現病歴や既往歴などから鑑別診断を行う．

　裂孔原性硝子体出血は後部硝子体剥離の進展時に馬蹄形裂孔が生じ，網膜血管の破綻により出血が硝子体に波及したものである．馬蹄形裂孔の周辺側の網膜は硝子体が接着し牽引されており，裂孔原性網膜剥離の発生リスクが高い．さらに出血の影響で，増殖性硝子体網膜症へ進展する危険性も高い．したがって，裂孔原性硝子体出血が疑われ，出血のために眼底が十分に観察できない症例では診察をこまめに行い，網膜剥離の発見が遅れないよう留意する必要がある．また，最近は小切開硝子体手術による低侵襲な手術が可能となっており，状況次第では早期

● 鑑別のポイントとなる所見

他眼の異常	後部硝子体剥離		鑑別疾患
あり	部分剥離		
	後極部 1ヵ所		網膜静脈分枝閉塞症
		複　数	増殖糖尿病網膜症，イールズ病，全身性エリテマトーデス（SLE）
	周辺部		家族性滲出性硝子体網膜症，未熟児網膜症
	完全剥離または未剥離		網膜細動脈瘤，テルソン症候群
なし	あり		後部硝子体剥離，裂孔原性硝子体出血，剥離網膜血管，テルソン症候群，硝子体血管遺残
	なし		鈍的眼外傷，網膜細動脈瘤，テルソン症候群，滲出型加齢黄斑変性，血管腫などの腫瘍性疾患

● 鑑別が必要な疾患

網膜新生血管	鑑別疾患
あり	増殖糖尿病網膜症・網膜静脈閉塞症・未熟児網膜症・サルコイドーシスやベーチェット病などのぶどう膜炎・家族性滲出性硝子体網膜症
なし	後部硝子体剥離・裂孔原性硝子体出血・剥離網膜血管・滲出型加齢黄斑変性・網膜細動脈瘤・鈍的眼外傷・テルソン症候群・コーツ病・網膜血管腫などの腫瘍性疾患・白血病などの血液疾患・硝子体血管遺残

の硝子体手術を考慮する．

3 所見を起こす疾患

　硝子体出血の発生機序は網膜新生血管の有無から2つに分けられる．増殖糖尿病網膜症（図4），網膜静脈閉塞症（図5），ぶどう膜炎やイールズ病などの網膜新生血管が生じる疾患では，後部硝子体剥離の進行やゲルの収縮に伴う硝子体牽引により網膜新生血管が破綻し，硝子体出血が生じる．一方，後部硝子体剥離や裂孔原性硝子体出血では，後部硝子体剥離の進展時に視神経乳頭や網膜血管などの網膜硝子体接着の強い部位での血管破綻や，網膜裂孔形成による網膜血管の破綻により硝子体出血が生じる．また，網膜細動脈瘤（図3，6）では細動脈瘤の破綻出血，滲出型加齢黄斑変性の脈絡膜新生血管から多量の出血が生じた症例では，網膜下や網膜内の出血が網膜を貫通して硝子体に波及し，硝子体出血を認めることがある．したがってこれらの疾患では，図3や図7のように，深さの異なる部位に存在する出血が観察される．テルソン症候群では，クモ膜下出血が硝子体腔に及ぶ．

（引地泰一）

総論

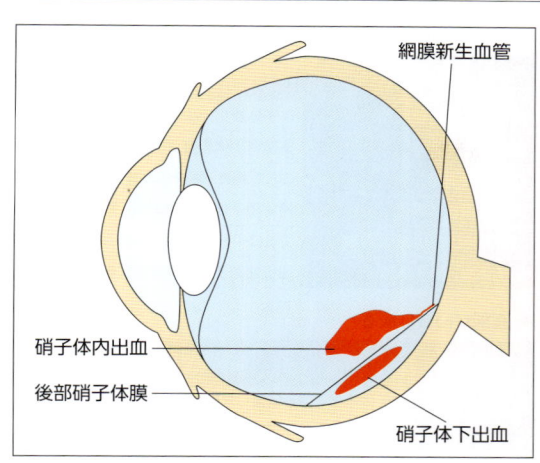

図1 ｜ 硝子体下出血と硝子体内出血
硝子体下出血は後部硝子体膜と網膜との間の出血であり，硝子体内出血は出血が硝子体ゲルに侵入した状態である．

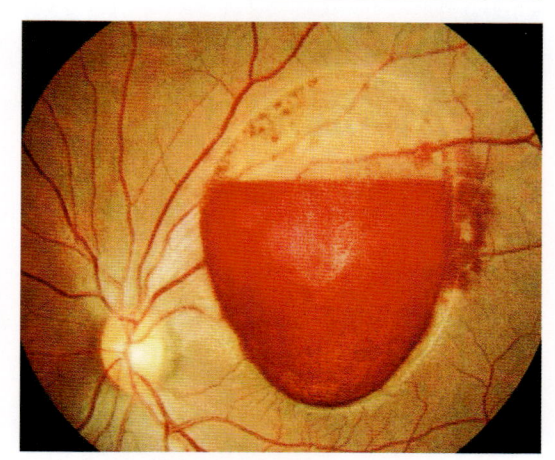

図2 ｜ バルサルバ網膜症による硝子体下出血とニボー
出血で縁どられた卵型の領域に硝子体剥離が生じており，後部硝子体膜と網膜とで形成された空間に出血が存在している．重力により出血は空間の下方に沈降し，ニボーを形成する．
（吉田晃敏ほか：Valsalva網膜症．眼底疾患アトラス，金原出版，東京，141，2007より）

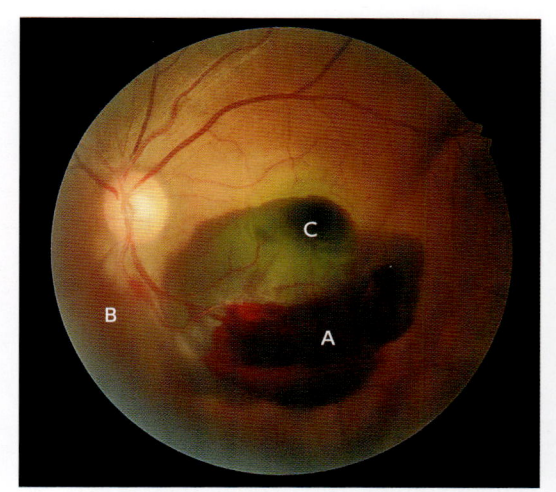

図3 ｜ 網膜細動脈瘤による網膜前出血・硝子体内出血・網膜下出血
網膜細動脈瘤では深さの異なる部位に出血を認めることが多い．A：網膜前出血．B：硝子体内出血．C：網膜下出血．

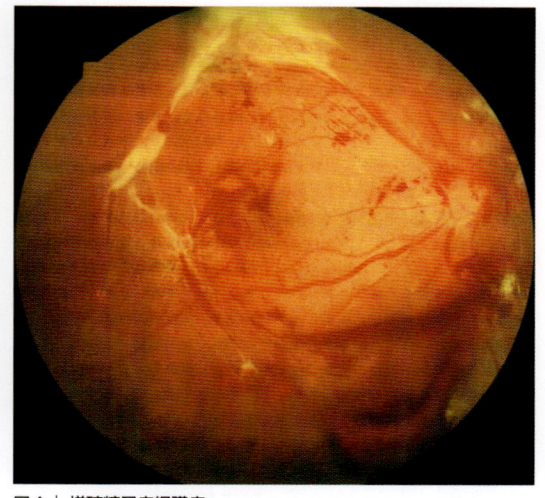

図4 ｜ 増殖糖尿病網膜症
アーケード血管周囲に線維血管増殖組織を認め，乳頭下方には硝子体出血を認める．

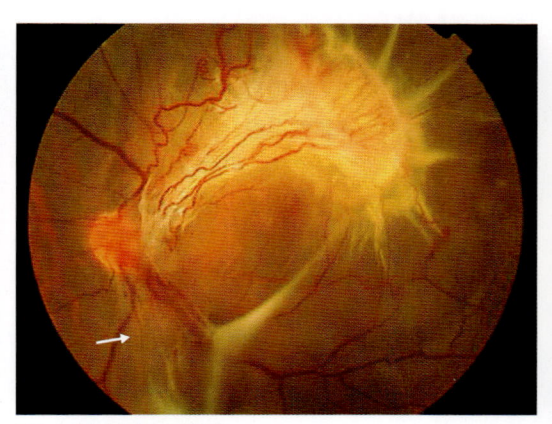

図5 ｜ 網膜静脈分枝閉塞症
上耳側網膜静脈の閉塞により上方アーケード血管に沿って線維血管増殖組織が生じ，牽引性網膜剥離が生じている．視神経乳頭下方に軽度の硝子体出血を認める(矢印)．

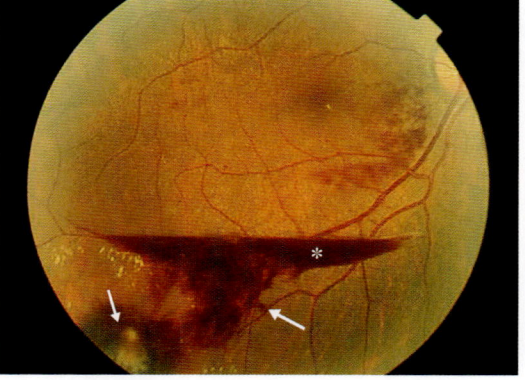

図6 ｜ 網膜細動脈瘤
網膜前出血によるニボー (＊) と下方には硝子体内出血 (太矢印) を認める．網膜細動脈瘤(細矢印)周囲には網膜下出血を認める．

総論

硝子体の異常所見

硝子体混濁

Vitreous opacity

1 硝子体混濁の定義と病態

正常な硝子体は透明なゲル構造を呈しており，ゲル内にわずかに層状構造を認めるのみである．硝子体混濁は，硝子体の透明性を妨げるあらゆる状態を指す．

2 所見を見た時の診断の進め方

硝子体混濁は種々の疾患により生じるため，問診が大切である．次に細隙灯顕微鏡検査や眼底検査などの眼科一般検査を行うことで，硝子体混濁の病態や診断についておおよその判断が可能となる．硝子体検査で観察された硝子体混濁の形状から推測される疾患を表に示す．

3 所見を起こす疾患

硝子体混濁は生理的混濁と病的混濁に分けることができる．生理的混濁は硝子体の加齢性変化に伴う所見であり，硝子体の液化により集束した硝子体線維(図1)と後部硝子体剥離に伴う乳頭前グリア組織(Weiss' ring)(図2)が挙げられる．

透明で均一なゲル状の硝子体は加齢に伴い液化が進行する．ゲルを構成する硝子体線維は重合・集束し，線維状の混濁として硝子体腔を浮遊する(図1)．さらに後部硝子体剥離の発生時に，乳頭周囲グリア組織が視神経乳頭から剥がれて後部硝子体膜に接着し，乳頭前の硝子体腔を浮遊する．輪状あるいは小さな塊状の混濁として観察される(図2)．

ぶどう膜炎や細菌・真菌性眼内炎では，硝子体周囲組織の血管透過性亢進によるフレア増加や炎症性細胞の浸潤により硝子体が混濁する(図3)．星状硝子体症では黄白色の小顆粒混濁(星状体asteroid body)が硝子体ゲルの中に認められる(図4)．混濁

● 硝子体混濁の形状と診断

混濁の形状	予想される疾患
集束した線維状混濁	硝子体液化・強度近視
輪状，塊状混濁	後部硝子体剥離(乳頭前グリア組織)
白色点状混濁	ぶどう膜炎・網膜色素変性症
黄白色顆粒状混濁	星状硝子体症・閃輝性硝子体融解
ガラス綿状の線維状混濁	アミロイドーシス
硝子体膜，硝子体索	遺伝性硝子体網膜変性疾患

● 鑑別が必要な疾患

主要症状	鑑別疾患
生理的混濁	硝子体液化による集束した硝子体線維
	後部硝子体剥離に伴う乳頭前グリア組織
病的混濁	眼内の炎症性疾患，経過の長い硝子体出血，星状硝子体症
	眼内腫瘍性疾患，アミロイドーシス，遺伝性硝子体網膜変性疾患，閃輝性硝子体融解など

の程度は小顆粒が数個認められる症例から眼底透見が困難となる症例まで，さまざまである．

アミロイドーシスで認められる硝子体混濁は，アミロイドが硝子体中に沈着したもので，多数の灰白色の小円形混濁を核としてその周りに糸屑様の細線維が付着する．これが凝集するとグラスウールのようなシート状の線維状混濁を呈する(図5)．閃輝性硝子体融解では，黄白色で雲母の破片のように扁平で角張った顆粒状の混濁が硝子体の液化腔に沈殿する．眼球運動に伴い沈降していた扁平顆粒状混濁が液化硝子体腔に飛散・浮遊する(図6)．星状硝子体症の黄白色小顆粒は硝子体ゲルに存在しており，眼球運動に伴いゲルに連動して揺れ動く．そのため，静止時においても黄白色小顆粒は硝子体腔に認められ，下方に沈降することはない．

網膜変性疾患では硝子体にも正常とは異なる所見を認めることがある．網膜色素変性症では半透明の小顆粒や紡錘形の線維性混濁を硝子体ゲルの中に認めることがある．ワーグナー病では硝子体液化が高度で，病的な網膜硝子体接着領域では硝子体皮質が肥厚し，膜様となる．この肥厚した膜様混濁にはSwiss cheeseのように複数の円孔を認めることがある．

(引地泰一)

図1｜後部硝子体所見
硝子体腔に集束したコラーゲン線維を認める．後部硝子体剥離が生じている．

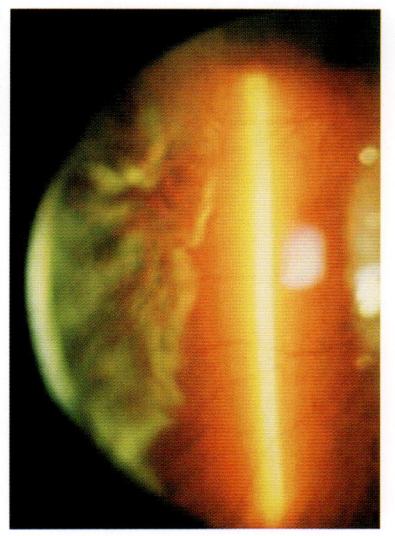

図2｜後部硝子体所見
後部硝子体剥離に伴う乳頭前グリア組織（矢印）を認める．

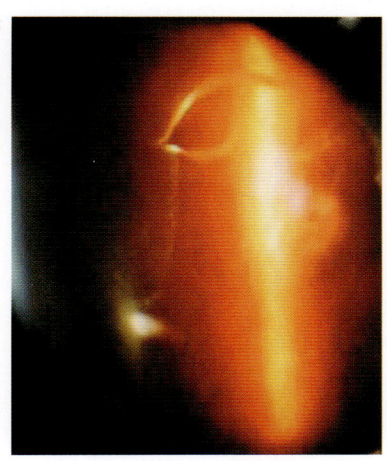

図3｜真菌性眼内炎眼底所見
大きさの異なる複数の黄白色羽毛状硝子体混濁を認める．

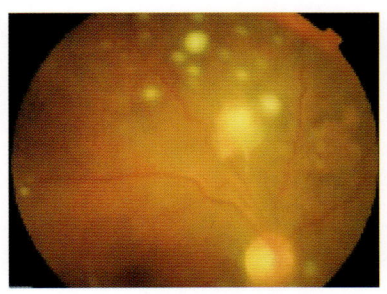

図5｜アミロイドーシスの前部硝子体所見
硝子体ゲルの中にグラスウールのようなシート状の線維状混濁を認める．

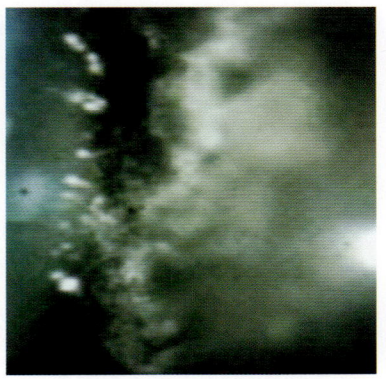

図4｜星状硝子体症の後部硝子体所見
黄白色の小顆粒混濁（asteroid body）が硝子体ゲルの中に認められる．後部硝子体は未剥離である．

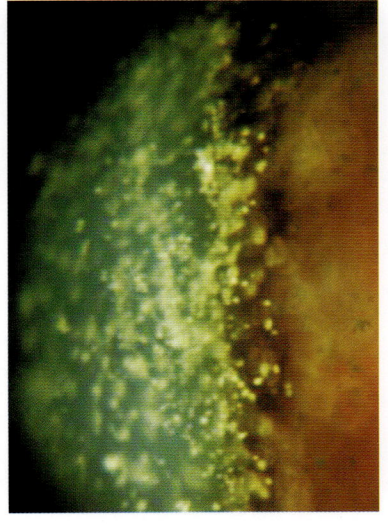

図6｜閃輝性硝子体融解の後部硝子体所見
黄白色で雲母の破片のように扁平で角張った顆粒状の混濁を認める．

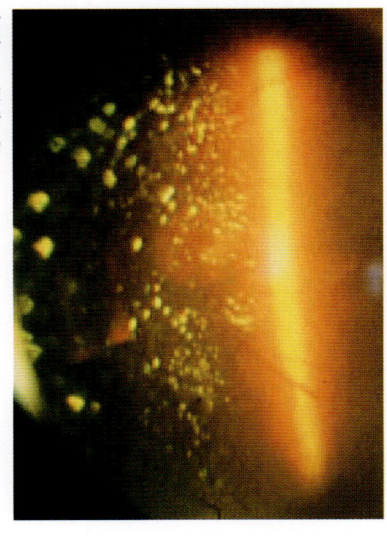

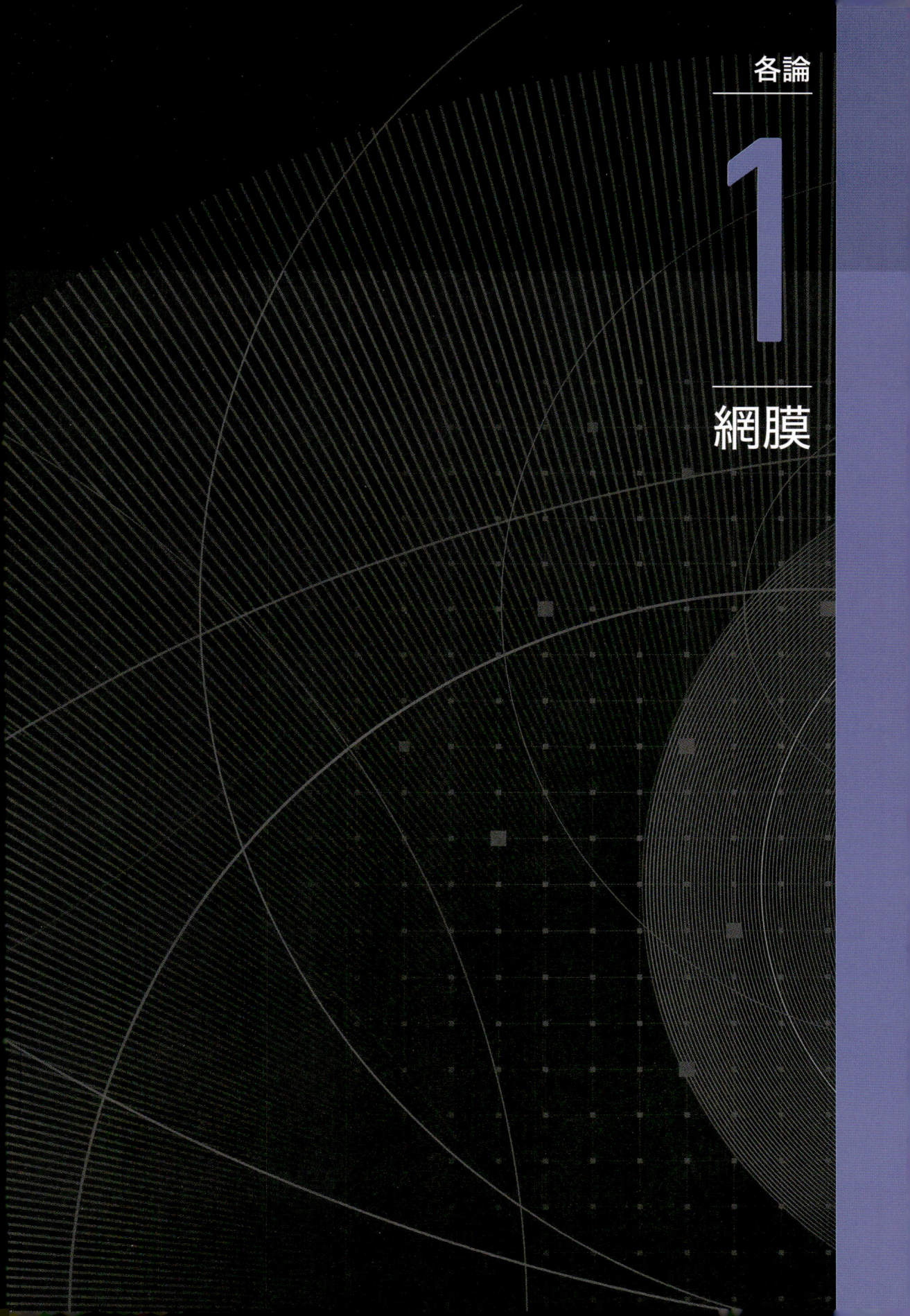

1

網膜

1-1)-(1)

網膜有髄神経線維
Myelinated nerve fiber

診断のポイントとなる検査所見			
重要度	検査名	決め手となる所見	参照図
★★★	眼底	神経線維走行に沿った刷毛状白色混濁	図1, 2
		網膜血管の異常, 出血斑はない	

鑑別が必要な疾患	
鑑別が必要な疾患	鑑別のポイント
軟性・硬性網膜白斑	網膜血管拡張蛇行
	網膜出血, 網膜浮腫
網膜桜実白斑, 網膜白濁	広範な網膜白濁

1 網膜

│1│ 疾患の定義

視神経の神経線維は髄鞘を有するが, 視神経乳頭師板より末梢の視神経内, 網膜内では髄鞘がない(無髄). 網膜神経線維に異所性に髄鞘が形成されたものをいう.

│2│ 眼底所見

網膜の神経線維走行と一致して, 刷毛状に白色の白色混濁が見られる. 視神経乳頭から周辺に広がることが多いが, 無関係な例もある. 広汎に網膜を覆うこともある.

│3│ 鑑別診断に必要な検査

眼底検査で鑑別する. OCTでの神経線維層反射亢進も知られるが, あくまで補助診断である.

│4│ 鑑別すべき疾患

鑑別すべき疾患は軟性・硬性の網膜白斑や, 桜実紅斑 cherry-red spot を呈する動脈閉塞や脂質代謝異常に見られる網膜白濁である.

(林　英之)

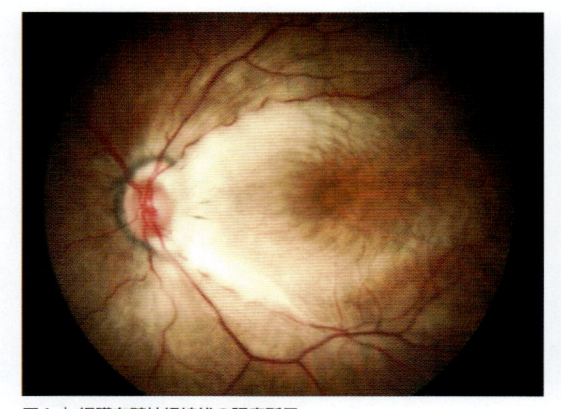

図1│網膜有髄神経線維の眼底所見
1歳11ヵ月男児. 眼底検査で偶然発見された. 視神経乳頭から上下網膜神経線維走行に一致して刷毛状白色混濁が見られる.
(国立成育医療研究センター　東　範行先生のご厚意による)

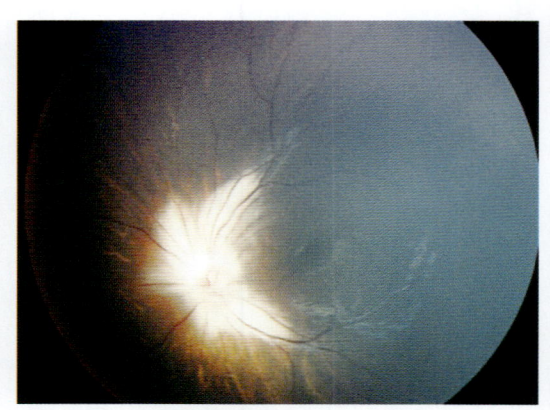

図2│網膜有髄神経線維の眼底所見
6歳4ヵ月男児. Down症で眼科検査の際に発見. 視神経乳頭から全方向に放射状に刷毛状白色混濁が見られる. 網膜血管や混濁部以外の網膜には著変ない.
(国立成育医療研究センター　東　範行先生のご厚意による)

1-1)-(2)

網膜ひだ
Retinal fold
鎌状網膜剥離
Falciform retinal detachment

診断のポイントとなる検査所見			
重要度	検査名	決め手となる所見	参照図
★★★	眼底	周辺部から後極視神経乳頭に向かう放射状のひだ	図1, 2
		視神経乳頭から放射状に広がるひだ形成	図3

鑑別が必要な疾患	
鑑別が必要な疾患	鑑別のポイント
遺残一時硝子体	網膜との連続性なし
	網膜牽引なし

1 | 疾患の定義

　小児に見られる牽引性網膜剥離の一形態．以前は胎児期に発症するものと考えられ先天網膜ひだと呼ばれたが，現在では胎児期から乳児期にかけて好発するとされる．この時期には硝子体と網膜の接着が強固で，増殖組織形成と収縮が強く生じる一方で網膜の伸展性が良好なため，強く形成されて網膜が引き寄せられて，子午線方向に走行するひだを形成する．ひだが後極に至らず，後極網膜がゆがんだだけの場合は網膜（黄斑）牽引や牽引乳頭と呼ばれる．増殖組織は周辺部に形成されるだけでなく，硝子体血管が遺残して網膜を牽引する場合もある．そのような場合には，鎌状網膜剥離とも呼ばれていた．原因としては未熟児網膜症，家族性滲出性硝子体網膜症，硝子体血管系遺残（PFV）などのほかに，朝顔症候群の乳頭免状増殖も同様とされている．

2 | 眼底所見

　周辺に増殖組織があれば，周辺から後極に向かってひだが形成される．牽引が高度になれば，視神経乳頭につながるひだを呈する．

3 | 鑑別診断に必要な検査

　眼底検査で鑑別する．

4 | 鑑別すべき疾患

　遺残一次硝子体．

（林　英之）

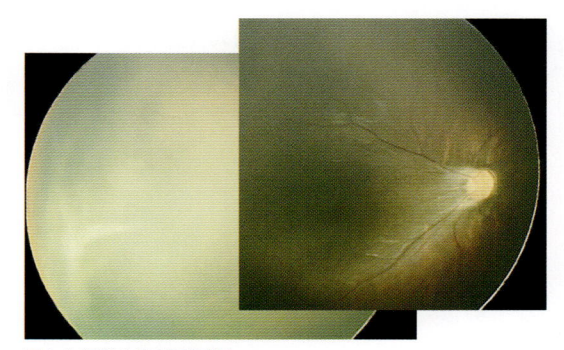

図1｜網膜ひだの眼底所見
8ヵ月男児．内斜視，右固視不良．右眼耳側周辺に増殖組織と乳頭に向かうひだ形成が見られる．後極部網膜には黄斑牽引が見られる．左眼の後極部網膜には著変ないが，耳側周辺部には無血管網膜があり，家族性滲出性硝子体網膜症（FEVR）と診断された．

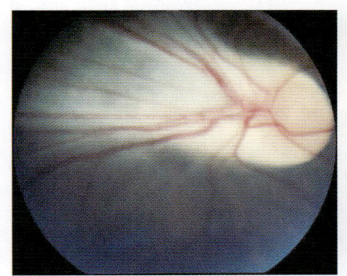

図2｜FEVRに伴う網膜ひだ
1歳女児．FEVR．視神経乳頭から黄斑にひだが形成されている．

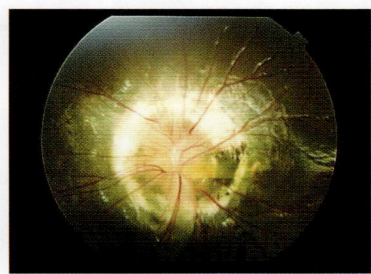
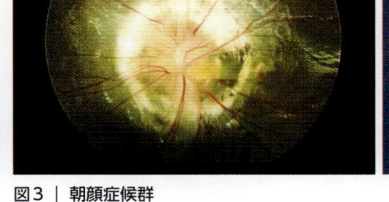

図3｜朝顔症候群
13歳女子．視神経乳頭から水晶体後面につながる遺残硝子体．乳頭面上の増殖組織と，それに向かって放射状に形成されたひだ形成．

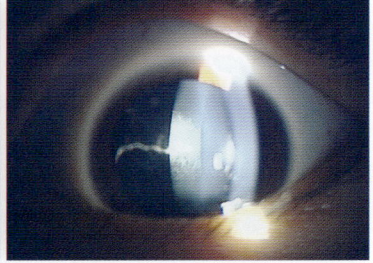

1-1)-(3)

先天風疹網膜症
Congenital rubella retinopathy
ごま塩眼底
Salt-and-pepper fundus

診断のポイントとなる検査所見			
重要度	検査名	決め手となる所見	参照図
★★★	眼底	黄斑部外に脱色素と大小，形状さまざまな色素斑	図1
		網膜血管に狭細化なし	
★★★	OCT	視細胞外節は正常	図2
★★★	ERG	正常パターン	図3
★★	視力	正常	図1
★★	視野	正常	

鑑別が必要な疾患		
鑑別が必要な疾患	鑑別のポイント	掲載頁
網膜色素変性症	血管狭細化	126頁
	OCT．視細胞外節障害	
	ERG．平坦〜減弱パターン	
	視力・視野に障害	
網膜ジストロフィ	上記検査でいずれかに異常	126〜143頁

1 疾患の定義

先天風疹症候群 congenital rubella syndrome (CRS) は妊婦が風疹ウイルスに罹患したために，胎児にさまざまな形成異常をきたしたものをいう．妊娠の時期にかかわらず発生し，きわめて軽症で認識されなかった感染でも胎児に影響が及ぶ場合がある．妊娠前に風疹に感染するか，ワクチン接種を受けていると，ほぼ発症しない．CRS の症状で最も多いのは聴力障害で，ほかに先天性心血管異常と眼障害がある．眼障害で最も多いのは風疹網膜症で，しばしば白内障も併発する．白内障は手術が必要になるが，網膜症は特徴的なごま塩眼底を呈するものの視機能は良好である．

2 眼底所見

網膜に脱色素と色素沈着が混在したごま塩眼底を呈する．色素沈着の大きさはさまざまで，骨小体色素沈着に類似する場合もある．網膜血管の狭細化は軽い．

3 鑑別診断に必要な検査

眼底検査に加えて OCT で視細胞外節が保たれていて，ERG に異常がなく，視野，視力に障害がないことを確認する．

4 鑑別すべき疾患

鑑別すべき疾患は，網膜色素変性症，種々の網膜ジストロフィである． （林　英之）

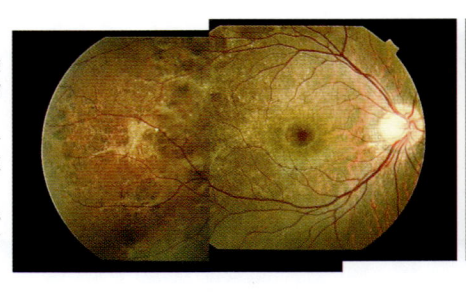
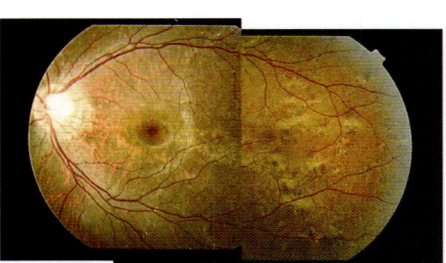

図1｜ごま塩眼底
12歳女子．近視の検査中に眼底の異常を指摘全身には異常なし．
RV ＝ 0.2(1.0X − 1.75D),LV=0.2(1.0X −2.0D)
網膜色素の脱色素と色素斑が混在した大小さまざまな不整．

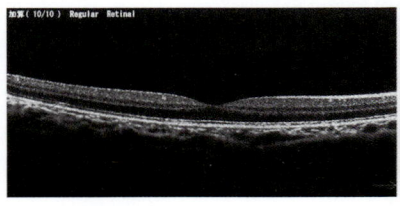
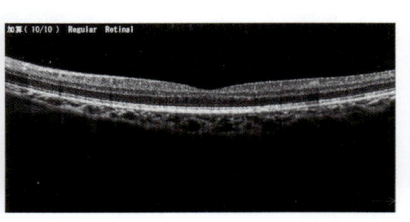
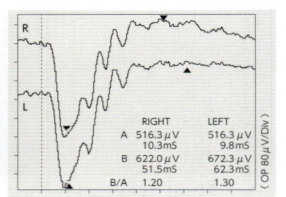

図2｜OCT所見
色素上皮に不整．視細胞外節に著変なし．

図3｜ERG所見
正常パターン．

1-1)-(4)

網膜色素上皮肥大
Hypertrophy of retinal pigment epithelium

診断のポイントとなる検査所見			
重要度	検査名	決め手となる所見	参照図
★★★	眼底	境界明瞭で平坦な黒色色素性病変	図1
		内部に色素欠損部	
★★★	OCT	平坦な病変	
★★	超音波Bモード	平坦な病変	

鑑別が必要な疾患		
鑑別が必要な疾患	鑑別のポイント	掲載頁
悪性黒色腫	脈絡膜の隆起	316頁
母斑	色素欠損部は少ない	310頁
FAP	多発性, 大腸癌の家族歴	168頁

1
網膜

1 | 疾患の定義

　境界明瞭で隆起がない平坦な黒色の色素病変. 網膜色素上皮細胞が増殖しているのではなく, 肥大している. 悪性黒色腫との鑑別が必要とされる.

2 | 眼底所見

　境界明瞭で円形, 平坦な黒色色素性病変. 内部に色素欠損部が見られることが多い. 時間経過とともに拡大することがある. その場合は細隙灯顕微鏡と前置レンズか, あるいは双眼立体頭像鏡で隆起がないことを再確認する.

3 | 鑑別診断に必要な検査

　眼底検査で鑑別する.
　超音波Bモード, OCT検査も隆起のチェックに役に立つ.

4 | 鑑別すべき疾患

　鑑別すべき疾患は, 悪性黒色腫, 母斑, 家族性大腸ポリポーシスfamilial adenomatous polyposis (FAP)が挙げられる.　　　　　　　　（林　英之）

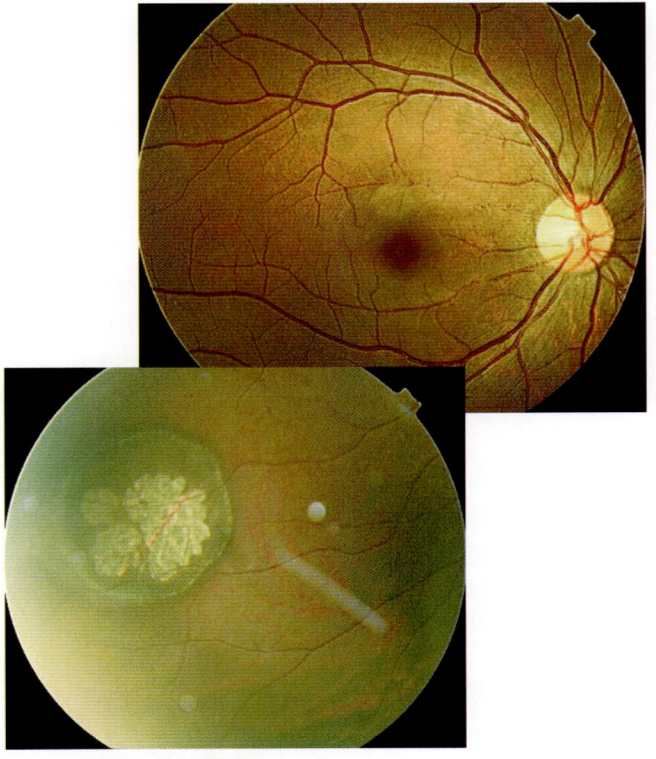

図1 | 妊娠糖尿病のため眼底検査
33歳女性. RV=1.5 (n.c.), LV=1.5 (n.c.). 右眼底耳側下方に2乳頭径大の黒色, 境界鮮明で平坦な病変内部に色素欠損部. その後, 10年間の経過で変化なし.

神経線維腫症1型（フォン・レックリングハウゼン病）

Neurofibromatosis type 1 ; NF1 (von Recklinghausen disease)

診断のポイントとなる検査所見					
重要度	NF1眼合併症	眼底	検査名	決め手となる所見	参照図
★★★	視神経膠腫	視神経乳頭腫脹あるいは視神経萎縮	MRI	T1低輝度から同輝度，T2高輝度 視神経の紡錘形〜NF1で不規則な形状で腫大	図2
★★			眼底	視神経乳頭腫脹あるいは蒼白化	
★★			OCT	RNFLTや黄斑部内層厚の菲薄化	
★★★	脈絡膜病変		SLO	IR画像で高輝度，斑状病変が多発	図3
★★			IA	斑状の低輝度病変	
★★	緑内障	視神経乳頭陥凹拡大	眼底	視神経乳頭陥凹拡大網膜神経線維層欠損	
★★			OCT	乳頭陥凹拡大RNFLTや黄斑部内層厚の非白化	
★★★			眼圧	眼圧上昇	

鑑別が必要な疾患		
主要症状	鑑別疾患	掲載頁
視神経膠腫と鑑別を要する疾患	視神経炎	362頁
	視神経鞘髄膜腫	396頁
	他の眼窩腫瘍や頭蓋内占拠病変による圧迫性視神経症	
脈絡膜に斑状の所見が散在する疾患	急性後部多発性斑状色素上皮症 acute posterior mutifocalplacoid pigment epitheliopathy（APMPPE）	124頁
	多発消失性白点症候群（multiple evanescent white dot syndrome：MEWDS）	116頁

1 疾患の定義

神経線維腫症1型（フォン・レックリングハウゼン病）は，NF1遺伝子の異常に伴い，カフェオレ斑，神経線維腫を主徴とし，皮膚，神経系，眼，骨などにさまざまな病変が年齢の変化とともに出現し，多彩な症候を呈する常染色体優性遺伝性の全身性母斑症である．神経線維腫症には，NF1と，両側性の聴神経鞘腫を主徴する2型neurofibromatosis type 2：NF2），schwannomatosisの3種類がある．

2 眼底所見

眼所見では，虹彩結節（Lisch nodule，図1），視神経膠腫（optic glioma，図2）は，NF1の診断基準の項目となっている．NF1の1〜2%程度とされる緑内障，網膜に，"corkscrew"様の網膜血管異常，稀ではあるが，astrocyttic hamartomaや，capillary hemangiomaに関する報告がある．視路のgliomaでは，その局在や広がりにより，視神経乳頭腫脹や視神経萎縮が生じ，視力低下や視野異常を呈する．光干渉断層法optical coherence tomography（OCT）で，乳頭周囲網膜神経線維層厚circumpapillary retinal nerve fiber thickness（cpRNFLT）や網膜神経節細胞複合体の菲薄化といった所見が見られる．

これまで，従来の眼底検査では検出できなかった脈絡膜異常が，走査型レーザー検眼鏡scanning laser ophthalmoscope（SLO）の赤外光infrared（IR）画像で高輝度の斑状病変として，インドシアニングリーン蛍光造影検査（IA）の初期に低蛍光の領域として後極部に多く検出されることがわかり，それらはOCTの近赤外光near infrared reflectance（NIR）画像や深部強調画像enhanced depth imaging（EDI）-OCTでも描出される（図3）．この脈絡膜病変の頻度は虹彩結節より高頻度との報告から，今後NF1において診断的価値の高い所見になると考えられている．

3 確定診断に必要な検査

NF1としては，カフェオレ斑と神経線維腫が見られれば診断は確実である．小児例ではカフェオレ斑が6個以上あれば本症が疑われ，家族歴その他の症候を参考にして診断する．眼科検査では，虹彩結節は，細隙灯顕微鏡検査による．視神経膠腫は，MRIによる画像診断による．脈絡膜病変は，SLOによるNIR画像の撮像により，高輝度の斑状病変が見られる．

4 鑑別すべき疾患

視神経膠腫について，他の視神経障害を呈する疾患との鑑別にはMRIが重要となる．NF1に合併する視神経膠腫では，視神経がよじれたりねじれたような不規則な形状を呈しやすい．眼底における脈絡膜病変は無症候性で，MEWDSやAPMPPEといった網脈絡膜病変のような急性の症状を自覚せず，通常の眼底検査でも異常を呈さないことで鑑別できる．緑内障においては，視神経膠腫による視神経萎

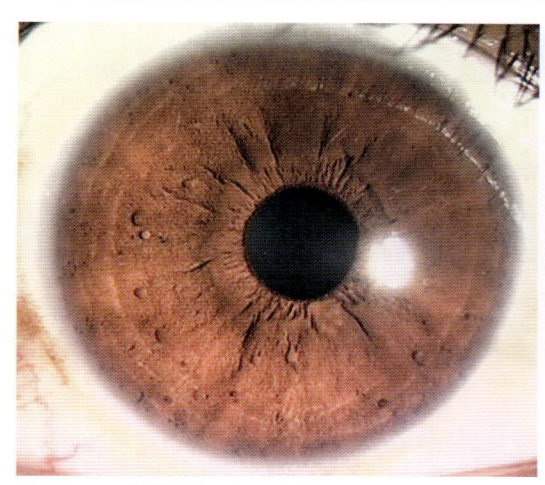

図1｜NF1の虹彩結節 (Lisch nodule)
15歳．成長とともにその出現頻度は増える．黄色〜褐色と色調はさまざまな円形の過誤腫で視機能には影響しない．

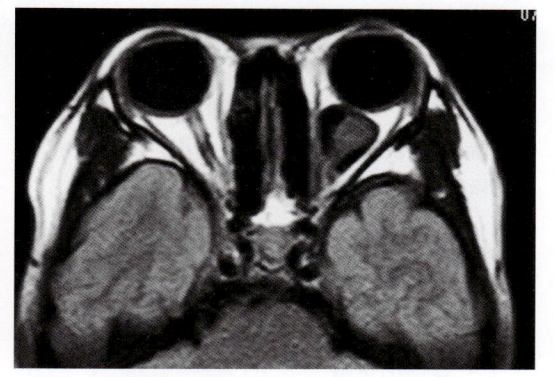

図2｜左視神経膠腫のMRI
15歳．T1強調画像で低輝度〜同輝度の視神経腫大が見られる．NF1では不規則な形状を呈しやすい．
（兵庫県立こども病院　野村耕治先生のご厚意による）

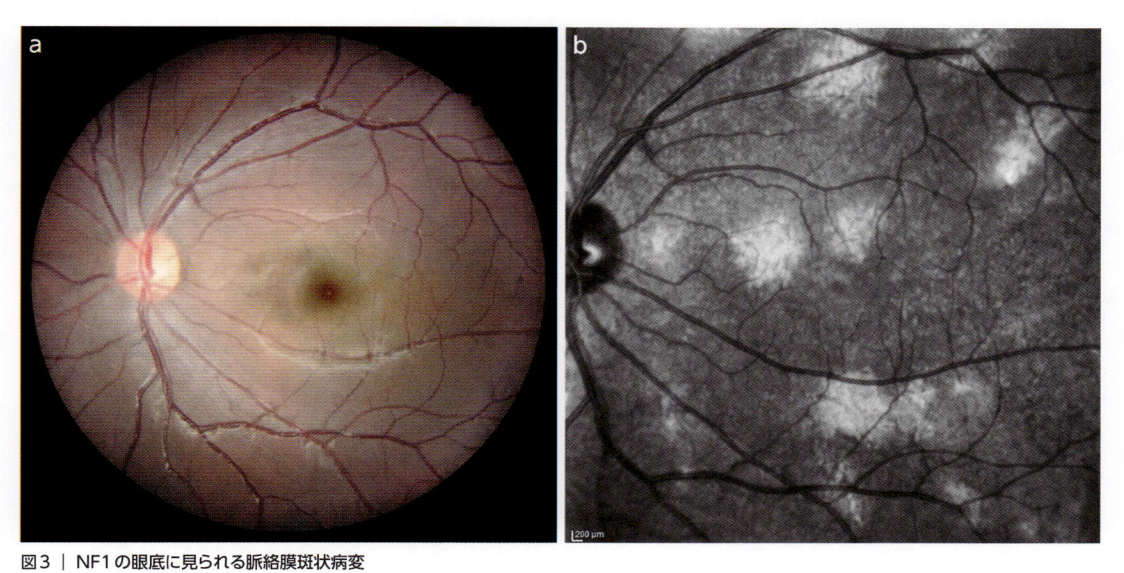

図3｜NF1の眼底に見られる脈絡膜斑状病変
16歳．通常の眼底写真では異常所見は見られないが (a)，近赤外光を用いた走査型レーザー検眼鏡の観察 (Heidelberg Retina Angiogram®；HRAによる眼底像) では，眼底に高輝度病変が見られる(b)．

縮との鑑別を要する場合があるが，眼圧上昇が決め手となる．

（中西(山田)裕子）

［参考文献］

1. Kinori M, et al: Ophthalmic manifestations in neurofibromatosis type 1. Surv Ophthalmol 63: 518-533, 2018

2. Yasunari T, et al: Frequency of choroidal abnormalities in neurofibromatosis type 1. Lancet 356: 988-992, 2000

3. Viola F, et al: Choroidal abnormalities detected by near-infrared reflectance imaging as a new diagnostic criterion for neurofibromatosis 1. Ophthalmology 119: 369-375, 2012

結節硬化症（ブルヌヴィーユ・プリングル病）

Tuberous sclerosis (Bourneville-Pringle disease)

診断のポイントとなる検査所見

重要度	検査名	決め手となる所見	参照図
★★★	眼底	網膜および視神経乳頭部の結節様過誤腫	図1, 2
★★	OCT	神経線維層に結節	図3
★	超音波	眼底の隆起	図4

鑑別が必要な疾患

疾患	進行性	OCT	掲載頁
結節様過誤腫	非進行性，稀に増大	神経線維層	254～257頁
網膜芽細胞腫	進行性	網膜層が中心	250頁
網膜細胞腫	通常は非進行性	網膜層	

1 疾患の定義

顔面の皮脂腺腫（多発性小丘疹），脳内腫瘍に起因するてんかん，精神発達遅滞を3主徴（3徴候すべてを呈する例は29％程度）とするほか，全身の発育性腫瘍を多発する．幼児期，てんかん発作の発症率は8，9割と高く，精神発達遅滞も6，7割にみられる．ともに大脳皮質および脳室上衣下の結節過誤腫に起因する．皮脂腺種の本体は血管線維腫とされ，幼児期に出現，成長に伴い増大する．顔面，特に鼻唇溝を中心に頬部，顎に及ぶ．このほか，心臓（多発性横紋筋腫），肺（リンパ管腫），腎（両側の多嚢胞腎，血管筋脂肪腫）など，内臓の過誤腫が多く見られる．また，腰椎部の鮫皮様斑点や皮膚肥厚，爪周囲の線維腫の合併も高率である．常染色体優性遺伝性であるが突然変異率が高いとされ，事実，弧発例が多い．染色体9番に存在するTSC1遺伝子または染色体16番に存在するTSC2遺伝子のいずれかの変異により，細胞内にあって蛋白質の合成に関わるmTOR活性の制御が不能となることが本疾患の原因とされる．

網膜および視神経乳頭部の過誤腫を合併する．幼児期に発現し，加齢とともに頻度が高くなる．網膜病変のほかに眼瞼血管線維腫や虹彩脱色素を伴う場合がある．

2 眼底所見

網膜および視神経乳頭部に網膜グリア（星状神経膠細胞）に由来する結節様過誤腫 astrocytic hamartoma が発現する．半透明で表面平滑な小結節が，通常，網膜後極を中心に複数個見られる（図1）．発見時より白色で石灰化が顕著な結節もある．当初，半透明の結節も石灰化に伴い白色を呈する．また，結節が集簇して桑の実様隆起を呈する場合もある（図2）．

過誤腫が網膜中心窩に及ぶことはなく，視力障害も認めない．ただし，稀に増大して網膜剥離や硝子体出血などを生じる例があるため，経過観察は必要である．過誤腫以外に網膜血管異常や網膜周辺部の脱色素斑（punch-out lesion），視神経乳頭の異常も見られる．

3 確定診断に必要な検査

全身所見のみで診断可能であるが，確定診断はTSC1またはTSC2遺伝子変異の確認による．ただし，1割程度，両遺伝子変異のない例も存在する．

眼底検査．網膜過誤腫は患者の約50％に合併し，診断基準に用いられる修正Gomez基準の大症状（結節性硬化症に特異性が高い症状）とされる．OCTでは過誤腫は神経線維層に網膜芽細胞腫は網膜層に認める（図3）．超音波検査で網膜の小隆起が見られる（図4）．

4 鑑別すべき疾患

網膜芽細胞腫 retinoblastoma，網膜細胞腫 retinoma．眼底所見のみで鑑別が困難な場合，OCTが診断の補助になる．

網膜細胞腫，網膜過誤腫は増大傾向がほとんどなく，通常，治療を要さない．ただし，眼単独症の場合と違い，結節性硬化症では網膜過誤腫に動脈瘤様の血管拡張や動静脈奇形などの網膜血管異常を合併する例がある．これらは硝子体出血，さらに増殖性硝子体網膜症，網膜剥離の原因となるため経過観察が必要．予防的に光凝固治療が考慮される場合がある．

（野村耕治）

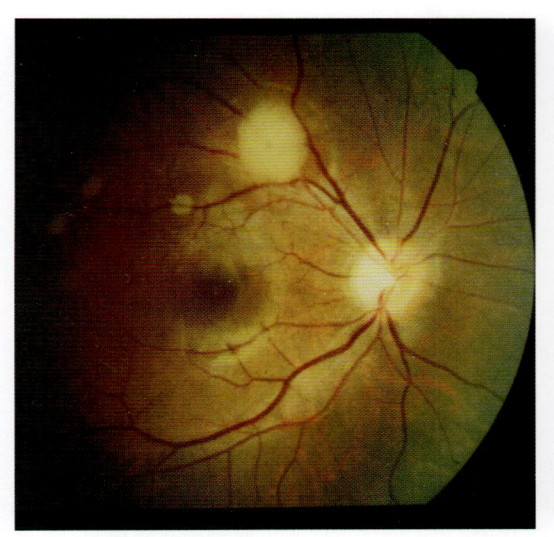

図1｜星状神経膠細胞性過誤腫
網膜表層に石灰化が顕著な白色結節を認める.
（神戸大学眼科　中西裕子先生のご厚意による）

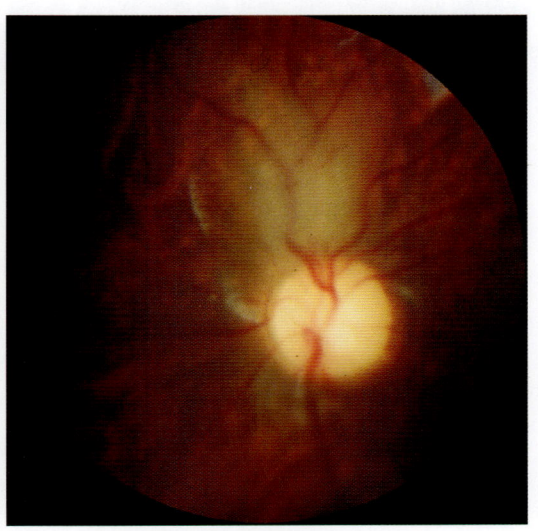

図2｜桑の実様隆起を呈する結節様過誤腫
結節が集簇して桑の実様を呈する.

1
網膜

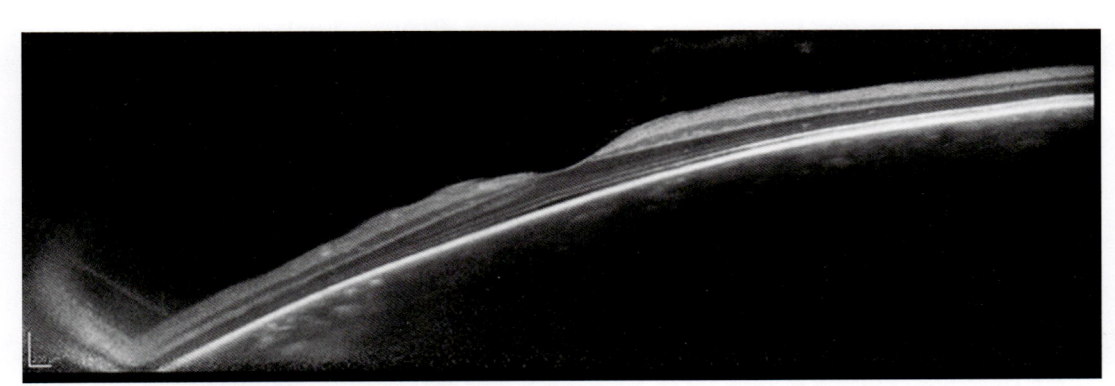

図3｜OCTによる結節様過誤腫の描出
過誤腫では神経線維層に結節を認める.
（神戸大学眼科　中西裕子先生のご厚意による）

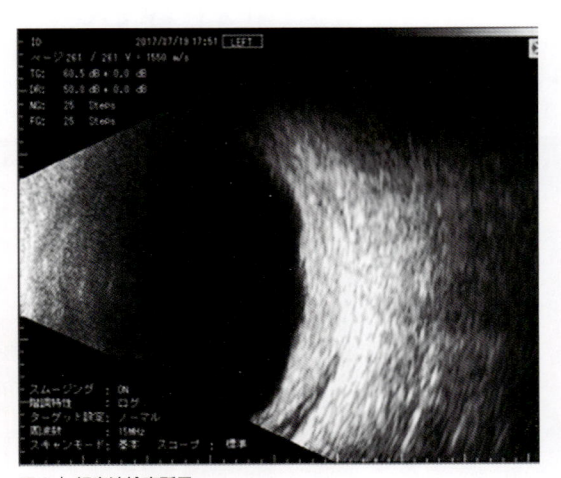

図4｜超音波検査所見
眼底が不整に小さく隆起した像を認める.
（神戸大学眼科　中西裕子先生のご厚意による）

(小)脳網膜血管腫症（フォンヒッペル・リンダウ症候群）

Cerebellar retinal hemangiomatosis (von Hippel-Lindau syndrome)

1
網膜

診断のポイントとなる検査所見		
遺伝子	検査法	本検査法で検出される病的バリアントの割合
VHL	シークエンス解析	～72%
	遺伝子欠失／重複解析	～28%

鑑別が必要な疾患		
疾患	鑑別のポイント	掲載頁
単発の網膜血管腫	検出可能な生殖細胞系列VHL病的バリアントが見られない	252頁
神経線維腫症1型（NF1）	褐色細胞腫がNF1で認められる場合がある	50頁
メニエール病	脳網膜血管腫症における内耳リンパ嚢腫との混同に注意	

1　疾患の定義

網膜血管腫に小脳などの中枢神経系，腹部臓器の血管芽細胞腫，嚢胞，褐色細胞腫などを伴う症候群．常染色体優性遺伝を示すが，浸透率は不完全である．責任遺伝子であるVHL遺伝子はフォンヒッペル・リンダウ病抑制蛋白の遺伝子（von Hippel-Lindau tumor suppressor gene）で，3番染色体短腕（3p25-p26）に存在する．有病数は36,000に1人．

小脳血管芽細胞の発症頻度が高く，約2割に合併する．中枢神経系ではこのほか，延髄や脊髄にも血管芽細胞腫が見られる．腹部腫瘍として腎臓に褐色細胞腫や腎嚢胞，淡明細胞型腎細胞癌，膵の嚢胞および神経内分泌腫瘍を生じる．

全身症状としては頭痛，平衡覚障害，歩行障害，めまい（内耳リンパ嚢腫），四肢の脱力，血圧亢進など．

2　眼底所見

患者の約70％において網膜血管腫が見られ，うち1/3が両眼性である．本症の初発症候として小児期から発症する場合がある．

発生初期には網膜の耳側，中間から周辺部を中心に小血管瘤の集簇が見られる．血管瘤は徐々に成長，これに伴い視神経乳頭近傍に始まる流入および流出血管は拡張，蛇行も高度となる（図1）．その後，滲出性変化や網膜出血が進行，黄斑浮腫や輪状白斑の出現に至って視力低下を自覚するようになる．通常，この時期に光凝固や冷凍凝固治療を行うが，さらに進行，硝子体出血，網膜剥離を併発した場合は硝子体手術が必要となる．末期には血管新生緑内障を発症する．

網膜血管腫に対する光凝固術はアルゴンレーザーまたはダイレーザーが主流であるが，巨大血管腫に対しては冷凍凝固術を併用する．

3　確定診断に必要な検査

VHL遺伝子の変異を指標にした遺伝子診断が可能である．まずシークエンス解析を行い，病的バリアントが検出されない場合に欠失／重複解析が行われる．

4　鑑別すべき疾患

単発の網膜血管腫．　　　　　　　　　　（野村耕治）

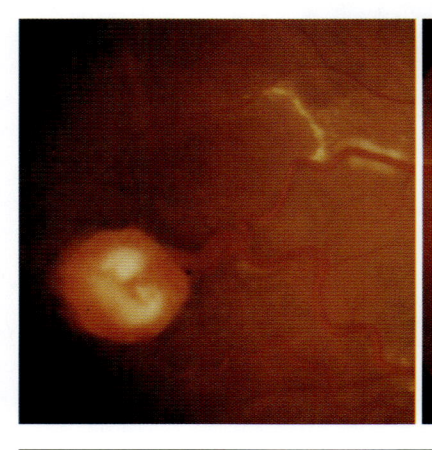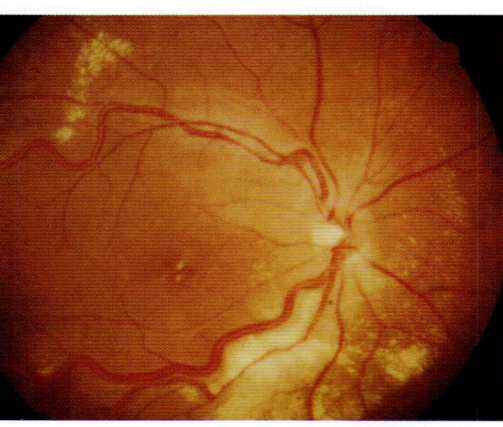

図1｜網膜血管瘤の眼底所見
流入・出血管の拡張，蛇行および網膜出血，滲出性変化を認める．

1-1)-(5)-④

先天網膜動静脈吻合症
Congenital arteriovenous communications

鑑別が必要な疾患		
鑑別疾患	全身合併症	眼合併症
ワイバーン・メーソン症候群	中脳など中枢神経系の血管奇形，脳内出血，中枢神経異常，三叉神経領域の血管奇形	同側の網膜血管奇形（網膜動静脈の直接吻合），ツタ状の血管腫，血管新生緑内障
コブ症候群	脊髄動静脈シャント，同じ髄節の椎体，皮膚母斑，三叉神経領域の血管奇形	網膜の血管奇形
スタージ・ウェーバー症候群	脳萎縮と石灰化，脳三叉神経領域のポートワイン様血管腫	脈絡膜血管腫，網膜血管の怒張蛇行，上強膜血管腫，続発緑内障

● **表1　Archerによる網膜動静脈吻合の3型**

Archerの分類	網膜動静脈吻合
第1群	小さな動静脈の吻合
第2群	動脈から静脈にかけて毛細血管を介さない直接のシャント
第3群	ツタ状の血管腫：屈曲，蛇行，拡張した血管が網膜広範に展開．動脈と静脈の区別は不可

1 ┃ 疾患の定義

　先天性の網膜動静脈奇形，動静脈吻合．大脳，中脳，小脳，顔面皮膚にも同様の血管奇形を認める場合にはワイバーン・メーソン症候群として扱われる．皮膚病変は深在性で，わずかな色調変化のみを呈する例もある．先天異常であるが遺伝性はなく，胎生4週以前における神経堤や中胚葉の分化異常が原因と考えられる．

　眼部の症候以外では，中枢神経障害として精神発達遅滞，運動機能障害，痙攣，頭痛などを認める．また，脳出血の頻度が高く，鼻出血や歯肉出血を生じる例もある．

2 ┃ 眼底所見

　網膜における血管奇形は微小な動静脈の吻合，毛細血管を介さない動脈と静脈のシャントが限局性に見られるもの（図1），屈曲，蛇行，拡張した血管が網膜広範に展開し，動脈と静脈の区別がつかないもの（ツタ状血管腫）まで程度はさまざまである（表1）．ツタ状血管腫を呈する例は視力不良のことが多い．これらの血管奇形は変化なくとどまり，通常，滲出性変化なども認めない．

　血管奇形に加えて，網膜動脈瘤や網膜中心静脈閉塞症，血管新生緑内障などを伴う例もあり，このような例では，網膜出血，硝子体出血を呈する場合もある．

3 ┃ 確定診断に必要な検査

　眼底検査，蛍光眼底検査による血管奇形の精査．

　脳病変は視覚路のほか，視床，後頭葉にも存在するため，種々パターンの視野障害を呈するため，視野検査も必要となる．

4 ┃ 鑑別すべき疾患

コブ症候群：脊髄動静脈シャント spinal arteriovenous shunts を呈するとともに，同じ髄節の椎体，皮膚（ポートワイン母斑など）に血管病変を認める．ワイバーン・メーソン症候群と同様に顔面や網膜の血管奇形を合併する．

脳三叉神経血管腫症（スタージ・ウェーバー症候群）：合併する脳の血管奇形が静脈奇形を特徴とする以外はワイバーン・メーソン症候群，コブ症候群と類縁の疾患といえる．

（野村耕治）

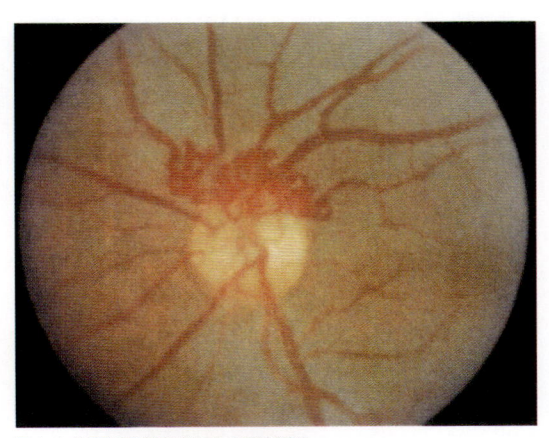

図1 ┃ 先天網膜動静脈吻合の眼底所見
微小な動静脈の吻合．毛細血管を介さない動静脈シャントが限局性に見られる．
（湯澤美都子先生のご厚意による）

1-1)-(5)-⑤

脳三叉神経血管腫症（スタージ・ウェーバー症候群）

Encephalotrigeminal vascular syndrome
(Sturge-Weber syndrome)

診断のポイントとなる検査所見			
重要度	検査名	決め手となる初見	参照図
★★★		顔面の片側，三叉神経領域のポートワイン母斑	図1, 2
★★★	屈折	脈絡膜血管腫の増大による遠視が幼児期以降に進行する場合もある	
★★	眼底	びまん性，境界不鮮明な腫瘍	図3a
★★★	OCT	enhanced depth imagingによる脈絡膜血管腫の描出	図3b
★	超音波	眼底の隆起	

鑑別が必要な疾患	
疾患	鑑別のポイント
顔面単純性血管腫	造影MRIによる脳軟膜血管腫の確認
他の神経皮膚症候群	赤ぶどう酒様母斑，緑内障，軟膜血管腫，脳萎縮，脳内石灰化の有無
小児緑内障	脳三叉神経血管腫症においても緑内障の先天性発症と幼児期以降の発症がある

1 疾患の定義

　顔面，脳軟膜および眼部の血管腫を3主徴とするが，3病巣部位の血管腫が揃わない不完全例も存在する．有病数は100,000に1人と稀な疾患である．出生時，すでに顔面の通常，片側，三叉神経領域に赤ぶどう酒様（ポートワイン）母斑と称される特徴的な血管腫が見られる（図1）．顔面血管腫と同側性に脳萎縮や脳軟膜，髄膜，クモ膜の血管腫を認め（図2），随伴症状として，てんかん，片麻痺，精神発達遅滞などが見られる．眼科的には血管腫および緑内障の治療および弱視管理が中心となる．

2 眼底所見

　脈絡膜血管腫の合併は60％ともいわれる．血管腫単独症の場合と異なり，びまん性，境界不鮮明な腫瘍のため，通常の眼底検査では診断困難な例も多い（図3a）．通常，増大傾向はなく，出血などの合併も少ないが，時に滲出性変化，網膜剥離をきたす例がある．脈絡膜血管腫は滲出性変化が進行する場合に光凝固の適応となる．血管腫により網膜が隆起するため，＋5，6D程度の遠視を呈する例があり，不同視として弱視管理，治療が必要．一方，高眼圧による眼軸延長，近視化により相殺され，遠視を呈さない例もある．

3 確定診断に必要な検査

　頭部CT，MRIによる脳萎縮，石灰化所見および脳軟膜，髄膜，クモ膜血管腫などの精査．
　脈絡膜血管腫については眼底所見が不明瞭な場合，OCT（enhanced depth imaging）（図3b），超音波検査が有用である．脈絡膜のほかに結膜，上強膜，虹彩などにも血管腫が見られる．

4 鑑別すべき疾患

　先天緑内障を合併する症例は30％とされる．高眼圧の原因，機序としては病理組織所見に異同が多いこともあって，複数の説明がなされる．すなわち，隅角の発達異常に関連して線維柱帯の形態異常や線維柱層板間におけるコラーゲンの異常集積などが指摘される．一方，上強膜内血管の過剰のため房水静脈圧が高く，これが眼圧上昇の主要因とする考えもある．
　緑内障については早期に発症，牛眼となるほか，幼児期以降に眼圧上昇する場合があり，定期的な観察が必要．通常，眼圧管理には手術が必要となり，線維柱帯切開術（トラベクロトミー）または隅角切開術（ゴニオトミー）が選択される．術後，シュレム管から前房への出血は多めである．通常，数日で消失するが，長期間持続し，手術効果を左右する場合がある．難治例については濾過手術が追加処置されるが，この場合，特に脈絡膜血管腫の破綻に伴う駆逐性出血に注意する必要がある．過剰濾過が問題とされ，その対策として後部強膜切開術の併施が有効とされる．

（野村耕治）

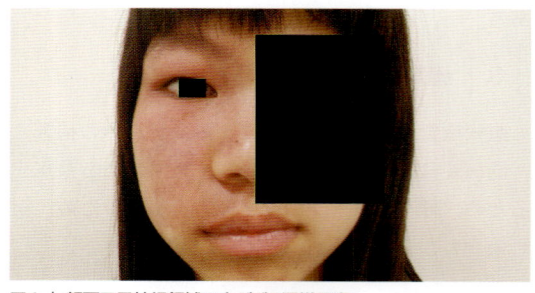

図1 | 顔面三叉神経領域の赤ぶどう酒様母斑
顔面の右側，三叉神経領域に特徴的なポートワイン母斑を認める．

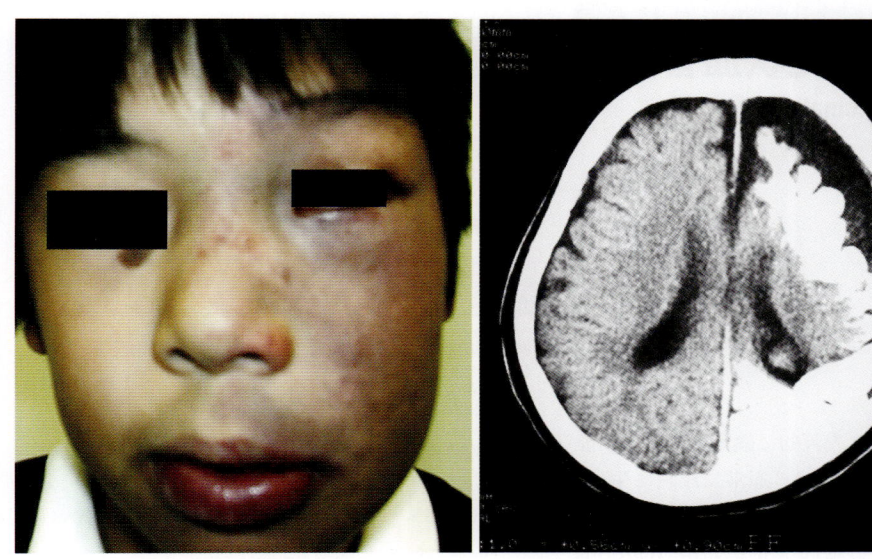

図2｜母斑と同側性に見られる脳萎縮および石灰化（CT）
三叉神経領域の血管腫により顔面の左側皮膚は肥厚．同側の脳萎縮と軟膜血管腫の下部皮質に石灰化を認める．

図3｜脈絡膜血管腫の眼底所見（a），OCT（enhanced depth imaging）（b）
眼底所見として病初期の脈絡膜血管腫はびまん性，境界不鮮明な腫瘍である．OCTのenhanced depth imagingにより脈絡膜層の肥厚として描出される．
（神戸大学眼科　中西裕子先生のご厚意による）

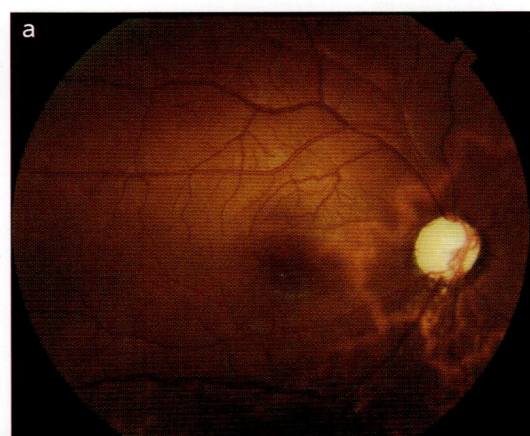

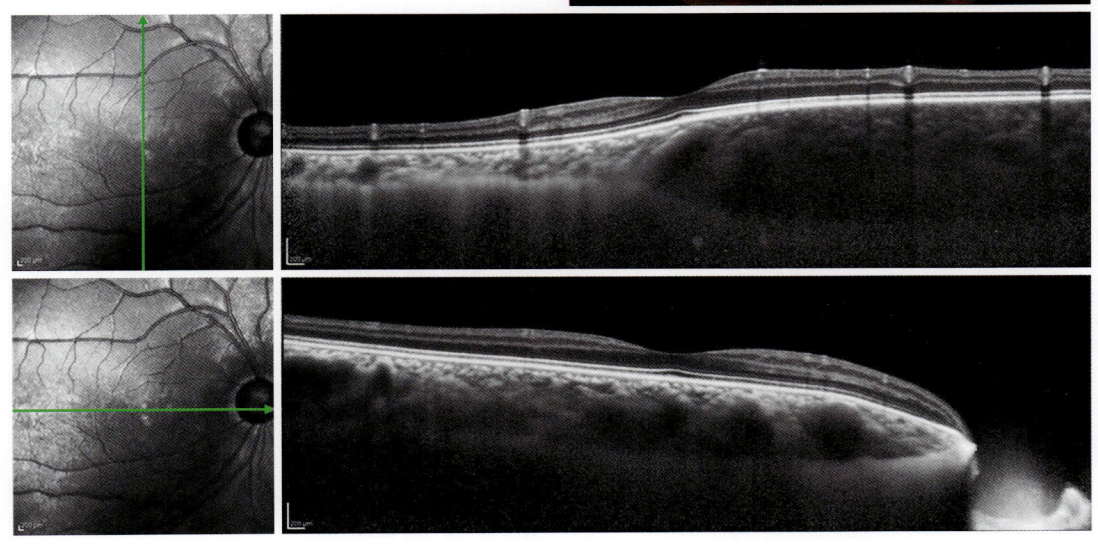

1-1)-(5)-⑥

脳眼動静脈つた状血管腫症
Racemose hemangiomatosis

診断のポイントとなる検査所見			
重要度	検査名	決め手となる所見	参照図
★★★	眼底	網膜つた状血管腫に特徴的な動静脈吻合	図1
★★★	蛍光眼底造影	蛍光眼底造影で色素の漏出を伴わない	
★★★	MRAや脳血管造影	AVMを中枢に伴う場合はワイバーン・メイソン症候群と診断される.	

鑑別が必要な疾患		
主要症状	鑑別疾患	掲載頁
眼底に血管腫や動静脈吻合を生じる疾患,網膜血管の拡張蛇行を生じる疾患	スタージ・ウェーバー症候群	56頁
	フォンヒッペル・リンダウ病	54頁
	網膜血管腫	252頁
	家族性網膜細動脈蛇行症 familial retinal arteriolar tortuosity	

1 疾患の定義

網膜つた状血管腫は，先天的に網膜動脈と網膜静脈の吻合が認められるもので，通常，片眼に生じ，吻合部の動脈，静脈は区別できない．網膜つた状血管腫と同側の中枢系の動静脈奇形arteriovenous malformations（AVM）や，顔面（上顎，下顎）のAVM，血管性母斑を合併するものは，ワイバーン・メイソン症候群と呼ばれる．

2 眼底所見

網膜つた状血管腫は，特徴的な動静脈吻合が見られる．動静脈吻合の程度はさまざまで，3つのグループに分けられる．グループ1は，毛細血管叢による小さな動静脈吻合，グループ2は，眼底の一部で動脈から静脈にかけて毛細血管を介さずシャントが形成されるもの，グループ3は，拡張，屈曲した血管を含んで動静脈吻合が眼底の広い範囲に及ぶものである．動脈静脈の吻合の程度によらず，網膜からの滲出や網膜剥離は通常見られない．

また，眼合併症として，網膜中心静脈閉塞症，血管新生緑内障，網膜動脈瘤，網膜や硝子体への出血などがある．重症の網膜病変や前部視路への血管奇形の合併例では，高度の視機能低下をきたす．

3 確定診断に必要な検査

眼底検査での特徴的な所見による．他の血管病変との鑑別として，網膜つた状血管腫では蛍光眼底造影検査において漏出を認めない．

ワイバーン・メイソン症候群か否かについて，特に広範な網膜つた状血管腫では，MRIやMR angiography（MRA），必要に応じて脳血管造影などにより中枢系のAVMについて検索する．また，顔面の血管性母斑やAVMについても調べる．

4 鑑別すべき疾患

網膜つた状血管腫では網膜血管腫の周囲血管の口径とほぼ同じで，フルオレセイン蛍光眼底造影で色素の漏出は認めず，腫瘤の形成や滲出，網膜剥離といった変化を生じない．脳や皮膚や眼に血管腫を合併することから，スタージ・ウェーバー症候群（S-W症候群）やフォンヒッペル・リンダウ病von Hippel-Lindau disease（VHL disease）との鑑別を要する．S-W症候群では脈絡膜血管腫と脳軟膜に海綿状血管腫が見られ，石灰化をしばしば伴う．VHLでは，網膜毛細血管腫が見られ，視神経乳頭近傍に生じた毛細血管腫と網膜つた状血管腫との鑑別では，毛細血管腫は橙赤色の隆起病変で，血管を検眼鏡的には区別できない．また，流入・流出血管の拡張蛇行，周囲に滲出性変化を伴うことが多く，蛍光眼底造影で滲出を認める．

（中西(山田)裕子）

［参考文献］

1. 水谷吉宏ほか：網膜つた状血管腫．田野保雄ほか（編）：眼科プラクティス12 眼底アトラス，文光堂，東京，267，2006
2. Schmidt D, et al: The congenital unilateral retinocephalic vascular malformation syndrome (bonnet-dechaume-blanc syndrome or wyburn-mason syndrome): review of the literature. Surv Ophthalmol 53: 227-249, 2008

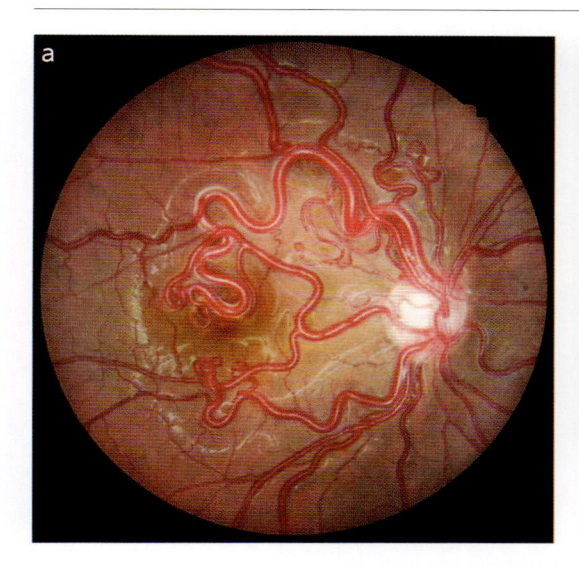

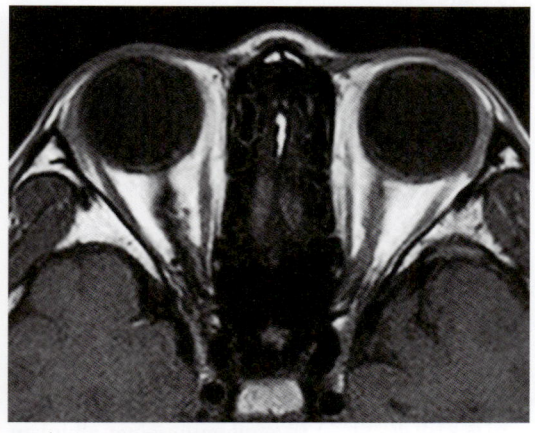

1
網膜

図2　｜　図1と同症例の眼窩部拡大MRI
右眼窩内に視神経をとりまくように異常なflowvoidが見られ，AVMと
考えられる．

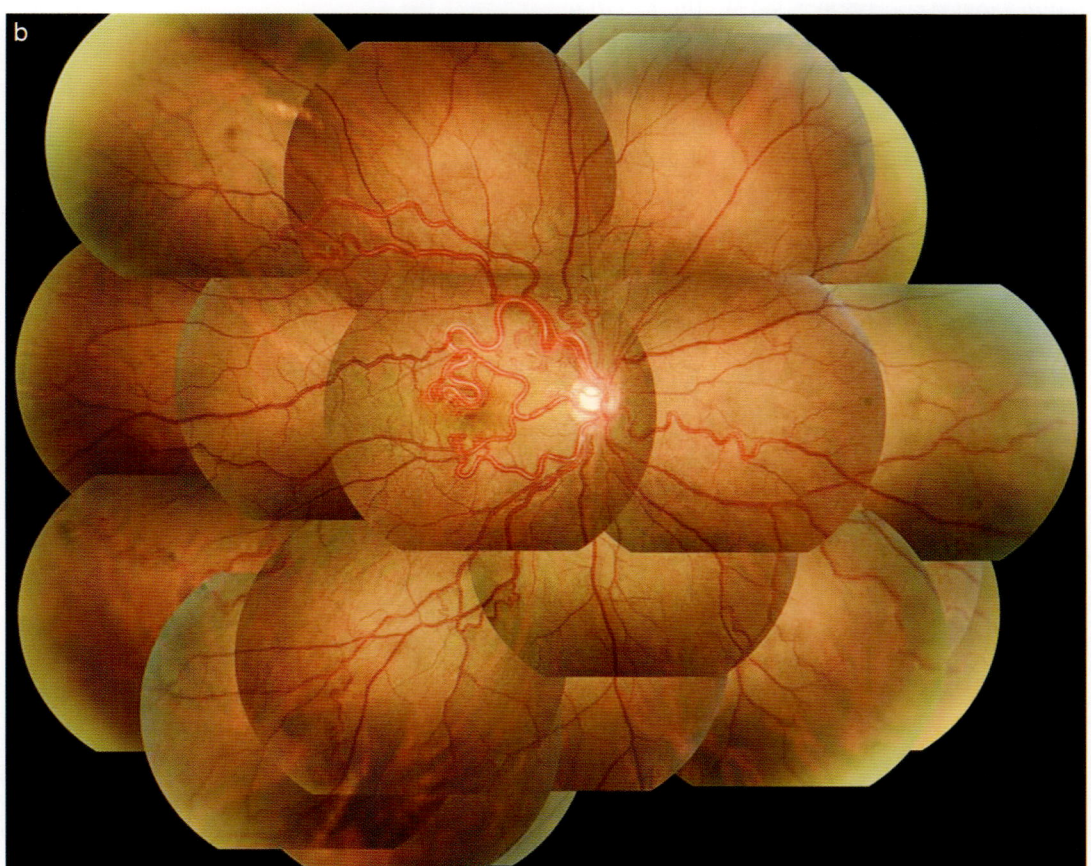

図1　｜　ワイバーン・メイソン症候群の症例にみられた網膜つた状血管腫
a：後極．b：パノラマ．拡張，屈曲した血管を含んで網膜動静脈吻合が広い範囲に見られる．

1-1)-(6)

眼白皮症（眼白子症）
Ocular albinism ; OA

診断のポイントとなる検査所見

重要度	検査名	決め手となる所見	参照図
★★★	細隙灯顕微鏡	虹彩の低色素，振子眼振	図1
★★★	眼底	低色素，黄斑低形成，保因者のモザイク眼底	図2, 3
★★	OCT	黄斑低形成，中心窩の欠損	図4
★	OCTA	foveal avascular zoneの消失	図5

鑑別が必要な疾患

鑑別疾患	鑑別のポイント	掲載頁
眼皮膚白皮（白子）症	銀髪や白色の皮膚など，全身所見の有無	1巻
ワーデンブルグ症候群	難聴，黄斑低形成の有無および虹彩の脱色素の左右差の程度	1巻
先天性ホルネル症候群	眼底所見の有無	3巻
後天性に虹彩異色を起こす疾患（フックス虹彩異色性虹彩毛様体炎，外傷など）	病歴聴取（先天性あるいは後天性）や眼底所見の有無	1巻

1 網膜

1 疾患の定義

　眼皮膚白皮（白子）症 oculocutaneous albinism（OCA）はメラニン合成が低下あるいは消失することにより，出生時より白色の皮膚・銀色の頭髪・青〜灰色調の虹彩を示す疾患であるが，眼の症状のみのものを眼白皮症（眼白子症：OA）という．

　OAはネットルシップ・フォール型とフォルシウス・エリクソン型に分けられ，ネットルシップ・フォール型の原因遺伝子はX染色体上の*GPR143*（Xp22.3-22.2）であり，日本人では5万人に1人の頻度である．フォルシウス・エリクソン型では，原因遺伝子は明らかにされていない．

2 眼底所見

　網膜色素上皮においてメラニンが欠乏していることにより眼底は低色素となり，脈絡膜が透見され，多くの場合，黄斑低形成が見られる（図1〜3）．

　黄斑低形成に伴いOCTでは中心窩の欠損を認め，OCT angiographyではfoveal avascular zoneの消失が認められる（図4, 5）．

3 確定診断に必要な検査

　屈折検査では乱視，遠視の順に頻度が多い．
　視力は0.1〜0.3程度，あるいはそれ以下である．
　生後6〜8週より振子眼振が約8割に認められる．
　前眼部所見で虹彩低色素が認められる．虹彩全体ではなく限局して認められる場合や，青・緑・茶色に見える場合もある．左右で同程度であることが多い．

　X連鎖性遺伝であることから家族歴の聴取も重要

となる．ネットルシップ・フォール型では，保因者の眼底所見（モザイク眼底など）が診断の助けになりうる（フォルシウス・エリクソン型では保因者の眼底所見は正常）．

　網膜電図はネットルシップ・フォール型では正常だが，フォルシウス・エリクソン型では不完全先天停在性夜盲と類似の所見を呈する．

　遺伝子検査が確定診断に有用である．

4 鑑別すべき疾患

　眼皮膚白皮症は，銀髪や白色の皮膚などの全身所見から鑑別は容易である．

　ワーデンブルグ症候群は，難聴を伴うこと，虹彩の脱色素がしばしば左右差を伴うこと，黄斑低形成を伴わないこと，などより鑑別可能である．

　虹彩異色を起こす他疾患（先天性ホルネル症候群，フックス虹彩異色性虹彩毛様体炎などの虹彩炎，外傷など）については，眼底所見や病歴の聴取（先天性あるいは後天性など），原疾患の有無などで鑑別を行う．

（小南太郎）

［参考文献］
1. 眼皮膚白皮症診療ガイドライン作成委員会：眼皮膚白皮症診療ガイドライン．日皮会誌124: 1897-1911, 2014

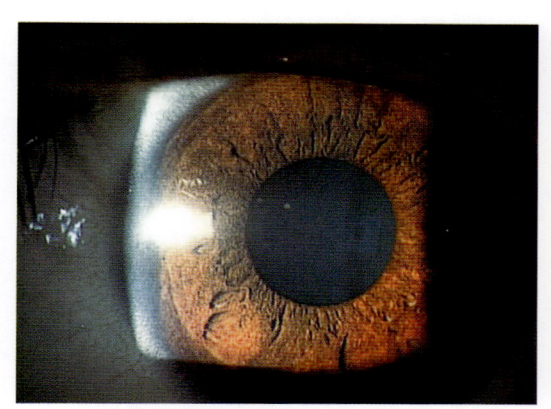

図1 ｜ 眼白皮症の細隙灯顕微鏡所見
虹彩の限局した低色素を認める.

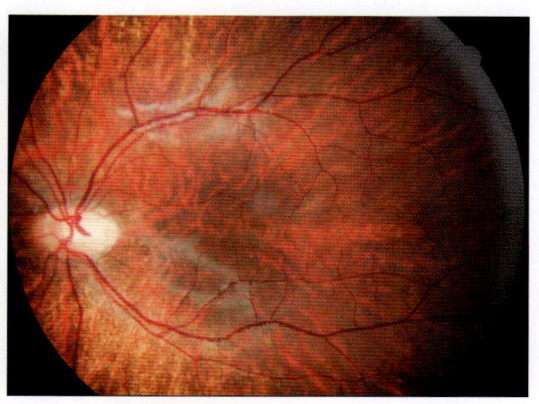

図2 ｜ 眼白皮症の眼底所見
眼底は低色素となり, 脈絡膜が透見される. 黄斑低形成も見られる.

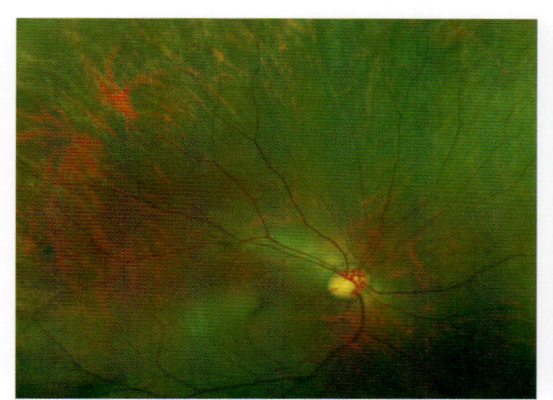

図3 ｜ 眼白皮症の保因者の眼底所見
色素の濃度の違いによるモザイク眼底を認める.

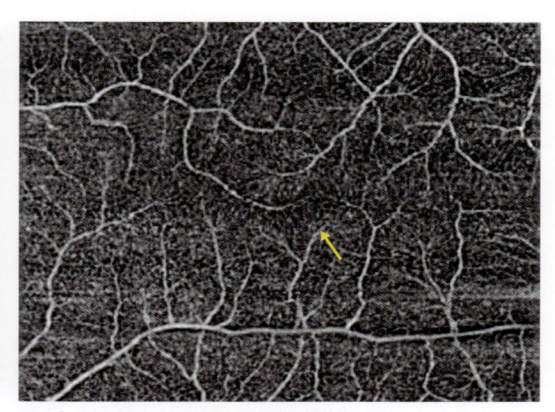

図5 ｜ 眼白皮症のOCT angiography所見
黄斑低形成に伴いfoveal avascular zoneが消失している(矢印).

水平断面（→）

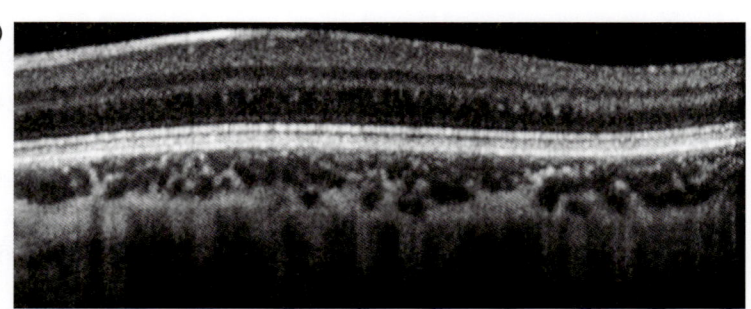

垂直断面（↑）

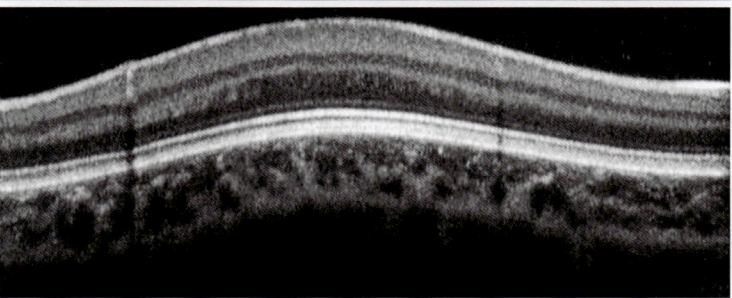

図4 ｜ 眼白皮症のOCT所見
中心窩が欠損しており, 黄斑低形成を認める.

未熟児網膜症
Retinopathy of prematurity ; ROP

網膜
1

診断のポイントとなる検査所見			
重要度	検査名	決め手となる所見	参照図
★★★	眼底	血管形成不全, 網膜出血, 滲出斑, 新生血管, 硝子体出血, 網膜剥離, 白色瞳孔	図3〜11
★★	蛍光眼底造影	血管形成不全, 新生血管	図12
★	OCT	黄斑低形成(網膜内層遺残)	図13
★★★	既往歴	低出生体重, 酸素投与	

鑑別が必要な疾患		
主要症状	鑑別診断	掲載頁
眼底所見	家族性滲出性硝子体網膜症	146頁

1 | 疾患の定義

　未熟児網膜症は低出生体重児(早産児)に見られる網膜疾患であり, 在胎週数36週未満, 出生体重1,800g以下で出生した児に生じた網膜症と定義される. 早産に伴う網膜血管の形成不全が原因で発症し, 眼内増殖性変化を生じ, 網膜剥離を併発し, 最終的には失明に至る疾患である. 新生児期の過剰な酸素投与や, 全身状態の不全が影響して発症することもある.

2 | 眼底所見

1. 活動期の眼底所見

　未熟児網膜症は国際分類(1984年, 2005年に改訂)で定義されたstage (stage 1〜5)に従って進行する. 網膜血管が存在する範囲は網膜症の重症度を反映し, 治療決定や予後予測に重要であり, zone (zone I〜III)で分類される(図1). 網膜血管は周辺部・後極部とも, 網膜症の進行とともに静脈の拡張や動脈の蛇行が見られる. 特に後極部の動脈蛇行と静脈拡張は虚血状態の悪化を反映すると考えられ, 2象限以上の範囲にこの所見が見られる場合をplus diseaseと定義する(図2).

Stage 1：周辺部の網膜無血管領域と有血管領域との境界部に白い線状の網膜内増殖性変化(境界線demarcation line)を認める(図3).

Stage 2：境界線が肥厚して隆起(ridge)となり, 房状の円形病巣(tuft)が出現する(図4).

Stage 3：tuftが融合し, 隆起から網膜外に生じた新生血管が見られる(図5a). 重症化すると網膜血管の拡張や蛇行が増強し, 新生血管の周囲に線維性組織が生じ, 線維血管増殖膜となる(図5b). 網膜に滲出斑が出現したり, 網膜前や硝子体中に出血が生じる症例がある.

Stage 4A：黄斑部剥離を伴わない網膜剥離を認め

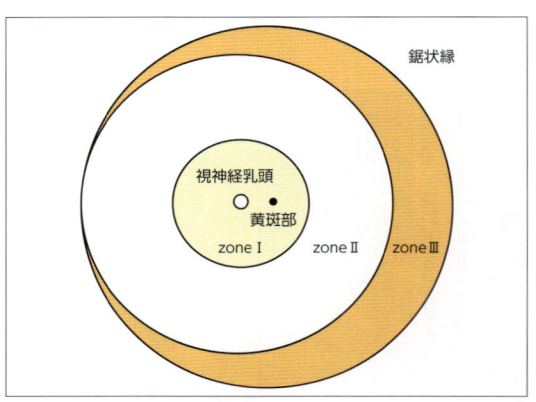

図1 | 未熟児網膜症のzone分類
zone Iは視神経乳頭-黄斑間の距離の2倍を半径とした円の内側, zone IIは視神経乳頭-鼻側網膜端を半径とした円の内側, zone IIIは残りの外側の領域を指す. zoneの分類は網膜血管の伸びが一番短い部分で表記する.

る. 硝子体の収縮により線維血管増殖膜に牽引が生じ, 網膜剥離となる(図6). 牽引により黄斑-乳頭間の距離が徐々に拡大し, 上下の血管アーケードの角度が狭小化する.

Stage 4B：増殖膜による牽引が進行し, 黄斑部剥離を併発した網膜剥離を認める(図7a). さらに進行すると, 眼底は増殖膜や硝子体出血によって次第に透見が遮られるようになる(図7b).

Stage 5：網膜剥離が全剥離となり, 線維血管増殖膜が水晶体の後方に観察される, いわゆる白色瞳孔の所見を示す(図8). 眼底は透見不能であり, 超音波Bモード検査で漏斗状の網膜剥離が確認できる(図9). 無治療で放置した場合には前房が消失し, 緑内障・角膜混濁を併発し, 光覚を失う(図10).

重症型未熟児網膜症：重症例の中では, 非定型的な経過を示し, stage1から3への進行が見られずに, 急激に網膜剥離に至るタイプがあり, aggressive posterior ROPと呼ばれる. 国際分類の改訂(2005

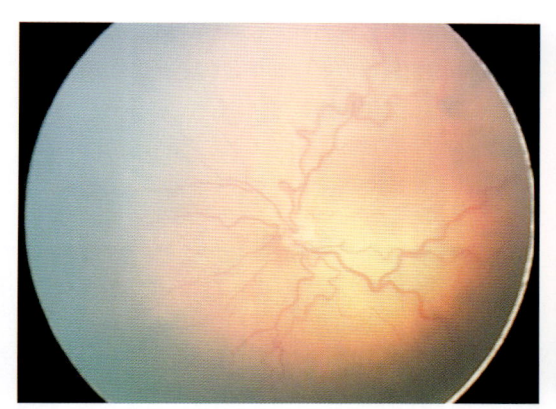

図2 | plus disease
後極部網膜血管の拡張と蛇行を4象限ともに認める.

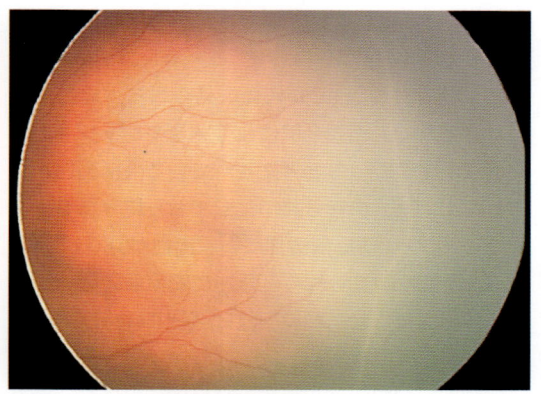

図3 | Stage 1未熟児網膜症の眼底所見
周辺部の網膜無血管領域と有血管領域との境界部に白い線状組織を認める.

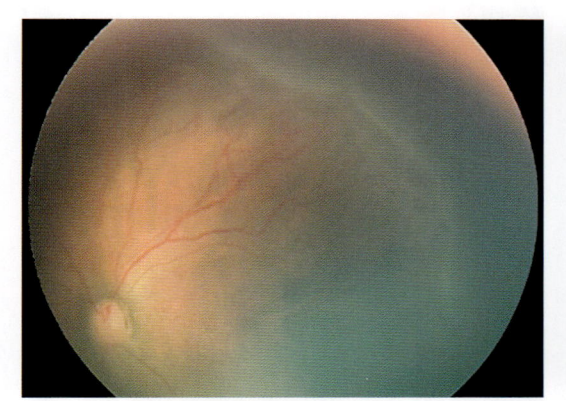

図4 | Stage 2未熟児網膜症の眼底所見
境界線が肥厚し,隆起(ridge)を形成する.

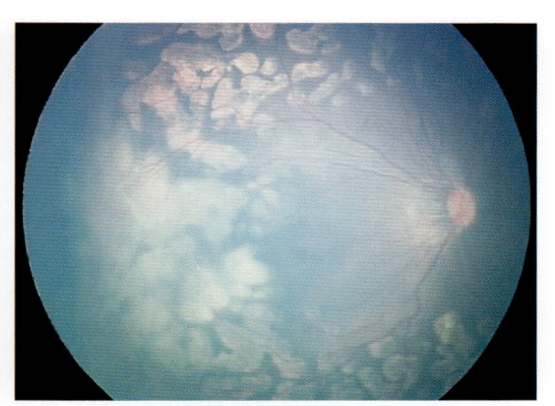

図6 | Stage 4A未熟児網膜症の眼底所見
耳側の増殖組織を中心として牽引性網膜剥離が見られる.黄斑剥離は伴わない.

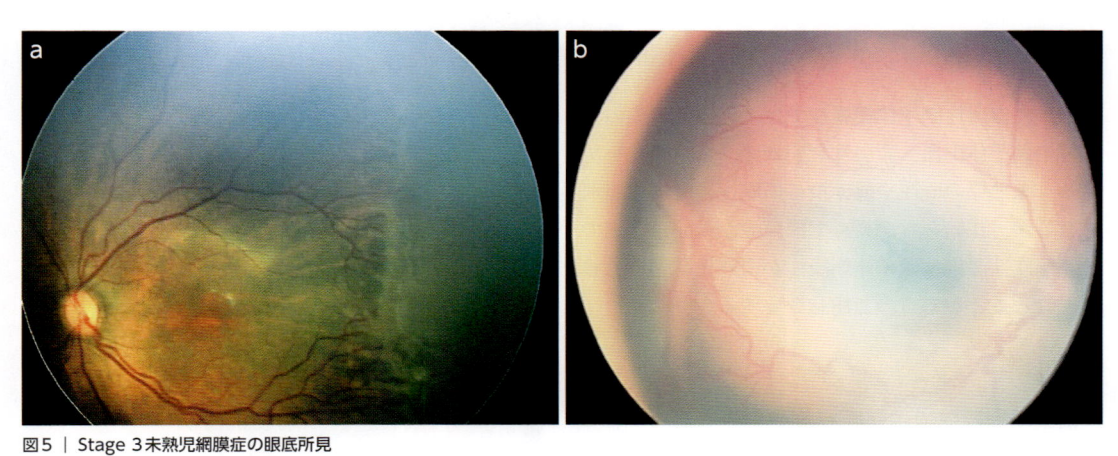

図5 | Stage 3未熟児網膜症の眼底所見
a:tuftが融合し,隆起から網膜外に生じた新生血管が見られる. b:網膜血管は後極部,周辺部とも網膜血管の拡張や蛇行が著しい.隆起の周囲には出血を生じている.

年)によって定義されたが，わが国の旧厚生省新分類（1983年）のⅡ型に相当する．多くはzoneⅠないし後極寄りのzoneⅡ病変に見られる．周辺部網膜だけでなく，網膜全域に血管閉塞やシャント血管の形成が生じていると考えられている．活動性が見られるまでは，血管も狭小化しており境界線も不明瞭なことが多いが，周辺部に網膜出血が見られる（図11a）．活動性が見られると急速に網膜血管の拡張や硝子体出血を生じ，網膜剥離に至る（図11b）．

2．瘢痕期の眼底所見

活動期の網膜症は生後数ヵ月以内に退縮し，瘢痕期病変となる．わが国の旧厚生省新分類（1983年）では，瘢痕期病変の重症度を1～5度に分類している．瘢痕期には冷凍凝固やレーザー光凝固後の瘢痕に裂孔を生じ，裂孔原性網膜剥離を生じる場合がある．

3 確定診断に必要な検査

在胎週数と出生時体重から未熟児の既往を確認するとともに，酸素投与の既往の有無について問診する．眼底検査で診断を確定することができるが，補助的診断として蛍光眼底造影検査があり，網膜症の活動性の有無や重症度を評価するのに有用である（図12）．

超音波Bモード検査は網膜剥離の初期像や進行度合い，牽引の程度といった診断に有用である．OCTでは黄斑部で網膜内層の遺残や中心窩無血管帯の形成不全を認めることが多い（図13）．

4 鑑別すべき疾患

家族性滲出性硝子体網膜症では，周辺部網膜の無血管や硝子体出血，牽引性網膜剥離，白色瞳孔を呈する．未熟児の既往や酸素投与の既往の有無で鑑別できるが，在胎週数が長くて網膜症が重症な症例では，家族性滲出性硝子体網膜症が未熟児網膜症と診断されることがあるので注意を要する．

5 治療

活動期網膜症では網膜剥離が生じる前（stage 2ないし3）にレーザー網膜光凝固を行う．治療適応はzoneとplus diseaseの有無によって決定する．aggressive posterior ROPでは，活動性が生じたら速やかに治療を検討する．網膜剥離に対しては強膜輪状締結術や硝子体手術を行う．近年は抗VEGF薬

の硝子体内注射も行われ，レーザー網膜光凝固の代替治療や網膜剥離の進行抑制，網膜剥離の周術期の併用療法として用いられる．

（近藤寛之）

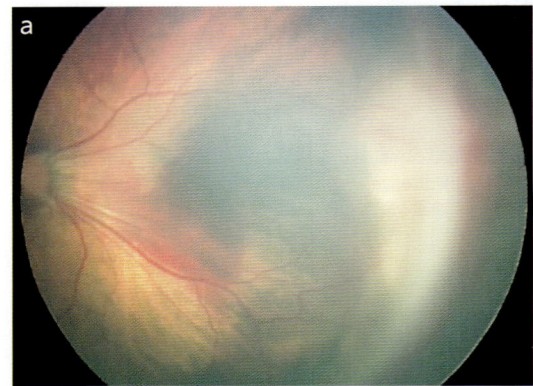

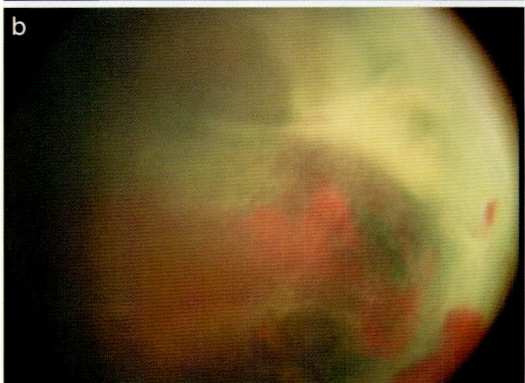

図7｜Stage 4B未熟児網膜症の眼底所見
a：耳側に生じた増殖膜によって黄斑部を含む網膜剥離を生じている．牽引により上下のアーケード血管のなす角度が狭小化している．b：網膜剥離は硝子体出血と増殖組織の増生によって拡大し，眼底が透見しにくくなっている．

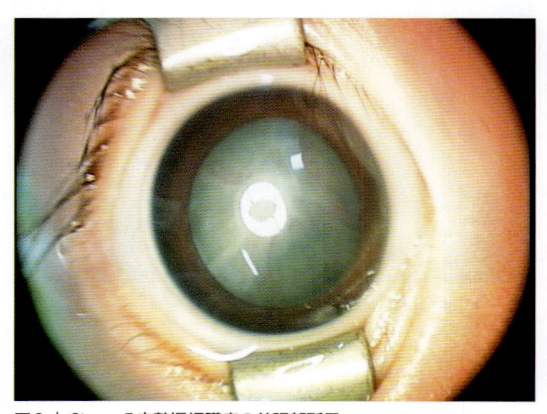

図8｜Stage 5未熟児網膜症の前眼部所見
水晶体後方の増殖膜によって白色瞳孔の所見を呈する．網膜は全剥離である．

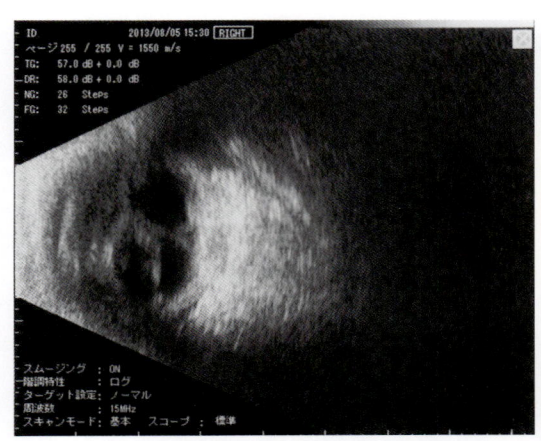

図9｜Stage 5未熟児網膜症の超音波Bモード所見の眼底所見
網膜は漏斗状に剥離している.

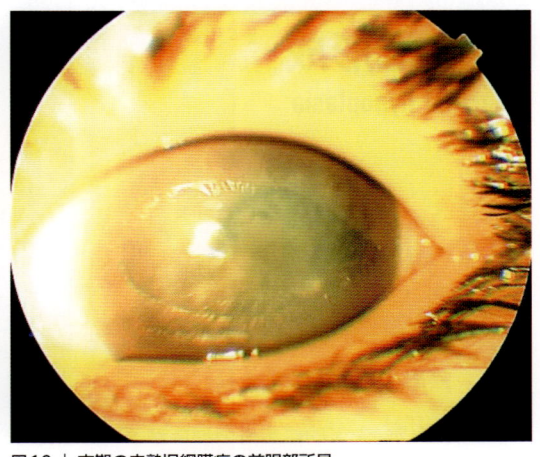

図10｜末期の未熟児網膜症の前眼部所見
前房が消失し，緑内障・角膜混濁を併発し，光覚を喪失している.

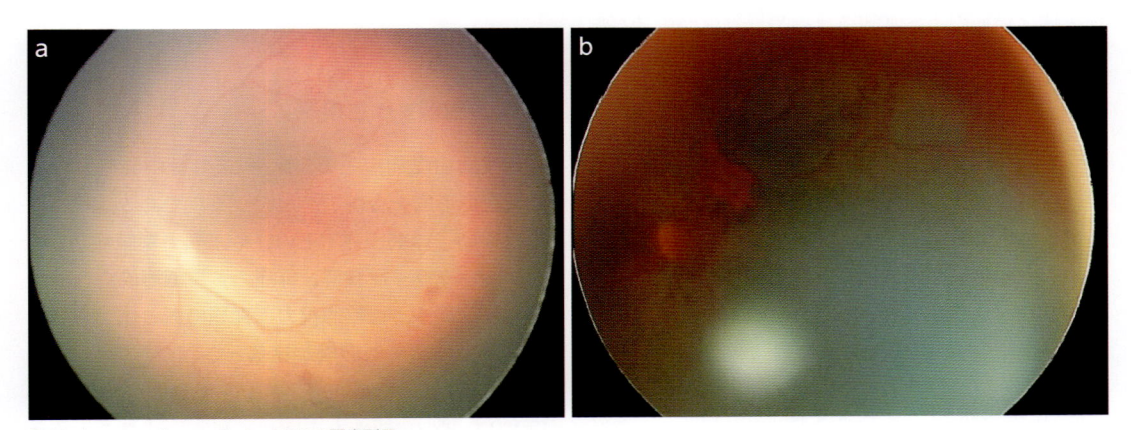

図11｜aggressive posterior ROPの眼底所見
a：活動性の見られない病変．網膜血管の拡張・蛇行は見られず，網膜血管領域も不明瞭である．耳側に網膜出血の散在を認める．b：活動性所見
を呈した症例．網膜血管の拡張蛇行を広範囲に認め，視神経乳頭周囲から硝子体出血が見られる.

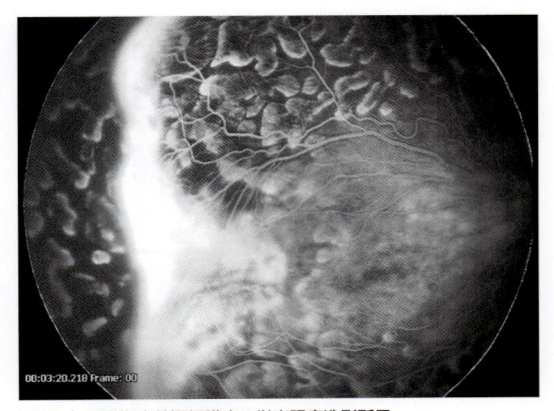

図12｜活動期未熟児網膜症の蛍光眼底造影所見
図6と同じ症例．新生血管から旺盛な蛍光漏出を認める．網膜剥離の
併発により新生血管からの漏出が旺盛で，活動性が増悪していること
を示している.

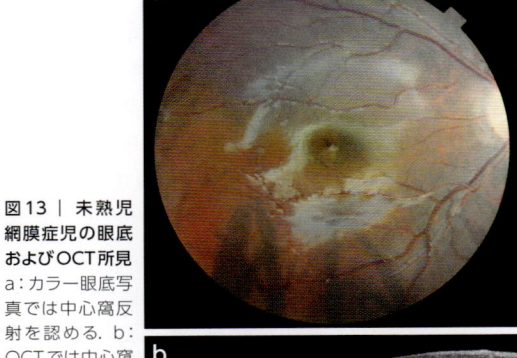
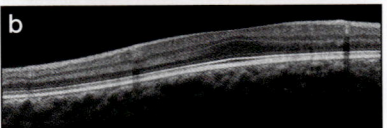

**図13｜未熟児
網膜症児の眼底
およびOCT所見**
a：カラー眼底写
真では中心窩反
射を認める．b：
OCTでは中心窩
陥凹がわずかに
見られる程度で，
網膜内層の遺残
を認める.

1-1)-(8)

黄斑低形成
Macular hypoplasia

診断のポイントとなる検査所見

重要度	検査名	決め手となる所見	参照図
★★	眼底	中心窩反射の欠如 黄斑部への血管走行	図4 図4
★★	FA	FAZの欠損	
★★★	OCT	中心窩陥凹が浅い 中心窩網膜内層遺残 foveal bulgeの欠損 中心窩網膜外層の平坦化	図1, 2 図1, 2 図1 図1
★★★	OCTA	FAZの縮小〜欠損	図3
★★	ERG	黄斑局所ERGで減弱	

鑑別が必要な疾患

主要症状	鑑別疾患	掲載頁
視力不良	眼皮膚白皮症	60頁
	先天無虹彩	1巻
比較的視力良好	家族性滲出性硝子体網膜症	146頁
	未熟児網膜症	62頁
	スティックラー症候群	152頁

1 | 疾患の定義

　黄斑低形成は先天的に黄斑の形成が不全，または欠損している状態である．低形成の程度はさまざまで，視機能に影響しない軽症例から，視力不良で眼振を伴う重症例まで存在する．黄斑低形成単独のもの（特発性）と，眼皮膚白皮症や先天無虹彩などの眼疾患に合併するものがある．

2 | 眼底所見

　軽症の黄斑低形成では，検眼鏡的には黄斑部の所見は正常である．中等症〜重症例では中心窩反射の欠如，中心窩陥凹の欠損や黄斑部網膜血管の走行異常（黄斑部を血管が横切る）が見られる．黄斑部以外では，原因疾患によりさまざまな眼底所見を合併する．

3 | 確定診断に必要な検査

　OCTおよびOCT angiography（OCTA）で診断が可能である．従来は眼底検査，蛍光眼底造影検査により診断されていたが，軽症例ではOCTやOCTAの異常で初めて黄斑低形成に気づかれる場合がある．軽症例ではOCTで中心窩陥凹が正常よりも浅く，中心窩網膜内層遺残が見られる（図1, grade 1）．正常では中心窩には網膜の外層成分のみ存在するが，黄斑低形成ではさまざまな程度で内層が遺残している（図2）．軽症例では網膜外層（視細胞層）の発達が正常のため視力が良好である場合が多い．中等症以上になると，中心窩網膜内層遺残に加えて中心窩陥凹の欠損（図1, grade 2以上）や視細胞層の発達不良（図1, grade 3以上）が見られる．視細胞層の発達不良はOCTで外層隆起の欠損やfoveal bulgeの欠損として確認できる．OCTAでは軽症例から中心窩無血管域foveal avascular zone（FAZ）の縮小または欠損が見られる（図3）．FAZが欠損していても視力が良好である例が存在する．ERGでは黄斑局所ERGが減弱する．

4 | 鑑別すべき疾患

　眼皮膚白皮症，先天無虹彩（図4）は中等症〜重症の黄斑低形成を合併し，視力が不良である．家族性滲出性硝子体網膜症（FEVR）や未熟児網膜症（図5），スティックラー症候群は軽症の黄斑低形成を合併する頻度が高く，比較的視力は良好である．視力良好な症例では黄斑低形成が見落とされがちであるが，OCTやOCTAで黄斑低形成が疑われる場合は，FEVRなどの可能性を考慮し，眼底の精査を行う必要がある．

（松下五佳）

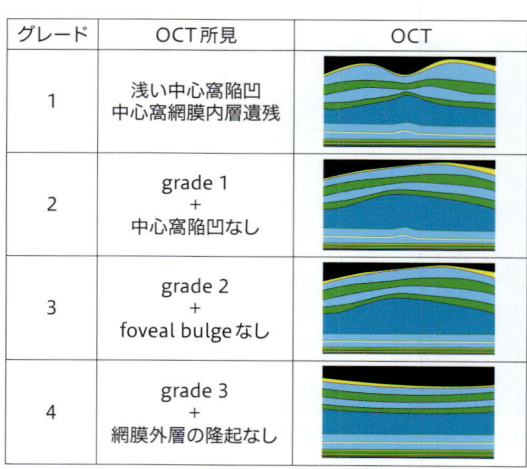

グレード	OCT所見	OCT
1	浅い中心窩陥凹 中心窩網膜内層遺残	
2	grade 1 + 中心窩陥凹なし	
3	grade 2 + foveal bulgeなし	
4	grade 3 + 網膜外層の隆起なし	

図1 | OCT所見に基づく黄斑低形成のグレード分類
(Thomas MG, et al: Structural grading of foveal hypoplasia using spectral-domain optical coherence tomography a predictor of visual acuity?. Ophthalmology 118: 1910, 2011 Fig 3より)

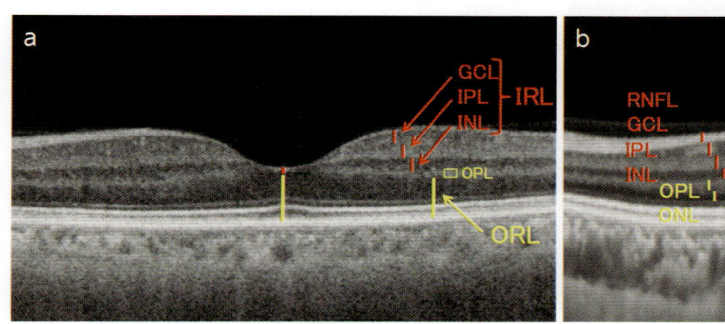
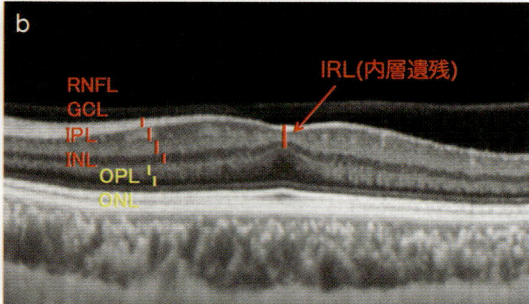

図2｜正常（a）と黄斑低形成（b）のOCT所見の比較
黄斑低形成では中心窩陥凹が浅い～消失し，中心窩網膜内層遺残が見られる．

1
網膜

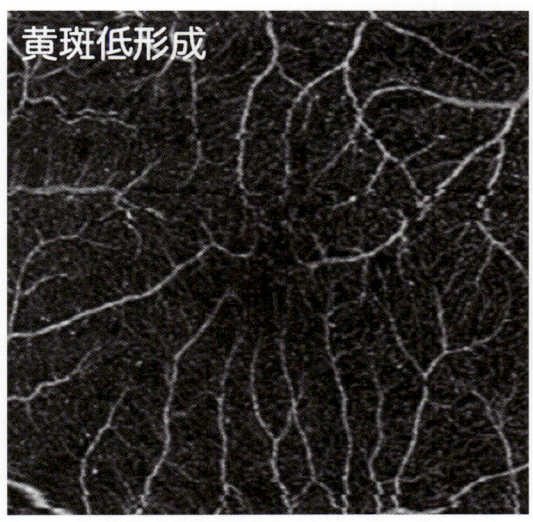

図3｜黄斑低形成のOCTA所見
黄斑低形成ではFAZの縮小～欠損が見られる．

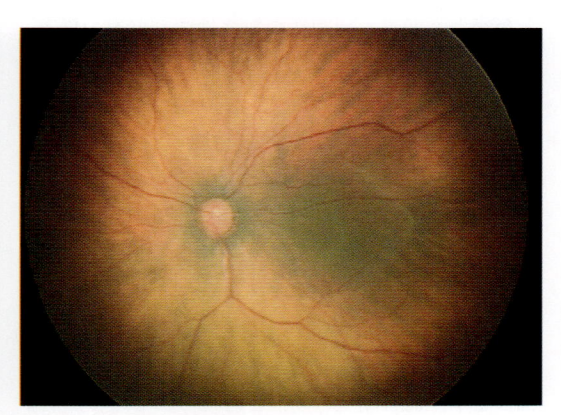

図4｜先天無虹彩の眼底所見
0歳女児．黄斑部を血管が横切っている．4歳時の視力は0.1である．

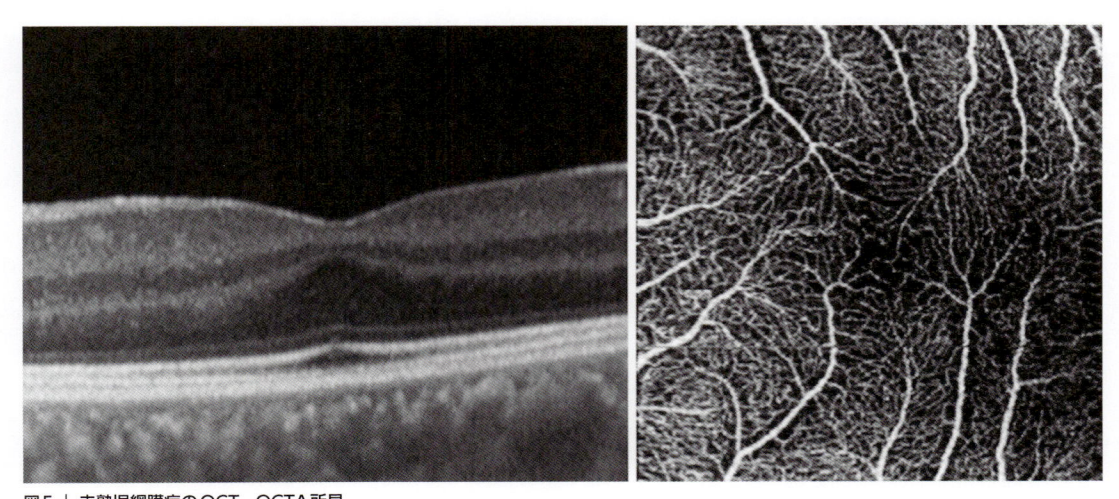

図5｜未熟児網膜症のOCT，OCTA所見
15歳男性．中心窩陥凹が浅く，内層遺残を認める．OCTAではFAZの欠損を認める．黄斑低形成はgrade 1と軽症であり，視力は1.5と良好である．

1-2)-(1)

網膜中心動脈閉塞
Central retinal artery occlusion ; CRAO

診断のポイントとなる検査所見

重要度	検査名	決め手となる所見	参照図
★★★	眼底	網膜の乳白色混濁, cherry-red spot, 動脈の狭細化	図1, 2
★★	FA	網膜動脈への流入遅延	図3, 4
★★	OCT	網膜内層の浮腫・肥厚・高反射	図5
★	ERG	陰性型	
★	視野	中心暗点, 周辺部に島状に残る視野など, さまざまな視野障害	
★★	血液	動脈炎性か非動脈炎性かの検討（CRP上昇, 血沈亢進）	

鑑別が必要な疾患

主要症状	鑑別疾患	鑑別のポイント	掲載頁
急激な片眼性視力低下 直接対光反射の消失・減弱	急性眼動脈閉塞	前眼部虚血（眼圧低下など）の有無	
	虚血性視神経症	眼底所見	368頁
	外傷	問診, 眼底所見	

1 疾患の定義

急激な, 通常, 片眼性の無痛性の高度視力低下・視野障害を特徴とする. 眼動脈の分枝である網膜中心動脈が閉塞することにより起きる. 視機能予後, 治療の違いから, 1) 非動脈炎性permanent CRAO, 2) 非動脈炎性transient CRAO, 3) 毛様網膜動脈が開存している非動脈炎性CRAO, 4) 動脈炎性CRAO, に分類される. 病型1) と3) は, 血栓や塞栓による血管の閉塞が主な原因と考えられている. 病型2) では, 動脈の閉塞が一時的で, 数時間内に再開通し, 視機能予後が良好である. 血管の攣縮などが, 血管閉塞の原因と考えられている. 病型3) では, 毛様網膜動脈の黄斑部の灌流範囲によって, 視力予後が異なる. 病型4) では, 反対眼の発症予防の目的で, 早急にステロイドの大量投与が必要である.

2 眼底所見

網膜内層の浮腫（主に細胞内浮腫）のため, 網膜全体が乳白色に混濁する. 中心窩には網膜内層がなく浮腫が起こらず, 本来の橙赤色に見えるため, cherry-red spot（桜実紅斑）と呼ばれる特徴的な所見が見られる. 網膜動脈の狭細化も著しい（図1）. 細動脈の数珠状化・分節化が見られることもある. 毛様網膜動脈が黄斑部網膜を灌流している例では, 毛様網膜動脈灌流部分の網膜はほぼ正常に見える（図2）.

3 確定診断に必要な検査

フルオレセイン蛍光眼底造影（FA）にて, 網膜動脈への流入遅延を認める（図3, 4）. 動脈相から静脈相への循環時間も延長する. OCTでは, 細胞・神経線維内の浮腫により, 網膜内層が肥厚し, 高反射となる. 強度近視眼などで網膜の乳白色混濁の判断が難しい場合には, 診断の助けとなる（図5）. 視野検査では, 血流の程度により, 中心暗点, 周辺部の島状視野, 傍中心部のみの残存視野など, さまざまな視野障害を認める. ERGでは, a波は正常で, b波の消失が見られ, 陰性型となる.

動脈炎性CRAOでは, 側頭動脈に沿った圧痛, 血沈亢進, CRP上昇が見られる.

非動脈炎性CRAOでは, 全身疾患（高血圧, 高脂血症, 糖尿病, 心疾患など）の精査を行うとともに, 頸動脈狭窄や脳梗塞の合併にも注意する.

4 鑑別すべき疾患

急激な片眼性の高度視力低下, 直接対光反射の消失・減弱が見られるため, 急性眼動脈閉塞, 虚血性視神経症, 外傷との鑑別が重要である. 多くは, 本疾患の典型的な眼底の所見から鑑別が可能である. 急性の眼動脈閉塞では, 網膜中心動脈以外の脈絡膜血流, 前眼部血流も低下するため, 眼圧低下などの症状が加わる.

（池田華子）

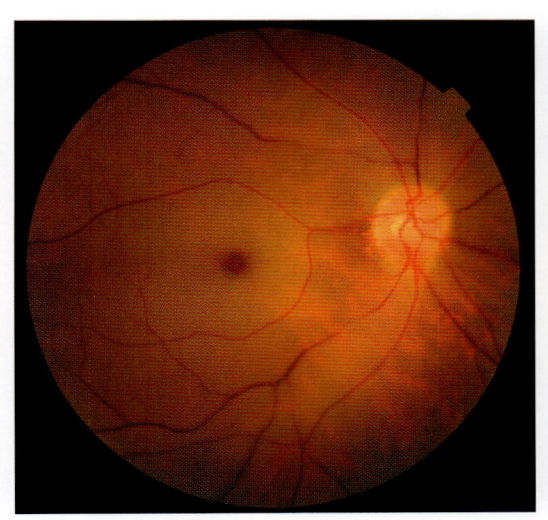

図1｜CRAOの眼底所見
網膜の乳白色混濁，cherry-red spot，動脈の狭細化を認める．発症22時間後．視力は眼前手動弁．

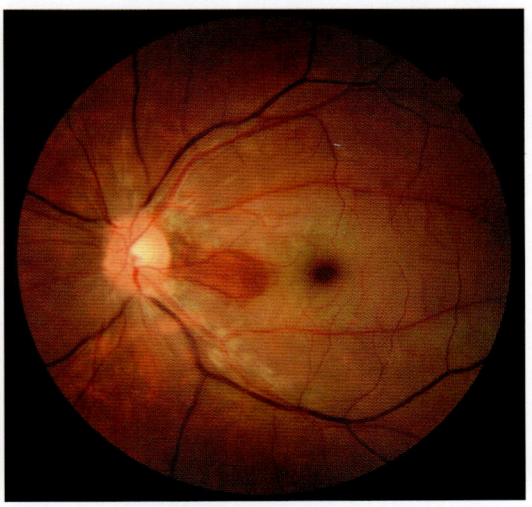

図2｜CRAO（毛様網膜動脈が開存）の眼底所見
網膜の乳白色混濁，cherry-red spot，動脈の狭細化を認める．視神経乳頭鼻側の毛様網膜動脈灌流領域のみ浮腫がない．発症7時間後．毛様網膜動脈の灌流領域が狭く，視力は眼前手動弁．

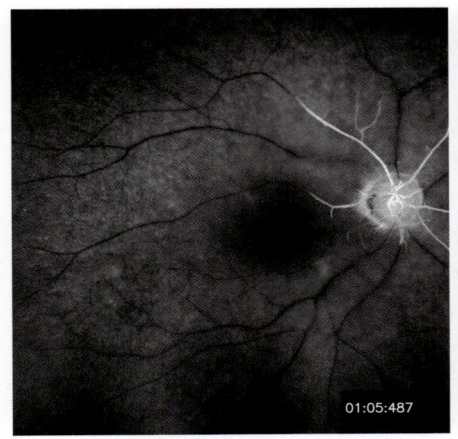

図3｜CRAOの蛍光眼底造影所見
図1と同症例．フルオレセインを注入後1分5秒後．網膜動脈への流入遅延を認める．静脈への蛍光色素の流入はまだ見られない．

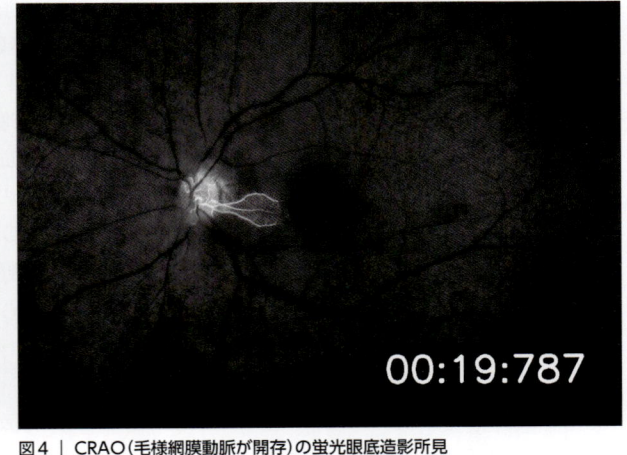

図4｜CRAO（毛様網膜動脈が開存）の蛍光眼底造影所見
図2と同症例．フルオレセインを注入後19秒後．毛様網膜動脈に蛍光色素の流入が見られる．毛様網膜動脈は，視神経乳頭の鼻側の小範囲を灌流している．網膜動脈への蛍光色素の流入はまだ見られない．

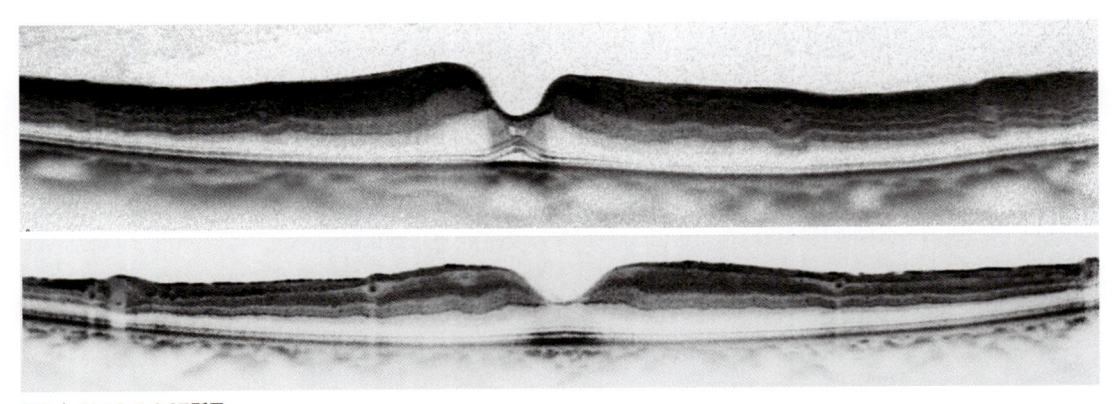

図5｜CRAOのOCT所見
上（図1），下（図2）と同症例．垂直断面．網膜内層の浮腫肥厚と高反射化を認める．左図では，中心窩剥離も見られる．

網膜動脈分枝閉塞
Branch retinal artery occlusion ; BRAO

診断のポイントとなる検査所見

重要度	検査名	型	決め手となる所見	参照図
★★★	眼底	急性期	閉塞枝灌流領域の網膜混濁	図1, 2
			閉塞枝内の栓子	図1
			網膜出血はない，またはわずか	図1, 2
		慢性期	閉塞枝の白線化	図3
★★	FA	急性期	閉塞枝とその灌流領域の流入遅延	図4
		慢性期	恒久的閉塞例では閉塞枝の造影欠損と網膜無血管野	
★	OCT	急性期	網膜内層の肥厚と反射亢進	図5
		慢性期	網膜内層の菲薄化	図3

鑑別が必要な疾患

主要症状	鑑別疾患	掲載頁
綿花様白斑，網膜浮腫を有する疾患	糖尿病網膜症	96頁
	プルチェル遠達外傷性網膜症	419頁
	放射線網膜症	414頁

1 | 疾患の定義

網膜中心動脈が視神経乳頭で分枝した後に閉塞する疾患で，頸動脈や心由来の栓子が詰まる塞栓症，血管炎や凝固亢進で局所的に血栓ができる血栓症，血管攣縮，原因不明に分かれる．半分以上は塞栓症で，成分はコレステロールやフィブリンである．石灰化大動脈弁に起因することもある．長管骨骨折に伴う脂肪塞栓や外傷に伴う空気塞栓もある．血管炎の原因は抗リン脂質抗体症候群，SLE，ベーチェット病などで，高齢者では巨細胞性動脈炎による毛様網膜動脈閉塞が見られる．悪性腫瘍に伴う凝固系異常例もある．喫煙や動脈硬化に何かの刺激が加わり発症すると思われる．一過性と恒久的閉塞に分かれるが，網膜中心動脈閉塞より一過性が多い．

症状は急な視力低下や視野異常である．閉塞域が中心窩を含む場合に視力が低下する．痛みはない．一過性閉塞例では症状は回復する．

2 | 眼底所見

急性期には閉塞域の網膜が白濁する（図1, 2）．多くは乳頭の耳側に生じ，乳頭側を頂点とした扇状の混濁を生じる．栓子は約6割で見られ，通常，動脈枝の分岐部で詰まる（図1）．病巣が中心窩を含むとcherry red spot様の所見が中心窩の半分に見られる．綿花様白斑は見られるが，網膜出血はわずかである．悪性腫瘍に伴う凝固系異常では複数の細い動脈枝が閉塞し，病巣が多発することが多い．慢性期には，一過性閉塞例では栓子は消失して混濁は軽快し，恒久的閉塞例では閉塞枝が白線化する（図3）．

3 | 確定診断に必要な検査

急性期ではフルオレセイン蛍光眼底造影で閉塞部位を検索する．閉塞枝は造影剤流入が遅く，灌流域に充盈遅延や欠損が見られる（図4）．充盈不良域は網膜白濁部位と一致する．動画撮影では流入した色素の尖端が拍動に合わせて前後する．綿花様白斑に一致して局所的網膜毛細血管閉塞が見られる．栓子は過蛍光を示すことがある．再灌流直後は，網膜混濁が残存していても流入遅延はない．光干渉断層計（OCT）で，閉塞域網膜内層に浮腫による肥厚と反射亢進が見られる（図5）．慢性期には一過性閉塞例では蛍光造影の異常はない．恒久的閉塞例では閉塞動脈の流入欠損と末梢の網膜無血管領域が見られる．OCTでは網膜内層が萎縮し菲薄化する（図3）．

視野検査で急性期には閉塞域に対応する視野障害が見られ，恒久的閉塞では慢性期にも残存する（図3）．

4 | 鑑別すべき疾患

特徴的眼底所見と蛍光造影所見から診断は比較的容易だが，再灌流直後は網膜混濁部に一致する蛍光造影の充盈欠損がないので注意を要する．再発防止のため原因検索が重要で，頸動脈エコーや心エコーで栓子の由来検索と，高血圧，脂質代謝異常，糖尿病などの全身検索を行う．血管攣縮性の場合は喫煙歴，薬物使用歴などを聴取する．必要なら血液凝固系検査を行う．赤沈亢進，CRP上昇があれば巨細胞性動脈炎などの炎症性疾患を考える．若年者では抗リン脂質抗体症候群も考える．

鑑別疾患は糖尿病網膜症，（プルチェル）遠達外傷性網膜症，放射線網膜症などで，糖尿病網膜症は病巣が複数の動脈の灌流域に渡ることで鑑別できる．プルチェルと放射線網膜症の綿花様白斑は鼻側に多く，前者は外傷歴，後者は放射線治療歴から鑑別できる．

（尾花　明）

1
網膜

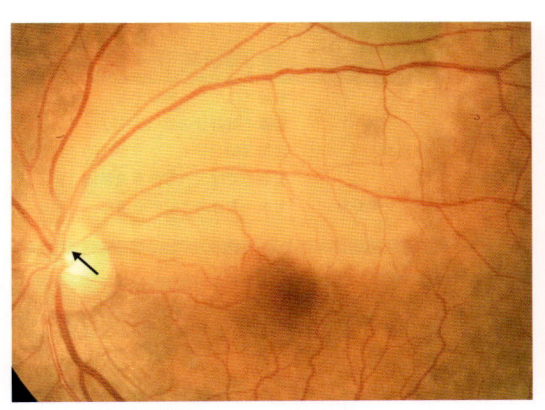

図1｜BRAOの眼底所見

65歳男性．乳頭内で網膜中心動脈が分岐したところに白色の栓子（矢印）があり，広範囲に扇状の網膜混濁が広がる．

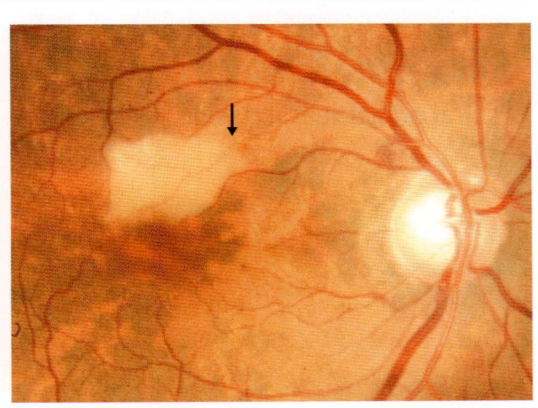

図2｜BRAOの眼底所見

67歳女性．網膜動脈の末梢枝の閉塞（矢印）．扇状の網膜混濁範囲は狭い．

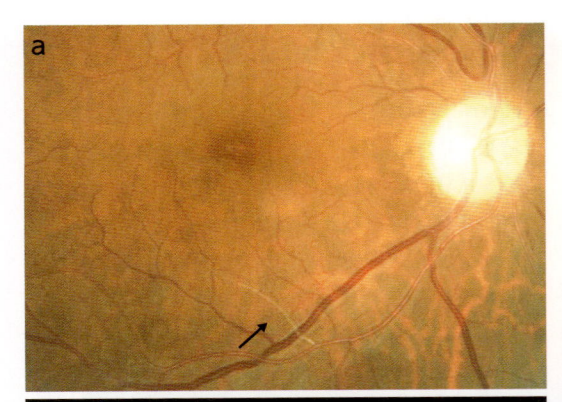
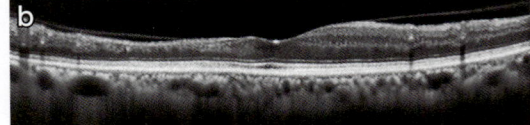

図3｜BRAOの眼底所見（a），OCT所見（b）

53歳男性．a：網膜動脈の枝が白線化している（矢印）．b：中心窩より下方の網膜は薄く，内層が萎縮している．二次的に視細胞層のellipsoid zoneとcost zoneも不明瞭になっている．

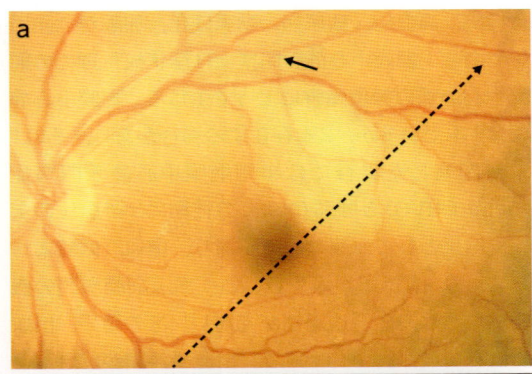
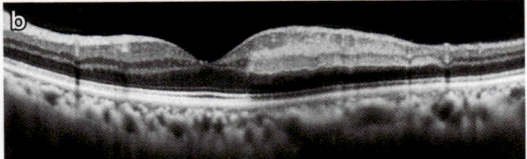

図5｜BRAOの眼底所見（a）とOCT所見（b）

69歳男性．矢印の部位の閉塞で扇状の網膜混濁が見られる．点線に沿ったOCTでは混濁に相当する部位の網膜内層が肥厚して反射が亢進している．本例では特に内顆粒層と内網状層の反射は強く，神経節細胞層に高輝度点が見られる．

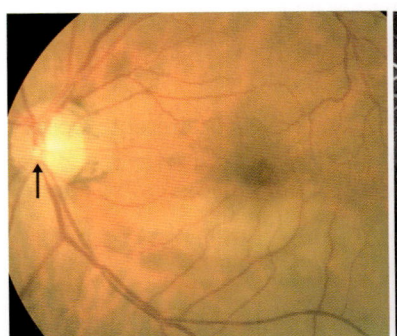
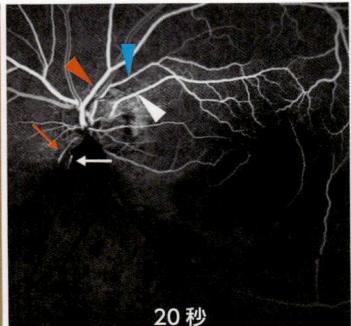
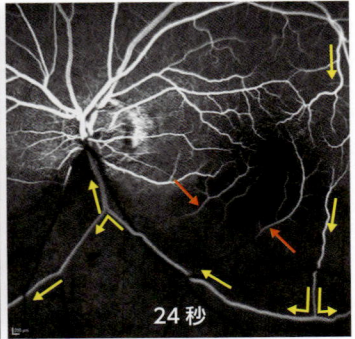

図4｜BRAOの眼底所見とフルオレセイン蛍光造影所見

79歳男性．乳頭内で網膜中心動脈が分岐したところに白色の栓子（矢印）がある．20秒：上方の網膜動脈枝（赤矢頭），毛様網膜動脈（白矢頭），網膜静脈（青矢頭）が造影され，上半分は灌流される．下方の閉塞動脈の細枝にゆっくり造影剤が入り（赤矢印），細い血管を介して閉塞動脈内にわずかに色素が流入する（白矢印）．24秒：中心窩耳側で上方の網膜動脈から毛細血管を介して下方の網膜静脈に血液が逆流する（黄色矢印の方向）．閉塞動脈から黄斑に向かう枝にも毛細血管を介して上方からの血液が流入している（赤矢印）．下方には網膜毛細血管閉塞が広がる．

1-2)-(3)

網膜中心静脈閉塞
Central retinal vein occlusion ; CRVO

診断のポイントとなる検査所見			
重要度	検査名	決め手となる所見	参照図
★★★	眼底	放射状に広がる網膜出血	図1
		網膜主幹静脈の拡張，蛇行	
★★	OCT（垂直断）	黄斑浮腫	
★	FA	虚血型では広汎な無灌流領域	図5
★	ゴールドマン視野計	虚血型では大きな中心暗点	図6

鑑別が必要な疾患		
主要症状	鑑別が必要な疾患	掲載頁
網膜出血	糖尿病網膜症	96頁
	高血圧網膜症	86頁
	腎性網膜症	88頁
	網膜血管炎	

1 疾患の定義

　有病率は1,000人当たり0.80人であり，患者数は全世界で250万人と考えられる．65歳以上に多く，緑内障，高血圧，糖尿病，動脈硬化，加齢が危険因子である．網膜中心静脈閉塞症は篩状板付近での網膜中心静脈の循環障害によって生じる．網膜中心静脈は1本であるが，2本存在する場合があり，その1本が閉塞した場合には半側網膜中心静脈閉塞症（hemi CRVO）と呼ぶ（図3）．急性期には静脈圧の上昇，結果として血液の灌流が滞り，虚血，低酸素状態になり，VEGFが産生される．血液網膜関門の機能が低下して血管透過性が亢進し，その結果，出血および黄斑浮腫が発生する．出血や浮腫が黄斑部に及ぶと急激な視力低下，変視をきたす．網膜静脈分枝閉塞症（BRVO）に比べてCRVOではVEGFの産生量も多く，黄斑浮腫も著明なことが多い．病型は，網膜毛細血管の閉塞が高度な虚血型と，広範な網膜無灌流領域を伴わない非虚血型に分類される．CVOS（Central Vein Occlusion Study）では，フルオレセイン蛍光眼底造影検査で10乳頭面積以上の無灌流領域をきたすCRVOを虚血型と定義している．

2 眼底所見

　検眼鏡的に急性期では，網膜主幹静脈は拡張，蛇行を認める．視神経乳頭を中心にして放射状に4象限すべてに広がる網膜神経線維層の刷毛状出血が特徴的である（図1）．視神経乳頭も腫脹する．軟性白斑が多発する症例は，虚血型であることが多い．虚血型CRVOでは，49％の症例で6ヵ月以内に虹彩血管新生が生じ，29％に血管新生緑内障が発症する．虚血型と非虚血型では視力予後や治療方針が大きく異なるので，受診後速やかに虚血型か非虚血型かを判断すべきである．しかし，非虚血型の34％が36ヵ月以内に虚血型に移行すると報告されている．

3 確定診断に必要な検査

　Hayrehらは厳密な虚血型の診断には，6つの検査結果（視力，眼底所見，フルオレセイン蛍光眼底造影，RAPD，動的量的視野，網膜電図）を総合的に判断すべきであると報告している．

フルオレセイン蛍光眼底造影検査（FA）：網膜無灌流領域を検出するために必須の検査である（図5）．網膜静脈への循環遅延，静脈拡張，血管の透過性亢進を示す．10乳頭面積以上の広汎な無灌流領域を伴う場合，虚血型の可能性が高く，他の検査も含めて総合的に判断する．

光干渉断層計（OCT）：図2．確定診断，治療方針の決定，経過観察に有用である．切迫型CRVOでは，黄斑浮腫を伴わないことも多い．黄斑浮腫を伴っている場合には現在では抗VEGF薬硝子体内注射を第一選択とするが，黄斑浮腫を認めない場合，抗VEGF薬硝子体内注射の適応はない．虚血型か非虚血型かの判定にも有用である．網膜の虚血が強い場合には網膜内層は高輝度を示し，その結果，網膜外層の輝度が減弱する（図4）．

相対的瞳孔求心路障害relative afferent pupillary defect（RAPD）：非虚血型では陰性であることが多く，虚血型では陽性となる．

動的量的視野（ゴールドマン視野検査）：図6．虚血型では大きな中心暗点をきたす．

網膜電図electroretinogram（ERG）：虚血型ではb波の減弱が見られる．

OCT angiography（OCTA）：非侵襲の検査であるので，来院ごとの検査が可能である．虚血型の定義である無灌流領域（10乳頭面積以上）の測定を非侵

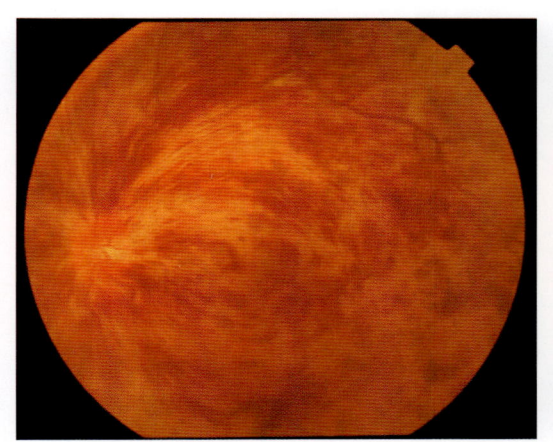

図1｜左眼CRVOの眼底所見
視神経乳頭を中心にして放射状に4象限すべてに広がる網膜出血を認める.

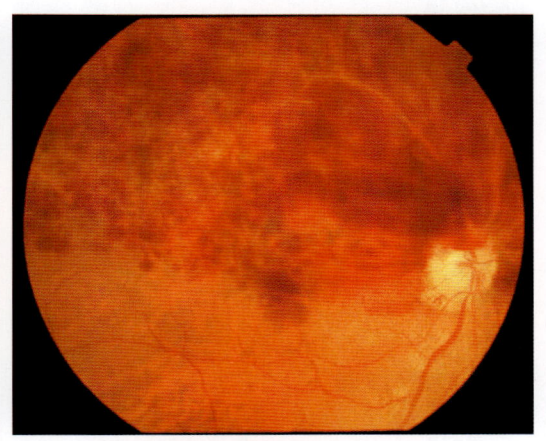

図3｜右眼hemi CRVOの眼底所見
視神経乳頭を中心にして上方2象限に広がる網膜出血を認める.

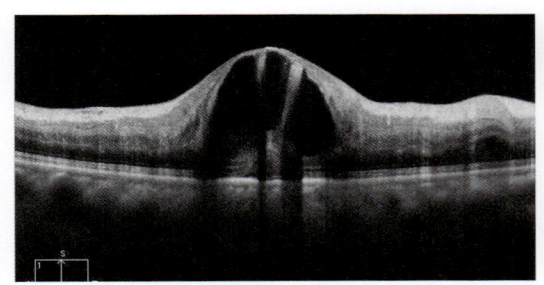

図2｜図1の症例のOCT（垂直断）
網膜の膨化と中心窩の嚢胞様腔，中心窩下の網膜下出血を認める.

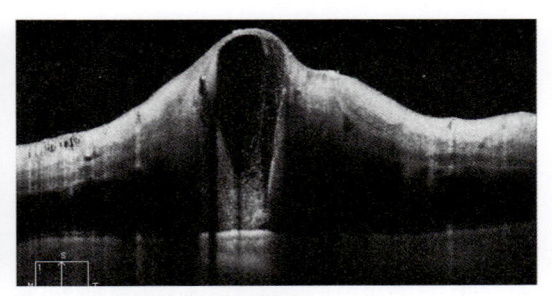

図4｜虚血型CRVOのOCT（垂直断）
網膜内層は高反射を示し，網膜外層が不鮮明である.丈の高い，中心窩下の漿液性網膜剥離を認める.

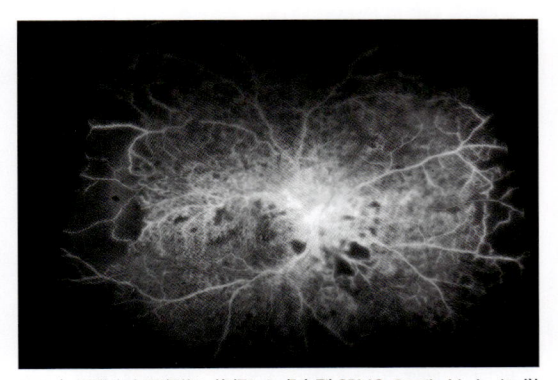

図5｜網膜出血吸収後に施行した虚血型CRVOのフルオレセイン蛍光眼底造影検査
乳頭下方，血管アーケード内の無灌流領域および，耳側，鼻側周辺部に広汎な無灌流領域を認める.

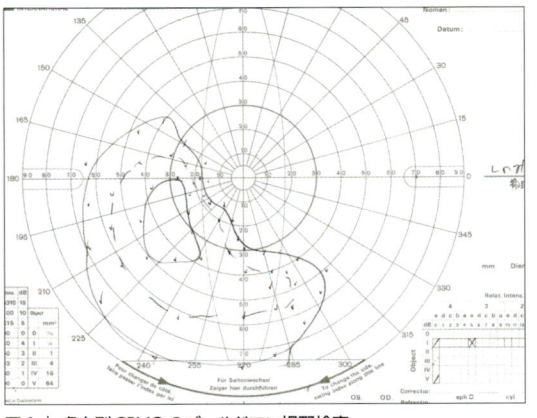

図6｜虚血型CRVOのゴールドマン視野検査
初診時，すでに中心視野は消失し，矯正視力0.02であった.

襲的に行うことが可能であり，受診ごとの検査を行うことにより，非虚血型から虚血型へ移行する経過を追うことが可能である.

4 ｜ 鑑別すべき疾患

糖尿病網膜症，高血圧網膜症，腎性網膜症，網膜血管炎による眼底出血などがある.眼底検査，フルオレセイン蛍光眼底造影検査が鑑別に有用である.両眼に発症した場合には，白血病などの血液疾患も鑑別に入れる必要がある.若年者でCRVOを発症した場合には，抗リン脂質抗体症候群などの血栓性疾患，全身の炎症性疾患の合併がないか検査する.

（西信良嗣）

1-2)-(4)

網膜静脈分枝閉塞
Branch retinal vein occlusion ; BRVO

診断のポイントとなる検査所見			
重要度	検査名	決め手となる所見	参照図
★★★	眼底	扇形に広がる網膜出血	図1
		網膜静脈の拡張，蛇行	
★★	OCT（垂直断）	黄斑浮腫	図4
★	FA	網膜静脈の閉塞	図3b

鑑別が必要な疾患		
主要症状	鑑別が必要な疾患	掲載頁
網膜出血	糖尿病網膜症	96頁
	高血圧網膜症	86頁
	腎性網膜症	88頁
	結核性ぶどう膜炎	276頁

1 疾患の定義

網膜静脈分枝閉塞症は，糖尿病網膜症に次いで多い網膜血管病変である．有病率は1,000人当たり4.42人であり，患者数は全世界で1,390万人と考えられる．高血圧，動脈硬化など網膜血管を直接損傷する，または血栓が形成されやすくなる疾患が危険因子である．網膜の動静脈交叉部での動脈硬化により肥厚した動脈による静脈圧迫が主要な機序となっていると考えられている．これにより静脈内腔に狭窄を生じ，静脈圧の上昇，血液の乱流が形成され，結果として血液の灌流が滞り，虚血，低酸素状態になり，VEGFが産生される．血液網膜関門の機能が低下して血管透過性が亢進し，その結果，出血，血管新生および黄斑浮腫が発生する．出血や浮腫が黄斑部に及ぶと視力低下，視野異常，変視をきたす．半数以上が上耳側象限に発症する．

2 眼底所見

検眼鏡的に急性期には，静脈の閉塞部から末梢側にかけて扇形に広がる火炎状の網膜出血を認める（図1）．閉塞部位の網膜静脈の拡張，蛇行を認める．中心窩にも網膜下出血を認めることが多い．軟性白斑を呈する場合がある．4本の主要静脈のうち1本が閉塞したものをmajor BRVO，血管アーケード内の黄斑に及ぶ静脈が閉塞したものをmacular BRVO（図2）と呼ぶ．5乳頭径以上の無灌流領域を有する場合は虚血型とする．慢性期では網膜出血は吸収され，側副血行路，毛細血管瘤，網膜無灌流領域に網膜新生血管を認める（図3）．静脈の白鞘形成が見られることがある．慢性期では網膜内に硬性白斑を伴うことも多い．

3 確定診断に必要な検査

フルオレセイン蛍光眼底造影検査（FA）：閉塞部位を明らかにすることができる．網膜静脈への循環遅延，静脈拡張，血管の透過性亢進を示す．急性期には網膜出血のため網膜無灌流領域の評価が困難な場合がある．その場合には，網膜出血吸収後に再評価を行う．側副血行路と網膜新生血管の鑑別に必要である．

動的量的視野（ゴールドマン視野計検査）：病変部に相当した視野欠損を呈する．

光干渉断層計（OCT）：確定診断，治療方針の決定，治療効果の評価に有用である．黄斑浮腫は網膜の膨化と囊胞様腔から成る．漿液性網膜剝離を多くの症例で認める．上または下方網膜に生じるので垂直断では必ず病変部位を捉えることができる（図4）．

OCT angiography（OCTA）：網膜内出血，軟性白斑を伴う発症初期や黄斑浮腫を伴う症例では，アーチファクトの存在に注意が必要である．側副血行路を明瞭に描出することができる（図5）．網膜新生血管との鑑別が重要であるが，OCT Bスキャンでflow signalが網膜内にあれば網膜内の血管であると確認できる．

4 鑑別すべき疾患

糖尿病網膜症，高血圧網膜症，腎性網膜症，結核性ぶどう膜炎による眼底出血などがある．眼底検査，フルオレセイン蛍光眼底造影検査が鑑別に有用である．陳旧性BRVOでは，すでに網膜出血が消失しているため，黄斑部毛細血管拡張症macular telangiectasia（MacTel）との鑑別は重要である．フルオレセイン蛍光眼底造影検査で網膜静脈の閉塞の有無を確認するのが一番確実である．若年者でBRVOを発症した場合には，心血管疾患，抗リン脂質抗体症候群などの血栓性疾患の合併がないか検査する．

（西信良嗣）

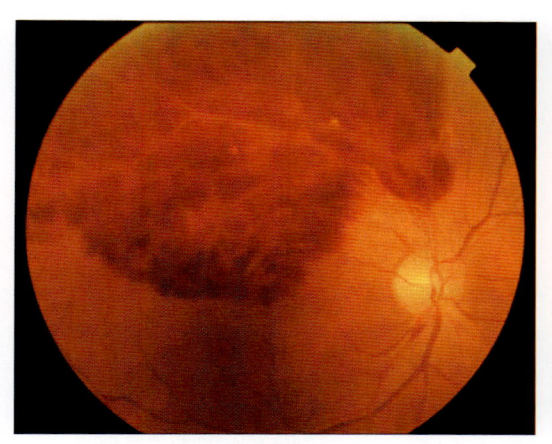

図1 ｜ 右眼 major BRVO の眼底所見
右眼の上耳側に扇形に広がる火炎状の網膜出血を認める.

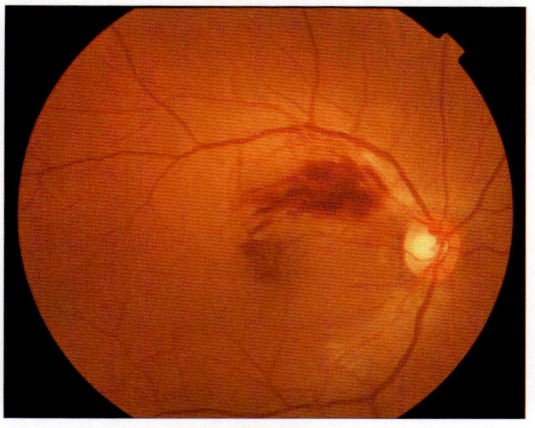

図2 ｜ 右眼 macular BRVO の眼底所見
右眼の血管アーケード内の黄斑に及ぶ静脈が閉塞し，網膜出血を認める.

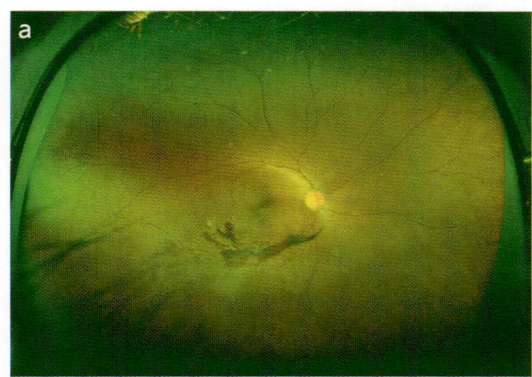

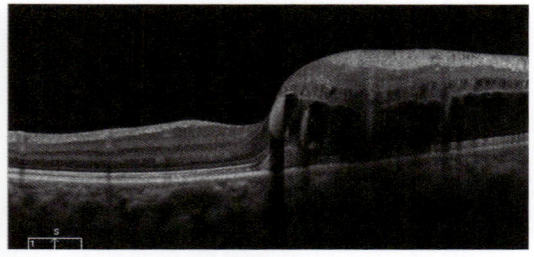

図4 ｜ 左眼 BRVO の OCT（垂直断）
網膜の浮腫と中心窩下の網膜下出血を認める.

図3 ｜ 右眼慢性期 BRVO の Optos 超広角眼底所見とフルオレセイン蛍光眼底造影検査所見
a：網膜新生血管からの硝子体出血を認める. b：網膜新生血管からの蛍光漏出と無灌流領域を認める.

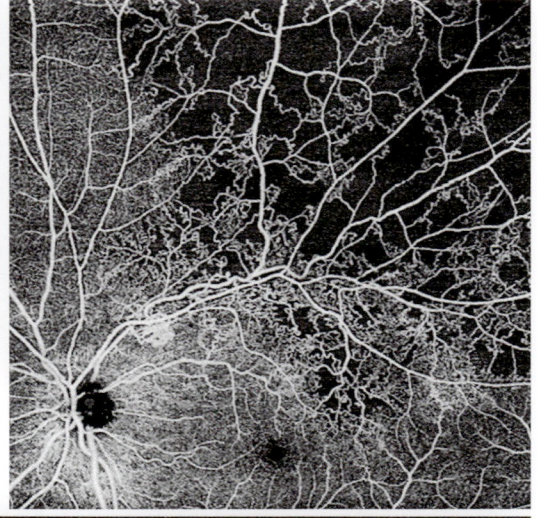

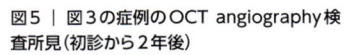

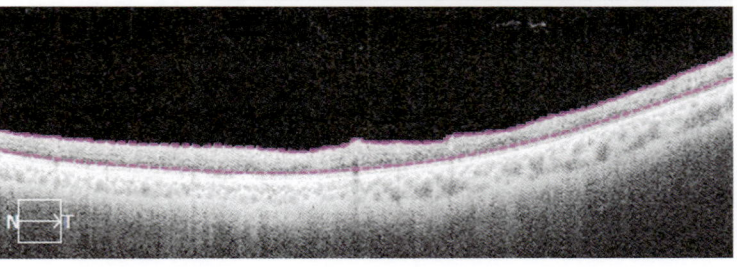

図5 ｜ 図3の症例の OCT angiography 検査所見（初診から2年後）
左眼の上耳側に無灌流領域と側副血行路を認める.

コーツ病
Coats disease

診断のポイントとなる検査所見

重要度	検査名	決め手となる所見	参照図
★★★	眼底	拡張した網膜血管, 血管瘤, シャント血管, 滲出性変化(網膜浮腫, 滲出性網膜剝離, 硬性白斑の沈着)	図1, 3, 6
★★★	蛍光眼底造影	無血管野, 血管瘤, 毛細血管脱落, シャント血管	図2, 4
★★	超音波Bモード, CT, MR	石灰化所見の欠如	
★	OCT	網膜浮腫, 網膜下液貯留, 硬性白斑沈着	図5

鑑別が必要な疾患

疾患名	眼	性別	主要症状	掲載頁
家族性滲出性硝子体網膜症	両眼	男女	無血管野, はけ状網膜血管, 多分岐 滲出性変化, 網膜襞, 黄斑偏位, 網膜剝離	146頁
ノリエ病	両眼	男	家族性滲出性網膜症に類似しているが, より重症(生下時すでに網膜全剝離のことが多い)	
第1次硝子体過形成遺残	片眼	男女	小眼球, stalk(乳頭から水晶体後面に連なる索状物), 網膜剝離, 毛様突起延長	322頁
網膜芽細胞腫	片眼, 両眼	男女	白〜灰白色の腫瘤塊, 石灰化所見, 網膜剝離, 硝子体播種所見	250頁

1 疾患の定義

コーツ病とは非遺伝性, 男児に多く見られる特発性の網膜血管拡張と血管瘤を主に周辺部網膜に生じる疾患で, 片眼性のことが多い. 拡張した網膜血管と血管瘤からの漏出により, 滲出性変化を生じ, 網膜浮腫, 硬性白斑の沈着, 重症例では滲出性網膜剝離や血管新生緑内障をきたす(表1). 小児では自覚症状の訴えに乏しいことがあり, 就学時検診での視力不良で眼科を受診し, 初めて診断されることもある. 黄斑部に滲出性変化が及んでしまうと, 視力が低下し, 治療を行っても元の視力に戻らないことが多いので, 早期の発見, 治療が重要である.

2 眼底所見

周辺部網膜血管の拡張, 血管瘤と同部からの滲出性変化(網膜浮腫, 滲出性網膜剝離, 黄白色の硬性白斑の沈着), 動静脈シャントなどを呈する. 重症例では網膜全剝離をきたし, 水晶体と網膜が接触する症例もある. さらに進行すると虹彩や隅角に新生血管を生じ, 血管新生緑内障となり, 眼痛を伴う症例もある.

3 確定診断に必要な検査

眼底検査に加えて, 蛍光眼底造影検査を行い, 網膜血管拡張, 血管瘤, 動静脈シャントなどの血管異常や造影剤の漏出の程度を調べる. 検査に協力が得られにくい小児例では, 超広角眼底カメラで撮影することが有用である. また, さらに低年齢の児では必要に応じて全身麻酔下での検査を行う. 網膜全剝離例では超音波Bモード, MRなどで石灰化の有無を調べ, 網膜芽細胞腫との鑑別をしっかり行うことが重要である.

● 表1 コーツ病の病期

Stage 1	網膜血管の拡張
Stage 2	網膜血管の拡張と滲出性変化 A 中心窩外の滲出性変化 B 中心窩を含む滲出性変化
Stage 3	網膜血管の拡張, 滲出性網膜剝離 A 網膜部分剝離 　(i)中心窩を含まない 　(ii)中心窩を含む B 網膜全剝離
Stage 4	網膜全剝離と新生血管緑内障
Stage 5	終末期

4 鑑別すべき疾患

前述の網膜芽細胞腫以外には家族性滲出性硝子体網膜症, ノリエ病, 第1次硝子体過形成遺残, 網膜芽細胞腫などとの鑑別が必要である. 家族性滲出性硝子体網膜症では無血管野があり, はけ状の血管走行異常や多分岐を伴う血管走行異常, 両眼性であるといった特徴で鑑別できることが多いが, 滲出性変化が強く, 血管走行異常がわかりづらい症例ではコーツ病との鑑別が困難な場合がある.

(日下俊次)

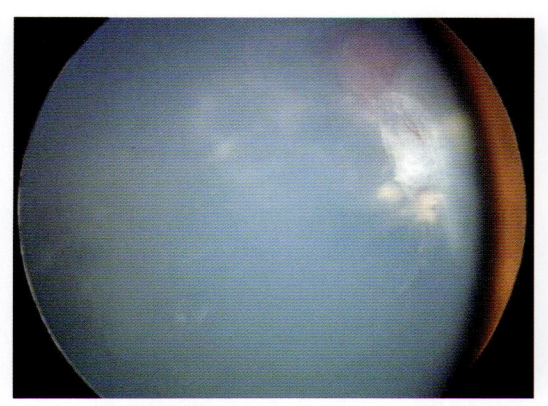

図1 ｜ コーツ病の眼底所見
5歳男児．左眼の耳上側周辺部に拡張した異常血管，増殖膜形成，滲出性変化を認める．

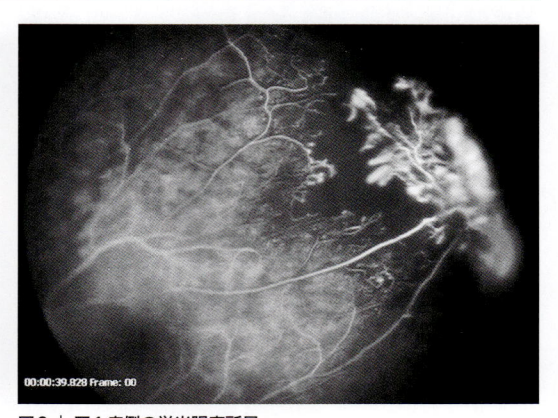

図2 ｜ 図1症例の蛍光眼底所見
無血管野，拡張した異常血管，蛍光色素の漏出，シャント血管を認める．

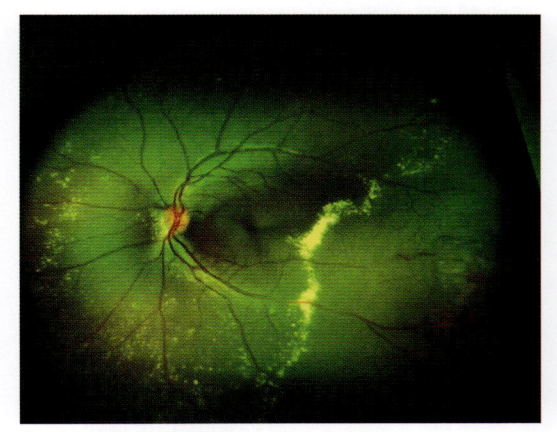

図3 ｜ 5歳男児の左眼底所見
超広角眼底写真にて耳側周辺部網膜に異常血管（拡張した血管，血管瘤），網膜全体に硬性白斑の沈着を認める．

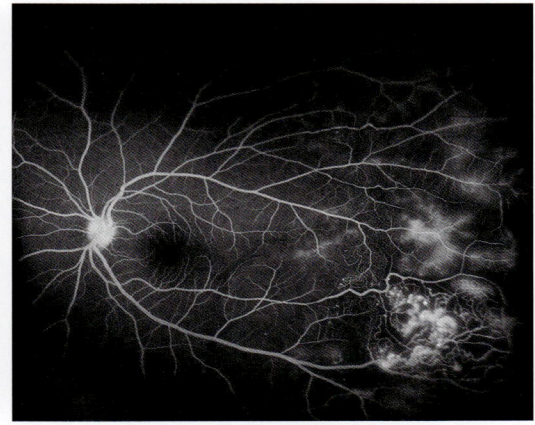

図4 ｜ 図3症例のフルオレセイン蛍光眼底造影所見
耳側周辺部に蛍光色素の漏出，血管瘤，毛細血管の脱落所見を認める．

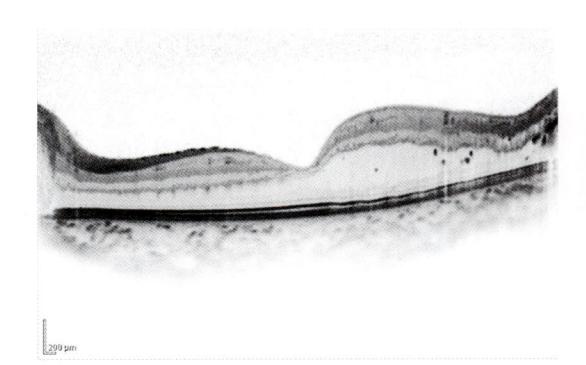

図5 ｜ 図3症例のOCT所見
中心窩より耳側側に軽度の網膜浮腫，硬性白斑の沈着を認める．

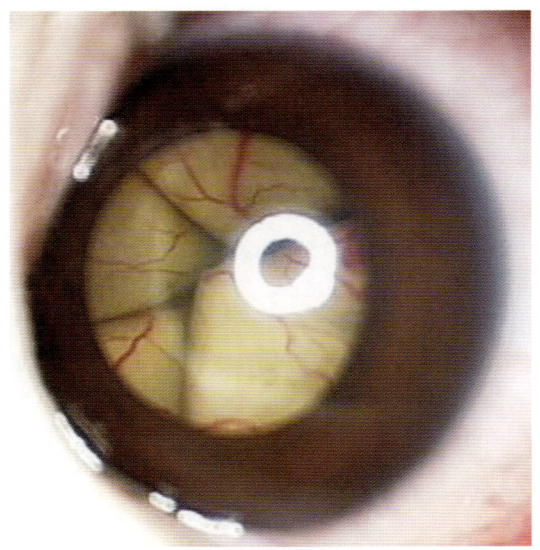

図6 ｜ 水晶体後面に接する網膜全剝離を伴うコーツ病
1歳男児．周辺部に拡張した網膜血管を認める．

イールズ病
Eales disease

診断のポイントとなる検査所見			
重要度	検査名	決め手となる所見	参照図
★★	FA	周辺部網膜の無灌流域，網膜新生血管，毛細血管瘤，毛細血管拡張，側副血行路	図3

鑑別が必要な疾患		
鑑別が必要な疾患	鑑別のポイント	掲載頁
網膜静脈分枝閉塞症	網膜動静脈交差部で発生し，閉塞部位は通常1ヵ所である．また，網膜動脈硬化症が見られることが多い	74頁
糖尿病網膜症	進行すると無血管野が見られるが，通常は後極にも毛細血管瘤や出血，軟性白斑などの所見が見られる．血糖値とHbA1cの測定は必須である	96頁
鎌状赤血球網膜症	周辺網膜に無血管野が見られるが，網膜細動脈が閉塞破綻したときに起こるサーモンパッチ様出血や，色素を伴った網脈絡膜瘢痕である黒色日輪型瘢痕などの特徴的な所見が見られる．ヘモグロビンの電気泳動検査が必須である	
コーツ病	発症年齢が比較的若く，片眼性のことが多い．血管拡張や滲出性変化が強く，新生血管の発生や硝子体出血は稀である	76頁
家族性滲出性硝子体網膜症	耳側網膜に無血管野が見られるが，網膜血管が直線化することが多い．黄斑の耳側偏位と，それに伴う斜視が見られることもある	146頁
結核	結核患者ではぶどう膜炎に伴う網膜静脈周囲炎を呈することがある．結核患者ではツベルクリン皮内反応が陽性を示す	276頁
サルコイドーシス	網膜静脈周囲炎は区域性で結節性を呈し，雪玉状硝子体混濁，肉芽腫性脈絡膜結節を伴うことが多い．また，豚脂様角膜後面沈着物や虹彩結節，隅角結節やテント状周辺虹彩前癒着が見られる．両側肺門縦隔リンパ節腫脹，血清アンジオテンシン変換酵素活性高値または血清リゾチーム値高値などの全身的な検査所見が見られることが多い	272頁
ベーチェット病	動脈と静脈の両方に閉塞性血管炎が見られ，高度のぶどう膜炎や硝子体炎を伴うことが多い．口腔粘膜の再発性アフタ性潰瘍，結節性紅斑などの皮膚症状，外陰部潰瘍などの全身的な所見が見られることが多い	268頁

1 疾患の定義

　特発性の網膜静脈周囲炎で，周辺部網膜に発生する網膜静脈周囲炎によって網膜血管の閉塞をきたす疾患である．30〜40歳の男性に好発し，通常は両眼性である．網膜血管の閉塞に伴い周辺部網膜に無血管野が形成され，境界部に網膜新生血管が発生する．この新生血管から網膜硝子体出血を繰り返すため，若年性再発性網膜硝子体出血とも呼ばれる．網膜新生血管が形成されるまでは基本的に無症状であるが，新生血管からの硝子体出血をきたした場合，飛蚊症や視力低下として自覚される．

2 眼底所見

　周辺網膜静脈の白鞘化，白線化，毛細血管瘤，毛細血管拡張，側副血行路などが観察される（図1）．また，その周辺部には無血管野が見られ，境界部に網膜新生血管や増殖膜が形成される．そして，この新生血管から網膜硝子体出血が起こる（図2）．繰り返し硝子体出血をきたす場合には，硝子体皮質の収縮が進行して牽引性網膜剥離や網膜裂孔をきたす．黄斑前膜を合併することもある．虹彩ルベオーシスは稀である．

3 確定診断に必要な検査

　フルオレセイン蛍光眼底造影（FA）では，周辺部網膜の細動静脈の途絶と，その周辺部に無灌流域が見られる（図3）．また，細動静脈の途絶部に硝子体腔に立ち上がる網膜新生血管が確認され，旺盛な蛍光漏出が見られる．毛細血管瘤，毛細血管拡張，側副血行路なども見られる．

4 鑑別すべき疾患

　網膜血管閉塞や網膜血管炎をきたす疾患である．具体的には，網膜静脈分枝閉塞症，糖尿病網膜症，鎌状赤血球網膜症，コーツ病，家族性滲出性硝子体網膜症，結核，サルコイドーシス，ベーチェット病などが挙げられる．

5 治療

　無血管野に対する網膜光凝固術が基本であるが，硝子体出血が強い場合には硝子体手術を施行する（図4，5）．増殖膜による網膜牽引が強い場合には，網膜復位術を施行することもある．

（松本英孝）

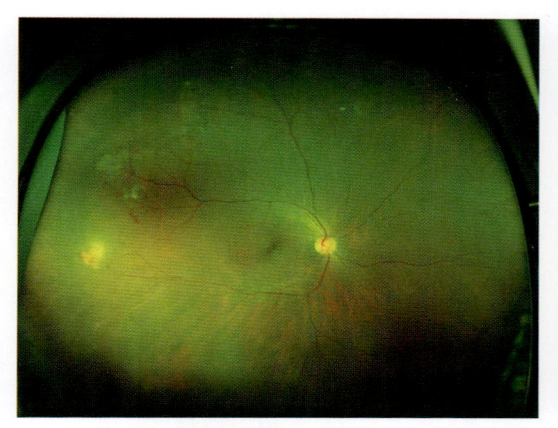

図1｜イールズ病の眼底所見（右眼）
49歳男性．右視力1.2，左視力0.05（矯正不能）．周辺網膜静脈の白線化，側副血行路，毛細血管瘤，毛細血管拡張が見られる．その周辺部には無血管野が見られ，境界部に網膜新生血管と増殖膜が見られる．

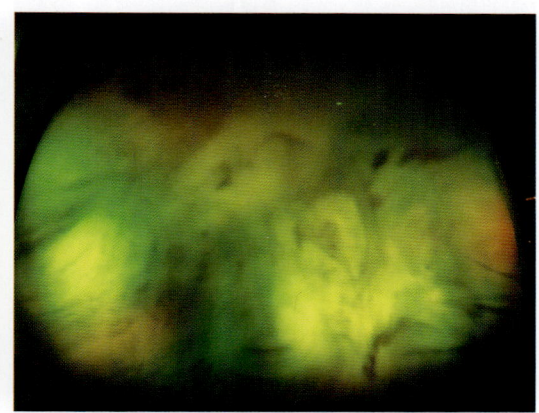

図2｜イールズ病の眼底所見（左眼）
硝子体出血のため，眼底は透見困難である．

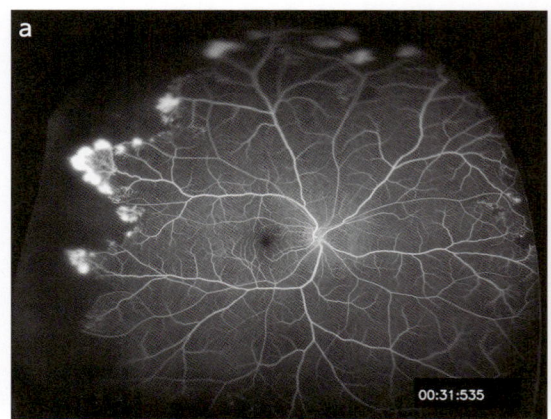

図3｜フルオレセイン蛍光眼底造影所見
a：前期，b：後期
周辺部網膜の細動静脈の途絶と，その周辺部に無灌流域が見られる．また，細動静脈の途絶部に硝子体腔に立ち上がる網膜新生血管が確認され，後期にかけて旺盛な蛍光漏出が見られる．毛細血管瘤，毛細血管拡張，側副血行路も見られる．

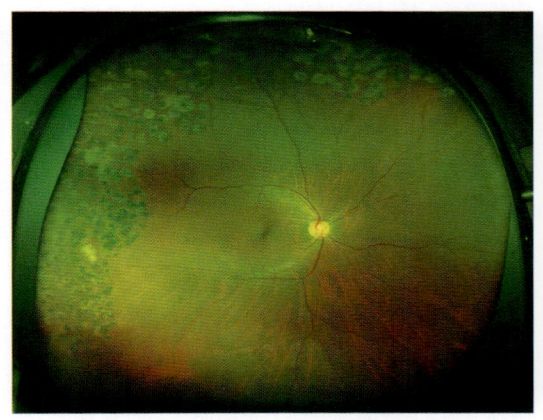

図4｜無血管野に対する網膜光凝固術後の眼底所見（右眼）
網膜新生血管は退縮傾向である．

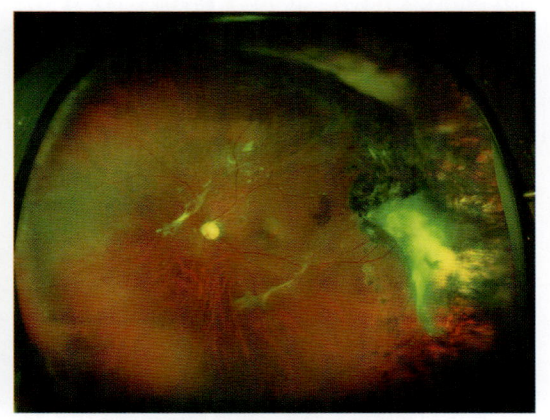

図5｜硝子体手術＋網膜復位術後の眼底所見（左眼）
左視力0.7．網膜新生血管や硝子体出血は見られないが，網膜上に増殖膜が残存している．

1-2)-(7)

大動脈炎症候群
（高安動脈炎）
Aortitis syndrome (Takayasu arteritis)

診断のポイントとなる検査所見			
重要度	検査名	決め手となる所見	参照図
★★★	造影CT	大動脈に多発性の病変	
★	眼底	初期から，耳側の毛細血管拡張	図1
★★	蛍光眼底造影	動静脈吻合	図2，4
★	血液	CRPや血沈の上昇	

鑑別が必要な疾患		
主要症状	鑑別疾患	掲載頁
眼虚血を起こす疾患	眼虚血症候群	94頁
	糖尿病網膜症	96頁
	網膜中心動脈閉塞	68頁

│1│ 疾患の定義

　1908年に眼科医である高安が，視神経乳頭周囲を取り囲む花冠状吻合と動静脈吻合などを有する奇異な虚血性眼底変化を持つ1例を報告し，高安病と名づけた．その後，全身所見として大西が両側橈骨動脈の脈拍消失を合併した1例を追加して，一つの疾患概念を確立した．30歳代の日本人の女子に多い疾患である．

　その本体は大動脈およびその主要分枝や肺動脈，冠動脈に閉塞性，あるいは拡張性病変をきたす原因不明の非特異的大型血管炎である．病変の生じた血管領域により臨床症状が異なるため，多彩な臨床症状を呈する．本邦では，大動脈弓およびその分枝血管に障害を引き起こすことが多い．臨床症状のうち最も高頻度に認められるのは，上肢乏血症状である．特に左上肢の脈なし，冷感，血圧低値を認めることが多い．感冒様症状が先行することが多く，自己免疫的機序による血管炎と考えられている．HLA-B52との関連が知られている．

　眼症状については総頸動脈の狭窄に伴う眼虚血が本症例の本体であり，必ずしも網膜血管炎を伴わない．

　内科療法は炎症の抑制を目的として副腎皮質ステロイドが使われる．また，抗血小板凝集薬が使われる．大動脈や内頸動脈狭窄・閉塞の治療が必要なので，血管外科的に血栓内膜除去あるいはバイパス手術が必要となることがある．

│2│ 眼底所見

　大動脈や内頸動脈の狭窄・閉塞による網膜，脈絡膜さらには前眼部を含めた眼球全体の循環障害が生じ，眼虚血症候群となる．眼底血圧が低下すると，流入する血液量が少なくなるので，網膜動脈径が細くなり，血管が脆弱化し，周辺部に出血をきたす（図1）．初期には，耳側の毛細血管の拡張や閉塞を見落とさないようにすることが大切である．毛細血管が閉塞すると，その周辺の毛細血管が拡張するので明瞭となる（図2）．動静脈吻合は網膜周辺部から生じ，後極部に及ぶと視神経乳頭周囲に花冠状吻合を呈する（図5）．網膜細動脈狭細化，綿花様白斑，出血などが認められる（図3，4）．進行例では，広範な無血管領域，網膜新生血管が生じ，続発性新生血管緑内障になることがある．

　内科的な治療が進んだ現在，進行した病変を見ることは少ない．

│3│ 確定診断に必要な検査

　感冒様症状から始まり，めまいや立ちくらみ，失神発作などが生じることが多い．上肢の脈が触れなくなることもある．若い女性に原因不明のこのような症状が出現した場合に，造影CTなどにより大動脈病変を描出し，診断する．

　眼底では，慢性虚血性変化が耳側から進行する．眼底検査では耳側の毛細血管拡張所見を見落とさないようにする（図1）．蛍光眼底造影検査では，網膜血管の拡張と毛細血管瘤を認める（図2）．進行すると動静脈吻合が見られるようになり，視神経乳頭周囲に花冠状吻合を呈する（図5）．

│4│ 鑑別すべき疾患

　大動脈炎症候群は眼虚血を起こし，眼虚血症候群様の所見を呈する．発症は若年であること，原因である全身疾患がないことにより鑑別可能である．また，網膜血管床閉塞は糖尿病網膜症とは異なり，網膜動脈灌流圧の低下により網膜血管の閉塞および動静脈吻合が生じてくると報告されており，糖尿病網膜症と鑑別される．

（井上裕治）

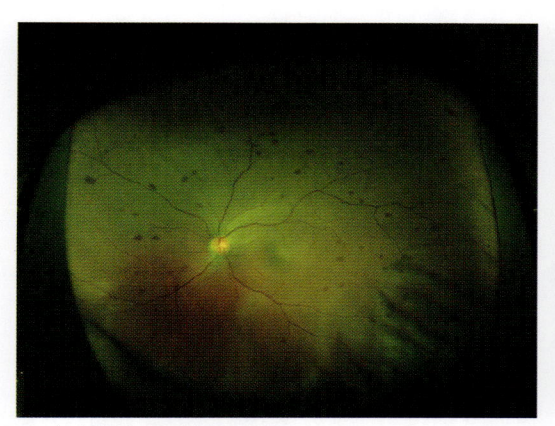

図1｜大動脈炎症候群の眼底所見
左眼．斑状出血を網膜全体に認める．

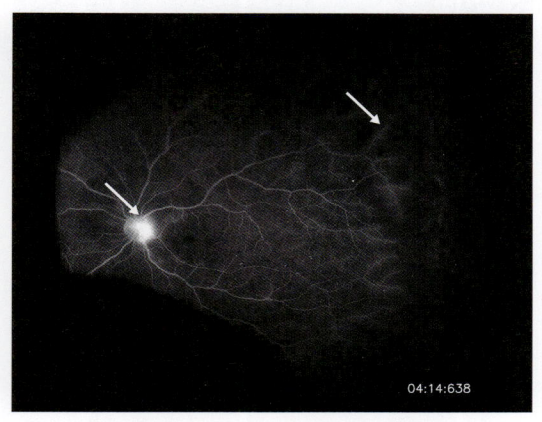

図2｜大動脈炎症候群のフルオレセイン蛍光眼底造影所見
左眼．毛細血管拡張と，耳側に血管透過性亢進（矢印）および無灌流域
を認める．視神経乳頭部上に動静脈吻合（矢印）を認め，過蛍光となっ
ている．

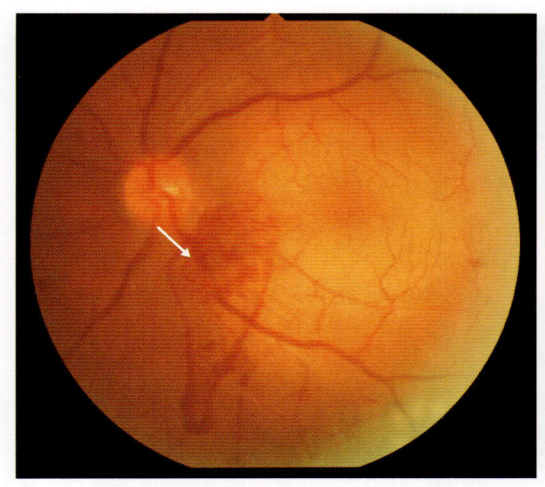

図3｜大動脈炎症候群の眼底所見
左眼．1ヵ月後．視神経乳頭耳側下方に，動静脈吻合（矢印）を認める．

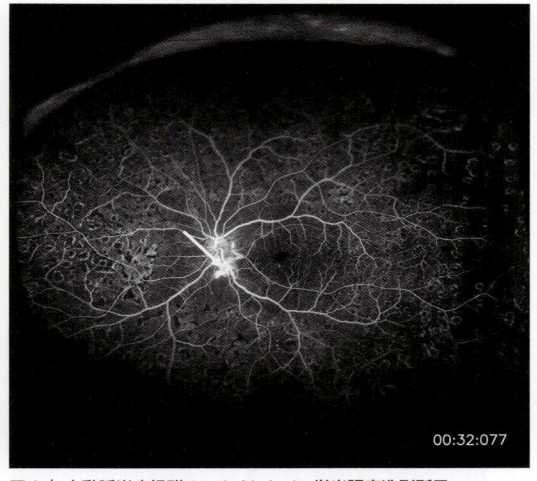

図4｜大動脈炎症候群のフルオレセイン蛍光眼底造影所見
左眼．8ヵ月後．汎網膜光凝固後．視神経乳頭耳側下方の，動静脈吻
合に造影剤の充盈（矢印）を認める．

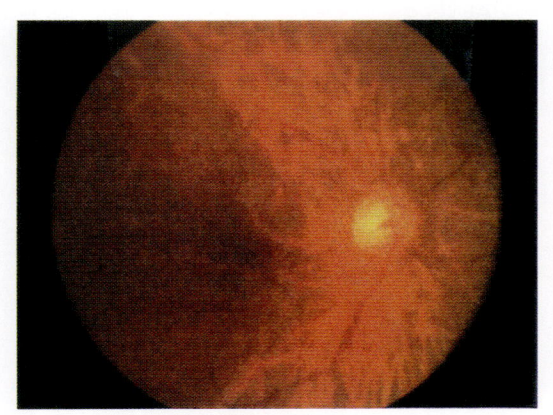

図5｜大動脈炎症候群の眼底写所見
主冠動脈が高極部で吻合（花冠状吻合）
（西川憲清先生のご厚意による）

1-2)-(8)

網膜細動脈瘤
Retinal arteriolar macroaneurysm ; RAM

診断のポイントとなる検査所見

重要度	検査名	決め手となる所見	参照図
★★★	眼底	動脈に隣接する白色病変	図1, 2
		網膜全層にわたる出血	図2
★★★	蛍光眼底造影	動脈瘤への造影剤貯留（出血で覆われている場合はIAが有用）	図3
★	OCT	出血部位，深さ方向の診断に有用	図4
		網膜色素上皮の連続性はAMDとの鑑別に有用	
★★	OCTA	動脈瘤の血流の有無を判定でき，経時的な活動性評価に有用	図5

鑑別が必要な疾患

型	主要症状	鑑別疾患	掲載頁
滲出型RAM	視力低下，歪み	網膜静脈分枝閉塞症	74頁
		糖尿病網膜症	96頁
		コーツ病	76頁
		フォンヒッペル・リンダウ病	54頁
出血型RAM	急激な視力低下	加齢黄斑変性症	190頁

1 疾患の定義

網膜細動脈瘤（RAM）は1973年にRobertsonによって提唱された疾患概念で，網膜動脈の第3分枝以内に，紡錘状または円形の拡張を生じる疾患とされている．有病率は1/9,000眼（40歳以上）と報告されている．RAMは滲出型と出血型に分類され，滲出型は滲出性変化を主とする1乳頭系以上の変化により視力低下をきたす症例とされ，出血型は出血性変化を主とする1乳頭系以上の変化により視力低下をきたす症例とされている．また，出血型の破裂症例は，黄斑下出血や黄斑円孔の合併により視力不良となる場合がある．

2 眼底所見

眼底所見では，RAMが網膜動脈に隣接する網膜内白色病巣として認められる場合が多く，白色病巣周囲には，出血，輪状硬性白斑を伴う場合が多い（図1）．出血を伴う症例においては，網膜前出血，網膜内出血，網膜下出血と網膜全層にわたる出血を認める場合が多い（図2）．また，出血型RAMでは網膜前出血や硝子体出血を生じた状態で来院する場合も少なくなく，原因不明の硝子体出血の5～10％はRAMが原因であるということを念頭に置いておく必要がある．

3 確定診断に必要な検査

眼底所見に加え，フルオレセイン蛍光眼底造影（FA），インドシアニングリーン蛍光造影（IA），およびOCT所見が診断に有用である．FA検査では白色病変内の造影剤の貯留を認める（図3）．出血により白色病変が確認できない場合ではIA検査が有用である．IA検査は長波長を用いるため，出血下に存在するRAMが描出されるので，網膜前出血を伴う場合において非常に有用である（図4）．

また，OCT所見は鑑別診断に有用である．滲出型RAMでは，白色病変部をOCTで見てみると，動脈に隣接した瘤を観察することができる．また，出血型RAMにおいては，網膜前出血や網膜下出血など，網膜出血の所在を明らかにすることや，網膜色素上皮の状態を確認することで，加齢黄斑変性症（AMD）の鑑別に役立つ．

4 鑑別すべき疾患

滲出型RAMでは滲出性網膜剥離や黄斑浮腫，硬性白斑などを認めるため，網膜静脈分枝閉塞症，糖尿病網膜症，コーツ病，フォンヒッペル・リンダウ病が鑑別疾患として重要となってくる．眼底所見における特徴的な白色病変や造影検査でのRAM描出，また，網膜全層にわたる出血といった所見が鑑別診断に有用である．

出血型RAMでは，加齢黄斑変性症の鑑別が重要である．網膜前出血や網膜下出血を伴っており，動脈瘤を確認することができない場合には，OCTにて網膜前出血や網膜色素上皮の連続性を確認することが重要である．また，造影検査では特にIA検査が出血を伴う際には動脈瘤発見に有用である．硝子体出血を認める際には，その原因としてRAMを考慮する必要がある．

（坪井孝太郎）

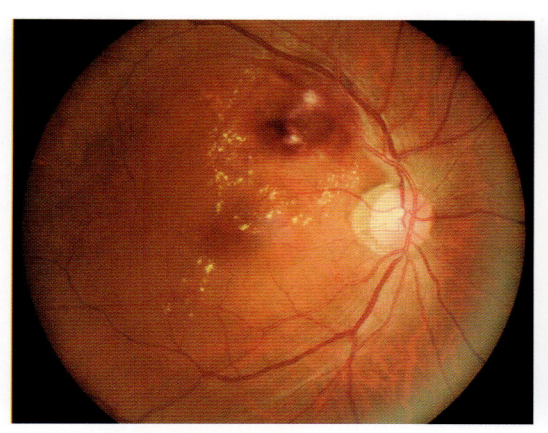

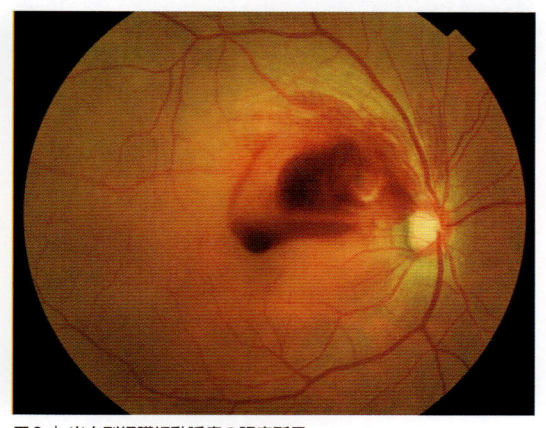

図1 ｜ 滲出型網膜細動脈瘤の眼底所見
上方網膜動脈に隣接する動脈瘤（白色病変）を認める．また，周辺には
輪状硬性白斑，網膜出血を伴っている．

図2 ｜ 出血型網膜細動脈瘤の眼底所見
上方網膜動脈に隣接する動脈瘤（白色病変）を認める．白色病変周囲に
はニボーを伴う網膜前出血，刷毛状の網膜内出血を認めている．

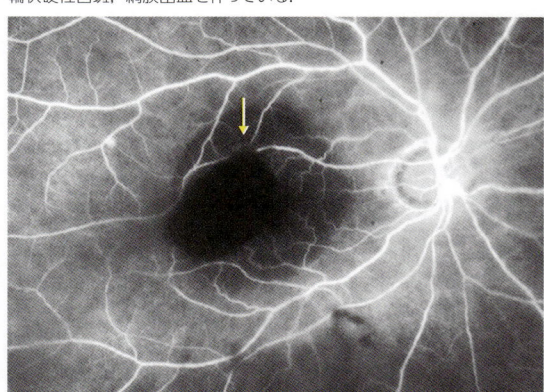

図3 ｜ 蛍光眼底造影検査所見
フルオレセイン蛍光眼底造影検査では出血によるblockingにて動脈瘤は明らかではないが（左），インドシアニングリーン蛍光造影検査では出血下
の動脈瘤が描出される（右）．

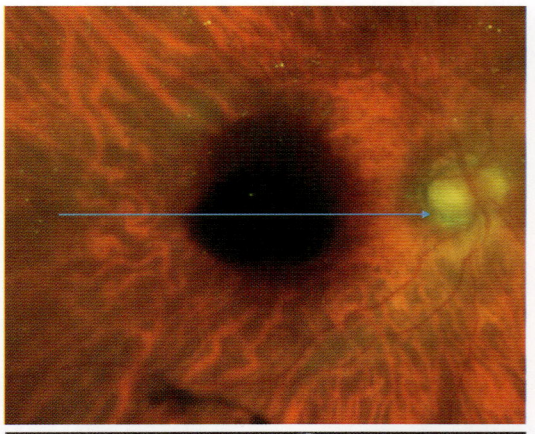

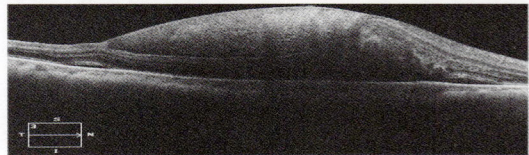

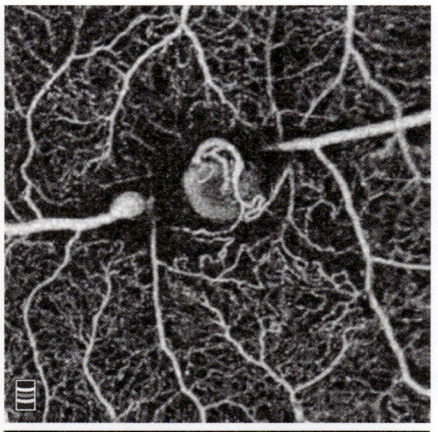

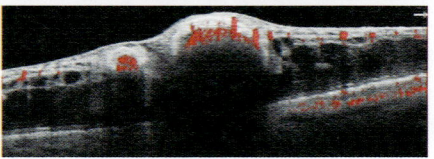

図4 ｜ 出血を伴う網膜細動脈瘤におけるOCT所見
出血部分のOCT所見から，網膜前出血，網膜下液，また網膜色素上
皮の連続性が保たれていることがわかる．これらの所見は加齢黄斑変
性症に伴う出血との鑑別に有用である．

図5 ｜ OCT angiography所見
動脈瘤をOCT angiographyで撮影することで，動脈瘤
の血流を経時的に評価することが可能である．

Paracentral acute middle maculopathy ; PAMM

診断のポイントとなる検査所見

重要度	検査名		決め手となる所見	参照図
★★	眼底		網膜白濁所見	図1, 2
★★★	OCT	Bスキャン画像	内顆粒層付近に限局した高反射	図1, 2
		En face画像（内顆粒層でセグメント）	高反射像の広がり	図1, 2
★★	OCTA		深層毛細血管網の脱落（慢性期）	

鑑別が必要な疾患

主要症状	鑑別疾患	掲載頁
急性に傍中心暗点をきたす疾患	acute macular neuroretinopathy	

1 | 疾患の定義

　paracentral acute middle maculopathy (PAMM) は2013年に初めて提唱された比較的新しい概念であり，傍中心窩に網膜白濁を呈し，急性の傍中心暗点が自覚症状となる．網膜中心静脈閉塞症や網膜動脈閉塞症，糖尿病網膜症などの網膜血管疾患や，鎌状赤血球網膜症などに生じることが報告されている．

　網膜毛細血管網は網膜神経節細胞層に分布する浅層毛細血管網と内顆粒層の上下に分布する深層毛細血管網に大別され，深層毛細血管網の灌流領域は表層毛細血管網に比べ酸素分圧が低く，虚血の影響を受けやすい．PAMMは深層毛細血管網に限局した虚血が病態の主をなしており，さまざまな疾患で生じる網膜循環障害に合併する．

2 | 眼底所見

　中心窩周囲に網膜白濁が見られ，それに対応した部位に暗点を自覚する．網膜白濁は網膜深層毛細血管網の虚血によって生じる．そのため網膜が厚く，網膜毛細血管網が表層と深層に分離している後極部，特に中心窩周囲に網膜白濁が生じやすい（図1, 2）．網膜血管疾患や鎌状赤血球網膜症などに合併するため，それぞれの疾患に特徴的な眼底所見も見られる．

3 | 鑑別診断に必要な検査

　OCTで内顆粒層レベルに限局した高反射像を呈するのが特徴である．内顆粒層でセグメントしたEn face OCTは，病変の2次元的な広がりを把握するのに有用である（図1, 2）．病変の深さが内顆粒層付近に限局しているため，FAでは網膜白濁部位に明らかな異常は見られないことが多い．網膜白濁は数週間〜数ヵ月で消失し，OCTでは内顆粒層の菲薄化が見られる．

　急性期のOCTAでは，病変部位の血管像が撮影されないこともあるが，多くの症例ではほぼ正常な所見である（図2）．OCTAはある一定の血流があれば血管構造が描出され，それ以下であれば描出されないため，循環障害を正確に把握できないという欠点がある．したがって，OCTAで血管構造が描出されたからといって血流が正常とは解釈できないし，血管構造が描出されないからといって血流がゼロとは判定できない．そのような理由から，急性期のOCTAの解釈には注意を要する．発症から時間が経つと病変部位の内顆粒層が菲薄化するため，OCTAでは病変部位の血管脱落が明瞭となる．

4 | 鑑別すべき疾患

　傍中心暗点を急性発症するacute macular neuroretinopathy (AMN) との鑑別が重要である．症状や病変部位が類似しているため，PAMMが2013年に初めて報告された際はAMNの亜型として報告された．しかし，OCTではAMNは外網状層から外顆粒層にかけて高反射を呈するのに対して，PAMMは内顆粒層に高反射を呈するという違いがあり，現在では区別して扱われている．遭遇頻度はPAMMより少ない．

（長谷川泰司）

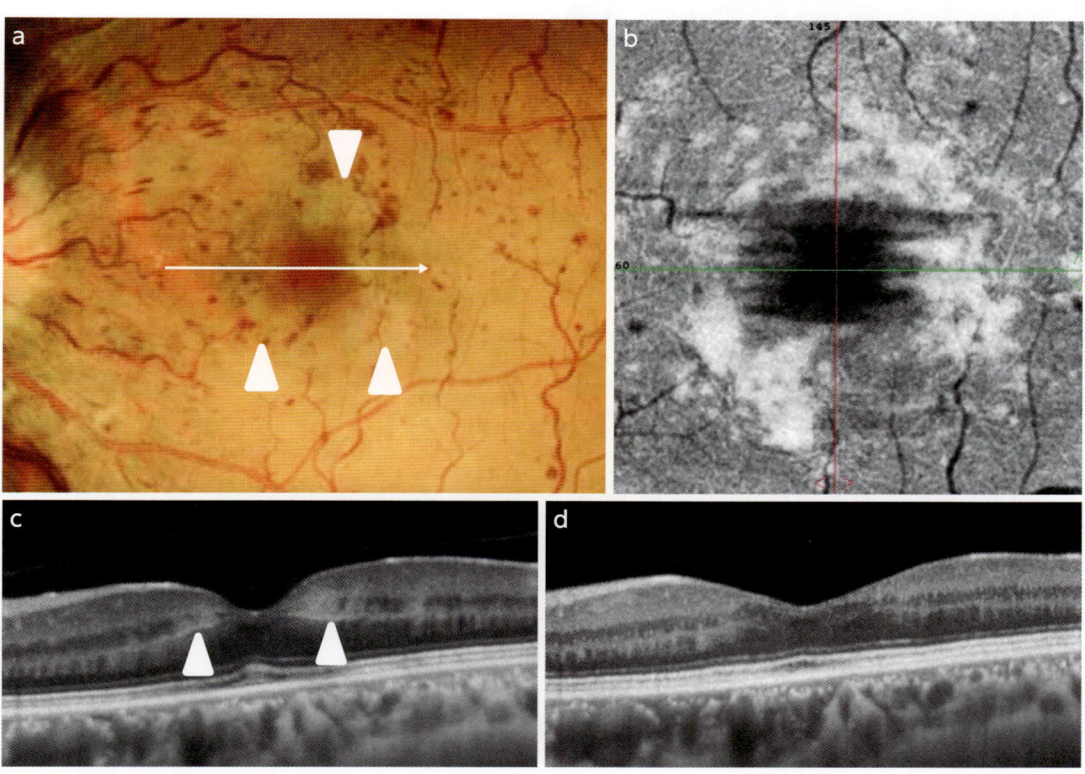

図1｜網膜中心静脈閉塞症に伴ったPAMM

a：眼底所見．網膜静脈の拡張と網膜出血が散在している．中心窩周囲に網膜白濁が見られる（矢頭）．b：En face OCT．PAMMの領域が高反射になっており，病変の広がりを把握しやすい．c：初診時OCT（水平断）．中心窩周囲で内顆粒層が高反射を呈している（矢頭）．d：6ヵ月後OCT（水平断）．中心窩周囲で内顆粒層が菲薄化し，中心窩陥凹が浅くなっている．

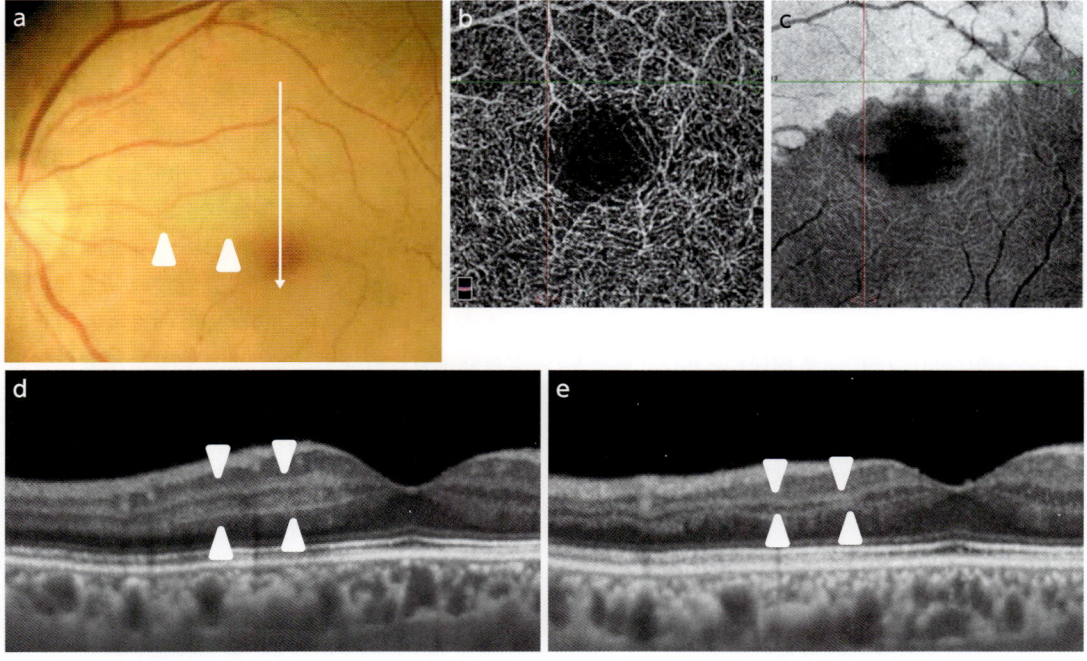

図2｜網膜動脈分枝閉塞症に伴ったPAMM

a：眼底所見．乳頭黄斑間に網膜白濁が見られる（矢頭）．b：網膜深層OCTA（3×3mm）．明らかな異常は見られない．c：En face OCT．高反射巣が広がっている．d：初診時OCT（垂直断）．網膜白濁部位に一致して内顆粒層に限局した高反射が見られる（矢頭）．e：4ヵ月後OCT（垂直断）：内顆粒層の菲薄化が見られる（矢頭）．

1-3)-(1)

高血圧網膜症
Hypertensive retinopathy

診断のポイントとなる検査所見			
重要度	検査名	決め手となる所見	参照図
★	眼底	両眼性で左右同等の網膜血管病変：細動脈の血柱反射亢進，動静脈の交叉現象，細動脈の口径不同，	
★	OCT	両眼性で左右同等の網膜血管病変：網膜（黄斑）浮腫，hyperreflective foci，漿液性網膜剥離，網膜虚血（急性期）を示唆する網膜神経線維の肥厚，PAMM lesion；網膜虚血（慢性期）を示唆する網膜内層の菲薄化，網膜血管壁の肥厚，輝度亢進網膜，RPE，脈絡膜の鄒壁	

鑑別が必要な疾患	
鑑別が必要な疾患	掲載頁
糖尿病網膜症	96頁
うっ血乳頭	388頁
その他：網膜虚血性症候群，網膜動脈閉塞症，網膜静脈閉塞症，大動脈炎症候群	

1 疾患の定義，病態

高血圧に伴う網膜血管変化は，血管壁の形態変化が主体であるが，高血圧が重症の場合には，網膜血管の機能的変化から神経網膜にも滲出性・虚血性変化が生じる．

2 眼底所見

1. 網膜血管の器質的変化

中高年者が主体の本態性高血圧では網膜動脈壁に器質的な変化を伴い細動脈硬化性変化とも呼ばれる．本態は，動脈壁の中膜平滑筋細胞の変性壊死や中・外膜の線維性肥厚により内腔がびまん性に狭窄することであり，不可逆性の変化である．

細動脈の血柱反射亢進：網膜血管の中央に血柱（内腔の赤血球）からの反射が認められる．血柱反射の亢進とは，高血圧に伴い細動脈の中・外膜に線維性肥厚が生じ血柱反射の幅が太くなることである．

動静脈の交叉現象：網膜動脈の血管壁における中・外膜の線維性肥厚により，血管壁の透明性が低下し，静脈が圧迫されることで認められる．

2. 網膜血管の機能的・非器質的変化（血管攣縮性変化）

二次性高血圧は比較的短期間に生じており，網膜血管に器質的変化が伴いにくい．そのような場合の著しい高血圧に伴う網膜・網膜血管変化は，血管攣縮性変化と呼ばれる．

細動脈の限局的狭細化（口径不同）：中膜平滑筋の収縮により網膜動脈が局所的に狭細化し，この所見は口径不同とも呼ばれる．高血圧性変化に特徴的な所見であり，診断的意義が高い．最近の高度な血圧上昇を反映しているとされる．

網膜実質や視神経乳頭の変化：二次性高血圧における急激な血圧亢進や，重症高血圧の慢性化の場合には，網膜細動脈の強い収縮により網膜循環不全が生じて，網膜に虚血性・滲出性変化が生じ，軟性白斑・網膜出血・網膜浮腫・漿液性網膜剥離・硬性白斑・乳頭浮腫などの所見を呈する（図1，2）．このような眼底所見は血管攣縮性網膜症とも呼ばれる．

3. 脈絡膜所見

急性，かつ，著しい高血圧状態では，脈絡膜の循環障害を伴うことがある．脈絡膜血管の循環障害から網膜色素上皮（RPE）に虚血性変化が生じると，黄色のハローを伴う黒い斑点（Elschnig spot）を認めることがある．また，RPEの障害部を中心として，漿液性網膜剥離や網膜下腔にフィブリンが認められることがある．

4. OCTの応用

眼底写真における高血圧性変化は，数十年にわたりKeith-Wagner分類やScheie分類に基づき主観的な判定が行われてきた．重症例を重症とすることは比較的容易であるが，大多数が当てはまる軽症～中等度の高血圧変化の評価の場合には，評価者間の判定不一致がしばしば問題となる．このような問題点の解決のため，眼底所見の評価にOCTを利用することも有効である[1,2]．他疾患と同様，疾変を客観的に評価することが可能である．OCTは眼底写真同様，汎用性が高く，眼底写真では直接評価が困難であった血管壁の形態変化を評価できる．

3 確定診断に必要な検査

高血圧の診断とともに，通常の眼底検査における両眼性の網膜・網膜血管所見から診断は容易である．

4 鑑別すべき疾患

網膜所見は通常，両眼性，左右同等であるため，

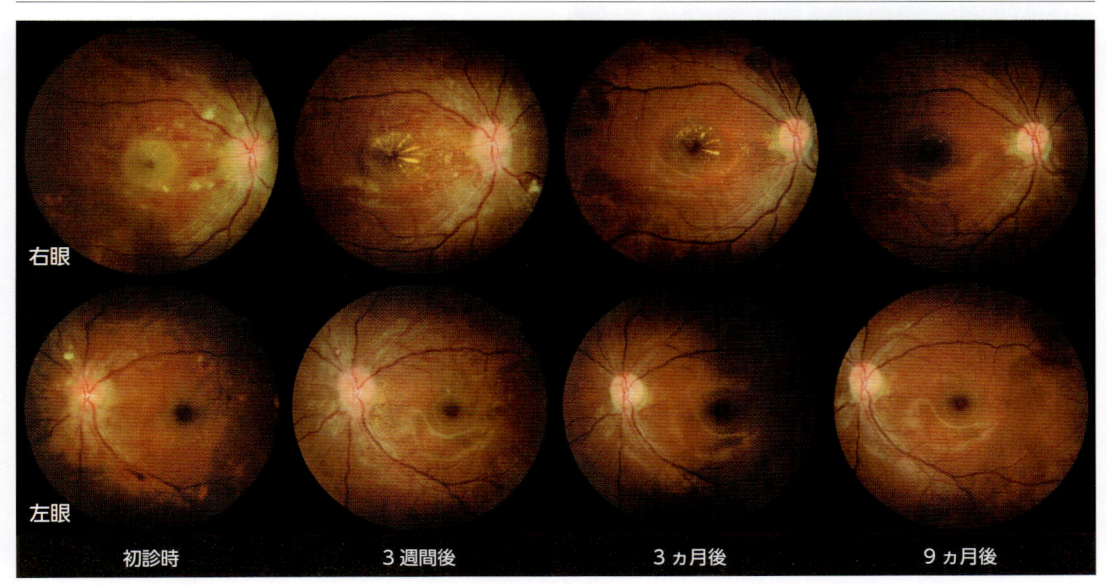

図1｜両眼高血圧網膜症

34歳女性．右眼視力低下を主訴に受診．妊娠はしていない．　初診時血圧は収縮期234mmHg，拡張期134mmHg．内科での精査にて悪性腎硬化症と診断された．　視力は右0.7，左1.5．　降圧剤の内服によって，血圧は収縮期140-50mmHg，拡張期80-90mmHgに下降した．全身状態の改善とともに，眼底所見も改善．

右眼　　　　　　　　　　　　　　　　左眼

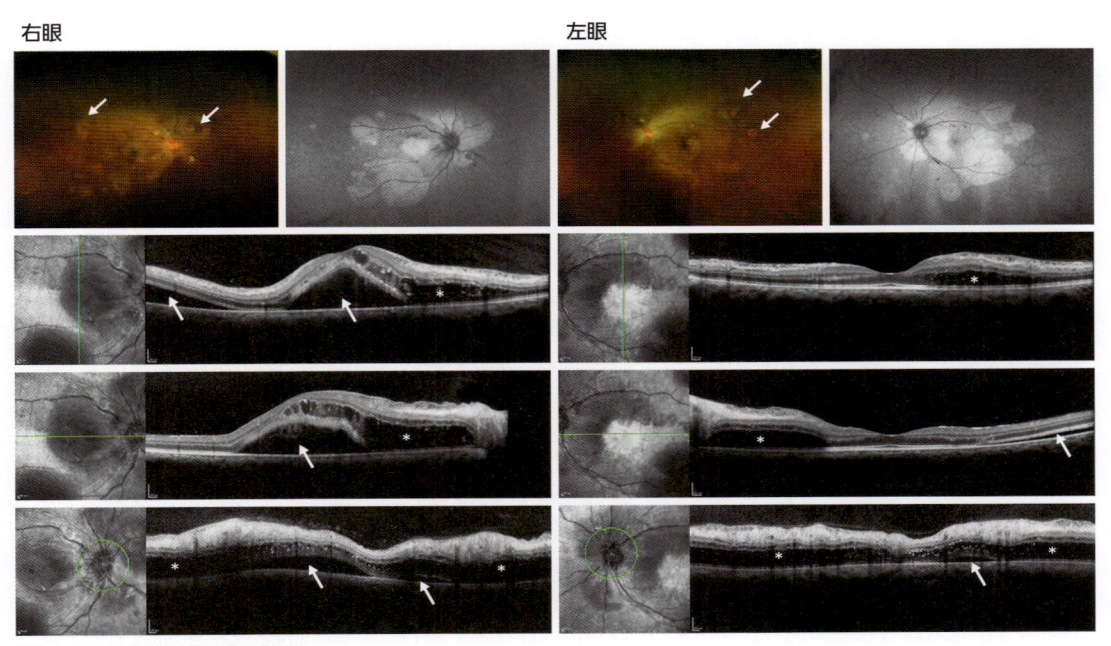

図2｜図1と同症例の初診時眼底所見

広角眼底写真では，視神経乳頭，耳側血管アーケード周囲を中心として，漿液性網膜剥離を認める．　一部の漿液性網膜剥離の中央には，黄色のハローを伴う黒い斑点（Elschnig spot）を認める（矢印）．OCTでは，黄斑部に著明な漿液性網膜剥離（矢印）と囊胞様網膜浮腫（＊）を認める．網膜色素上皮のラインは隆起せず，直線状である．

糖尿病網膜症diabetic retinopathy (DR) との鑑別に困ることがある．高血圧と糖尿病を同時に有する患者では，これらを厳密に区別することは困難であるが，高血圧網膜症の場合，降圧治療が奏功すると網膜所見が月単位で改善していく（図1）．その他，高血圧が重篤な場合に，両眼性の乳頭浮腫を認める

ことがあるが，このような場合には，うっ血乳頭を鑑別する必要がある．

（村岡勇貴）

［文献］

1. Kumagai K, et al: Invest Ophthalmol Vis Sci 55: 1867-1875, 2014
2. Muraoka Y, et al: Am J Ophthalmol 156: 706-714, 2013

1
網膜

1-3)-(2)

腎性網膜症
Renal retinopathy

診断のポイントとなる検査所見			
重要度	検査名	決め手となる所見	参照図
★★★	眼底	網膜血管狭細化・拡張・蛇行, 出血, 白斑, 乳頭浮腫	図1〜4
★★★	OCT	網膜膨化・漿液性網膜剥離, 出血・白斑の局在	図1〜4
★★★	問診	健診受診の有無, 既往歴	
★★★	血圧測定	安静時高血圧	
★★★	採血	腎機能障害	

鑑別が必要な疾患		
主要症状	鑑別が必要な疾患	掲載頁
網膜出血と浮腫を伴う視力低下	網膜静脈閉塞症	72頁
	糖尿病網膜症	96頁

1 | 疾患の定義

腎性網膜症の本態は, 高血圧網膜症である. 悪性高血圧症と慢性糸球体腎炎に伴う網膜症を広義の腎性網膜症, 慢性糸球体腎炎によるものを狭義の腎性網膜症と定義する.

2 | 眼底所見

検眼鏡所見としては, 網膜細動脈の狭細化(図1), 網膜細動脈の拡張・蛇行, 出血(図2)などがあるが, 血中尿素窒素などの蓄積や広範な代謝障害により視神経乳頭浮腫や網膜浮腫(図1), 軟性白斑(図3), 星茫状白斑などの特徴的な所見を認める. 胞状・漿液性の網膜剥離を生じることもある.

脈絡膜循環障害に伴う脈絡膜症も報告されている. また, 血液透析が導入されると循環動態が改善することで網膜浮腫などの改善が得られることが多いが, 循環動態の急激な変化により血管狭窄や閉塞, 網膜変性を生じ, 増悪することもある.

3 | 確定診断に必要な検査

倒像鏡による眼底検査は必須であるが, 特に双眼倒像鏡や細隙灯下の非接触レンズによる立体的な観察は多くの情報を与えてくれる.

光干渉断層計(OCT)では網膜膨化・漿液性網膜剥離(図1)が見られることがあり, 検眼鏡以上の情報を得られる. また, 硬性白斑や軟性白斑の局在(図1, 3, 4)や, EDIを併用することで脈絡膜構築を評価することが可能である. 本疾患では内科治療が主体となるが, OCTは治療に伴う経時的変化の定量観察にも適している.

4 | 鑑別すべき疾患

本疾患の診断には, 問診による既往歴や内科健診の受診歴の聴取が非常に重要である. 特に, 既往歴がないことと健診未受診であることはしばしばオーバーラップするため, 本疾患を疑った場合, 注意深い問診や医療面接が必須である.

高血圧網膜症同様に, 内科からの眼底検査依頼で判明することが多いが, 逆に内科未治療症例の視機能低下から腎障害の存在が明らかとなることもある. OCTによる黄斑部の漿液性網膜剥離から, 網膜静脈閉塞症に伴う浮腫との鑑別が重要である. 視神経乳頭につながる広い範囲にわたる浮腫の存在が本疾患の診断に役立つことがある.

即時加療を要する緊急高血圧症が背景に潜んでいる可能性があるため, 初診で本疾患を疑った場合, 外来で実施可能な血圧測定や採血を行い, 診断確定し, 適宜, 内科にコンサルトする必要がある.

高血圧と腎障害は密接に関連し, 高血圧の成因として腎臓が重要であり, また逆に, 高血圧が腎障害を引き起こす. このため, 高血圧網膜症と腎性網膜症を別個に判断する場面は少ない. 加えて糖尿病を併発している場合は, 糖尿病網膜症を伴い, 高血圧性変化や腎性変化がマスクされていることがある. 糖尿病/蛋白尿の有無・年齢によりコントロール目標血圧は異なる. 内科と連携し, 密接に連絡をとりながら加療することが重要である.

(杉本昌彦)

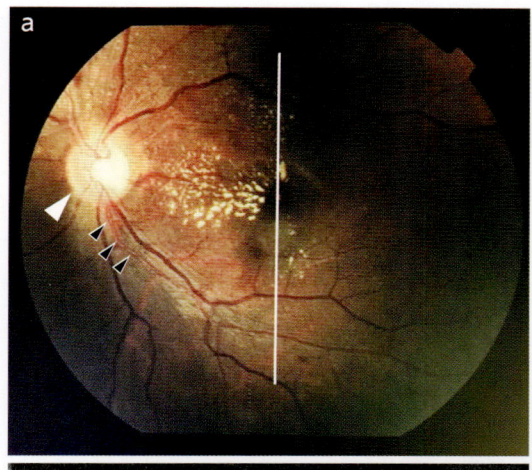

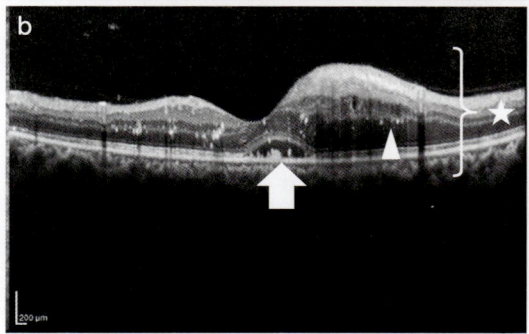

図1 ｜ 腎性網膜症の眼底所見とOCT所見

37歳男性．血圧170/111mmHg．a：軽度の乳頭浮腫（白矢頭）と硬性白斑，白線化した血管（黒矢頭）を認める．b：aの白線でのOCT像．漿液性網膜剥離（矢印），点状の高輝度信号（矢頭），膨化した網膜（星印）を認める．

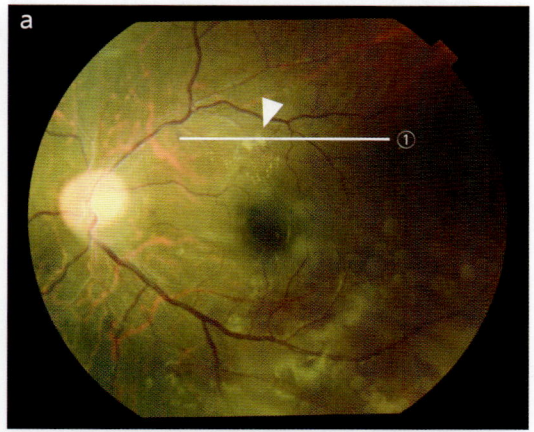

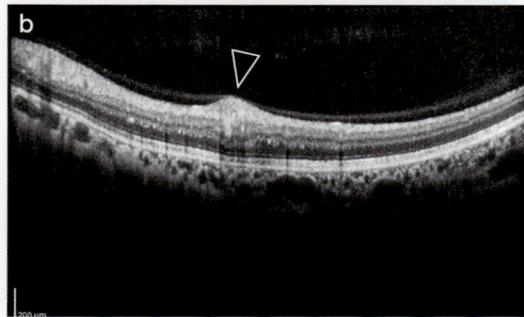

図3 ｜ 腎性網膜症の眼底所見とOCT所見

図2の症例の左眼．a：眼底所見．軟性白斑（白矢頭）を認める．b：aの白線①でのOCT所見．軟性白斑に一致した高輝度反射を網膜浅層に認める（黒矢頭）．

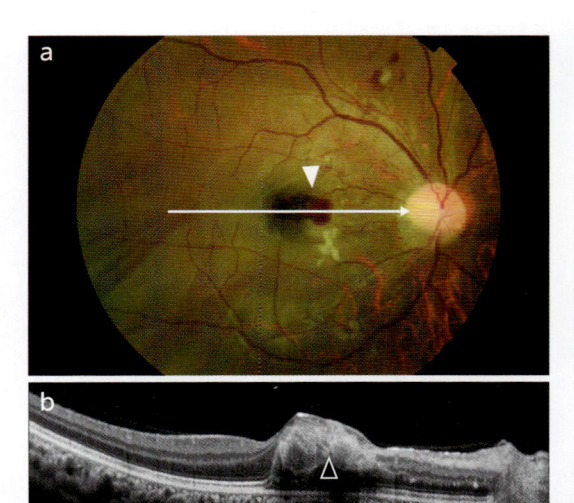

図2 ｜ 腎性網膜症の眼底所見とOCT所見

29歳女性．血中尿素窒素62.8mg/dL，クレアチニン7.69mg/dL，血圧178/115mmHg．経過中の急激な血圧上昇に伴い，黄斑に出血した．a：眼底所見．黄斑鼻側に出血を認める（白矢印）．b：aの白矢印でのOCT所見．出血に一致した高輝度反射を網膜浅層に認める（黒矢頭）．

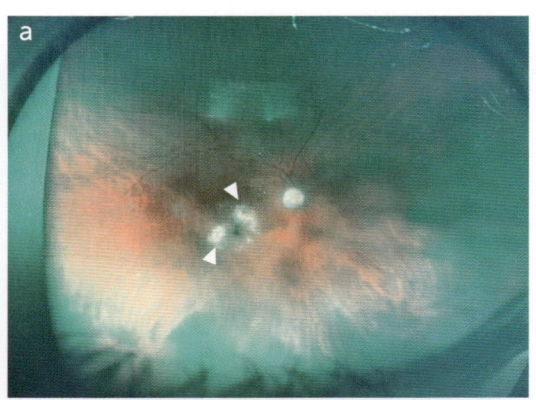

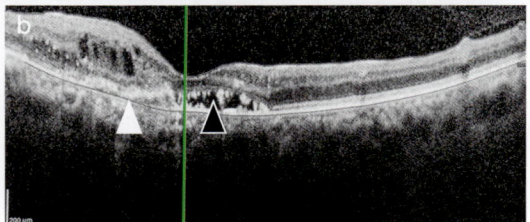

図4 ｜ 腎性網膜症の眼底所見とOCT所見

77歳男性．長期にわたる腎障害による透析待機症例．血中尿素窒素53.8mg/dL，クレアチニン4.77mg/dL，血圧130/70mmHg．a：眼底所見．器質化した硬性白斑（白矢頭）を認める．b：OCT所見．白斑に伴う高輝度反射（白矢頭）と漿液性網膜剥離（黒矢頭）を認める．

1-3)-(3)

妊娠高血圧症候群網膜症
Pregnancy-induced hypertensive retinopathy

診断のポイントとなる検査所見			
重要度	検査名	決め手となる所見	参照図
★★★	眼底	網膜動脈の狭細化，出血，白斑，漿液性網膜剥離	図1
★★★	OCT	網膜下液，視細胞層の不整な乱れや断裂，RPE層に見られる高輝度の異常沈着	図1, 2
★★	問診	既往歴，他科治療経過の確認	なし

鑑別が必要な疾患		
主要症状	鑑別が必要な疾患	掲載頁
妊娠中の視力低下	角膜障害，角膜形状変化	1巻
分娩後の網膜出血，白斑を伴う視力低下	網膜動脈閉塞	68頁

1 疾患の定義

本疾患は従来，妊娠中毒症と呼ばれてきたが，2005年に高血圧・蛋白尿・浮腫を3主徴とした「妊娠に関連した高血圧（妊娠高血圧症候群）」と疾患定義が変更された．「妊娠20週以降に初めて高血圧（140/90mmHg以上）が発症し，分娩後12週までに正常となるもの」と定義される．病型としては妊娠高血圧腎症，妊娠高血圧，荷重型高血圧腎症，子癇に分類されている．さらに，高血圧・蛋白尿の程度，発症時期により細分類される．重症群では薬物治療が考慮されるが，母体ならびに胎児への影響も加味しながら薬物を選択する点が一般の高血圧と異なる．妊娠の5〜10％に生じ，その32.5％で網脈絡膜の変化を生じると報告されている．

近年，出産年齢の高齢化に従い，高血圧合併妊娠や荷重型高血圧腎症ならびに腎疾患合併妊娠症例は増加しており，日本妊娠高血圧学会は2009年にガイドラインを，そして2015年に診療指針を発行している．その管理は産婦人科医，内科医，脳神経外科医，そして我々眼科医も理解しておく必要がある．

2 眼底所見

正常妊娠では循環血液量が増加し，血管抵抗が減弱することにより血圧は下降する傾向にある．しかし，妊娠中に産生されるさまざまな因子のバランスが崩れることで血管内皮障害が誘発される．このため正常な血管拡張・収縮がコントロール困難となり，妊娠高血圧腎症の発症に結びつく．本症における眼底病変は，基本的には急性高血圧による変化であり，高血圧網膜症に準じる．しかし，血圧以外に，本症特有のメタボリズムの変化や血液凝固能亢進も，その発症に関与して急激な変化を生じることがある．産科との併診により全身状態を確認しながら，こまめな診察が必要であるが，一般に妊娠の終了に伴い，眼底所見は速やかに改善する．

検眼鏡所見として，網膜動脈の狭細化，出血，白斑，漿液性網膜剥離が観察され（図1），循環不全や虚血に伴う脈絡膜剥離が見られることもある．いずれも妊娠後期に見られることが多いとされている．

3 確定診断に必要な検査

眼科へはすでに診断がついているが，網膜病変の確認目的として産科から紹介されることや，妊娠経過中の視力低下を主訴として受診することが多い．高血圧家族歴や肥満の有無が素因として挙げられる．また，ヘマトクリット値や尿酸値，血清クレアチニン値，凝固・線溶系マーカー，尿蛋白などの血液・尿検査データなどがリスクファクターである．これらはすでに産婦人科で行われていることがほとんどなので，他科カルテの確認や産婦人科・内科との連携が重要である．また，分娩後には組織間液の血管内への移動や末梢血管抵抗の増大により血圧動態が不安定となることもあり，この結果，分娩後の高度の脈絡膜剥離や漿液性網膜剥離を生じることもあるため，注意を要する．

倒像鏡による眼底検査，光干渉断層計（OCT）による網膜構築の確認が重要である．OCTでは網膜下液，視細胞層の不整な乱れや断裂，網膜色素上皮層の高輝度沈着などが見られる（図2）．一般的に出産前は催奇形性が危惧されるためフルオレセインナトリウムなどの造影剤を用いた蛍光眼底造影検査は実施困難であり，実施には分娩を待たなければならない．非侵襲的に血管評価が可能なOCT angiographyによる評価が有用となる．

4 鑑別すべき疾患

妊娠に伴いホルモン動態の変化が生じる．このた

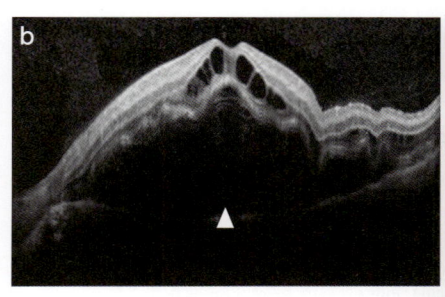

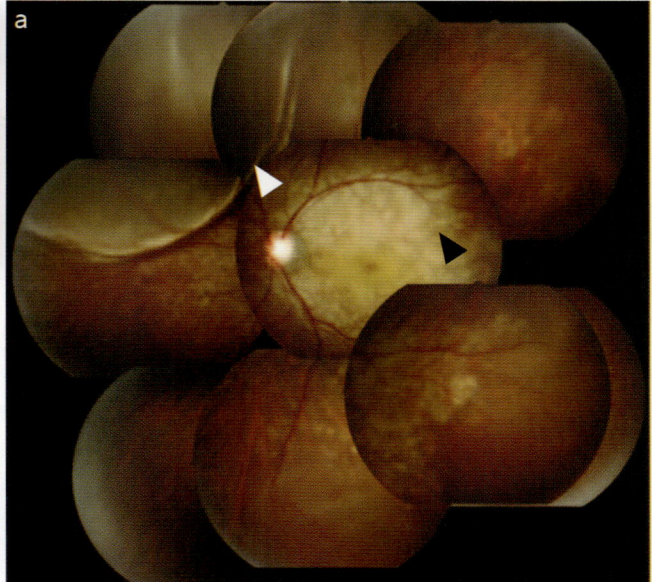

図1｜妊娠高血圧症候群網膜症（出産後5日）
a：広範な漿液性網膜剝離（白矢頭）と多発性網膜斑点（黒矢頭）を認める．b：OCT像．漿液性網膜剝離（白矢頭）と黄斑浮腫，色素上皮層の皺裂を認める．（佐藤智人先生，竹内　大先生のご厚意による）

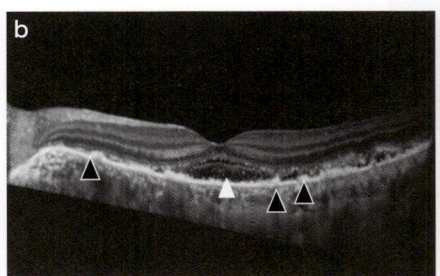

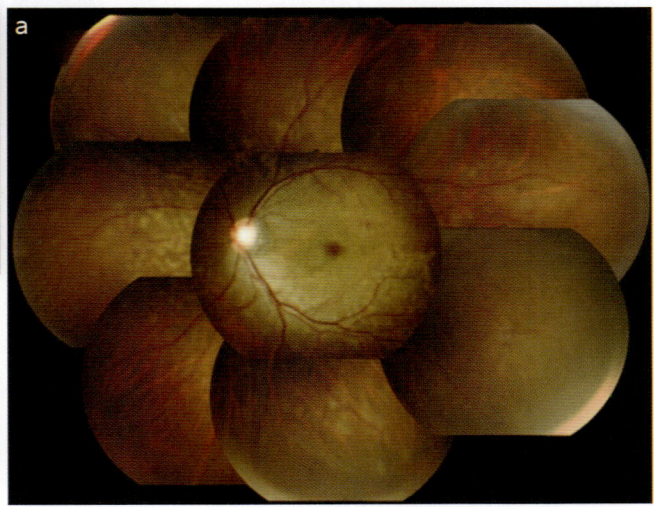

図2｜妊娠高血圧症候群網膜症（出産後13日）
a：図1で認めた漿液性網膜剝離と斑点の消退を認める．b：OCT像．漿液性網膜剝離の残存（白矢頭）と視細胞層の乱れ，色素上皮層の不整（黒矢頭）を認める．（佐藤智人先生，竹内　大先生のご厚意による）

め，角膜知覚の低下や角膜厚の増加などの形状変化に伴う近視化が生じ，裸眼視力の低下や眼鏡が合わないなどを主訴に眼科受診することがある．眼底検査に異常がない場合は角膜障害や屈折異常を疑い，前眼部検査や過去の屈折データとの比較や角膜形状解析，角膜厚測定を行う．普段使用している眼鏡やコンタクトレンズの度数が診断に有用な情報を与えてくれる．

　出産後24時間以内には顆粒球の凝集が生じ，プルチェル外傷性網膜症様の所見（網膜動脈閉塞によ

る出血や軟性白斑）を呈することがある．また，羊水塞栓や血栓性血小板減少性紫斑病の併発による網膜動脈閉塞を認めることがある．

（杉本昌彦）

［参考文献］

1. 日本妊娠高血圧学会編：妊娠高血圧症候群の診療指針2015-Best Practice Guide-，メジカルビュー社，東京，2015
2. Sato T, et al: Pregnancy-induced hypertension-related chorioretinitis resembling uveal effusion syndrome: A case report. Medicine 97(30): e11572, 2018

1-3)-(4)

網膜細動脈硬化症
Retinal arteriosclerosis

診断のポイントとなる検査所見

重要度	検査名	決め手となる所見	参照図
★★	眼底	慢性変化：網膜動脈の口径不同，網膜動脈のびまん性狭細，交叉現象，(対比)急性変化：網膜出血，綿花状白斑，乳頭浮腫	図1
★	蛍光眼底	網膜毛細血管の変化がほとんどない．血管からの色素漏出がない．	他の疾患がない．除外診断
	OCTA	血管閉塞や無灌流領域がない	
	CAVI (cardio-ankle vascular index：心臓足首血管指数)，ABI(ankle-brachial pressure index: 足関節上腕血圧比)，頸動脈エコー	内科医や臨床検査技師による．全身高血圧の程度評価，合併症の検索	

● 表1　Scheie 分類

程度／変化の種類	硬化性変化	高血圧性変化
1度	動脈血柱反射が増強。軽度の動静脈交叉現象	網膜動脈系に軽度のびまん性細狭化をみるが，口径不同は明らかでない
2度	動脈血柱反射が高度増強。動静脈交叉現象は中等度	網膜動脈のびまん性狭細化は軽度または限局性狭細
3度	銅線動脈，動静脈交叉現象は高度	動脈の狭細と口径不同はさらに著明。出血あるいは白斑
4度	血柱の外観は銀線状。時には白線状	3度＋乳頭浮腫

1　疾患の定義

　網膜細動脈硬化症は，全身の高血圧症に伴って現れる眼底所見の一つで，高血圧が長期に持続することにより生じる血管壁の退行性変化である(図1)．血圧が急激に上昇した時は，急性変化として高血圧網膜症をきたす(該当箇所参照，本項と重複する内容あり)のに対して，網膜細動脈硬化症は慢性的な変化といえる．

　高血圧があると，末梢の臓器を守るために細動脈の収縮により末梢血管抵抗が増大する．その結果，網膜細動脈の狭細化，および口径不同(限局性狭細)が生じる．高血圧の急性変化における網膜細動脈の収縮は，適切な降圧治療により正常に回復し得るが，高血圧が持続すると血管変化は慢性化し，網膜細動脈硬化症となる．しかし，実際は両者の変化が混在していることもある．

2　眼底所見

　動脈硬化に伴うびまん性細動脈狭細diffuse arteriolar narrowing，血管壁の肥厚，平滑筋の変性，細動脈の血柱反射の亢進，網膜の細動脈と静脈の交叉部で生じる動静脈交叉現象(図1, 2)(英語ではA-V crossing phenomenonやvessel nickingと呼ばれる)などがある．交叉現象は，図3のように過去に分類されていたが，現在では，交叉現象を細かく分類する臨床的意義は低いと思われる．最近のOCTの進歩により，交叉現象を解析することが可能となってきている[1]．それに基づく新しい分類が提唱されるのも近いかもしれない．

　急性高血圧が進行すると，網膜出血(図2)や硬性白斑や綿花状白斑が見られる．

　血管そのものの変化としては，Keith-Wagener-Barker (K-W) の分類，Grade I〜IVが有名である．主観的な評価にならざるを得ないため，眼科医に

よって評価にばらつきが見られる．一方，古いが1953年のScheieの分類(表1)もあり，高血圧性変化と細動脈変化に分けてあり，理解しやすい．細動脈硬化性変化は，主に血柱の反射亢進，動脈のびまん性狭細化，交叉現象である．1960年台の研究で，K-Wの分類(図4)が，生命の生存率と関係がある，すなわち，10年後の生存率はGrade が高いほど生存率が低くなるというデータが出された．この報告を背景に，以前は内科医から眼底の評価を依頼されることが多かったが，現在では高血圧の評価にはCAVI(cardio-ankle vascular index：心臓足首血管指数)，ABI(ankle-brachial pressure index：足関節上腕血圧比)，頸動脈エコーによる動脈壁の肥厚と性状評価などが用いられ，眼底検査の意義が低下している．また，英文の教科書では，これらの分類が省略される傾向にある．

3　確定診断に必要な検査

　眼底検査(倒像，直像)が重要である．細動脈の血柱反射の亢進や交叉現象の判断は，拡大して行う．スリーミラーレンズなどの接触型レンズを眼に装着し，細隙灯顕微鏡で精細に観察する．網膜出血や綿

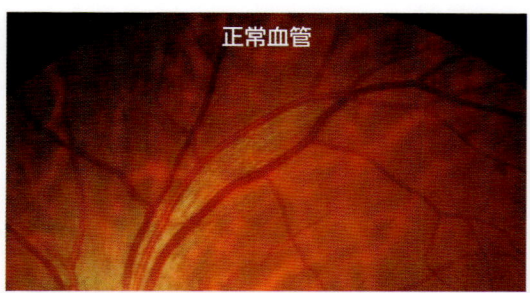

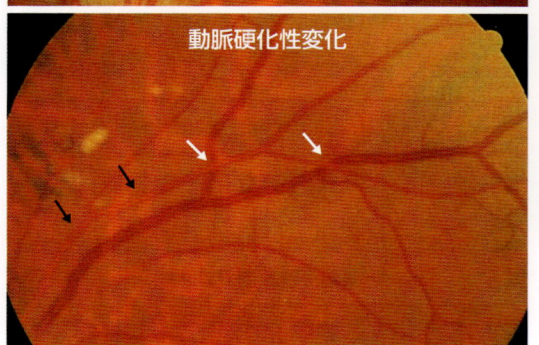

1

網膜

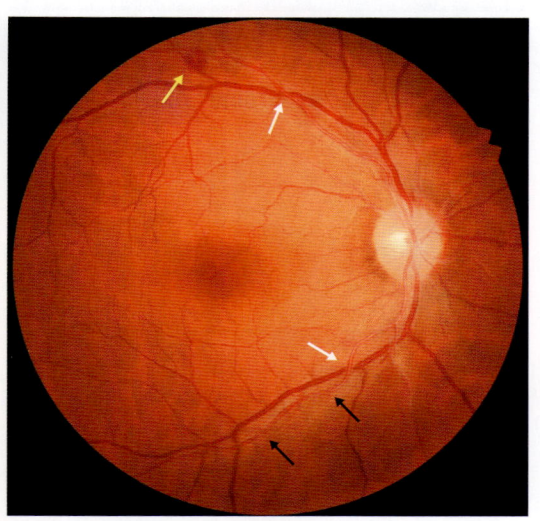

図2｜網膜細動脈硬化症の眼底所見
48歳男性. 血圧190/110. 睡眠時無呼吸症候群もあった. 交叉現象（白矢印）, 動脈の局所性に狭い部分が見られ（黒矢印）, びまん性ではないこと, 網膜に新鮮な出血（黄色矢印）が見られることから, 慢性所見よりは急性所見が優位な眼底である.（淀川キリスト教病院　保倉佑一先生のご厚意による）

図1｜網膜細動脈硬化症の眼底所見
網膜動脈の反射亢進（Scheie分類の2度. 黒矢印）. 交差現象（白矢印）. 上段の正常眼底と比較.
（張野正誉：高血圧網膜症と血管攣縮性網膜症. 眼底所見とその意義. 日本の眼科　84：430-434, 2013　図2より）

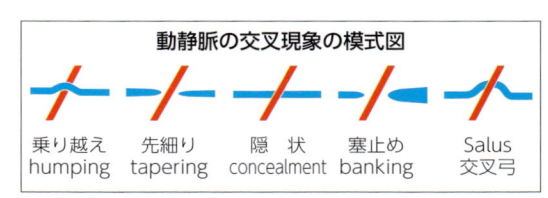

図3｜交叉現象の分類
（渡邊郁緒ほか：鑑別診断のための眼底アトラス. 文光堂, 東京, 35, 1996より）

花状白斑, 漿液性網膜剥離がある時は, 眼底写真を記録する. 他の疾患を鑑別するために, 蛍光眼底検査や, OCT angiography（OCTA）を行う.

4　鑑別すべき疾患

　眼虚血症候群では, 網膜循環が低下しているために, 動脈のびまん性の狭細化が生じる. しみ状の網膜出血が中間周辺より末梢に見られ, 左右差がある. 酸素分圧の低下により, 静脈はどす黒く拡張することが多い. 網膜細動脈硬化症に網膜静脈閉塞症が続発することがあるが, 交叉部位を起点として扇型に出血が生じることが多く, 通常, 片眼性である. 高血圧は全身性の疾患であるので, 一般的に両眼に同程度の所見を呈することが多い.

（張野正誉）

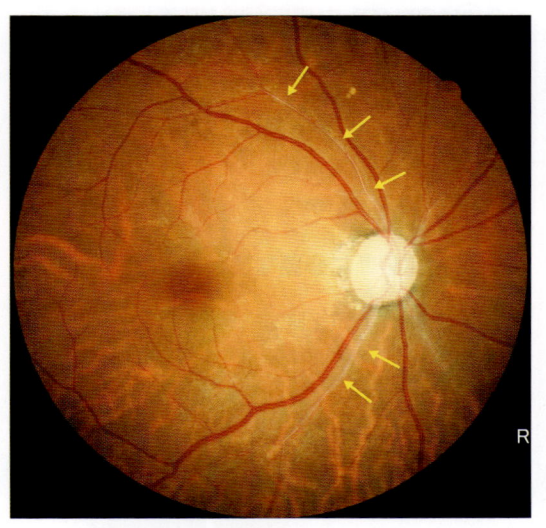

図4｜網膜細動脈硬化症の眼底所見
81歳女性. Keith-Wagener-BakerのGrade Ⅳ. 動脈壁の銀線のような著明な反射亢進（矢印）が, 動脈血管の比較的長い部分に認められた. 収縮期150以上の高血圧が持続し, 10年以上加療中. 180以上という極端に高い血圧の既往はない. ただし, 血管壁の石灰化も似たような所見を呈することがある.

［文献］
1. Kumagai K, et al: Three-dimensional optical coherence tomography evaluation of vascular changes at arteriovenous crossings. Invest Ophthalmol Vis Sci 55: 1867-1875, 2014

眼虚血症候群
Ocular ischemic syndrome ; OIS

診断のポイントとなる検査所見			
重要度	検査名	決め手となる所見	参照図
★★	眼底	左右差の大きい周辺部のしみ状出血，動脈が細い，静脈が黒っぽい	図1
★★★	蛍光眼底	周辺部の毛細血管閉塞，周辺部の毛細血管からの蛍光漏出	図1
★★	血流（超音波ドップラ）	内頸動脈の高度（90％以上）の狭窄や閉塞，眼動脈の血流低下，血流の逆流	図2
	MRA，CT angio	内頸動脈の狭窄，閉塞	

鑑別が必要な疾患			
鑑別が必要な疾患	鑑別のポイント	主要症状	掲載頁
網膜中心動脈閉塞症の不全型	綿花状白斑が主体	急激な視力低下，もしくは部分的なかすみ	68頁
糖尿病網膜症	血管アーケード内にも毛細血管瘤が多い，両眼性で，ほぼ同様の所見	視力低下	98頁
網膜中心静脈閉塞症	後極部の病態が主体で，網膜静脈の拡張，蛇行，斑状出血より，線状出血が主体，FAで網膜静脈からの色素漏出が著明	視力低下	72頁

1 疾患の定義

　眼虚血症候群（OIS）は，内頸動脈から眼動脈の狭窄によって生じる網膜中心動脈の低灌流に起因する，網膜の慢性的な虚血状態に基づく疾患である．1963年に初めて報告され，当初はvenous stasis retinopathyと呼ばれていた．内頸動脈の狭窄は90％以上で，全身的に粥状による動脈硬化や糖尿病を合併することが多い．しかし，側頭動脈炎や高安動脈炎から生じることもある．

2 眼底所見

　網膜主幹動脈は狭細化し，静脈は拡張し，血液中の酸素濃度が低下するために静脈血柱は黒っぽい色調となる．網膜耳側中間周辺部から最周辺部の毛細血管の破綻による出血，毛細血管瘤や毛細血管閉塞が見られる（図1）．次第に鼻側に進行しながら，網膜全体に病変が及ぶ．眼底血圧が低下しているので，軽度の眼球圧迫により容易に乳頭上血管の拍動を生じる．虚血が進行すると乳頭上網膜新生血管が発生したり，瞳孔縁や隅角に虹彩新生血管（図2）を生じて，レーザー光凝固治療をしなければ血管新生緑内障に至ることが多い．

3 確定診断に必要な検査

　フルオレセイン蛍光眼底造影（FA）が重要で，腕網膜の循環時間と網膜内循環時間も遅延が見られる．短後毛様動脈から充盈される脈絡膜背景蛍光も遅延する．網膜動脈からのびまん性の蛍光漏出が見られ，他の網膜疾患には見られない特徴的な所見である（図1）．網膜周辺部では毛細血管瘤の多発や毛細血管閉塞が見られる．進行すると後極部にも病変が及ぶ．

　OISの確定診断には，内頸動脈から眼動脈の狭窄を，画像診断などで証明する必要がある（図2），MRA（核磁気共鳴血管画像）検査で，内頸動脈から眼動脈の狭窄を証明できることもある．血流検査には超音波ドップラ検査が有用である（図2）．内科医や臨床検査員に依頼することになる．狭窄の程度や，動脈壁の病変，粥状硬化のプラークの性状などがわかる．同側の内頸動脈が閉塞すると，外頸動脈から眼動脈へバイパスができて，眼動脈は逆流しているのがわかる（図2）．

　また，造影剤を用いるが放射線科でCT angiographyも，MRIを使用できない患者に応用できる．また，レーザースペックル血流計で，乳頭や脈絡膜の血流が他眼より低下していることを証明できることがある．

4 鑑別すべき疾患

　網膜中心動脈閉塞症の不全型は，綿花状白斑，網膜の白濁が見られる．しかし，それらの所見は急性所見のため，黄斑部のまだらな網膜白濁のことが多く，FAGで脈絡膜背景蛍光は遅延せず　周辺部の所見に乏しい．糖尿病網膜症との鑑別は，OISは左右差が大きいが，糖尿病網膜症では左右差が少ない．糖尿病者にOISが生じることも多いので，左右差の大きい糖尿病網膜症を見たらOISを疑う．網膜中心静脈閉塞症（CRVO）は，後極部の病態が主体で，網膜静脈の拡張，蛇行が著明である．CRVOの網膜出血は斑状よりも線状が多く，出血の量が多い．FAで網膜静脈からの色素漏出が著明であるが，OISでは動脈からも色素漏出があるので鑑別の助けとなる．

（張野正誉）

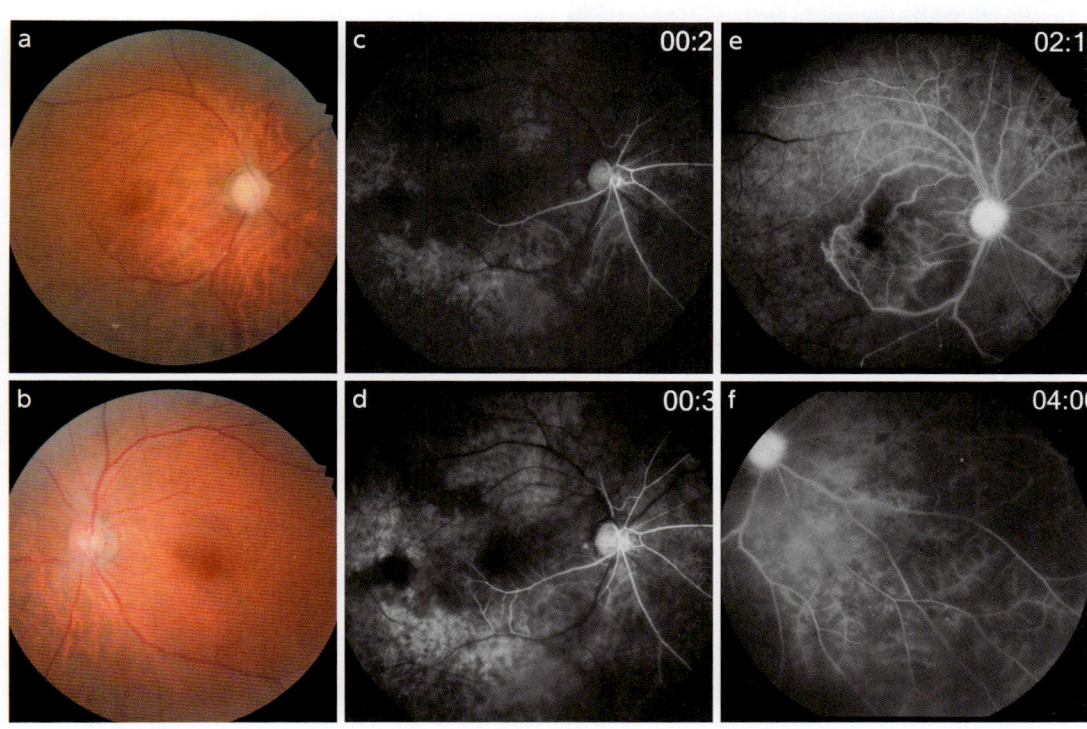

図1 ｜ OISの検査所見（1）

69歳男性．a：DMで眼底管理のため，近医を2015年受診．出血の散在のみであった．その後2ヵ月で通院中断．2018年3月右の視力低下．眼圧37mmHgと上昇．2日後，さらに視力低下し，紹介受診された．2018年4月26日に初診．a：視力1.0．時々右眼が見えなくなることがある．5月2日からPRP開始，しかし　5月8日に突然，右眼視力は手動弁になった．左眼眼底は，出血の散在のみ．5月29日にPGE1製剤点滴．6月5日には，0.04に改善．しかし，その後，急激な視力低下を自覚．6月26日には0.01で，眼圧は眼圧下降点眼，ダイモックス®内服治療で，28mmHgと，まだ高値であった．9月18日に内頸動脈狭窄に対し手術を受けた．その後，視力はやや改善したが，2019年3月まで右の眼圧は30mmHg台と下がらず，1年後には光覚なしと残念な結果となった．c～f：FA．2018年4月26日．右視力0.8の時，眼圧28mmHg．c：腕網膜循環時間は26秒と遅延なし　d：脈絡膜背景蛍光は一様ではなくムラがあり，一部の充盈が遅延．網膜内循環は遅延していた．e：広範囲の無灌流領域．黄斑にもわずかに血流が残るのみである．f：鼻下側，網膜の主に動脈系から色素漏出が見られた．（淀川キリスト教病院　保倉佑一先生のご厚意による）

図2 ｜ OISの眼底所見（2）

別症例．a，b：眼動脈超音波ドップラ所見．a：眼動脈は順行性のため，血流速度の波形が上に向いている（矢印）．b：眼動脈が逆流しているため，血流速度の波形が下に向いている（赤い太矢印）．c：瞳孔縁が赤くなっている．虹彩新生血管．d：別の症例の虹彩新生血管．瞳孔縁がわずかに赤い．cに比べて範囲が小さく，わかりにくく，見逃しやすいが，大変重要な所見である．（おかもと眼科　岡本紀夫先生のご厚意による）

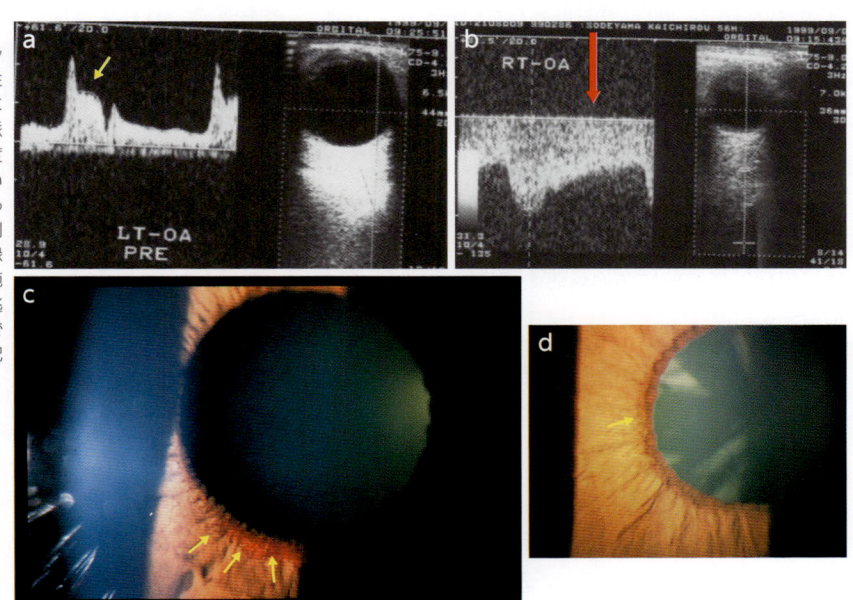

1-4)-(1)

単純糖尿病網膜症における糖尿病黄斑浮腫

Diabetic macular edema in nonproliferative diabetic retinopathy

診断のポイントとなる検査所見			
重要度	検査名	決め手となる所見	参照図
★★★	眼底	点状・斑状出血 硬性白斑	図1, 6
★★	蛍光眼底造影	毛細血管瘤，漏出	図2
★★★	OCT-angiography	capillary dropout	図5
★★★	OCT-厚みmap	網膜肥厚カラーマップ	図3
★★★	OCT-断層像	黄斑浮腫	図4

鑑別が必要な疾患	
網膜出血と黄斑浮腫をきたす疾患	掲載頁
網膜静脈分枝閉塞症	74頁
網膜中心静脈閉塞症	72頁
加齢黄斑変性	190頁

1 | 疾患の定義

　糖尿病網膜症diabetic retinopathy(DR)とは，糖尿病による高血糖を原因とした網膜細小血管障害により生じる網膜障害である．単純糖尿病網膜症(網膜血管透過性亢進による病態)，増殖前糖尿病網膜症(網膜血管閉塞による病態)，増殖糖尿病網膜症(網膜血管新生による病態)の3つの病期に分かれる．本項でとりあげる単純糖尿病網膜症と糖尿病黄斑浮腫は，網膜血管透過性亢進により生じる病態である．したがって，糖尿病黄斑浮腫は単純期から始まり，すべての病期に見られて，社会的失明(運転ができない，読み書きができない等)の原因となる．

2 | 眼底所見

　単純糖尿病網膜症の病態は網膜血管透過性亢進であり，血管外に漏出した血液成分は，網膜浮腫(血漿成分の漏出)，硬性白斑(漏出した脂質や蛋白が周囲網膜へ沈着したもの)，網膜の点状・斑状出血(血管外に漏出した赤血球)などの眼底所見を形成する．図1は硬性白斑が輪状に配列した輪状硬性白斑を，中心窩の鼻上側と耳下側に伴う眼底写真である．蛍光眼底造影(図2)では，輪状硬性白斑の中心に毛細血管瘤が群生し，漏出が著明である．(増殖前糖尿病網膜症と増殖糖尿病網膜症の眼底所見は，次項，増殖糖尿病網膜症参照)

3 | 確定診断に必要な検査

1) 糖尿病の合併症であるから，まず，糖尿病の確定診断が必要である．
2) OCT (optical coherence tomography) の厚みマップ(図3)では，輪状硬性白斑に一致して，網膜が肥厚していることが，赤色で表現されている．おおよその厚さは右側のスケールが示すように，赤が400〜500μmである．黄斑浮腫の定義は，中心窩の直径1mmの円の中の平均網膜厚が300μmを超えるとされることが多い．この症例では浮腫は中心窩から500μm (1/3乳頭径)以内に隣接して存在し，clinically significant macular edema (CSME) と呼ばれる，視力低下の原因となる黄斑浮腫であることが一目瞭然である．OCT断層像で黄斑浮腫が確認できる(図4)．
3) 蛍光眼底造影fluorescein angiography (FA)においては，眼底写真や90Dレンズによる観察よりも，遙かに多数の漏出する毛細血管瘤が描出される．
4) OCT angiography(図5)では，毛細血管瘤が群生している部位に，実は網細血管脱落領域(capillary dropout)が存在していることが明瞭に示される．毛細血管瘤は網細血管脱落領域に接する，残存する血管に形成されることが特徴である．FAでは漏出が著明なため，毛細血管瘤が形成されても，図5のようにその部位が網細血管脱落領域や無灌流領域(nonperfusion area)があることを確認できないことが多い．

　毛細血管瘤を直接凝固(0.03秒，100〜200mW，50μmもしくは0.1秒，100mW，100μmなどの条件が使われる)して，再発してくるようであれば，その周囲の網細血管脱落領域を選択的にgrid laser(0.03秒，150〜200mW，50μmもしくは0.1秒，100mW，100μmなどの条件が使われる)すれば，輪状硬性白斑による黄斑浮腫は吸収して永続的な視力低下から救われる．凝固部位の瘢痕は残るが，視野欠損が自覚されることはきわめて稀である．

4 | 鑑別すべき疾患

　網膜静脈分枝閉塞症，網膜中心静脈閉塞症，加齢黄斑変性など．
　　　　　　　　　　　　　　　　　　　(村田敏規)

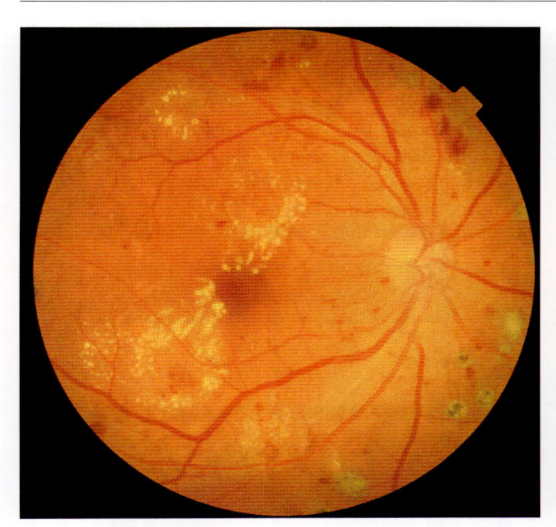

図1 ｜ 単純糖尿病網膜症
輪状硬性白斑が中心窩を挟んで存在する.

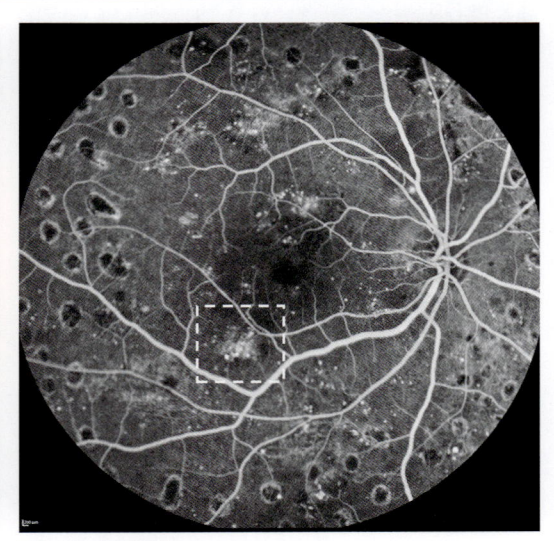

図2 ｜ 蛍光眼底造影
輪状硬性白斑の中心に毛細血管瘤が群生している.

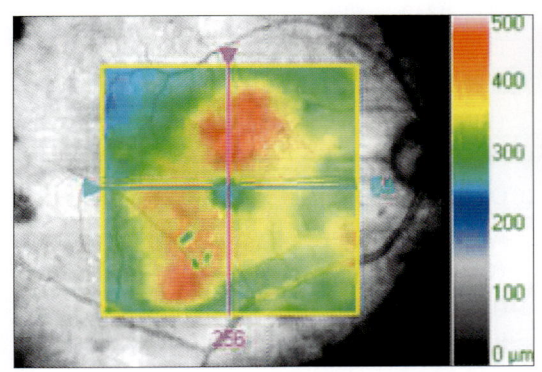

図3 ｜ OCT macular map
輪状硬性白斑に一致して黄斑浮腫が存在する.

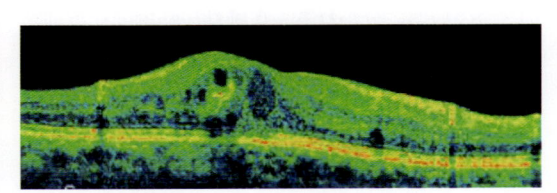

図4 ｜ OCT断層像
中心窩が消失し,網膜が肥厚. Cystoid macular edema も見られる.

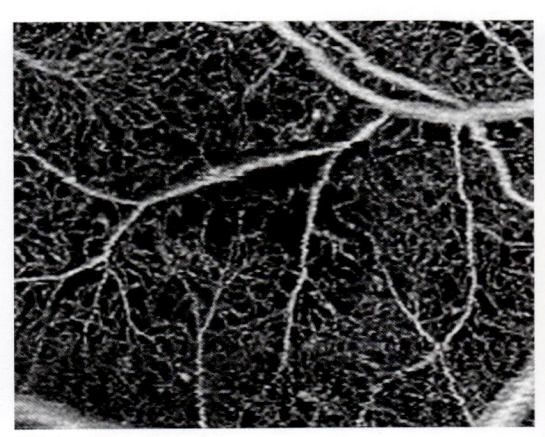

図5 ｜ OCT angiography
毛細血管瘤の群生部位には,網細血管脱落領域が存在することが示される.

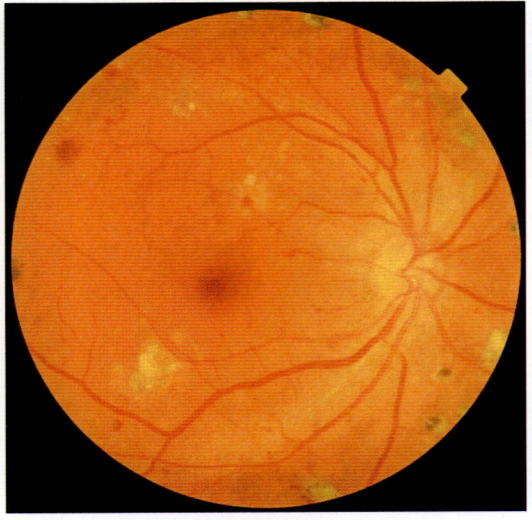

図6 ｜ Direct/grid laser後の眼底写真
毛細血管瘤凝固と,網細血管脱落領域へのgrid凝固で浮腫は吸収.

1-4)-(2)

増殖糖尿病網膜症
Proliferative diabetic retinopathy ; PDR

診断のポイントとなる検査所見			
重要度	検査名	決め手となる所見	参照図
★★★	眼底	新生血管, 硝子体出血	図1
★★	蛍光眼底造影	新生血管による漏出, 無灌流領域	図2
★★★	OCT-angiography	capillary dropout, 新生血管	図5, 6
★★★	OCT-厚み map	網膜肥厚カラーマップ	図3
★★★	OCT-断層像	網膜肥厚, CME	図4

鑑別が必要な疾患	
網膜出血と黄斑浮腫をきたす疾患	掲載頁
網膜静脈分枝閉塞症	74頁
網膜中心静脈閉塞症	72頁
加齢黄斑変性	190頁

1 疾患の定義

糖尿病網膜症とは, 糖尿病による高血糖を原因とした網膜細小血管障害により生じる網膜障害である. 単純糖尿病網膜症(網膜血管透過性亢進による病態), 増殖前糖尿病網膜症(網膜血管閉塞による病態), 増殖糖尿病網膜症(網膜血管新生による病態)の3つの病期に分かれる. 単純糖尿病網膜症は前項を参照.

2 眼底所見

増殖前糖尿病網膜症の病態は, 網膜毛細血管の閉塞である. 血流が途絶した網膜所見は軟性白斑として観察されるが, これは時間経過とともに吸収される. 同部位は蛍光眼底造影では無灌流領域として低蛍光部位として観察される. Optical coherence tomography (OCT) angiographyでは網細血管の閉塞が直接観察できる.

増殖糖尿病網膜症の病態は, 網膜血管新生である(図1, 矢頭). 通常は蛇行して拡張した血管として, 増殖組織とともに観察される. 新生血管に牽引がかかると, 網膜前出血や硝子体出血が観察される. 軟性白斑は経時的に吸収されるので, この眼底写真では明らかでない.

3 確定診断に必要な検査

1)蛍光眼底造影(図2)では, 網膜新生血管は旺盛な漏出を伴い観察される(矢頭). 通常, その近傍には網膜新生血管の原因となる, 低蛍光領域すなわち無灌流領域が存在する(黄色矢印).

2)Optical coherence tomography (OCT) の macular thickness map (黄斑マップ) は眼底写真に重ねて, 網膜の肥厚をカラーマップで可視化する(図3). この図では400μmを超える黄斑浮腫が(赤および白で描出)中心窩に迫っている(矢印), すなわちclinically significant macular edemaが存在することが明瞭に示される.

3)OCT:網膜の断層像で, 黄斑マップで示される網膜肥厚に一致して, cystoid macular edema (CME)が存在することが示される(矢印)(図4).

4)OCT angiography(図5):蛍光色素を使わずに, 網膜血管が描出される. 網細血管レベルまで観察可能なので, 無灌流領域が明瞭に描出できる(矢印). OCT angiographyでは層別の観察が可能で, 内境界膜より硝子体側のsegmentationであるvitreoretinal-interface slabで観察すると, 硝子体に立ち上がる網膜血管新生が明瞭に観察できる(図6).

4 鑑別すべき疾患

網膜静脈分枝閉塞症, 網膜中心静脈閉塞症, 加齢黄斑変性など.

(村田敏規)

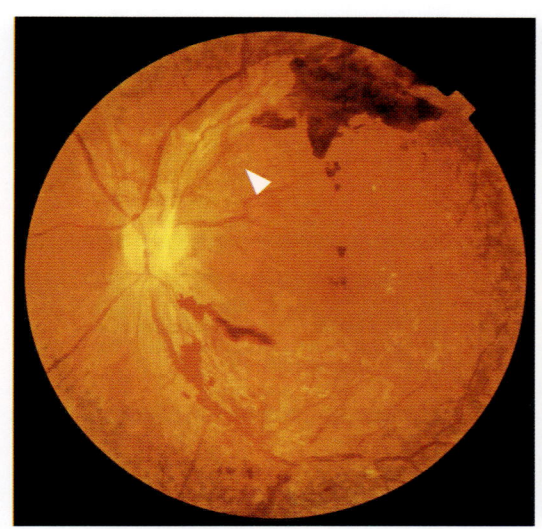

図1｜増殖糖尿病網膜症の眼底所見
視神経乳頭から新生血管と増殖組織が形成（矢頭）.

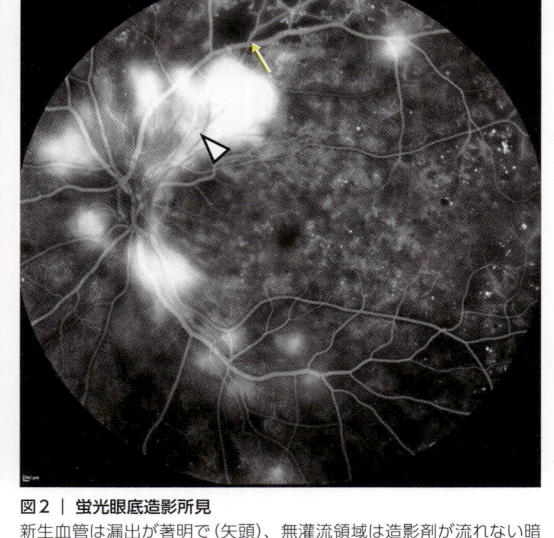

図2｜蛍光眼底造影所見
新生血管は漏出が著明で（矢頭）、無灌流領域は造影剤が流れない暗いエリアとして観察される（矢印）.

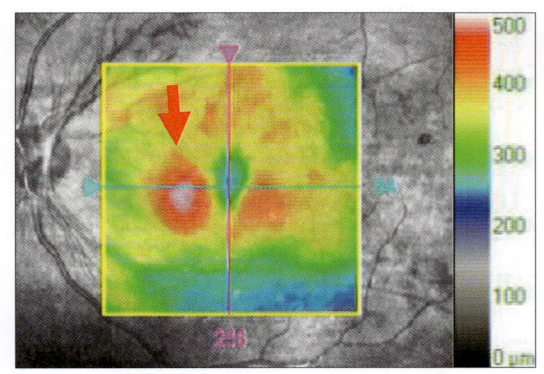

図3｜OCTのmacular map
黄斑肥厚（浮腫）を赤や白の色で表示する（矢印）.

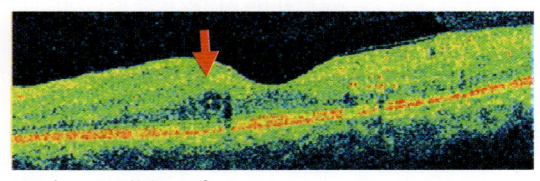

図4｜OCTの黄斑マップ
浮腫に一致する位置に、cystoid macular edema（CME）が観察される.

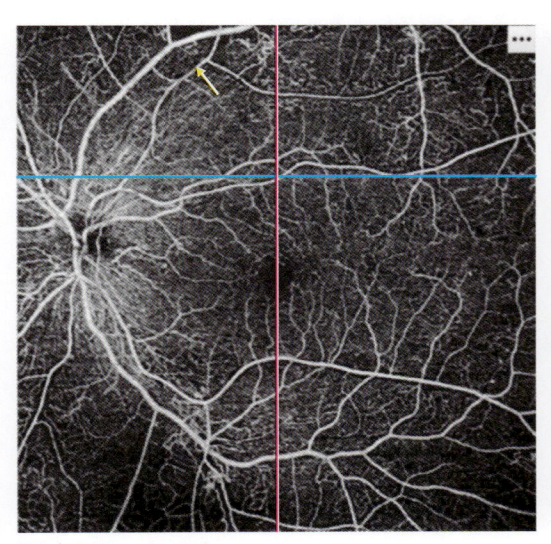

図5｜OCT angiography
頭の端に無灌流領域も観察可能である（矢印）.

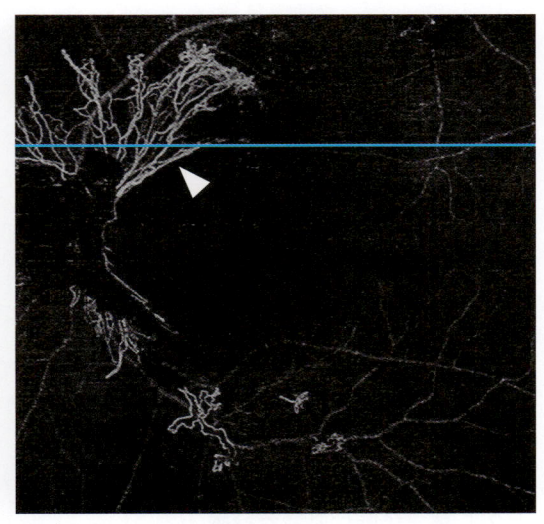

図6｜OCT angiography
造影剤を使わないので，漏出は検出されない．新生血管そのものが明瞭に描出される（矢頭）.

1-5)-(1)-①

全身性エリテマトーデス
Systemic lupus erythematosus ; SLE

診断のポイントとなる検査所見

重要度	検査名	決め手となる所見	参照図
★★★	視診, 血液, 心電図, 胸部X線など	抗核抗体陽性, 抗リン脂質抗体などの免疫学的異常, 貧血, 白血球・血小板減少, 腎障害, 口内潰瘍, 関節炎など	
★★	眼底	SLE網膜症所見	図1, 2
★★	FA	血管炎による蛍光漏出, 血管閉塞による無灌流域や新生血管	図3

鑑別が必要な疾患

主要症状	鑑別疾患	掲載頁
網膜出血, 軟性白斑, 数珠様の網膜静脈	貧血網膜症, 高血圧網膜症, 網膜静脈閉塞症, 眼虚血症候群など	
ロート斑	血液疾患, 心内膜炎など	108頁

1 疾患の定義

全身性エリテマトーデスは, 20〜30歳代の女性に好発する全身の多臓器に慢性炎症を引き起こす自己免疫疾患で, SLEの本態は全身の毛細血管および小血管のフィブリノイド壊死を伴う血管炎である. 網膜症は20〜30％のSLE患者に見られる（図1）. 全身症状は多彩で, 蝶形紅斑, 円板状発疹（図2）, 日光過敏, 口内潰瘍, 胸膜炎または心膜炎, 腎障害, 関節炎, 血液異常, 神経異常, 免疫学的異常, 抗核抗体陽性などを生じる. 眼病変としては, 乾性角結膜炎, 強膜炎, 網膜症, ぶどう膜炎, 視神経炎などが挙げられる（図2）. 治療はステロイドの全身投与が行われ, 免疫抑制薬や抗凝固療法が用いられることもある. 本邦では2015年7月より, 新しい治療法としてヒドロキシクロロキンの内服が, SLEおよび皮膚エリテマトーデス cutaneous lupus erythematosus（CLE）に対し保険適応となった. 指定難病の一つである.

2 眼底所見

通常, 両眼性で, 軟性白斑や網膜出血, ロート斑, 網膜血管炎を特徴とする（SLE網膜症, 図1）. また, 網膜中心静脈閉塞症や網膜中心動脈閉塞症といった血管閉塞性網膜症が生じることもある. 循環障害により新生血管が生じ（図3）, 硝子体出血やそれに続発する増殖性変化による牽引性網膜剥離や増殖硝子体網膜症に進展することがある. また, 脈絡膜循環障害により漿液性網膜剥離や網膜色素上皮剥離が生じることもある. さらに, 治療の副作用, ステロイドによる眼合併症や, ヒドロキシクロロキンによるクロロキン網膜症に注意する.

3 確定診断に必要な検査

SLEの診断基準に則り診断する. 確定診断には膠原病内科医や皮膚科医との連携が不可欠である. 特に抗核抗体は, SLE活動期にはほとんどの症例で陽性となる. フルオレセイン蛍光眼底造影（FA）はSLEによる網膜血管炎や血管閉塞の評価に有用である.

4 鑑別すべき疾患

貧血網膜症や高血圧網膜症, 網膜静脈閉塞症, 血液疾患による網膜出血やロート斑, 眼虚血症候群などと鑑別する. SLEの診断基準に合致するかどうかがポイントである.

SLEは全身の血管炎であり, 多彩な症状を引き起こし重症度もさまざまであるので, 既述のとおり内科や皮膚科との連携は非常に大切である. また, SLEは若い女性に好発するため, 妊娠や分娩時におけるストレスによる病勢増悪の回避も重要であり, 産婦人科との連携も必要となる. 一般に, 全身所見の改善に伴い, 眼所見も軽快するが, 図3のような重症SLE症例では, 網膜に広範囲な無血管領域や新生血管が出現するので, その場合は汎網膜光凝固を行い, 増殖網膜症や血管新生緑内障への進行を予防しなければならない. 後極部だけでなく, 周辺部まで眼底精査を行うことが重要である. また, 硝子体手術が必要になった場合, 術前術後をとおし当然内科をはじめとした丁寧な医療連携は必須であるが, SLEによる汎血球減少から易感染性も危惧されるため, 注意が必要である.

（喜田照代）

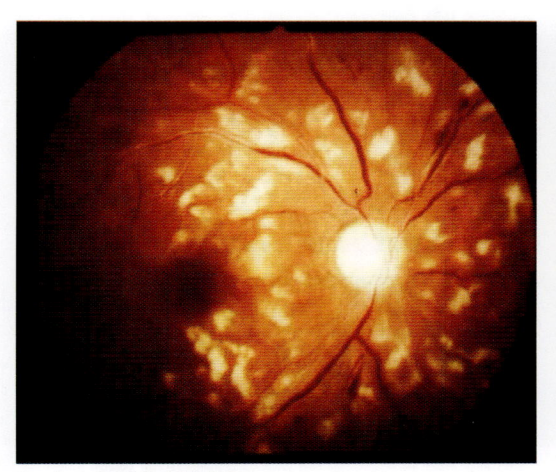

図1 ｜ SLE網膜症の眼底所見
多数の軟性白斑および網膜出血が見られる．また，血管炎を推測する
血管の口径不同や数珠様変化，血管閉塞性変化が見られる．

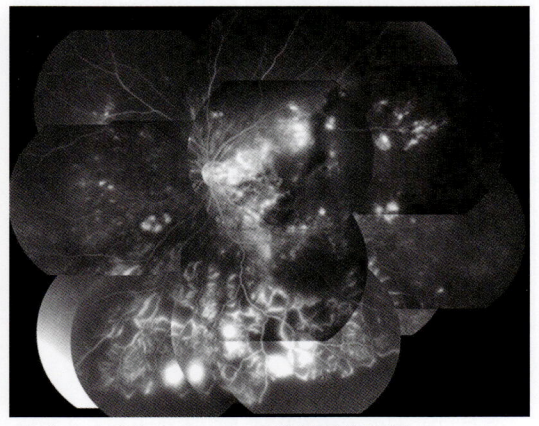

図3 ｜ SLE網膜症のフルオレセイン蛍光眼底造影所見
眼底下方にSLEの血管閉塞による新生血管が見られ，胞状網膜剝離を
伴う．

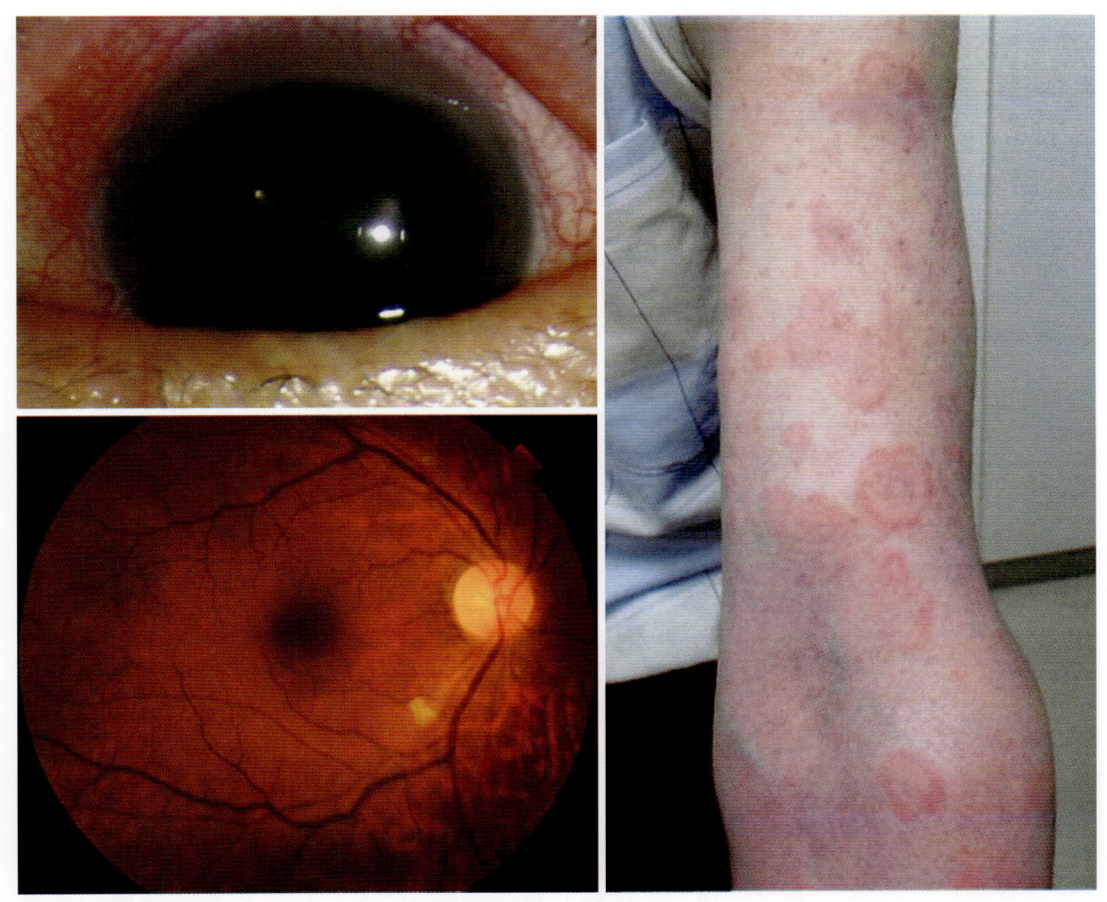

図2 ｜ 強膜炎が初発のSLE
56歳男性．眼底には軟性白斑が見られ，皮膚病変も認める．膠原病内科にコンサルトした．

抗リン脂質抗体症候群
Antiphospholipid syndrome ; APS

診断のポイントとなる検査所見			
重要度	検査名	決め手となる所見	参照図
★★	眼底	網膜血管閉塞	図1, 2
★★	蛍光眼底造影	網膜血管閉塞	
★★★	血液	抗リン脂質抗体陽性	
★	画像（CTなど）	動静脈あるいは小血管の血栓症（脳梗塞など）	
★★	既往歴	妊娠合併症，習慣性流産など	

鑑別が必要な疾患		
主要症状	鑑別疾患	掲載頁
網膜血管閉塞を起こす疾患	梅毒	278頁
	ベーチェット病	268頁

1 疾患の定義

　40歳以下の後天性血栓性素因の代表的な疾患である．多彩な動・静脈血栓症，習慣流産，血小板減少などを主要徴候とし，リン脂質依存性蛋白に対する自己抗体の出現を特徴とする難治性自己免疫疾患である．遺伝性はなく，原因不明．他の自己免疫疾患の合併がない原発性抗リン脂質抗体症候群（APS）と，SLEなどの合併がある続発性APSに分けられる．約半数が，SLEを合併する．APSでは，凝固が亢進し静脈のみならず，動脈に血栓を起こす．重篤な血栓症が生命予後や生活機能を規定し，再発が非常に多く，慢性期の再発予防が重要である．日本では，約10,000人が罹患している．根治療法はなく，抗血小板薬や抗凝固薬で，抗凝固療法を行う．

2 眼底所見

　眼症状の頻度は，報告によってばらつきがある．APSによる主な後眼部合併症は，網膜血管閉塞症，網膜血管炎，硝子体炎，後部強膜炎である．
　網膜中心動脈閉塞症と網膜中心静脈閉塞症を合併するタイプ（図1, 2）は，視力低下が高度かつ急激である．一方，周辺部の動静脈が閉塞するタイプでは慢性的に無灌流域が形成されて網膜新生血管が生じ，硝子体出血を発生して飛蚊症や視力低下を自覚する症例が多く，視力は高度には低下しない．

3 確定診断に必要な検査

　診断には，Sapporo Criteria-Sydney 改変の分類基準が用いられる．すなわち，血栓症か妊娠合併症のうち1項目以上が存在し，同時に，抗カルジオピリン抗体，ループスアンチコアグラント，抗カルジオリピンβ2－GPI複合体抗体のうちの少なくとも一つの抗リン脂質抗体が，12週間以上の間隔をあけて2回以上検出されればAPSと診断される．

4 鑑別すべき疾患

　網膜動静脈閉塞症を合併する他の疾患と鑑別が必要である．網膜動静脈を合併する全身疾患として，梅毒，ベーチェット病，血栓性血小板減少性紫斑病，非ホジキンリンパ腫，後天性免疫不全症候群，インターフェロン投与，感染性心内膜炎などが報告されている．

(井上裕治)

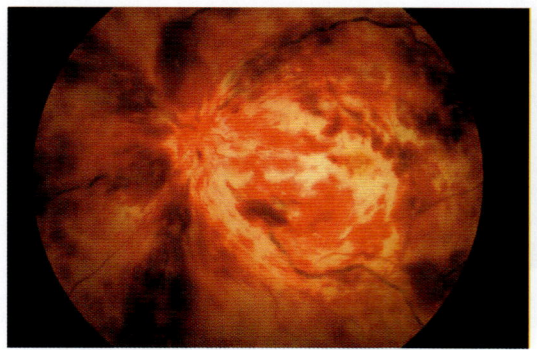

図1 | APSの初診時眼底所見
左眼．視神経乳頭の発赤・腫脹を認める．後極部に浮腫を認め，網膜は白濁している．網膜静脈の拡張・蛇行が著明であり，火炎状・しみ状出血を広範に認める．

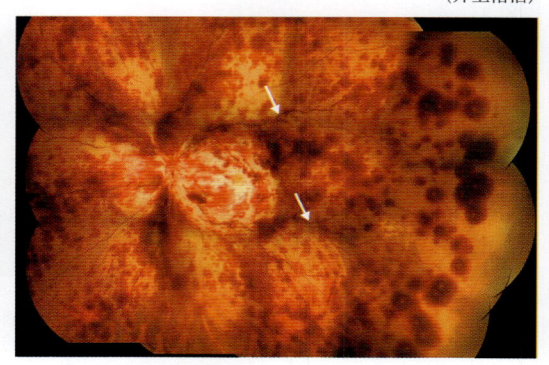

図2 | 初診時眼底所見（合成）
左眼．後極のみならず，周辺部まで広範な火炎状・しみ状出血を認める．一部静脈は暗赤色となっている（矢印）．

1-5)-(1)-③

リウマチ性疾患
Retinal involvement of rheumatic disease

診断のポイントとなる検査所見		
疾患名	**必要となる検査**	**参照図**
関節リウマチ 若年性特発性関節炎	抗CCP抗体, リウマトイド因子, 抗核抗体, 骨X線	
強直性脊椎炎	HLA-B27, 脊椎X線	
炎症性腸疾患	大腸内視鏡	
ANCA関連血管炎	PR3-ANCA, MPO-ANCA, 胸部X線	
皮膚筋炎 多発性筋炎	CK, アルドラーゼ, 抗核抗体, 抗Jo-1抗体, 筋電図	図1
強皮症	抗核抗体, 抗Scl-70抗体, 抗セントロメア抗体, 抗RNAポリメラーゼⅢ抗体	
反応性関節炎	HLA-B27, 骨X線	
乾癬 スウィート病	皮膚生検	

鑑別が必要な疾患		
主要症状	**鑑別疾患**	**掲載頁**
網膜血管炎 囊胞様黄斑浮腫	ベーチェット病 サルコイドーシス	268, 272頁
眼底出血 綿花様白斑 網膜動静脈閉塞	全身性エリテマトーデス 大動脈炎症候群 抗リン脂質抗体症候群 高血圧・糖尿病網膜症 結核性ぶどう膜炎	100, 80, 102, 86, 98, 276頁
滲出性網膜剝離	フォークト・小柳・原田病 交感性眼炎 コーツ病 後部強膜炎	270, 274, 76頁
脈絡膜剝離	uveal effusion 後部強膜炎	308頁

1 疾患の定義

　リウマチ性疾患(膠原病や自己免疫疾患)による眼病変は, ドライアイ, 強膜炎, 虹彩毛様体炎が主であるが, 時としてぶどう膜炎や視神経炎なども出現し, それらに伴い網膜病変が見られる.

　網膜病変を引き起こすリウマチ性疾患として, 全身性エリテマトーデス, 大動脈炎症候群, 抗リン脂質抗体症候群, 結節性多発動脈炎, 側頭動脈炎が有名であるが(別項を参照), 関節リウマチ, 若年性特発性関節炎, 強直性脊椎炎, 炎症性腸疾患, ANCA関連血管炎, 皮膚筋炎, 多発性筋炎, 強皮症, 反応性関節炎, 乾癬, スウィート病なども挙げられる.

2 眼底所見

　それぞれの原因疾患に特異的な網膜病変はなく, 炎症所見の一環としての網膜血管炎や, それに伴う囊胞様黄斑浮腫, 網膜循環障害による眼底出血, 綿花様白斑(図1)や網膜動静脈閉塞, 脈絡膜循環障害による滲出性網膜剝離や脈絡膜剝離など多彩である.

3 確定診断に必要な検査

　網膜病変のみでは診断できず, 原因疾患特定のため血液検査が重要である. 血沈, CRPなどのほか, 各疾患の鑑別に必要な検査を行う. 全身的疾患が背景にあるため, 他科専門医との連携が重要である.

4 鑑別すべき疾患

　網膜血管炎, 囊胞様黄斑浮腫は, ベーチェット病やサルコイドーシスなどのぶどう膜炎との鑑別が必要である. 眼底出血, 綿花様白斑や網膜動静脈閉塞については全身性エリテマトーデスなどの他のリウマチ性疾患や高血圧・糖尿病網膜症, 結核性ぶどう膜炎などが鑑別に挙がる. 滲出性網膜剝離はフォー

クト・小柳・原田病, 交感性眼炎やコーツ病, 脈絡膜剝離はuveal effusionなどとの鑑別が必要で, ともに後部強膜炎についても注意を要する.

(宮永　将)

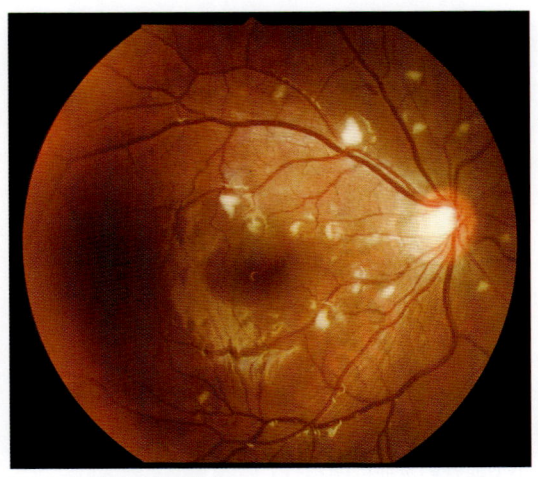

図1｜皮膚筋炎の眼底所見
網膜動脈周囲に綿花様白斑が散在している.

1-5)-(1)-④

結節性動脈周囲炎
Periarteritis nodosa ; PN
結節性多発動脈炎
Polyarteritis nodosa ; PAN
ANCA関連血管炎症候群
ANCA-associated vasculitis ; AAV

診断のポイントとなる検査所見			
重要度	検査名	決め手となる所見	参照図
★★★	組織学的検査	壊死性血管炎	
★★	血液	ANCA陽性	
★★	血管造影	多発動脈瘤, 狭窄, 閉塞	
★	蛍光眼底造影	網膜血管炎, 網膜静脈閉塞症	図5
★	細隙灯顕微鏡	強膜充血, 菲薄化	図1

鑑別が必要な疾患		
主要症状	鑑別疾患	掲載頁
網膜血管炎を呈する疾患	サルコイドーシス	272頁
	ベーチェット病	268頁
強膜炎を呈する疾患	膠原病	
	感染症	
	悪性腫瘍	

1 | 疾患の定義

結節性動脈周囲炎 periarteritis nodosa (PN) は, 中・小型の筋型動脈に壊死性血管炎を生じ, その結果, 動脈瘤を形成し, 炎症が生じる疾患である.

現在では, 中型の筋性動脈に限局した壊死性血管炎である結節性多発動脈炎 polyarteritis nodosa (PAN) と小血管 (毛細血管, 細小動・静脈) を主体とした壊死性血管炎に区別されている. 障害される血管径の違いから臨床症状に差異が生じる.

後者は免疫複合体が関与しないことと, 好中球の細胞質に含まれる酵素蛋白質であるミエロペルオキダーゼ (MPO) に対する自己抗体である抗好中球細胞質抗体 antineutrophil cytoplasmic antibody (ANCA) 陽性率が高いことを特徴とし, ANCA関連血管炎症候群 ANCA-associated vasculitis (AAV) と呼ばれる. 顕微鏡的多発血管炎 microscopic polyangiitis (MPA), 多発血管炎性肉芽腫症 granulomatosis with polyangiitis (GPA), 好酸球性多発血管炎性肉芽腫症 eosinophilic granulomatosis with polyangiitis (EGPA) の3疾患がある.

PANは全身多臓器に原因不明の血管炎を起こし, 多彩な臓器症状を呈する. 免疫複合体が血管壁に沈着し, 動脈の血管全層炎と血管周囲炎症性細胞浸潤を生じ, フィブリノイド壊死を起こす. 40～60歳に発症することが多いが, 小児期にも発症する.

AAVのうち, MPAは腎・肺に好発する壊死性血管炎であるが, 肉芽腫をきたさない. GPAは, 全身の壊死性肉芽腫性血管炎, 中・小型動脈の壊死性血管炎, 壊死性糸球体腎炎をきたす. EGPAは, 末梢血好酸球増多を伴う全身性の壊死性血管炎をきたす. 高齢者に多い. 原因不明であるが, 自己免疫異常が背景に存在すると考えられており, ANCAが小型血管の炎症に関わっている.

どちらも治療はステロイドならびに免疫抑制薬全身投与となる. 無治療では生命に危険が及ぶ. 早期に診断し, 適切な寛解導入療法を行えば, 大部分は寛解する.

2 | 眼底所見

PANでは, 眼病変は10～20%に見られる. 高血圧性網膜症が認められることがある. また, 網膜血管炎を生じ, 網膜血管閉塞や網膜出血, 乳頭浮腫, 乳頭炎, 虚血性視神経症, 視神経萎縮を認めることがある. 眼表面の血管炎により結膜充血浮腫, 乾性角結膜炎, (壊死性)強膜炎, 角膜周辺部潰瘍が時に見られる. 視力低下や失明することは稀である.

AAVでは, 16%程度に眼症状を認めるという報告がある. 結膜炎, 周辺部角膜潰瘍や強膜炎 (図1), ぶどう膜炎 (図2, 4, 5), 網膜中心静脈閉塞症 (図3), 眼窩腫瘤性病変などが報告されている. 必ずしも全身的な病勢と眼所見は一致しない. また, 強膜炎など生じるが, AAVの診断がつかず, 悪化することも多い. ANCA値と疾患活動性が相関するという複数の報告があり, 診断を下し, 全身的に治療することが重要である.

3 | 確定診断に必要な検査

組織学的所見および臨床所見で診断が行われる. 前者では, 壊死性血管炎や肉芽腫が認められる. 後者では全身的な血管炎を伴う症候により診断が行われる. また, PANでは, 血管造影検査で腹部大動脈分枝などに多発動脈瘤と狭窄・閉塞が見られる. AAVでは, ANCA陽性の所見も重要である.

それぞれの疾患について厚労省より診断基準が出ているので参照されたい.

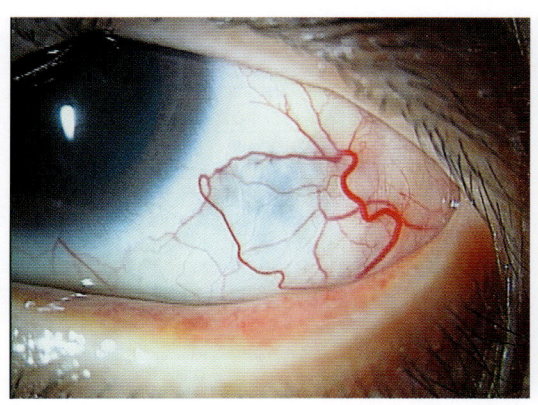

図1｜MPAの前眼部所見

左眼. 強膜充血と菲薄化を認める. 気管支拡張, 肺浸潤影, ANCA陽性を認め, MPAと診断された症例.

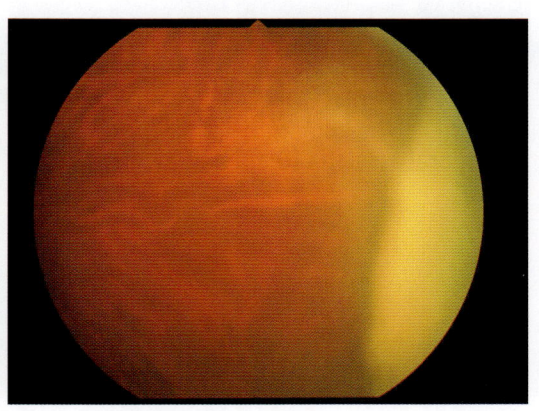

図2｜MPAの眼底所見

左眼. snow bank様病巣を認める. 図1と同一症例.

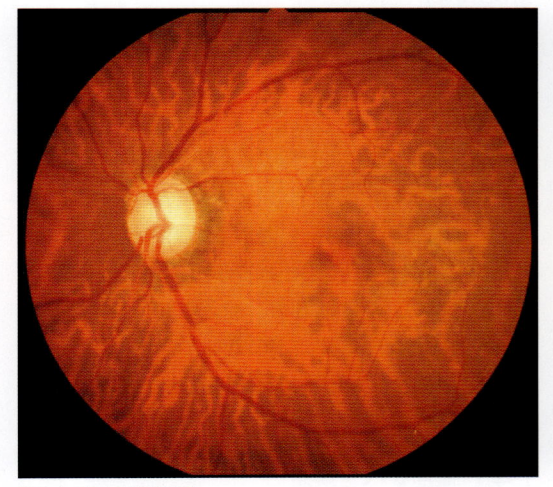

図3｜GPAの眼底所見

左眼. 中耳生検にて壊死性肉芽組織を認め, 血痰, 強膜炎, 多関節炎よりGPAと診断された症例. 網膜静脈の閉塞が認められる.

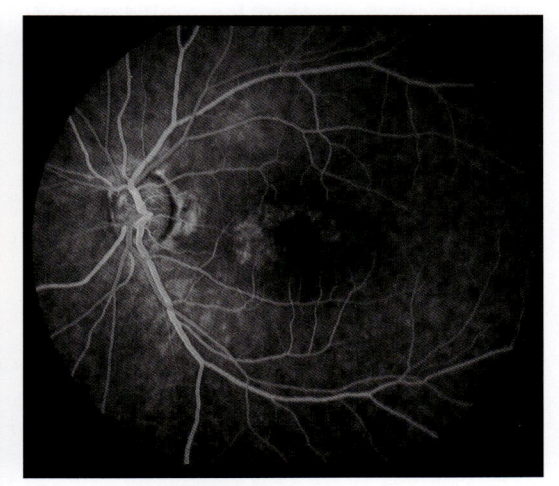

図5｜GPAの蛍光眼底造影所見

左眼. 黄斑部に蛍光貯留を認める. 図3と同一症例. 43秒.

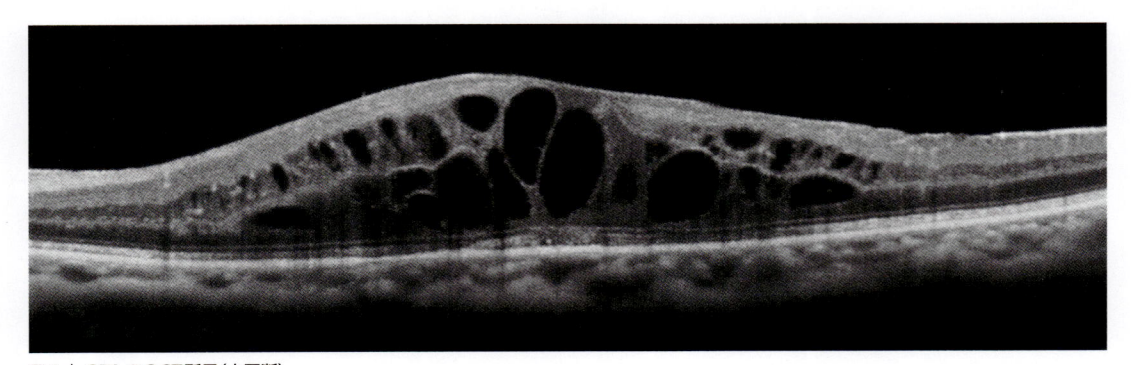

図4｜GPAのOCT所見（水平断）

左眼. 囊胞様黄斑浮腫が認められる. 図3と同一症例.

4｜鑑別すべき疾患

全身疾患に関しては, 成書を参考にされたい. 網膜に関しては, 網膜血管炎を引き起こすサルコイドーシスやベーチェット病などとの鑑別が必要となる. 強膜炎に関しては, 強膜炎を合併する膠原病, 感染症, 悪性腫瘍などが鑑別すべき疾患となる.

（井上裕治）

1-5)-(1)-⑤

側頭動脈炎
(巨細胞性動脈炎)
Temporal arteritis (Giant cell arteritis ; GCA)

診断のポイントとなる検査所見			
重要度	検査名	決め手となる所見	参照図
★	視力	片眼の急激な視力低下	
★	視野	水平半盲，中心暗点，求心性狭窄	
★★★	血液 (血沈，CRP)	異常亢進	
★★★	側頭動脈生検	巨細胞，内弾性板破壊，線維化	図3
★★	眼底	病眼の視神経乳頭蒼白浮腫	図2
★	対光反射	病側RAPD	

鑑別が必要な疾患		
鑑別のポイント	鑑別疾患	掲載頁
全身随伴症状の有無 血液検査(血沈，CRP亢進) 浅側頭動脈生検(巨細胞，内弾性板破壊，線維化)	非動脈炎性虚血性視神経症	368頁
眼球運動痛の有無	視神経炎	362頁
全身随伴症状の有無 視神経乳頭所見	網膜中心動脈閉塞	68頁

1 疾患の定義

　巨細胞性動脈炎は，全身の中大動脈の中膜，内膜の肉芽性，巨細胞性の動脈炎により肉芽腫性血管炎を呈する希少疾患で，大動脈とその分枝動脈の狭窄や閉塞をきたす．浅側頭動脈に好発するため側頭動脈炎としての呼称があったが，現在は巨細胞性動脈炎に統一されている．50歳以上に好発する．原因は不明であるが，感染症の関連，遺伝要因としてHLA-DRB1*04の関連が報告されている．眼科的には短後毛様動脈の血管炎を生じ，動脈炎性虚血性視神経症による片眼の重度の急性視力低下を生じる．視神経炎のような眼球運動痛はなく，通常は片眼性の発症であるが，無治療では高率に対側眼に発症する．随伴症状として，発熱，全身倦怠感，頭痛，側頭部圧痛，関節痛，咀嚼時の顎の痛みがあることが多い．米国リウマチ学会による診断基準(表1)を示す．

2 眼底所見

　発症眼に強い視神経乳頭蒼白浮腫(図1a)と時に乳頭出血を認め，網膜中心動脈閉塞を発症することもある．フルオレセイン蛍光眼底造影では旺盛な漏出による視神経乳頭の過蛍光が見られる(図1b)．健側眼は正常である(図1c)．末期には，視神経萎縮により蒼白および視神経乳頭陥凹拡大を見る(図2)．OCTでは網膜厚の減少が見られる．

3 確定診断に必要な検査

　発熱，頭痛，全身倦怠感などの全身症状に続く片眼の無痛性の急激な視力低下のエピソードがあり，発症眼の視神経乳頭蒼白がある場合には，動脈炎性虚血性視神経症を疑う．対光反射で病側のrelative afferent pupillary defect (RAPD)陽性，視野検査で病側の水平半盲，中心暗点，求心性狭搾を認める．血液検査では赤沈の著明な亢進とC-reactive pro-tein (CRP)上昇が見られる．確定診断を得るには浅側頭動脈の生検が必要であり，生検により巨細胞が認められれば確定診断となる．動脈の内弾性板の破壊，リンパ球浸潤，線維化による動脈内腔の狭細化，血栓生成も陽性の所見である(図3)．無治療では対側眼に高率に発症するため，できるだけ早期にステロイド治療を行う必要があるため，治療開始前もしくは治療開始数日以内に生検を行うことが求められる．

4 鑑別すべき疾患

　側頭動脈炎(巨細胞性動脈炎)による虚血性視神経症は，片眼の重度の急性視力低下を生じるため，片眼性の視力低下を呈する疾患(視神経炎，網膜中心動脈閉塞，非動脈炎性虚血性視神経症など)との鑑別が重要である．典型的には，眼底所見や眼球運動痛の有無により視神経炎と鑑別される．また，非動脈炎性虚血性視神経症との鑑別では，血液検査による炎症所見，頭痛，側頭部圧痛，顎運動部痛の合併および発熱や，全身倦怠感などの全身症状の有無が鑑別に有用である．

(松原　央)

[文献]

1. 難病情報センター：巨細胞性動脈炎. http://www.nanbyou.or.jp/entry/3929
2. 中馬秀樹：動脈炎性虚血性視神経症. 三村　治ほか(編)：眼科臨床エキスパート 知っておきたい神経眼科診療, 医学書院, 東京, 72-77, 2016

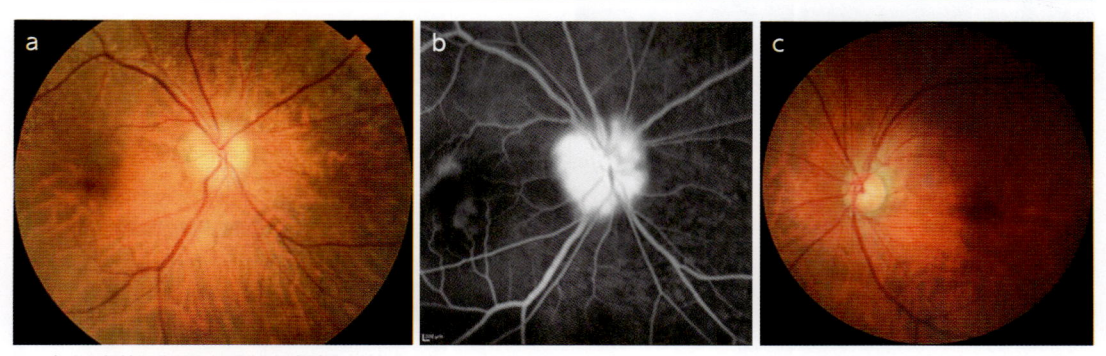

図1｜右眼視神経乳頭蒼白浮腫の眼底所見
88歳女性．矯正視力は0.02．右眼視神経乳頭の著明な蒼白浮腫を認める．左眼には異常がない．フルオレセイン蛍光眼底造影で早期から旺盛な漏出を認める．

1

網膜

● 表1　診断基準：巨細胞性動脈炎の分類基準

1．発症年齢が50歳以上
臨床症状や検査所見の発現が50歳以上
2．新たに起こった頭痛
新たに出現した，または新たな様相の頭部に限局した頭痛
3．側頭動脈の異常
側頭動脈の圧痛，または動脈硬化に起因しない側頭動脈の拍動の低下
4．赤沈の亢進
赤沈が50mm/時間以上（Westergren法による）
5．動脈生検組織の異常
単核球細胞の浸潤，または肉芽腫を伴う炎症があり，多核巨細胞を伴う．

分類目的には，5項目中少なくても3項目を満たす必要がある（感度93%，特異度91%）．
（1990年，米国リウマチ学会による）
（巨細胞性動脈炎．難病情報センター http://www.nanbyou.or.jp/entry/3929より）

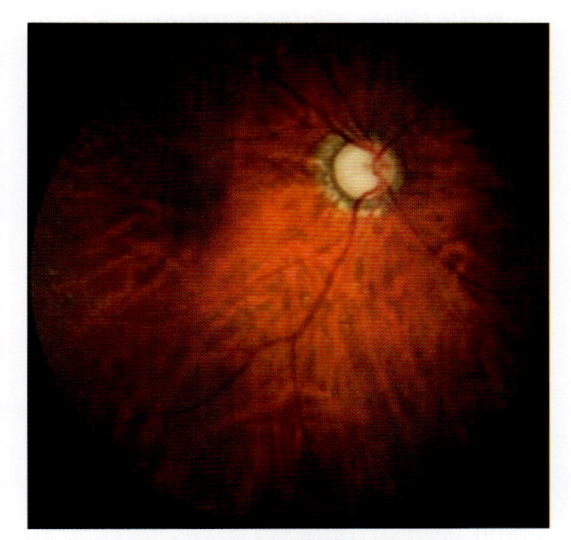

図2｜図1症例の発症6ヵ月後の視神経乳頭の眼底所見
矯正視力は光覚弁，視神経乳頭の蒼白と乳頭陥凹拡大を認める．

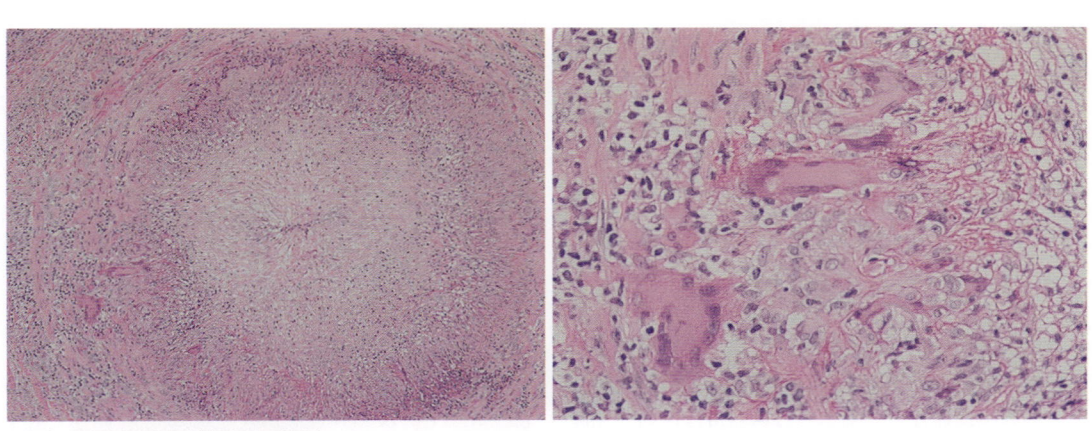

図3｜浅側頭動脈病理生検所見（HE染色）
動脈は閉塞しており，多核巨細胞が認められる．

貧血網膜症
Anemic retinopathy

診断のポイントとなる検査所見

重要度	検査名	決め手となる所見	参照図
★★★	血液	赤血球減少	
★★	眼底	火炎状出血	図1, 2
		ロート斑	図1, 2
		cotton wool spot	図1, 2
★	OCT	黄斑浮腫	

鑑別が必要な疾患

主要症状	鑑別疾患	鑑別のポイント	掲載頁
ロート斑	白血病網膜症	白血球数異常を伴う	109頁
	亜急性細菌性心内膜炎	心エコー	
火炎状出血	網膜静脈閉塞症	通常，片眼性	72頁
		血球数に異常なし	
黄斑浮腫	網膜静脈閉塞症	血球数に異常なし	72頁
	糖尿病黄斑浮腫	血球数に異常なし	96頁

（兼子裕規）

1 | 疾患の定義

貧血が原因で網膜障害が発生し，視力障害が生じる．貧血は赤血球もしくはヘモグロビンが過度に少ない状態で発生する．貧血の原因として，鉄やビタミンの不足，腎不全や再生不良性貧血などの血液疾患が挙げられる．網膜障害の原因は，貧血による網膜の低酸素や血管透過性亢進，血管収縮が関与していると考えられている．

2 | 眼底所見

網膜の所見として網膜全層に及ぶ出血や火炎状出血，ロート斑（中心が白色を示す出血斑）やcotton wool spotと呼ばれる白斑，網膜浮腫，静脈の怒張がある．

3 | 確定診断に必要な検査

眼底検査によって網膜出血，cotton wool spot，ロート斑が観察できる．これらの所見に加え，全血球計算（血液検査）などにおける赤血球もしくはヘモグロビンの低下が診断の決め手となる．全身疾患に起因する疾患であるため，両眼に発症することが多い（図1, 2）．したがって，網膜出血・白斑といった所見を両眼に発症している症例では，血液疾患の関与を考慮し，血液検査を行う必要がある．また，黄斑浮腫を合併しやすく，診断にOCTが有効である．

4 | 鑑別すべき疾患

貧血網膜症に限らず，血液腫瘍に伴う網膜症では高頻度でロート斑を伴う．鑑別診断は白血病網膜症，網膜静脈閉塞症などがある．ロート斑は白血病網膜症（白血病細胞の浸潤）や亜急性細菌性心内膜炎（細菌による微小梗塞）でも観察される．網膜の火炎状出血，白斑，黄斑浮腫は網膜静脈閉塞症でも観察されるが，その場合，片眼性であることが多い．

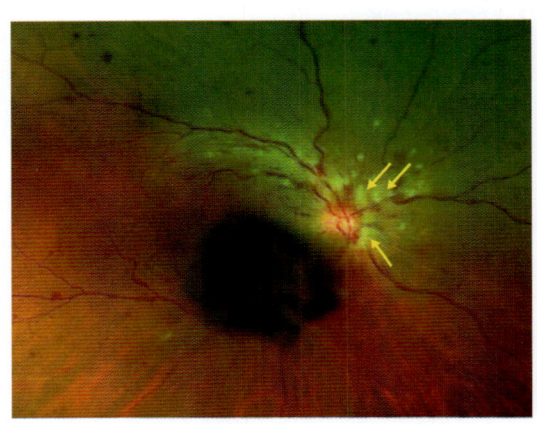

図1 | 貧血網膜症の眼底所見
45歳男性．腎不全による腎性貧血を原因とした貧血網膜症．多数のcotton wool spot（白斑：矢印）と出血斑が確認できる．中央の混濁は白内障による．

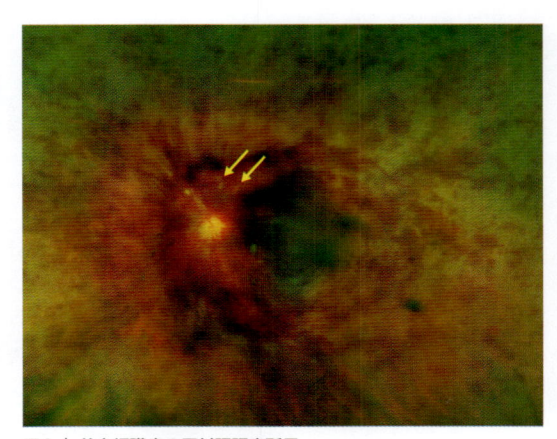

図2 | 貧血網膜症の反対眼眼底所見
図1と同一患者．貧血網膜症が両眼に確認できる．一見すると網膜中心静脈閉塞症に酷似しているが，出血が非常に旺盛であることや，両眼に発症していることが特徴的．中央の混濁は白内障による．

白血病網膜症
Leukemic retinopathy

診断のポイントとなる検査所見			
重要度	検査名	決め手となる所見	参照図
★★★	血液	白血球増加, 血球像異常	
★★	眼底	斑状網膜出血	図1
		ロート斑	図1
★	OCT	黄斑浮腫	

鑑別が必要な疾患			
主要症状	鑑別疾患	鑑別のポイント	掲載頁
ロート斑	貧血網膜症	赤血球減少を伴う	108頁
	亜急性細菌性心内膜炎	心エコー	
火炎状出血	網膜静脈閉塞症	通常, 片眼性	72頁
		血球数に異常なし	
黄斑浮腫	網膜静脈閉塞症	血球数に異常なし	72頁
	糖尿病黄斑浮腫	血球数に異常なし	98頁

1 | 疾患の定義

　白血病が原因で生じる網膜症である．白血病は急性・慢性に分類され，さらに骨髄性・リンパ球性に分類されるが，いずれの病型でも網膜症が発生する．白血病網膜症は，白血病細胞の網膜内浸潤で説明できる所見だけでなく，白血病に随伴する血液の異常（貧血・血小板減少・過粘稠）による影響で生じる所見と混在すると考えられる．

2 | 眼底所見

　白血病の影響として，結膜の点状出血といった網膜以外の軽度な外眼部所見から，網膜出血に至るまで多様であり，特に黄斑部に網膜前・網膜内出血を伴ったり黄斑浮腫が生じると，著しい視力障害をきたす．網膜所見で，網膜出血やcotton wool spotと呼ばれる白斑と高頻度でロート斑（中心が白色を示す出血斑）を伴う．

3 | 確定診断に必要な検査

　網膜症の観察には眼底検査・OCTが有効である．網膜には多数の出血斑やロート斑が観察される．白血病網膜症のロート斑は，白血病細胞の浸潤によるとされる．ロート斑をOCTで観察すると，中心部の白色斑は網膜表層に高輝度信号の塊として観察される（図1, 2）．網膜症以外の所見として結膜の点状出血や脳神経麻痺なども発生しうるため，眼底疾患以外の確認も確定診断に有効である．全身疾患に起因する疾患であるため網膜症が両眼に発症することが多く，そのような症例では血液疾患の関与を考慮し，血液検査を行う必要がある．

4 | 鑑別すべき疾患

　鑑別診断は貧血網膜症，糖尿病網膜症，網膜静脈閉塞症などがある．血液腫瘍に伴う網膜症では高頻度でロート斑を伴い，亜急性細菌性心内膜炎（細菌による微小梗塞）でも観察される．糖尿病網膜症，網膜静脈閉塞症に対しては光凝固術や抗VEGF薬の眼内注射が効果的だが，白血病網膜症は原疾患の治療により改善が期待される．

（兼子裕規）

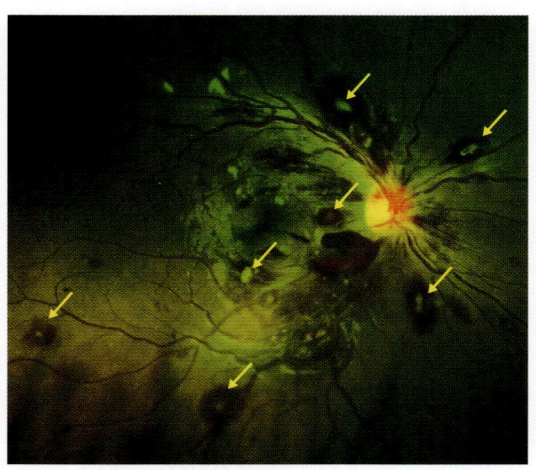

図1 ｜ 白血病網膜症の眼底所見
23歳男性．急性骨髄性白血病に伴う白血病網膜症．出血斑の中央に白斑を伴うロート斑が多数観察される（矢印）．

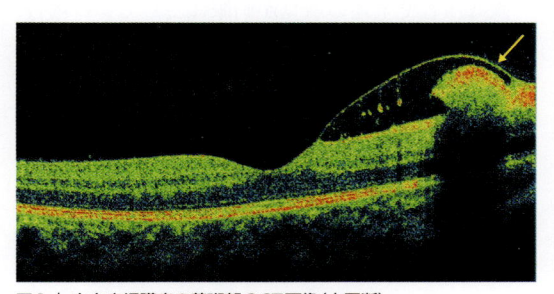

図2 ｜ 白血病網膜症の黄斑部OCT画像（水平断）
図1と同一患者．ロート斑が内境界膜下に高輝度像として観察される（矢印）．

過粘稠度症候群による網膜病変
Retinal lesions due to hyperviscosity syndrome

1
網膜

診断のポイントとなる検査所見			
重要度	検査名	決め手となる所見	参照図
★★★	血液	白血球増加・血球像異常	
★★	眼底	火炎状出血	
		ロート斑	図1
★	OCT	黄斑浮腫	
		漿液性網膜剝離	図3
★★	FA	silent macula	図2

鑑別が必要な疾患			
主要症状	鑑別疾患	鑑別のポイント	掲載頁
ロート斑	貧血網膜症	赤血球減少を伴う	108頁
	白血病網膜症	白血病細胞	109頁
	亜急性細菌性心内膜炎	心エコー	
ソーセージ様血管怒張	網膜静脈閉塞症	通常、片眼性	72頁
斑状網膜出血	糖尿病網膜症	血糖値・HbA1c	98頁
漿液性網膜剝離	中心性漿液性脈絡網膜症	外節伸長の有無	170頁

1 疾患の定義

過粘稠度症候群は血中にM蛋白が産生されることにより血液の粘稠度が過剰になる疾患の総称であり，その原因疾患の大部分はワルデンシュトレームマクログロブリン血症（原発性マクログロブリン血症：IgM型）と多発性骨髄腫（主にIgA型とIgG型）である．過粘稠度症候群の主要症状は網膜疾患以外にも頭痛やさまざまな神経症状を伴うことから，問診が診断の大きな手がかりとなる．

2 眼底所見

赤血球凝集に伴って，網膜静脈のソーセージ様変化と多数の斑状出血を生じることが多く，貧血網膜症・白血病網膜症同様にロート斑を有することがある（図1）．血液の過粘稠に伴い，網膜静脈閉塞症や嚢胞様黄斑浮腫，漿液性網膜剝離を生じることが多く，嚢胞様黄斑浮腫・漿液性網膜剝離によって著しい視力障害をきたす．また全身疾患に起因するため両眼に発症することが多く，両眼の観察は診断に有用である．過粘稠度症候群は貧血を伴う場合があり，その場合では貧血網膜症と同様の所見が観察される．

3 確定診断に必要な検査

眼底検査で上述の所見が両眼に生じている場合，血液疾患の可能性を考慮し，速やかに血液検査を行う必要がある．細かな診断には血清を用いた蛋白分画などの分析が必要であるが，まずは全血球計算を行うだけでも，血液疾患の有無をおよそ判断できる．眼科検査としては眼底検査だけでなくフルオレセイン蛍光眼底造形やOCTによる黄斑部の観察が有効である．

4 鑑別すべき疾患

網膜静脈のソーセージ様変化は網膜中心静脈閉塞症（CRVO）に類似しているため，安易にCRVOと診断するのではなく，全身疾患の可能性を常に考慮する必要がある．特に過粘稠度症候群に伴う網膜病変はCRVOに比べ両眼に発症することが多いため，網膜病変が両眼に観察される場合は全身疾患の検索は必須といえる．過粘稠度症候群による網膜病変では黄斑浮腫を伴うことがあるが，フルオレセイン蛍光眼底造影では蛍光漏出が少ないことがあり（silent macula：図2），フルオレセイン蛍光眼底造影で黄斑浮腫がないように考えられる場合でもOCTによる確認が必要である．また過粘稠度症候群に伴う黄斑浮腫は抗VEGF薬に対する反応が弱いと考えられている．漿液性網膜剝離を伴うこともあり，一見すると中心性漿液性脈絡網膜症（CSC）と類似している．しかし慢性期CSCで度々観察されるような視細胞外節の延長が過粘稠度症候群に伴う漿液性網膜剝離では確認されにくいため，OCTを入念に観察することでCSCとの鑑別が可能となる（図3，4）．

（兼子裕規）

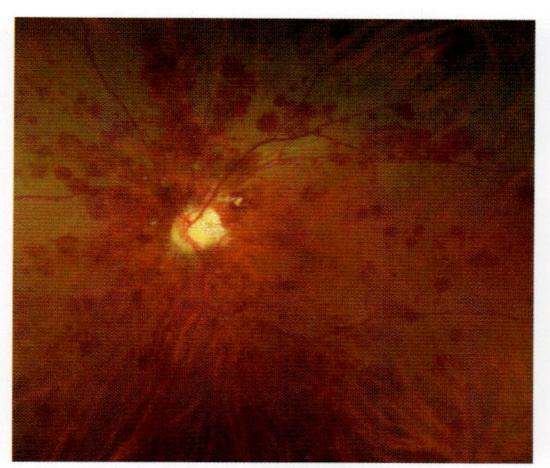

図1｜原発性マクログロブリン血症の眼底所見
65歳男性．多数の出血斑が観察され，網膜中心静脈閉塞症に類似した所見を呈する．

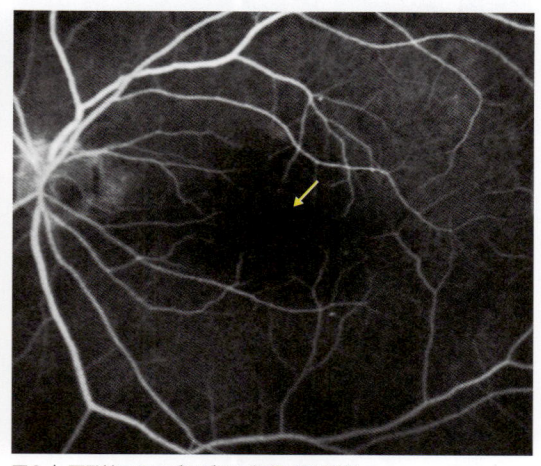

図2｜原発性マクログロブリン血症のFA所見
79歳男性．左眼黄斑部には漿液性網膜剝離を伴っているが，フルオレセイン蛍光眼底造影検査では黄斑部から蛍光漏出などの変化が観察されない（矢印：silent macula）．

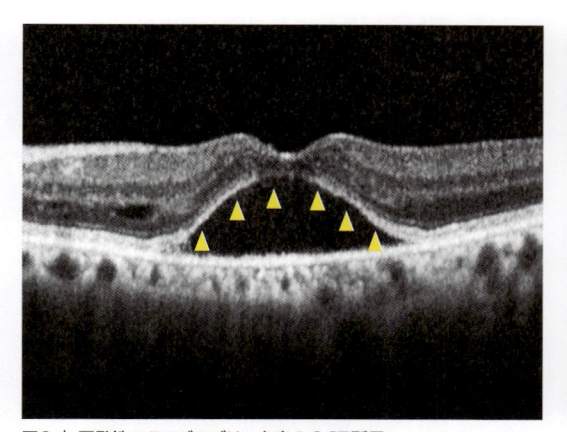

図3｜原発性マクログロブリン血症のOCT所見
図2と同一患者の左眼黄斑部．中心性漿液性脈絡網膜症の慢性期に観察されるような視細胞外節の伸長が観察されない（矢頭）．

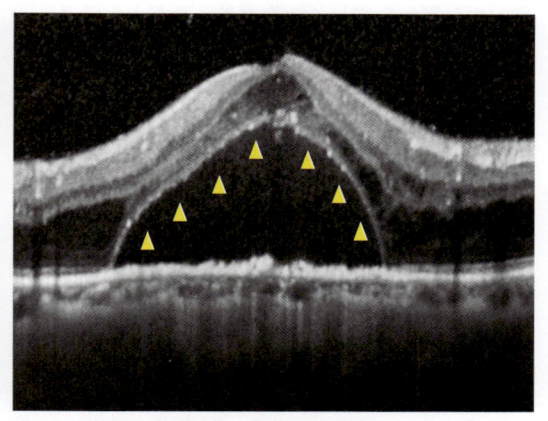

図4｜原発性マクログロブリン血症のOCT所見
74歳男性．左眼黄斑部には漿液性網膜剝離が観察されるが，中心性漿液性脈絡網膜症の慢性期に観察されるような視細胞外節の伸長が見られない（矢頭）．

スフィンゴリピド症
Sphingolipidosis

リソーム蓄積症の鑑別			
疾患	組織内異常蓄積	全身所見	眼所見
スフィンゴリピド症	スフィンゴ糖脂質	進行性中枢神経症状，腎障害，脳血管障害，虚血性心疾患，心筋症，皮膚病変，四肢末端痛	cherry red spot（視反応不良例） 角膜混濁（渦巻き状）
ムコ多糖症（MPS）	ムコ多糖体	ガーゴイル様の身体変形（特異顔貌，骨変化），精神運動発達遅滞，関節運動制限，手指関節の屈曲拘縮（鷲手），巨舌，肝脾腫，心臓弁膜症，ムコ多糖尿	網膜色素変性（合併例の視力予後は不良） 視神経萎縮 角膜混濁（スリガラス状，実質，表層の混濁内皮に及ぶ例もあり）
ムコ脂質症（MLS）	異常なオリゴ糖や糖蛋白	スフィンゴリピド症とMPS両方の症候	cherry red spot 角膜混濁

1 疾患の定義

　ムコ多糖症 mucopolysaccharidosis（MPS），ムコ脂質症 mucolipidosis（MLS）とともにリソーム蓄積症 lysosomal storage disorder（LSD），いわゆるリソーム病のサブセットである．

　スフィンゴ糖脂質 glycosphingolipid（GSL）は細胞膜の外層に存在し，細胞内外のシグナル伝達に関わる細胞膜上の構成成分として細胞の分化・増殖・接着などに関わっている．GSLは細胞内にも存在し，その量の変調がさまざまな疾患と関連するとされている．GSLはリソームに存在する加水分解酵素（リソーム酵素）によって分解される．また，疎水性のGSLを親水性のリソーム酵素で分解するためには疎水性の糖蛋白質であるスフィンゴ脂質活性化蛋白質が必要である．この両者のいずれかが遺伝的に欠損している場合，GSLが分解されず蓄積する．結果，リソームの機能が障害される病態がスフィンゴリピド症である．主として小児期に発症し，重篤な神経症状を呈する．下位の疾患として，ファブリー病，ゴーシェ病，異染性白質ジストロフィ，スフィンゴミエリン分解異常，クラッベ病が存在する．

2 眼底所見

　スフィンゴリピド症 sphingolipidosis の全般においては，定型的な眼部および眼底異常はない．ただし，視反応不良例において cherry-red spot（桜実紅斑）を呈する場合がある（図1）．

3 確定診断に必要な検査

　白血球または培養線維芽細胞中の酵素活性測定，あるいは遺伝子解析による遺伝子変異の同定．

4 鑑別すべき疾患

　ファブリー（Fabry）病：スフィンゴリピド症に属するファブリー病は，新生児マススクリーニングをくぐり抜けて成長期に発症する比較的，発症頻度の高い疾患として注意が必要である．α-ガラクトシダーゼ酵素活性の低下に伴い，細胞内のスフィンゴ糖脂質（グロボトリアオシルセラミド）が蓄積する．腎障害，脳血管障害，虚血性心疾患，心筋症，皮膚病変，四肢末端痛などを生じる．スフィンゴ糖脂質は角膜にも蓄積し，渦巻き状の混濁を呈する．90％以上の患者で観察され，小児期から見られる．

　X染色体劣性遺伝形式をとるが，ヘテロ結合体の女性も発症する．

　典型的なファブリー病では，幼児期または学童期より四肢末端痛，赤暗紫色の皮疹，低汗症や無汗症，体温上昇，角膜の渦巻き状混濁（図2）を認める．女性患者の場合は，無症状から重篤な臓器障害まで，臨床症状は多彩である．

（野村耕治）

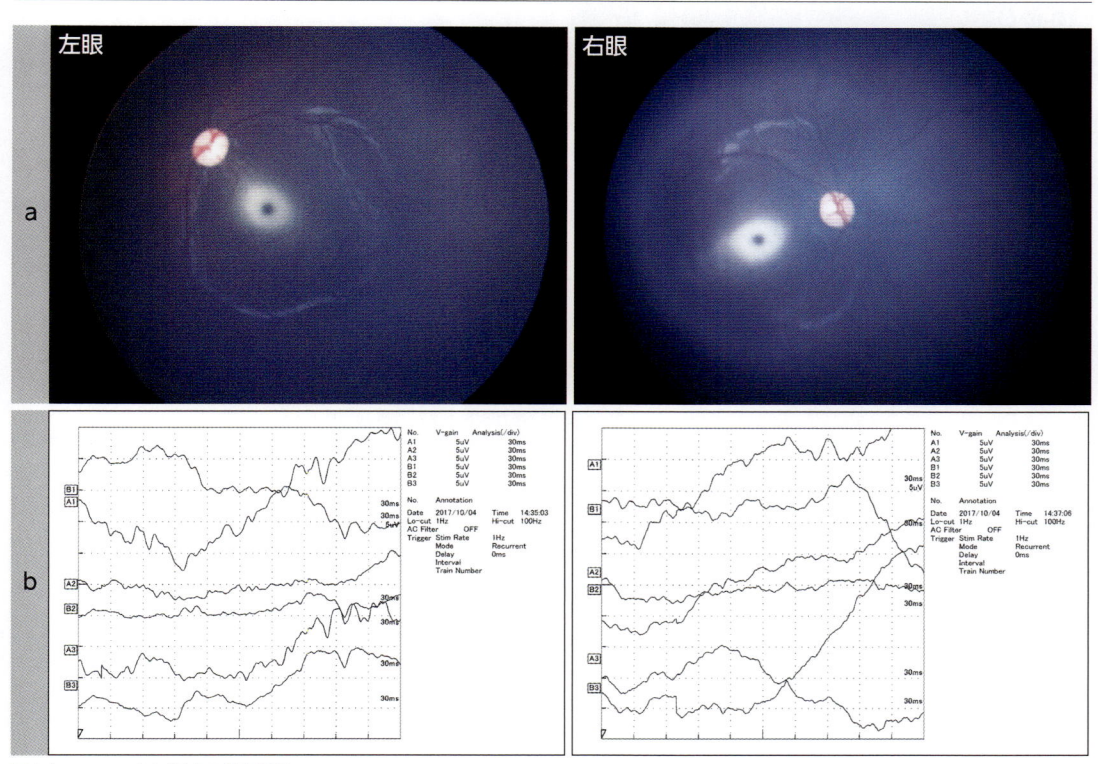

図1｜スフィンゴリピド症の検査所見

スフィンゴリピド症と診断された1歳11ヵ月の男児．筋力低下，退行とともに追視がないなど視反応が不良であるが，原因は不明．a：両眼底における cherry-red spot． b：LED発光による flash VEP．

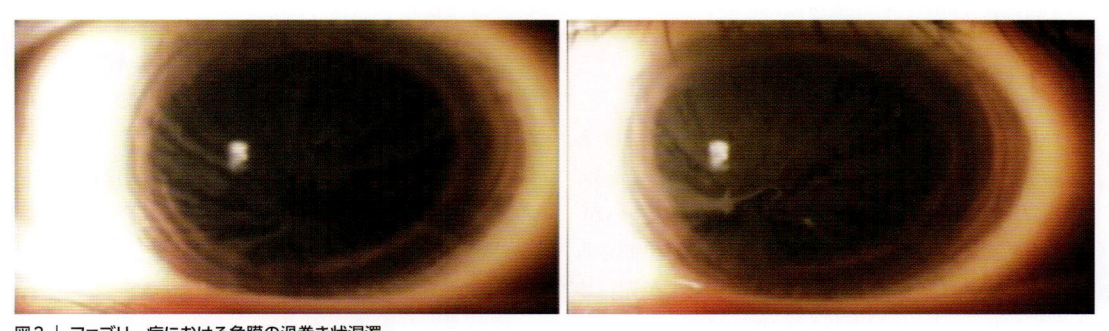

図2｜ファブリー病における角膜の渦巻き状混濁

（東京慈恵会医科大学眼科　後藤　聡先生のご厚意による）

悪性腫瘍随伴網膜症
Paraneoplastic retinopathy

診断のポイントとなる検査所見

重要度	検査名	決め手となる所見	参照図
★	OCT	網膜が外層の萎縮（CAR）	図1
★★★	ERG	振幅の低下（CAR），陰性型波形（MAR）	図1c, 3
★★	全身	癌の同定	
★★	抗体	血清中の自己抗体の同定	

鑑別が必要な疾患

主要症状	鑑別疾患	掲載頁
夜盲　視野狭窄	自己免疫網膜症	
視野狭窄	急性帯状潜在性網膜外層症（AZOOR）	118頁
夜盲　視野狭窄	網膜色素変性	126頁
夜盲	ビタミンA欠乏	
視力低下	dryAMD	186頁

1 疾患の定義

悪性腫瘍患者において自己免疫機序によって視細胞を傷害するものは癌関連網膜症cancer associated retinopathy（CAR），メラノーマにおいて双極細胞の機能障害が生じるものはメラノーマ関連網膜症melanoma associated retinopathy（MAR）と呼ばれている．CARの原因となる腫瘍で多いのは肺の小細胞癌で，それ以外の多くの癌でも生じる．CARの自己抗体の抗原として有名なのがリカバリンで，それ以外にも α-enolaseなどいくつかの抗原が報告されている．一方，MARはメラノーマに伴って生じるとされているが，他の悪性腫瘍によっても同様の病態が発症する．MARの原因抗原としてはTRPM1が知られている．

2 臨床症状

CARもMARも夜盲や霧視を主訴とすることが多い．ただしCARはさまざまな進行様式を示すため，症状は一様ではない．両眼に発症することが多いが，発症時期に差が見られることもある．癌が診断されてから眼症状が出ることもあるが，眼症状が先行することもある．CARが進行し，周辺だけでなく網膜の中心まで障害されると，視力も著しく視機能が低下する．MARに関しては著しい視力低下をきたすことは少なく，癌の治療によって症状が改善することも報告されている．CARもMARも有効な治療法はない．

3 眼底所見

CARに典型的な眼底所見はなく，網膜色素変性に似た網膜変性所見や，網膜血管炎の所見を呈するとの報告もある．また，抗α-enolase抗体によるものではドルーゼンが多発するとの報告もある．ただし，初期には眼底所見は大きな異常を認めないことも多い（図1a）．OCTでは，視細胞の変性により視細胞層と外顆粒層の菲薄化が見られる（図1b）．一方，MARに関しては，眼底所見やOCTで異常は見られない（図2）．

4 確定診断に必要な検査

CARは視細胞機能が広範に障害され，フラッシュ最大応答の著しい振幅低下を認める（図1c）．発症が急で症状の進行が速い場合にはCARを疑い，癌が診断されてない患者では全身の癌のスクリーニングをする必要がある．血清中のリカバリンなどの自己抗体を同定することは診断に有用であるが，網膜色素変性などでも発現するとの報告もあり解釈には注意が必要である．一方，MARはフラッシュ最大応答が陰性型となり，完全型の停在性夜盲と同様のERG波形を示す（図3）．後天的にこのようなERGを示す疾患はない．

5 鑑別すべき疾患

癌が存在しなくてもCARと同様の症状を呈するものは自己免疫網膜症autoimmune retinopathy（AIR）と呼ばれている．CARを疑っても原因となる腫瘍が存在しない場合や，既往の癌が関連しているかどうかの判断が難しいことも多く，CARとAIRの鑑別が難しいことも多い．それ以外に急性帯状潜在性網膜外層症acute zonal occult outer retinopathy（AZOOR）や網膜色素変性などが挙げられる．ドルーゼンが多発するタイプでは，萎縮型加齢黄斑変性も鑑別疾患となる．また，肝胆膵系の癌の術後にビタミンA欠乏となった場合，夜盲とERGの異常をきたし，MARやCARと間違えられることがある．

（上野真治）

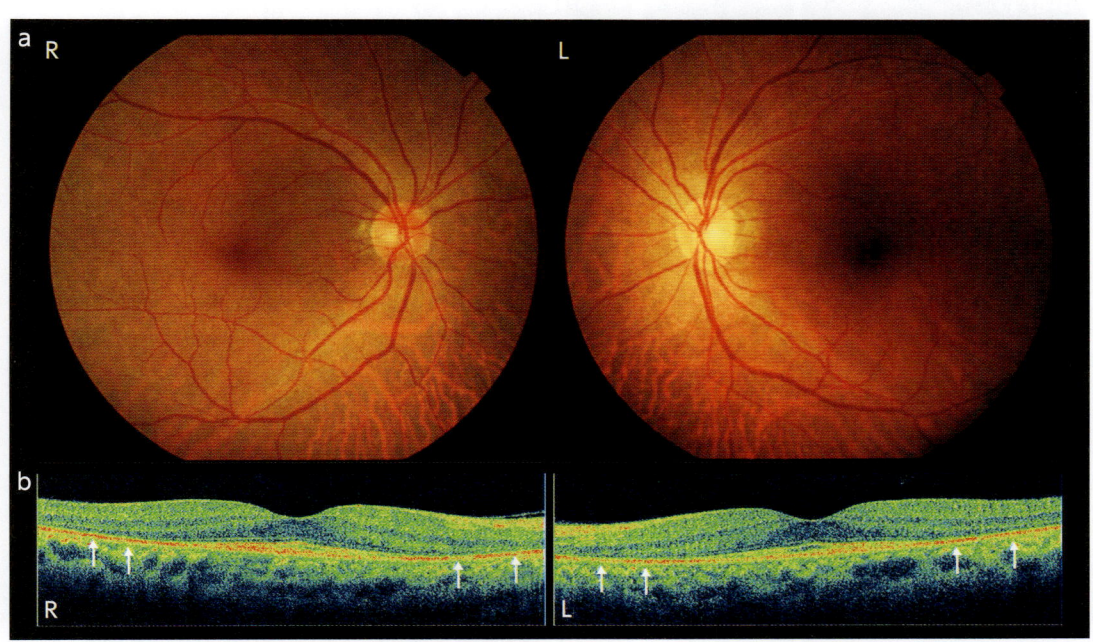

図1 ｜ 癌関連網膜症（CAR）

60代男性．主訴は夜盲．視力は両眼矯正1.0．求心性の視野狭窄が見られた．a：両眼底に明らかな異常は見られない．b：光干渉断層計（OCT）にて，周辺部の網膜外層が正常者に比べて菲薄化している（矢印）．c：暗順応下のフラッシュERG．右は消失し，左は著しい振幅の低下を認める．

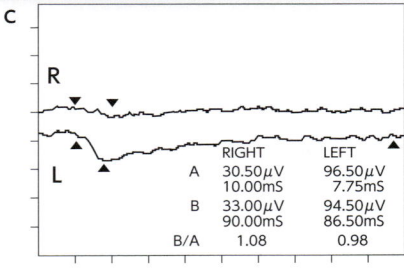

図2 ｜ メラノーマ関連網膜症（MAR）

60代男性．口腔内のメラノーマの治療中，突然の夜盲で発症．視力は両眼とも矯正1.0．眼底とOCTには異常はない．

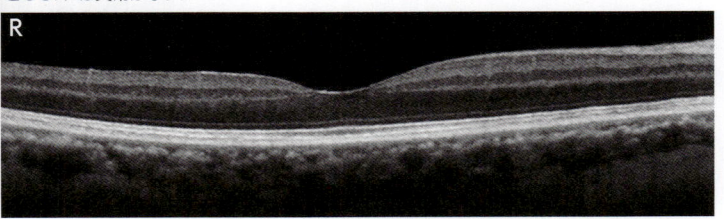

図3 ｜ 同症例のERG波形

杆体応答は平坦となり，フラッシュ最大応答は陰性型を示す．錐体応答はa波の底が長くなる（矢印）．この波形は完全型停在性夜盲と同じである．

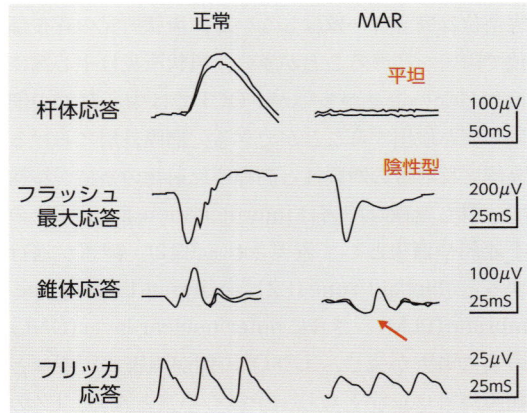

1-6)-(1)

多発性消失性白点症候群
Multiple evanescent white dot syndrome ; MEWDS

診断のポイントとなる検査所見			
重要度	検査名	決め手となる所見	参照図
★★★	眼底	白色の斑点	図1
★	細隙灯顕微鏡	前部硝子体の細胞	
★★★	OCT	EZの断裂	図2
★★	FAF	過蛍光斑	図4
★★	FA	wreath-like pattern	図5
★	IA	低蛍光斑	図5
★★	視野	感度低下	
★★	mf-ERG		図6

鑑別が必要な疾患	
鑑別疾患	掲載頁
acute zonal occult outer retinopathy (AZOOR)	118頁
acute macular neuroretinopathy (AMN)	
punctate inner choroidopathy (PIC)	176頁
multifocal choroiditis and panuveitis (MFC)	
acute idiopathic blind spot enlargement (AIBSE)	
acute annular outer retinopathy (AAOR)	
癌関連網膜症	114頁
自己免疫網膜症	
球後視神経炎	362頁

1 | 疾患の定義

多発性消失性白点症候群 (MEWDS) は，1984年にJampolらにより初めて報告された疾患である[1]．片眼の眼底に白色の斑点が多発し，急激な視野障害や視力障害，さらに光視症が生じる．患者の多くは20〜50歳の近視眼の女性が多く，1〜2ヵ月以内に自然軽快することが多い．ウイルス感染や遺伝子の特性などが疾患の発現に関与している可能性が疑われているが，原因や病態は現時点ではまだはっきりとわかっていない[2]．

2 | 眼底所見

白〜灰白色の斑点が網膜の中層〜深層に一過性に出現する．そのサイズは100〜200μm程度で，後極〜赤道部にかけて散在する(図1)．また，軽度の乳頭浮腫を伴う場合がある．

3 | 確定診断に必要な検査

細隙灯顕微鏡検査では，多くの症例において急性期に前部硝子体腔に細胞を認める．

OCTは，黄斑部や局所的な網膜外層の異常所見の評価に特に有用である．中心窩以外では，眼底写真やFAやIAの斑状所見とOCTでの網膜外層の障害部位は完全に一致はしないが，斑状所見の存在部位で障害を認めることが多い．斑状所見は中心窩には生じないことが多いが，OCTでは中心窩での網膜障害を検出することができる．網膜外層における高輝度反射帯の断裂性と高輝度反射物の蓄積が特徴で，最も軽微な障害はinterdigitation zone (IZ)の不連続や消失として表現される(図2)．障害が進行するとellipsoid zone (EZ)，external limiting membrane(ELM)，さらにouter nuclear layer(ONL)の順に障害が生じ，よりONL側が障害されるほど網膜障害は重症となり，予後も不良となる．EZの

みの障害であれば予後は良好である．回復に伴い，その連続性は回復する[3]．網膜外層のスラブのEn face画像を用いると，網膜外層の障害部位が低輝度領域となる(図3)．

FAFでは低蛍光の小さな斑状所見とFAやIAで認めた斑状所見に大まかに対応する過蛍光の斑点を認める(図4)．視野検査では障害部位の感度低下を認める．

FAでは，眼底検査での白点(斑状所見)の部位に，早期から後期まで炎症による網膜毛細血管の拡張，あるいはミクログリアの興奮に起因すると思われるびまん性の過蛍光(wreath-like pattern)や視神経乳頭の過蛍光が見られる(図5)．IAでは，低蛍光斑の散在が特徴である(図5)．

多局所ERG (mf-ERG)では，局所的な障害部位を検出できる(図6)．

4 | 鑑別すべき疾患

白点が消失後に受診された場合には，患者背景，症状，検査所見が類似し，主たる障害部位が同じで，網膜外層障害が特徴的なAZOORとの鑑別は困難なことがある．

なお，MEWDSはAZOOR-complexと呼ばれる大きな疾患概念の一つに位置づけられることもある[4]．

(松井良諭)

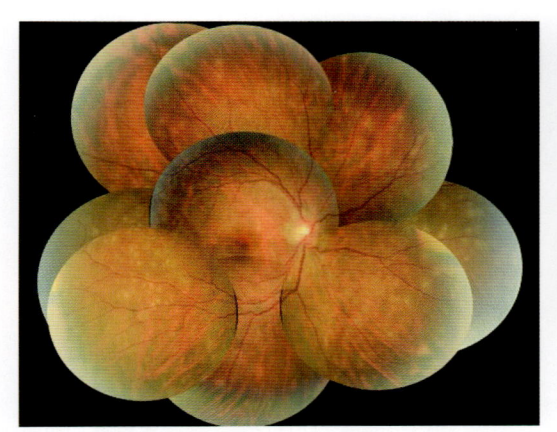

図1｜眼底所見（パノラマ撮影）
29歳女性．矯正視力0.9，屈折は−3.0Dである．白〜灰白色の斑点が網膜の中層〜深層に一過性に出現しており，後極〜赤道部にかけて散在する．

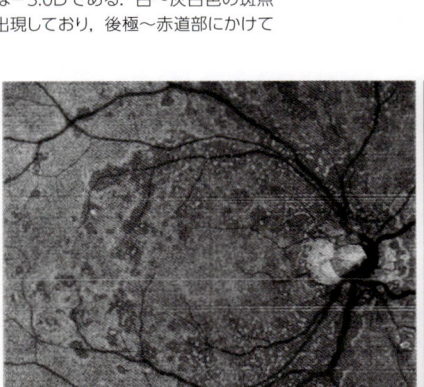

図2｜OCT所見（Spectralisにて）
IRにて異常な高反射がある領域と，Bスキャン画像の局所的な網膜外層の障害が対応していることがわかる．外顆粒層は保たれているが，一部ELMまで障害が及び，消失している．網膜外層には高輝度反射物の蓄積が散在している（図1と同一日）．

図3｜En face OCT所見（左）
網膜外層でのスラブ．網膜動静脈周囲および乳頭周囲に低輝度斑が散在しており，網膜外層障害を把握しやすい（図1と同一日）．

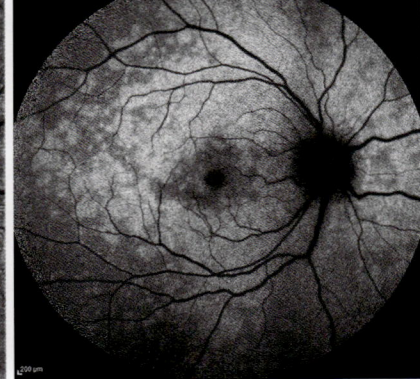

図4｜FAF所見（右）
異常な過蛍光の斑点が散在し，一部癒合している（図1と同一日）．

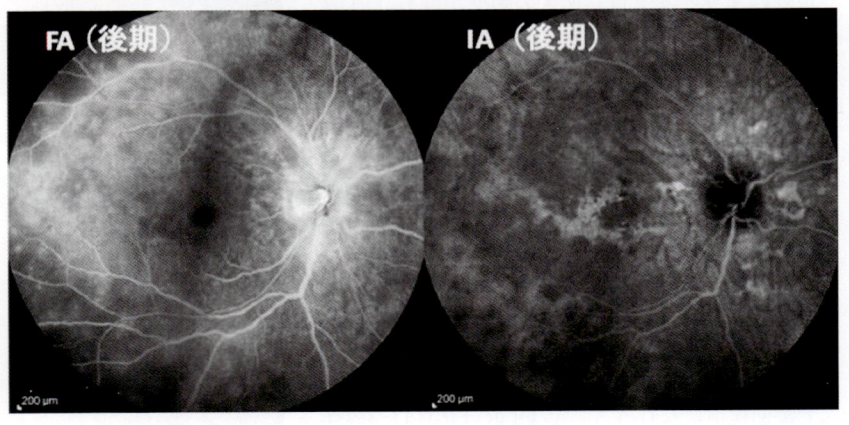

図5｜FA・IA所見
FAでは，早期から後期にびまん性の過蛍光（wreath-like pattern）と視神経乳頭の過蛍光が見られる．IAでは，低蛍光斑が散在している（図1と同一日）．

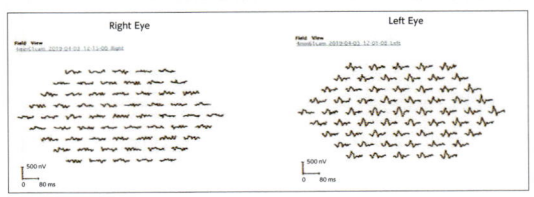

図6｜mf-ERG所見
健側の左眼と比較すると，右眼の振幅が広範囲に低下している（図1と同一日）．

［文献］

1. Jampol LM, et al: Arch Ophthalmol 102: 671-674, 1984
2. Dell'Omo R, et al: Int Ophthalmol Clin 52: 221-228, 2012
3. Matsui Y, et al: PLoS One 9: e110592, 2014
4. Gass JD: Am J Ophthalmol 135: 380-381, 2003

急性帯状潜在性網膜外層症
Acute zonal occult outer retinopathy ; AZOOR

診断のポイントとなる検査所見			
重要度	検査名	決め手となる所見	参照図
★	眼底	異常なし	図1, 2
★	FA	異常なし〜網膜血管炎	
★★★	OCT	EZ, IZの障害	図5
★★	ERG	フラッシュ最大応答でa波振幅低下	
★★★	多局所ERG	病変部の振幅低下	図6
★★	FAF	急性期過蛍光 萎縮時低蛍光	図7 図3

鑑別が必要な疾患		
主要症状	鑑別疾患	掲載頁
眼底正常で視野欠損	(球後)視神経炎	362頁
	オカルト黄斑ジストロフィ(三宅病)	162頁
	錐体ジストロフィ	130頁
	自己免疫性(腫瘍随伴)網膜症	114頁
	梅毒性ぶどう膜炎	278頁
萎縮病巣+視野欠損	ぶどう膜炎の瘢痕期	
	網膜色素変性	126頁
	色素性傍静脈脈絡膜萎縮	132頁

1 | 疾患の定義

　AZOORは，若年女性の近視眼に好発し，初期に眼底に異常を示さない原因不明の網膜外層症である．患者は急性の暗点を自覚し，しばしば光視症を伴う．初期に眼底所見は正常であるが，視野異常部位に一致してOCTとERGで視細胞の形態および機能異常を証明することで診断される．

2 | 眼底所見

　眼底やFA所見は正常なことが多いが(図1, 2)，網膜血管炎所見を伴うことがある．経過中に初診時になかった帯状の網脈絡膜萎縮が出現することが本疾患の特徴であるが(図3)，日本人ではその頻度は低い．

3 | 確定診断に必要な検査

　視野はマリオット盲点拡大の頻度が最も高い(図4)．視野異常部位に一致して，OCTでellipsoid zone (EZ)の異常(図5)および多局所ERGで振幅低下(図6)を証明するのが確定診断に必要である．全視野ERGも有用であるが，視野異常の範囲が小さい場合，振幅が正常となることがある．FAFも急性期に病変部に一致して過蛍光を示すことがある(図7)．梅毒などの感染症も否定しておく．

4 | 鑑別すべき疾患

　眼底が正常で視力・視野に異常がある疾患は，すべて鑑別疾患になりうる．AZOORはRAPDが陽性になることがあることから，特に球後視神経炎と誤診されやすい．AZOORを常に念頭に置き，必要ならOCTとERGを施行すべきである．高齢発症で慢性の視機能異常を生じるAZOOR様症例は，自己免疫性網膜症(腫瘍随伴網膜症)を鑑別する．AZOORの萎縮病巣は，地図状脈絡膜炎などの網脈絡膜炎や遺伝性網膜疾患を鑑別する必要がある．　(齋藤　航)

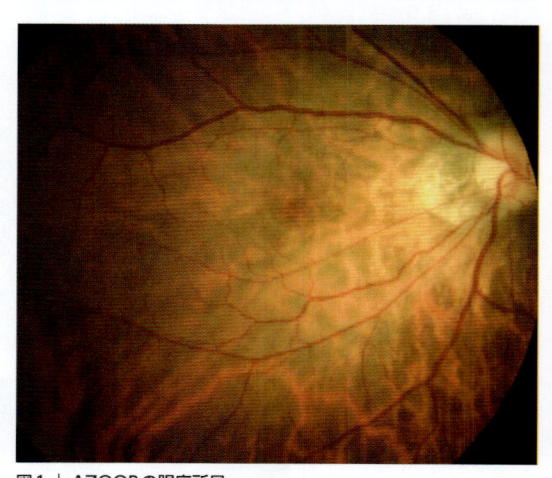

図1 | AZOORの眼底所見
43歳女性．視力は0.5．検眼鏡的に網膜は正常である．

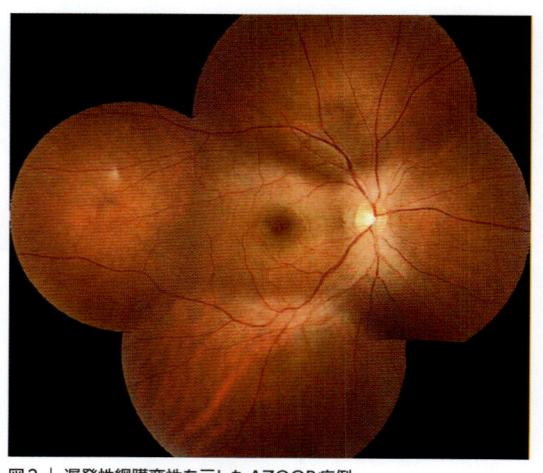

図2 | 遅発性網膜変性を示したAZOOR症例
36歳男性．視力は0.01．初診時，約70°の中心暗点があったが，検眼鏡的に網膜に異常所見はない．

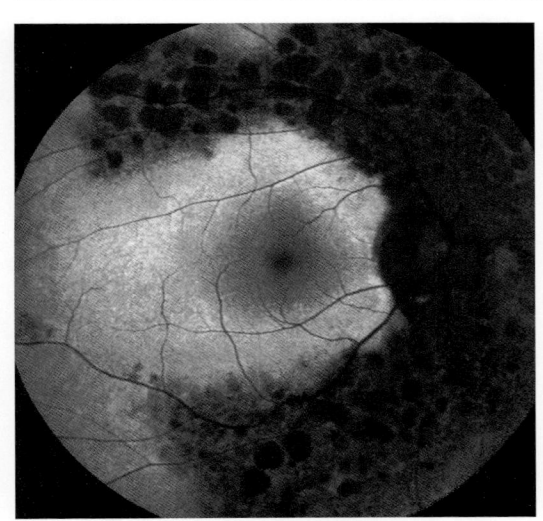

図3 ｜ 図2患者におけるAZOOR寛解期のFAF所見
ステロイドパルス療法により，暗点は著明に縮小し，視力は1.2に回復
した．しかし，病変部位の一部に帯状の網脈絡膜萎縮病巣が出現した．
萎縮部位はFAFで低蛍光を示す．

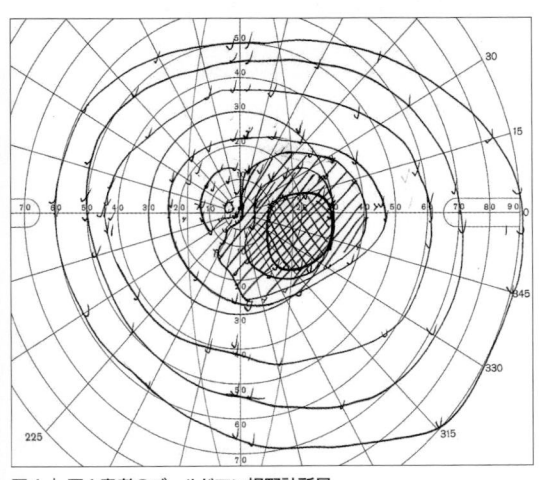

図4 ｜ 図1患者のゴールドマン視野計所見
眼底所見では説明できない40×40°のマリオット盲点の拡大がある．

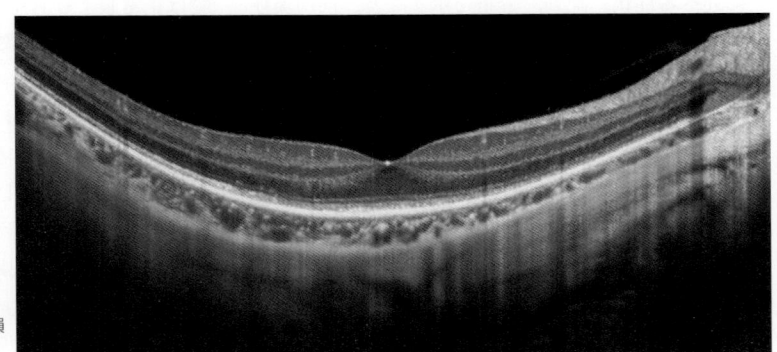

図5 ｜ 図1患者の水平断OCT所見
黄斑のellipsoid zoneがびまん性に欠損
している．

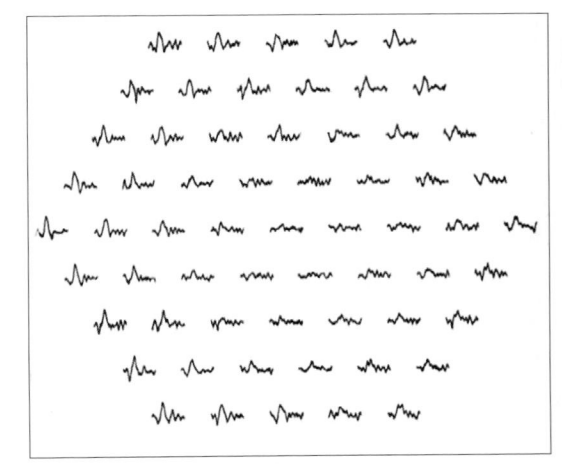

図6 ｜ 図1患者の多局所ERG所見
病変部位の振幅が低下している．

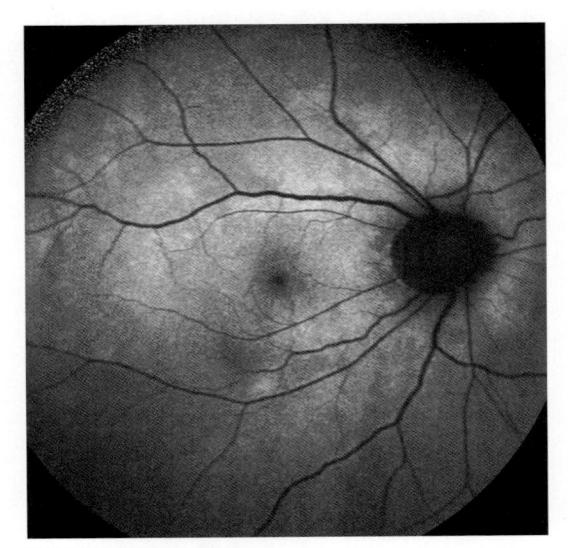

図7 ｜ 図1患者のFAF所見
視野異常部位に一致して過蛍光を示す．

1-6)-(3)

散弾状脈絡網膜症
Birdshot chorioretinopathy ; BCR

診断のポイントとなる検査所見

重要度	検査名	決め手となる所見	参照図
★	前眼部	前房炎症はあっても軽度	
★★★	眼底	両眼に生じる滲出斑の性状, 分布	図1, 2
		瘢痕期:脱色素病巣(散弾銃痕様)	図3
★	FA	滲出斑:初期過蛍光, 網膜血管炎	図4, 5
★	IA	滲出斑:初期から低蛍光	図6
★	OCT	ellipsoid zone 欠損	
★★	HLA	HLA-A29 陽性	

鑑別が必要な疾患

主要症状	鑑別疾患	掲載頁
滲出斑を伴う ぶどう膜炎 (白点症候群)	急性後部多発性斑状色素上皮症	124頁
	多発消失性白点症候群	116頁
	点状脈絡膜内層症	176頁
	感染性ぶどう膜炎(梅毒, 結核)	276, 278頁
	サルコイドーシス	272頁
	眼悪性リンパ腫	296頁

1 | 疾患の定義

　散弾状脈絡網膜症(BCR)は両眼底に特徴的な散弾銃痕に似た滲出斑を多発性に生じる慢性のぶどう膜炎である. 中高年の白人に好発し, 女性にやや多い. ほとんどの患者でHLA-A29が陽性であり, このlocusを持たない日本人患者の報告は少ない. 患者は霧視や飛蚊症を自覚する. 両眼性の滲出斑が下記に述べる性状, 配列, 分布を示すこと, 前房炎症や硝子体混濁はあっても軽度であること(角膜裏面沈着物や虹彩後癒着は生じない), HLA-A29が陽性であることで診断される. 治療はステロイド薬全身投与が基本であるが, 病状はしばしば慢性化し, 治療は長期間に及ぶ. 免疫抑制剤内服の併用が必要となることがある.

2 | 眼底所見

　両眼性に, 1/2〜1/4乳頭径の黄白色滲出斑が視神経乳頭から眼球の長軸方向に配列しながら赤道部まで左右対称性に多発するのが特徴である(図1, 2). 滲出斑は次第に色素沈着を伴わない瘢痕病巣となり, 散弾銃痕様を呈する(図3). 視神経乳頭腫脹, 嚢胞様黄斑浮腫, 網膜下新生血管を伴うことがある.

3 | 確定診断に必要な検査

　滲出斑はFAでは初期から過蛍光を(図4, 5), IAでは初期から低蛍光を示す(図6). IAで観察される多発性の低蛍光斑は治療後に減少することから, 疾患活動性の指標となる. OCTでは, 滲出斑部に一致してellipsoid zoneの欠損や上脈絡膜液の貯留を認める. 脈絡膜厚は疾患の経過中減少し, 非活動期では正常眼より有意に減少する. OCTangiographyでは, 滲出斑に一致して脈絡膜のHaller層レベルの血流低下を示す. 眼底自発蛍光では過蛍光または低蛍光所見を示すが, 黄斑部の低蛍光所見は視力低下や視野異常と相関する. ERGは初期ではnegative typeを示し, その後, 病期の進展とともにa波の振幅が減弱する. 30Hzフリッカ ERGの潜時は疾患活動性の鋭敏な指標であり, 初診時に潜時が正常な患者は視力予後が良好となる. HLA-A29や梅毒や結核などの感染症, サルコイドーシスの有無も検査する.

4 | 鑑別すべき疾患

　上述したBCRに特徴的な滲出斑の特徴, 蛍光眼底造影所見, OCT所見, HLA-A29陽性の有無などを元に急性後部多発性斑状色素上皮症, 多発消失性白点症候群, 点状脈絡膜内層症などの白点症候群の各疾患を鑑別する. サルコイドーシスはBCRに似た眼底所見を呈するので, 特に注意して鑑別する. 感染性ぶどう膜炎(梅毒・結核), 眼悪性リンパ腫も鑑別疾患となる.

（齋藤　航）

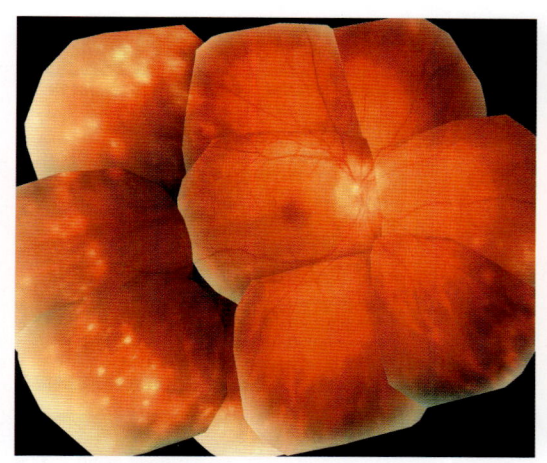

図1 ｜ BCRの眼底所見（右眼）
右眼底は視神経乳頭が腫脹し，赤道部に黄白色の小さな滲出斑が多発している．64歳男性．視力は0.9.

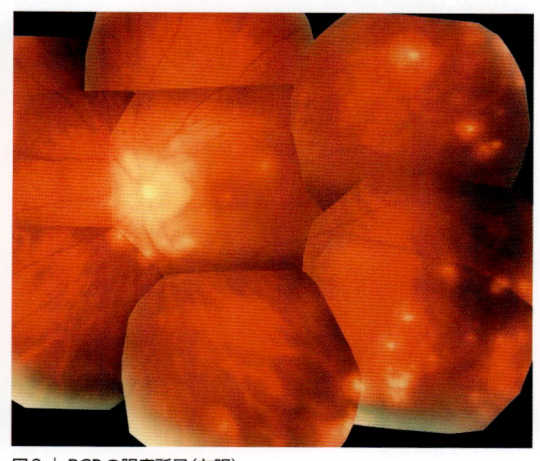

図2 ｜ BCRの眼底所見（左眼）
左眼は乳頭腫脹がより強く，黄斑下と乳頭周囲にも滲出斑がある．滲出斑は赤道部で脈絡膜血管に沿って配列している．視力は0.4.

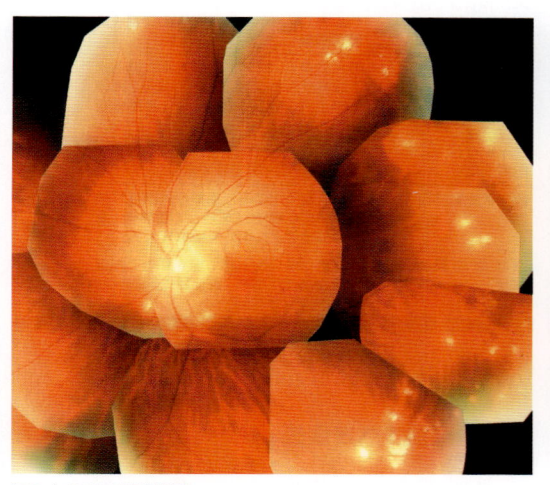

図3 ｜ BCRの眼底所見
ステロイド薬全身投与後，左眼の滲出斑は瘢痕化し，脱色素病巣となった．視神経乳頭腫脹も消失した．視力は1.2に改善.

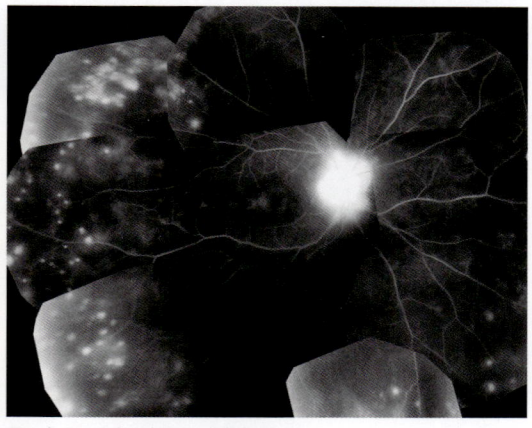

図4 ｜ 図1患者の右眼FA後期所見
滲出斑は過蛍光を示し，乳頭および網膜血管から蛍光漏出を伴う.

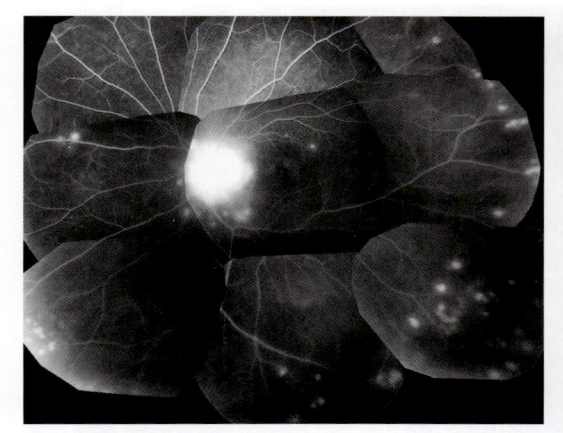

図5 ｜ 左眼のFA後期所見
黄斑部も過蛍光があり，囊胞様黄斑浮腫を伴っている．滲出斑が左右対称性にあることがよくわかる.

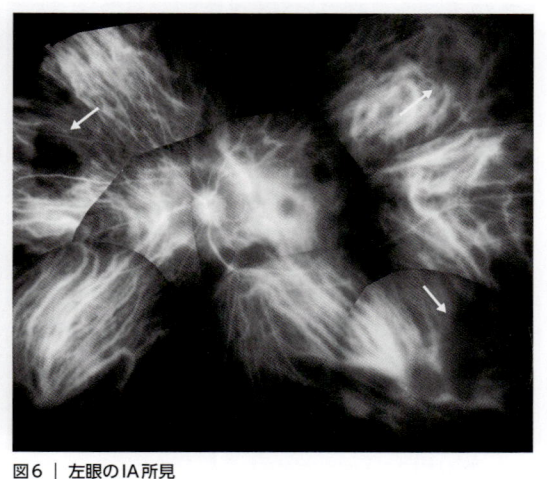

図6 ｜ 左眼のIA所見
滲出斑部は初期から低蛍光を示す．低蛍光の範囲は病変部より広い（矢印）.

急性網膜色素上皮炎
Acute pigment epitheliitis

診断のポイントとなる検査所見

重要度	検査	時相	決め手となる所見	参照図
★★★	眼底所見	発症時	網膜深層に多数の小さな淡い滲出斑が散在し, 中央は灰白色を呈する	図1a
		治癒期	瘢痕を残さず消失することが多いが, 時に瘢痕を残す	図2a
★★★	FA	早期	病巣全体は顆粒状過蛍光, 中央は低蛍光を示す	図1b
		後期	蛍光漏出はあまり認めない	図1c
★★	IA		滲出斑の領域は低蛍光を示す	図1d, e
★★★	OCT		病巣部は, 内部の充実性反射を伴う網膜色素上皮の不整隆起を示す. 錐体外節先端(interdigitation line)と視細胞内節外節接合部(ellipsoid zone)とは不鮮明	図1f

鑑別が必要な疾患

疾患	特徴	掲載頁
多発消失性白点症候群(MEWDS)	境界不鮮明な網膜色素上皮レベルの境界不鮮明な白色病変, 予後は良好. FAで病巣は終始過蛍光	116頁
急性後部多発性斑状色素上皮症	後極部を中心とした網膜色素上皮のレベルの1/2～1/4乳頭径大の黄白色の斑状病巣	124頁
地図状脈絡膜炎	白人に多く, 視神経乳頭を取り囲むように病巣が拡大する. 脈絡膜炎, 網膜色素上皮の病変を認め, 時に脈絡膜新生血管を伴う	174頁
フォークト・小柳・原田病	両眼発症が多く, 漿液性網膜剝離を認める. ステロイド投与で軽快	270頁
散弾状脈絡網膜症	1/2乳頭径大の円形病巣が両眼性に散在, 網脈絡膜萎縮を残し鎮静化. 病巣の部位により視力予後は異なる	120頁
点状脈絡膜内層症(PIC)	片眼性が多く後極部に境界鮮明で微細な白色病変が散在. 時に脈絡膜新生血管を伴い視力不良に	176頁

1 | 疾患の定義

急性網膜色素上皮炎は, 若年者の片眼に急性に変視症や霧視を生じて発症することが多い, 比較的稀な原因不明の疾患である. 若年者の片眼性で急性の変視症や霧視, 視力障害を認めたら, この疾患の可能性も疑う. 積極的な加療を行わずとも自然経過で回復することが多く, 視力予後も良好なことが多いが, 時に瘢痕を残すことがある.

2 | 眼底所見

眼底黄斑部の網膜深層に多数の小さく淡い滲出斑が散在し, 滲出斑の中央は灰白色を呈して周囲に黄白色の輪状斑を伴うことが多い.

3 | 確定診断に必要な検査

フルオレセイン蛍光眼底造影(FA)での滲出斑中央の低蛍光と, 周囲黄白色輪の過蛍光を示すことが多い. OCTでは, FAでの過蛍光部の網膜色素上皮が隆起していることが多く, 視細胞層(ellipsoid zone, interdigitation zone)は不明瞭となる.

4 | 鑑別すべき疾患

・急性後部多発性斑状色素上皮症 (acute posterior multifocal placoid pigment epitheliopathy;

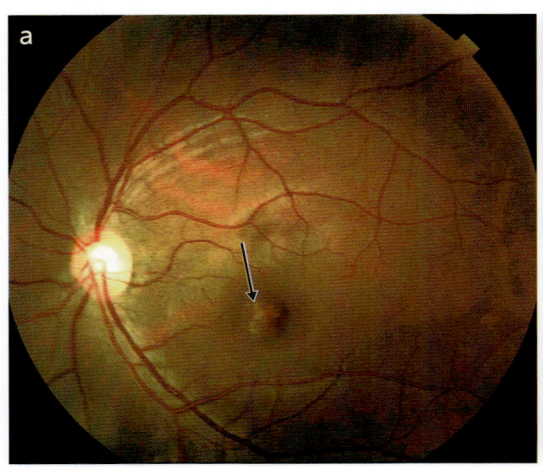
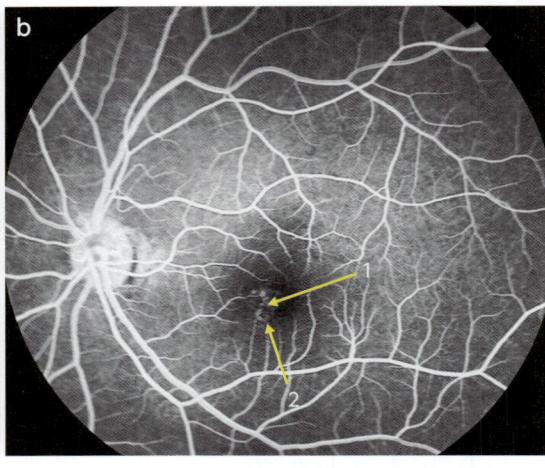

図1 | 急性網膜色素上皮炎初診時所見

a:初診時眼底所見. 32歳女性. 左眼視力は(0.4). 複数の灰白色滲出斑(矢印). b:初診時FA早期所見. ①病巣の中央はやや低蛍光. ②周囲は顆粒状の淡い過蛍光.

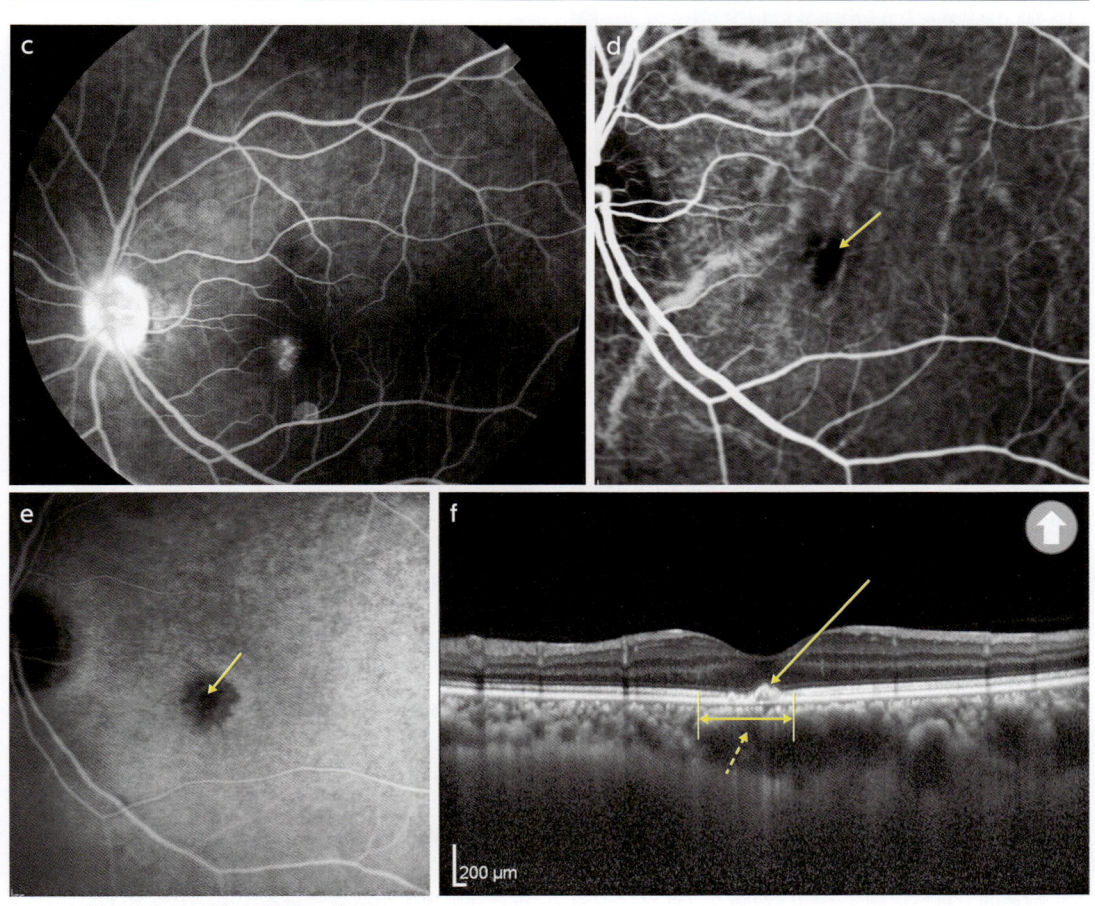

図2｜急性網膜色素上皮炎初診時所見（つづき）

c：初診時 FA 後期所見．病巣からの著明な蛍光漏出は認めず．d：初診時 IA 早期所見．滲出斑を認める範囲は低蛍光（矢印）．e：初診時 IA 晩期所見．病巣中央部は終始低蛍光．周辺部もやや低蛍光を示す（矢印）．f：初診時 OCT 所見．病巣部は，内部の充実性反射を伴う網膜色素上皮の不整隆起を示す（矢印）．錐体外節先端（interdigitation line）と視細胞内節外節接合部（ellipsoid zone）とは不鮮明に（点線矢印）．

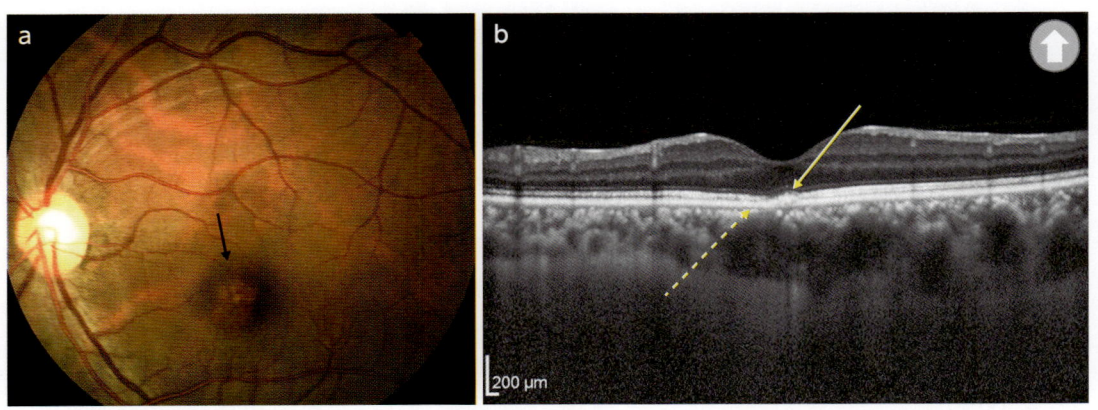

図3｜初診から1ヵ月後所見

a：眼底所見．視力(1.0)．灰白色病巣は消失し，網膜色素上皮の変性のみに（矢印）．b：OCT 所見．病巣部は，網膜色素上皮障害部の瘢痕に（矢印）．ellipsoid zone はほぼ回復（点線矢印）．

APMPPE）

・多発消失性白点症候群（multiple evanescent white dot syndrome；MEWDS），散弾状脈絡網膜症（birdshot chorioretinopathy）

上記などの白点症候群との鑑別が重要である．

（永井由巳）

急性後部多発性斑状色素上皮症

Acute posterior multifocal placoid pigment epitheliopathy ; APMPPE

診断のポイントとなる検査所見				
重要度	検査	時相	決め手となる所見	参照図
★★★	眼底所見	発症時	100～500μmの斑状の白点が後極部から赤道部に散在	図1a
		治癒期	白点は瘢痕を残さず消失 時に網膜色素上皮の変性や萎縮が残存	
★★★	FA	早期	白斑の病巣は低蛍光を示す	図1b
		後期	低蛍光を示した病巣は過蛍光を示す(逆転現象)	図1c
★★★	IA	早期	FAよりも多く斑状の低蛍光を示す	図1d
		晩期	晩期になっても低蛍光のまま	図1e
★★	FAF		斑状の病巣部は低蛍光を示し，周囲に過蛍光域を伴う	
★★	OCT		感覚網膜外層に中程度～高輝度の反射塊を認める	

鑑別が必要な疾患		
疾患	特徴	掲載頁
多発消失性白点症候群(MEWDS)	境界不鮮明な網膜色素上皮レベルの境界不鮮明な白色病変．予後は良好．FAで病巣は終始過蛍光	116頁
地図状脈絡膜炎	白人に多く，視神経乳頭を取り囲むように病巣が拡大する．脈絡膜炎，網膜色素上皮の病変を認め，時に脈絡膜新生血管を伴う	174頁
フォークト・小柳・原田病	両眼発症が多く，漿液性網膜剥離を認める．ステロイド投与で軽快	270頁
散弾状脈絡網膜症	1/2乳頭径大の円形病巣が両眼性に散在，網脈絡膜萎縮を残して鎮静化．病巣の部位により視力予後は異なる	120頁
点状脈絡膜内層症(PIC)	片眼性が多く後極部に境界鮮明で微細な白色病変が散在．時に脈絡膜新生血管を伴い視力不良に	176頁

1 疾患の定義

急性後部多発性斑状網膜色素上皮症(APMPPE)は，眼底白斑症候群white dot syndromeの一つである．20～30歳代の若年者に多く，発熱や悪心，頭痛など感冒様症状が先行することが多い．両眼性に発症して急激な視力低下をきたすことも多く，霧視や中心暗点，飛蚊症を認めることもある．眼底には1/4～1/2乳頭径大の黄白色斑状病巣が後極部を中心に散在する．

原因は不明だが，炎症による脈絡膜毛細血管板小葉への輸入細動脈への流入障害が考えられており，その結果として網膜色素上皮の傷害を生じ，多数の小斑状病巣が見られるようになると考えられている．数週間で自然治癒する傾向が強く，通常は視力予後も良好で再発することも稀であるが，罹病期間を短縮させるためにステロイドを投与することもある．治癒後に時に網膜色素上皮の萎縮を残すこともある．

2 眼底所見

眼底には境界鮮明な1/4～1/2乳頭径大(脈絡膜毛細血管板の小葉の大きさにほぼ同じ)の黄白色斑状病巣が網膜深層に散在する．この白斑は，脈絡膜毛細血管板の閉塞による網膜色素上皮や網膜外層の二次的な虚血による浮腫混濁により生じる．病巣の癒合や拡大は認めず，漿液性網膜剥離や出血を生じることも稀である．この時に視神経乳頭の浮腫を伴うこともある．

3 確定診断に必要な検査

フルオレセイン蛍光眼底造影(FA)で斑状の病巣は，早期で低蛍光，後期では過蛍光を呈するという蛍光逆転現象が特徴である．インドシアニングリーン蛍光造影(IA)では，造影全期間を通じて斑状病巣の部位は低蛍光を示し，眼底所見で認める斑状病巣よりも多く広い範囲で低蛍光の部を認めることが多い．また，FAのような逆転現象は見られない．自発蛍光(FAF)では，斑状の病巣部は低蛍光を示し，低蛍光の周囲に過蛍光域を伴う．OCTでは，病巣部の感覚網膜外層に中等度から高輝度の反射塊を認める．

4 鑑別すべき疾患

- 多発消失性白点症候群 multiple evanescent white dot syndrome(MEWDS)
- 地図状脈絡膜炎
- フォークト・小柳・原田病
- 散弾状脈絡網膜症 (birdshot chorioretinopathy)
- 点状脈絡膜内層症 punctate inner choroidopathy

(永井由巳)

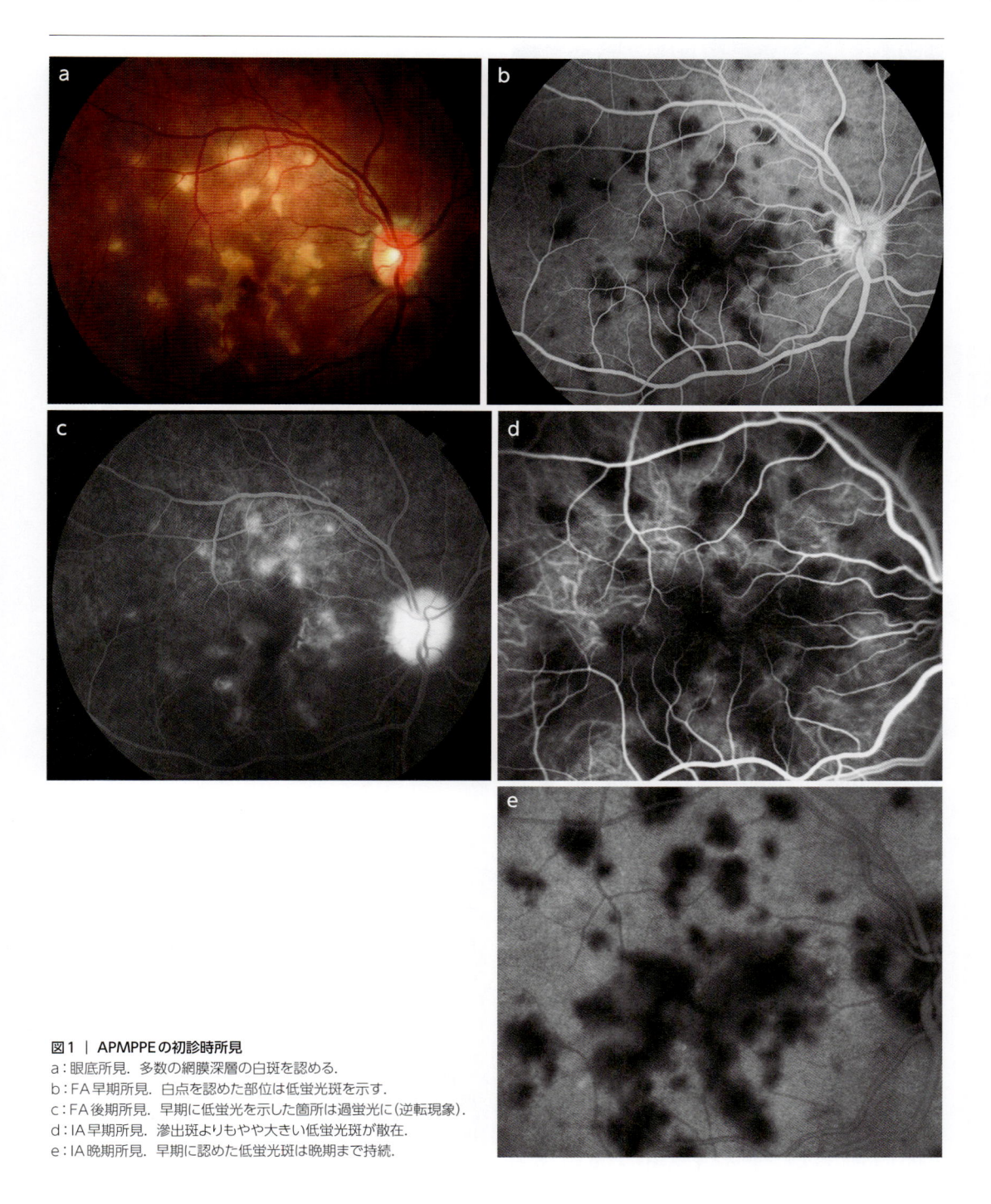

図1 ｜ APMPPE の初診時所見

a：眼底所見．多数の網膜深層の白斑を認める．
b：FA 早期所見．白点を認めた部位は低蛍光斑を示す．
c：FA 後期所見．早期に低蛍光を示した箇所は過蛍光に（逆転現象）．
d：IA 早期所見．滲出斑よりもやや大きい低蛍光斑が散在．
e：IA 晩期所見．早期に認めた低蛍光斑は晩期まで持続．

網膜色素変性
Retinitis pigmentosa ; RP
無色素網膜色素変性
Retinitis pigmentosa sine pigmento

診断のポイントとなる検査所見

重要度	検査名	決め手となる所見	参照図
★★★	眼底	網膜色素上皮の粗造化(色素むら),網膜血管の狭細化,骨小体様色素沈着	図1
★★★	ERG	暗順応ERG(杆体応答,フラッシュERG)はa波ならびにb波の振幅低下ないし消失	図6
★★	OCT	網膜外層の菲薄化	図7
★★	視野(ゴールドマン視野計)	求心性視野狭窄	

鑑別が必要な疾患

鑑別疾患	主要症状	掲載頁
錐体ジストロフィ	標的黄斑症 bull's eye maculopathy と称される眼底所見.明順応ERGは振幅低下を示すが,暗順応ERGは正常の場合も認められる.主要症状は両眼性の視力低下と色覚異常	130頁
錐体杆体ジストロフィ	標的黄斑症に,周辺部網膜の色素沈着を伴う変性を示す.進行例ではRPとの鑑別が困難になる	130頁
シュタルガルト病	フルオレセイン蛍光眼底造影では黄斑部の window defectによる過蛍光と dark choroid と称される背景蛍光の低蛍光を示す.進行例ではRPとの鑑別が困難になる	154頁
小口病	眼底は,「金箔の剝げかかったような」と称される特徴的な反射を示すが,長時間の暗順応によりこの所見が消失する(水尾−中村現象).フラッシュERGでは陰性b波を示し,長時間の暗順応により振幅が回復	164頁
先天停止性夜盲	夜盲はあるが,眼底は正常である.フラッシュERGでは陰性b波を示す	166頁
眼底白点症(白点状眼底)	夜盲があり,特徴的な小白点をアーケードから周辺部に無数に認める	168頁
若年網膜分離症	中心窩の車軸状囊胞様変化と周辺部の網膜分離を特徴とする.フラッシュERGでは陰性b波を示すことが多い	144頁

1 疾患の定義

網膜色素変性(RP)は,"視細胞および網膜色素上皮細胞を原発とした進行性の広範な変性が見られる遺伝性の疾患群である"と定義されている.すなわち,視細胞や網膜色素上皮細胞に発現している遺伝子の異常により,一般には杆体細胞死が生じ,それに引き続いて錐体細胞死が生じていく疾患の総称である.

典型的な臨床所見を呈する定型RP(図1)と非定型RPに分類されることが多い.定型RPは杆体錐体ジストロフィと同義的に使用されるが,杆体の障害が中心で,錐体は末期まで障害を受けないサブタイプも含まれる(杆体ジストロフィ).非定型RPには,無色素性RP(図2),片眼性RP,区画性RP,中心型(傍中心型)RP,色素性傍静脈周囲網脈絡膜萎縮,白点状網膜症(図3)が含まれる.また,他臓器疾患あるいは全身疾患と合併するRPとして,感音難聴にRPを伴うアッシャー症候群などがある.類縁疾患としては,生後早期に網膜変性を発症するレーベル先天盲,コロイデレミア遺伝子(Rab escort protein-1:REP-1)の異常により生じるX連鎖性遺伝で脈絡膜変性が主体となるコロイデレミア(図4),CYP4V2遺伝子の異常により生じる常染色体劣性遺伝で網膜や周辺部角膜表層に閃輝性の結晶沈着物であるクリスタリン顆粒の沈着を認めるクリスタリン網膜症(図5),中間周辺部に認められる網脈絡膜萎縮像が特徴的な脳回状脈絡網膜萎縮がある.

進行性の夜盲,求心性視野狭窄,視力低下が主症状であるが,杆体細胞の障害により生じる夜盲が初発症状としては多い.眼の異常に初めて気づいた時期は平均26歳前後であり,全体の60%が30歳未満であると報告されている.視機能の低下は一般に緩徐であるが,最終的に失明に至ることも稀ではなく,発症時期,進行度,予後はそれぞれの患者によっ

て異なる.有病率は約5,000人に1人とされており,わが国における先天盲の第一位で,中途失明原因でも上位である.現状で有効な治療法が確立されていないことは臨床上大きな問題であり,国が定める指定難病の一つに該当する(http://www.nanbyou.or.jp/entry/337).

2 眼底所見

特徴的な所見として,網膜色素上皮の粗造化(色素むら),網膜血管の狭細化,骨小体様色素沈着が両眼性に認められる(図1).その他に,多発する白点,視神経萎縮,黄斑変性が認められることもある.初期には,血管アーケード周囲から周辺にかけて色素むらが生じ,その後に色素が沈着する.病期の進行とともに,それらの所見が後極部と周辺部にそれぞれ広がる.

眼底に特徴的な色素沈着を認めないものを無色素性RPと称するが,経過とともに色素沈着が生じる症例も多く,定型RPの初期像と考えられている.

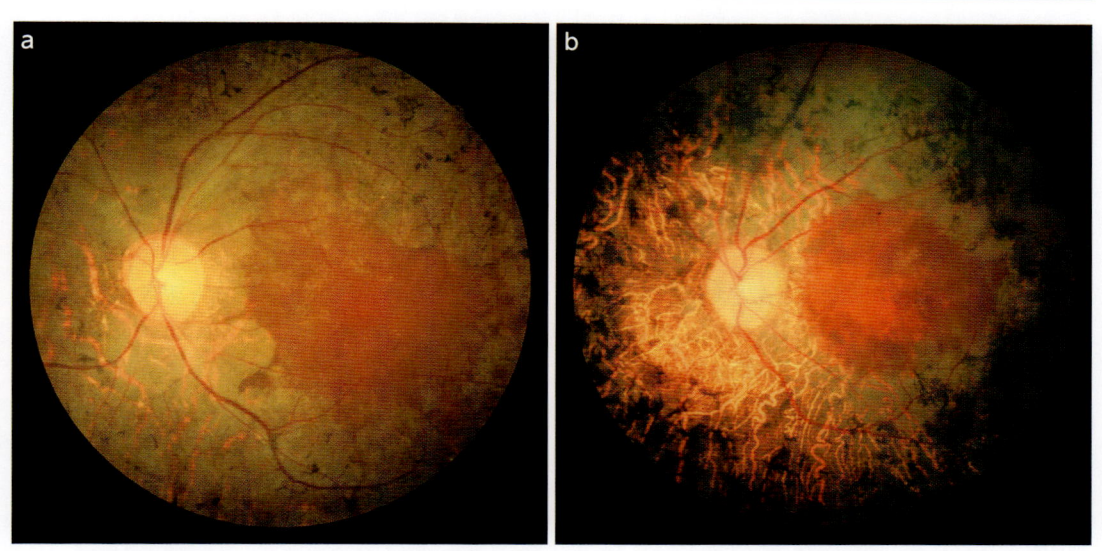

図1 ｜ 定型RPの眼底所見

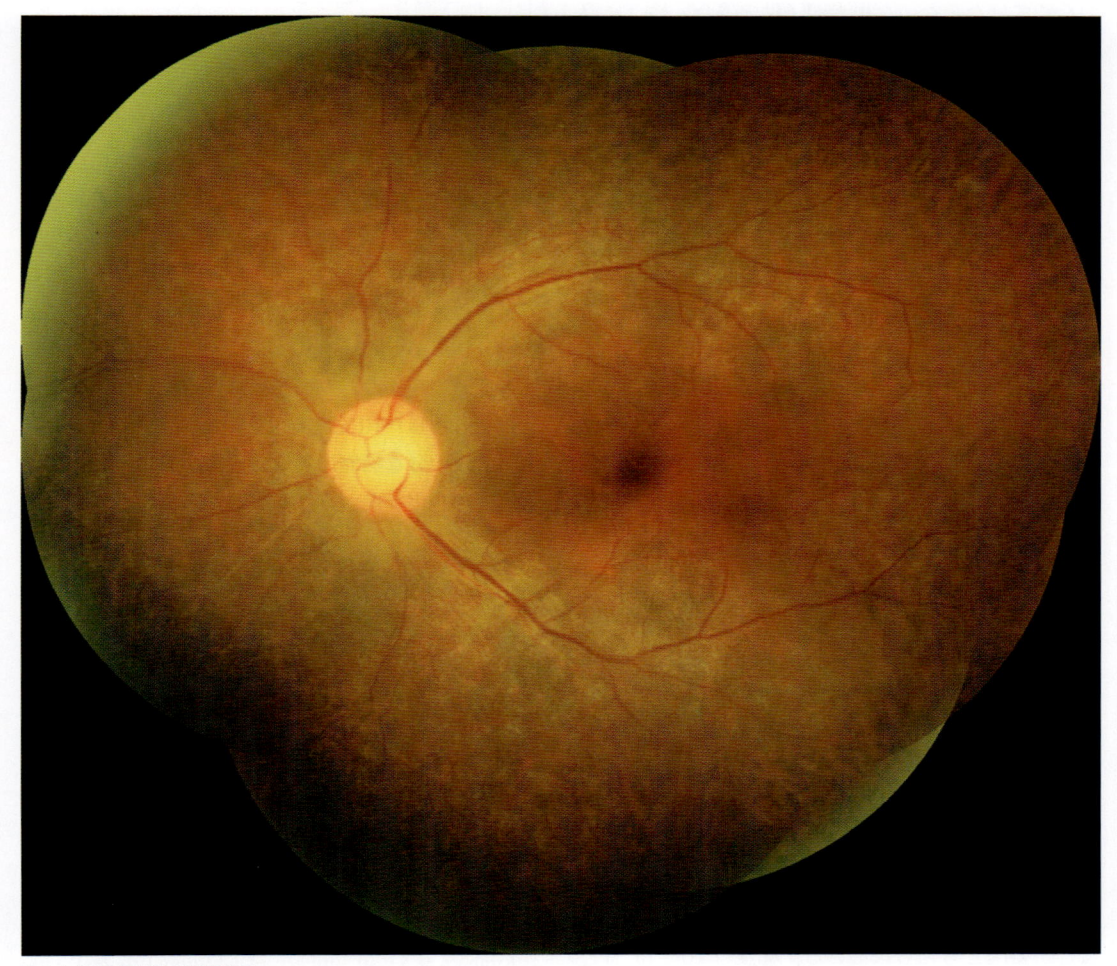

図2 ｜ **無色素症RPの眼底所見**
59歳女性．網膜色素上皮異常は認められるが，特徴的な色素沈着を認めない．

3　確定診断に必要な検査

RPの診断基準には，眼底所見，網膜電図electroretinogram (ERG)，眼底自発蛍光，光干渉断層計optical coherence tomography (OCT) についての記載があるが，このうち確定診断に必要なのは，眼底所見（上述）とERGである．

眼底検査において網膜にほとんど変化が認められないような初期から，暗順応ERG（杆体応答，フラッシュERG）はa波ならびにb波の振幅低下ないし消失が認められる（図6）．一方，明順応ERG（錐体応答，フリッカERG）は，初期から中期には保たれている症例もある．つまりRPでは，杆体応答は錐体応答よりも先に減弱され，錐体応答と比較して杆体応答が優位に障害される．したがって，錐体応答が優位に障害されている場合には，錐体ジストロフィを疑わなくてはならない．患者が子供の場合，検査に協力が得られないことも多い．両眼を同時に測定しようとすると，恐怖感で暴れることや，眼球が上転することで測定がうまくできないこともあるが，片眼ずつ測定するとうまくいく場合がある．

確定診断に必須ではないが，OCTはRPの日常診療（特に経過観察時）において最も重要な検査の一つである．特徴的な所見として，網膜（特に外層）の菲薄化，ならびにエリプソイドゾーンellipsoid zone (EZ) の消失が認められる（図7）．また，合併症として，黄斑浮腫や黄斑上膜といった黄斑部の病変が多いことから，黄斑部を非侵襲的に観察できるOCTはきわめて有用であり，再診時には必ず検査をするべきである．

4　黄斑部合併症とその治療

黄斑部合併症として，黄斑浮腫，黄斑上膜，黄斑円孔が健常者に比べて高い頻度で認められる．黄斑部合併症により中心視機能への影響が生じることが大きな問題になるが，早期発見により治療が奏効する症例もあるため，倒像鏡や細隙灯顕微鏡による眼底検査に加え，OCTによる評価が有用である．

黄斑浮腫は，発症のメカニズムについて詳細は不明であるが，炎症などによる網膜血管からの漏出，網膜色素上皮細胞のポンプ作用低下，硝子体の牽引などが要因と考えられている．頻度は10〜40%と報告されており，黄斑部合併症としては最も頻度が高い．治療法としては，炭酸脱水素酵素（塩酸ドル

ゾラミド点眼やアセタゾラミド内服）[1-3]（図8），ステロイド（デキサメサゾン点眼やトリアムシノロンテノン嚢下投与）[4]，さらには硝子体手術[5]の有用性が報告されている．現時点で第一選択となる治療法について一定の見解は得られていないが，OCTにて治療効果を確認しながら侵襲の少ない治療法から始めていくことが推奨されている．

黄斑上膜の頻度は1.4〜20%と報告されている．硝子体手術の有用性[6]が議論されているが，必ずしも術後成績は良好でなく，現時点で手術適応の明確な基準はない．

黄斑円孔の頻度は0.5〜10%と報告されている．根治的治療としては硝子体手術が唯一の治療法であるが，術後成績についての検討はほとんどなく，早期の手術成績の検討が望まれる．

5　鑑別すべき疾患

その他の遺伝性網膜変性疾患（網膜ジストロフィ）と後天性網膜変性が鑑別するべき疾患となる．遺伝性網膜変性疾患としては，錐体ジストロフィ，錐体杆体ジストロフィ，シュタルガルト病，小口病，先天停止性夜盲，眼底白点症（白点状眼底），若年網膜分離症がある．後天性網膜変性としては，色素沈着をきたす網膜疾患全般であるが，代表的なものとして，感染性網膜変性，悪性腫瘍随伴網膜症cancer-associated retinopathy (CAR)，薬剤性網膜変性，外傷性網膜変性などがある．一部の症例では変性が進むと進行したRPとの鑑別が困難な場合があるが，診断には十分な病歴の聴取，眼底所見の左右差，網膜電図の変化などがポイントとなる．

（池田康博）

［参考文献］

1. Grover S, et al: Topical dorzolamide for the treatment of cystoid macular edema in patients with retinitis pigmentosa. Am J Ophthalmol 141: 850–858, 2006
2. Ikeda Y, et al: The clinical efficacy of a topical dorzolamide in the management of cystoid macular edema in patients with retinitis pigmentosa. Graefes Arch Clin Exp Ophthalmol 250: 809-814, 2012
3. Ikeda Y, et al: Therapeutic effect of prolonged treatment with topical dorzolamide for cystoid macular oedema in patients with retinitis pigmentosa. Br J Ophthalmol 97: 1187-1191, 2013
4. Kitahata S, et al: Efficacy of additional topical betamethasone in persistent cystoid macular oedema after carbonic anhydrase inhibitor treatments in retinitis

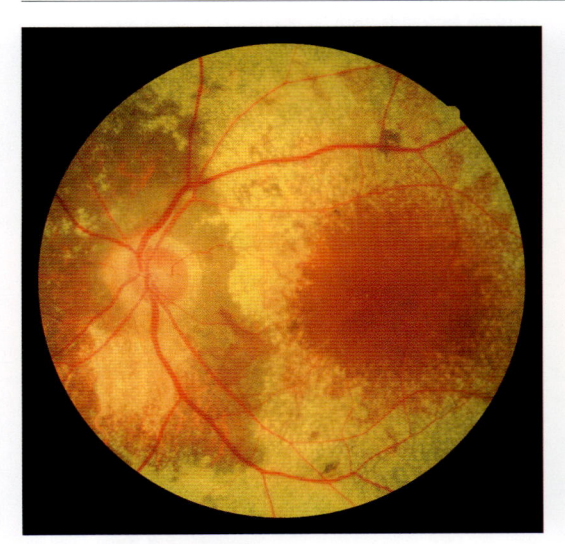

図3｜白点状網膜症の眼底所見
36歳女性．眼底に多数の白点が認められ，一部色素沈着も認める．

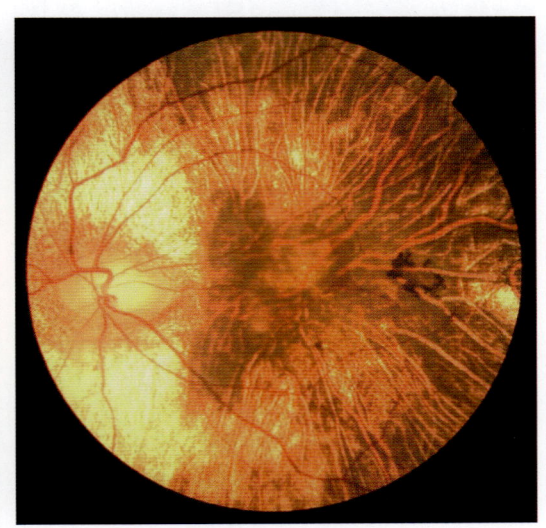

図4｜コロイデレミアの眼底所見
50歳男性．高度な網脈絡膜萎縮を認める．

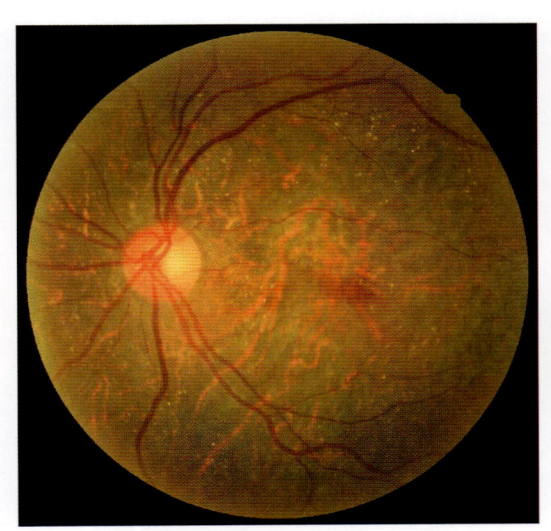

図5｜クリスタリン網膜症の眼底所見
64歳女性．特徴的なクリスタリン顆粒の沈着を認める．

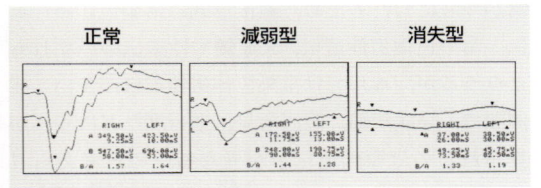

図6｜暗順応ERG（フラッシュERG）

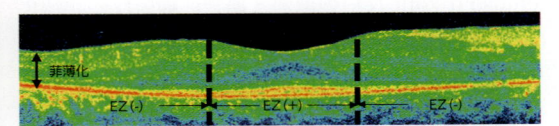

図7｜光干渉断層計
中心窩から離れた網膜には，菲薄化とEZの消失が認められる．

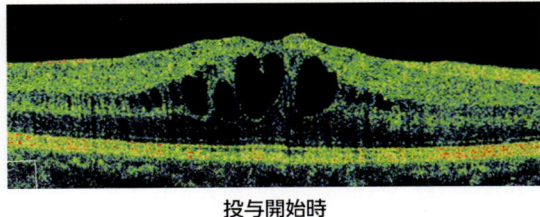

投与開始時

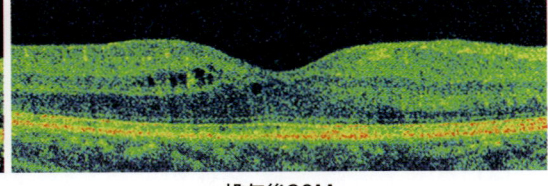

投与後30M

図8｜黄斑浮腫に対する塩酸ドルゾラミド点眼の治療効果
塩酸ドルゾラミド点眼薬使用により，長期間の黄斑浮腫改善効果が認められた．本症例では，治療効果が30ヵ月以上持続したことが確認されている．

pigmentosa. BMJ Open Ophthalmol 3: e000107, 2018

5. Hagiwara A, et al: Macular abnormalities in patients with retinitis pigmentosa: prevalence on OCT examination and outcomes of vitreoretinal surgery. Acta Ophthalmol 89: e122-125, 2011

6. Ikeda Y, et al: Long-term surgical outcomes of epiretinal membrane in patients with retinitis pigmentosa. Sci Rep 5: 13078, 2015

1-7)-(2)

錐体(杆体)ジストロフィ
Cone(-rod) dystrophy

診断のポイントとなる検査所見

重要度	検査名	決め手となる所見	参照図
★★	眼底	黄斑部の萎縮病巣	図1, 図2
★★	FAF	病巣に一致した低蛍光, その周囲に過蛍光リング	図3
★★★	OCT	黄斑部 ellipsoid zone の欠損, 黄斑部の菲薄化	図4
★★★	ERG	錐体系応答の減弱	図5

鑑別が必要な疾患

鑑別が必要な疾患	鑑別疾患	鑑別のポイント	掲載頁
黄斑萎縮を伴う進行性遺伝性網膜疾患	シュタルガルト病	発症年齢の聴取とERG所見から鑑別する	154頁
	網膜色素変性		126頁
	レーベル先天黒内障		142頁
網膜電図所見が類似する疾患	杆体1色覚		

1 疾患の定義

網膜全体の錐体機能が進行性に障害される疾患である. 自覚症状として, 視力低下とまぶしさを訴える. 30〜40代で発症することが多い. 進行すると色覚異常や昼盲を自覚し, さらに進行すると杆体機能も減弱し, 夜盲を自覚する. 原因となる遺伝子異常が多岐にわたるため, 遺伝形式は常染色体優性遺伝, 常染色体劣性遺伝, X連鎖劣性遺伝のいずれもとりうるが, 本邦では常染色体劣性遺伝が多い. 症例間で, 発症年齢, 眼底所見, 進行度などに差異が見られるのは原因遺伝子が異なるためと考えられる. 眼底所見として黄斑部に萎縮病巣が観察される. 光干渉断層法(OCT)では, 病巣に一致する ellipsoid zone 反射の減弱・消失, 網膜厚の菲薄化が観察される. 全視野網膜電図(ERG)所見として, 錐体系応答が減弱し, 進行すると杆体系応答の減弱も見られる.

2 眼底所見

大部分の症例で黄斑部に萎縮病巣(標的黄斑病巣, 網膜色素上皮の萎縮病変など)が観察される(図1). 進行とともに萎縮病巣は拡大する(図2). 萎縮病巣は両眼に観察される. さらに進行すると萎縮病巣が, アーケード血管や視神経乳頭を越えて広がることもある. 周辺部網膜の変性・色素沈着は観察されない. フルオレセイン蛍光眼底造影では, 萎縮病巣に一致した window defect による過蛍光が, 眼底自発蛍光(FAF)では, 萎縮部に一致した低蛍光が観察され, その周囲に輪状の過蛍光が見られることがある(図3).

3 確定診断に必要な検査

眼底所見が乏しくても, 黄斑部の異常眼底自発蛍光所見や黄斑部OCTで網膜外層障害(図4)を伴う網膜菲薄化を両眼性に認めれば, 本疾患を強く疑う. 確定診断にはERGを記録し, 明順応下で記録した錐体ERGおよび30HzフリッカERGの振幅減弱を捉えることが重要である(図5). 杆体ERGは正常振幅から減弱までさまざまである.

4 鑑別すべき疾患

両眼性に黄斑萎縮病巣を呈する疾患が鑑別に挙がる. 黄斑萎縮を伴うシュタルガルト病や黄斑変性・萎縮をきたす網膜色素変性・レーベル先天黒内障などが鑑別に挙がる. シュタルガルト病では, 蛍光眼底造影でdark choroidが見られ, ERGでは錐体応答はほとんど減弱しない. 網膜色素変性では, 黄斑変性・萎縮の有無にかかわらず, 周辺部網膜の血管狭小化や粗造化・色素沈着が観察される. また, 網膜色素変性では, 診断される時点で錐体のみならず杆体ERGの振幅も著しく減弱している. レーベル先天黒内障は, 基本的に生後1年以内に視機能障害が出現するため発症時期が異なるが, 眼振なども存在する若年発症の錐体ジストロフィでは鑑別が困難なこともある. 先天性に錐体機能障害を認める杆体1色覚も鑑別に挙がるが, 基本的に非進行性(停止性)であり, 問診によって鑑別は容易である. また, 杆体1色覚では振子眼振が観察されるケースが多い. 診断の決め手は, 進行性の視機能障害が起こっていることの確認に加え, ERGを記録し, 錐体ERGおよび30HzフリッカERGの振幅が減弱する所見を捉えることである. 杆体応答も減弱している場合, 錐体杆体ジスロトフィの診断となる.

(林 孝彰)

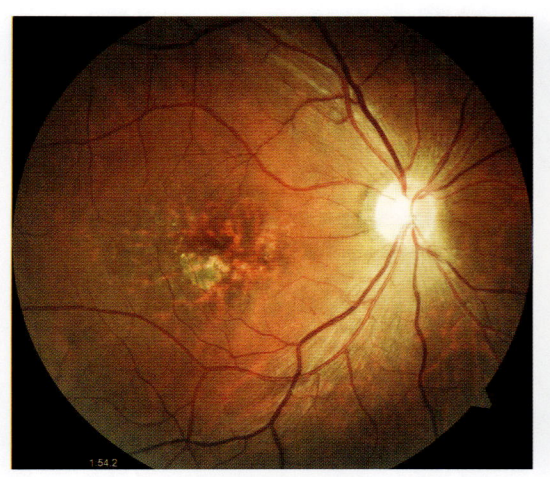

図1　｜　錐体ジストロフィの右眼眼底所見（症例1）
45歳時．*CRX*遺伝子のp.Arg90Trp変異陽性．黄斑部に萎縮病巣を認める．

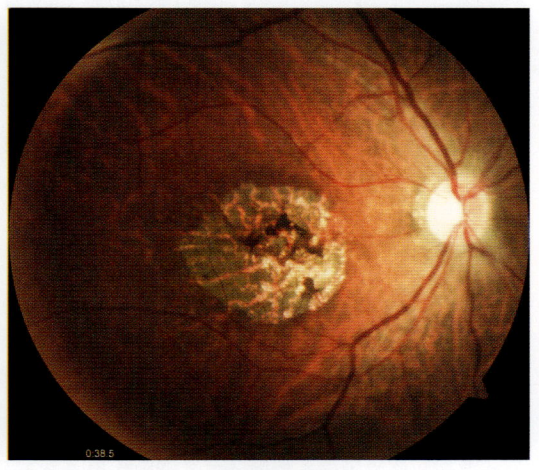

図2　｜　錐体ジストロフィの右眼眼底所見（症例1）
54歳時．黄斑部萎縮病巣の拡大を認める．

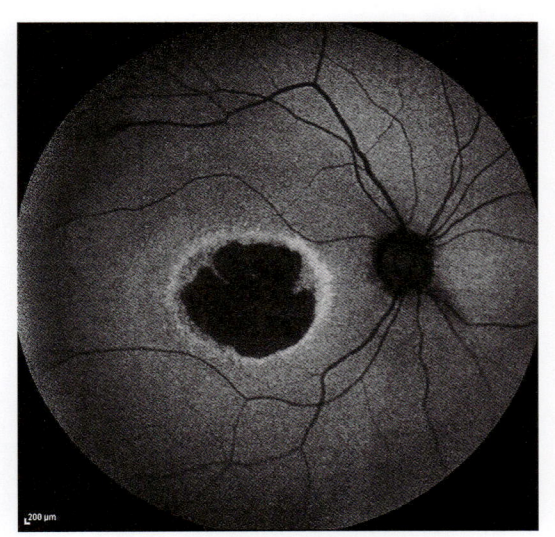

図3　｜　錐体ジストロフィの右眼眼底自発蛍光所見（症例1）
54歳時．萎縮部に一致した低蛍光が観察され，その周囲に輪状の過蛍光が見られる．

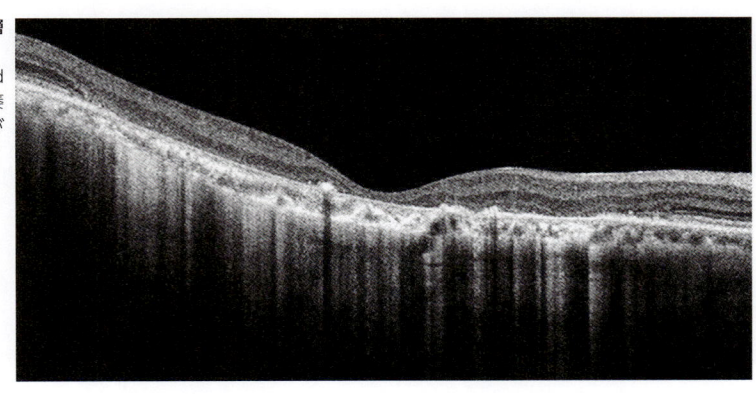

図5　｜　錐体ジストロフィの網膜電図所見（症例2）
31歳時，*GUCA1A*遺伝子のp.Leu151Phe変異陽性．杆体応答は比較的保たれている．最大応答はa波，b波ともに若干低下している．錐体応答は消失している．フリッカ応答は著しく減弱している．

図4　｜　錐体ジストロフィの右眼光干渉断層計所見（症例1）
54歳時．中心窩を含む広範囲のellipsoid zoneの欠損および網膜菲薄化を認める．萎縮部の耳側および鼻側にellipsoid zoneが観察される．

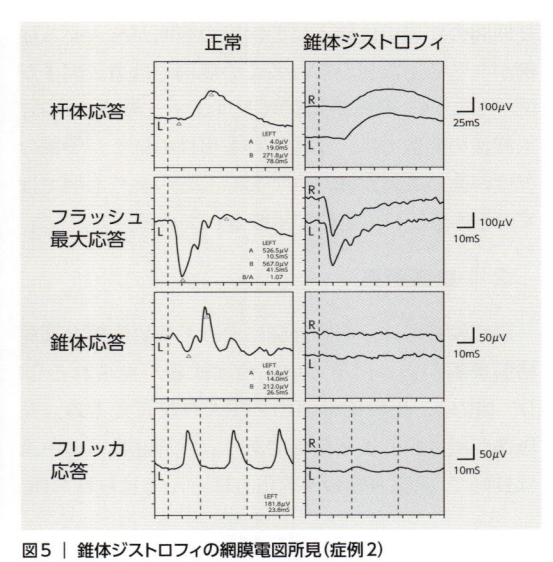

色素性傍静脈脈絡膜萎縮
Pigmented paravenous retinochoroidal atrophy ; PPRA

診断のポイントとなる検査所見			
重要度	検査名	決め手となる所見	参照図
★★★	眼底	網膜静脈に沿った萎縮と色素沈着	図1, 2
★★	FAF	萎縮部位に一致した低蛍光	図3
★★	視野	萎縮部位に一致した視野欠損	図4
★★	OCT	萎縮部位に一致した網膜外層欠損	図5
★★	ERG	振幅の低下は軽度であることが多い	図6

鑑別が必要な疾患			
鑑別疾患	主要症状	鑑別のポイント	掲載頁
網膜色素変性	夜盲と視野欠損	眼底検査, ERG, OCT	126頁
区画型網膜色素変性	軽度の視野欠損のみ	萎縮の部位	
AZOOR	急性で片眼性の視野欠損	発症時の状況	118頁
ぶどう膜炎や感染後	視力低下や霧視	既往歴の聴取	

1 疾患の定義

　色素性傍静脈脈絡膜萎縮 (PPRA) は，網膜静脈に沿った網脈絡膜萎縮を特徴とする網膜疾患である．その原因として，炎症や感染(結核，梅毒，麻疹など)などの後天的因子の関与を支持する説がある．しかしながら，家族歴を有する症例が存在することや，長期間の経過中に徐々に萎縮層の範囲が拡大する症例があることなどから，多くの症例では遺伝因子が関与している網脈絡膜ジストロフィと考えられる．家族性の症例では，女性よりも男性のほうが萎縮の程度が強いことが知られており，このような例ではX染色体遺伝の可能性が示唆されている．

2 眼底所見

　眼底検査では，網膜静脈に沿って境界明瞭な網脈絡膜萎縮があり，その中に色素沈着が見られる(図1)．図2は，比較的軽症のPPRAの眼底である．黄斑部が侵されることは稀であり，視神経乳頭の色調は良好で，網膜血管の狭細化もほとんど見られない．

3 確定診断に必要な検査

　最も重要な検査は眼底検査である．両眼に網膜静脈に沿った網脈絡膜萎縮が見られれば診断は容易である．蛍光眼底造影も有用であるが，最近では眼底自発蛍光 (FAF) のほうが好んで用いられる傾向にある．本症のFAFでは，網脈絡膜萎縮の部位に一致して低蛍光が，その周囲に軽度の過蛍光が見られる(図3)．その他の部位は全く正常である．視野検査では，静脈に沿った網脈絡膜萎縮部位に一致して暗点が見られる(図4)．中心視野が侵されることは稀である．OCTでは，萎縮部位に一致してellipsoid zone(EZ)などの網膜外層が欠損する(図5)．

　網膜電図 (ERG) の異常の程度は，網脈絡膜萎縮の範囲による．広範囲に萎縮巣がある症例では明らかな振幅の低下を認め，錐体系反応も杆体系反応も準正常となる．一方で図2の症例のように萎縮巣の面積が小さい軽症例では，ERGはほとんど正常である(図6)．多局所ERGでは，網脈絡膜萎縮の部位に一致して局所ERGの振幅低下が見られる．

4 鑑別すべき疾患

　網膜色素変性は，本症と比較して広範囲に網脈絡膜の萎縮が見られ，視野狭窄も高度で，ERGが強く減弱することから鑑別できる．区画型網膜色素変性は，網膜の一部にだけ網膜色素変性と類似した変性が見られる疾患であるが，明らかに静脈に沿った変性であればPPRAとし，そうでなければ区画型網膜色素変性を考える．急性帯状潜在性網膜外層症 (AZOOR) は急激に光視症を伴って発症し，視野欠損と網膜外層障害を呈する疾患であるが，AZOORは発症が急で，本症はほとんど無症状あるいは慢性であることにより鑑別できる．ぶどう膜炎や感染のあとに本症とよく似た眼底像を示すことがあるが，詳細な既往歴を聴取することで鑑別できる．

（近藤峰生）

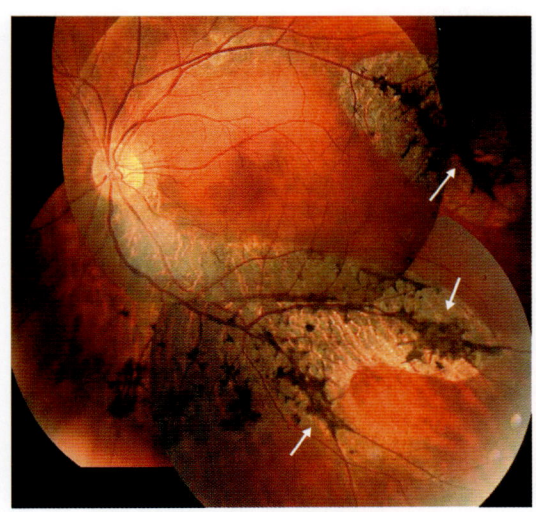

図1 ｜ 代表的な色素性傍静脈脈絡膜萎縮の眼底所見
網膜静脈に沿って境界明瞭な網脈絡膜萎縮があり，その中に色素沈着
も見られる（矢印）．

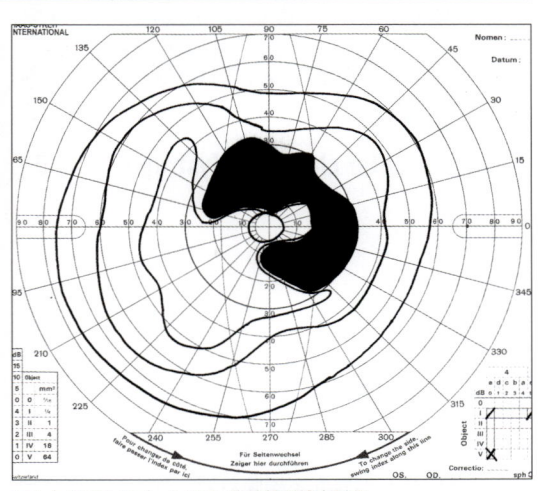

図4 ｜ 症例1のゴールドマン動的視野検査所見
萎縮部位に一致した視野欠損が見られる．

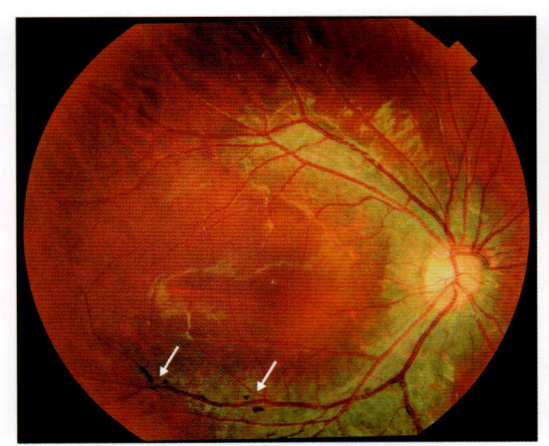

図2 ｜ 軽症の色素性傍静脈網脈絡膜萎縮の眼底所見
網脈絡膜萎縮の範囲は狭いが，やはり静脈に沿った色素沈着が見られる
（矢印）．

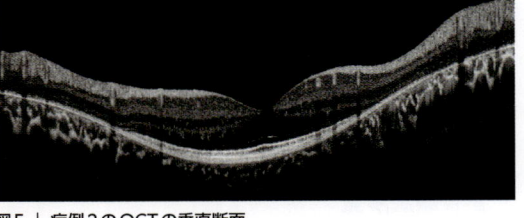

図5 ｜ 症例2のOCTの垂直断面
網脈絡膜萎縮部位に一致してellipsoid zone（EZ）などの網膜外層が
欠損している．

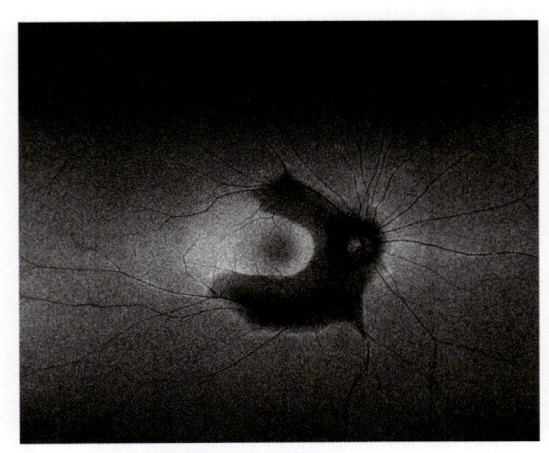

図3 ｜ 症例2の眼底自発蛍光（FAF）所見
網脈絡膜萎縮の部位に一致して低蛍光が，その周囲は軽度の過蛍光が
見られる．

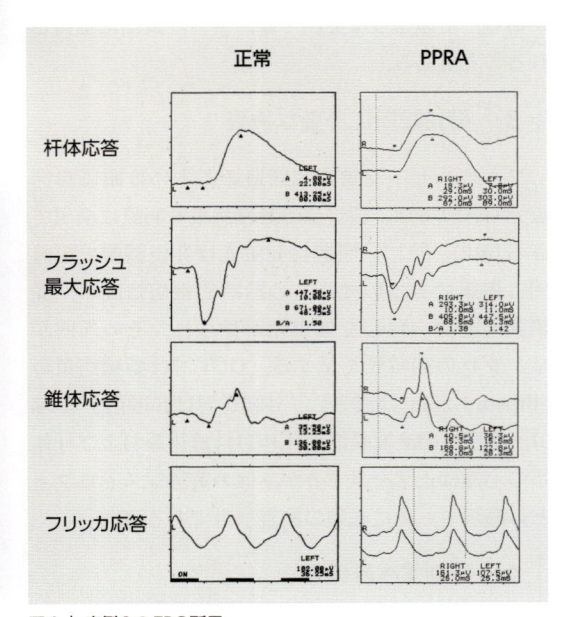

図6 ｜ 症例2のERG所見
この症例では萎縮巣の面積が小さいので，全視野ERGはほぼ正常で
ある．

中心性輪紋状脈絡膜ジストロフィ

Central areolar choroidal dystrophy ; CACD

診断のポイントとなる検査所見			
重要度	検査名	決め手となる所見	参照図
★★★	眼底	黄斑部の萎縮病巣内に脈絡膜の中大血管が透見できる	図1
★★★	FAF	萎縮病巣は低蛍光，その周匝が過蛍光	図2
★★	OCT	萎縮病巣内のellipsoid zoneは消失し，外顆粒層は菲薄化する	図3
★★	ERG	正常（他の黄斑ジストロフィとの鑑別に重要）	図4
★	遺伝子		

鑑別が必要な疾患		
	鑑別疾患	掲載頁
先天性	錐体ジストロフィ	130頁
	卵黄様黄斑ジストロフィ（ベスト病）	156頁
	シュタルガルト病	154頁
	X染色体性若年性網膜分離症	144頁
後天性	両眼性の萎縮型加齢黄斑変性	186頁

1 疾患の定義

　中心性輪紋状脈絡膜ジストロフィ（CACD）は，黄斑部の脈絡膜毛細血管と網膜色素上皮の萎縮をきたす遺伝性疾患である．視力低下は30～60歳代に自覚することが多く，他の黄斑ジストロフィと比較して発症年齢が高い．常染色体優性遺伝形式で遺伝することが多く，視細胞外節の構造蛋白である*periherin/RDS*遺伝子の変異が最も一般的とされている．常染色体劣性遺伝の場合は，視細胞のphototransductionに関連した*GYCY2D*遺伝子の変異が報告されている．

2 眼底所見

　典型的な眼底所見は，黄斑部の萎縮病巣内に脈絡膜中大血管が透見できる（図1）．初期には傍黄斑部に病変が限局しており，中心窩が保たれていることがある．そのような症例では，視力が長期に維持されることもある．

3 確定診断に必要な検査

　フルオレセイン蛍光眼底造影あるいは眼底自発蛍光（FAF）では，黄斑部の萎縮病巣を明瞭に検出できる（図2）．特に，眼底自発蛍光は非侵襲的で短時間に撮影できるので，その診断的価値は高い．脈絡膜萎縮に一致した低蛍光が見られ，その周囲がリング状の過蛍光を呈する．OCTでは萎縮病巣のellipsoid zoneは消失し，外顆粒層は菲薄化する（図3）．全視野刺激網膜電図（ERG）は錐体系および杆体系の応答は正常を呈するが，他の黄斑ジストロフィとの鑑別のために必須の検査項目である（図4）．

4 鑑別すべき疾患

　両眼の黄斑部に変性をきたすジストロフィ（錐体ジストロフィ，卵黄様黄斑ジストロフィ，シュタルガルト病，X染色体若年網膜分離症など）との鑑別が重要である．錐体ジストロフィは多彩な眼底所見を呈するが，黄斑部のリング状の萎縮を呈し，本症の眼底所見に酷似することがある．錐体ジストロフィでは錐体応答とフリッカ応答の錐体系反応が著しく低下し，本症との鑑別ポイントとなる．卵黄様黄斑ジストロフィ（ベスト病）では，黄斑部の卵黄様病変が経過に伴って崩壊し，非特異的な黄斑変性をきたす．眼底自発蛍光では黄斑変性内に過蛍光斑点が認められることが多い．また，眼球電図で明極大が消失あるいは低下する所見は，ベスト病に特異的な所見であり，最大の鑑別ポイントといえる．シュタルガルト病は黄斑変性と黄色斑yellow fleckを眼底の広範囲に伴うことがある．黄色斑は眼底自発蛍光で過蛍光を呈する．フルオレセイン蛍光眼底造影で観察されるdark choroidは，シュタルガルト病の特徴的な所見である．X染色体性若年性網膜分離症では，囊胞様黄斑病変が高率に見られる．加齢に伴い囊胞様病変は消失し，非特異的な黄斑変性となり，本症との鑑別を要することになる．X染色体性若年性網膜分離症は，視細胞と双極細胞との間のシナプス形成不全が起こるため，陰性型ERG（b波振幅がa波振幅よりも小さくなる）を呈し，ERGが正常な本症との鑑別ポイントとなる．また，X染色体若年網膜分離症の発症時期は若年期で，本症の好発年齢と明らかに異なり，問診によって発症時期を探ることが重要である．当然のことだが，X染色体若年網膜分離症のほとんどは男性に発症する．

　本症の発症年齢が比較的高いため，後天性の黄斑

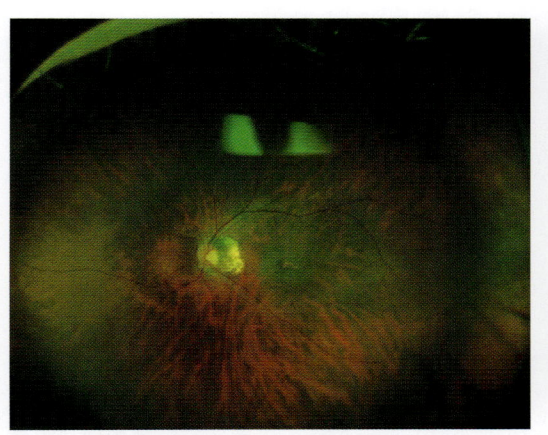

図1 ｜ CACDの眼底所見
70歳女性．矯正視力は0.1．黄斑部に萎縮病巣が見られ，脈絡膜の中大血管が透見できる．

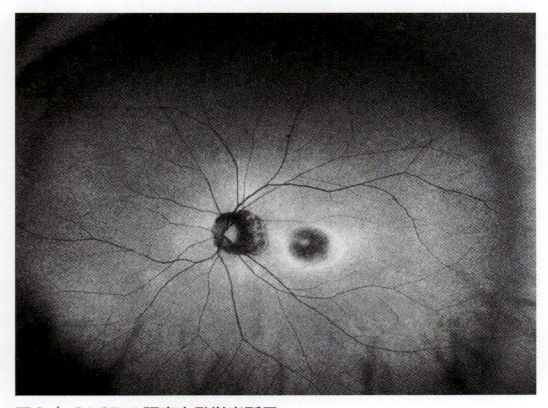

図2 ｜ CACDの眼底自発蛍光所見
眼底自発蛍光では黄斑部の萎縮病巣に一致して低蛍光が見られ，その周囲にリング状の過蛍光が観察される．

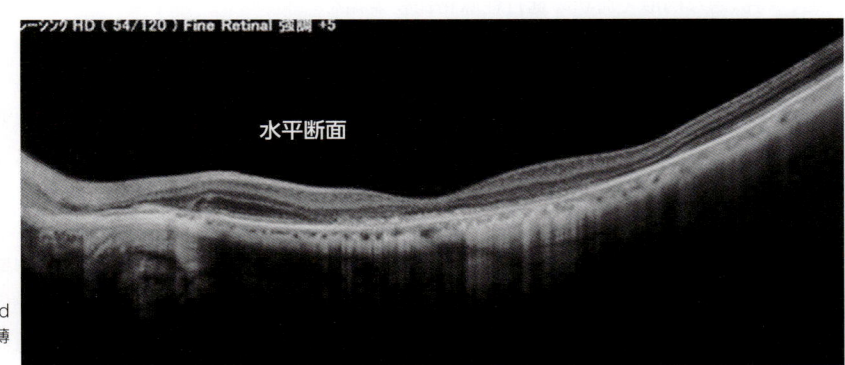

図3 ｜ CACDのOCT所見
黄斑部の萎縮病巣ではellipsoid zoneが消失し，外顆粒層が菲薄化している．

図4 ｜ CACDのERG所見
杆体応答，フラッシュ最大応答，錐体応答およびフリッカ応答は正常である．他の黄斑ジストロフィとの鑑別の際に重要な所見となる．なお，皮膚電極で記録したERGであるため，コンタクトレンズ電極で記録したERGよりも振幅が全体的に小さい．

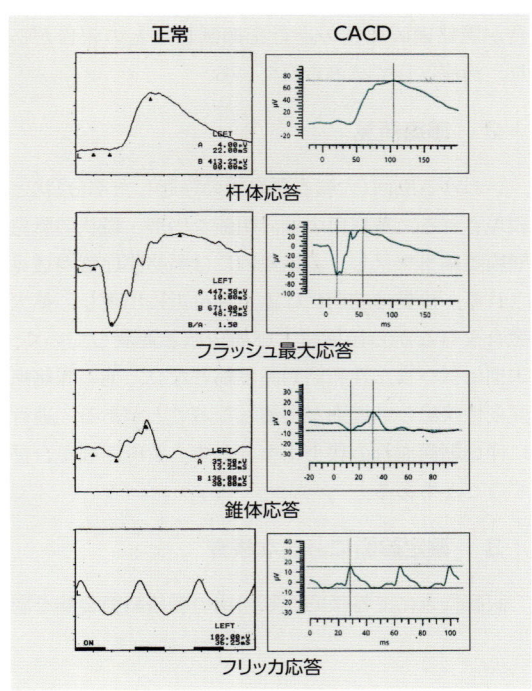

疾患との鑑別を要することがある．加齢黄斑変性は両眼が同時期に傷害されることがあるため，萎縮型の加齢黄斑変性との鑑別に苦慮することがある．加齢黄斑変性では眼底後極部にドルーゼンを伴うことが多い．

（町田繁樹）

脳回状脈絡網膜萎縮(症)
Gyrate chorioretinal atrophy

診断のポイントとなる検査所見			
重要度	検査名	決め手となる所見	参照図
★★★	眼底	特徴的な脈絡網膜萎縮巣	図1, 2
★	FAF	萎縮部位の低蛍光 後極部の均一な過蛍光	図3
★	OCT	網膜外層および網膜色素上皮の菲薄化，時に黄斑浮腫	図4
★	視野	萎縮部位に一致した視野障害	図5
★	ERG, EOG	早期より振幅低下	図6
★	FA	萎縮内部は低蛍光 萎縮境界部に過蛍光	
★★★	血液/尿	高オルニチン血症/尿症	
★★★	遺伝子	OAT遺伝子異常	

鑑別が必要な疾患		
主要所見	鑑別疾患	掲載頁
脈絡網膜萎縮を呈する疾患	網膜色素変性	126頁
	コロイデレミア	303頁
	その他の脈絡網膜変性疾患	

1 疾患の定義

　10番染色体長腕26に存在するオルニチンアミノトランスフェラーゼ(OAT)遺伝子異常によるOAT欠損もしくは活性低下による高オルニチン血症をきたし，特徴的な円形・斑状の進行性脈絡網膜萎縮をきたす稀な遺伝性疾患で，常染色体劣性遺伝をとる.

　小児期以降に夜盲で初発し，脈絡網膜萎縮の進行に伴い求心性視野狭窄と視力低下が進行する．高度近視，乱視，後嚢下白内障を合併することが多い.

　ビタミンB6はその活性型であるピリドキサールリン酸が生体内のアミノトランスフェラーゼの補酵素として働き，OAT活性の上昇を促すことによって血中オルニチン濃度が低下するため治療に用いられることがあるが，ビタミンB6投与に反応する患者は少数であることがわかっている．また，オルニチンの前駆体であるアルギニンの制限食や低蛋白質食が脈絡網膜変性の進行を抑制したとの報告があり，治療として試みられている.

2 眼底所見

　いわゆる脳回(大脳皮質表面の隆起した部分)状と表現される，黄白色の境界明瞭な円形・斑状の脈絡網膜萎縮巣を呈し，萎縮巣内には脈絡膜血管が透見される．病巣は初期には赤道部付近に出現し，拡大癒合をしながら後極および周辺へと進展していく．末期にはびまん性脈絡網膜萎縮となり，他の脈絡網膜変性疾患との鑑別が困難となることがある．進行に伴い網膜血管の狭小化をきたす．黄斑浮腫を合併することもある.

3 確定診断に必要な検査

　眼底検査にて特徴的な脳回状の脈絡網膜萎縮を認める(図1, 2).

　眼底自発蛍光(FAF)では変性部に一致した低蛍光を認める．また，後極部に比較的均一な過蛍光を認めることがある(図3).

　OCTでは，脈絡網膜萎縮部位に一致して網膜外層および網膜色素上皮の菲薄化を認める(図4).

　FAでは萎縮巣境界は過蛍光，萎縮巣内部は低蛍光となり，脈絡膜血管の透見を認める.

　視野検査では変性部位に一致した視野障害を認め，進行すると求心性視野狭窄となる(図5).

　ERGは比較的早期から杆体および錐体系の振幅低下を認め，やがて消失することが多い(図6)．EOGではL/D比低下を生じ，やがて平坦化する．また，暗順応閾値の上昇を認める.

　血液検査および尿検査にて，血中および尿中オルニチン値の上昇を認める.

　遺伝子検査にてOAT遺伝子異常を認める.

4 鑑別すべき疾患

　網膜色素変性や，コロイデレミアをはじめとする脈絡網膜変性疾患との鑑別が重要である.

（三浦　玄・山本修一）

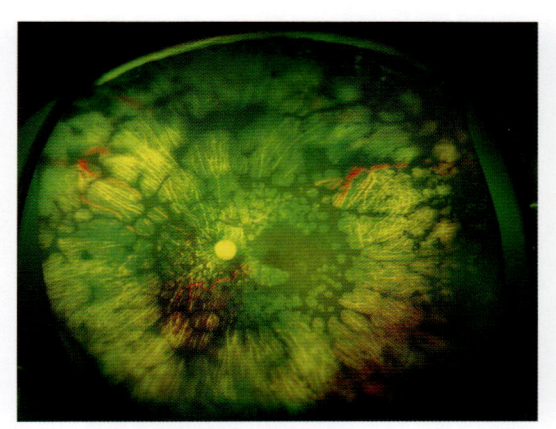

図1｜脳回状脈絡網膜萎縮の眼底所見
51歳女性．矯正視力は0.2，眼内レンズ挿入眼であり，眼軸長は25.7mmである．広範囲に特徴的な脈絡膜萎縮巣を認める．萎縮巣内には脈絡膜血管が透見される．

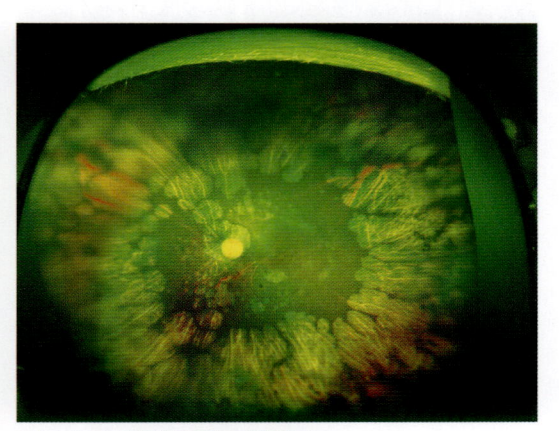

図2｜脳回状脈絡網膜萎縮の眼底所見
図1と同一症例の5年前の所見．図1と比較して後極の脈絡網膜萎縮の範囲が少ないことがわかる．

網膜

1

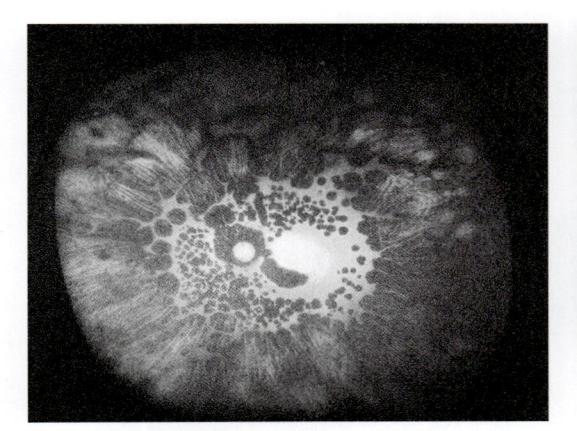

図3｜脳回状脈絡網膜萎縮のFAF所見
脈絡網膜萎縮巣に一致して低蛍光を認める．また，後極に過蛍光を認める．

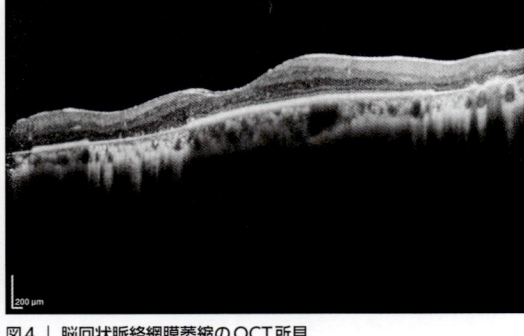

図4｜脳回状脈絡網膜萎縮のOCT所見
脈絡網膜萎縮部位に一致して網膜外層および網膜色素上皮の菲薄化を認める．中心窩のellipsoid zoneは不明瞭である．

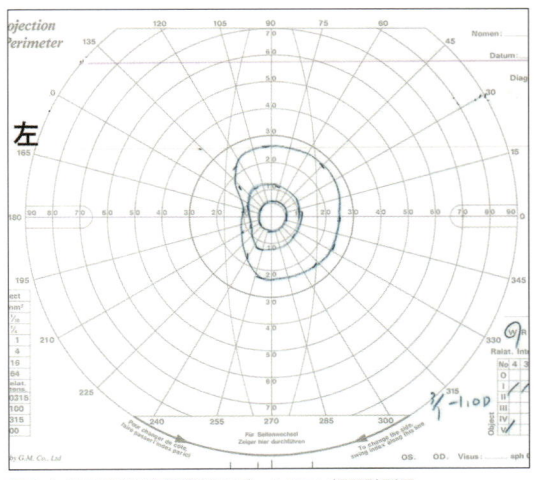

図5｜脳回状脈絡網膜萎縮のゴールドマン視野計所見
求心性視野狭窄を認める．

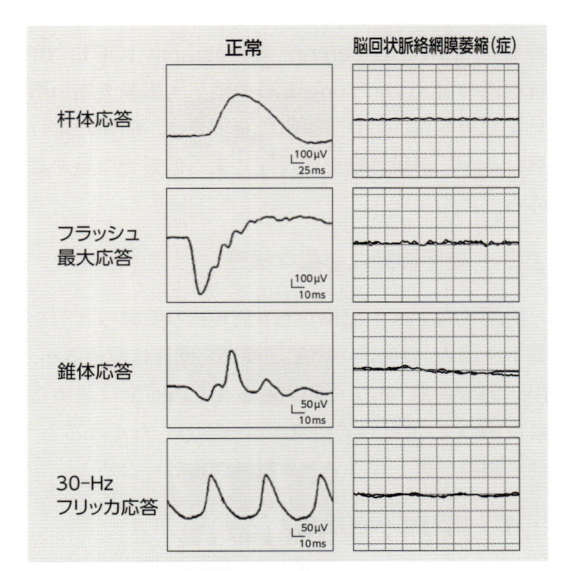

図6｜脳回状脈絡網膜萎縮のERG所見
杆体系の波形は消失．錐体系の波形はごくわずかに残存している．

白点状網膜症
Retinitis punctata albescens

1
網膜

診断のポイントとなる検査所見			
重要度	検査名	決め手となる所見	参照図
★★	眼底	両眼対称的に多数の白色の点状病変を認める	図1
★★★	ERG	著しく減弱し，長時間の暗順応による回復は限定的である	図2
★★	視野	中心暗点を認め，視野障害は進行する	図1
★★	遺伝子	*RLBP1*, *RHO*, *LRAT*, *PRPH2* 遺伝子が原因遺伝子	

鑑別が必要な疾患		
鑑別疾患	鑑別のポイント	掲載頁
眼底白点症	視野，網膜電図	168頁
シュタルガルト病	視野，眼底所見，眼底自発蛍光所見，遺伝子検査	154頁
優性ドルーゼン	眼底所見，OCT	

1 疾患の定義

　両方の眼底に広く白色の点状病変を認める症例のうち，停止性のものを眼底白点症，進行性のものを白点状網膜症と呼んでいる．しかし，眼底白点症のうち3割程度は中年になると錐体機能障害を合併するという報告があり，こうした症例の診断には留意が必要である．眼底白点症の多くは原因遺伝子が *RDH5* であるが，白点状網膜症の原因遺伝子は *RLBP1*，ロドプシン（*RHO*），*LRAT*，*PRPH2* の報告がある．両眼底に広く白点を認め，進行する症例で，これらの遺伝子異常を検出できないものも存在する．

2 眼底所見

　小児期に夜盲で気づかれる．両眼に対称的に多数の白色の点状病変を認める（図1c, d）．幼少期の視力，視野は比較的良好なこともある．中心暗点が次第に拡大し，黄斑部の萎縮病変が進行していく．光干渉断層法 optical coherence tomography（OCT）で，黄斑部の ellipsoid zone（EZ）の消失と網膜萎縮の所見を認める（図1e, f）．眼底自発蛍光は，病期により異なるが，網膜色素上皮萎縮による低蛍光所見を認める．

3 確定診断に必要な検査

　網膜電図では小児期からa波b波の振幅の著明な低下を認め，長時間の暗順応検査で回復は認めるが，限定的である（図2）．進行例ではこの回復は認められないので，進行して白点がはっきりしなくなると，他の網膜ジストロフィとの鑑別が難しくなる．

4 鑑別すべき疾患

　眼底白点症，fundus flavimaclatus（シュタルガルト病），家族性ドルーゼンなどが挙げられるが，進行例では他の網膜ジストロフィも対象となる．シュタルガルト病は小児期の視力障害で受診することが多いが，黄斑部病変に黄色斑を合併した症例や，黄色斑のみ認める症例が含まれており，そうした症例では鑑別が必要となる．眼底白点症では，2時間の暗順応で網膜電図の著明な改善を認める．家族性ドルーゼンは多数のドルーゼンを両眼性に認め，眼底所見の割に視力は良好であることが多く，OCTで鑑別は比較的容易である．

（堀田喜裕）

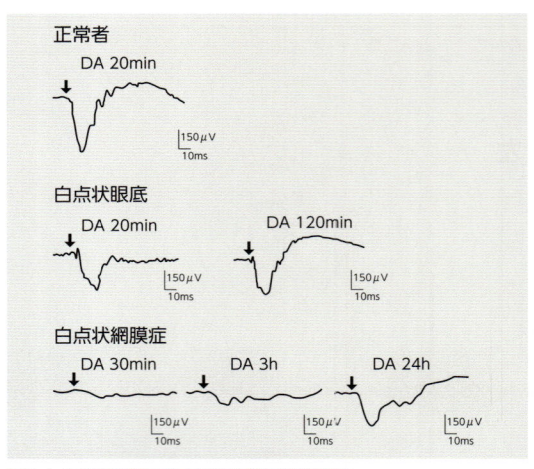

図2｜白点状眼底と白点状網膜症の網膜電図
Full-fieldのsingle flash ERGを示す．白点状眼底では，2時間の暗順応でa波b波の著明な回復を認める．白点状網膜症でも超長時間の暗順応で回復を認めるが，限定的である．DA：暗順応．

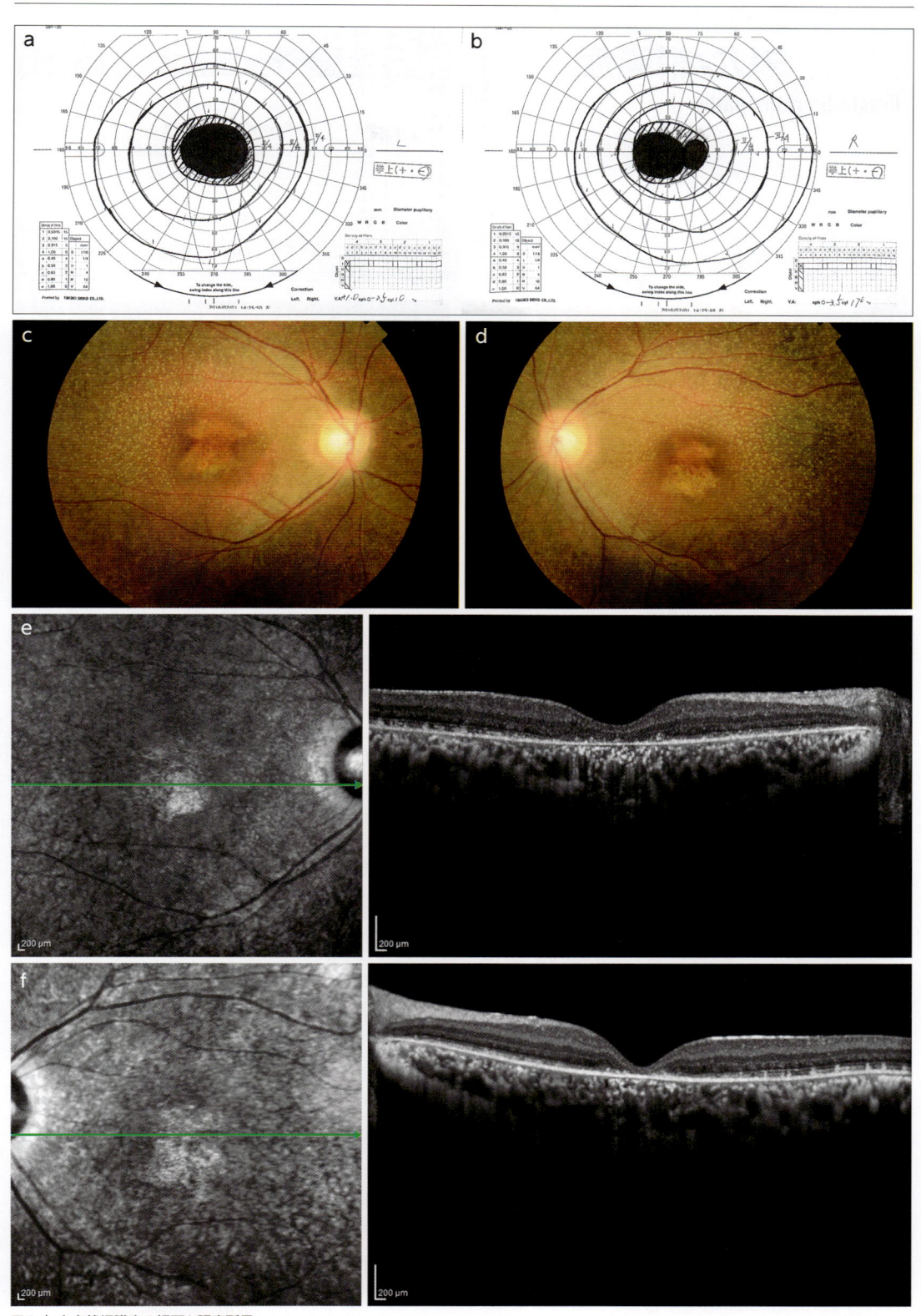

1

網膜

図1｜白点状網膜症の視野と眼底所見

白点状網膜症では視野の異常を認め，両眼対称的に多数の白色の点状病変が観察される．OCTでは黄斑部のEZの消失と網膜萎縮の所見を認める．
RLBP1 遺伝子のホモ接合体の異常を認める36歳女性．視野(a：左眼，b：右眼)．眼底所見(c：右眼，d：左眼)．OCT所見(e：右眼，f：左眼)．

クリスタリン網膜症
Crystallin retinopathy

診断のポイントとなる検査所見

重要度	検査名	決め手となる所見	参照図
★★	眼底	閃輝性黄色斑 網膜血管は比較的正常*	図1
★★	FAF	後極を中心に斑状低蛍光	図2
★★	角膜	周辺部実質表層に閃輝性白点**	
★★	ERG	subnormal〜non-recordable	図5
★	視野	輪状暗点や大きな中心暗点	図3
★★	遺伝子	CYP4V2遺伝子異常	

*末期には非特異的網脈絡膜変性となる
**1/3の症例で見られる. 微細で見落とされることも多い

鑑別が必要な疾患

主要症状	鑑別疾患	鑑別ポイント	掲載頁
夜盲	網膜色素変性	網膜色素変性では早期か	126頁
視野狭窄	白点状網膜症	ら網膜血管が狭細化する	168頁
ERG減弱			
網脈絡膜変性	風疹網膜症などのウイルス性ぶどう膜炎の瘢痕	網膜閃輝性黄色斑の有無・血清抗体価	

1 疾患の定義

クリスタリン網膜症は1937年にBiettiにより初めて報告された遺伝性網脈絡膜ジストロフィで，常染色体劣性遺伝形式をとる．クリスタリン網膜症は，眼底後極部に散在する閃輝性（クリスタリン様）の細かな黄色斑を特徴とし，およそ1/3の症例で角膜周辺部の実質浅層に閃輝性の小白点を認める．

クリスタリン網膜症はCYP4V2遺伝子の異常が原因とされ，本邦や中国を含む東アジアに頻度が高い．CYP4V2遺伝子は脂質代謝に関連しており，クリスタリン網膜症には全身的な脂質代謝異常を合併する．

近年，クリスタリン網膜症患者由来のiPS細胞から網膜色素上皮細胞を誘導したところ，細胞内に脂質が異常蓄積し，細胞死に至ることが確認された．クリスタリン網膜症は，まず網膜色素上皮の障害に始まり，網膜機能障害はそれに続発すると考えられている．

2 眼底所見

20〜30歳代の男女に発症する．夜盲に始まり，視野は中央部の感度が低下する．次第に視野の暗点は拡大して，視力は低下する．進行すると脈絡毛細血管板の萎縮が進み，閃輝性黄色斑は不明瞭となって非特異的網脈絡膜萎縮となる．ERGはnon-recordableとなり，視力は法的盲まで低下する．

3 確定診断に必要な検査

クリスタリン網膜症の典型例（図1〜5）では，眼底後極部に散在する閃輝性の細かな黄色斑が特徴的で，この閃輝性黄色斑は近赤外光でよく観察される．角膜周辺部にも同様の小白点を1/3の症例に認める．眼底自発蛍光（FAF）では網膜色素上皮の障害に伴う低蛍光が後極部に見られ，フルオレセイン蛍光眼底造影検査では，脈絡毛細血管板の萎縮に伴う低蛍光斑が後極部に散在する．視野では中央部や中間周辺部の感度が低下し，大きな中心暗点や輪状暗点を呈する．全視野ERGでは，杆体応答と錐体応答は同程度に減弱する．全身検査で高コレステロール血症などの脂質代謝異常を認めることがある．

しかし，クリスタリン網膜症は進行すると眼底の閃輝性黄色斑は消え，非特異的網脈絡膜萎縮となり，ERGはnon-recordableとなる．その段階では次に述べる網膜色素変性との鑑別が問題になってくる．

4 鑑別すべき診断

鑑別すべき疾患として，網膜色素変性と，風疹網膜症などのウイルス性ぶどう膜炎の瘢痕期が挙げられる．クリスタリン網膜症の初期〜中期には特徴的な閃輝性黄色斑を認め，網膜血管はほぼ正常に近いこと，1/3の症例で角膜病変を認めることから網膜色素変性との鑑別は可能である．しかし，末期にはクリスタリン網膜症の閃輝性黄色斑は消え，網膜血管は狭細化するので，両者の鑑別は難しくなる．進行したクリスタリン網膜症と網膜色素変性の鑑別には遺伝子検索が有用であるが，これは保険適用ではなく，一般的な検査ではない．

風疹網膜症では，網膜血管は狭細化せず網膜色素上皮に黄色斑を見るが，黄色斑はクリスタリン網膜症よりも大きい．また，風疹網膜症の視野やERGは正常か，異常があっても軽度で進行しない．

（國吉一樹）

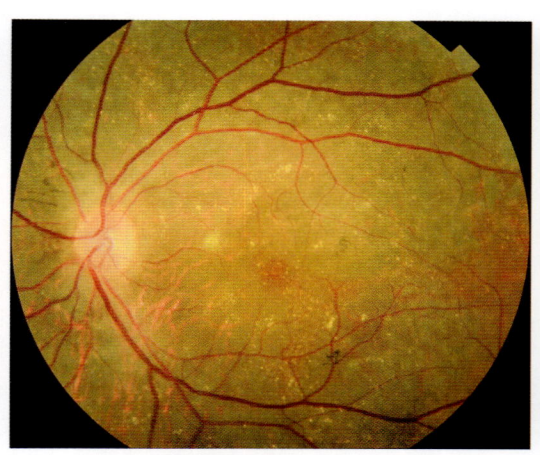

1
網膜

図1｜クリスタリン網膜症の眼底所見
48歳女性（初診時）．40歳頃から視野の中央部が見えにくく，特に暗いところで見づらい．視力は，右1.2（1.2xS+0.25D=C-0.5D Ax40°），左0.5（1.5xS+1.0D=C-0.25D Ax170°）で，眼底には後極部を中心に細かな閃輝性黄色斑が散在しており，網膜色素上皮の変性を伴っていた．網膜血管はほぼ正常であった．本症例は，*CYP4V2*遺伝子に既知の変異が複合ヘテロ接合で発見された．

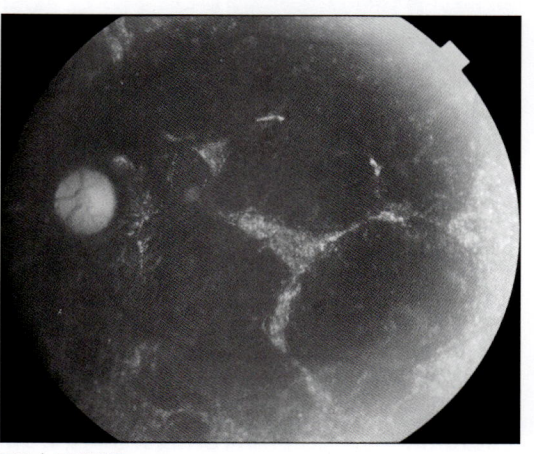

図2｜FAF所見
眼底自発蛍光検査（FAF）では，後極部は大きな斑状の低蛍光が集簇し，その周囲には点状の過蛍光が見られた．

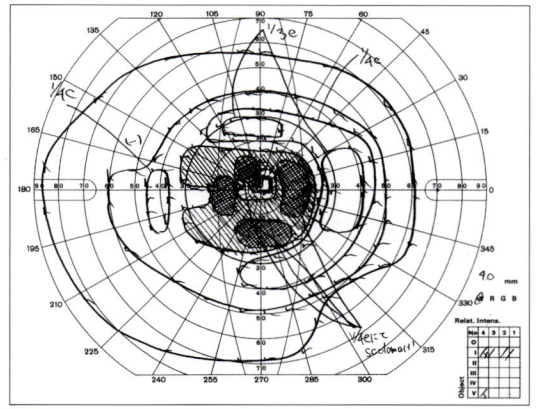

図3｜VF所見
ゴールドマン動的視野（VF）では大きな中心暗点を示したが，中央の一部に感度を残していた．

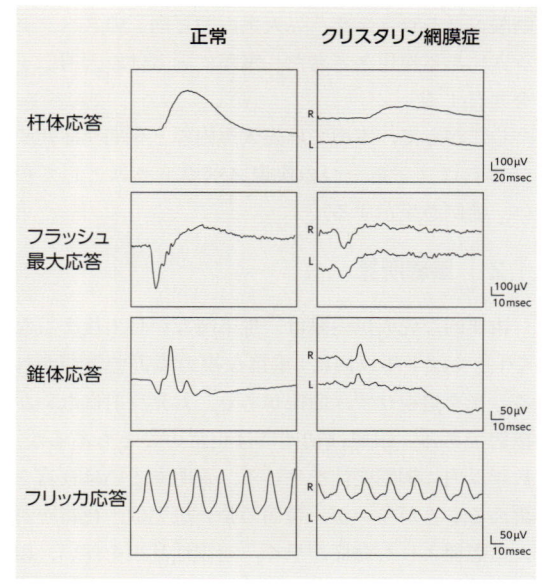

図5｜ERG所見
全視野ERGは，杆体応答，錐体応答ともに減弱し，頂点潜時は遅れていた．

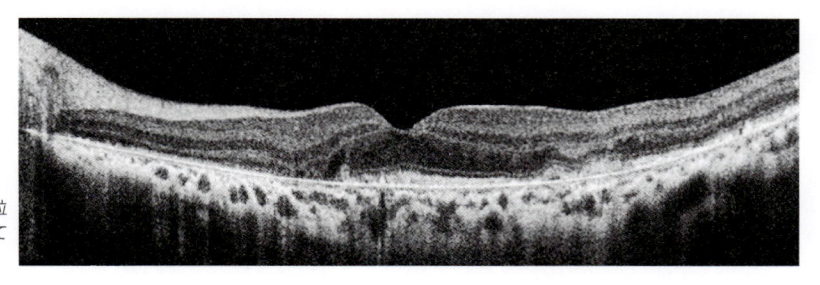

図4｜OCT所見
OCTでは中心窩付近を除いて外顆粒層が消失し，ellipsoid zoneは乱れていた．

1–7）–（8）

先天黒内障
（レーベル先天黒内障）
Congenital amaurosis (Leber congenital amaurosis)

診断のポイントとなる検査所見			
重要度	検査名	決め手となる所見	参照図
★★	症状	追視しない・対光反射減弱	
★★	眼底	正常～網膜変性	図1
★★★	ERG	subnormal～non-recordable	図1
★★	遺伝子	原因遺伝子は現在までに約20種類	

鑑別が必要な疾患			
主要症状	鑑別疾患	鑑別ポイント	掲載頁
視力障害（ものを目で追わない）・眼振	視神経萎縮・中枢病変	MRI異常	390頁
	全色盲	ERG所見	
	先天停在性夜盲	ERG所見	166頁
	（眼）白子症	眼底・全身所見	60頁
網膜変性	ぶどう膜炎	造影所見，全身検査	

1 疾患の定義

　先天黒内障は，生下時ないし生後まもなく気づかれる重篤な視力障害を主訴とする遺伝性網膜ジストロフィの総称で，多くは常染色体劣性遺伝形式をとる．これは1869年にドイツの眼科医レーベル（Leber）により最初に報告されたので，レーベル先天黒内障あるいはレーベル先天盲と呼ばれる．レーベルはその後，5歳くらいまでに発症する早期発症網膜ジストロフィを，先天黒内障と同一のスペクトラムにある疾患と考えた．実際に両者は原因遺伝子を共有する．

　したがって，本項では先天黒内障と早期発症網膜ジストロフィを一つの疾患スペクトラムとして扱い，症例を呈示する．

2 眼底所見

　古典的な先天黒内障は，生下時ないし生後まもなく（多くは半年以内に）重篤な視力障害で気づかれる．光を追視せず，眼振があり，対光反射はないか微弱である．眼底は初期には正常のこともあるが，数年以内に網膜変性を生じる．羞明あるいは夜盲を訴えることが多いが，羞明の強い患児は，夜盲を訴える患児よりも発症が早く，遠視性乱視を伴い，視力障害が重篤な傾向がある．視力障害の強い患児には，指や手で目を押さえたりこすったりする動作が見られることがある（digito-ocular sign）．

　一方で，就学前までに（5歳くらいまでに）発見される早期発症網膜ジストロフィの主訴は，視力低下，夜盲，斜視など，さまざまである．眼底所見や症状の進行スピードもさまざまで，一定しない（図1～3）．

3 確定診断に必要な検査

　先天黒内障の眼底所見は，正常，黄斑萎縮，びまん性網膜変性，無色素性網膜色素変性様などと多彩である．しかしERG反応は，たとえ眼底が正常でも必ず異常を示す．ERGの多くはnon-recordableだが，錐体機能障害の強いケースでは，フラッシュERG（最大応答，杆体と錐体の混合反応）が記録されることもあるので，杆体応答，錐体応答，フリッカ応答を含む国際臨床視覚電気生理学会（ISCEV）規格のERGを記録することが推奨される．OCT検査では視細胞の異常（外顆粒層の菲薄化やellipsoid zoneの異常）を認めることが多い．なお，乳児や幼児に対するこれらの眼科検査には全身麻酔が必要である．

4 鑑別すべき診断

　頭蓋内や視神経の疾患や先天異常，他の網膜ジストロフィ，炎症性疾患などを鑑別する必要がある．まず，画像診断により頭蓋内や視神経の異常を否定する．鑑別すべき他の網膜ジストロフィには，杆体1色覚や青錐体1色覚などの全色盲，先天停在性夜盲で視力障害の強いもの，眼白子症などがあり，これらはERG所見で鑑別する．全色盲は，正常の最大応答（フラッシュERG）とnon-recordableの錐体応答が特徴である．ただし，錐体障害が強い先天黒内障は全色盲と鑑別が難しいことがあり，最終的な診断には遺伝子検索が必要である．先天停在性夜盲は陰性型最大応答（negative ERG）が特徴である（他項参照）．眼白子症ではERG反応は正常か，negative ERGを示す．

　網膜色素変性は，先天黒内障と原因遺伝子がオーバーラップしている．X連鎖遺伝形式をとる網膜色素変性では，男性患者は小児期に発症することがある．

（國吉一樹）

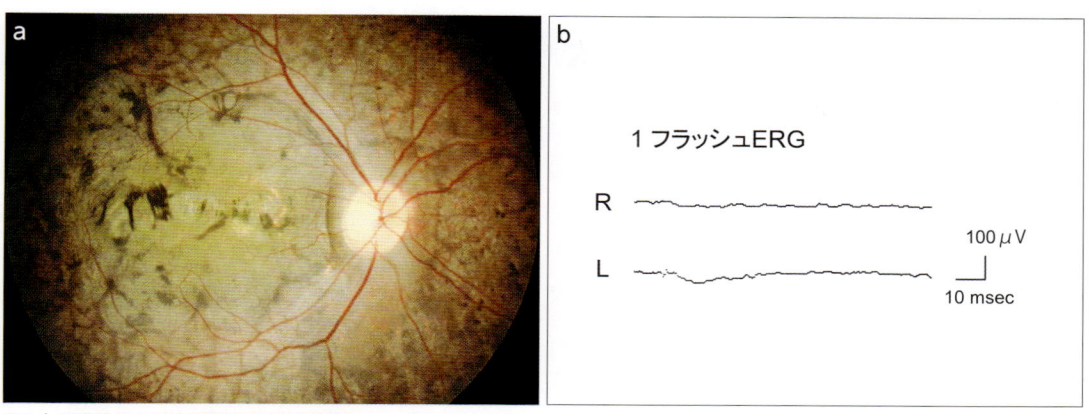

図1 ｜ 網膜ジストロフィの眼底およびERG所見

6歳男児．姉は4歳の時に網膜ジストロフィの診断を受けている．幼少時から眼振があり，5歳時に視力障害に気づかれた．6歳時の右眼の視力は0.07（矯正不能）であった．眼底は黄斑萎縮を伴うびまん性の網膜変性があり（a），ERGはnon-recordableであった（b，フラッシュERG）．遺伝子検索の結果，*RDH12*遺伝子にホモ異常が見つかった．

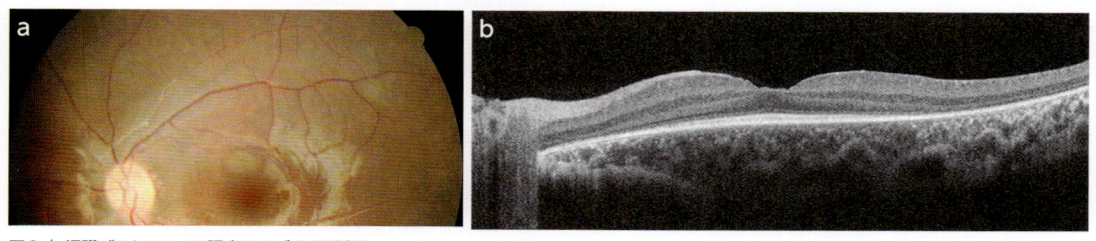

図2 ｜ 網膜ジストロフィの眼底およびOCT所見

4歳女児．2歳くらいから暗所をこわがり，物によくぶつかる．また，床に落ちたものを見つけるのが苦手である．4歳時の左眼の視力は0.3（0.8 x C-3.25D Ax10°）であった．眼底は中間周辺部から周辺部の網膜色素上皮にわずかな色調変化があり，網膜血管は狭細化していた（a）．OCTでは黄斑外の外顆粒層が菲薄化し，ellipsoid zoneは消失していた（b）．ERGはnon-recordableで，7歳時の視野検査では求心性視野狭窄を認めた．この女児からは，*TULP1*遺伝子に複合ヘテロ異常が見つかった．

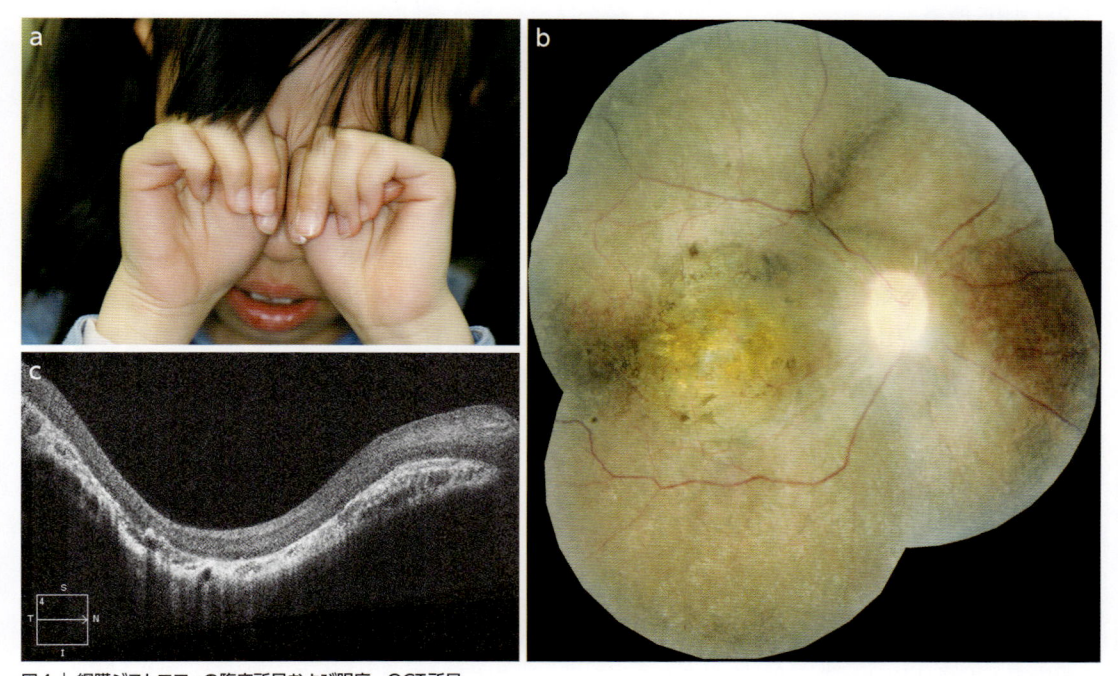

図4 ｜ 網膜ジストロフィの臨床所見および眼底，OCT所見

3歳女児．生後すぐから眼振がある．歩き出してから物によくぶつかり，明所よりも暗所を嫌がるという．また，幼少時から両目を手でこする癖があった（a，digito-ocular sign）．3歳時の視力は両眼とも手動弁で，眼底には黄斑萎縮を伴うびまん性網膜変性があった（b）．OCTでは眼底後極部は後部ぶどう腫様で，外顆粒層やellipsoid zoneを認めなかった（c）．この女児からは*NMNAT1*遺伝子に複合ヘテロ異常が見つかった．

先天網膜分離症(X染色体性若年網膜分離症)

Congenital X-linked retinoschisis, X-linked juvenile retinoschisis；XLRS

診断のポイントとなる検査所見			
重要度	検査名	決め手となる所見	参照図
＊	問診	母方の男性に視力不良例	
＊＊	眼底	車軸状変化，周辺部網膜分離，金箔様反射	図1，2
＊＊	OCT	黄斑分離	図3
＊＊	ERG	混合応答で陰性型，他はほぼ正常	図4
＊	遺伝子検査	*RS1* 遺伝子変異	

鑑別が必要な疾患			
鑑別が必要な疾患	主要症状	鑑別のポイント	掲載頁
小口病	金箔様反射陰性型ERG	車軸状変化，夜盲の有無，家族歴	164頁
近視性黄斑分離症	黄斑分離	正視～遠視，陰性型ERG	244頁
遺伝性網膜疾患	囊胞様黄斑浮腫	夜盲の有無，家族歴，陰性型ERG，他のERGはおおむね正常	204頁
薬剤性囊胞様黄斑浮腫	囊胞様黄斑浮腫	薬剤歴，家族歴，陰性型ERG	

1
網膜

1　疾患の定義

　遺伝性網膜疾患の一つで，若年男性の黄斑部や眼底周辺部に網膜分離を生じ，Xp22.2に位置する *RS1* 遺伝子の異常を原因とするX染色体劣性形式の疾患．この遺伝子がコードする蛋白質retinoschisinは視細胞内節や双極細胞で生成，細胞表面に分泌され，細胞接着やシナプス形成に関与している．多くの変異が報告されていて，創始者効果はない．

　有病率は5,000人～25,000人に1人で，就学時前後に斜視，弱視(多くは遠視性)ないし原因不明の視力障害で発見されることが多い．網膜剝離や硝子体出血などの重篤な合併症を生じなければ，0.2～0.7くらいと中等度の視力を保つことも多い．

2　眼底所見

　黄斑部の車軸状変化(spoke-wheel pattern)が特徴的で，これは光干渉断層計(OCT)によると，中心窩と，その周囲では外網状層と内顆粒層の分離として観察される．分離は黄斑部ではほぼ全例に，周辺部では約半数に見られる．

　黄斑分離は次第に融合・消失し，網膜色素上皮萎縮を呈する．よって眼底所見は多様で，周辺部のみの網膜分離や，多発性白点を呈するなど，眼底所見のみからは時に診断が難しい．このmicrocystは囊胞様黄斑変性と異なり，蛍光眼底造影で蛍光色素の貯留は見られない．

　また，周辺部に小口病様の金箔様反射を認め，水尾・中村現象や硝子体手術後に消失したという報告がある．

3　確定診断に必要な検査

　家族歴(母方の男性の視力障害)，上記眼底所見，全視野網膜電図(ERG)，遺伝子診断が有用である．ERGでは混合応答で陰性型の波形が特徴であるが，刺激光強度が弱い条件では陰性型を呈しにくいことや，正常～準正常の症例もあり，注意を要する．形態学的な網膜分離は限局していても，電気生理学的には網膜全体に機能障害があると考えられる．

4　鑑別すべき疾患

小口病：金箔様反射，ERGで陰性型を呈する点で似ている．しかし，小口病は非進行性で網膜分離は生じない．小口病に網膜色素変性症や黄斑浮腫を合併した場合はやや難しいが，家族歴，遺伝子診断が参考になる．

近視性黄斑分離症：強度近視眼にしばしば黄斑分離が見られる．主に分離は外網状層に見られ，時に網膜剝離や黄斑円孔を伴う．XLRSは正視～遠視が多いこと，ERGで陰性型を呈することなどで鑑別する．**網膜色素変性症，青錐体増強症候群などの遺伝性網膜疾患や薬剤の副作用で見られる囊胞様黄斑浮腫**：両眼性も多く，囊胞腔が内顆粒層にある場合は，蛍光貯留を呈さない点でも似ている．夜盲の有無，家族歴，薬剤歴が重要である．遺伝性疾患の場合は，XLRSではERGで杆体応答が正常であることも参考になる．

5　治療

　治療法は確立されていないが，炭酸脱水酵素阻害薬の内服や点眼，硝子体手術が有効との報告もある．分離腔内ないし硝子体出血は自然消退することが多いが，再発性・遷延性の場合，または網膜剝離に対しては手術の適応となる．海外では動物での遺伝子治療が成果を上げ，臨床試験が準備されている．

(篠田　啓)

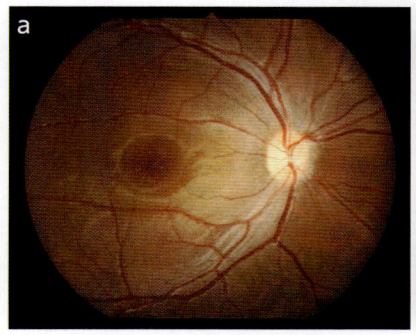
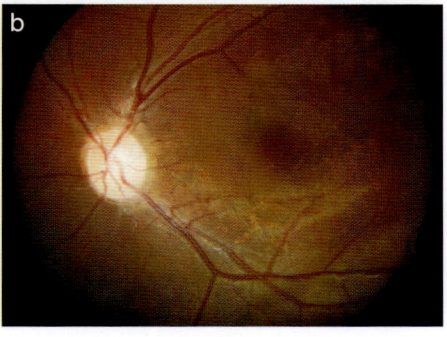

図1｜さまざまな黄斑所見
a：黄斑部の車軸状変化（spoke-wheelpattern）.
b：車軸状変化が消失し，下方アーケードから周辺にかけて，色素沈着を伴う網膜色素上皮萎縮が見られる．長期にわたる分離症ないし剝離が自然治癒したものと思われる．

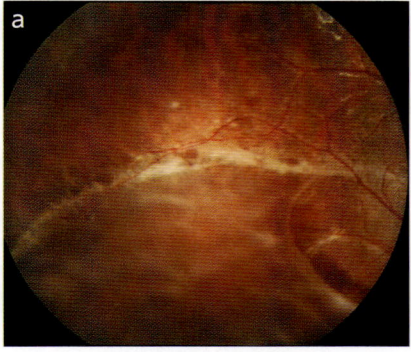
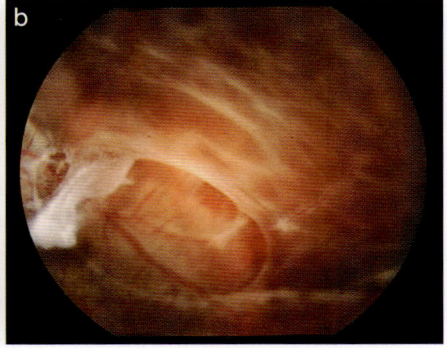

図2｜さまざまな周辺部眼底所見
a：周辺部に境界明瞭な網膜分離と内層円孔が認められる．
b：周辺部に境界明瞭な網膜分離と内層円孔が認められる．

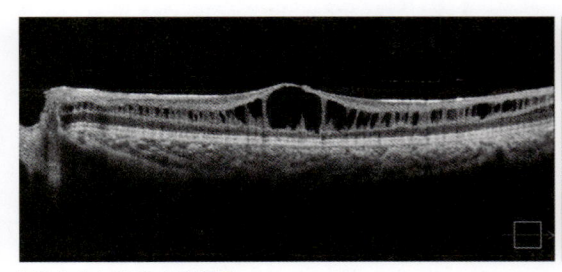
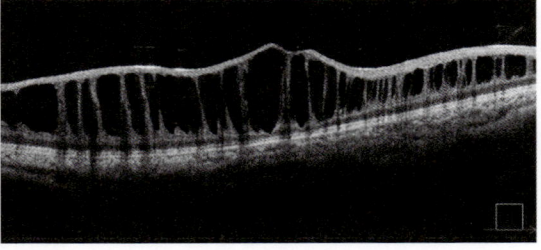

図3｜さまざまなOCT所見
左右は同一症例である．左右ともに外網状層から内顆粒層にかけて，びまん性に網膜分離を認める．

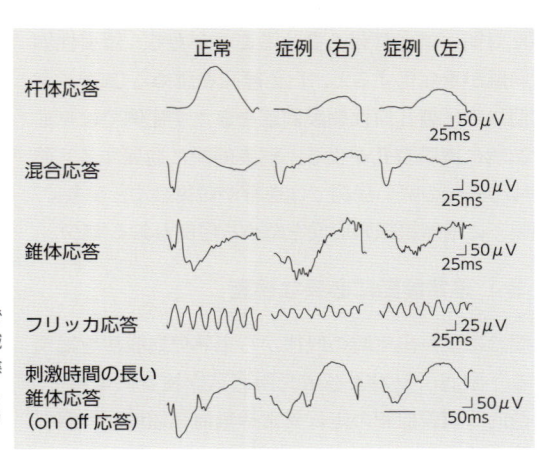

図4｜典型的な網膜電図所見
国際臨床視覚電気生理学会の提唱する基準に準じた網膜電図所見である．杆体応答，混合応答，錐体応答，フリッカー応答のいずれも減弱している．混合応答ではa波よりb波の振幅が小さい，いわゆる陰性型（b/a比＜1）を呈している．また，刺激時間の長い錐体応答では，正常では陽性波が2つ（出現時間の短い方からb波，d波と呼ばれる）認められるのに対し，症例の反応では，b波がほぼ消失している．

1-8)-(2)

家族性滲出性硝子体網膜症

Familial exudative vitreoretinopathy ; FEVR

診断のポイントとなる検査所見

重要度	検査名	型	決め手となる所見	参照図
★★★	眼底	乳児	白色瞳孔，鎌状網膜ひだ	図3, 4
		小児	周辺部血管異常・無血管，網膜新生血管・硝子体出血，滲出斑	
		若年	周辺部血管異常・無血管，網膜周辺部変性・網膜円孔	図5
★★★	蛍光眼底造影		周辺部血管異常・無血管，網膜新生血管，毛細血管瘤	図1b
★	OCT		黄斑低形成（網膜内層遺残），網膜分離，硝子体膜	
★★	家族歴聴取			
★★	遺伝子			

鑑別が必要な疾患

型	主要症状	鑑別診断	掲載頁
乳児	白色瞳孔	ノリエ病	
		骨粗鬆症偽性神経膠腫症候群	
		小頭症リンパ管浮腫脈絡膜異形成	
		先天性網膜接着不全症候群	
		硝子体血管系遺残	
		色素失調症	
		未熟児網膜症	62頁
	鎌状網膜ひだ	先天性網膜接着不全症候群	
		硝子体血管系遺残	
		未熟児網膜症	62頁
	滲出性網膜剥離	コーツ病	76頁
若年	裂孔原性網膜剥離	スティックラー症候群	152頁
		ワーグナー病	150頁

1 | 疾患の定義

　家族性滲出性硝子体網膜症は1969年にCriswickとSchepensが報告した遺伝性網膜疾患で，未熟児網膜症に類似した眼底所見を示すことで知られ，鎌状網膜ひだや白色瞳孔などの多彩な眼底所見を示す．疾患の本態は周辺部網膜血管の形成不全と，それに伴う血管の形成異常である．遺伝的な多様性があり，常染色体優性遺伝や常染色体劣性遺伝，X染色体劣性遺伝を呈しうるが，多くの症例は常染色体優性遺伝である．自覚症状を伴わない軽症例も多く，孤発例とみなされやすい．通常は全身異常を伴うことはない．

2 | 眼底所見

　網膜血管の走行異常として血管の多分岐，蛇行，ループなどが見られるほか，毛細血管瘤，周辺部網膜の無血管領域を認める（図1）．乳児期病変では増殖性変化を伴う症例は周辺部網膜の線維血管膜と新生血管，硝子体出血，牽引乳頭・黄斑偏位，鎌状網膜ひだを認める（図2, 3）．鎌状網膜ひだは耳側に認められることが多いが，鼻側にも見られる．網膜ひだの反対側に無血管帯を認めることがある．牽引性網膜剥離が重症化すると，白色瞳孔を認める（図4）．学童期以降に裂孔原性網膜剥離をきたす症例では無血管領域に網膜裂孔が生じ，網膜剥離に進展する．硝子体の液化の軽い症例では進行が緩徐のことが多く，網膜下に増殖組織の形成を認める症例もある（図5）．

3 | 確定診断に必要な検査

　問診により出生時の既往から未熟児網膜症を鑑別する．眼底所見および蛍光眼底造影検査によって，特徴的な網膜血管の走行異常や無血管領域が観察できれば診断できる．

4 | 鑑別すべき疾患

　白色瞳孔を呈する疾患にはノリエ病や骨粗鬆症偽性神経膠腫症候群，小頭症リンパ管浮腫脈絡膜異形成，先天性網膜接着不全症候群，硝子体血管系遺残，色素失調症，未熟児網膜症がある．このうちノリエ病は難聴や精神発達遅滞，骨粗鬆症偽性神経膠腫症候群は多発骨折などの全身症状を伴う．ノリエ病や骨粗鬆症偽性神経膠腫症候群はFEVRと原因遺伝子が共通であり，類縁疾患とみなすことができる．小頭症リンパ管浮腫脈絡膜異形成は小頭症を合併し，精神発達遅滞や発達障害を伴うことが多く，脈絡膜に特徴的な異形成所見を認める．硝子体血管系遺残や未熟児網膜症は，非遺伝性の疾患である．硝子体血管系遺残は通常，片眼性に見られる．

　鎌状網膜ひだを呈する疾患には，先天性網膜接着不全症候群や硝子体血管系遺残，未熟児網膜症がある．

　滲出性網膜剥離を呈する疾患としてはコーツ病がある．コーツ病は非遺伝性の疾患であり，男児に多く見られ，通常は片眼性である．

　若年者に裂孔原性網膜剥離をきたす疾患として，

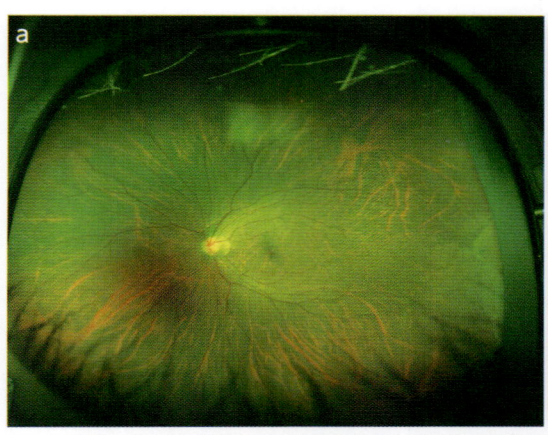 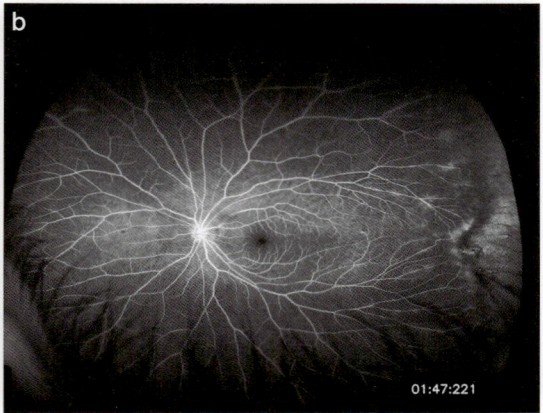

図1 ｜ 周辺部に無血管領域を伴う軽症例の眼底所見と蛍光眼底造影所見
40歳女性．a：眼底写真では耳側周辺部に網膜血管の多分岐と無血管領域を認める．無血管領域には網膜変性が見られ，血管領域との境界部は後極側に弯入している．視神経乳頭は小さめで低形成である．黄斑部–視神経乳頭間の距離が長い．黄斑部より耳側の網膜血管の発達が不良である．b：蛍光眼底造影所見では耳側周辺部網膜の血管の走行異常と無血管領域が明瞭である．黄斑部より耳側の網膜血管は上下血管の咬合不全が見られる．

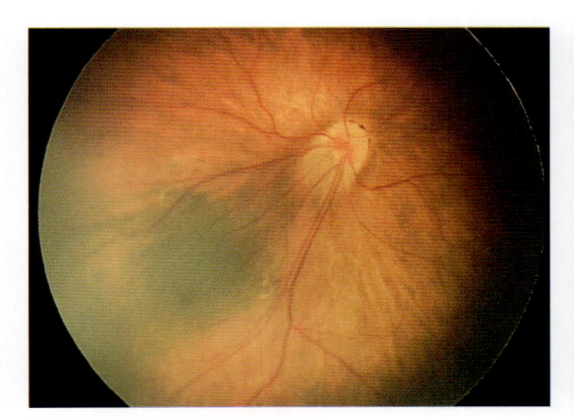 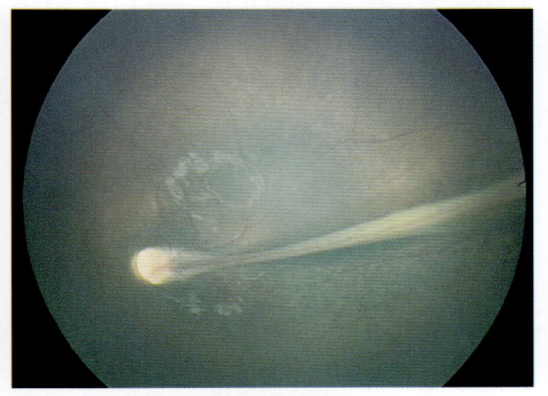

図2 ｜ 黄斑牽引を示す症例の眼底所見
3ヵ月男児．視神経乳頭は低形成で，黄斑部は下耳側に偏位している．

図3 ｜ 鎌状網膜ひだを示す症例の眼底所見
3ヵ月女児．耳側に向かう鎌状網膜ひだを認める．

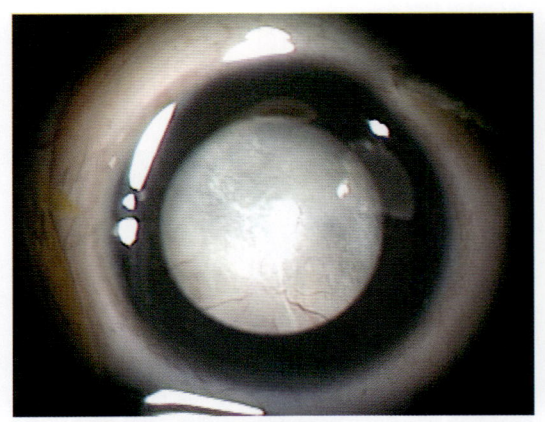 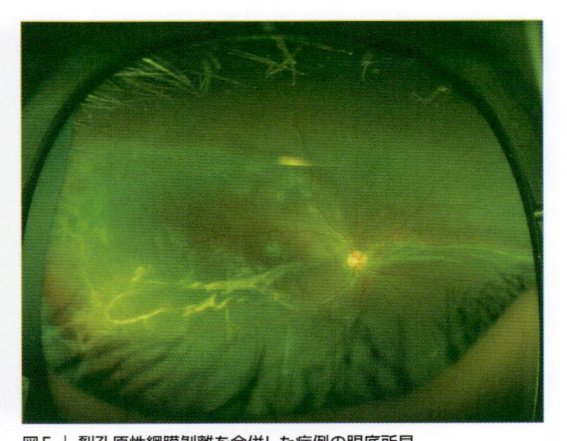

図4 ｜ 白色瞳孔を示す症例の前眼部所見
5ヵ月男児．水晶体後方の線維血管増殖膜を認める．眼底は透見できない．

図5 ｜ 裂孔原性網膜剝離を合併した症例の眼底所見
14歳男子．黄斑部を含み耳側から下方，鼻側にかけて網膜剝離を認める．広範囲の網膜下増殖組織を認める．

スティックラー症候群やワーグナー病，マルファン
症候群がある． 　　　　　　　　　　　（近藤寛之）

ゴールドマン-ファーヴル症候群

Goldmann-Favre syndrome

診断のポイントとなる検査所見			
重要度	検査名		決め手となる所見	参照図
★★	眼底		網膜変性，黄斑変性・囊胞	図1, 2
★★★	ERG	フラッシュ最大応答	減弱～消失，a, b波潜時延長	図6
		杆体応答	減弱～消失	図6
		錐体応答	減弱～消失	図6
★★	OCT		黄斑部囊胞・分離	図5
★★	蛍光眼底造影		網膜変性・ウインドウ欠損（血管アーケード）	図3
★★	FAF		網膜変性（血管アーケード）	図4
★★	遺伝子			

鑑別が必要な疾患		
主要症状	鑑別診断	掲載頁
臨床像全般	青錐体増幅症候群	
網膜変性	網膜色素変性	126頁
	ワーグナー病	150頁

1 疾患の定義

ゴールドマン-ファーヴル症候群はFavre（1958年）が報告した視力低下と硝子体変性，周辺部および黄斑の分離所見を呈する兄妹例に由来する常染色体劣性遺伝を呈する疾患である．*NR2E3*遺伝子の変異によって起こる．眼症状は幼少時より見られる夜盲や視力低下である．同じ*NR2E3*遺伝子が原因で生じる青錐体増幅症候群の典型的所見が得られない場合に診断される．

2 眼底所見

血管アーケードからその外側に輪状に広がる色素性の網膜変性，黄斑部および周辺部の網膜分離（囊胞状変化）が特徴所見である（図1, 2）．眼底所見は網膜色素変性に類似する．周辺部に硝子体ベール状変性を伴う．

3 確定診断に必要な検査

フルオレセイン蛍光眼底造影では，アーケード外側の輪状変性に一致してwindow defectが見られる（図3）．黄斑部囊胞はフルオレセインの貯留を示さないことが多い．インドシアニングリーン蛍光造影では，同部位では脈絡膜血管が透見される．眼底自発蛍光（FAF）では輪状変性は低蛍光を示し，それより後極側は過蛍光となる（図4）．OCTでは黄斑部の外顆粒層（ヘンレ層）や内網状層に網膜分離や囊胞を認める（図5）．ERGは杆体応答では減弱～消失を示す（図6）．暗順応後の強いフラッシュ刺激（フラッシュ最大応答）や錐体応答では，a波，b波とも振幅が減弱・消失し，潜時が延長する．

遺伝子検査では*NR2E3*遺伝子のホモ接合性，あるいは複合ヘテロ変異を認める．

4 鑑別すべき疾患

青錐体増幅症候群は鑑別診断というよりは，ほぼ同義の疾患と考えられている．ERGで杆体障害に加えて青色電極を用いた青錐体の増強反応など，青錐体増幅症候群の典型所見が得られれば青錐体増幅症候群と診断されるが，進行例でERG所見が減弱している場合，眼底所見で硝子体ベールが顕著な症例ではゴールドマン-ファーヴル症候群と診断されやすい．

黄斑部の囊胞状変化は先天性網膜分離症と鑑別を要する．先天性網膜分離症はフラッシュ最大応答で陰性型（b波振幅＜a波振幅）を呈しやすい．

広義の杆体-錐体ジストロフィであり，眼底所見から網膜色素変性やワーグナー病と鑑別を要する．

（近藤寛之）

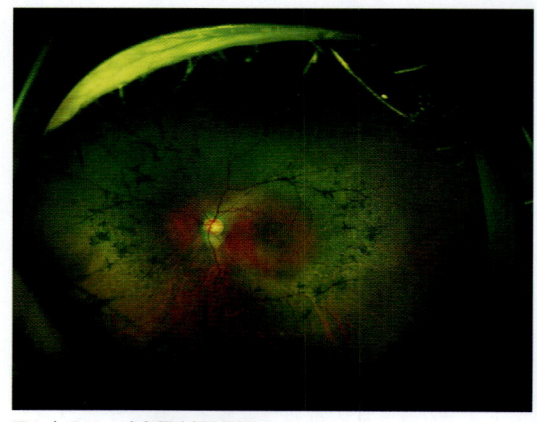

図1 ｜ Optos 広角眼底撮影所見
70歳男性．左眼．血管アーケード外に色素沈着を伴う網膜変性が見られる．

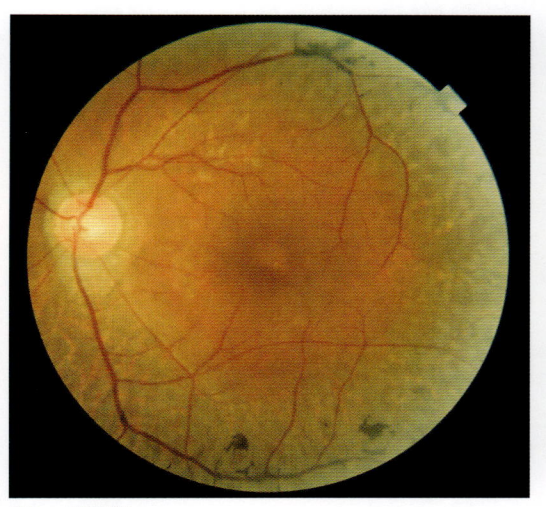

図2｜眼底所見
図1と同じ症例．黄斑部の中心窩反射は消失し，嚢胞様の変化を認める．

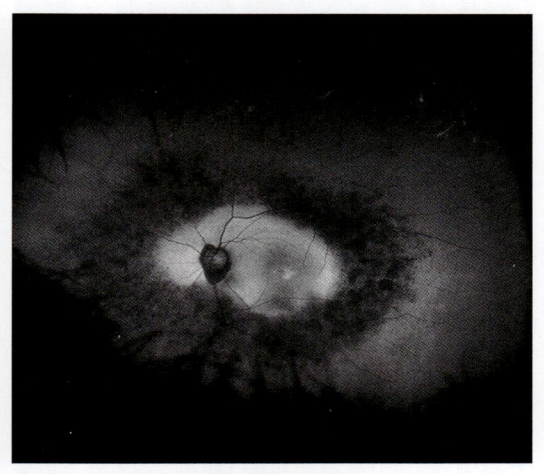

図4｜Optos広角眼底撮影眼底自発蛍光所見
図1と同じ症例．血管アーケード外の色素変性に一致して低蛍光，その内側は過蛍光を示す．

図3｜フルオレセインおよびインドシアニングリーン蛍光造影所見
図1と同じ症例．フルオレセイン蛍光眼底造影 (a) では，アーケード外側の輪状変性に一致してwindow defectが見られる．インドシアニングリーン蛍光造影 (b) では，同部位では脈絡膜血管が透見される．

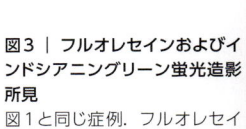
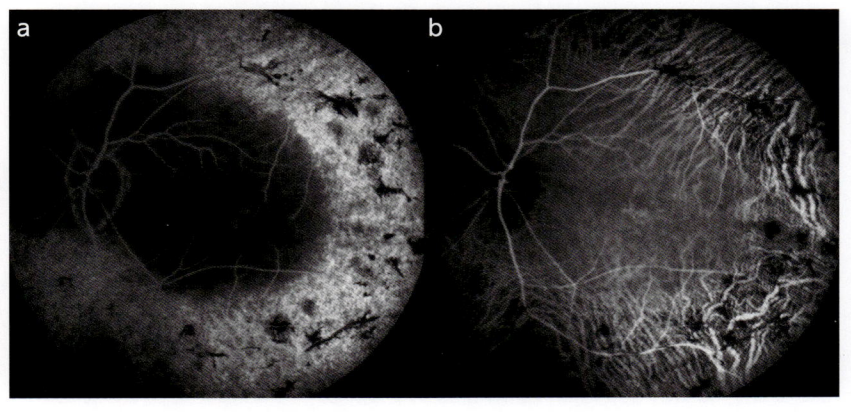

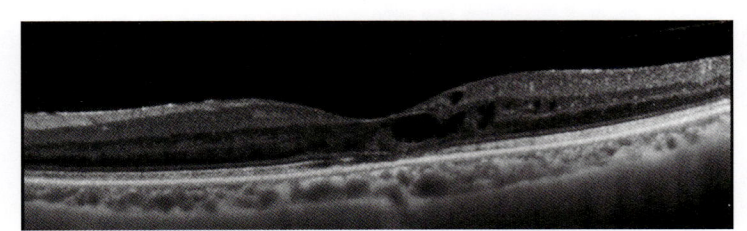

図5｜OCT所見
図1と同じ症例．黄斑部の外顆粒層（ヘンレ層）や内網状層に網膜分離（嚢胞形成）を認める．

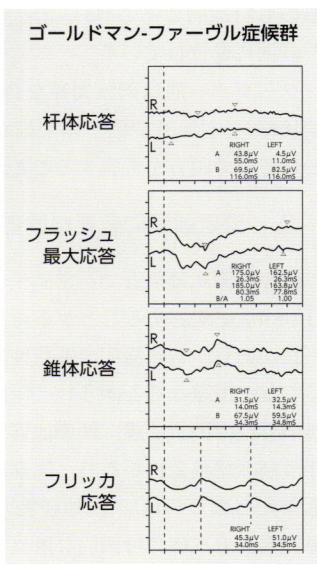

図6｜ERG所見
杆体応答は減弱している．フラッシュ最大応答や錐体応答では，a波，b波とも振幅が減弱し，潜時が延長している．

ワーグナー病
Wagner disease

診断のポイントとなる検査所見			
重要度	検査名	決め手となる所見	参照図
★★★	細隙灯顕微鏡	empty vitreous	
★★		若年性白内障	
★★★	眼底	無血管性の硝子体膜	図1, 2
★		網膜血管周囲の色素性の網脈絡膜変性	図1, 2
★		血管白鞘化	図1, 2
★★★		視神経乳頭の耳側血管の鼻側偏位	図1, 2
★★	視野	視野欠損	図4, 5
★★★		マリオット盲点の鼻側偏位	図4

鑑別が必要な疾患		
主要症状	決め手となる所見	参照図
硝子体の液化変性	スティックラー症候群	152頁
	ゴールドマン-ファーヴル症候群	148頁

1 疾患の定義

ワーグナー病(ワーグナー症候群)は，1938年にHans Wagnerによって初めて報告された常染色体優性遺伝を呈する遺伝性硝子体網膜症の一つで[1]，症状が進行性で，全身合併症をきたさない．2006年にワーグナー病の原因遺伝子がコンドロイチン硫酸プロテオグリカンの一つであるversicanをコードする*VCAN*遺伝子であることが突き止められた[2]．

2 眼底所見

硝子体腔中にempty vitreousと呼ばれる硝子体変性による液化硝子体が存在する．周辺部に無血管性の硝子体膜(図1, 2)が認められる．眼底には網膜血管周囲に色素性の網脈絡膜変性があり，血管が白鞘化する(図1, 2)．変性部は眼底自発蛍光では低蛍光となるが(図3)，その範囲は加齢とともに広がっていく．視神経乳頭からの耳側血管が鼻側に偏位するのも特徴的である(図1, 2)．黄斑が正常より5〜7°耳則に偏位している．

ワーグナー病は網膜剝離を合併することがあり，輪状締結術(図3)や硝子体手術が適応となるが，時としてその両方を併施することがある．

3 確定診断に必要な検査

細隙灯顕微鏡検査で正常硝子体に混じってempty vitreousを確認することが重要だが，本症例は散瞳不良があり，若年発症の進行性白内障により観察することが困難なことが多い．眼底検査では周辺部に無血管性の硝子体膜，網膜血管周囲の血管白鞘化を伴う網脈絡膜変性があり，同部は眼底自発蛍光では低蛍光となる(図3)．視神経乳頭からの耳側血管の鼻側偏位も本症の特徴的な所見である．

視野検査も重要である(図4, 5)．網脈絡膜変性の進行に応じて視野欠損が進行するからである．しかも本症は黄斑が耳側へ偏位するため，マリオット盲点が5〜7°鼻側に偏位しており(図4)，これにより偽斜視が出現することも診断の一助となる．

4 鑑別すべき疾患

硝子体の液化変性，白内障，緑内障を呈するスティックラー症候群との鑑別が重要である．スティックラー症候群はⅡ型コラーゲンをコードする*COL2A1*遺伝子の突然変異で生じ，顔面正中の低形成や口蓋裂，難聴，関節異常といった全身合併症を呈するが，*COL2A1*遺伝子のエキソン2は硝子体のみに発現しているため，エキソン2の遺伝子異常は眼限局型でありワーグナー病との鑑別がしづらいことがある．

ゴールドマン-ファーヴル症候群も鑑別疾患として挙げられ，硝子体ベールや黄斑分離を特徴とする網膜変性症であり，*NR2E3*遺伝子変異によって起こる常染色体劣性遺伝である．

(宮本龍郎)

[文献]

1. Wagner H: Ein bisher unbekanntes Erbleiden des Auges, beobachtet im Kanton Zurich. Klin Monatsbl Augenheilkd. 100: 840-857, 1938
2. Miyamoto T, et al: Identification of a novel splice site mutation of the CSPG2 gene in a Japanese family with Wagner syndrome IOVS 46: 2726-2735, 2006

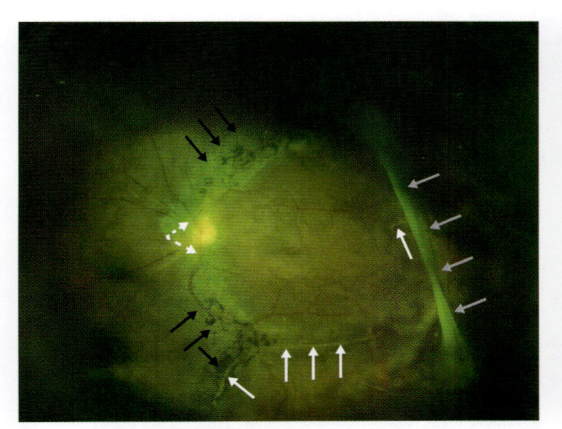

図1｜ワーグナー病の眼底所見

周辺部に無血管性の網膜前膜（灰矢印）があり，血管周囲に色素性の網脈絡膜変性が認められる（黒矢印）．一部血管の白鞘化もある（白実線矢印）．視神経乳頭から耳側へ伸びる血管が鼻側に偏位し，耳側に伸びることも特徴的である（白破線矢印）．

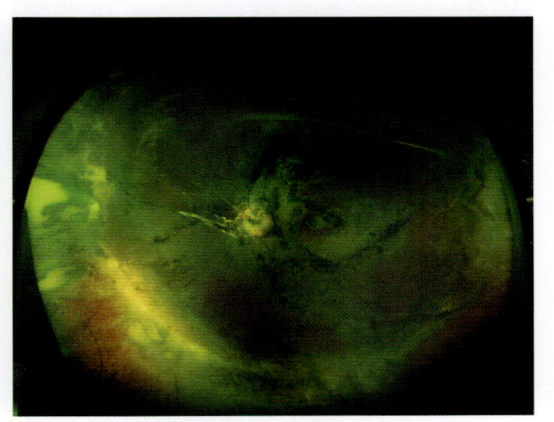

図2｜ワーグナー病の眼底所見（輪状締結術後）

網膜剝離により輪状締結術が施行されており，再剝離は見られない．黄斑部の網脈絡膜変性により視力は（0.1）である．図1同様，無血管性の網膜前膜，血管周囲の網脈絡膜変性，血管の白鞘化がある．

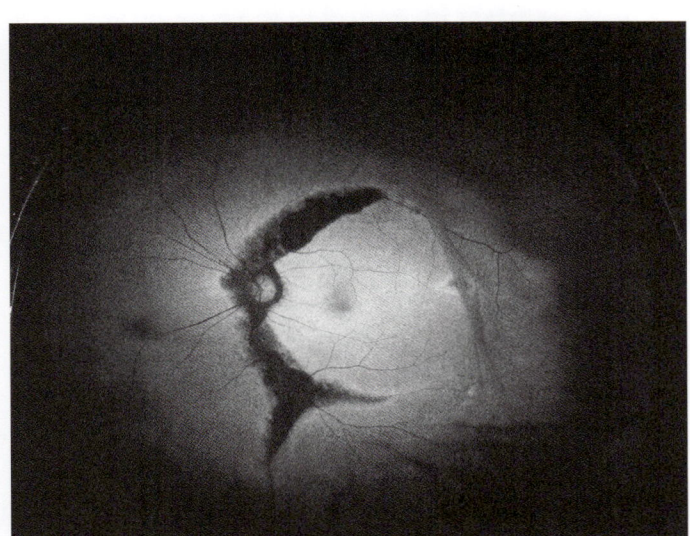

図3｜ワーグナー病の眼底自発蛍光

血管周囲の網脈絡膜変性に一致して低蛍光となる．

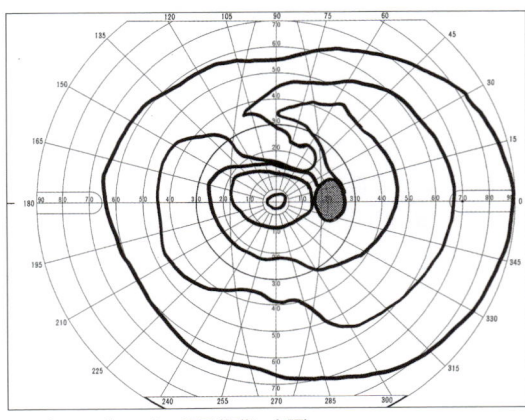

図4｜ワーグナー病の視野（初期：右眼）

マリオット盲点が5°耳側に偏位している．中間周辺部の感度低下がある．

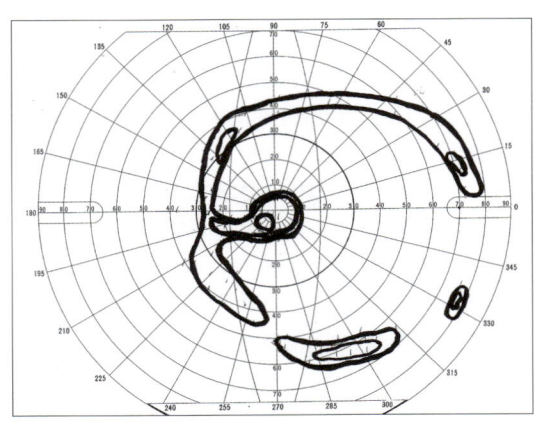

図5｜ワーグナー病の視野（中～後期：右眼）

中間周辺部の視野欠損が進行し，周辺部と中央視野のみ残存する．

1-8)-(5)

スティックラー症候群
Stickler syndrome

診断のポイントとなる検査所見			
重要度	検査名	決め手となる所見	参照図
★★★	眼底	近視様網脈絡膜変性, 網膜傍血管変性, 硝子体ベール, 網膜裂孔・剝離	図1
★★★	細隙灯顕微鏡	膜型硝子体, 皮質・核性白内障	図3
★★	蛍光眼底造影	網膜血管走行異常, 網膜傍血管変性	
★★	FAF	網膜傍血管変性, 網膜変性	図2
★★	OCT	黄斑低形成(網膜内層遺残)	図4
★★★	家族歴聴取	網膜剝離・失明	
★★★	全身	顔面正中低形成, 口蓋裂, 関節変性, 側弯症, 感音性難聴	
★★	遺伝子		

鑑別が必要な疾患		
主要症状	鑑別診断	掲載頁
裂孔原性網膜剝離	ワーグナー病	150頁
	家族性滲出性硝子体網膜症	146頁
	マルファン症候群	
網膜変性	ワーグナー病	150頁
	網膜色素変性	126頁
	コロイデレミア	303頁

1 疾患の定義

　Sticklerが1965年に報告した症候性疾患であり, 関節異常や眼合併症を特徴とする. II型コラーゲンをはじめとするコラーゲンを発現する遺伝子の異常によって起こる. COL2A1, COL11A1, COL11A2, COL9A1遺伝子の異常が知られている. COL9A1遺伝子異常では常染色体劣性遺伝を呈し, 他は常染色体優性遺伝を示す. 多数の症例がCOL2A1遺伝子(II型コラーゲン)異常を示すため, スティックラー症候群は通常は常染色体優性遺伝である. COL11A2遺伝子異常は眼所見を伴わない.

　全身所見は顔面正中の低形成, 関節異常として変形性関節症や側弯症, 感音性難聴, 口蓋裂がある. スティックラー症候群では全身異常を示さないタイプ(眼限局型)があるので注意を要する.

　眼所見では網膜剝離の発症頻度が高く, 強度近視を呈する.

2 眼底所見

　眼底所見では強度近視による色素萎縮を呈しやすい(図1). 網膜面上に硝子体のベール状組織を認める. 網膜格子状変性に似た変性所見や, 網膜血管の蛇行などを示す症例もある. 頻度は少ないが, 高度の網脈絡膜変性を示すものもある. 網膜血管に沿った色素変性(傍血管変性)を呈するのが特徴であり, 蛍光眼底造影検査では同部位はwindow defectを示す. 眼底自発蛍光(FAF)では傍血管変性は若年者では過蛍光を示すか, 周囲が過蛍光で中央が低蛍光となる. 高齢者では傍血管変性は低蛍光を示しやすい(図2).

　網膜剝離眼では周辺部に網膜裂孔を検出する. 巨大裂孔を併発する症例もある.

3 確定診断に必要な検査

　強度近視を伴うため屈折値を確認する. 細隙灯顕微鏡検査では水晶体後面に特徴的な硝子体のベール状変性を認めるが(図3), これはII型コラーゲンの異常に特徴的な所見と考えられている. 水晶体は早発性の白内障(核性白内障や皮質混濁)が生じやすい. OCTでは軽度の黄斑部の低形成が見られ, 中心窩で網膜内層の遺残を認める(図4).

　全身所見としては, 口蓋裂の有無, X線やMRIによる関節の評価, 聴覚の評価のためオージオグラムが必要である(図5, 6).

　ERGでは近視を反映して, 杆体・錐体系とも振幅が減弱し, 潜時が延長しやすい.

　遺伝子検査では90%近くの症例でCOL2A1遺伝子変異が診断される.

4 鑑別すべき疾患

　若年性の網膜剝離の鑑別として, ワーグナー病やマルファン症候群, 家族性滲出性硝子体網膜症がある. いずれも常染色体優性遺伝を呈する疾患である. マルファン症候群は全身異常が異なる. スティックラー症候群の全身所見は見落とされる場合があり, 眼限局型でなくともワーグナー病や家族性滲出性硝子体網膜症との鑑別に注意を要する.

　広範な網膜変性を示すタイプでは, 網膜色素変性やコロイデレミア, ワーグナー病との鑑別が必要である.

（近藤寛之）

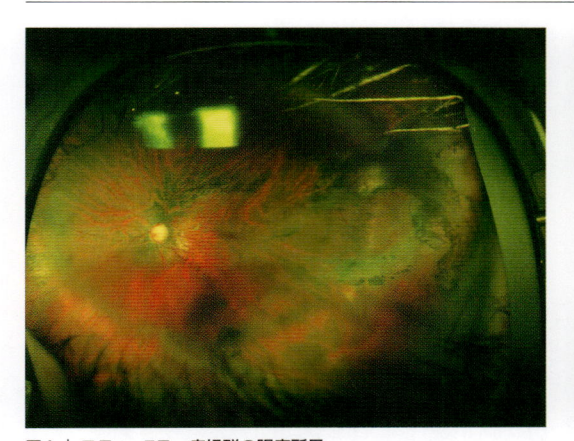

図1 | スティックラー症候群の眼底所見
35歳．近視様眼底を示し，脈絡膜血管の透見度が増している．網膜血管に沿った色素沈着を伴う変性所見が特徴的である．

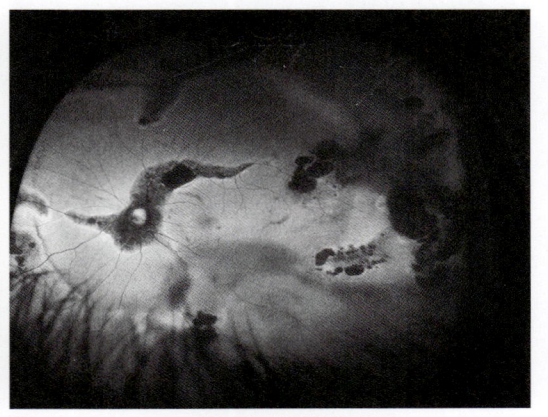

図2 | スティックラー症候群の眼底自発蛍光所見
図1と同じ症例．傍網膜血管変性に一致して，自発蛍光の低蛍光が見られる．

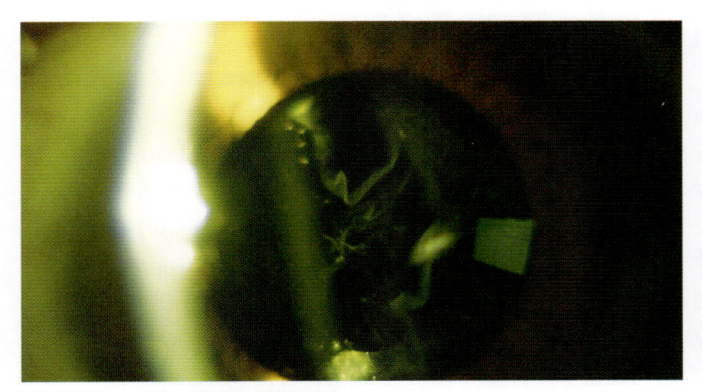

図3 | スティックラー症候群の前眼部所見
図1と同じ症例．眼内レンズ挿入眼．レンズ後方に膜状の硝子体変性を認める．

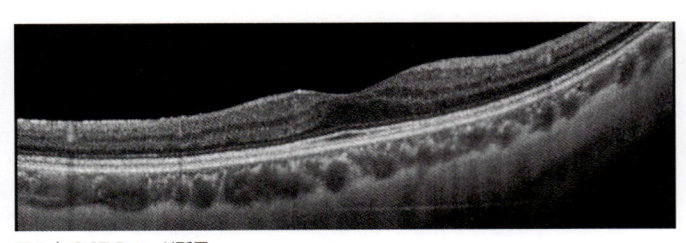

図4 | OCT Bモード所見
図1と同じ症例．中心窩に内層遺残を認め，黄斑低形成の所見である．

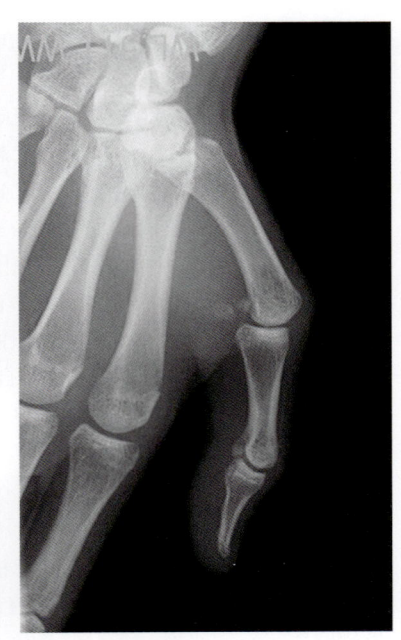

図5 | 右手のX線所見
14歳男子．掌側脱臼と骨間狭小化を認める．

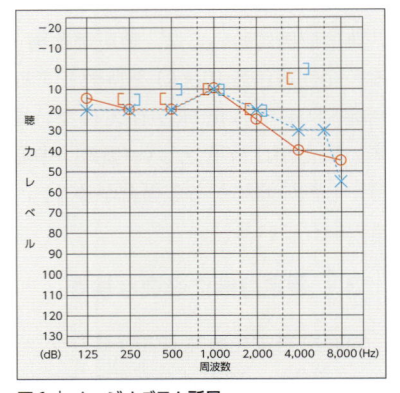

図6 | オージオグラム所見
図5と同じ症例．高音域の聴力感度低下を認める．

シュタルガルト病
Stargardt disease ; STGD1

診断のポイントとなる検査所見			
重要度	検査名	決め手となる所見	参照図
★	眼底	黄斑萎縮	図1, 2
★		fleck	図1, 2
★★★	FAF	黄斑部蛍光消失	図3, 4
★★		fleckに一致した異常蛍光	図3, 4
★		視神経乳頭周囲の温存所見	図3, 4
★★	ERG	Group 1：黄斑機能障害	図5
★★		Group 2：黄斑＋錐体機能障害	図5
★★		Group 3：黄斑＋錐体＋杆体機能障害	図5
★★★	遺伝子	ABCA4病的バリアント	
★★★		鑑別疾患関連遺伝子の否定	

鑑別が必要な疾患			
主要症状	鑑別疾患	鑑別のポイント	掲載項
中心暗点を呈する疾患	黄斑ジストロフィ	遺伝子検査所見	162頁
	錐体杆体ジストロフィ	遺伝子検査所見	130頁
	萎縮型加齢黄斑変性	遺伝性の有無	186頁
視野全体の異常を呈する疾患	網膜色素変性症	遺伝子検査所見	126頁
	レーベル先天黒内障	遺伝子検査所見	142頁

1 疾患の定義

シュタルガルト病（STGD1；OMIN：248200）は最も頻度の高い遺伝性網膜疾患の一つ（保因者率：1/20〜1/50）で，典型例では10代〜20代で発症し，両眼進行性の視力低下，視野障害，羞明，色覚異常を主症状とする．

常染色体劣性遺伝を示すABCA4遺伝子（ABCA4；OMIM：601691）の病的バリアントに起因する疾患はきわめて多彩な表現型を呈し，ABCA4-associated retinal disorder（ABCA4-RD：広義シュタルガルト病）と呼ばれる．ABCA4-RDには，典型STGD以外に小児期発症STGD，晩期発症の中心窩温存型STGDなどが存在し，それぞれ重症度・進行性が異なる．

ABCA4遺伝子の機能異常による自発蛍光物質（A2E）の蓄積が病気の本態であり，メカニズムの理解が診断・治療考案に重要である．

欧米では，薬物療法（ビタミンAサイクル抑制薬，ビタミンA置換薬など），遺伝子治療，再生細胞（ES細胞由来RPE細胞）移植，人工網膜移植などの治療が臨床治験中であるものの，現在国内では有効な治療は存在しない．

2 眼底所見

典型症例においては，黄斑部萎縮・周囲に散在する多発性黄色斑（fleck）を特徴とする（図1）．小児期発症STGDではfleckが存在しない場合も多く，眼底の変化が比較的乏しい（図2）．中心窩温存型では傍中心窩の萎縮がある場合が多く，中心窩が壮年期まで温存される．

3 確定診断に必要な検査

眼底自発蛍光所見（FAF）はリプフスチン（A2Eを含有）蓄積や，RPE消失を反映するため，臨床診断・経過観察に有用である．また，FAFでの視神経周囲温存所見が診断の手助けとなる（図3，4）．OCTでは萎縮部に一致した感覚網膜，RPEの顕著萎縮所見を認める．全視野ERG所見（Group 1：黄斑機能障害，Group 2：黄斑＋錐体機能障害，Group 3：黄斑＋錐体＋杆体機能障害）が予後予測に有効である（図5）．

遺伝子検査でABCA4遺伝子に病的バリアントが同定されることが，ABCA4-RDであることの必須条件となる．現在までに1,600を超えるABCA4-RD疾患関連バリアント，1,200以上の病的バリアントが報告されており，包括的な遺伝学的検査が遺伝学的確定診断に有用である．

4 鑑別すべき疾患

STGDは黄斑萎縮，中心暗点などを示すため，その他の黄斑ジストロフィ，錐体杆体ジストロフィ，進行した症例や早期発症の症例においては網膜色素変性症やレーベル先天黒内障との鑑別が重要である．また，壮年期以降の症例では，萎縮型加齢黄斑変性との臨床的鑑別が困難な場合もある．

似た表現型の症例よりSTGD3（OMIM：600110）としてのELOVL4遺伝子，STGD4（OMIM：604365）としてのPROM1遺伝子におけるバリアントが同定されることもあり，PRPH2，CRX，GUCY2D，RPGR，BEST1，POC1Bなどの遺伝子を含めて，ABCA4以外に網膜疾患関連遺伝子に病的バリアントが存在しないことを示すことも重要となる．

（藤波　芳）

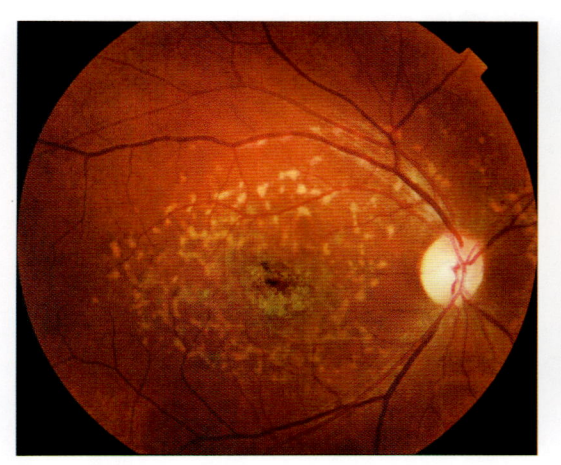

図1 | 典型症例
35歳男性．黄斑部萎縮とfleckを認める．

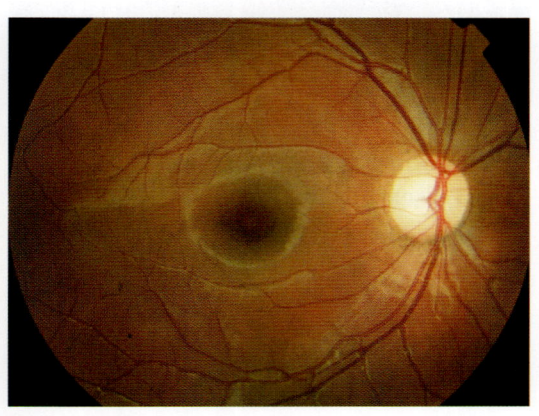

図2 | 小児症例
8歳女児．微細な黄斑部RPE変化を認める．

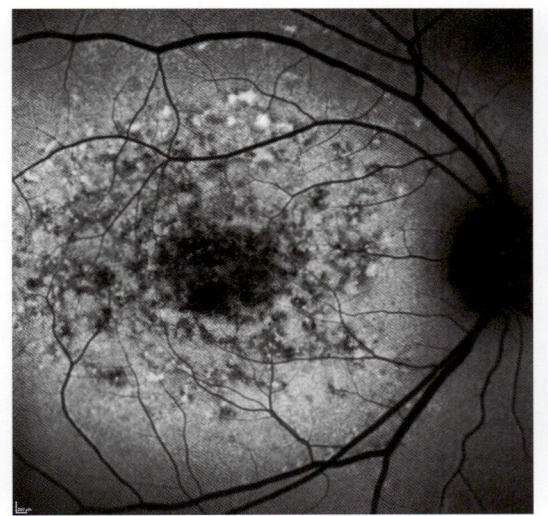

図3 | 典型症例
35歳男性．萎縮部の蛍光消失，fleck部の異常蛍光，視神経乳頭周囲温存所見を認める．

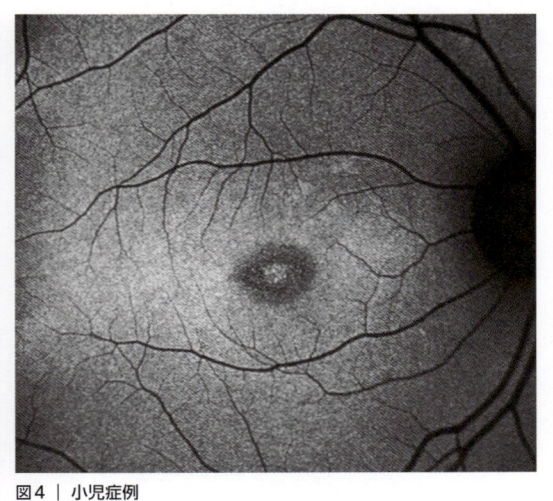

図4 | 小児症例
8歳女児．萎縮部低蛍光とその周囲の軽度過蛍光を認める．

図5 | 電気生理学的所見
Group 1は黄斑に限局した網膜障害を呈し，比較的緩徐進行性であるのに対し，Group 3は網膜全体に広がる機能低下を示し，急速進行性を認める．

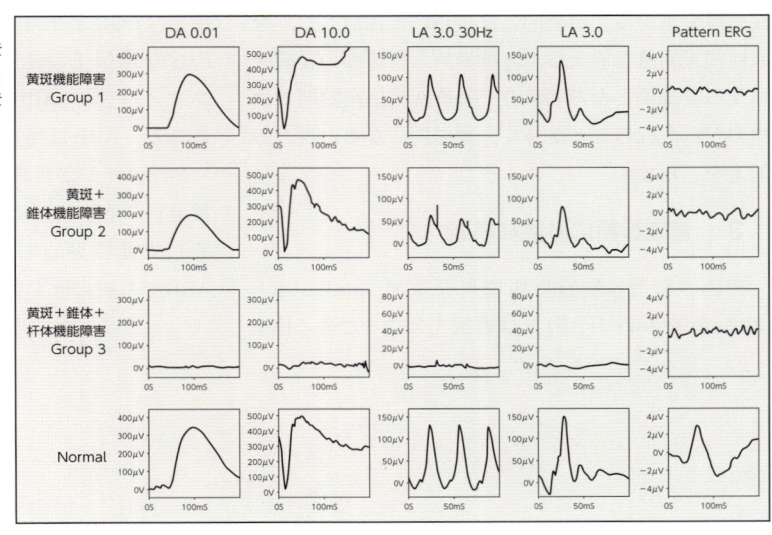

1-9)-(2)

卵黄状黄斑ジストロフィ（ベスト病）
Vitelliform macular dystrophy (Best disease)

診断のポイントとなる検査所見

重要度	検査名	決め手となる所見	参照図
★★	眼底	黄斑の卵黄状の所見	図1
★★	FAF	過蛍光物質の沈着	図1
★	OCT	網膜下の沈着物，漿液性剥離，萎縮	図1
★★★	EOG	Arden比の低下	図2
★★★	遺伝子	*BEST1*遺伝子の変異	

鑑別が必要な疾患

主要症状	鑑別疾患	掲載頁
視力低下	他の黄斑ジストロフィ	
黄斑の卵黄状沈着物	成人型卵黄状黄斑ジストロフィ	158頁
黄斑に広がる黄白色の沈着物	常染色体劣性ベストロフィノパチー	

1 | 疾患の定義

卵黄状黄斑ジストロフィ（ベスト病）は黄斑に卵の黄身様所見を示す常染色体優性の黄斑ジストロフィの一疾患であり，その原因遺伝子は*BEST1*である．*BEST1*遺伝子に異常が生じると，網膜色素上皮の機能が障害され，黄斑下に沈着物が生じると考えられている．典型的な症例では，学童期〜青年期に視力低下を主訴に眼科を受診するが，中年以降に発症することもある．視力は比較的保たれるが，黄斑が完全に萎縮すると視力は著しく低下する．

2 | 眼底所見

眼底所見が特徴的で，初期に黄斑部に卵黄状の円形黄色隆起病変を認める．（卵黄期，図1a）この黄色病変は，網膜色素上皮の機能異常によって神経網膜下に沈着した異常リポフスチンと考えられている．この黄斑部病変は病期の進行に従って変化する．卵黄状の黄色病変が崩れて網膜下にニボーを作る偽蓄膿期（図1b），さらに黄色病変が網膜下に散在する炒り卵期となる（図1c）．炒り卵期にはOCTにて漿液性剥離を呈する．最終的には黄色病変は消失し，漿液性網膜剥離も消失し，非特異的な黄斑部の萎縮を呈する萎縮期となる（図1d）．卵黄期や偽蓄膿期では視力が保たれることが多く，萎縮期になると視力の低下をきたす．

3 | 確定診断に必要な検査

黄色の卵黄状物質は眼底自発蛍光 fundus autofuluorescence（FAF）では過蛍光となるため，FAFは診断および経過観察に有用である（図1）．卵黄期はOCTでもわかるように，網膜下に黄色沈着物が充実性に貯まっており，卵黄に一致してFAFの過蛍光が見られる．偽蓄膿期では卵黄が崩れて下方に黄色沈着物が貯留するが，これに一致してFAFでも病変の下方が過蛍光となる．炒り卵期では眼底で黄色の沈着物はさらに細かくなり，FAFでは顆粒状の過蛍光を呈する．さらに萎縮期になると，網膜色素上皮の機能がほぼ消失し，FAFの蛍光が消失する．本症の確定診断には眼球電図（EOG）が有用で，本症であればEOGに異常が見られ，light peak / dark trough比（Arden比）が低下する（図2）．発症前でもEOGの異常を示す．*BEST1*遺伝子に原因となる変異を認めれば確定診断となる．

4 | 鑑別すべき疾患

成人型卵黄様黄斑ジストロフィが挙げられ，この疾患はEOGが正常で鑑別に有用である．また近年，*BEST1*遺伝子の変異による常染色体劣性ベストロフィノパチー（ARB）という新しい疾患概念が確立された．ARBは卵黄状黄斑ジストロフィと同様にリポフスチンが黄斑下に沈着する．沈着物は卵黄状黄斑ジストロフィに比較してARBではより広範囲，そして非特異的に後極に出現する（図3）．EOGはARBでも振幅低下を示す．

（上野真治）

a. 卵黄期	b. 偽畜膿期	c. 炒り卵期	d. 萎縮期

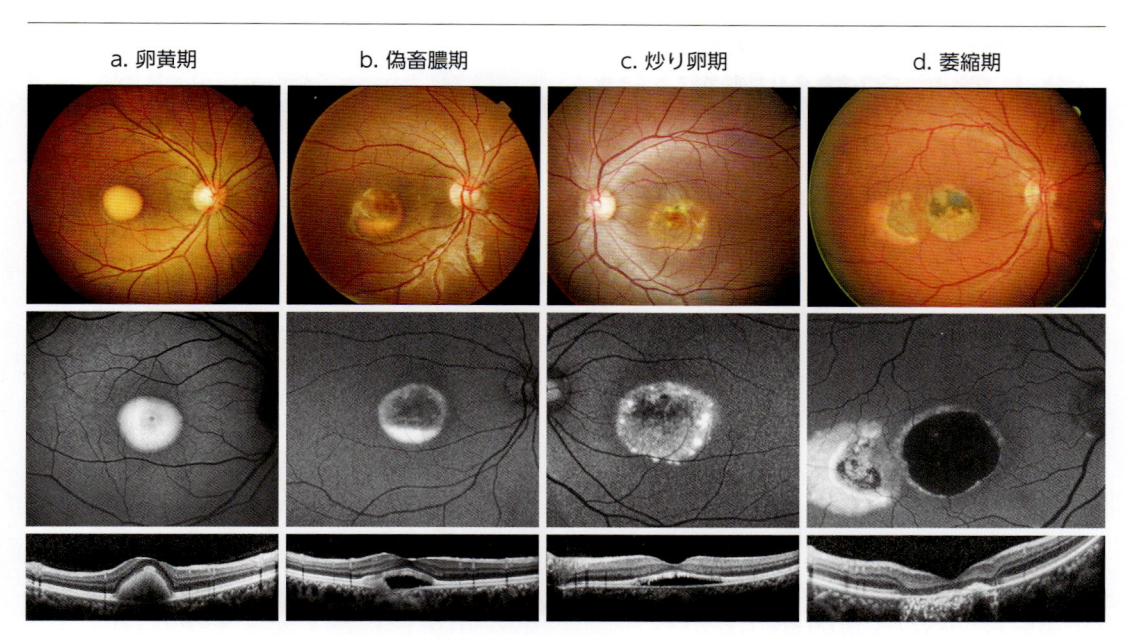

図1 ｜ 卵黄状黄斑ジストロフィの病期における眼底，眼底自発蛍光，OCT画像
卵黄状の沈着物は消失していく．萎縮期になると視力低下．

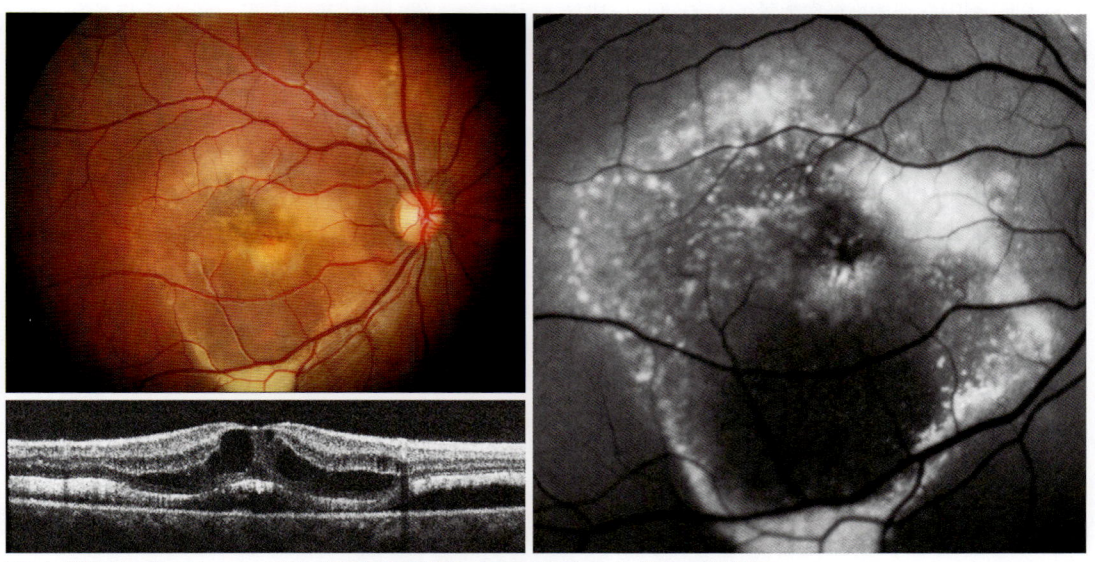

図3 ｜ 常染色体劣性ベストロフィノパチー（ARB）患者の眼底，OCT（垂直スキャン），眼底自発蛍光所見
患者は18歳女性で，両眼に同様の所見が見られた．矯正視力は0.8であった．

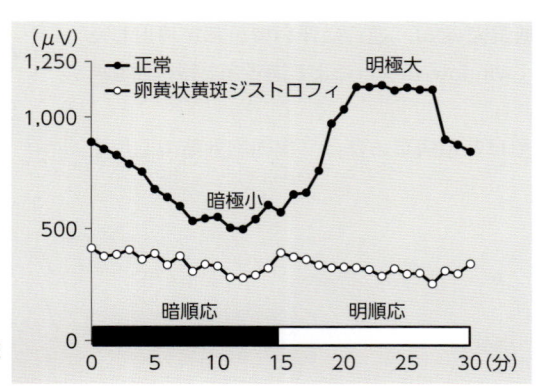

図2 ｜ 暗順応と明順応における正常者と卵黄状黄斑
ジストロフィ患者の眼球電図（EOG）の振幅の推移

成人発症卵黄状黄斑ジストロフィ

Adult-onset foveomacular vitelliform dystrophy

診断のポイントとなる検査所見			
重要度	検査	決め手となる所見	参照図
★★★	眼底所見	初期は黄斑部に卵黄状の黄色病巣を認め（卵黄期），次第にまだらとなり，下方に黄色病変が貯留して偽前房蓄膿状となる（偽前房蓄膿期），さらに進行すると，病巣は萎縮巣（萎縮期）となる	図1
★★	FAF	卵黄状病巣は，過蛍光を示す	図2
★★★	FA	卵黄期では病巣は蛍光ブロックによる低蛍光を示し，進行に伴って黄色部が消退した萎縮部はwindow defect効果により過蛍光を示す	図3a, b
★★★	OCT	卵黄期では，黄色病巣の部は感覚網膜下に高輝度の反射を認め，視細胞外節の延長も認める　萎縮期になると，萎縮網膜の菲薄化や網膜色素上の変性による脈絡膜反射の増強を認める	図4
★★★	ERG・EOG	ERGは正常で，EOGは発症者，保因者ともにL/D比が低下する	

鑑別が必要な疾患		
疾患	特徴	掲載頁
Stargardt病	若年者に多く，両眼性，黄斑部網膜萎縮とその周囲の多発性黄色斑が特徴，FAでは特徴的なDark choroidを呈し，OCTでは感覚網膜と網膜色素上皮の菲薄化を認める，常染色体劣性遺伝で，ABCA4遺伝子変異関連疾患	154頁
オカルト黄斑ジストロフィ	両眼性に黄斑部機能低下が徐々に進行する，検眼鏡的には正常で，FA，IAも正常である，常染色体優性遺伝である	162頁
錐体ジストロフィ	眼底全体の錐体機能の障害が進行する疾患で，視力低下，色覚異常を示す，進行すると黄斑部は標的病巣を示す，遺伝形式は多様である	130頁
中心性輪紋状脈絡膜ジストロフィ	両眼性で左右対称の境界鮮明な黄斑部網膜色素上皮の変性から脈絡膜萎縮へと進行する，ERGは初期ではほぼ正常であるが，進行とともに振幅は低下する	134頁
X連鎖性若年網膜分離症	男性のみに発症する黄斑ジストロフィ，眼底は分離部は車軸様を示し，OCTで主に内顆粒層の分離を認める，X連鎖性遺伝で，RS1遺伝子の異常による	144頁

1 疾患の定義

　成人発症卵黄状黄斑ジストロフィは，本邦では珍しく欧米に多い，眼底に特徴的な卵黄様の黄色病変を認める両眼性の疾患である．

　常染色体優性遺伝を示すことが多い遺伝性疾患で原因遺伝子はBEST1（VMD2）が知られている．

　初期は眼底に卵黄様の黄色病変を認めるが，経過とともに変化し，末期には萎縮を呈する．進行に伴って視力も低下する．

2 眼底所見

　若年者の両眼性の変視症や視力低下をきたし，黄斑部に特徴的な所見を認めたら本症を疑う．

　眼底黄斑部に病初期は卵黄状の黄色病巣を認め（図1），進行とともに黄色斑がまだら状になる炒り卵期，卵黄の形状が崩れて下方に貯留する偽前房蓄膿期を経て萎縮期に至る．

　病状の進行に伴い，視力の低下や変視症の進行を認める．

3 確定診断に必要な検査

　特徴的な眼底所見に加えて，自発蛍光では卵黄状病巣部は過蛍光を示し（図2），フルオレセイン蛍光眼底造影（FAF）において，卵黄期では蛍光ブロックによる低蛍光（図3），進行に伴い黄色部が消退した萎縮部はwindow defectによる過蛍光と特徴的な所見を示す．

　OCTでは黄色病巣の部は，視細胞外節の肥厚や感覚網膜下に高輝度の反射を認める（図4）．萎縮期に陥ると，萎縮網膜の菲薄化や網膜色素上皮の変性による脈絡膜反射の増強が見られる．

　ERGは正常であるが，EOGでは発症者，保因者ともに異常を示す．

4 鑑別すべき疾患

　上記の表を参照．

（永井由巳）

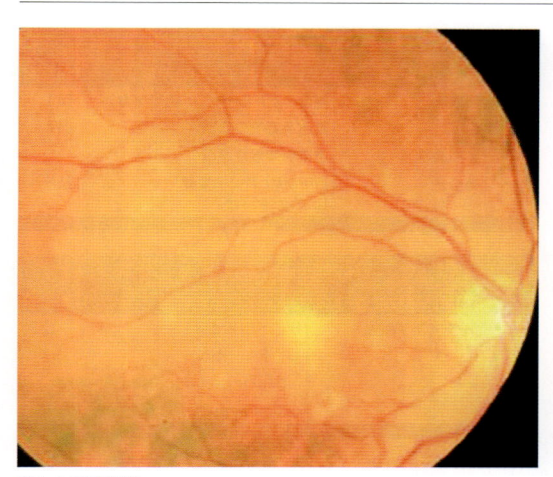

図1 ｜ 眼底所見
右眼黄斑部に黄白色（卵黄状）の病巣を認める.

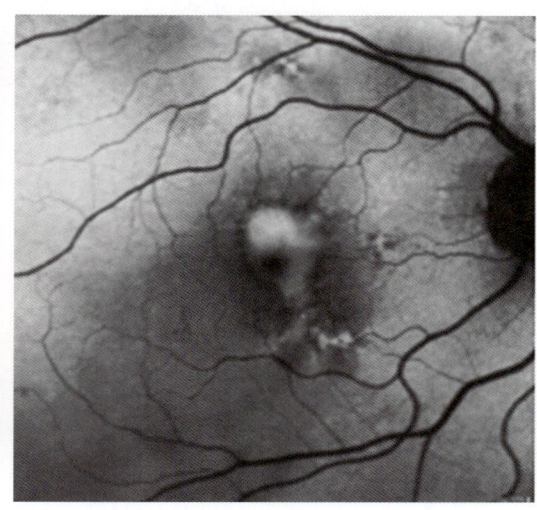

図2 ｜ 自発蛍光
右眼黄斑部の眼底卵黄状病巣に一致した箇所が過蛍光を示す.

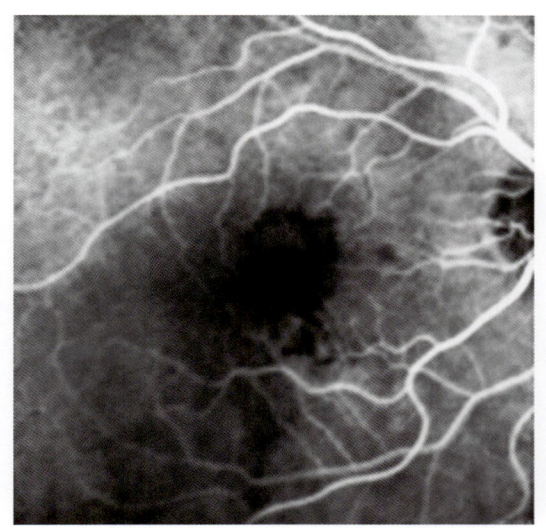

図3a ｜ FA早期

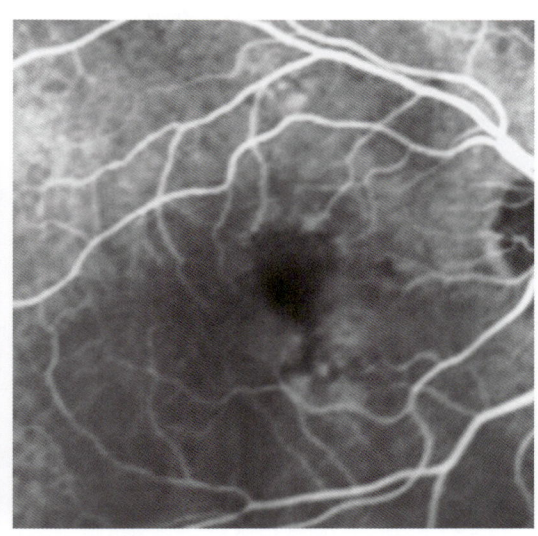

図3b ｜ FA後期
FAでは，早期〜後期まで，卵黄状病巣の部位は，ブロックによる低蛍光を示す.

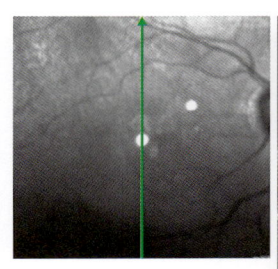
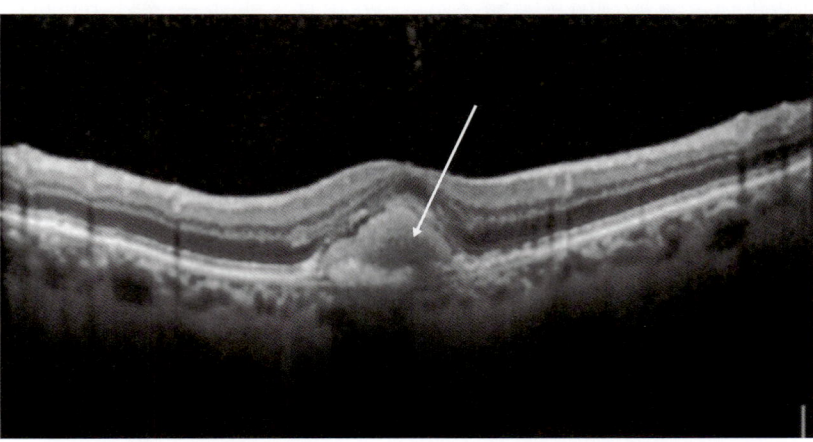

図4 ｜ 初診時OCT
卵黄状病巣の箇所は，網膜下に均一な反射塊として見られる（矢印）.

1-9)-(4)

家族性ドルーゼン
Familial drusen

診断のポイントとなる検査所見			
重要度	検査名	決め手となる所見	参照図
★★	眼底	融合したドルーゼン, 色素沈着	図1
★	ERG	錐体系応答の低下	図4
★★★	家系図聴取	常染色体優性遺伝	
★★★	遺伝子	*EFEMP1*遺伝子変異 (p.Arg345Trp)	図5

鑑別が必要な疾患		
鑑別が必要な疾患	鑑別疾患	掲載頁
ドルーゼンをきたす疾患	硬性ドルーゼン	22頁
	軟性ドルーゼン	
	reticular pseudodrusen	
	cuticular drusen	

1 疾患の定義

　家族性ドルーゼンは，常染色体優性遺伝形式をとる黄斑ジストロフィの一つである．過去に遺伝子変異が特定された日本人家系の報告はわずか1家系である．本疾患の英語名は，Malattia Leventinese, Doyne honeycomb retinal dystrophy, autosomal dominant drusenが用いられている．発症年齢は30〜40代頃で，臨床所見として黄斑部に黄白色のドルーゼンが認められ，それが徐々に融合し，増加していく．病初期では，視力障害の訴えは乏しい．進行すると，黄斑部に色素沈着が見られ，稀に脈絡膜新生血管が生じ，著しい視力障害をきたすことがある．脈絡膜新生血管を生じないケースでも黄斑機能は徐々に低下し，変視症を伴う視力障害や中心視野障害をきたす．多局所網膜電図所見として病巣部の応答密度は低下する．疾患原因として*EFEMP1*遺伝子変異が報告されている．この遺伝子は，視細胞に発現し，細胞外マトリックスの一つであるfibulin-3をコードしている．

2 眼底所見

　日常診療で見られるドルーゼンは，加齢黄斑性の前段階として重要な眼底所見であるが，一般的には高齢者で観察される．一方，家族性ドルーゼンにおけるドルーゼンは30代で観察される．ドルーゼンは黄斑部に出現し，徐々に拡大・融合していく(図1)．黄斑部から細かなドルーゼンが放射状に広がっていく所見が特徴的である．視神経乳頭周囲にドルーゼンが出現することも重要所見の一つである．進行するとドルーゼンの中に色素沈着も見られる(図2)．滲出型加齢黄斑変性と類似する脈絡膜新生血管が出現することがある．眼底所見は両眼性に見られる．光干渉断層法(OCT)では，網膜色素上皮下に融合したドルーゼンが見られる(図3)．

3 確定診断に必要な検査

　網膜電図検査(ERG)は，補助診断として有用である．杆体応答は維持されるものの，明順応下で記録した錐体応答とフリッカ応答が軽度低下する(図4)．若年発症のドルーゼン所見に加え，色素沈着を伴う網膜色素上皮の異常が検出されれば家族性ドルーゼンを疑うが，罹患者の眼底所見のみでは診断はできない．確定診断には，以下の2つのどちらかを満たすことが重要である．

　①常染色体優性遺伝性を確認する．すなわち，家族性ドルーゼンを疑った症例の両親のどちらかが家族性ドルーゼンの眼底所見を有していること．

　②過去に報告されている唯一の原因は，*EFEMP1*遺伝子のp.Arg345Trp変異のみである．したがって，*EFEMP1*遺伝子解析を行い，p.Arg345Trp変異を検出すること(図5)．

4 鑑別すべき疾患

　眼底所見のみでいえば，硬性ドルーゼン，軟性ドルーゼン，reticular pseudodrusen, cuticular drusenなどが鑑別に挙げられる．家族性ドルーゼンは，若年発症であり，左右対称性に所見が見られ，比較的大きなドルーゼンがアーケード血管内に検出され，細かなドルーゼンが放射状に広がっていく所見が特徴的であり，他のドルーゼンをきたす疾患との鑑別に役立つ．　　　　　　　　(林　孝彰)

[文献]

1. Takeuchi T, et al：A novel haplotype with the R345W mutation in the *EFEMP1* gene associated with autosomal dominant drusen in a Japanese family. Invest Ophthalmol Vis Sci 51：1643-1650, 2010

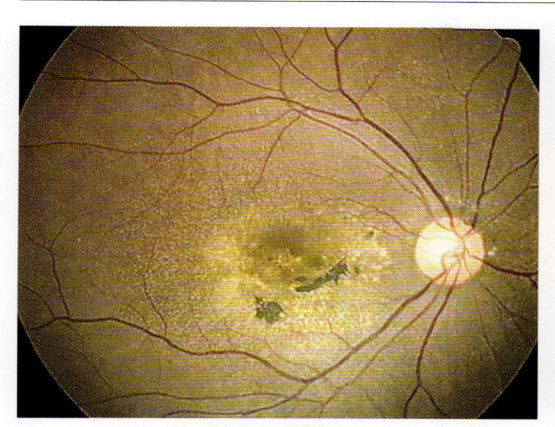

図1｜家族性ドルーゼンの右眼眼底所見
42歳時. 黄斑部にドルーゼン（一部色素沈着を伴う）を認め，細かなド
ルーゼンが放射状に広がっている.（文献1より引用・改変）

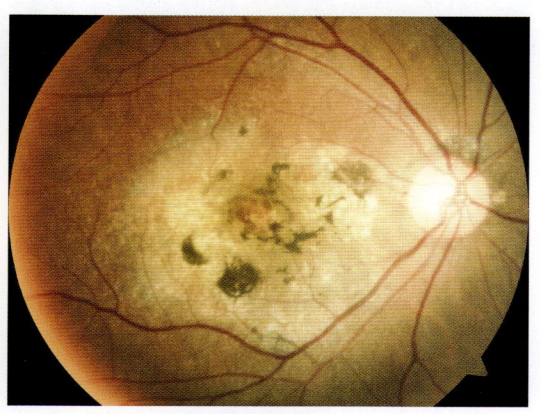

図2｜家族性ドルーゼンの右眼眼底所見
図1と同一症例. 56歳時. 融合したドルーゼンは拡大し，色素沈着の
範囲も拡大している. 視神経乳頭周囲にもドルーゼンが見られる.

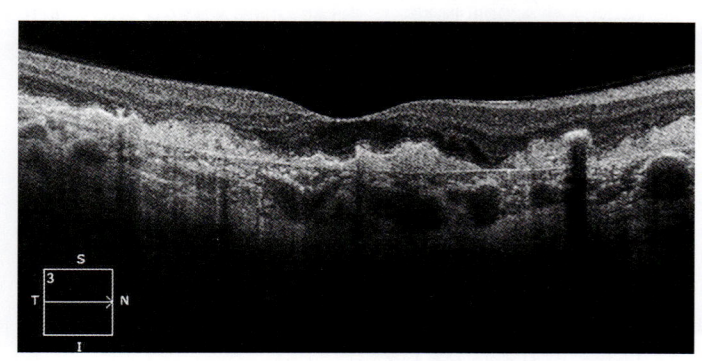

図3｜家族性ドルーゼンの右眼光干渉断層計所見
図1と同一症例. 56歳時. 網膜色素上皮下に融合し
たドルーゼンが見られる.

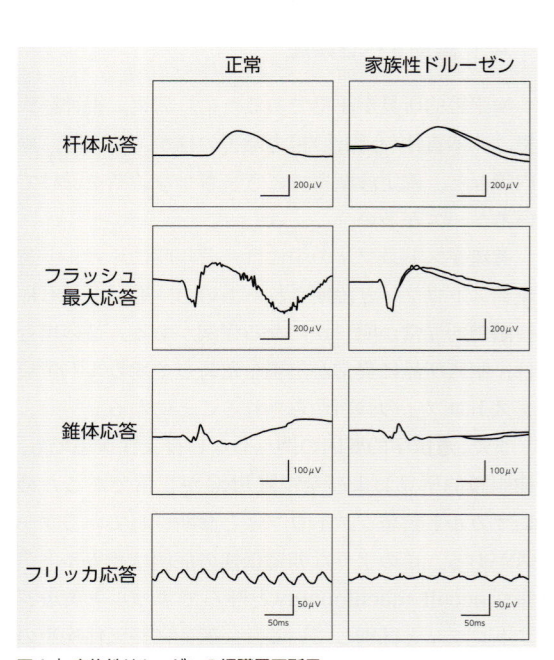

図4｜家族性ドルーゼンの網膜電図所見
図1と同一症例. 42歳時. 明順応下で記録した錐体応答とフリッカ応
答が軽度低下している.（文献1より引用・改変）

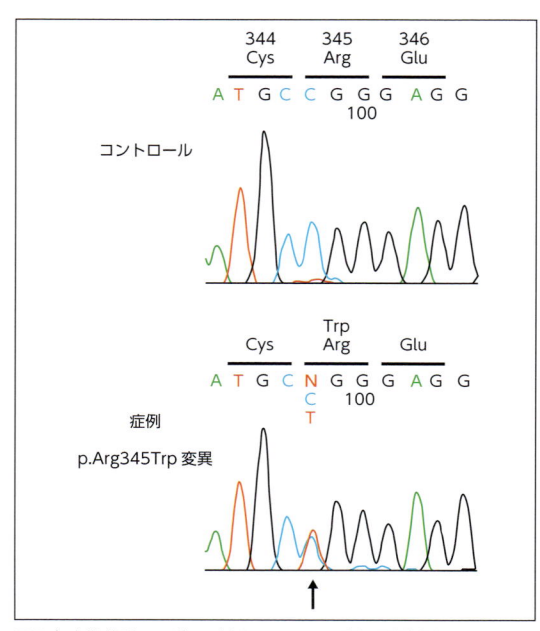

図5｜家族性ドルーゼンに対する*EFEMP1*遺伝子解析結果
図1と同一症例. p.Arg345Trp変異（アミノ酸配列
で345番目のArgがTrpに変化）がヘテロ接合で見られ
ている.（文献1より引用・改変）

オカルト黄斑ジストロフィ
Occult macular dystrophy

1 網膜

診断のポイントとなる検査所見			
重要度	問診・検査所見	決め手となる所見	備考
★★	初発時期	明瞭な発症時期が不明	
★★	家族歴	常染色体優性遺伝の家族歴あり	家系内に自覚症状のない罹患者もいるため注意が必要
★★	罹患眼	両眼性	
★★★	眼底	検眼鏡的所見は正常	図1
★	FAF	正常，もしくは中心窩におけるごく軽度な過蛍光	図1
★★★	局所ERG	多局所ERG，黄斑部局所ERGにて黄斑部に限定した応答低下	図3
★★★	OCT	黄斑部におけるIZ消失，EZ不明瞭化．RPEは正常	図4
★★	遺伝子検査	*RP1L1*遺伝子におけるヘテロのミスセンス変異	

鑑別が必要な疾患		
疾患名	鑑別のポイント	掲載項
AZOOR(中心型)	急性，片眼性，家族歴なし	162頁
弱視	OCTにて黄斑部視細胞層が正常	
常染色体優性視神経萎縮症	OCTにて黄斑部視細胞層が正常	
Occult maculopathy	家族歴なし，OCTにて黄斑部EZが明瞭に観察される	
その他の常染色体優性黄斑ジストロフィ	長期経過観察中に眼底自発蛍光所見，検眼鏡的所見に異常が出現する	

1 疾患の定義

　オカルト黄斑ジストロフィとは，黄斑ジストロフィの中で検眼鏡的所見，眼底自発蛍光，蛍光眼底造影に明らかな異常が見られないものを指す．網膜の機能低下は黄斑部に限局しているため，全視野網膜電図（ERG）は正常である．典型的な症例は常染色体優性遺伝の家族発症例であり，原因遺伝子として*RP1L1*が同定されている．特に，*RP1L1*遺伝子変異をヘテロで持つオカルト黄斑ジストロフィを「三宅病」と呼ぶ．

2 自覚症状

　両眼に徐々に進行する視力低下，および羞明を訴える．自覚症状の出現時期は10歳頃～60歳以上までと幅がある．長期間経過しても周辺視野に障害が及ぶことはない．また，他の黄斑ジストロフィと異なり視細胞層および網膜色素上皮層が完全な萎縮に至ることはないため，発症から長期間経過しても矯正視力が0.1を下回ることは稀である．

3 確定診断に必要な検査

　検眼鏡的所見，眼底自発蛍光（FAF），蛍光眼底造影では明らかな異常が見られない（図1）．ただし眼底自発蛍光では中心窩にごく軽度の過蛍光が見られる場合がある．全視野ERGは，杆体反応，杆体・錐体混合反応および錐体反応，いずれも正常である（図2）．黄斑部局所ERGあるいは多局所ERGを計測すると，黄斑部応答の低下が確認できる（図3）．光干渉断層計（OCT）では機能の低下している黄斑部に一致して視細胞構造の異常が見られる．特に*RP1L1*遺伝子異常による三宅病では特徴的なOCT所見，すなわち黄斑部におけるinterdigitation zone（IZ）の消失，およびellipsoid zone（EZ）の特徴的な不明瞭化が観察される（図4）．発症から長期

間経過すると黄斑部の視細胞層および外顆粒層が次第に菲薄化していくが，網膜色素上皮層は末期まで正常に保たれる．

4 鑑別すべき疾患

　検眼鏡的所見が正常であるため，弱視，視神経疾患，非器質性（心因性）視力障害のほか，白内障，緑内障など，確定診断までにさまざまな診断を受けているケースが多い．

　黄斑ジストロフィの中には，若年時にオカルト黄斑ジストロフィと診断されたものの，進行とともに検眼鏡的異常が明らかになる症例がある．この場合は，眼底所見に異常が出現した時点でオカルト黄斑ジストロフィの診断から外れることになる．

　また，遺伝学的要因の関与しない後天性疾患でも，検眼鏡的所見および全視野ERGが正常であるためにオカルト黄斑ジストロフィと診断されているケースがある．このような非遺伝性の症例はオカルト黄斑症occult maculopathyと呼んでオカルト黄斑ジストロフィと区別している．一般的に後天性疾患のOCT所見においては，三宅病に特徴的なEZの不明瞭化は観察されない．

（角田和繁）

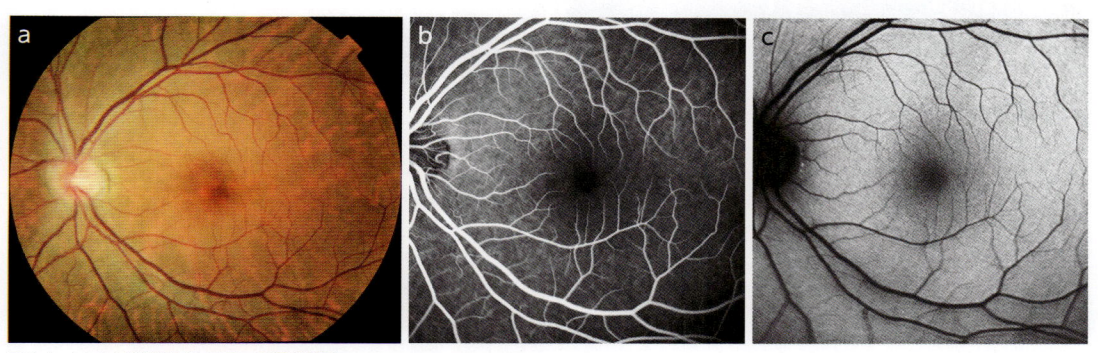

図1 ｜ オカルト黄斑ジストロフィの眼底所見
32歳女性．a：眼底所見，b：フルオレセイン蛍光眼底造影，c：眼底自発蛍光．眼底所見などに異常は見られない．

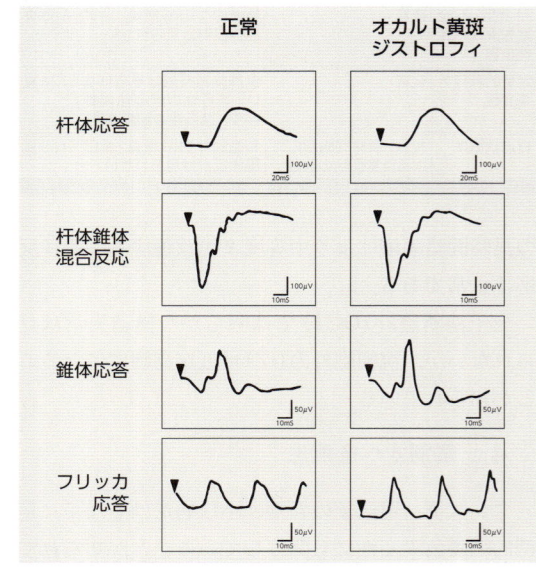

図2 ｜ オカルト黄斑ジストロフィの全視野ERG所見
30歳男性．全視野ERGでは杆体反応，錐体反応ともに正常である．

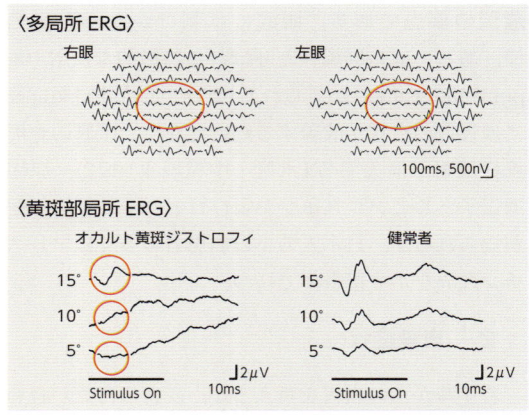

図3 ｜ オカルト黄斑ジストロフィの多局所ERGおよび黄斑部局所ERG所見
30歳男性．多局所ERGでは中心部（赤円）の反応が局所的に低下しており，黄斑部局所ERGでは中心15°，10°，5°（赤円）いずれの反応も低下している．

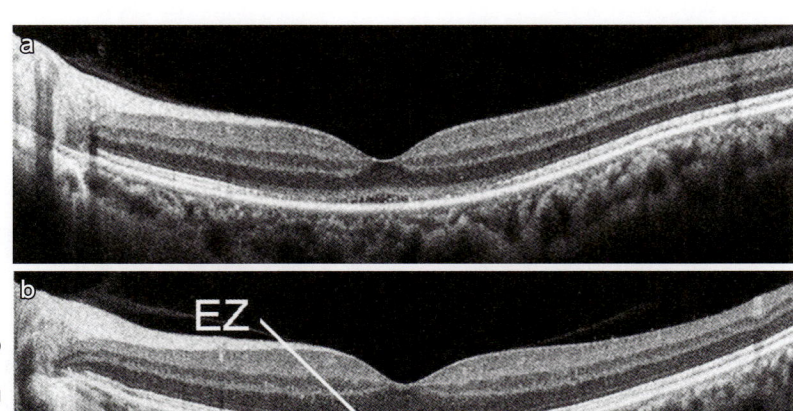

図4 ｜ オカルト黄斑ジストロフィのOCT所見
57歳女性．a：オカルト黄斑ジストロフィ（三宅病）．b：健常者．三宅病では黄斑部におけるIZの消失，およびEZの不明瞭化が見られる．網膜色素上皮層（RPE）は正常である．

1–10)–(1)

小口病
Oguchi disease

診断のポイントとなる検査所見			
重要度	問診・検査所見	決め手となる所見	参照図，備考
★	夜盲	長時間の暗順応により軽減する夜盲	夜盲を自覚しない患者もいることに注意
★★★	眼底	金屏風様の眼底反射，水尾・中村現象（図1，2）	金屏風様反射の領域には個人差が大きいことに注意，図3
★★★	全視野ERG	杆体反応消失，杆体・錐体混合反応にてa波減弱と陰性型波形，長時間暗順応によるb波の回復	図4
★★	遺伝子検査	アレスチンおよびロドプシンキナーゼ遺伝子における両アレル変異	

鑑別が必要な疾患			
疾患名	鑑別のポイント	鑑別のポイント	掲載項
完全型・不全型先天性停在性夜盲	夜盲	特徴的なERG所見，金屏風様反射は見られない	166頁
定型的網膜色素変性	夜盲	金屏風様反射は見られない，進行性の求心性視野狭窄，進行性の網膜変性	126頁
白点状眼底	夜盲，長時間暗順応による自覚症状の改善	特徴的なERG所見，金屏風様反射は見られない	168頁

1 | 疾患の定義

　先天停在性夜盲症の一つであり，常染色体劣性遺伝の疾患である．眼底には剝げかかった金箔様，あるいは金屏風様と呼ばれる特徴的な反射（tapetal-like reflex）が見られる（図1）．長時間暗順応後には夜盲の自覚が改善するだけでなく，眼底の金屏風様反射が消失する（水尾・中村現象）（図2）．原因遺伝子としてアレスチンおよびロドプシンキナーゼが知られるが，日本人の小口病患者の多くはアレスチン変異をホモ接合体で持つ．

2 | 自覚症状

　若年時からの夜盲を訴えるが，夜盲の自覚が軽い症例も多く，コンタクトレンズ作製時や，職場健診での眼底検査で初めて本疾患を指摘される場合も珍しくない．夜盲の自覚は長時間暗順応後に改善する．また，通常は視力，視野，色覚などに異常は見られない．

3 | 確定診断に必要な検査

　金屏風様の眼底反射が特徴的である．ただしこの金箔様反射には個人差が大きく，眼底の局所のみに見られる症例や，網膜の一部に変性を伴う症例などもある（図3）．また，加齢とともに特徴的な眼底反射が不明瞭になる症例もある．暗順応検査においては，杆体機能を示す第二次曲線の出現が数時間以上遅延する．

　全視野網膜電図（ERG）では，杆体反応の消失，および杆体・錐体混合反応におけるa波減弱と陰性波形が特徴的である（図4）．杆体反応は3時間程度の長時間暗順応により中等度まで改善する．錐体反応は正常である．

　光干渉断層計（OCT）では明らかな構造異常は見られないが，視細胞外節（IZ）付近が高輝度になることが知られている．

4 | 鑑別すべき疾患

　アレスチン遺伝子の異常は小口病だけでなく，定型的網膜色素変性にも関与していることが知られている．また，小口病と診断された患者の中には，長期間の経過により網膜色素変性様の眼底変化を生じ，視野狭窄をきたす症例も見られる．

　遺伝学的な病態は異なるが，X染色体劣性網膜分離症，およびX染色体劣性錐体ジストロフィの患者においても，網膜周辺部に金箔様の反射が見られることがある．全視野ERGにより小口病との鑑別は可能である．

　また，完全型，不全型先天停在性夜盲および白点状眼底とは眼底所見，全視野ERG所見が異なるため，鑑別は可能である．

（角田和繁）

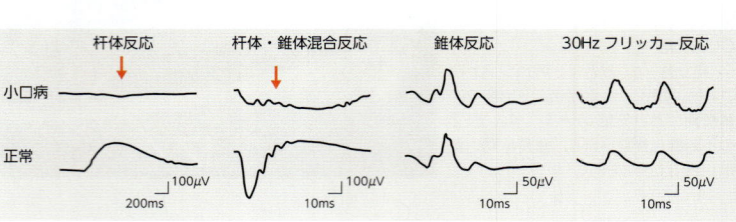

図4 | 小口病の全視野ERG所見
杆体反応（Dark-adapted 0.01）の消失（矢印），および杆体錐体混合反応（Dark-adapted 10.0）におけるa波減弱と陰性波形（矢印）が特徴的である．錐体反応は正常である．長時間暗順応により，杆体反応は中等度改善する．

杆体反応　杆体・錐体混合反応　錐体反応　30Hz フリッカー反応
小口病
正常

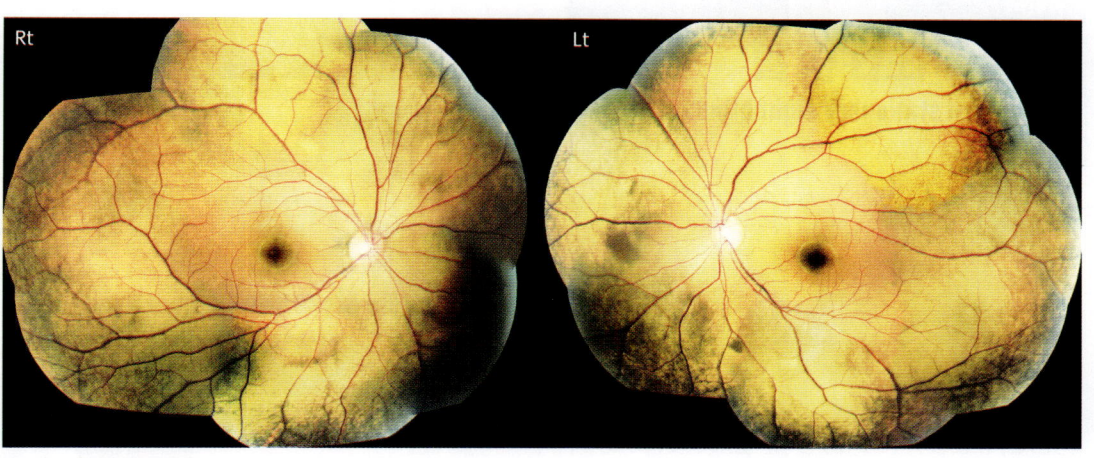

図1｜小口病の眼底所見
17歳男性.

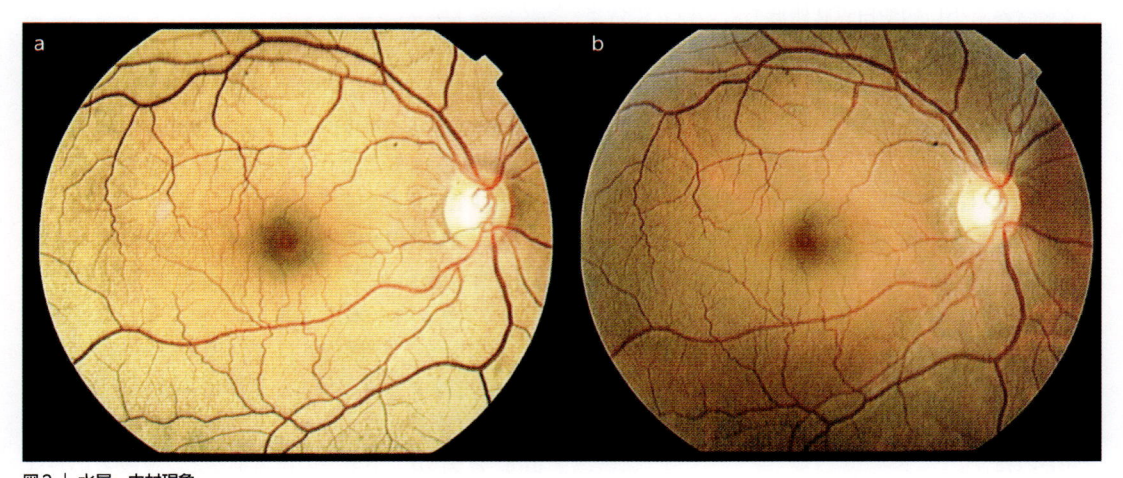

図2｜水尾・中村現象
45歳女性. a：明順応後の眼底. b：3時間暗順応後の同じ患者の眼底. aで見られる金箔様の反射がbでは消失している.

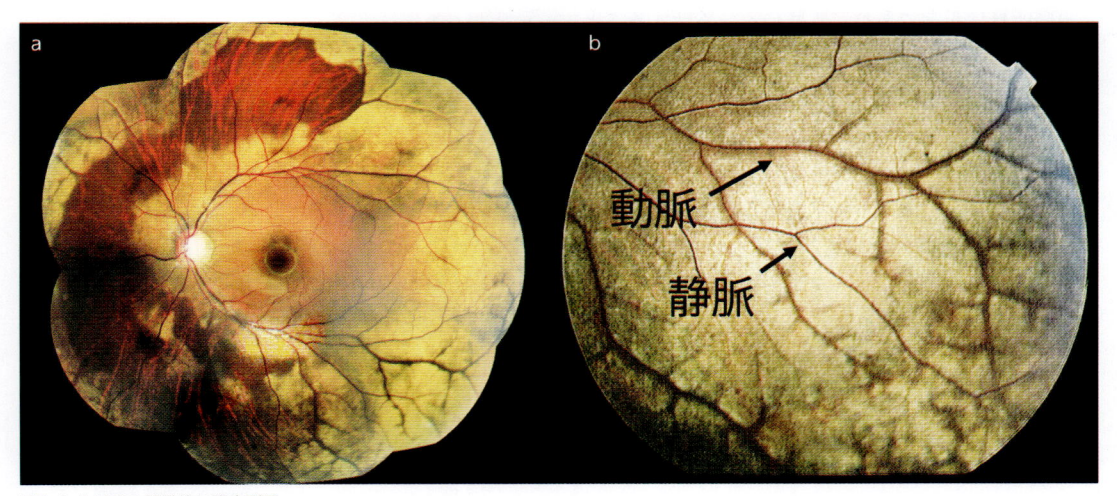

図3｜小口病の特徴的な眼底所見
a：眼底の金箔様反射には，全体型，後極中心型，周辺型，局所型など，その分布にさまざまなパターンがあり，また反射領域は年齢とともに変化することがある. b：小口病では周辺部の動脈に沿って低反射の黒ずんだ領域が見られることが多い.

先天停在性夜盲
Congenital stationary night blindness ; CSNB

1
網膜

診断のポイントとなる検査所見					
重要度	検査名		型	決め手となる所見	参照図
★	眼底		完全型	近視性変化	図1
★★★	ERG	フラッシュ最大応答	完全型	陰性型	図5
			不全型	陰性型	図6
		杆体応答	完全型	平坦	
			不全型	残存	
		錐体応答	完全型	square a-wave	
			不全型	振幅低下	
★★	遺伝子				

鑑別が必要な疾患			
型	主要症状	鑑別疾患	掲載頁
完全型	夜盲を呈する疾患	網膜色素変性	126頁
		小口病	164頁
		白点状眼底	168頁
		ビタミンA欠乏症	
不全型	低視力を訴える疾患	弱視	
		視神経疾患	

1　疾患の定義

　先天停在性夜盲（CSNB）とは，生来の夜盲があり，しかも症状が非進行性である遺伝性網膜疾患の総称である．CSNBは広い意味では非進行性の夜盲のすべてを含み，小口病や白点状眼底もこの概念に含まれる（図1）．しかし，一般的にCSNBという場合には，眼底に異常が見られないものだけ（狭義の先天停在性夜盲）を指すことが多い．

　眼底に異常が見られないCSNB（狭義CSNB）は，Riggs型（ERGが平坦）とSchubert-Bornschein型（ERGが陰性型）に分けられる．Riggs型はきわめて珍しい．日常臨床で重要なのは，ERGが陰性型を示すSchubert-Bornschein型で，視細胞から双極細胞への伝達に異常がある．以前は単一疾患と考えられていたが，三宅により杆体機能が消失している完全型と，杆体機能が残存している不全型の2型に分類された．

2　眼底所見

　眼底所見は正常であり，眼底のみで診断することは困難である．完全型CSNBは強度近視を伴うため，眼底は近視性変化を示す．この近視性眼底変化は年齢とともに進行し，中年期には典型的な強度近視の眼底を示す（図1）．

　不全型CSNBの眼底も正常である．強度近視を伴わないため，特徴的な眼底所見はない（図2）．しかしながら，軽度の乳頭コーヌスや縦長の乳頭形状が多いという報告もある．

3　確定診断に必要な検査

　眼底画像系の検査は正常であり，眼底自発蛍光や蛍光眼底造影も正常である．OCTでは完全型CSNBで近視に伴う所見（dome-shaped maculaなど）が見られることがある（図3）．不全型CSNBのOCTは全く正常である（図4）．

　ERGはCSNBの診断にきわめて重要である．暗順応後に強いフラッシュ刺激を使って記録したERG（フラッシュ最大応答）は，両型とも陰性型になる（図5，6）．杆体応答は完全型では平坦となり，不全型では少し残存する．錐体応答は完全型ではa波の底が水平に長くなる，「square a-wave」を示す（図5，赤矢印）．不全型の錐体応答とフリッカ応答は振幅が低下する．

　遺伝子検査も確定診断に役立つ．

4　鑑別すべき疾患

　完全型CSNBでは生まれつき強い夜盲があるため，夜盲を呈する疾患（網膜色素変性，小口病，白点状眼底，ビタミンA欠乏など）との鑑別が重要である．

　不全型CSNBでは夜盲の訴えは目立たず，低視力（0.2～0.8程度）を主訴に眼科を受診する．そのため，弱視や視神経疾患との鑑別が重要である．

　CSNBは，ERGを記録することが鑑別診断の決め手となる．

（近藤峰生）

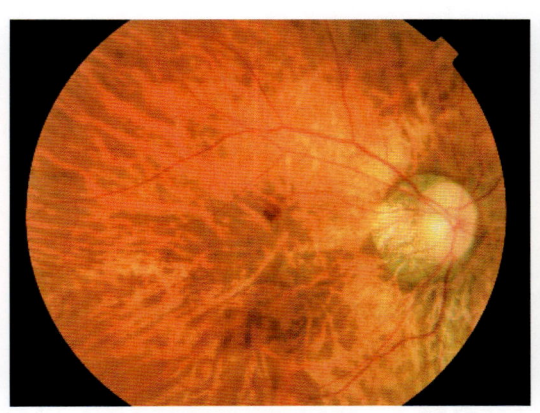

図1｜完全型CSNBの眼底所見
39歳男性．矯正視力は0.4，屈折は−15.0Dである．
中年以降では，典型的な強度近視眼底を呈する．

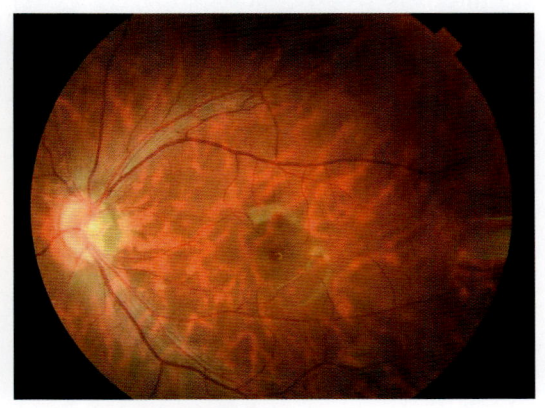

図2｜不全型CSNBの眼底所見
16歳男性．特徴的な眼底所見は見られない．

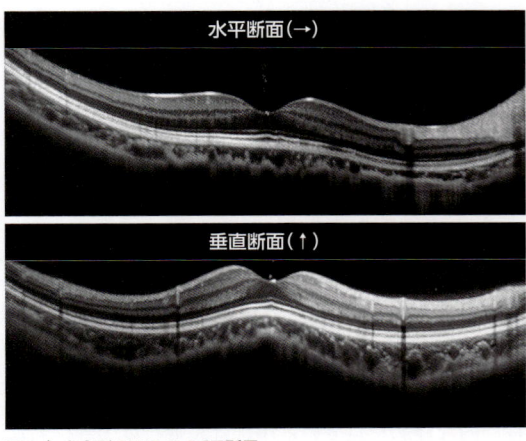

図3｜完全型CSNBのOCT所見
強度近視を伴っており，軽度のdome-shaped maculaが見られる．

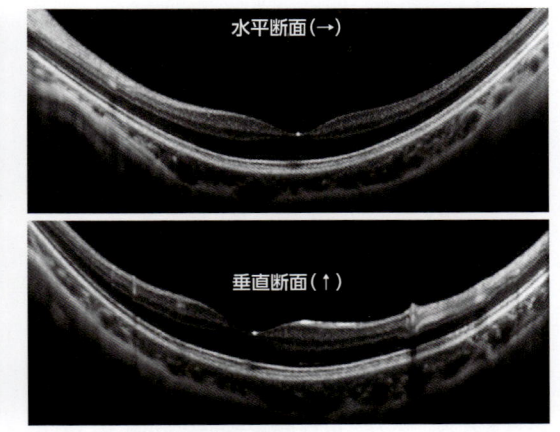

図4｜不全型CSNBのOCT所見
正常所見を示す．

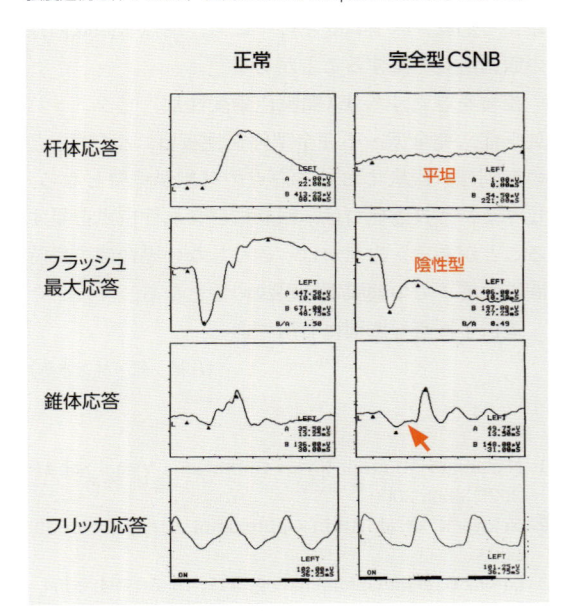

図5｜完全型CSNBのERG所見
杆体応答は平坦となる．フラッシュ最大応答は陰性型を示す．
錐体応答は，a波の底が水平に長くなるsquare a-waveを示す．

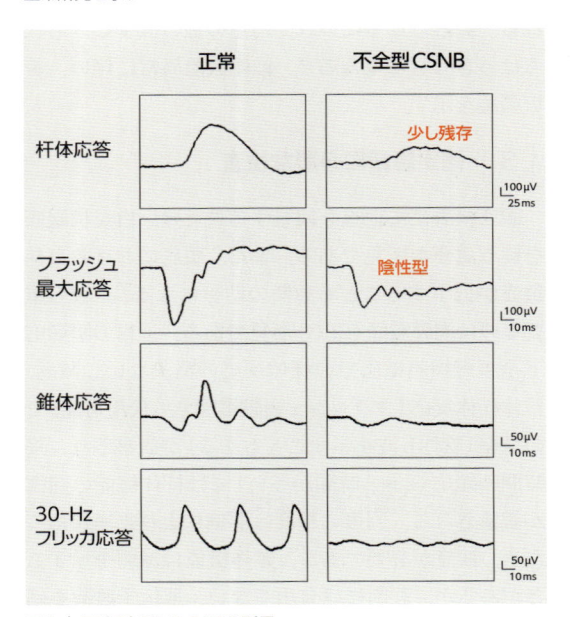

図6｜不全型CSNBのERG所見
杆体応答は少し残存する．フラッシュ最大応答は陰性型を示す．
錐体応答とフリッカ応答は，振幅が低下する．

白点状眼底
Fundus albipunctatus ; FAP

診断のポイントとなる検査所見			
重要度	検査名	決め手となる所見	参照図
★★★	眼底	白点	図1
★	FAF	全体的な低下	図4
★★★	ERG-杆体反応（通常暗順応）	消失または低下	
★★★	ERG-杆体錐体反応（通常暗順応）	低下	
★★★	ERG-杆体反応・杆体錐体反応（長時間暗順応）	回復	
★★	遺伝子	白血球増加, 血球像異常	

鑑別が必要な疾患		
主要症状	鑑別疾患	掲載頁
白点を示す疾患	白点状網膜炎	138頁
夜盲	網膜色素変性症	126頁
	ビタミンA欠乏症	
	完全型・不完全型停在性夜盲	166頁
	小口病	164頁

1 疾患の定義

白点状眼底は，先天停在性夜盲の一種であり，幼少期からの夜盲（正確には暗順応遅延）や周辺網膜における多数の白点を特徴とする遺伝性網膜変性疾患である．先天停在性夜盲は，広義には，非進行性の夜盲を示す疾患とされている．白点状眼底の杆体機能異常も非進行性ないし，進行は緩やかである．一方，進行性の錐体機能異常が報告されており，特に高齢の症例においては，錐体機能異常，それに伴う黄斑萎縮を示すことが多い[1]．

2 眼底所見

一般的には，はっきりとした小さい白点がアーケード血管付近から周辺網膜にわたり，びまん性に観察される．一方，白点が部分的にしか観察されない症例や，白点自体がはっきりしない症例も散見される．高齢になるにつれて白点の数は減少し，形状もはっきりしなくなる[2]．錐体機能異常に伴い，黄斑萎縮を示す．

3 確定診断に必要な検査

眼底検査にて白点を観察することは，白点状眼底を疑う重要な所見である．また，眼底における自発蛍光が低下することも診断の助けになる[3]．最も重要なのは網膜電図（ERG）所見である．通常の暗順応下全視野網膜電図での杆体反応の消失ないし減弱，錐体杆体反応（フラッシュ網膜電図でも代用可能）での減弱（陰性b波を示すこともある）が観察され，長時間暗順応（2〜3時間が多い）では杆体機能の回復が観察される．回復の程度は症例により差異があるため，注意が必要である．錐体機能は減弱を示すことがあるが，診断には有用でない．遺伝子診断も確定診断に有用である．RDH5遺伝子異常（両アレル変異検出）の場合は白点状眼底と考えてよいが，その他の遺伝子異常の場合は，詳細な臨床像の検討が望ましい．

4 鑑別すべき疾患

似たような眼底を示す白点状網膜炎との鑑別が必要である．長時間暗順応下での杆体反応・錐体杆体反応の回復が鑑別の決め手となる．原因遺伝子はRLBP1が報告されており，白点状眼底とは異なる．長期的な経過を見ている場合は，進行度の評価も鑑別の助けとなる．報告例は少ないが，RPE65変異による網膜ジストロフィの中にも，白点状眼底同様の眼底所見を呈することがある[4]．

夜盲をきたす疾患（網膜色素変性症，ビタミンA欠乏症，完全型・不完全型停在性夜盲，小口病）との鑑別は，眼底における白点の有無が重要となる．ビタミンA欠乏症では，眼底にびまん性白点を呈することがある．白点がはっきりしない場合は，長時間暗順応下での網膜電図が決め手となる．

遺伝子検査も鑑別に有用である．

（片桐　聡・林　孝彰）

［文献］
1. Nakamura M, et al: Invest Ophthalmol Visual Sci 41: 3925-3932, 2000
2. Sekiya K, et al: Archi Ophthalmol 121: 1057-1059, 2003
3. Lorenz B, et al: Ophthalmology 111: 1585-1594, 2004
4. Katagiri S, et al: Mol Vis 24: 286-296, 2018

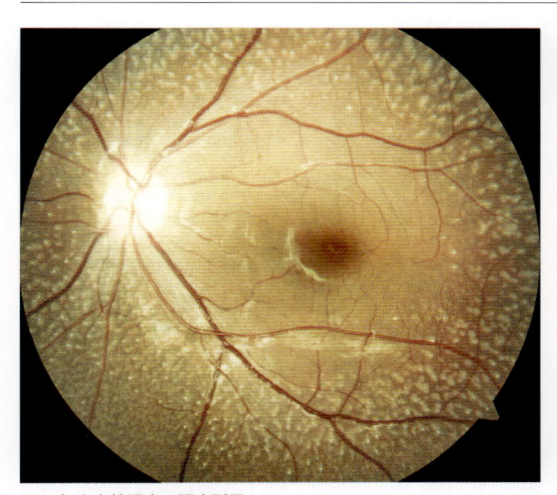

図1｜白点状眼底の眼底所見
はっきりとした小さい白点をびまん性に認める.

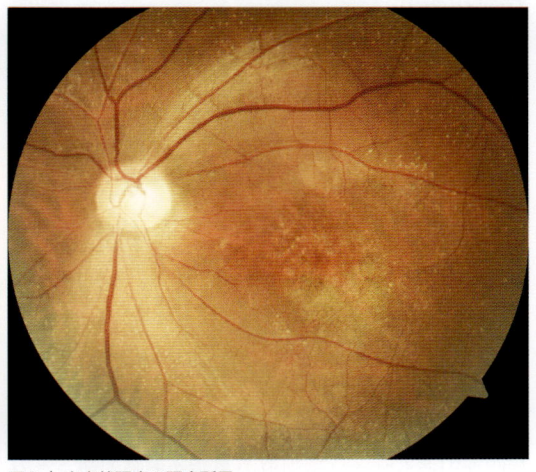

図3｜白点状眼底の眼底所見
図2に比較し，さらに白点は目立たない．黄斑萎縮を認める.

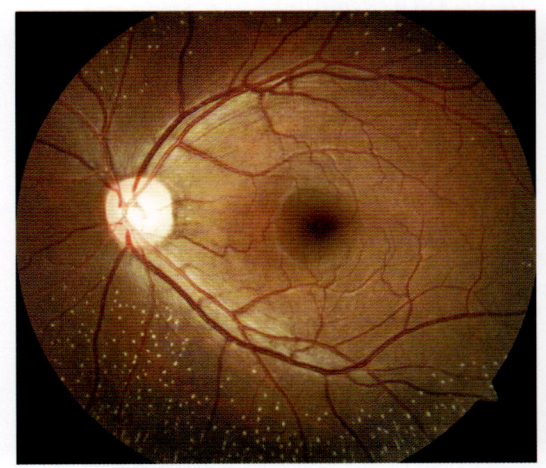

図2｜白点状眼底の眼底所見
はっきりとした小さい白点を認める．図1に比べて白点の分布している
領域は少なく，密度は疎である.

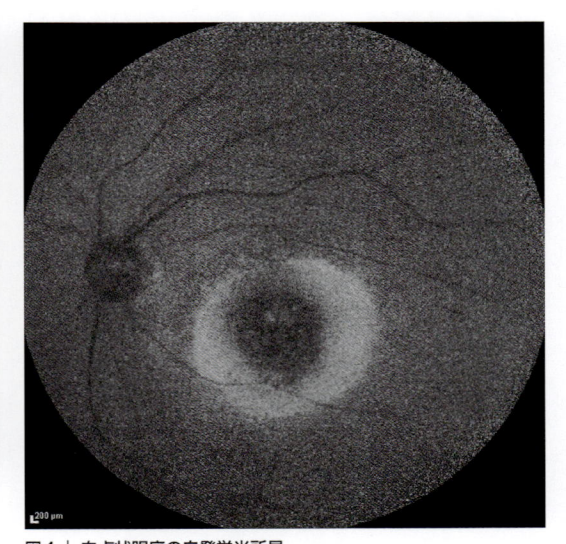

図4｜白点状眼底の自発蛍光所見
図3と同症例の自発蛍光．全体的な自発蛍光の低下を認める．黄斑部
にリング型の自発蛍光の上昇を認める.

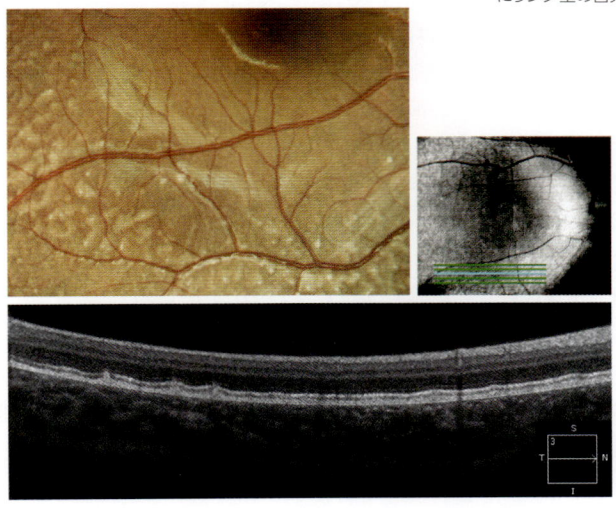

図5｜白点部におけるOCT画像
白点に一致して，網膜色素上皮層上に高輝
度の沈着物を認める.

1-11)-(1)

中心性漿液性脈絡網膜症
Central serous chorioretinopathy ; CSC

診断のポイントとなる検査所見			
重要度	検査名	決め手となる所見	参照図
★★★	OCT	漿液性網膜剝離（網膜下の低反射領域），剝離網膜における視細胞外節の伸長，剝離網膜における外顆粒層の菲薄化，プレシピテートに一致する剝離網膜内や下の点状高反射，網膜下に析出したフィブリンを示す中反射塊，脈絡膜外層血管の拡張を伴う脈絡膜肥厚（pachychoroid）	図2
★★	FA	漏出点は，早期は点状過蛍光，後期にかけて蛍光漏出	図3
★★	IA	早期に脈絡毛細管板の充盈遅延や脈絡膜静脈の拡張，中～後期にかけて脈絡膜血管透過性亢進	図4
★	FAF	プレシピテートは点状過蛍光，剝離網膜下は過蛍光	図5

鑑別が必要な疾患		
主要症状	鑑別のポイント	掲載頁
滲出型加齢黄斑変性	OCT angiographyや蛍光眼底造影検査で脈絡膜新生血管の存在が確認される	190頁
フォークト・小柳・原田病	OCTで脈絡膜管腔減少を伴う脈絡膜肥厚，網膜色素上皮の波打ち所見を呈する．両眼性	270頁
高血圧脈絡膜症	網膜出血や軟性白斑など，高血圧網膜症の所見を伴う．両眼性	86頁
梅毒性脈絡網膜炎	網膜下にびまん性の黄白色滲出病変を伴うことが多い．梅毒血清反応検査で陽性	278頁

1 疾患の定義

　中心性漿液性脈絡網膜症（CSC）は，黄斑部に境界鮮明な円形もしくは楕円形の漿液性網膜剝離をきたす疾患である．壮年男性の片眼に好発し，視力低下，小視症，変視症，中心暗点などの症状を伴うことが多い．自然治癒することが多く，視力予後良好な疾患とされているが，慢性化した場合には黄斑変性をきたし，視力が低下する．また，漿液性網膜剝離が吸収されて視力が良好に維持されても，変視症などの症状を残すことが多い．病態としては，脈絡膜循環のうっ滞に伴う色素上皮障害によって外血液網膜柵の破綻が起こり，網膜下腔に漿液が漏出して漿液性網膜剝離が形成されると考えられている．

2 眼底所見

　黄斑部に漿液性網膜剝離が見られ（図1），色素上皮萎縮や色素上皮剝離を伴うことが多い．剝離網膜内や下に黄褐色のプレシピテートが見られることがある．漿液の漏出が旺盛な場合，漏出部に黄白色のフィブリン析出が見られることもある．この場合，漏出点を中心とする輪状のフィブリン析出となることが多い．

3 確定診断に必要な検査

　診断において最も有用な検査は，光干渉断層計（OCT）である．CSCに伴う漿液性網膜剝離は，網膜下の低反射領域として描出される（図2）．OCTを用いれば軽度の漿液性網膜剝離も検出することができる．剝離網膜における視細胞外節の伸長が見られることが多い．これは，網膜色素上皮による視細胞外節の貪食が欠如することが原因と考えられている．また，剝離網膜における視細胞死を反映して，剝離網膜における外顆粒層の菲薄化が見られることもある．さらに，剝離網膜内や下にプレシピテートに一致する点状高反射が観察される．これは，視細胞外節を貪食したマクロファージと考えられている．網膜下にフィブリンが析出した場合は，中反射塊として描出される．近年の研究で，脈絡膜外層血管の拡張を伴う脈絡膜肥厚を伴うことが明らかとなり，この肥厚した脈絡膜をpachychoroidと呼んでいる．

　フルオレセイン蛍光眼底造影（FA）では，漏出点が早期は点状過蛍光，後期にかけて円形増大型（ink-blot）や吹き上げ型（smoke-stack）の蛍光漏出を示す（図3）．インドシアニングリーン蛍光造影（IA）では，早期に脈絡毛細管板の充盈遅延や脈絡膜静脈の拡張，中～後期に脈絡膜血管透過性亢進が見られる（図4）．眼底自発蛍光（FAF）では，プレシピテートが点状過蛍光を示し，剝離網膜下も過蛍光を呈する（図5）．視細胞外節に含まれる自発蛍光物質が過蛍光の原因と考えられている．また，網膜色素上皮萎縮に一致して低蛍光が見られる．

4 鑑別すべき疾患

　漿液性網膜剝離を呈する疾患である滲出型加齢黄斑変性，フォークト・小柳・原田病，高血圧脈絡膜症，梅毒性脈絡網膜炎などとの鑑別を要する．

（松本英孝）

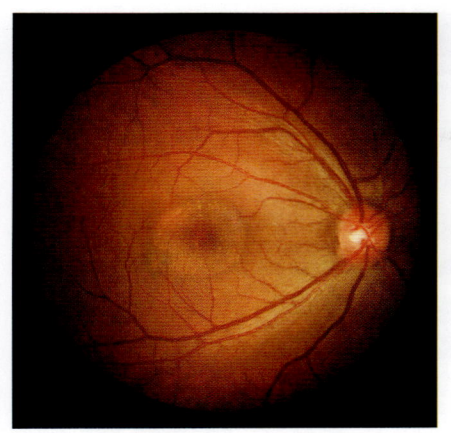

図1｜CSCの眼底所見
44歳男性．右視力(1.2×+1.0D)．黄斑部にプレシピテートを伴う楕円形の漿液性網膜剥離が見られる．

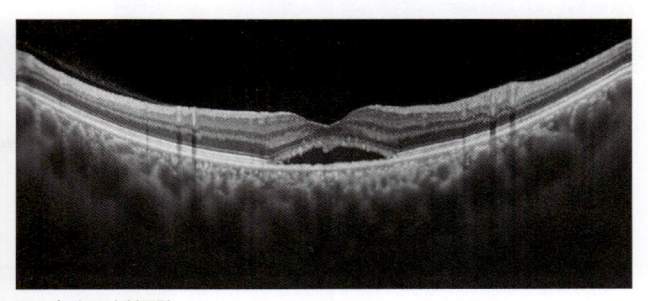

図2｜光干渉断層計
漿液性網膜剥離は網膜下の低反射領域として描出され，中心窩では視細胞外節の伸長が見られる．また，剥離網膜内や下にプレシピテートに一致する点状高反射が見られる．脈絡膜外層血管の拡張を伴う脈絡膜肥厚が顕著である．

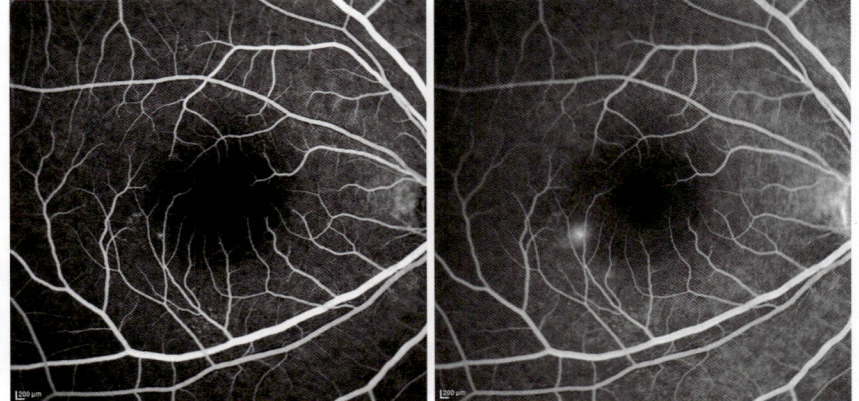

図3｜フルオレセイン蛍光眼底造影(早期，後期)
中心窩の下耳側に，早期は点状過蛍光，後期にかけて円形増大型の蛍光漏出を示す漏出点が見られる．

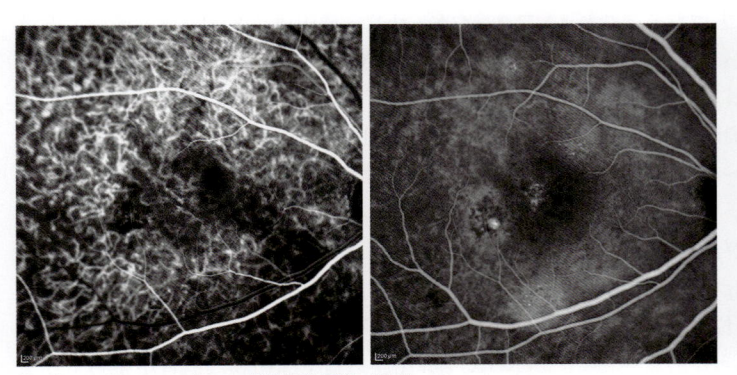

図4｜インドシアニングリーン蛍光造影(早期，後期)
早期に脈絡毛細管板の充盈遅延，中～後期に脈絡膜血管透過性亢進が見られる．

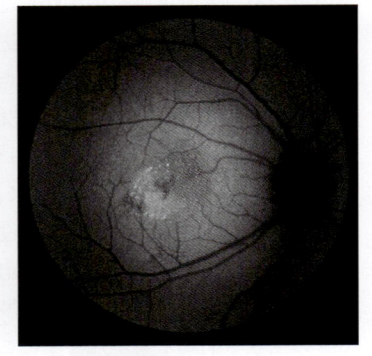

図5｜眼底自発蛍光
プレシピテートに一致する点状過蛍光が見られ，剥離網膜下も過蛍光を呈している．網膜色素上皮萎縮部は低蛍光を示している．

多発性後極部網膜色素上皮症

Multifocal posterior pigment epitheliopathy ; MPPE

診断のポイントとなる検査所見

重要度	検査名	決め手となる所見	参照図
★★★	眼底	胞状網膜剥離＋網膜下滲出斑（円形，ドーナッツ状）	図1
★★★	FA	造影早期の多発性網膜下蛍光漏出点，造影後期の旺盛な蛍光漏出	図2
★★	IA	造影早期の局所的脈絡膜充盈遅延，造影後期のびまん性過蛍光	図3
★	OCT	脈絡膜の著明な肥厚と多数のpachyvessel，RPE-視細胞の続発性減少	図4

鑑別が必要な疾患

鑑別疾患		掲載頁
同一スペクトラム疾患	急性CSC	170頁
	慢性CSC	
炎症性疾患	フォークト・小柳・原田病	270頁
	後部強膜炎	

1 疾患の定義

　多発性後極部網膜色素上皮症（MPPE）という疾患名は1977年に宇山・塚原らが命名したもので，欧米ではbullous retinal detachment（Gass）と呼ばれる．本症は中心性漿液性脈絡網膜症（CSC）の劇症型として分類され，脈絡膜血管の透過性亢進によって網膜色素上皮（RPE）が持つ外側血液網膜関門が障害され，網膜下への血漿の激しい漏出が多発性に起こり，強い滲出性網膜剥離を起こす疾患である．本症は脈絡膜肥厚をきたす疾患群pachychoroid spectrum diseasesに属している．

2 眼底所見

　眼底後極部に広範囲の滲出性網膜剥離が見られ，劇症例では眼底下方に胞状の網膜剥離をきたす（網膜下液の移動性が高い）．本疾患で最も特徴的なのは，網膜剥離の範囲内に円形またはドーナッツ状の灰白色の網膜下滲出斑が見られることである．これは血漿中のフィブリンが網膜下に沈着したものであり，あとで述べる網膜下蛍光漏出点にほとんどが合致する．視神経乳頭は正常か軽度充血が見られるが，眼内に炎症所見はない．本症は30〜50歳代の男性に多く見られ，両眼発症例が多く，CSCの既応を持つ症例が多く，ステロイド全身投与歴を持つものもある．治療にはあとで述べる漏出点の光凝固が用いられ，漏出が停止すると網膜は復位するが，強いRPEの変性や網膜下索が残存することがある．

3 確定診断に必要な検査

　フルオレセイン蛍光眼底造影（FA）で，RPEの外側血液網膜関門の破綻を示す網膜下蛍光漏出点が多発性に見られることを造影早期に証明することが最も重要である．網膜下への蛍光漏出はきわめて激しく，造影後期には網膜下に蛍光貯留をきたす．インドシアニングリーン蛍光眼底造影（IA）では，造影早期に脈絡膜血管への局所的充盈遅延による低蛍光や脈絡膜静脈の拡張，造影後期には脈絡膜血管透過性亢進を示すびまん性過蛍光が広範囲かつ強度に見られる．OCTでは感覚網膜の剥離と網膜下滲出斑部の網膜下にフィブリンによる塊状の高反射物質を認める．ドーナッツ状滲出斑では中心部に空隙を認め，これは蛍光漏出点の部に一致する．その他，網膜色素上皮剥離や外顆粒層菲薄化が認められる．

　またEDI-OCTでは，脈絡膜に著明な脈絡膜肥厚と多数の拡張血管pachyvesselsを認める．

4 鑑別すべき疾患

フォークト・小柳・原田病（VKH）：脈絡膜肥厚と滲出性網膜剥離をきたす疾患として，鑑別が最も重要．発症年齢や性別，ステロイド投与歴などやVKHで見られる感冒様症状やめまい，耳鳴り，頭痛などを伴わないことなどの患者背景を考える．FAでは両者ともに多発性の蛍光漏出点をきたすが，VKHのほうが蛍光漏出は緩慢で軽度．VKHではOCTで剥離網膜下のフィブリンによる架橋形成が見られるが，MPPEのような塊状の高反射は見られない．VKHでは脈絡膜雛壁や脈絡膜内血管が不明瞭となる高度の脈絡膜肥厚が見られる．

Uveal effusion syndrome（UES）：両眼性胞状網膜剥離をきたす疾患として重要．UESは強膜肥厚を伴う強度遠視眼に多く，脈絡膜剥離を伴い，網膜下滲出斑を認めない．FAでの漏出はごく軽度で緩慢，leopard spot patternを示すことから鑑別できる．

（髙橋寛二）

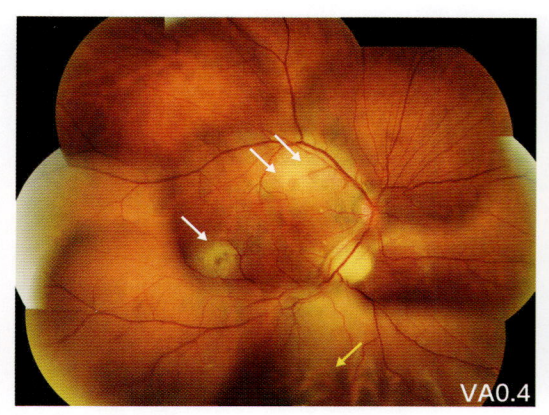

図1｜MPPE典型例

52歳男性．眼底後極部に広範囲の滲出性網膜剥離が見られ，下方は胞状となっている（黄矢印）．多数の円形またはドーナッツ状網膜下滲出斑（網膜下フィブリン）が見られる（白矢印）．本症例はフォークト・小柳・原田病と診断され，トリアムシノロンアセトニドテノン嚢下投与の既往があった．視力0.4（発症は両眼性）．

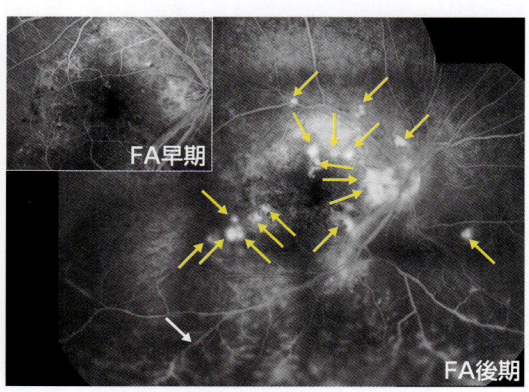

図2｜図1症例のFA所見（早期，後期）

早期にはピンポイント状の多数の蛍光漏出点が見られ，後期に激しい網膜下蛍光漏出をきたしている（黄矢印）．胞状網膜剥離部は続発性の変化である網膜血管からの血管外漏出をきたしている（白矢印）．

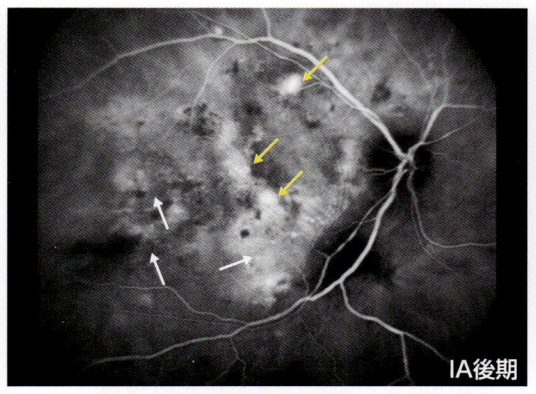

図3｜図1症例のIA所見（造影後期）

強い脈絡膜血管透過性亢進によって眼底後極部はびまん性過蛍光を示し（白矢印），ICG色素の蛍光漏出も見られる（黄矢印）．

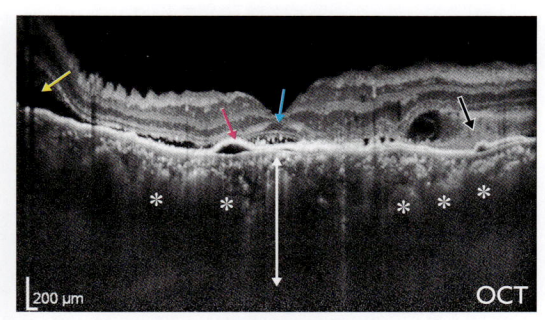

図4｜図1症例のOCT所見（中心窩を通る垂直断）

黄斑部の網膜剥離（黄矢印）の丈は低いが広範囲で，扁平な網膜色素上皮剥離（赤矢印）と脈絡膜の著明な肥厚（脈絡膜厚727μm，白矢印），pachyvessels（＊），外顆粒層の菲薄化（青矢印），網膜下フィブリン（黒矢印）が見られる．

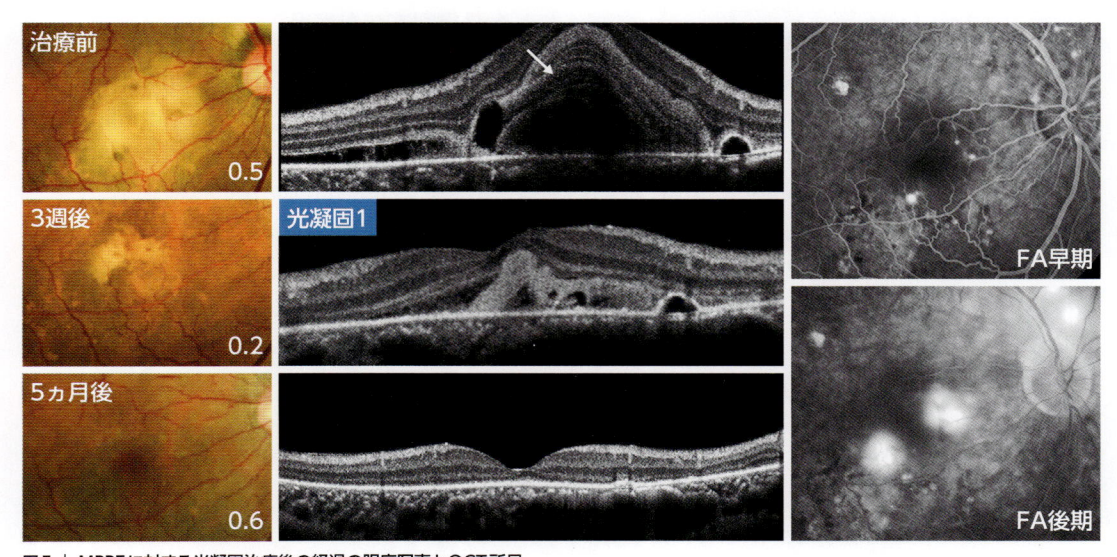

図5｜MPPEに対する光凝固治療後の経過の眼底写真とOCT所見

治療前のOCTでは，網膜下滲出斑（フィブリン）が見られる（矢印）．FA早期に見られた蛍光漏出点に対して徹底的に光凝固術を行うと網膜下滲出斑所見は徐々に消失し，網膜も復位した．5ヵ月後OCTでRPEと網膜外層の障害は残存している．

地図状脈絡膜炎
Geographic choroiditis

診断のポイントとなる検査所見			
重要度	検査名	決め手となる所見	参照図
★★	眼底	網膜深層の白色滲出斑，拡大した陳旧性病巣では地図状形態の萎縮を示す	図1
★★★	FA	滲出斑部の造影早期の低蛍光＋後期の過蛍光（蛍光の逆転現象）	図2
★	IA	造影早期，後期とも低蛍光	図3
★	OCT	RPE，網膜外層の高反射化と慢性期での消失	図4

鑑別が必要な疾患		
主要症状	鑑別疾患	掲載頁
視野欠損視力低下	APMPPE	124頁
	ベーチェット病，結核性網脈絡膜炎，ヘルペスウイルス属による網膜炎，眼トキソプラズマ症，細菌性眼内炎，真菌性眼内炎，梅毒性ぶどう膜炎，眼内リンパ腫	

1 疾患の定義

　地図状脈絡膜炎は，脈絡膜の局所的炎症に伴って網膜外層，網膜色素上皮(RPE)がともに強い障害を受け，急性期に白色滲出斑と慢性期に萎縮が現れる疾患である．本症は20〜50歳代に発症し，原因不明であるが，感染性のものと非感染性のものがあると推測されている．本症の主病態は脈絡膜の炎症による脈絡膜循環障害とされている．局所の炎症によって脈絡膜細動脈が閉塞すると，その支配領域の脈絡膜毛細血管が閉塞することによって網膜色素上皮と網膜外層に二次的に虚血を生じ，局所に白色滲出斑が発生する．この白色斑は眼底後極部に検眼鏡的に多数の濃い白色斑が癒合し匐行性に拡大する特徴的な所見を示し，陳旧期には地図状の強い萎縮を残す．また片眼発症後，のちに両眼性になることが多い．

2 眼底所見

　本症の急性期には，視神経乳頭近傍から血管アーケード付近に発生する大型（視神経乳頭と同等〜数倍）の黄白色滲出性病変が見られる．初期病変はやがて広範囲のRPEの変性と網脈絡膜萎縮病巣となって陳旧化するが，炎症が再燃すると，その辺縁に虫食い状や小円形の境界鮮明な灰白色の滲出性病変が出現する．活動期の白色滲出斑のレベルは網膜深層から脈絡膜にある．病変は通常は視神経乳頭辺縁に接して初発し，再燃を繰り返しながら徐々に拡大し，最終的に地図状を呈し，病変が黄斑部に達すると視力低下をきたす．活動期には硝子体中に炎症細胞が見られるが，前眼部には炎症所見は通常，見られない．

3 確定診断に必要な検査

　フルオレセイン蛍光眼底造影(FA)では，本症の活動性病巣は造影早期にはブロックと脈絡膜毛細血管板への流入欠損による低蛍光を示し，造影後期に

はその部は徐々に過蛍光を示し，病巣の辺縁部が強く染色される（蛍光の逆転現象）．慢性期の萎縮病変では，造影早期に全体的に低蛍光を示し，後期には組織染によるびまん性過蛍光を示す．

　インドシアニングリーン蛍光造影(IA)では，活動性病巣は造影早期に低蛍光を示し，造影後期には淡い過蛍光を示す．萎縮病巣では造影全経過を通じて低蛍光を示す．OCTでは，活動期には病巣において視細胞層の欠損と網膜外層から脈絡膜毛細血管板の高信号が見られるが，網膜内層は保たれる．萎縮に陥った陳旧病巣でも網膜外層の高信号領域が残存するが，RPEレベルに高信号の点状高信号病巣hyperleflective fociが見られるようになる．

　FAFでは陳旧病巣で境界鮮明な自発低蛍光を示す．

4 鑑別すべき疾患

急性後部多発性斑状色素上皮症acute posterior multifocal placoid pigment epitheliopathy (APMPPE)：黄斑部を中心とした後極部に比較的均一な大きさの円形白色斑が多数見られる．この病巣は検眼鏡的に網膜外層の灰白色の混濁として観察される．地図状脈絡膜症に比して若年発症であり，強い萎縮を残さず消失するのが特徴である．

その他の炎症性疾患：眼底に大型の滲出性病変が見られる鑑別疾患として，ベーチェット病，結核性網脈絡膜炎，ヘルペスウイルス属による網膜炎，眼トキソプラズマ症，細菌性眼内炎，真菌性眼内炎，梅毒性ぶどう膜炎，眼内リンパ腫などの可能性に注意する必要がある．特に感染が疑われる症例では，全身検査や眼内液の検査によって鑑別を行う．

（髙橋寛二）

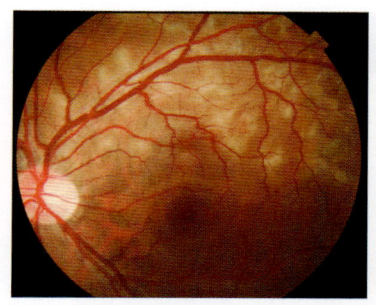

図1｜地図状脈絡膜炎の初発例（急性期）の眼底所見

27歳男性．視神経乳頭近傍から血管アーケード内外に，網膜深層の灰白色滲出斑が多数見られる．滲出斑は一部で癒合しており，視神経乳頭径よりも大きい．

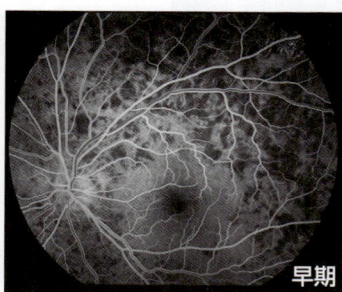

図2｜図1症例のFA所見

滲出斑存在部に一致して造影早期に多数の低蛍光斑が見られる．大きさはさまざまで，一部では癒合している．造影後期には低蛍光斑が見られた部位はすべて過蛍光を示し，明瞭な蛍光の逆転現象が見られる．

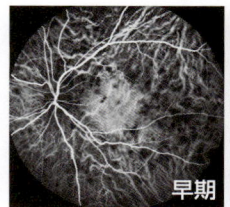
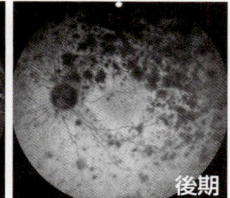

図3｜図1と同一症例のIA所見

滲出斑部は全造影経過を通じて斑状の低蛍光を示している．

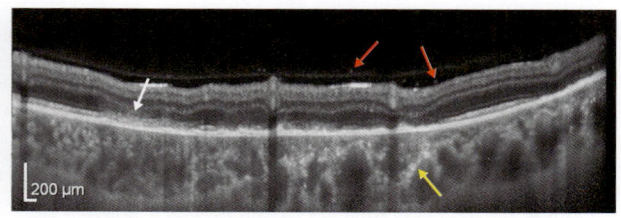

図4｜図1と同一症例のOCT所見

白色滲出斑を横断するOCTスキャンでは，RPEラインの菲薄化と不整，網膜外層の3本ライン消失，外顆粒層の高反射化が見られる（白矢印）．脈絡膜血管は拡張し，間質にhyperreflective foci（黄矢印）が多数見られる．硝子体内にも炎症細胞と思われるhyperreflective fociが見られる（赤矢印）．

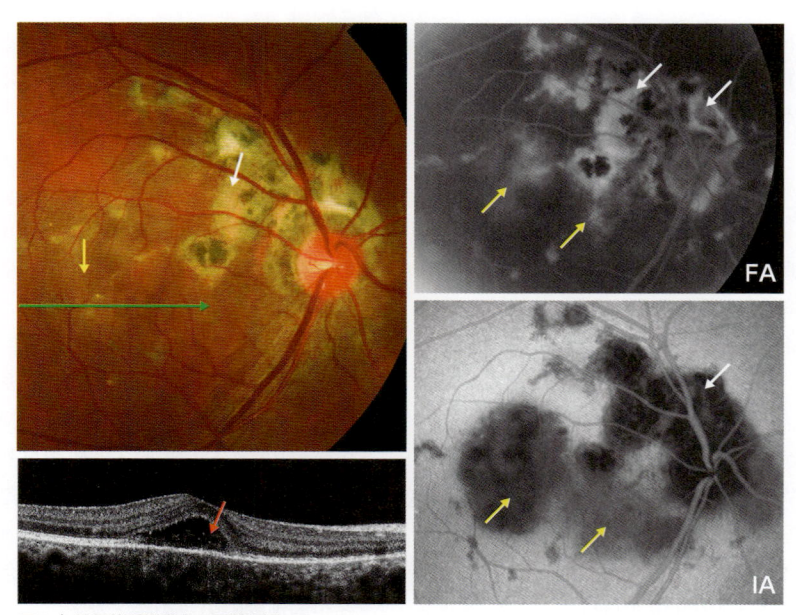

図5｜地図状脈絡膜症の再燃症例

55歳男性．視神経乳頭周囲に萎縮と色素沈着を示す陳旧病巣が見られ（白矢印），黄斑に網膜混濁が現れた．再発病巣（黄矢印）はFA後期で過蛍光，IAで低蛍光を示した．OCTでは黄斑部の漿液性網膜剝離を示し，網膜下液内のhyperreflective fociが見られた（赤矢印）．緑矢印：OCTスキャン部位．

［参考文献］　　　　　　　　　　どう膜炎診療ガイドライン．日眼会誌123: 687-689, 2019

1. ぶどう膜炎診療ガイドライン作成委員会：地図状脈絡膜炎．ぶ

1-11)-(4)

点状脈絡膜内層症
Punctate inner choroidopathy ; PIC

診断のポイントとなる検査所見

重要度	検査	決め手となる所見	参照図
★★★	眼底	点状の50〜300μmの大きさの網膜色素上皮〜脈絡膜内層レベルの黄白色病変，後極部に多発，次第に瘢痕化	図1
★★★	FA・IA	FA：初期から後期まで過蛍光を呈し，後期で蛍光色素の漏出を伴う IA：初期から後期まで低蛍光を呈する	図2 図3
★★★	OCT	病変部に一致してRPEから視細胞レベルにドーム状の中〜高輝度病変を示す	図4
★	前眼部・中間透光体	炎症所見がない	

鑑別が必要な疾患

鑑別疾患	掲載頁
推定眼ヒストプラズマ症候群 presumed ocular histoplasmosis syndrome (POHS)	
多巣性脈絡膜炎汎ぶどう膜炎症候群 multifocal choroiditis and panuveitis (MCP)	178頁
網膜下線維症ぶどう膜炎症候群 subretinal fibrosis and uveitis syndrome	
急性後部多発性斑状色素上皮症　acute posterior multifocal placoid pigment epitheliopathy (APMPPE)	124頁
多発消失性白点症候群 multiple evanescent white dot syndrome (MEWDS)	116頁
急性帯状潜在性網膜外層症 acute zonal occult outer retinopathy (AZOOR)	118頁
散弾状脈絡網膜症　birdshot retinochoroidopathy	122頁
地図状脈絡膜炎　serpiginous choroiditis	174頁

1 疾患の定義

　点状脈絡膜内層症 (PIC) とは，20〜40歳代の若年女性の近視眼に好発し，眼底後極部を中心に点状で黄白色の網膜下レベルの病変が多発する原因不明の網脈絡膜炎である．自覚症状として中心視力低下を生じる他に，時に飛蚊症や光視症なども訴える．一般的に両眼性が多く，脈絡膜新生血管が20〜40％で生じる．PICは急性帯状潜在性網膜外層症 (AZOOR) と患者背景が同一でAZOORを合併することがあるので，一つの疾患spectrumとして広義のAZOOR (AZOOR complex) に含まれる．

2 眼底所見

　点状で網膜下レベルの黄白色滲出斑が後極部を中心に多発し (図1)，経過とともに一部色素沈着を伴った瘢痕病巣となる．MCPと比較し，滲出斑の数は少ない．

3 確定診断に必要な検査

　滲出斑に一致して，FAでは初期から後期まで過蛍光を呈し，後期で蛍光色素の漏出を伴う (図2)．IAでは初期〜後期まで低蛍光を呈するが，時に病変部以外にも低蛍光斑を伴うことがある (図3)．OCTでは病変部に一致してRPEレベルでドーム状の高輝度病変が観察され，ellipsoid zoneの異常を伴う (図4a)．FAFでは病変部のみならず，視神経乳頭周囲を含めた後極部の広範囲で異常が観察されることがある (図5a)．網膜電図は通常正常であるが，異常を呈した場合はAZOORの合併を考えて精査を行う．

　前房や硝子体内に炎症所見がないことも本疾患の診断に重要であり，他疾患との鑑別になる．

4 鑑別すべき疾患

　いわゆる白斑症候群 (white dot syndrome) との鑑別を中心に行う．MFC with panuveitisは，滲出斑の分布が後極部のみならず周辺部にも多発すること，前房や硝子体内の炎症を呈することから鑑別する．APMPPEでは病変がPICよりやや大きく癒合傾向があり，FAでは初期低蛍光，後期過蛍光のいわゆる蛍光の逆転現象を示すこと，MEWDSでは白点病変がPICより境界が不明瞭で自然に消失し，IAで白点が初期には異常を呈さず，後期で低蛍光となることから鑑別できる．PICでは，眼底，FA，IA，OCT所見および前房や硝子体内に炎症所見がないことが鑑別診断の決め手となる．

（橋本勇希・齋藤　航）

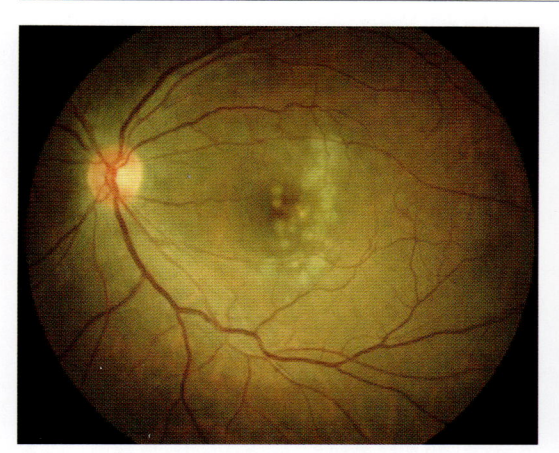

図1｜PICの眼底所見
後極部に点状の網膜下レベルの黄白色滲出斑が見られる.

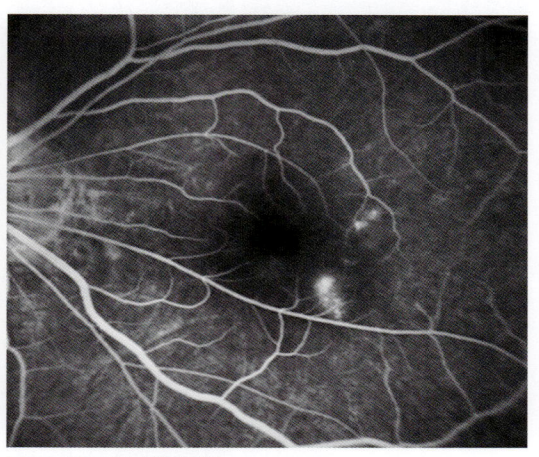

図2｜PICのFA後期相所見
滲出斑部は過蛍光を示し，蛍光色素の漏出を伴う.

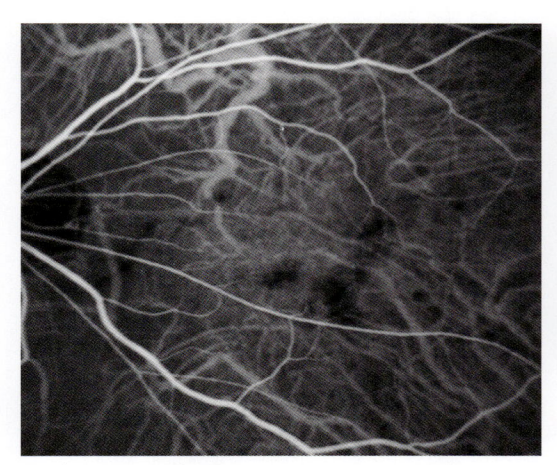

図3｜PICのIA初期相所見
病変に一致して低蛍光を示す.

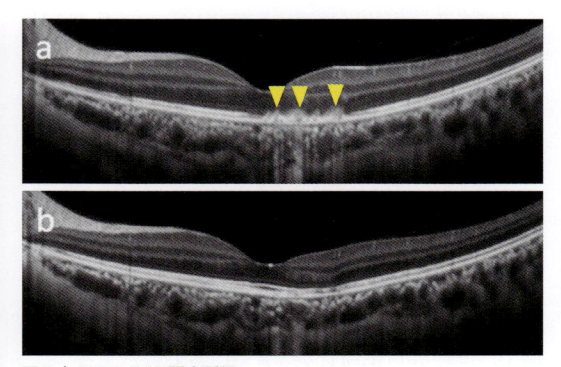

図4｜PICのOCT眼底所見
a：病変部に一致してRPEから視細胞レベルにドーム状の中〜高輝度病変を示す．同部位のellipsoid zoneが障害されている．b：高輝度病変は消失し，網膜外層形態は回復している.

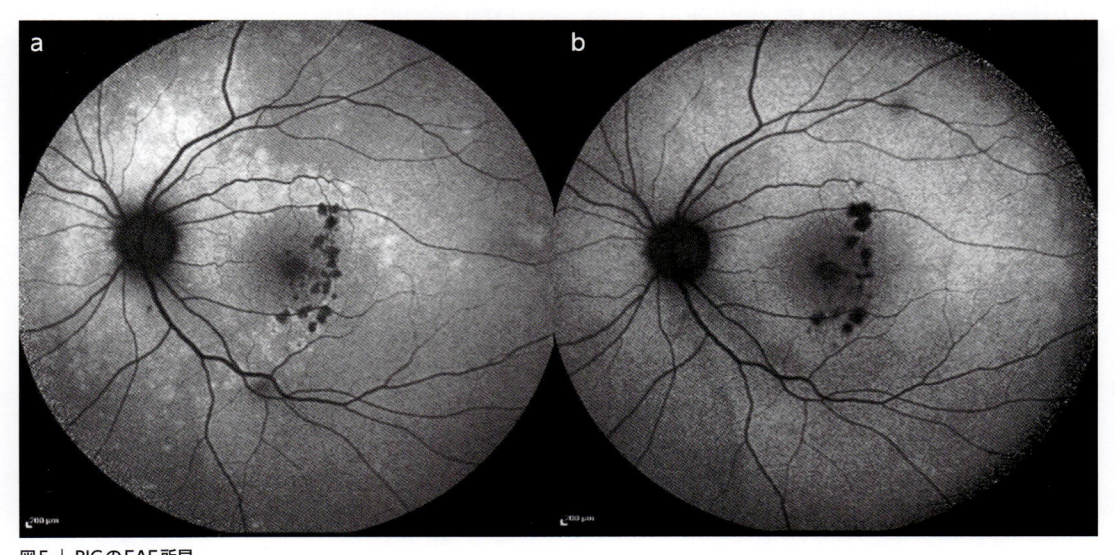

図5｜PICのFAF所見
a：滲出斑部は自発低蛍光，視神経乳頭周囲は自発過蛍光を示す．b：寛解期，乳頭周囲の過蛍光所見は消失している.

汎ぶどう膜炎を伴う多巣性脈絡膜炎

Multifocal choroiditis with panuveitis ; MCP

診断のポイントとなる検査所見			
重要度	検査	決め手となる所見	参照図
★★	眼底	後極部から周辺部に多発する点状で50～350μmの大きさの網膜下レベルの黄白色病変	図1
★★★	FA・IA	FA：初期から後期まで過蛍光を呈し，後期で蛍光色素の漏出を伴う．周辺の網膜血管から漏出が見られる	図3
		IA：初期から後期まで低蛍光を呈する	図4
★★	OCT		図5
★★	前眼部・中間透光体	炎症所見が見られる	

鑑別が必要な疾患	
鑑別疾患	掲載頁
点状脈絡膜内層症　punctate inner choroidopathy（PIC）	176頁
急性後部多発性斑状色素上皮症　acute posterior multifocal placoid pigment epitheliopathy（APMPPE）	124頁
多発消失性白点症候群　multiple evanescent white dot syndrome（MEWDS）	116頁
急性帯状潜在性網膜外層症　acute zonal occult outer retinopathy（AZOOR）	118頁
サルコイドーシス	272頁
梅毒，結核などの感染性内眼炎	276，278頁
散弾状脈絡網膜症　birdshot retinochoroidopathy	120頁
地図状脈絡膜炎　serpiginous choroiditis	174頁
フォークト・小柳・原田病	270頁

1 疾患の定義

　多巣性脈絡膜炎 multifocal choroiditis（MFC）は30歳代の女性の近視眼に好発し，後極部から周辺部の網脈絡膜に多巣性の滲出斑を生じる原因不明の疾患である．点状脈絡膜内層症（PIC）の重症型と考えられている．霧視または中心視力低下で発症し，両眼性が多い．本病の疾患概念はいまだに確立されていないが，汎ぶどう膜炎を伴う場合 MCP と，進行性の網膜下線維化を伴う場合，MFC associated with progressive subretinal fibrosis，あるいは diffuse subretinal fibrosis syndrome と呼ばれている．MCPでは半数近くに非肉芽腫性の前房炎症を，そして70％以上で前部硝子体中の炎症を伴う．経過中，脈絡膜新生血管が30～45％で合併する．

2 眼底所見

　急性期に円形で黄白色の網膜下レベルの病変が後極部～周辺部にかけて多発する．数は数個～100個以上見られ，滲出斑は周辺に向かい円周状に配列することがある（図1）．滲出斑は次第に一部色素沈着を伴った瘢痕病巣になり，眼ヒストプラズマ症の打ち抜き像（punched out lesion）に似ている（図2）．

3 確定診断に必要な検査

　MCPでは，前房や硝子体の炎症を生じる．滲出斑に一致して，FAでは初期は異常なし～過蛍光を示し，後期で過蛍光は増強して蛍光漏出を伴う．周辺網膜血管から蛍光漏出が見られる（図3）．IAでは初期から低蛍光を示す．滲出斑の性状と蛍光眼底造影所見はPICと同様である（図4）．OCTでは滲出斑部はRPEレベルにドーム状の高輝度所見とellipsoid zoneの欠損を示す（図5）．FAFでは後極部から周辺部の広範囲に過蛍光が観察される（図6）．MCPはたびたび炎症が再発し，慢性化することがある．

4 鑑別すべき疾患

　いわゆる白斑症候群 white dot syndrome の鑑別を中心に行う．PICは，滲出斑の分布が後極部中心であり，前房や硝子体内の炎症所見がない．APMPPEでは病変がMFCよりやや大きく癒合傾向があり，FAでは初期低蛍光，後期過蛍光のいわゆる蛍光の逆転現象を示す．MEWDSでは滲出斑がMFCより境界が不明瞭で経過とともに消失し，IAでは滲出斑は初期に異常を呈さず，後期で低蛍光となることなどから鑑別できる．その他の鑑別疾患は，眼外所見や全身検査などから鑑別する．

（橋本勇希・齋藤　航）

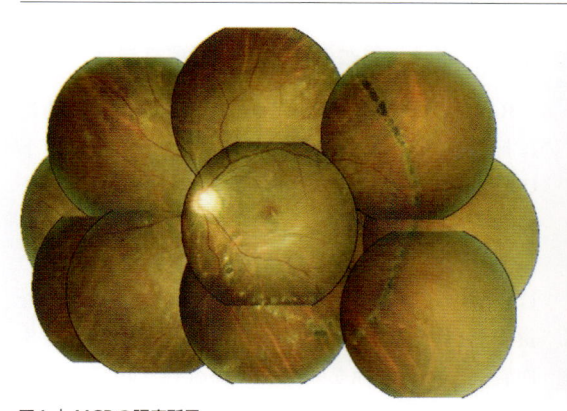

図1｜MCPの眼底所見
円形の黄白色を呈する網膜下レベルの病変が後極部から周辺部にかけて多発する．経過中，一部色素沈着を伴う瘢痕病巣となる．

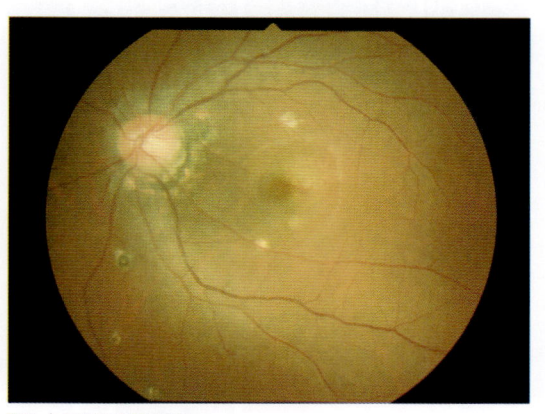

図2｜MCPの眼底所見
黄斑部に脈絡膜新生血管が生じている．

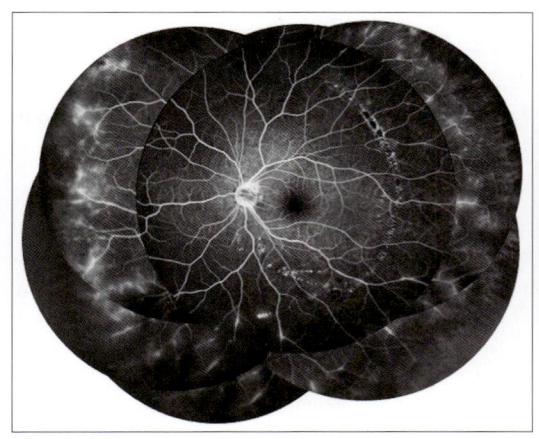

図3｜MCPのFA所見
滲出斑に一致して過蛍光を示し，周辺の網膜血管から蛍光漏出が見られる．

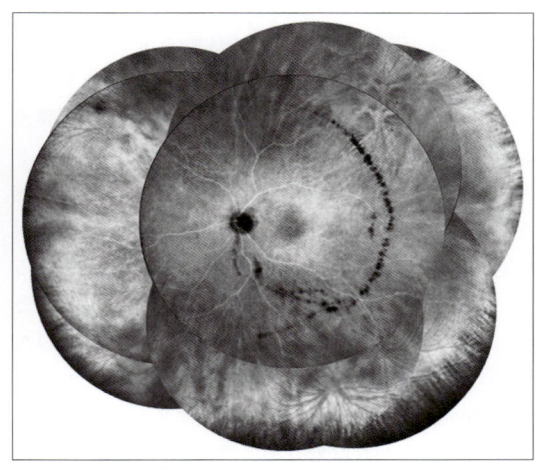

図4｜MCPのIA所見
滲出斑に一致して初期から低蛍光を示す．

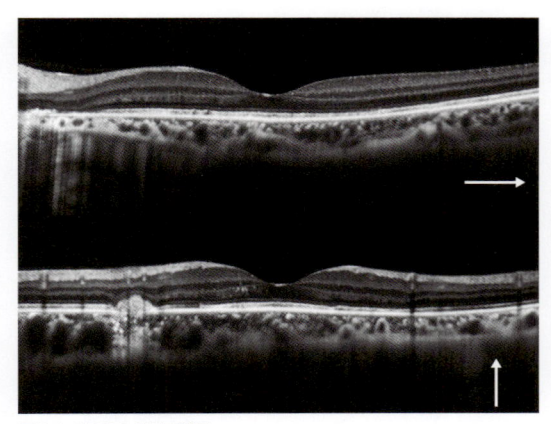

図5｜MCPのOCT所見
網膜の菲薄化，網膜外層障害，滲出斑に一致して限局性の脈絡膜菲薄，脈絡膜瘢痕による限局的な高反射信号を示す．

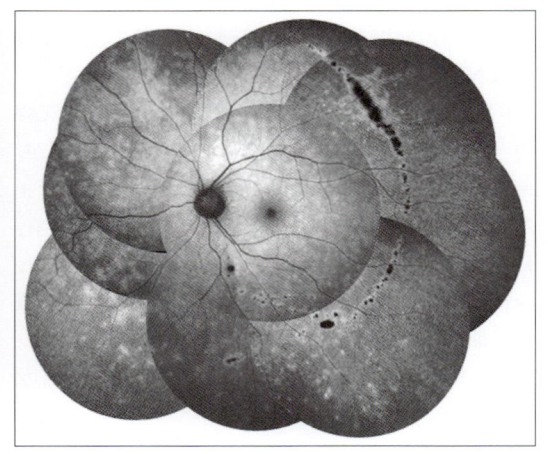

図6｜MCPのFAF所見
萎縮病巣部位に一致してRPEの消失，萎縮を示す低蛍光が見られるが，後極部から周辺部の広範囲に過蛍光の異常所見が観察される．

特発性脈絡膜新生血管
Idiopathic submacular choroidal neovascularization ; ICNV

1 | 疾患の定義と鑑別すべき疾患

特発性黄斑下脈絡膜新生血管（ICNV）とは，一般的には50歳未満の比較的若年者の主に片眼に発症し，屈折度が−6.0 diopters前後の中等度近視があり，眼軸長が26.5mm未満で，加齢黄斑変性（AMD）を疑わせる軟性ドルーゼンなどの所見を認めず，その他の血管新生黄斑症を続発する高度近視，網膜色素線条症，ocular histoplasmosis syndrome，トキソプラズマ脈絡網膜炎，multifocal choroiditisを含むぶどう膜炎，外傷性脈絡膜破裂や，遺伝性眼疾患を伴わない原因不明の疾患で，両眼に発症することも稀にある．中心窩下にCNVが発生することが多く，重篤な視力障害が起こる．脈絡膜の肥厚を伴う1型CNVを認めるpachychoroid neovasculopathyも，比較的若年者に発症するが，現在のところ疾患概念が曖昧なため，今回のICNVとは異なる疾患として述べる．また，近年，AMD発症の若年化が進んでおり，40歳代前半でポリープ状脈絡膜血管症の所見などが見られAMDと診断される症例が増加傾向であり，50歳という年齢の境界だけでICNVとAMDを鑑別するのは困難と考える．

ICNVの治療は，抗VEGF薬硝子体内投与や光線力学的療法[1-3]が有効であるという報告はあるが，確立された治療法はない．ICNV症例の前房水サイトカイン濃度を調査した報告において，炎症の過程に強く関連したIL-17が有意に多く発現しており，今後，炎症性サイトカインをターゲットとした治療法も期待されている[4]．

2 | 眼底所見と確定診断に必要な検査

ICNVの典型所見としては（図1，2），検眼鏡的には比較的小型の境界明瞭な黄白色の感覚網膜下CNV（2型CNV）を認め，その周囲に網膜下出血を伴うこともある．OCTでは黄斑部感覚網膜下に高反射のCNVとその周囲に網膜下液を認める．FAではclassic CNVの所見を認め，造影早期から旺盛な蛍光漏出を認める．IAでは造影早期に明瞭な新生血管網とその周囲を囲むようにdark rimの所見を認めるのが特徴である．dark rimはCNVの周囲に増殖したRPEによる背景蛍光のブロックという報告もあり，self-limitedのICNVの症例はRPEが増殖して囲い込むことによって滲出性変化を沈静化させると考えられる[5]．ICNVの多くは2型CNVなので，OCT angiographyでは網目状の新生血管網として検出しやすい．網膜外層〜網膜無血管野のslabにてより検出しやすい．

（白神千惠子）

［文献］

1. Sudhalkar A, et al: Anti-vascular endothelial growth factor therapy for naive idiopathic choroidal neovascularization: a comparative study. Retina 35: 1368-1374, 2015
2. Zhang H, et al: Intravitreal bevacizumab for treatment of subfoveal idiopathic choroidal neovascularization: results of a 1-year prospective trial. Am J Ophthalmol 153: 300-306, e301, 2012
3. Kang HM, et al: Intravitreal anti-vascular endothelial growth factor therapy versus photodynamic therapy for idiopathic choroidal neovascularization. Am J Ophthalmol 155: 713-719, 2013
4. Yin H, et al: Idiopathic choroidal neovascularization: intraocular inflammatory cytokines and the effect of intravitreal ranibizumab treatment. Sci Rep 6: 31880, 2016
5. Shiraga F, et al: Identification of ingrowth site of idiopathic subfoveal choroidal neovascularization by indocyanine green angiography. Ophthalmology 107: 600-607, 2000

1

網膜

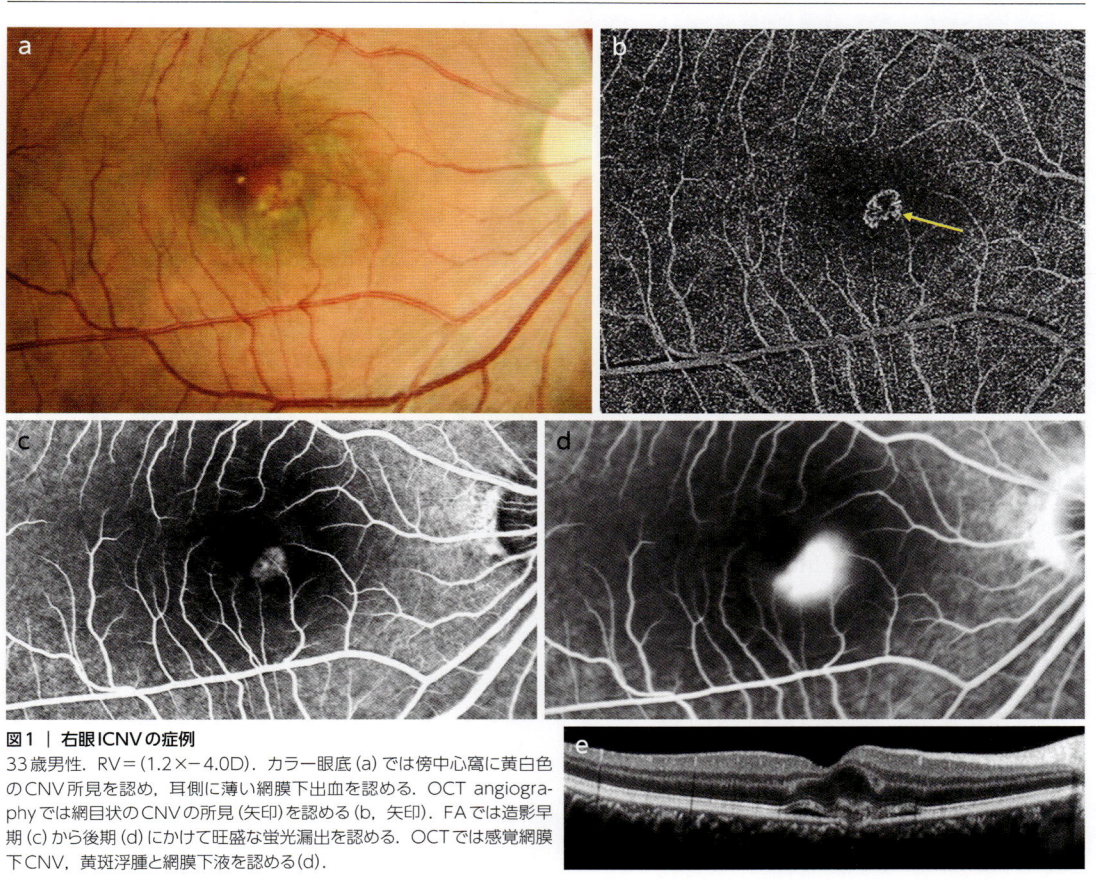

図1｜右眼 ICNV の症例

33歳男性．RV＝（1.2×−4.0D）．カラー眼底（a）では傍中心窩に黄白色のCNV所見を認め，耳側に薄い網膜下出血を認める．OCT angiographyでは網目状のCNVの所見（矢印）を認める（b，矢印）．FAでは造影早期（c）から後期（d）にかけて旺盛な蛍光漏出を認める．OCTでは感覚網膜下CNV，黄斑浮腫と網膜下液を認める（d）．

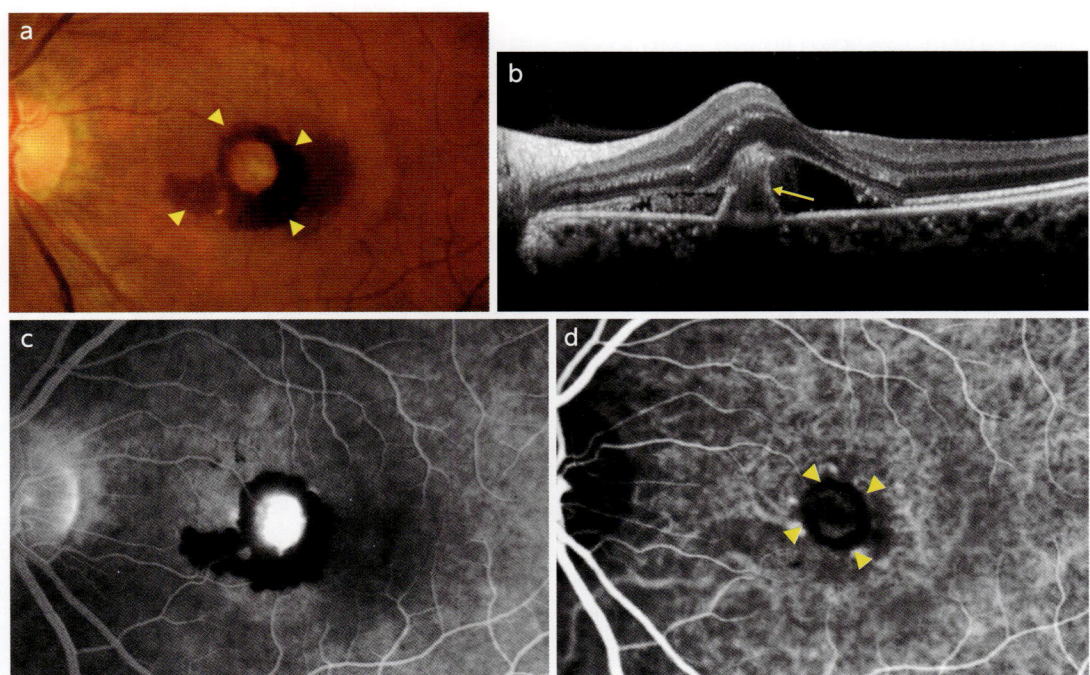

図2｜左眼 ICNV の症例

31歳女性．LV＝（0.3×−7.0D）．カラー眼底では中心窩下に黄白色のCNVとその周囲に網膜下出血を認める（a，矢頭）．OCTでは感覚網膜下に輝度の高いCNVの所見（b，矢印）と網膜下液を認める．FAでは造影後期（c）に旺盛な蛍光漏出と周囲に網膜下出血による蛍光のブロックを認める．IAでは網目状の新生血管網とCNV周囲に輪状の低蛍光を認める（d，矢頭）．

早期加齢黄斑変性

Early age-related macular degeneration ;
Early AMD

診断のポイントとなる検査所見

重要度	検査名	決め手となる所見	参照図
★★★	眼底	ドルーゼン, 網膜色素上皮異常	図6, 7
★★	OCT	pseudodrusenとの鑑別	図3
★	FA	cuticular drusenとの鑑別	図8

鑑別が必要なドルーゼン

ドルーゼンの種類	鑑別ポイント	掲載頁
硬性ドルーゼン（境界明瞭）	直径 < 63 μm	22頁図4
硬性ドルーゼン（境界不明瞭）		
軟性ドルーゼン（境界明瞭）	直径 ≧ 63 μm	
軟性ドルーゼン（境界不明瞭）		
pseudodrusen	OCTでRPEより内層	183頁図4
cuticular drusen	FAでstars in the sky	185頁図7, 8
pachydrusen	パキコロイドに伴うもの	185頁図9

1 疾患の定義

　加齢黄斑変性（AMD）のさまざまな眼底所見の評価に用いる分類やグレーディングの方法としてはWisconsin Age-related Maculopathy Grading System（WARMGS）や，International Classification and Grading System（ICGS）for Age-related Maculopathy and Age-related Macular Degeneration，およびAge-Related Eye Disease Study（AREDS）における分類システムが広く知られている．これらのシステムはそれぞれ1991年，1995年，2001年に発表されており，以前はAMDよりも加齢黄斑症 age-related maculopathy（ARM）という用語のほうが一般的であったために，WARMGSとICGSではARMという用語も使用されているが，最近ではARMという用語は用いずにAMDという用語だけを用いて，早期AMDと後期AMDに分類するのが一般的になっている．

　日本では2008年にICGSを基盤としたAMDの分類と診断基準が発表された．この基準では早期AMDという用語は使用せずに，軟性ドルーゼンと網膜色素上皮異常をAMDの前駆病変と呼び，さらに後期AMDを滲出型と萎縮型に分類している．後述するように，最近では直径63μm以上のドルーゼンを軟性ドルーゼンとして扱うことが多く，中心窩を中心とする半径3,000μm以内の領域に，直径63μm以上のドルーゼンが一つでも認められれば，軟性ドルーゼンがあると判断して早期AMDと診断することになる．また，網膜色素上皮異常としては網膜色素上皮の色素脱失，色素沈着，色素むら，直径1乳頭径未満の漿液性網膜色素上皮剥離があり，これらのうち一つでも認められた場合にも早期AMDと診断する．

2 眼底所見

　視神経乳頭の直径は本当は1,800～2,000μm程度であるが，WARMGSやICGS，AREDSシステムでは，視神経乳頭の直径を1,500μmと考えることにして中心窩を中心とした半径3,000μmの範囲を黄斑部と定義し，さらにその中に半径500μmの円と半径1,500μmの円を描いて9個のsubfieldに分けて，それぞれの範囲内の眼底所見を評価することになっている（図1）．早期AMDの評価項目としてはドルーゼンと網膜色素上皮異常の性状やサイズ，総面積を評価することになり，その際にはC$_0$，C$_1$，C$_2$，I$_1$，I$_2$，O$_1$，O$_2$といった標準円を眼底写真状に重ねてこの大きさを参考にして評価する（図2）．なお，この標準円の大きさはWARMGSとAREDSシステムでは同一であるが，ICGSでは異なっている．

　臨床現場でドルーゼンのサイズを評価する際には，視神経乳頭縁の網膜静脈根幹部径が125μmと考えて評価することができる．ドルーゼンのサイズについては直径が63μm未満のものをsmall drusen，63μm以上で125μm未満のものをintermediate drusen，125μm以上のものをlarge drusenとするのが一般的である．ドルーゼンの性状の分類方法は表1にまとめた．最近では63μm未満のものを硬性ドルーゼン，63μm以上のものを軟性ドルーゼンとすることが多く，境界が明瞭であるか不明瞭であるかにはこだわらないようになってきている．また，WARMGSとAREDSシステムでは軟性ドルーゼンがはっきりしないnetworks of broad interlacing ribbons状に並んでいるものをreticular drusenと呼んでいたが，最近ではこれが網膜色素上皮の内

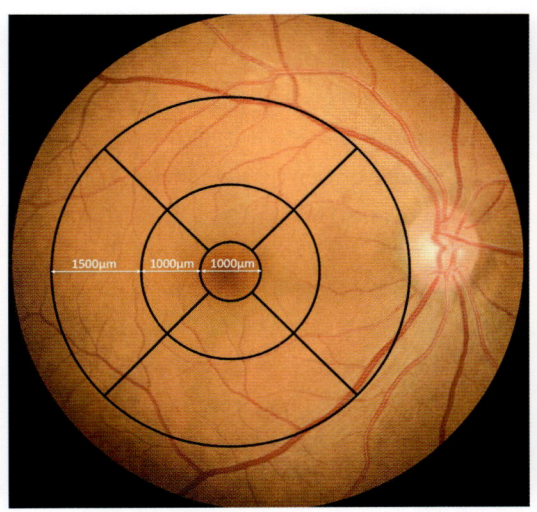

図1｜AMD診断時の評価領域
中心窩を中心に半径500μmの範囲（785,000μm²）をcentral subfield, その外側の半径1,500μmまでの領域を4分割した範囲（1,570,000μm²）をinner subfield, さらにその外側の半径3,000μmまでの領域を4分割した範囲（5,298,750μm²）をouter subfieldとして, それぞれの領域での眼底所見を評価する.

◉ **表1　主なドルーゼンの性状の分類方法**

WARMGS	AREDS	ICGS
硬性, 境界不明瞭	最大直径125μ未満で軟性ドルーゼンなし	硬性
硬性, 境界明瞭		
軟性, 境界明瞭	軟性, 境界明瞭	中間サイズ（63μm＜直径≦125μm）, 軟性, 境界明瞭
		大型（125μm≦直径）, 軟性, 境界明瞭
軟性, 境界不明瞭	軟性, 境界不明瞭	大型（125μm≦直径）, 軟性, 境界不明瞭 ・crystalline/calcified/ glistening ・semisoid ・serogranular
網状（reticular）	網状（reticular）	
退色（faded）		
	石灰化（calcified）	

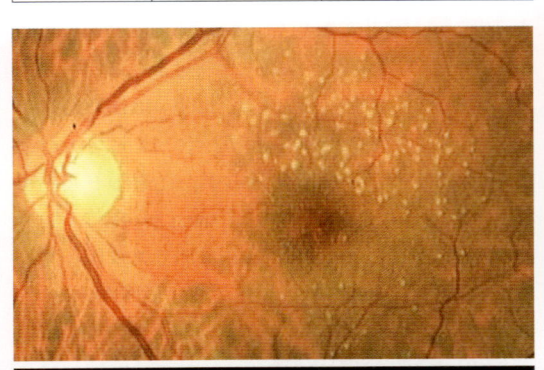

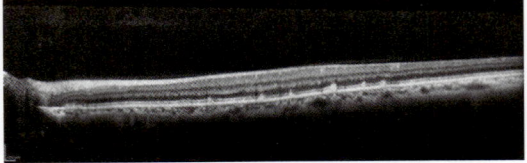

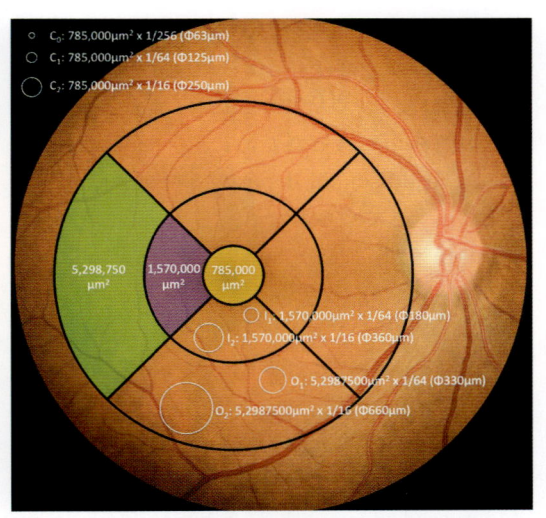

図2｜ドルーゼンや網膜色素上皮異常のサイズや面積を評価する際に用いる標準円
C_0はcentral subfieldの1/256の面積を持つ円で, C_1, I_1, O_1はそれぞれcentral subfield, inner subfield, outer subfieldの1/64の面積を持つ円で, C_2, I_2, O_2はそれぞれcentral subfield, inner subfield, outer subfieldの1/16の面積を持つ円となっている.

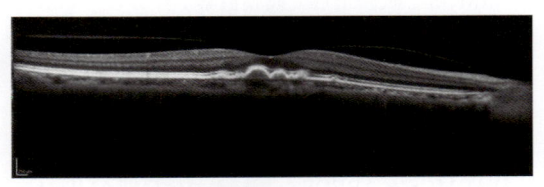

図3｜ドルーゼンのOCT検査所見
図3の眼底のOCT検査所見からは, ドルーゼンが存在している部位では網膜色素上皮が隆起しており, ドルーゼンが網膜色素上皮の下側に存在していることが確認できる.

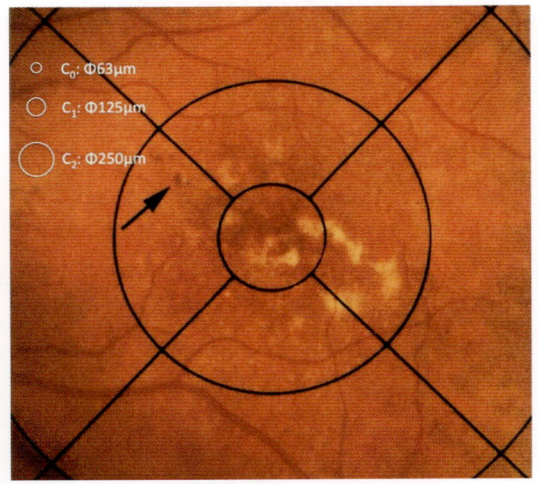

図5｜網膜色素上皮異常の評価（increased pigment）
矢印の先にC_1よりも大きいがC_2よりは小さな色素増加が観察できる.
(Age-Related Eye Disease Study Research Group: Am J Ophthalmol 132: 668-681, 2001 Fig 3 (modified))

図4｜pseudodrusenのOCT検査所見
眼底写真ではpseudodrusenが観察でき, OCTではpseudodrusenが網膜色素上皮よりも上側にあり, 一部は外境界膜を貫いていることも確認できる.

層側に存在することがわかったためにreticular pseudodrusenと呼ばれるようになった．さらにリボン状ではなく，点状になっているものも多くあることが明らかになったために，pseudodrusenやsubretinal drusenoid depositeと呼ばれることが多くなってきている．なお，ドルーゼンとpseudodrusenの鑑別には網膜光干渉断層法（OCT）が有用である（図3，4）．

色素異常については，WARMGSでは網膜色素上皮変性および網膜内/網膜下の灰色～黒色の色素顆粒斑と色素塊を評価する．一方，ICGSではhyperpigmentationとhypopigmentationを評価するとしており，ドルーゼンに関連した網膜外層か脈絡膜のincreased pigmentまたはhyperpigmentationと，脈絡膜血管が透見できない程度のドルーゼンに関連した網膜色素上皮のdepigmentationかhypopigmentationを評価する．AREDSシステムでは，WARMGSを微修正して網膜色素上皮のdepigmentationと網膜内および網膜下の灰色～黒色の色素塊を評価するとしている（図5，6）．

3 ┃ 確定診断に必要な検査

WARMGSとAREDSシステムでは早期AMDは定義されていないが，ICGSでは早期ARMをドルーゼンか，ドルーゼンに関連した網膜外層か脈絡膜のincreased pigmentまたはhyperpigmentationと，脈絡膜血管が透見できない程度のドルーゼンに関連した網膜色素上皮のdepigmentationかhypopigmentationのいずれかを認めるものと定義している．

AMDの疫学研究として有名なBeaver Dam Eye Study（BDES）やBlue Mountain Eye Study（BMES）では，WARMGSを用いて眼底写真を評価しており，BMESでは，早期ARMは1）境界不明瞭な軟性ドルーゼンを認めるもの，2）reticular drusen（pseudodrusen, subretinal drusenoid deposit）を認めるもの，または，3）境界不明瞭な軟性ドルーゼンと網膜色素上皮異常を認めるものと定義されている．

日本で行われたコホート研究では，久山町研究はICGSを，舟形町研究と久米島研究はWARMGSを，ながはま研究はAREDSシステムを使用している．早期AMDの定義は，舟形町研究ではBMESと同じものを使っているが，他の研究では$125\mu\mathrm{m}$以上の軟性ドルーゼンか網膜色素上皮異常を認めた場合に早期AMDと診断している研究が多い．AREDSや

Rotterdam Studyでは最大ドルーゼンのサイズや総面積，網膜色素上皮異常の総面積を評価することによって，後期AMDの発症リスクを評価しており，$63\mu\mathrm{m}$以上のドルーゼンや$125\mu\mathrm{m}$以上のドルーゼン，reticular drusen（pseudodrusen, subretinal drusenoid deposit）や網膜色素上皮異常があるかどうかを判断することで，後期AMDへの進行のリスクが予測できることが明らかになっており，2008年に日本で発表されたAMDの分類と診断基準に従って，直径$63\mu\mathrm{m}$以上の軟性ドルーゼンまたはpseudodrusen（subretinal drusenoid deposit），網膜色素上皮異常を認めた場合に早期AMDと診断するのがよさそうである．

4 ┃ 鑑別すべき疾患

最近になってcuticular drusenも後期AMD発症のリスク因子であることがわかってきた．cuticular drusenは直径$25\sim75\mu\mathrm{m}$の小さなドルーゼンで，多数のcuticular drusenが存在しているために，フルオレセイン蛍光眼底造影（FA）ではstars-in-the-sky appearanceを示し，眼底所見よりもさらに多くのcuticular drusenが観察できる（図7）．OCTではノコギリの歯のような所見を示す（図8）．現時点はculticular drusenは早期AMDの診断基準には入っていないが，早期AMDを後期AMDの発症リスクの高いものと考えるのであれば，cuticular drusenも早期AMDの診断基準に含めたほうがよいのかもしれない．

また最近，ドルーゼンを前駆病態とAMDとは別に，脈絡膜が厚いパキコロイドという状態が基礎となる後期AMD様の疾患（pachychoroid neovasculopathy）があるかという概念が受け入れられ，さらにパキコロイドを基礎としたpachydrusenもあると考えられ始めた（図9）．現時点ではまだpachydrusenの定義が定まっておらず，従来のドルーゼンとの鑑別が難しく，pachydrusenが後期AMDやpachychoroid neovasculopathyのリスク因子であるかどうかがわかっていないため，早期AMDの診断基準に含めるべきかわからないが，現時点では早期AMDの診断の際には従来のドルーゼンとpachydrusenを区別するように意識すべきである．

（山城健児）

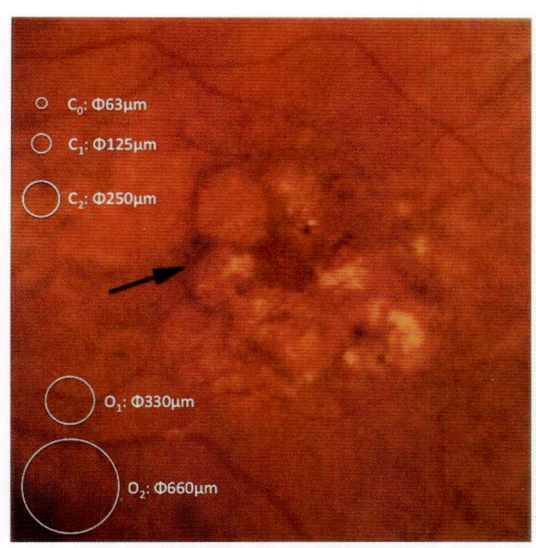

図6 ｜ **網膜色素上皮異常の評価 (decreased pigment)**
総面積が C_2 よりも大きいが O_2 よりは小さな色素増加と，総面積が1乳頭面積よりも大きいが2乳頭面積よりも小さな色素減少が観察できる．
(Age-Related Eye Disease Study Research Group: Am J Ophthalmol 132: 668-681, 2001 Fig 3 (modified))

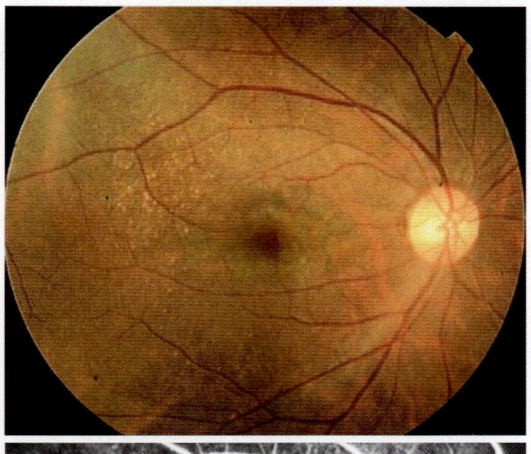

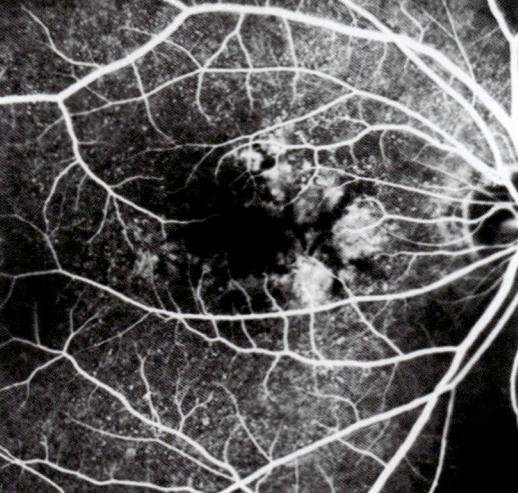

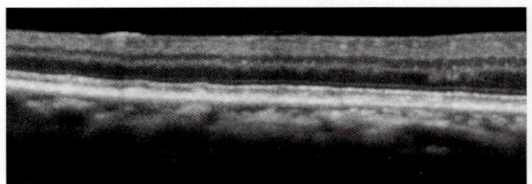

図8 ｜ **cuticular drusen の OCT 所見**
OCT では cuticular drusen がノコギリの刃のように並んでいるような所見を示す．

図7 ｜ **cuticular drusen**
眼底写真では小さな cuticular drusen が多数観察でき，FA ではさらに多くの cuticular drusen が「夜空の星」のように観察できる．

図9 ｜ **pachydrusen**
丸型や卵形ではなく不規則な形をしていることが多く，大きさは $125\mu m$ 以上のものが多く，黄斑の中心部に集まっておらず，後極全体に分布している．

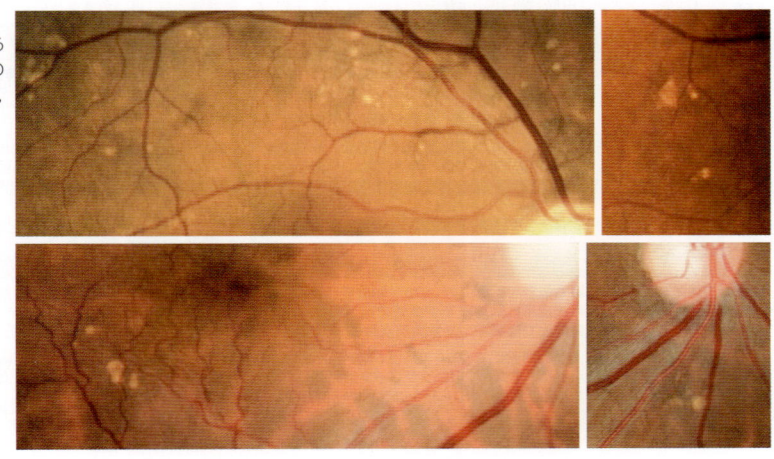

1-11)-(8)

萎縮型加齢黄斑変性
Dry age-related macular degeneration ; dry AMD

1 | 疾患の定義

　後期加齢黄斑変性は，滲出型加齢黄斑変性および萎縮型加齢黄斑変性の二型に分類される．萎縮型加齢黄斑変性の日本人の有病率は不明であるが，欧米に比べて明らかに萎縮型の割合は少ない．2015年日本眼科学会が診断基準を作成し，「萎縮型加齢黄斑変性は，高齢者の黄斑部での，加齢による網膜色素上皮，視細胞，脈絡膜毛細血管の萎縮性変化，ブルッフ膜の肥厚・変性に伴って視機能低下をきたす疾患である．滲出型加齢黄斑変性とともに，加齢黄斑変性の進行期の病型として分類される．眼底所見として，地図状萎縮の存在が必須である」と定義されている．萎縮型加齢黄斑変性は経過中に10〜15％に脈絡膜新生血管を続発するが，その場合は滲出型加齢黄斑変性に分類される．また，滲出型加齢黄斑変性の治療後などに生じた萎縮病巣は，萎縮型加齢黄斑変性とは区別する．

2 | 眼底所見

　萎縮型加齢黄斑変性を診断するのに必須所見である地図状萎縮 geographic atrophy (GA) は，年齢50歳以上の症例において，中心窩を中心とする6,000μm以内の領域に以下のすべてを満たすものである．①直径250μm以上，②円形，卵円形，房状または地図状の形態，③境界鮮明，④網膜色素上皮の低色素または脱色素変化，⑤脈絡膜中大血管が明瞭に透見可能．地図状萎縮は，中心窩との関係は問わず，中心窩を含む場合はcentral GA，含まない場合をnon-central GAと呼び，central GAであると視力低下の原因となる．萎縮型加齢黄斑変性では出血を伴わない．

　萎縮型加齢黄斑変性は多数のドルーゼンを伴うことが多い．典型例では，ドルーゼンから色素沈着，ドルーゼンの消退・脱色素，地図状萎縮へと進行する．臨床的にはdrusenoid PED（網膜色素上皮剥離）が，つぶれて地図状萎縮となる症例をよく経験する．ドルーゼンの中でも特に reticular pseudodrusen, refractile drusen/calcified drusen と呼ばれる反射の強いドルーゼンは，地図状萎縮と密接に関連する．

診断のポイントとなる検査所見			
重要度	検査名	決め手となる所見	参照図
★★★	眼底	円形，卵円形，房状または地図状の形態をした，境界鮮明な，網膜色素上皮の低色素または脱色素変化，大きな病変では脈絡膜中大血管が明瞭に透見可能となる．ドルーゼンを伴う症例が多い．出血は伴わない	図1, 2, 3
★★★	OCT	網膜外層（網膜色素上皮, ellipsoid zone, 外顆粒層, 外境界膜）の消失・途絶・菲薄化，脈絡膜信号の増強を認める．脈絡膜新生血管を認めない	図1, 2
★★★	FAF	境界鮮明な低蛍光，萎縮部周囲の不規則な過蛍光を認める．全体像が把握しやすく，進行判定にも有用である	図1, 2, 3
★★	蛍光眼底造影	フルオレセイン蛍光眼底造影では，萎縮病巣はほぼ均一な過蛍光となり，蛍光漏出は認めない．インドシアニングリーン蛍光造影では，萎縮病巣は低蛍光となり，脈絡膜血管がよく描出され，脈絡膜新生血管を認めない．	図1

鑑別が必要な疾患		
鑑別疾患	鑑別のポイント	掲載頁
滲出型加齢黄斑変性	最も鑑別を誤りやすいのが，治療や経過によって滲出性変化が沈静化した滲出型加齢黄斑変性である．OCTで網膜色素上皮下に脈絡膜新生血管を疑う病変，器質化病巣がないかを，複数の病変スキャンで確認する．眼底写真や眼底自発蛍光では萎縮型加齢黄斑変性に類似することがあるため，OCTが最も有効である．	図4
慢性中心性漿液性脈絡網膜症	病歴の問診にて30〜40代以前からの症状があった場合は，中心性漿液性脈絡網膜症の既往を疑う．OCTにて厚い脈絡膜，インドシアニングリーン蛍光造影にて脈絡膜透過性の亢進，眼底自発蛍光にて atrophic tract を伴う所見を認める．また，ドルーゼンに乏しい症例が多い	170頁
遺伝性網膜変性疾患	家族歴は参考となる．網膜電図により錐体ジストロフィなどの一部の変性疾患の除外はできる．広角の眼底自発蛍光で，周辺部にも変性病巣があれば変性疾患の可能性が高くなる．中心性輪紋状脈絡膜ジストロフィとの鑑別が困難なことが多いが，萎縮型加齢黄斑変性ではドルーゼンを伴い，高齢者であることが多い	
強度近視における脈絡網膜萎縮	眼軸の測定で強度近視か判定可能である．強度近視では豹紋状眼底となるが，萎縮型加齢黄斑変性は脈絡膜が菲薄化している症例が多く，眼軸は正常であっても豹紋状眼底となる場合があるので，注意が必要である	242頁
光凝固瘢痕・外傷	病歴の問診が有効であり，片眼性であることが多い．萎縮型加齢黄斑症はドルーゼンを伴う高齢者であることが多い	

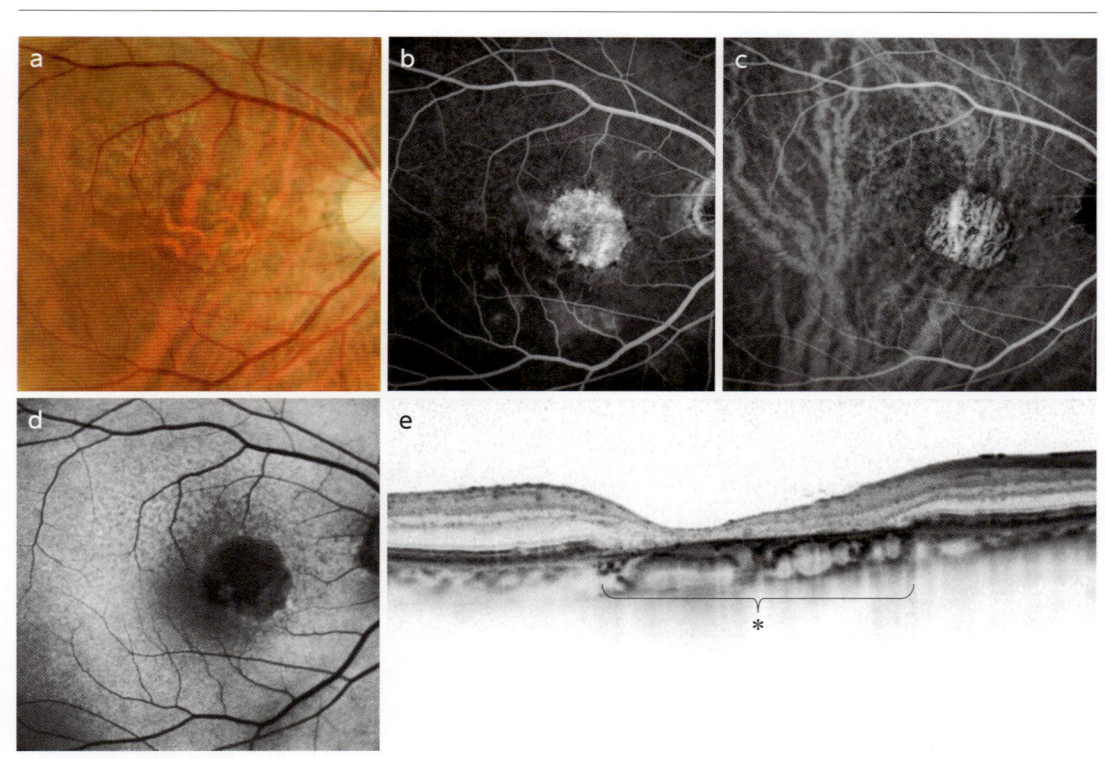

図1 ｜ 萎縮型加齢黄斑変性

76歳男性．a：眼底所見．円形の境界鮮明な地図状萎縮を認め，萎縮病巣内は脈絡膜中大血管が透見できる．b：フルオレセイン蛍光眼底造影．window defectのため，萎縮病巣は過蛍光となる．c：インドシアニングリーン蛍光造影．萎縮病巣は低蛍光となり，病巣内は網膜色素上皮が欠損するため，脈絡膜血管がよく描出される．後期では，萎縮病巣の上側にreticular pseudodrusenが点状低蛍光として認められる．d：眼底自発蛍光．萎縮病巣は境界明瞭な低自発蛍光蛍光となり，病巣の全体像の把握や進行判定にも有用である．萎縮病巣情報に，reticular pseudodrusenが点状低自発蛍光として認められる．e：OCT．中心窩を含む網膜外層（網膜色素上皮，ellipsoid zone，外顆粒層，外境界膜）の消失，脈絡膜信号の増強（*）を認める．

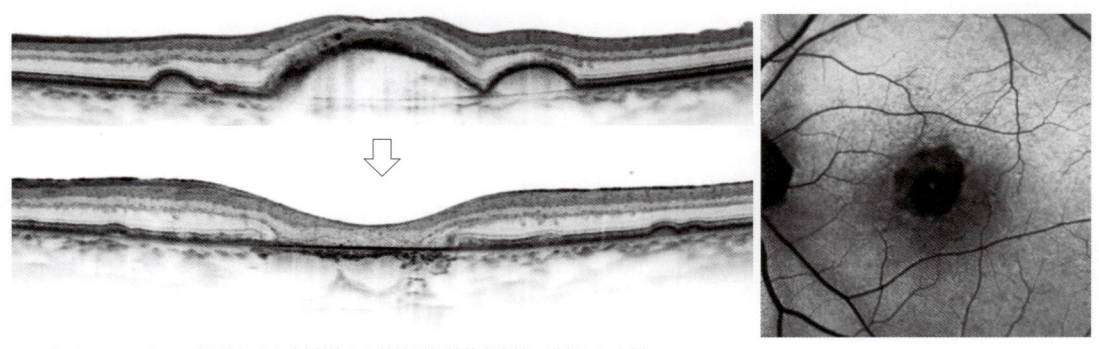

図2 ｜ drusenoid PED（網膜色素上皮剝離）から萎縮型加齢黄斑変性へ進行した症例

矯正視力は1.2から0.4へ低下した．drusenoid PEDは治療法がなく，経過観察において滲出型加齢黄斑変性あるいは萎縮型加齢黄斑変性へ進行する症例が多い．どちらの病型に進行するか，予測は困難である．

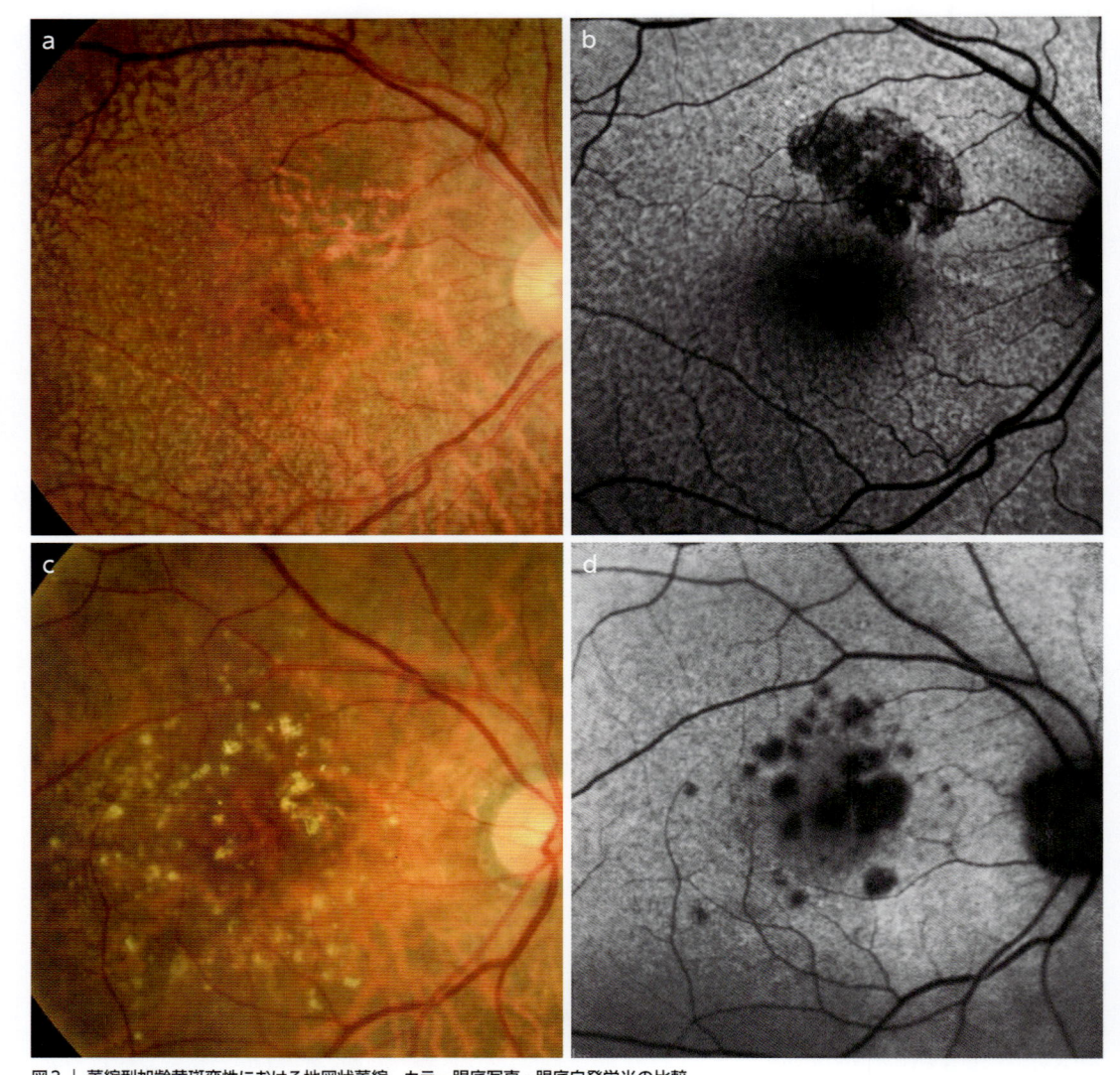

図3 ｜ 萎縮型加齢黄斑変性における地図状萎縮．カラー眼底写真・眼底自発蛍光の比較
地図状萎縮の有無や範囲はカラー眼底写真 (a, c) のみでは判定が困難なことも多いが，眼底自発蛍光 (b, d) では，境界明瞭な低自発蛍光領域として明らかになる．萎縮型加齢黄斑変性と強い関連がある reticular pseudodrusen (a)，refractile drusen (d) を伴うことも参考所見となる．

3 ｜ 確定診断に必要な検査

　カラー眼底写真では，上記の地図状萎縮の所見を認めるが，カラー眼底写真のみで確定診断は困難なことがあり，またカラー眼底写真のみでは感度が低い．OCTおよび眼底自発蛍光 (FAF) の併用が有用である．

　OCTでは網膜外層の萎縮が認められる．網膜色素上皮，ellipsoid zone，外顆粒層，外境界膜の消失・途絶・菲薄化，脈絡膜信号の増強などが見られる．

　眼底自発蛍光では，地図状萎縮病巣内では網膜色素上皮が消失しているため，低蛍光を示す．境界鮮明な低蛍光，萎縮部周囲の不規則な過蛍光は特徴的所見である．萎縮病巣の全体像が把握しやすく，進行判定にも有用である．

　蛍光眼底造影では，脈絡膜新生血管の有無の判定，すなわち滲出型加齢黄斑変性との鑑別が必要な際に

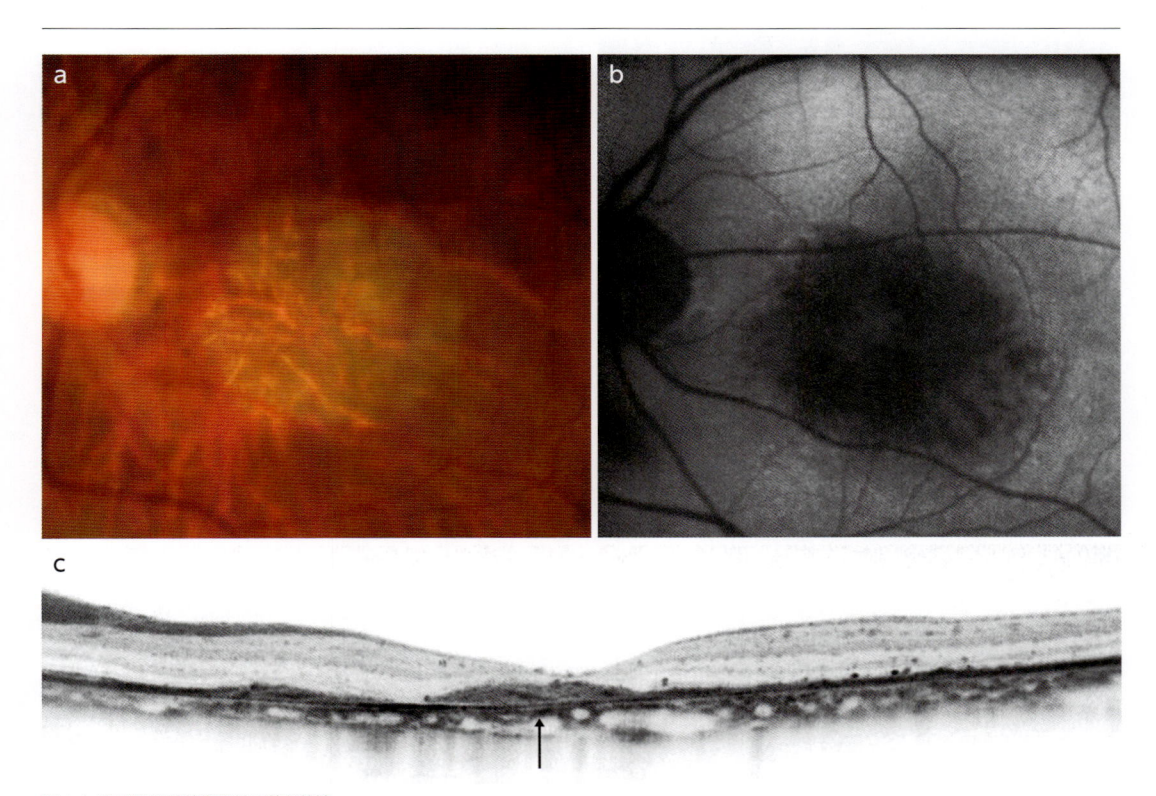

図4｜滲出型加齢黄斑変性に伴う萎縮
a：カラー眼底写真．b：眼底自発蛍光では萎縮病巣を認め，萎縮型加齢黄斑変性を疑うが，OCT (c) では黄斑部に脈絡膜新生血管が器質化した高反射の病変 (矢印) を認める．本症例は，滲出型加齢黄斑変性に対して，抗VEGF薬硝子体注射と光線力学療法併用療法後の患者であり，萎縮型加齢黄斑変性ではない．

実施する．フルオレセイン蛍光眼底造影では，萎縮病巣はwindow defectのためにほぼ均一な過蛍光となり，蛍光漏出は伴わない．インドシアニングリーン蛍光眼底造影では，萎縮病巣は低蛍光となり，網膜色素上皮が欠損するため，脈絡膜血管がよく描出される．

4 ｜ 鑑別すべき疾患

滲出型加齢黄斑変性 (経過や治療による萎縮，網膜色素上皮裂孔)，慢性中心性漿液性脈絡網膜症，遺伝性網膜変性疾患，強度近視における脈絡網膜萎縮，光凝固瘢痕，外傷などと鑑別が必要となる．

鑑別のポイントは別表に示すが，病歴が不明な場合には，鑑別は必ずしも容易ではない．ドルーゼンを伴わない症例は，他の疾患ではないか慎重に評価が必要である．

(髙橋綾子)

典型加齢黄斑変性
Typical age-related macular degeneration ; Typical AMD

診断のポイントとなる検査所見			
重要度	検査名	決め手となる所見	参照図
★★	眼底	CNVを示す灰白色病巣	図1, 6, 9
★★	FA, IA	CNVに特徴的な蛍光漏出所見	図2, 7, 10
★★★	OCT	CNVおよび滲出性所見（SRD，網膜浮腫，PEDなど）	図5, 8, 11
★	OCTA	outer retina-choriocapillaris層におけるCNVの描出	図3

鑑別が必要な疾患		
主要症状	鑑別疾患	掲載頁
視力低下，歪視	ポリープ状脈絡膜血管症	194頁
	網膜血管腫状増殖	198頁
	特発性脈絡膜新生血管	180頁
	近視性脈絡膜新生血管	242頁
	網膜色素線条	200頁
	網膜静脈分枝閉塞症	74頁
	網膜細動脈瘤	82頁
歪視，中心暗点	中心性漿液性脈絡網膜症	170頁

1 疾患の定義

　滲出型加齢黄斑変性（AMD）とは，黄斑部に脈絡膜新生血管（CNV）が生じ，そこから出血や漿液性網膜剥離（SRD），網膜浮腫などの滲出性変化が生じることで視力低下をきたす50歳以上の高齢者に多い慢性進行性疾患である．本邦ではAMDは視覚障害の原因疾患の第4位であるが，高齢化や食生活の欧米化などにより，今後も患者数は増加の一途をたどることが予想される．滲出型AMDは3病型から成るが，そのうちの一つが典型AMDであり，残る2病型はポリープ状脈絡膜血管症（PCV）および網膜血管腫状増殖（RAP）である．

　典型AMDの主な症状は急激な視力低下，中心暗点，歪視，コントラスト感度低下などである．また，男性に多く発症し，遺伝要因・年齢だけでなく喫煙や紫外線，偏った食生活などの環境要因もリスクファクターとされている．

　CNVの発生には慢性炎症に伴う血管内皮増殖因子（VEGF）の産生増加やブルッフ膜の障害が大きく関与しており，典型AMDの治療は抗VEGF薬硝子体内注射が第一選択である．現在使用できる抗VEGF薬はペガプタニブ（商品名：マクジェン®）

（2020年2月販売中止予定），ラニビズマブ（商品名：ルセンティス®）およびアフリベルセプト（商品名：アイリーア®）の3種類である．治療に導入期・維持期があり，導入期は毎月連続3回の硝子体内注射を施行する．維持期は抗VEGF薬を定期的に投与する，または必要に応じて投与する，などの投与方法がある．過去の大規模臨床試験によりこれらの抗VEGF薬の有効性は証明されているが，実臨床においては，薬価が高いなどの経済的な問題や，注射回数が多くなることによる医師患者双方の負担増加など，解決するべき課題も多い．

2 眼底所見

　眼底に直径＞63 μm以上の軟性ドルーゼンが見られる場合や網膜色素上皮（RPE）異常を生じている

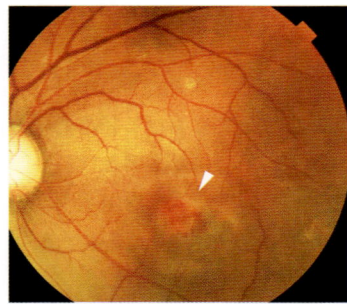

図1 ｜ 典型AMD（classic CNV）の眼底所見
76歳．矯正視力は0.1である．CNVを示す灰白色病変ならびに出血を呈する（矢頭）．その周囲は漿液性網膜剥離をきたしている．

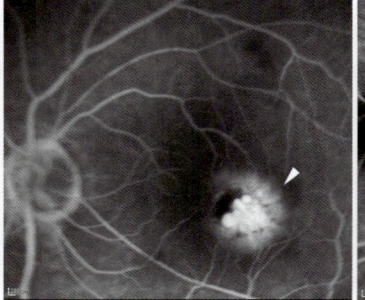

図2 ｜ 典型AMD（classic CNV）のFA・IA所見
図1の症例のFA・IA後期所見．FAでは旺盛な蛍光漏出が見られる（矢頭）．IAではCNVに一致した過蛍光が見られる（黄矢頭）．

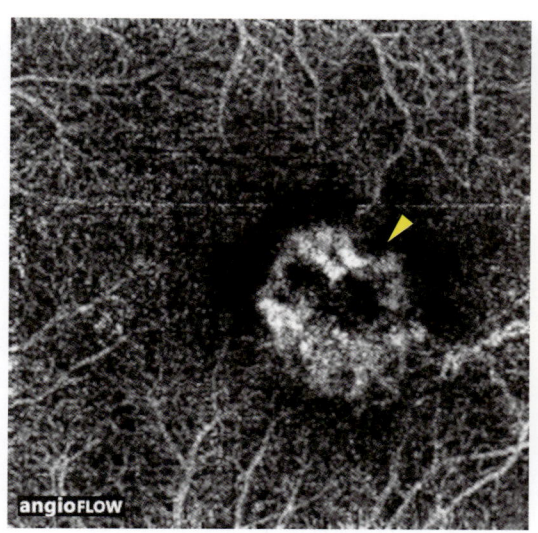

図3｜典型 AMD（classic CNV）のOCTA所見
図1の症例のOCTA所見．CNVを示す血流信号が見られる（矢頭）．

図4｜典型 AMD（classic CNV）の治療後眼底所見
抗VEGF薬治療後の眼底所見．矯正視力0.9に改善した．出血・漿液性網膜剥離は消失している．

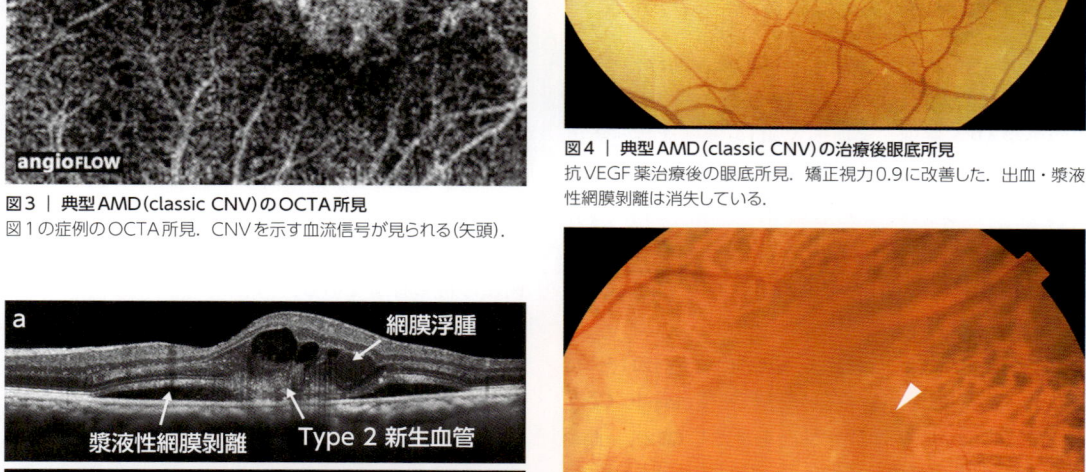

図5｜典型 AMD（classic CNV）の治療前後のOCT所見
a：図1の症例の治療前OCT．b：同症例の治療後OCT．CNVは縮小し，滲出性変化は消失している．

網膜浮腫

漿液性網膜剥離　　Type 2 新生血管

図6｜典型 AMD（occult CNV）の眼底所見
77歳．矯正視力は0.8である．色素上皮下のCNV（矢頭）と随伴する漿液性PEDを認める．

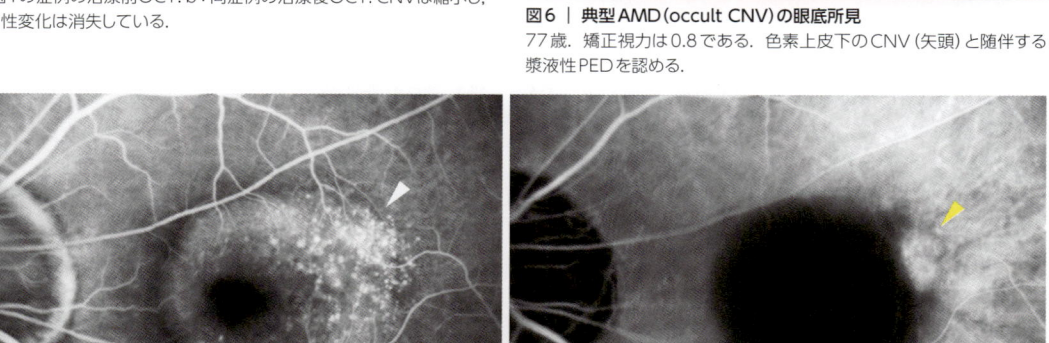

図7｜典型 AMD（occult CNV）のFA・IA所見
図6の症例のFA・IA後期所見．FAでは緩慢な蛍光漏出および点状過蛍光（矢頭）が見られる．IAでは網膜色素上皮剥離に一致した蛍光ブロックと，CNVを示す面状過蛍光（plaque）が見られる（黄矢頭）．

場合はAMDの前駆病変とされており，CNVを生じるリスクが高く，AMD発症に注意が必要である．典型AMD発症後の眼底所見ではCNVを示す灰白色病変やSRD，黄斑浮腫，網膜下・RPE下出血，網膜色素上皮剥離（PED）を認める．進行すると病変の線維性瘢痕や萎縮により不可逆的な視力障害をきたす．また，稀ではあるが網膜下出血から硝子体出血をきたし，硝子体手術が必要となるケースもある．

3 確定診断に必要な検査

　眼底所見にて多くの症例でAMDの診断はつくが，病初期などわずかな異常を認めるのみの場合や，PCV・RAPと鑑別して典型AMDと診断するためにはフルオレセイン蛍光眼底造影（FA）やインドシアニングリーン眼底蛍光造影（IA），光干渉断層計（OCT）が非常に有用である．近年ではOCT angiography（OCTA）の登場により非侵襲的にCNVを検出できるようになっている．

　FAは造影パターンによりclassic CNV（図1〜5），occult CNV（図6〜11）に分類される．classic CNVはFA初期より旺盛な蛍光漏出をきたし（図2），classic病変の存在比率によりpredominantly classic CNV，minimally classic CNVにさらに分類される．occult CNVは late leakage of undetermined source（図7）と fibrovascular PED（図10）に分類される．late leakage of undetermined source は造影早期に不明瞭な蛍光漏出をきたし，造影後期に多数の点状過蛍光を呈する．fibrovascular PED は造影早期に不明瞭な過蛍光を示し，造影後期に緩慢な蛍光漏出をきたす．CNVの活動性が低下すると，FAでの蛍光漏出は消失し，組織染を認めるのみになるので，FAは病変の活動性の指標として重要な検査である．

　IAではclassic CNVは造影早期ではCNVが網目状過蛍光として描出され，造影後期に蛍光漏出をきたす（図2）．occult CNVでは造影早期に網目状過蛍光を呈し，造影後期に境界明瞭な面状の過蛍光が見られる（plaque）（図7）．しかし，中にはIAではCNVの描出が不明瞭な場合も多い．IAにてPCVではポリープ状病巣，RAPでは新生血管を示すhot spotが明瞭に観察できるため，これらとの疾患の鑑別にIAは重要となってくる．

　OCTにおいては，Gassの組織学的分類に基づいてRPEの下にCNVがあるものをタイプ1新生血管，RPEの上にCNVがあるものをタイプ2新生血管と分類し，classic CNVはタイプ2新生血管（図5）を，occult CNVはタイプ1新生血管を有することが多い（図8，11）．また，OCTはCNVの局在だけでなく，SRDや黄斑浮腫などの滲出性変化の観察にも優れている．FA・IAと異なりOCTは非侵襲的でもあり，日本眼科学会が定めるAMDの治療指針では視力・眼底検査・OCTに基づいて維持期の経過観察を行うとしている．

　OCTAは非侵襲的にCNVを検出できるため（図3），将来的にはFA・IAの代用として使用されることが期待されているが，現時点ではさまざまなアーチファクトによりCNVの検出率はFA・IAより劣るとされている．したがってAMDの診断のツールとしては補助的に使用していくべきである．造影剤アレルギーなどによりFA・IAが施行不可能である症例には特に有用である．

　AMDは病型により治療の反応性が異なってくるため，上記の画像検査を駆使して典型AMDの診断をしておくことは治療法選択において非常に重要である．

4 鑑別すべき疾患

　PCVやRAPは滲出型AMDに含まれており，典型AMDと鑑別は困難なこともあるが，IAにてPCVはポリープ状病巣が，RAPはhot spotが見られることが鑑別のポイントとなる．他に出血やCNVが生じる疾患としては，特発性脈絡膜新生血管，近視性脈絡膜新生血管があるが，それぞれ年齢（50歳未満）・近視性眼底の有無により鑑別できる．網膜色素線条も出血・CNVが生じるが，梨子地眼底・視神経乳頭周囲のヒトデ状の網脈絡膜萎縮など，特徴的な眼底所見が見られる．若年から中高年男性に多いSRDを生じる疾患として中心性漿液性脈絡網膜症が挙げられるが，出血は生じず，CNVも検出されないことから鑑別できる．網膜静脈分枝閉塞症は出血や黄斑浮腫，SRDを生じるが，CNVは見られず，出血パターンも刷毛状出血であることが典型AMDとは異なる．網膜細動脈瘤は高齢女性に多く，網膜下出血をきたすが，FA・IAにて網膜細動脈瘤が観察でき，OCTでもRPEの変化は見られないため，AMDとは鑑別可能である．

（井上麻衣子）

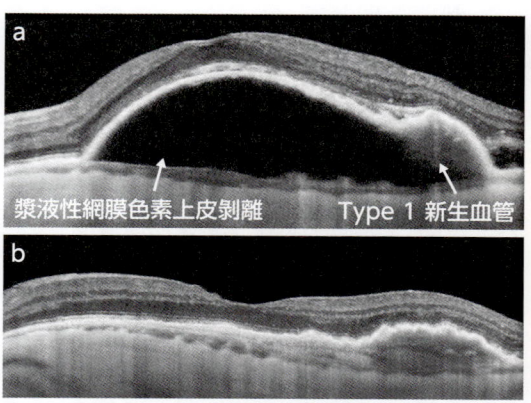

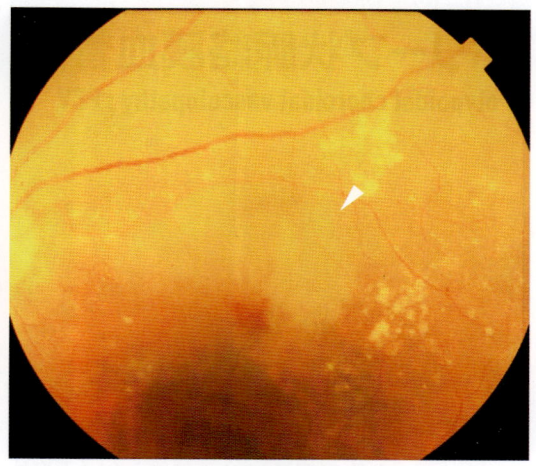

図8｜典型 AMD（occult CNV）の治療前後の OCT 所見
a：図6の症例の治療前 OCT．漿液性 PED とタイプ1新生血管が見られる．b：同症例の治療後 OCT．矯正視力は0.8と変化ない．CNV は平坦化し，PED は消失している．

図9｜典型 AMD（occult CNV）の眼底所見
84歳．矯正視力は0.4である．網膜色素上皮下の fibrovascular PED を認める（矢頭）．

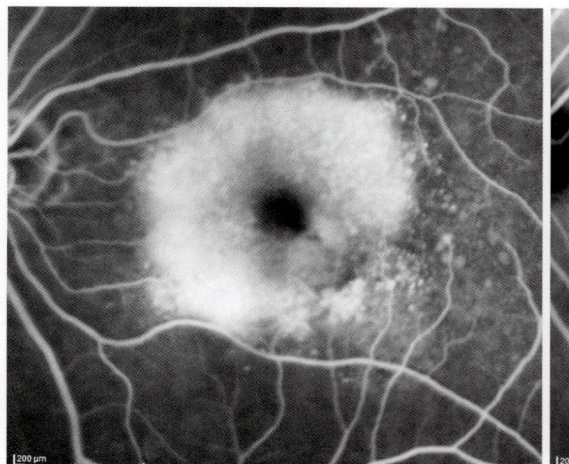

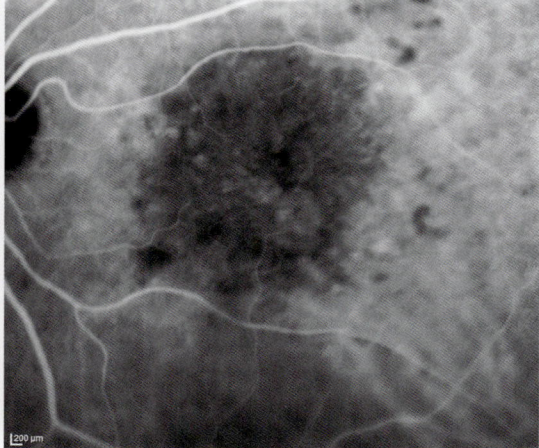

図10｜典型 AMD（occult CNV）の FA・IA 所見
図9の症例の FA・IA 後期所見．FA では緩慢な蛍光漏出が見られ，IA では CNV を示す網目状過蛍光が見られる．

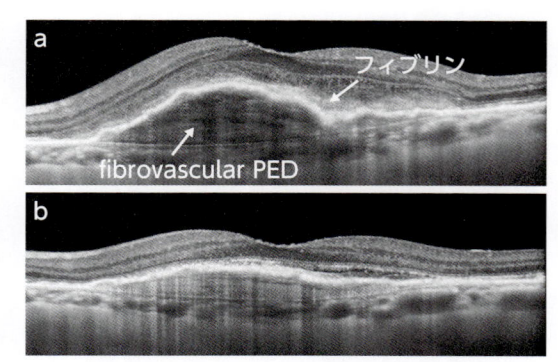

図11｜典型 AMD（occult CNV）の治療前後の OCT 所見
a：図9の症例の治療前 OCT．fibrovascular PED およびその上にフィブリンを認める．b：同症例の治療後 OCT．矯正視力は0.7に改善した．fibrovascular PED は平坦化し，フィブリンは消失している．

ポリープ状脈絡膜血管症
Polypoidal choroidal vasculopathy ; PCV

診断のポイントとなる検査所見

重要度	検査名	病巣	決め手となる所見	参照図
★★★	カラー写真	ポリープ状病巣	橙赤色隆起病巣	図1, 5, 7, 10
★★★	IA	ポリープ状病巣	瘤状病巣	図2, 4, 5, 10
★★★	IA	異常血管網	早期の血管構造と後期の面状過蛍光	図2, 4, 5
★★	OCT	ポリープ状病巣	網膜色素上皮の急峻な立ち上がり	図3, 5, 8
★	OCT	ポリープ状病巣	tomographic notch sign	図9
★★	OCT	異常血管網	double-layer sign	図4, 12
★	OCTA	異常血管網	血管構造	図6

鑑別が必要なドルーゼン

所見	鑑別疾患	鑑別のポイント	掲載頁
小型の網膜色素上皮剥離	加齢黄斑変性の前駆病変や中心性漿液性脈絡網膜症	隆起病巣が橙赤色IAのポリープ状病巣	170頁
OCTAで脈絡膜新生血管を示唆する血管像	pachychoroidal neovasculopathy	OCTAのポリープ状病巣	
橙赤色病巣	網膜細動脈瘤	OCTの網膜色素上皮の急峻な立ち上がり, double-layer sign	82頁

1 | 疾患の定義

　ポリープ状脈絡膜血管症 (PCV) は網膜色素上皮レベルの橙赤色隆起病巣 (図1) を特徴とし, 再発性の漿液性, 出血性網膜色素上皮剥離を生じ, インドシアニングリーン蛍光検査 indocyanine green angiography (IA) では特徴的なポリープ状病巣 (図2) を認める. 本邦では滲出型加齢黄斑変性の特殊型に分類されている. PCVの黄斑部の滲出性変化は, 不可逆性の視力低下の原因ともなり, 大量の網膜下出血や硝子体出血を生じ, 重篤な視力低下をきたす症例もある. 日本PCV研究会により作成されたポリープ状脈絡膜血管症の診断基準 (表1) では, PCVの病巣はIAで異常血管網とポリープ状病巣から成るが, 異常血管網は判別できない場合もあり, 特徴的なポリープ状病巣を認めれば確実例となる. また, IAを行わなくても眼底検査で橙赤色隆起病巣を認めた場合には確実例となる. 本邦の加齢黄斑変性の診断基準では, 50歳以上と明記されているが, 40歳代のPCVも稀ではない. また, 近年では黄斑部の脈絡膜の肥厚やIAで脈絡膜血管透過性亢進所見を特徴とするpachychoroid spectrum diseasesと呼ばれる新しい疾患概念が提唱され, PCVもその範疇に含めている報告も多い.

2 | 眼底所見

　橙赤色隆起病巣は, PCVの病巣の本体であり, 大きさや形はさまざまで, 網膜色素上皮が限局性に隆起している (図1, 5, 7, 10). 網膜色素上皮剥離の辺縁に認めることがあるが, 網膜下出血を伴う場合や出血性網膜色素上皮剥離の辺縁に存在する場合は検出できないこともある (図9). また, 橙赤色隆起病巣がフィブリンに覆われると, 辺縁が不整な白色隆起病巣として認められる (図11). 辺縁が明瞭で小さい網膜色素上皮の丈の低い白色隆起病巣は, 橙赤

● 表1 　PCVの診断基準

確実例
以下のいずれかの項目を満たすものとする.
1. 眼底検査で橙赤色隆起病巣を認める.
2. インドシアニングリーン蛍光造影検査で, 特徴的なポリープ状病巣を認める.

不確実例
以下のいずれかの項目を満たすものとする.
1. インドシアニングリーン蛍光造影検査で異常血管網のみを認める.
2. 再発性の出血性, 漿液性網膜色素上皮剥離を認める.

(日本ポリープ状脈絡膜血管症研究会：ポリープ状脈絡膜血管症の診断基準. 日眼会誌109：417-427, 2005より引用)

色隆起病巣が退縮した状態で, さらに, 時間が経過し, 色素沈着を伴い茶褐色になる場合もある. 異常血管網の範囲に一致して網膜色素上皮の萎縮が見られる場合があるが (図1), 異常血管網による網膜色素上皮の変化によるものか, 異常血管網の滲出性変化に伴う2次的な変化によるものかは鑑別できない.

3 | 確定診断に必要な検査

　インドシアニングリーン蛍光造影 (IA)：PCVは, 網膜色素上皮下の病変であるのでIA所見が重要となる. ポリープ状病巣はIAで見られる瘤状病巣であり (図2, 4, 5, 8, 10), 造影の始まりは脈絡膜動脈と同時であったり, やや遅れて脈絡膜静脈と同時であったりとさまざまであるが, いずれも造影時間の経過とともに大きくなり, ある時点から形, 大きさ

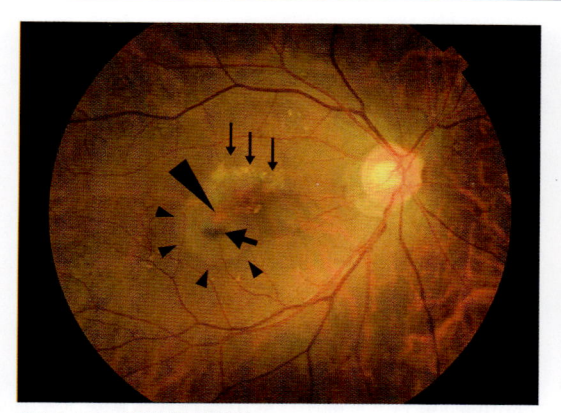

図1｜カラー眼底所見（症例1）
橙赤色隆起病巣（大矢頭），出血性色素上皮剥離（大矢印），漿液性網膜剥離（小矢頭），網膜色素上皮の萎縮（異常血管網）（小矢印）が見られる.

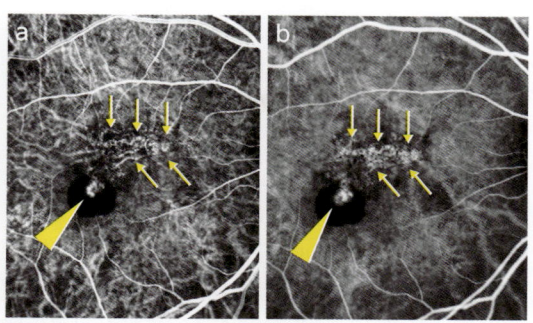

図2｜IA＜24秒（a），5分（b）＞（症例1）
異常血管網（矢印）とポリープ状病巣（矢印）が見られる. 異常血管網の血管の数は少なく，ポリープ状病巣は細血管瘤の集簇の形態を示す.

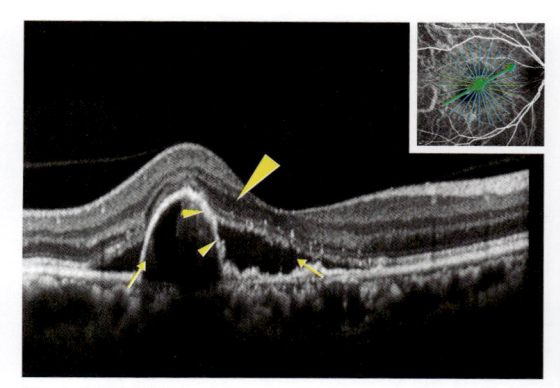

図3｜OCT（症例1）
ポリープ状病巣は網膜色素上皮の急峻な立ち上がりを示す（大矢頭）. 網膜色素上皮を押し上げるポリープ内の瘤状の血管も確認できる（小矢頭）. 黄斑部に漿液性網膜剥離が見られる（矢印）.

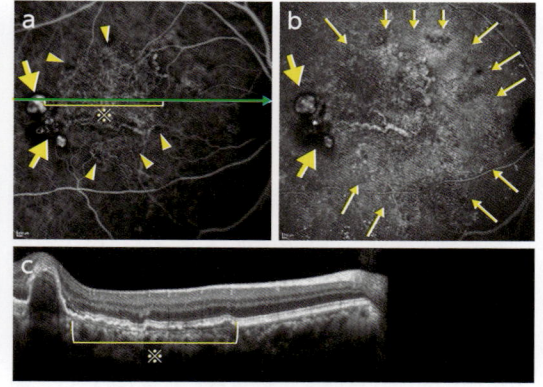

図4｜IA＜1分（a）10分（b）＞とOCT（c）（症例2）
IAで異常血管網は，血管の数が多く（小矢頭），後期に面状の過蛍光を示し，その周囲に脈絡膜血管透過性亢進に伴う過蛍光を呈する（小矢印）. ポリープ状病巣は異常血管網の辺縁に見られる（大矢頭）. OCTで異常血管網は網膜色素上皮とブルッフ膜の間に間隙が認められるdouble-layer signを示す（※）.

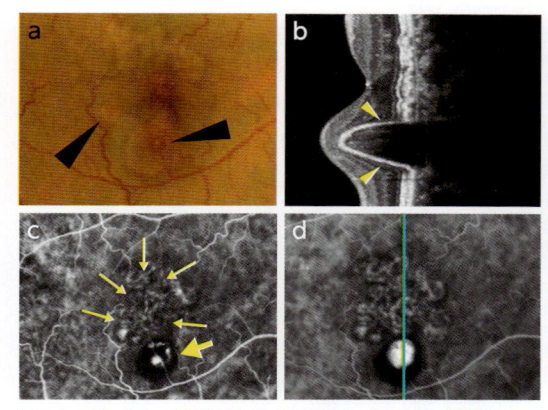

図5｜カラー（a），OCT（b）とIA＜24秒（c），3分（d）＞（症例3）
ポリープ状病巣はカラーで橙赤色隆起病巣（大矢頭），OCTで網膜色素上皮の急峻な立ち上がりを示し（小矢頭），IA早期に細血管の構造を示す（大矢印）. IAで異常血管網は血管の数が多い（小矢印）.

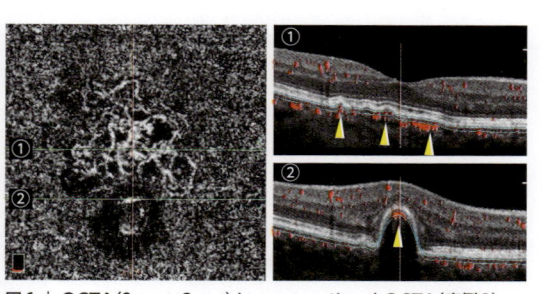

図6｜OCTA（3mm×3mm）とcross-sectional OCTA（症例3）
網膜色素上皮のレベルで，セグメンテーションではポリープ状病巣と異常血管網が同一画像でみられる. cross-sectional OCTAでは，網膜色素上皮下に常血管網とポリープ状病巣の血流が確認できる（矢頭）.

は変わらない．早期には，細血管瘤の集簇の形態を示すもの（図2）や内部に小さな過蛍光点を認めることもある．後期にポリープ状病巣は均一な過蛍光を示すものが多いが，輪状の過蛍光を示すものもある．異常血管網のIA早期所見は，血管の数は少なく拡張，蛇行を示すパターン（図2）と，網膜色素上皮下脈絡膜新生血管（Type1CNV）と同様に栄養血管が検出され，起始部から放射状に血管が広がり血管の数が多いパターンがある（図4）．いずれも造影後期像は面状の過蛍光を示すものが多い．異常血管網の範囲以外に後期に過蛍光を認める範囲があり，脈絡膜血管透過性亢進を示唆する（図4，10）．

　黄斑部にポリープ状病巣や異常血管網を認めることが多いが，視神経乳頭周囲から異常血管網が広がり，その辺縁にポリープ状病巣を認める症例もあり（図8），漿液性網膜剥離や出血性所見が黄斑部に認めず，視神経乳頭周辺に認めることがある（図7）．

　光干渉断層検査optical coherence tomograph（OCT）：ポリープ状病巣や異常血管網の特徴的な3次元的構造と網膜剥離，網膜色素上皮剥離，黄斑浮腫の有無や範囲と高さが確認できるが，PCVの診断基準にはOCT所見は含まれていない．ポリープ状病巣はポリープ状病巣が網膜色素上皮を押し上げることによって，網膜色素上皮が急峻な立ち上がりを示す隆起性高反射として認められる（図3，5）．網膜色素上皮剥離の辺縁に連なる不正な網膜色素上皮の隆起として認める場合もありtomographic notch signと呼ばれる（図9）．ポリープ内の瘤状の血管も確認できることもある（図3）．ポリープ状病巣がフィブリンに覆われる場合には，フィブリンの高反射の所見により隆起した網膜色素上皮が確認できない場合がある（図12）．また，網膜下出血によりIAでポリープ状病巣が検出できない場合でも，出血下の網膜色素上皮の急峻な立ち上がりを示すポリープ状病巣を捉えることができることもある（図9）．異常血管網の範囲は網膜色素上皮を示す高反射帯と，それより外層に見られるブルッフ膜の高反射帯の間に間隙が

認められる場合があり，その所見はdouble-layer signと呼ばれる（図4，12）．黄斑部の脈絡膜の肥厚を認める症例も多いが，肥厚していない症例も少なくない．

　光干渉断層血管撮影optical coherence tomograph angiography（OCTA）：網膜色素上皮下のポリープ状病巣と異常血管網の血流を画像化している．自動層別解析では，ポリープは網膜下に突出しているためouter retina層で検出され，異常血管網はouter retina層でも検出されるが，choroid capillary層でより鮮明に検出される．異常血管網は平坦で検出しやすいため，IA画像と比較してもほぼ同様の位置と大きさであるが，ポリープ状病巣は，複数に存在する場合は大きさや深さがさまざまで検出が困難な症例もある．しかし，網膜色素上皮のレベルでセグメンテーションができると，ポリープ状病巣と異常血管網が同一画像で検出できる（図6）．

4 ｜ 鑑別すべき疾患

　加齢黄斑変性の前駆病変や中心性漿液性脈絡網膜症では，小型の網膜色素上皮剥離を伴うことがあるが，OCTでは，やや丈の高い網膜色素上皮の隆起がポリープ状病巣に類似した所見として検出される．眼底検査で隆起病巣が橙赤色であるか，または，IAでポリープ状病巣の有無を確認する．

　pachychoroidal neovasculopathyは，OCTAでouter retina層で脈絡膜新生血管を示唆する血管像が検出されるが，PCVの異常血管網と類似しており，ポリープ状病巣の存在の有無で鑑別する．

　網膜細動脈瘤は，動脈瘤が橙赤色病巣として認めるが，出血を伴う場合に網膜前出血を認めればPCVは否定されるが，網膜下出血のみの症例では，網膜色素上皮の所見を確認する．OCTでポリープ状病巣の網膜色素上皮が急峻な立ち上がりや異常血管網のdouble-layer signの有無で鑑別する．

（森隆三郎）

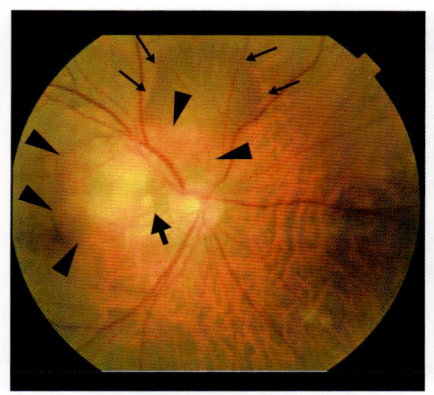

図7｜カラー眼底所見（症例4）
視神経乳頭周囲に橙赤色隆起病巣（矢頭）と異常血管網（大矢印）が見られる．出血性網膜色素上皮剥離も見られる（小矢印）．

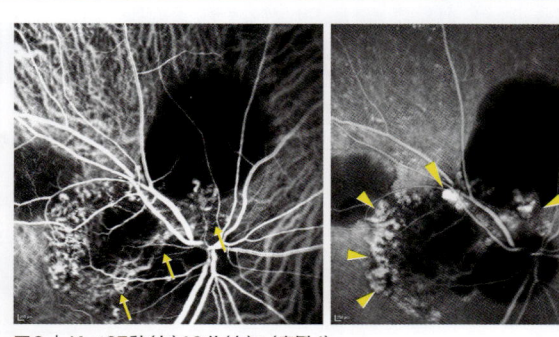

図8｜IA＜27秒（左）10分（右）＞（症例4）
視神経乳頭周囲から異常血管網が広がり（矢印）その辺縁にポリープ状病巣（矢頭）が見られる．

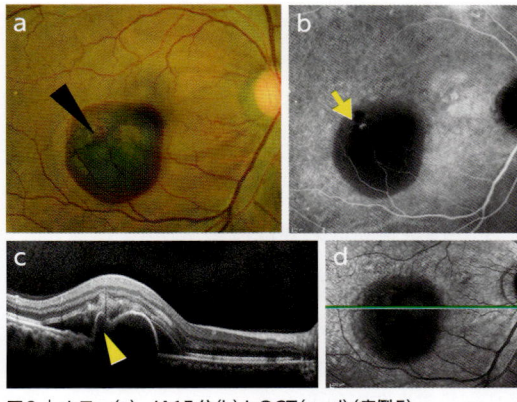

図9｜カラー（a），IA15分（b）とOCT（c，d）（症例5）
網膜下出血と出血性網膜色素上皮剥離のため橙赤色隆起病巣は明瞭でないが（大矢頭），IAで検出されている（矢印）．OCTでは，出血下でもポリープ状病巣を示唆するtomographic notch signが確認できる（小矢頭）．

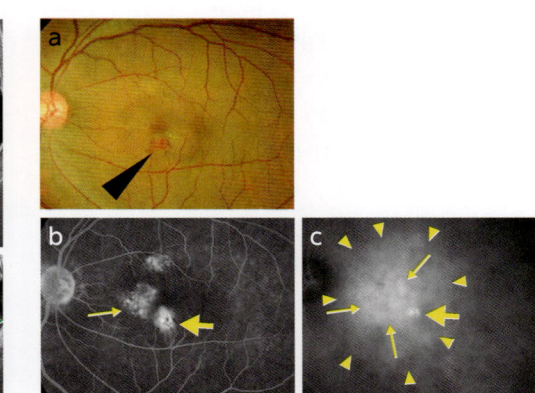

図10｜カラー（a），FA10分（b）とIA10分（c）（症例6）
橙赤色隆起病巣（大矢頭）が見られる．FA後期で異常血管網（小矢印）とポリープ状病巣（大矢印）からの漏出が見られ，IA後期に異常血管網（小矢印）とポリープ状病巣（大矢印）が見られ，その周囲に脈絡膜血管透過性亢進に伴う過蛍光が見られる（小矢頭）．

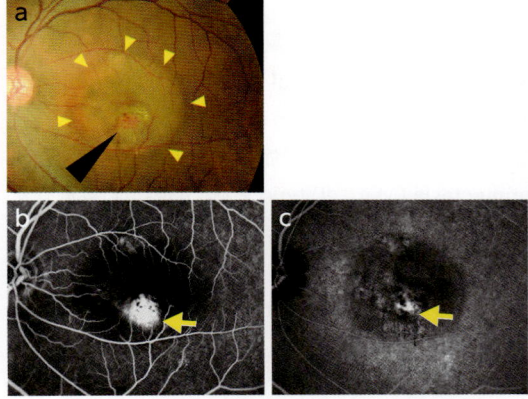

図11｜図10の1ヵ月後に病態の進行：カラー（a），FA10分（b）とIA10分（c）（症例6）
ポリープ状病巣はフィブリンを伴い白色化（大矢頭），その周囲に漿液性性網膜剥離が見られる（小矢印）．FA後期でポリープ状病巣はフィブリンが強いstainingを示す（大矢印）．IA後期にポリープ状病巣は過蛍光を示す（大矢印）．

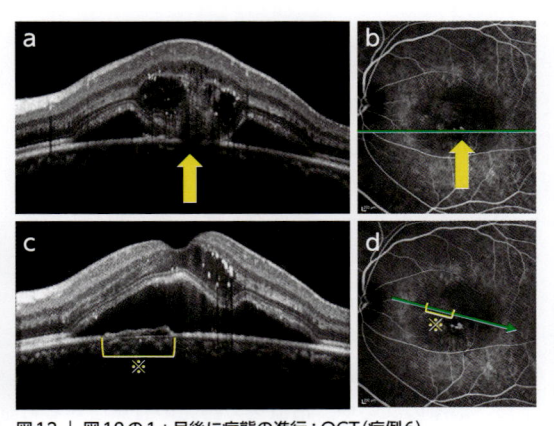

図12｜図10の1ヵ月後に病態の進行：OCT（症例6）
フィブリンに覆われたポリープ状病巣は，フィブリンの高反射の所見により隆起した網膜色素上皮が確認できない（矢印）．異常血管網は網膜色素上皮とブルッフ膜の間に間隙が認められるdouble-layer signを示す（※）．

網膜内血管腫状増殖
Retinal angiomatous proliferation ; RAP

診断のポイントとなる検査所見			
重要度	検査名	決め手となる所見	参照図
★★	眼底	網膜前・内の小出血, RRA	図1a, 2a
★★	OCT	CME, PED, bump sign	図1b, 2c
★	FA	過蛍光斑, RRA	図1c
★★★	IA	RRA, hot spot	図1d, 2b

鑑別が必要な疾患		
鑑別疾患	鑑別のポイント	掲載頁
PCV	IAで異常血管網とポリープ状病巣, OCTでRPEの急峻な隆起. 眼底で中心窩耳側に網膜血管の急峻な途絶. OCTで囊胞様変化とellipsoid zoneの欠損	194頁
MacTel type 2		214頁

1 疾患の定義

網膜内血管腫状増殖(RAP)は, 2001年Yannuzziらによって報告された疾患概念である. 通常の滲出型加齢黄斑変性age-related macular degeneration (AMD)では脈絡膜血管由来の新生血管choroidal neovascularization (CNV)が網膜色素上皮下(type 1)や感覚網膜下(type 2)に進展して出血や滲出を生じるのに対して, RAPは網膜血管由来の新生血管(RAP lesion)を有し, 網膜内に異常血管増殖をきたし, 網膜血管と吻合(retinal-retinal anastomosis:RRA)し, そして網膜下へ進展して, やがて脈絡膜新生血管と吻合(retinal-choroidal anastomosis:RCA)を形成するといった特徴がある. RAPはその進行段階に応じてstage 1〜3に分類される. RAPは滲出型AMDの特殊病型に分類され, Gassのtype 1, type 2 CNVに対して, RAPをtype 3 CNVと提唱する報告もある.

2 眼底所見

検眼眼底所見では拡張した網膜毛細血管, 網膜前・内の小出血, 網膜内新生血管に一致する赤い病変や, それを囲む網膜浮腫や囊胞様黄斑浮腫cystoid macular edema (CME)などが特徴的所見である(図1a, b, 2a, b). また, 両眼に軟性ドルーゼンとreticular pseudodrusenを多発していることも大きな特徴である(図1a, 2a). 網膜内に生じた新生血管は網膜下に進展するとともに, 網膜表層にも伸びて網膜血管との吻合を形成する(RRA)(図1c, d, 2b). RRAはRAPに特徴的で, その診断的価値は高い. また, 治療の反応や, 治療後の再発の有無を知るに

も重要な所見である. RAPは高齢の女性に後発し, 両眼性であることが多い. Stage 1が初診時の患眼で診断されることは稀であり, 僚眼に発症した時の診断が多い. そのため, 患眼のみならず, 僚眼の所見もしっかりと観察するのが早期発見につながり重要である. RAPを疑った場合, 以下の造影検査を早急にすべきである.

3 確定診断に必要な検査

RAPの診断およびstageの分類は治療や予後にも関係するため, フルオレセイン蛍光眼底造影fluorescein angiography (FA)(図1c), インドシアニングリーン蛍光造影indocyanine green angiography (IA)(図1d, 2b), 光干渉断層計optical coherence tomography (OCT)(図1b, 2c)によるしっかりとした診断が必要となってくる.

4 鑑別すべき疾患

IA後期でhot spotを呈するため, ポリープ状脈絡膜血管症polypoidal choroidal vasculopathy (PCV)と見誤らないように注意が必要である. 特発性黄斑部毛細血管拡張症idiopathic macular telangiectasia (MacTel) type 2では網膜下新生血管を生じて, 網膜血管との吻合を形成することがあり, 初期のRAPとの鑑別が必要である. 好発年齢と軟性ドルーゼンとreticular pseudodrusen, PEDの有無などが鑑別に役立つ.

(齋藤昌晃)

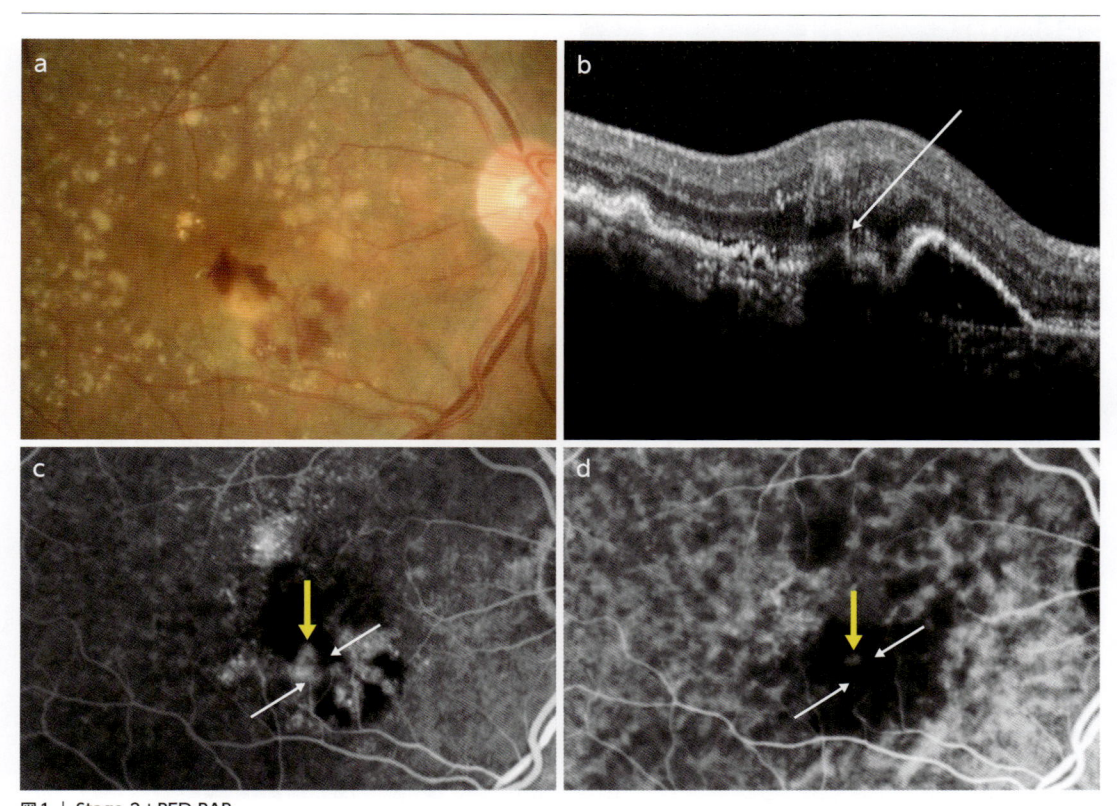

図1｜Stage 2＋PED RAP

88歳女性．a：初診時カラー写真．網膜前および網膜内の出血，軟性ドルーゼン，reticular pseudodrusen が見られる．右眼矯正視力 (0.3)．b：OCT水平断．CME，網膜色素上皮剥離 retinal pigment epithelial detachment (PED) が見られる．また，RAP lesionの部位は網膜色素上皮 retinal pigment epithelium (RPE) が持ち上げられ一部断裂している (bump sign) (矢印)．C：FA，d：IA．RRA (細矢印) がはっきりと描出され，RAP lesion (矢印) はFAでクラシック型CNVのパターンを示す．

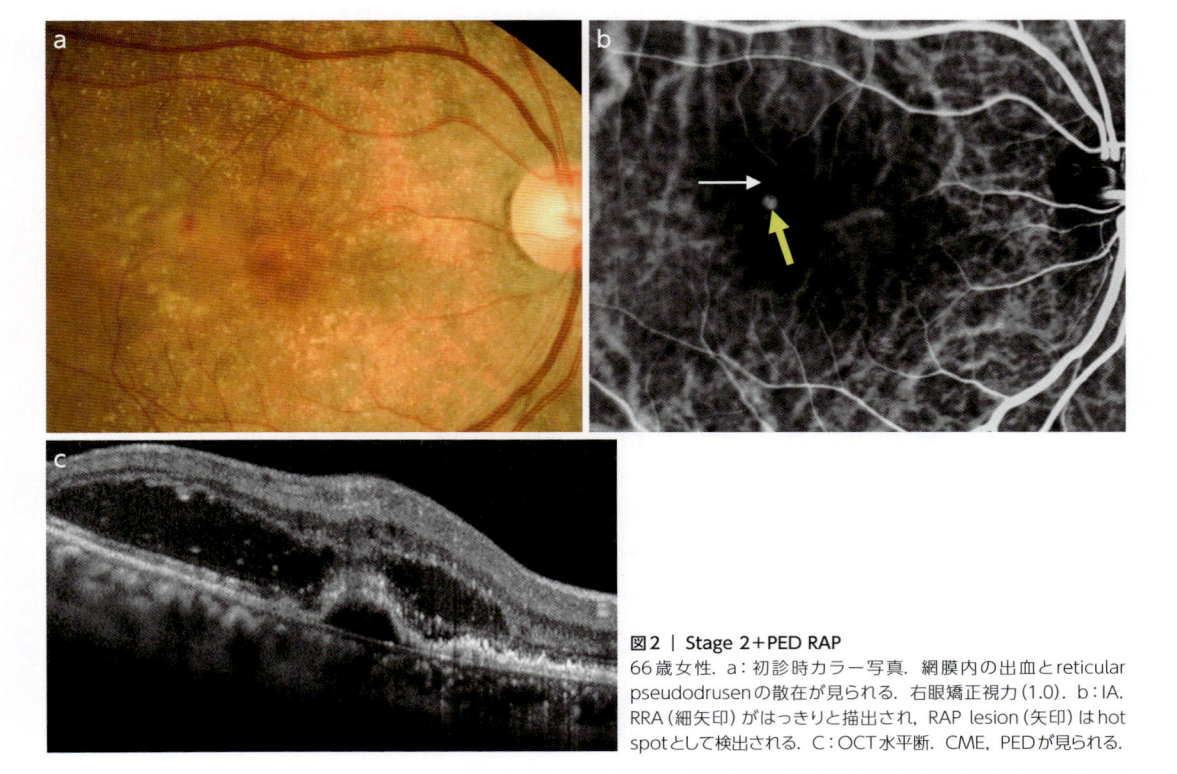

図2｜Stage 2＋PED RAP

66歳女性．a：初診時カラー写真．網膜内の出血とreticular pseudodrusenの散在が見られる．右眼矯正視力 (1.0)．b：IA．RRA (細矢印) がはっきりと描出され，RAP lesion (矢印) はhot spotとして検出される．C：OCT水平断．CME，PEDが見られる．

1-11)-(12)

網膜色素線条
Angioid streaks ; AS

診断のポイントとなる検査所見

重要度	検査名	決め手となる所見	参照図
★★★	眼底	・視神経乳頭周囲萎縮，そこから放射状（ヒトデ状）に伸びる色素線条 ・梨子地眼底	図1 図2
★★★	眼底カメラ	視神経乳頭周囲萎縮，そこから放射状（ヒトデ状）に伸びる色素線条	図1 図2
★	FA	色素線条部：window defectと周囲の組織染を示し，明瞭な過傾向を示す． 色素線条内の色素沈着部：blockによる低蛍光 脈絡膜新生血管を伴う際には，旺盛な傾向漏出を伴うクラシックCNV所見	図3
★★	IA	色素線条部：後期に組織染による明瞭な過蛍光	図4
★	OCT	脈絡膜新生血管を伴う際には，加齢黄斑変性などのCNVと同様の高反射領域	図5

鑑別が必要な疾患

主要症状	鑑別疾患	掲載頁
中心暗点	加齢黄斑変性	190頁
	近視性脈絡膜新生血管	242頁
	中心性漿液性脈絡網膜症	170頁
高度な視力低下	加齢黄斑変性	190頁
	近視性脈絡膜新生血管	242頁
	中心性漿液性脈絡網膜症	170頁
変視	加齢黄斑変性	190頁
	近視性脈絡膜新生血管	242頁
	中心性漿液性脈絡網膜症	170頁

1 疾患の定義

　網膜色素線条（AS）は先天性素因により全身の弾性線維の変性を伴う疾患である．ブルッフ膜の弾性線維も変性して断裂を生じる結果，視神経乳頭から放射状に色素沈着を伴った白色の線状を特徴とした眼底像を呈する．

　眼球のみならず，皮膚や心血管系，消化管や胎盤など，全身の弾性線維の遺伝的形成不全とされている．さまざまな全身疾患との合併が報告されているが，弾力線維性仮性黄色腫pseudoxanthoma elasticum（PXE）を合併したグレンブラッド・ストランドベルグ症候群と診断される症例が非常に多く，責任遺伝子として*ABCC6*（16番染色体）が報告され，常染色体劣性遺伝疾患の一つとなっている．その他に，エーラス・ダンロス症候群，パジェット病との合併も知られている．

2 眼底所見

　特徴的な線状をもってASと診断される．

　視神経乳頭周囲萎縮があり，そこから放射状（ヒトデ状）に伸びる色素線条が特徴的である．通常，線条は色素沈着を伴った白色を呈する．また，後極部から中間周辺部にかけて梨子地眼底peau d`orange mottled fundusと呼ばれる黄白色の点状変化が見られることが多い（図1，2）．進行CNVを伴った場合には，以下の検査所見も認める．CNVは黄斑部に生じることが多く，中心窩に向かって進展する傾向がある．黄斑部以外にも生じることがあるが，臨床的な障害は小さい．網膜色素上皮下のいわゆるGass type 2 CNVであることが多いが，網膜色素上皮下に伸展し，網膜色素上皮剥離を伴うこともある．周囲に網膜下出血や漿液性網膜剥離を伴っていることもある．ドルーゼンを認めることも多い．

　FAでは，色素線条部はwindow defectと周囲の組織染を示し，明瞭な過傾向を示す．色素線条内の色素沈着部はblockによる低蛍光を示す（図3）．CNVはclassic CNVを呈することが多く，活動性を評価するのに有用である．IAでは，色素線条部が後期に組織染による過傾向を示して最も明瞭に捉えることができるため，鑑別診断でも重要な役割を果たす（図4）．OCTでは，扁平なCNVが横に広がって進行していく症例が多い．症例によっては，患者の自覚症状より早く，初期のCNVと思われる中等度～高反射塊を認めることもある．Gass type 2 CNVの様相を呈することが多いが，活動性が高い時期は，網膜下のフィブリン様の析出物，網膜下出血，網膜浮腫がしばしば認められる（図5）．活動性が低下すると，CNVは境界明瞭になり，輝度も高くなる．経過観察で果たす役割は大きい．

　眼底自発蛍光では，他の観察方法に比べてより広範な網膜色素上皮の障害を検出されるとされている．こうした広範な網膜色素上皮障害が視機能障害の原因になっている可能性もあるともされている．

3 確定診断に必要な検査

　ASは眼底での特徴的な線条が確定診断につなが

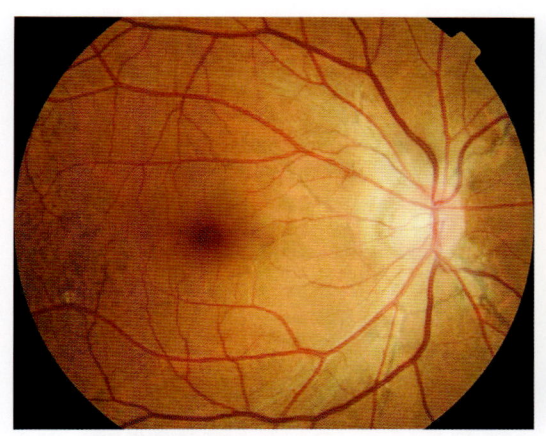

図1｜網膜色素線条の眼底所見
視神経乳頭から放射状に延びる色素沈着を伴う線条を認める．耳側には梨子地眼底を認める．

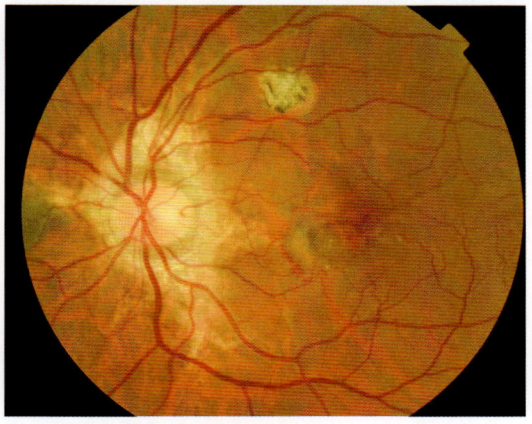

図2｜網膜色素線条の眼底所見
図1ほどはっきりしないが，やはり視神経乳頭から放射状に延びる色素沈着を伴う線条を認める．黄斑上部には過去の脈絡膜新生血管による滲出性変化後を示唆する瘢痕性病変を認める．中心窩付近には脈絡膜新生血管周囲に網膜下出血を認め，耳側には梨子地眼底を認める．

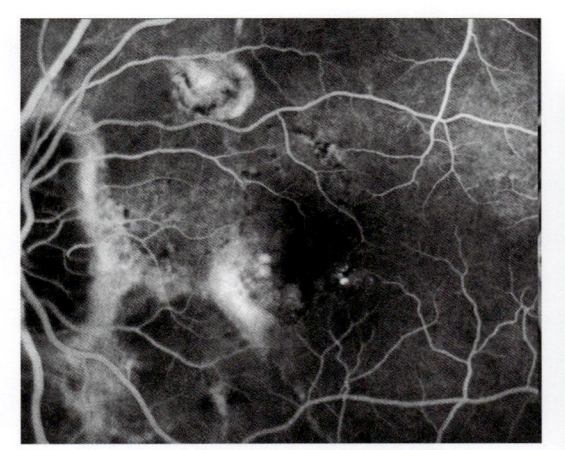

図3｜網膜色素線条のフルオレセイン蛍光眼底造影所見
黄斑部に新生血管の存在を示唆する境界鮮明な色素漏出を認める．

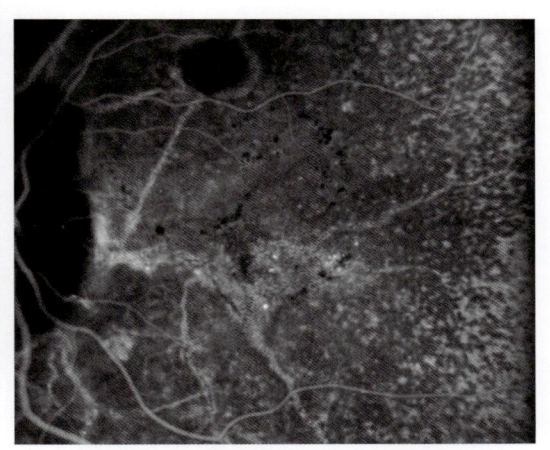

図4｜網膜色素線条のインドシアニングリーン蛍光造影所見
色素線条部が後期に組織染による過蛍光を示しており，走行が描出されている．耳側の梨子地眼底に一致する部位も著明に認識できるようになっている．

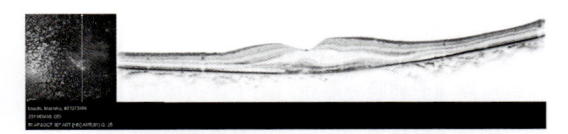

図5｜網膜色素線条のOCT所見
中心窩付近に脈絡膜新生血管と，その周囲の網膜浮腫を認める．

るため，眼底検査や眼底カメラ撮影が必須の検査となる．眼科医自身による皮膚の視診や患者への問診を経て，必要に応じて皮膚科医への皮膚生検の依頼も検討する．

　皮膚バイオプシーなどの結果，PXEの合併が確認できた場合には心血管系の異常の精査も欠かせない．

┃ 4 ┃ 鑑別すべき疾患

　黄斑部の病変だけに注意を払っていると，ポリープ状脈絡膜血管症（PCV）を含めた広義の加齢黄斑変性（AMD）や近視性脈絡膜新生血管と誤診してしまいがちである．鑑別に際しては，乳頭周囲の観察が重要である．ただ，PCV症例の中には視神経乳頭鼻側に網膜色素上皮の萎縮病巣を認めるものもあり，注意を要する．一般に網膜色素線条に伴うCNVはAMDより若年で発症し，さらに両眼に発症することも非常に多い．強度近視の場合に似た眼底所見を呈することもある．眼軸長や屈折値を参考にしながら，皮膚生検も踏まえて鑑別することもある．訴えだけからは，中心性漿液性脈絡網膜症なども鑑別が必要になるが，眼底をしっかり観察すれば鑑別自体は容易なことが多い．

　　　　　　　　　　　　　　　　　（田村　寛）

黄斑前膜
Epiretinal membrane ; ERM

診断のポイントとなる検査所見			
重要度	検査名	決め手となる所見	参照図
★★★	OCT	黄斑前膜，網膜肥厚	
★	蛍光眼底造影	続発性の場合，基礎疾患の診断に有用	
★★	眼底	網膜皺襞，血管の蛇行	

鑑別が必要な疾患		
鑑別疾患	鑑別のポイント	掲載頁
黄斑浮腫	肥厚はあるが，OCTにて黄斑前膜が確認できない	204頁
網膜分離症	網膜分離があり，時に漿液性網膜剥離を認める．強度近視に伴う	144頁
硝子体黄斑牽引症候群	OCTで硝子体の牽引が観察される	
黄斑円孔	偽黄斑円孔ではOCTで網膜外層が観察される	244頁
分層黄斑円孔	LHEPのほか，黄斑部の裂隙が観察される	210頁

1 疾患の定義

　黄斑前膜は硝子体網膜界面に生じる膜状の細胞増殖である．特発性のものと続発性のもの（macular pucker）に分類されるが，前者は50歳以上の高齢者に発症し，硝子体皮質を基本骨格にさまざまな細胞が増殖したものと考えられている．後者は，網膜裂孔や網膜剥離の治療後，ぶどう膜炎，網膜血管疾患，眼内腫瘍などが原因になり得る．黄斑前膜の肥厚，収縮に伴い，視力低下や変視症が生じるが，軽症の場合は自覚症状がなく，偶然発見される場合も多い．根治療法として硝子体手術が有効であり，黄斑前膜を除去することで視力回復や変視症の軽減が得られる．

2 眼底所見

　黄斑前膜は透明〜（黄）白色であり，不整な反射が観察される（図1）．黄斑前膜に遮られ中心窩の正常な反射は観察されず，また，黄斑前膜の収縮により網膜血管は蛇行し，網膜皺襞が生じる．肥厚した膜は透見性が低下し，黄斑前膜の下の網膜の観察は困難になる（図2）．中心窩に黄斑前膜がない状態で膜が収縮し，中心窩の陥凹が急峻になることで黄斑円孔のような外観を呈することがあり（偽黄斑円孔）黄斑円孔との鑑別を要することがある（図3）．多くの症例で後部硝子体剥離が生じており，weiss ringが観察される．周辺部網膜の裂孔や剥離の有無，その他，続発性のものと疑わせるようなぶどう膜炎の所見などの有無は確認する必要がある．

3 確定診断に必要な検査

　黄斑前膜の有無は光干渉断層計 optical coherence tomography（OCT）を用いれば容易に判断できる．黄斑前膜そのものは薄い高反射の膜として描出され，セロハンのように張った状態で形状はなだらかであるが，進行した症例では輝度が高い，局所あるいはびまん性に肥厚した膜が観察される（図2）．網膜は肥厚・膨化し，中心窩の陥凹は消失する．網膜の層構造は蛇行・弯曲し，表層網膜に大小の皺が形成される．偽黄斑円孔では反対に急峻な陥凹となる（図3）．非常に激しい黄斑前膜の症例では，中心窩の位置の同定も困難である（図4）．

　背景にぶどう膜炎や網膜血管疾患の存在を疑う時は蛍光眼底造影を行い，確認する（図4）．結果，ステロイドの投薬や抗VEGF製剤の硝子体注射などの治療が必要になる可能性もある．

4 鑑別すべき疾患

　黄斑浮腫や網膜分離症，硝子体黄斑牽引症候群は鑑別に挙げられる．これらにも黄斑前膜が合併することがあるため，OCTでその有無を確認することは容易であるが，病気の本体が何かを見極めることのほうが重要である．偽黄斑円孔は検眼鏡上では黄斑円孔と類似しているが，OCTで見れば外層の連続性があることから鑑別可能である．分層黄斑円孔は網膜上に輝度がやや低い増殖 lamellar hole associated epiretinal proliferation（LHEP）を伴うが，黄斑前膜と異なり，その増殖が中心窩周囲で丈が高く，遠心性に低くなる点や，独特の中心窩の変形が存在することで鑑別可能である．

（宇治彰人）

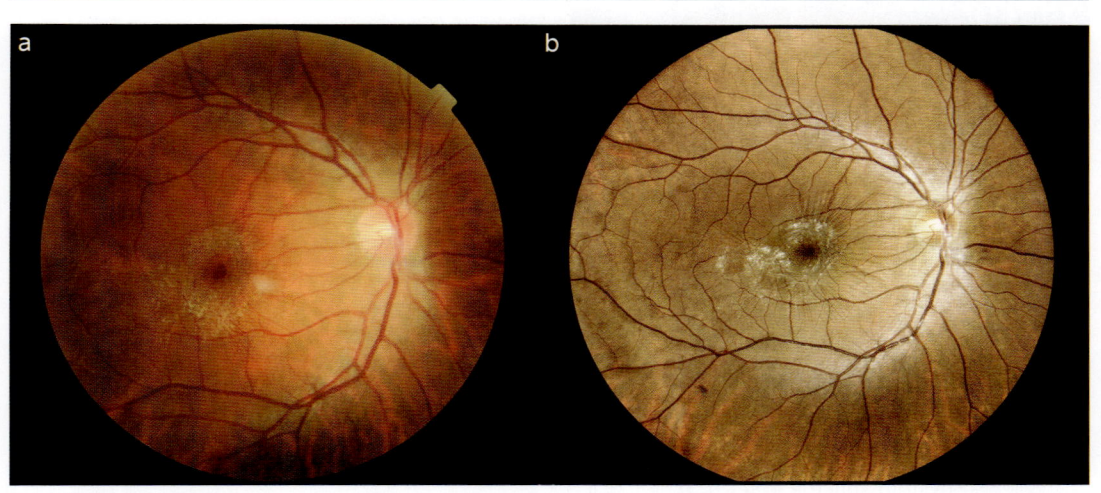

図1 ｜ 黄斑前膜の検査所見
a：眼底所見．b：SLO．黄斑部の異常反射，網膜皺襞が観察される．SLOのほうがコントラストが高い．

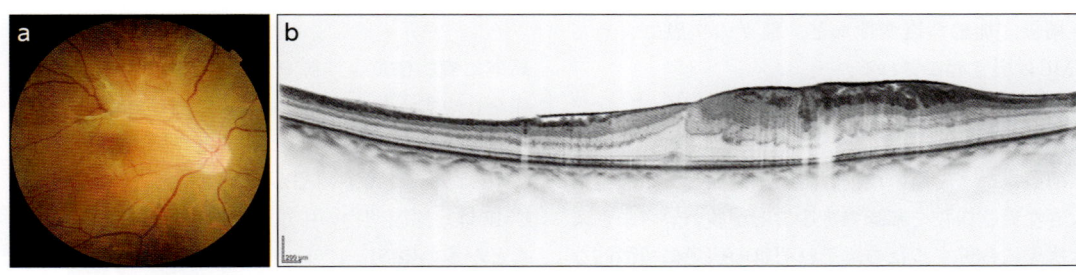

図2 ｜ 黄斑前膜の検査所見
a：眼底所見．特発性の黄斑前膜．白色の黄斑前膜を認め，上方アーケード血管は下方に大きく偏位している．b：OCT．黄斑前膜により網膜皺襞が形成されている．中心窩の陥凹は消失し，網膜各層の境界が弯曲している．

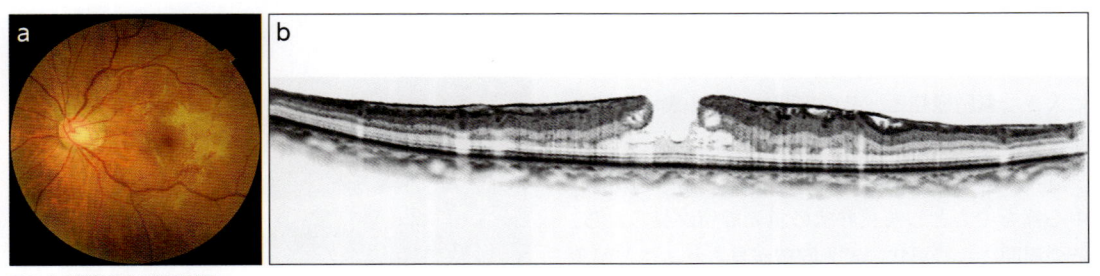

図3 ｜ 黄斑前膜の検査所見
a：眼底所見．偽黄斑円孔を形成し，網膜血管の蛇行を認める．b：OCTでは中心窩陥凹が急峻になっているが，網膜外層に円孔がないことが確認される．

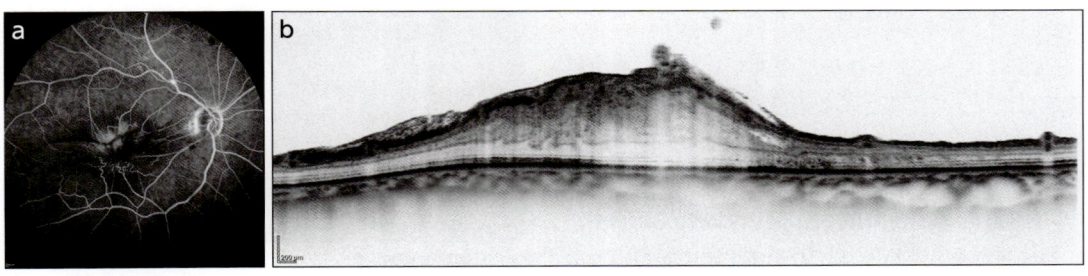

図4 ｜ 黄斑前膜の検査所見
a：蛍光眼底造影所見．上方に陳旧性の網膜静脈分枝閉塞症を認める．b：続発性のmacular puckerであり，肥厚した黄斑前膜，著しい網膜の膨化を認める．中心窩の場所は定かではない．

囊胞様黄斑浮腫
Cystoid macular edema ; CME

診断のポイントとなる検査所見			
重要度	検査名	決め手となる所見	参照図
★	眼底	囊胞様腔	図1
★★★	OCT	外網状層や内顆粒層の低反射腔	図1〜5
★★	FA	花弁状，蜂巣状の蛍光貯留	図1〜3

鑑別が必要な疾患		
主要症状	鑑別疾患	掲載頁
視力低下	糖尿病黄斑浮腫	96頁
	網膜静脈閉塞症に伴う黄斑浮腫	72頁
	放射線網膜症	414頁
	黄斑部毛細血管拡張症 type 1	214頁
	ぶどう膜炎	
	加齢黄斑変性	190頁
	網膜色素変性	126頁
	後部硝子体膜の牽引	
	薬物	

1 疾患の定義

　囊胞様黄斑浮腫（CME）は黄斑に細胞外液が貯留し，囊胞様腔 cystoid space を形成した状態を指す．主に外網状層と内顆粒層に囊胞様腔を形成する．糖尿病網膜症などの網膜血管疾患やぶどう膜炎，内眼手術後，加齢黄斑変性など，種々の疾患によってCMEは引き起こされる．

2 眼底所見

　前置レンズを用いた細隙灯顕微鏡検査で中心窩に大きな囊胞様腔を確認できることが多い．さまざまな疾患に合併するため，それぞれの疾患に特徴的な眼底所見も見られる．

3 確定診断に必要な検査

　OCTは簡便かつ非侵襲的にCMEを検出できる．OCTで囊胞様腔は低輝度として描出され，中心窩に大きな囊胞様腔と，その周囲に小型の囊胞様腔を認める．
　フルオレセイン蛍光眼底造影（FA）では，後期に中心窩を中心とした花弁状の蛍光貯留が見られる．その周囲には蜂巣状の蛍光貯留が見られることが多く，その部位では内顆粒層に比較的小さい囊胞様腔が存在する（図1，2）．

4 鑑別すべき疾患

　CMEはさまざまな疾患に合併するため，その原因疾患によってさまざまな治療法が選択される．糖尿病黄斑浮腫や網膜静脈閉塞症に伴う黄斑浮腫は抗VEGF療法が効果的である．後部硝子体膜の牽引（図3）や黄斑上膜を生じている症例は抗VEGF療法に抵抗を示すことも多く，硝子体手術の好適応となる．加齢黄斑変性のサブタイプの中で網膜内血管腫状増殖 retinal angiomatous proliferation（RAP）は

高率に囊胞様黄斑浮腫を生じやすく（図4），両眼発症をしやすいため，疾患眼の治療だけでなく僚眼の注意深い観察も重要となる．ぶどう膜炎に合併するCMEはステロイド治療が有効である．薬物によるCMEは，原因薬物の中止によってCMEは消失することが多い（図5）．

（長谷川泰司）

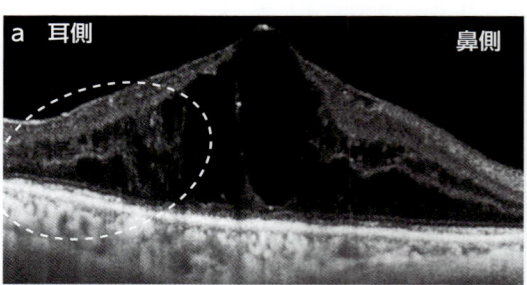

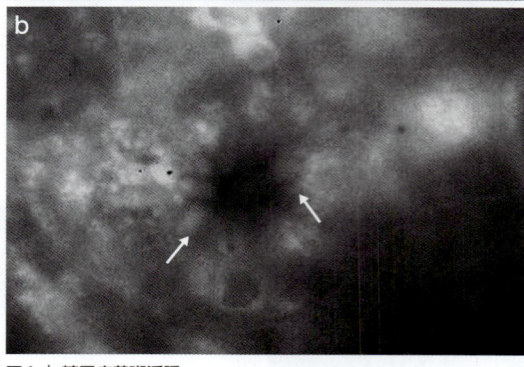

図1 ｜ 糖尿病黄斑浮腫
a：OCT．中心窩に大きな囊胞様腔が存在し，中心窩周囲には外網状層と内顆粒層に小さい囊胞様腔（白破線）がある．b：FA．後極全体に旺盛な蛍光漏出があり，中心窩に花弁状の蛍光貯留が見られる（矢印）．

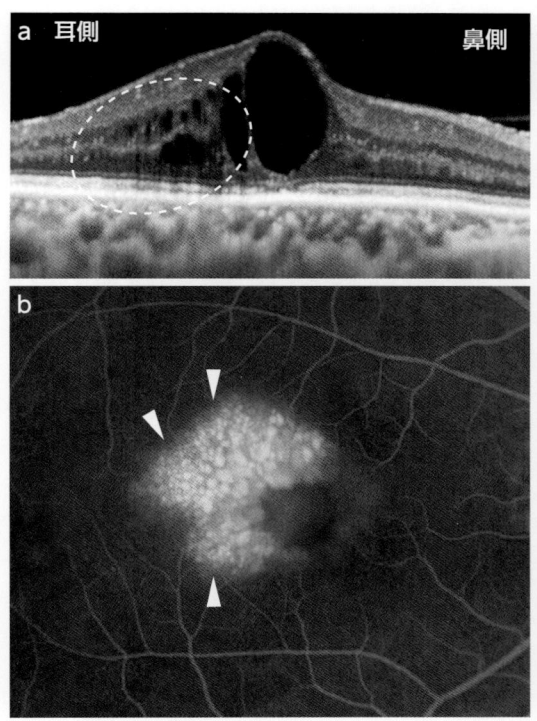

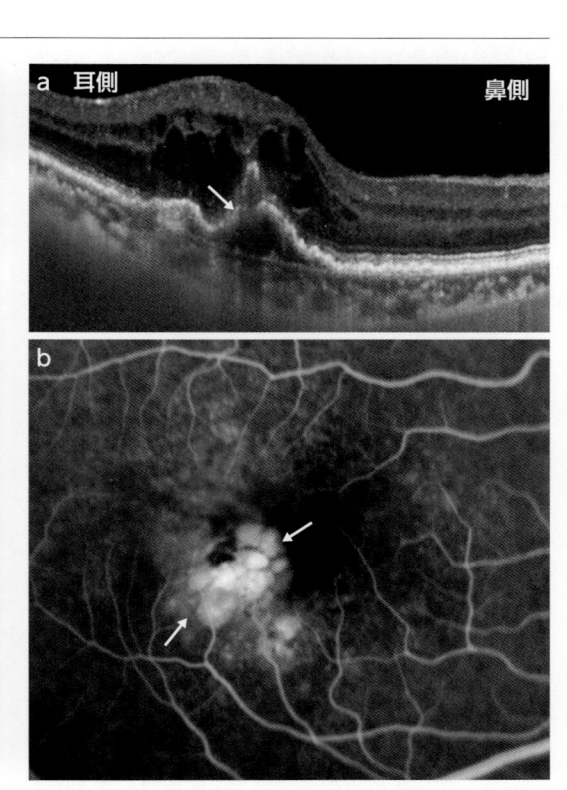

図2｜黄斑部毛細血管拡張症 type 1
a：OCT. 中心窩に大きな囊胞様腔が存在し，中心窩耳側には外網状層と内顆粒層に小さい囊胞様腔（白破線）がある．b：FA. 中心窩耳側には蜂巣状の蛍光貯留が見られる（矢頭）．

図4｜RAP
a：OCT. 網膜色素上皮剝離があり，網膜色素上皮の一部に断裂（bump sign：矢印）が見られ，その前方には網膜内に高反射像があり，網膜内の増殖組織と考えられる．外網状層と内顆粒層に囊胞様腔が見られる．b：FA. 中心窩から下耳側にかけては囊胞様の蛍光貯留が見られる（矢印）．

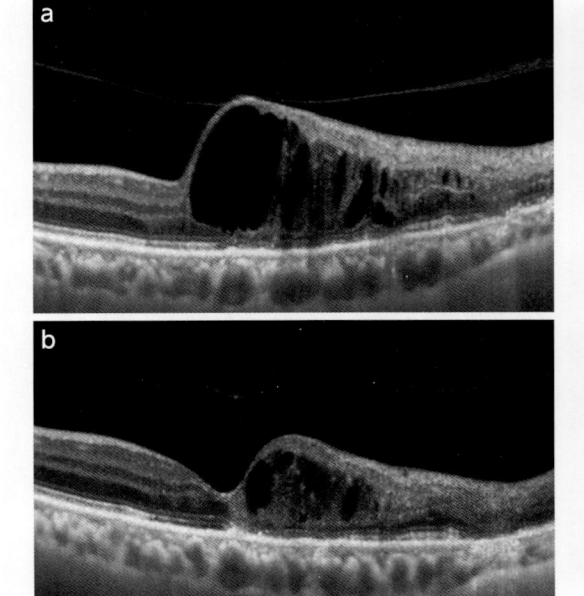

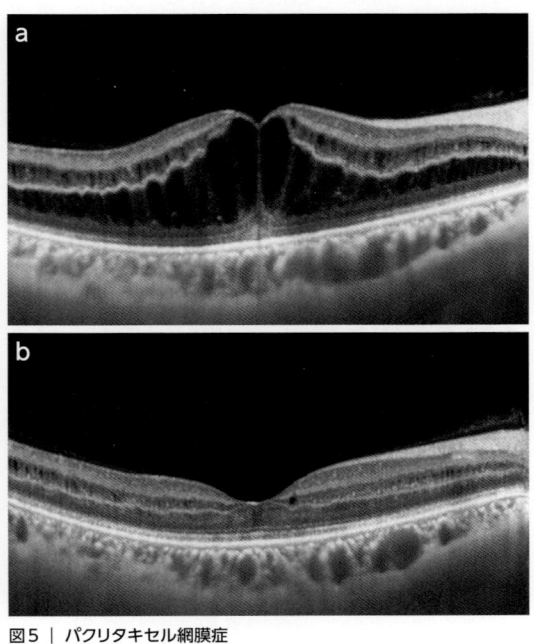

図3｜後部硝子体膜が関与した黄斑浮腫
a：網膜静脈分枝閉塞症に伴った黄斑浮腫があり，中心窩で後部硝子体膜の牽引が見られる．b：後部硝子体膜の牽引が外れ，黄斑浮腫は軽減している．

図5｜パクリタキセル網膜症
a：胃癌に対してパクリタキセルを用いた化学療法中．外網状層と内顆粒層に囊胞様腔が見られる．b：パクリタキセル中止後．囊胞様腔がほぼ消失している．

1 網膜

特発性黄斑円孔
Idiopathic macular hole ; Idiopathic MH

診断のポイントとなる検査所見			
重要度	検査名	決め手となる所見	参照図
★	眼底	境界明瞭な円孔所見	
★★	細隙灯顕微鏡	円孔底が見える 円孔縁の浮き上がり	
★★★	OCT	中心窩の特徴的変形(stage 1) 全層黄斑円孔(stage 2〜stage 4)	図2 図3 図4

鑑別が必要な疾患		
主要症状	鑑別疾患	掲載頁
視力低下, 変視症, 中心暗点	分層黄斑円孔	210頁
視力低下, 変視症	黄斑偽円孔	208頁
視力低下, 変視症, 中心暗点	嚢胞様黄斑浮腫	204頁

1 網膜

1 疾患の定義

黄斑円孔は, 黄斑の中心窩に孔が開き, 見つめた部分が見えない中心暗点を主症状とする. 生理的な加齢現象である後部硝子体剥離により中心窩が牽引されて生じるものを特発性黄斑円孔と呼ぶ. 発症メカニズムは, Gassが検眼鏡による観察で明らかにし, stage 1〜stage 4まで分類した. 光干渉断層計(OCT)の登場により, 発症メカニズムが可視化され, Gass分類が修正された. 生理的な後部硝子体剥離は, 硝子体の液化進行に伴い後極部に存在する硝子体ポケットの周辺部から始まり, 中心窩に向かう. 後部硝子体皮質と中心窩は癒着が強いため最後まで剥離せず, その結果, 中心窩に強い牽引がかかる(図1). これを中心窩の硝子体牽引という. この牽引のため一部に特発性黄斑円孔を生じる.

2 眼底所見

黄斑円孔は眼底写真において境界明瞭なダークスポットとして観察される. ミラーを用いた細隙灯による観察では, 円孔縁が少し浮いているのがわかる. 黄斑円孔の診断の決め手はOCTであり, 円孔の開き方, 硝子体牽引の有無と状態などがリアルに見える. まず, OCTは後部硝子体剥離がどこまで進んでいるかを見せてくれる. 後部硝子体剥離が中心窩まで進むと, 中心窩に硝子体の牽引がかかる. その結果生じる中心窩の形態変化が詳細に観察できる. 臨床的に重要なのは, 視力に影響の乏しい網膜内層の変形にとどまっているか, 視力に影響する外層の変化にまで及んでいるかという点である. 外層の変化として重要なのは中心窩の外層に認められる4本のラインの内側から3本のライン(通称, 外境界膜ライン, エリプソイドライン, COSTラインで視細胞の健康度を示す)が崩れているか否かである. 内層変形として表層だけが浮き上がり嚢胞様腔が形成

されるタイプは, 今後全層円孔に発展するリスクがあるものの, 全層円孔にならずに中心窩牽引が解除され, 視力低下も生じない可能性もあるため, 必ずしも手術は必要とせず, 手術適応は術者による. 一方, 中心窩が剥離したり, 中心窩の外層が離開して視細胞の健康を示す3本のラインが途切れたりした場合は, 視力低下や中心暗点を伴うことが多いため, 手術適応になる(図2, 3).

3 確定診断に必要な検査

すでに上記したが, 確定診断にはOCTが必須である. ただし, OCTを適切に使う必要がある. OCTによる縦横1本スキャンでは全層円孔が存在してもスキャンが円孔の位置を外れると, 全層円孔が開いていないと間違って判断するリスクがあるため, 最低でも5本くらいの連続ラインスキャンを行うべきである(図4).

4 鑑別すべき疾患

眼底所見として鑑別すべき疾患は, 分層黄斑円孔と黄斑偽円孔である. ともに, 検眼鏡的には, あたかも中心窩に孔が開いているように見える. しかし, OCTが普及した今となっては, 先述した適切なスキャンを行えば, 全層円孔が開いているかどうかはひと目でわかる. 分層黄斑円孔は, 黄斑円孔にならずに後部硝子体剥離が完成したが中心窩に変形を残した場合が多いが, なかには一度黄斑円孔が形成されたが自然閉鎖した場合もある. 黄斑偽円孔は, 黄斑円孔とは関係の乏しい病態で, 黄斑表面に膜が張る黄斑前膜の特殊形である.

(板谷正紀)

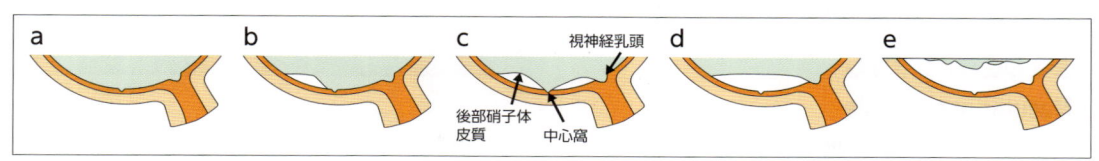

図1 ｜ 生理的な後部硝子体剝離の模式図

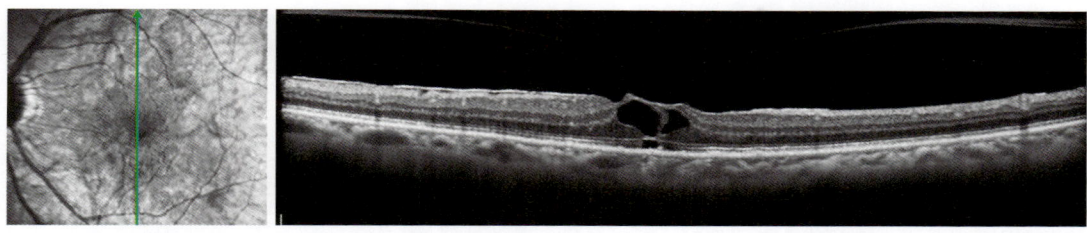

図2 ｜ stage 1黄斑円孔
硝子体による中心窩牽引の状態と中心窩の変形が詳細に観察できる．全層円孔となっていないが，視細胞層の離開が生じているため，Gass分類stage 1bに相当すると考えられる．黄斑前膜を伴っているが，中心窩牽引の状態が長く続いたためと考えられ，特発性黄斑円孔に分類した．

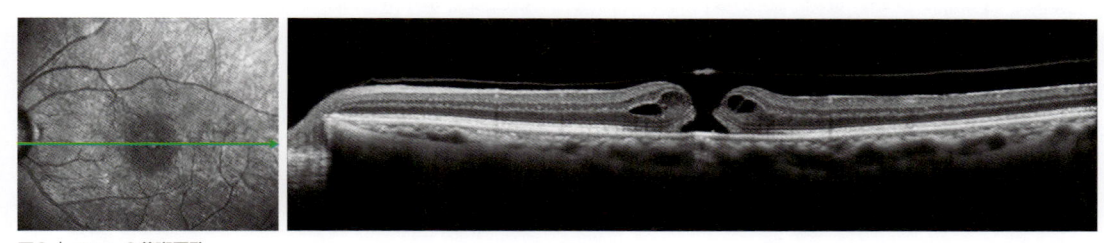

図3 ｜ stage 3黄斑円孔
硝子体による中心窩牽引が解除され，全層円孔となっていることが観察される．

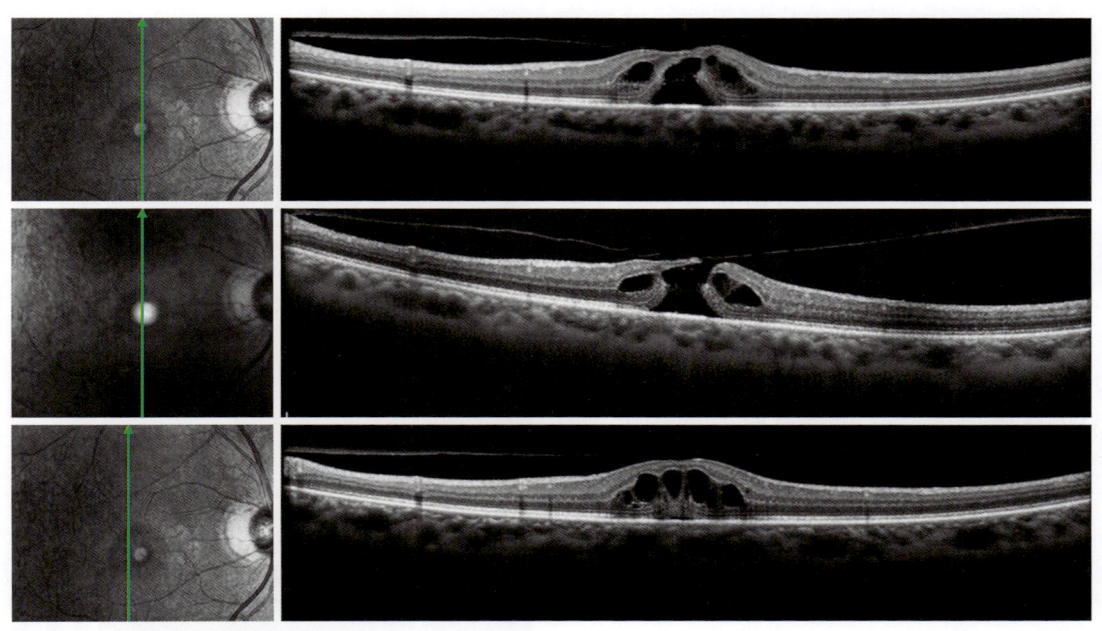

図4 ｜ stage 2黄斑円孔の連続ラインスキャン
1本のスキャンだけであると，円孔の中心を外れた場合，全層円孔になっていないと判断してしまうリスクがある．手術適応に関わるため，連続ラインスキャンが必須といえる．

1-11)-(16)

黄斑偽円孔
Macular pseudohole

診断のポイントとなる検査所見			
重要度	検査名	決め手となる所見	参照図
★★	眼底	黄斑上膜，中心窩の円形病変	図1
★★★	OCT Bスキャン画像	黄斑上膜，中心窩のU字/V字型陥凹 網膜の分層を認めない	図4
	En face画像	黄斑上膜，網膜皺襞，網膜の分層を認めない	図2, 3

鑑別が必要な疾患			
鑑別疾患		鑑別のポイント	掲載頁
黄斑円孔(全層)		中心窩の全層網膜欠損	206頁
分層黄斑円孔	牽引型	網膜内層/外層間の裂隙	210頁
	変性型	LHEP，中心窩の網膜内空隙，網膜外層の菲薄化 En face画像で網膜皺襞を認めない	
黄斑前膜		中心窩陥凹の消失	202頁

1 | 疾患の定義

黄斑偽円孔とは，黄斑上膜の特殊型で，中心窩の陥凹が円筒状になった状態を指す臨床診断名である．検眼鏡的に黄斑円孔に類似した所見を呈するため，黄斑偽円孔と呼ばれる．黄斑偽円孔の病態については不明な点が多い．黄斑上膜がなんらかの原因で求心性に収縮することにより特徴的な中心窩形態を呈すると考えられている．主な臨床症状は，黄斑上膜と同様に視力低下と歪視である．しかし，視力は比較的良好に保たれることが多い．

2 | 眼底所見

細隙灯顕微鏡検査で中心窩に黄斑円孔に似た赤みがかった色調の円形病変を認める(図1)．円形病変の周囲には黄斑上膜による不整な網膜反射を認める．

3 | 確定診断に必要な検査

OCTが診断に重要である(図2，3)．Bスキャン画像やEn face画像において，中心窩の周囲に高輝度の反射を呈する黄斑上膜を認める(図2，4)．中心窩外の網膜は肥厚するが，中心窩は肥厚せずにU字またはV字となり，中心窩の縁が垂直方向に切り立った形態を呈する．中心窩網膜厚に肥厚や菲薄化は認めない．また，黄斑上膜の収縮によって形成された網膜皺襞が黄斑上膜と内境界膜との間の低輝度の空隙として描出される．これはEn face画像において，皺状の構造として観察される(図3)．

4 | 鑑別すべき疾患

黄斑円孔(全層)，分層黄斑円孔(牽引型，変性型)，黄斑上膜が主な鑑別疾患となるが，すべてOCTによって鑑別が可能である．黄斑円孔とは，中心窩の陥凹部分に全層の網膜欠損を認めないことから鑑別できる．牽引型分層黄斑円孔とは，網膜内層と外層の間に裂隙を認めないことから鑑別できる．変性型分層黄斑円孔とは，lamellar hole-associated epiretinal proliferation(LHEP：網膜表面に存在する中等度輝度の膜状組織)を認めないこと，黄斑部網膜における網膜内の空隙や外層厚の菲薄化を認めないこと，En face画像において網膜皺襞を認めることなどにより鑑別できる．黄斑上膜とは，中心窩にU字/V字型の陥凹を認めることから鑑別できる．

(土居真一郎・森實祐基)

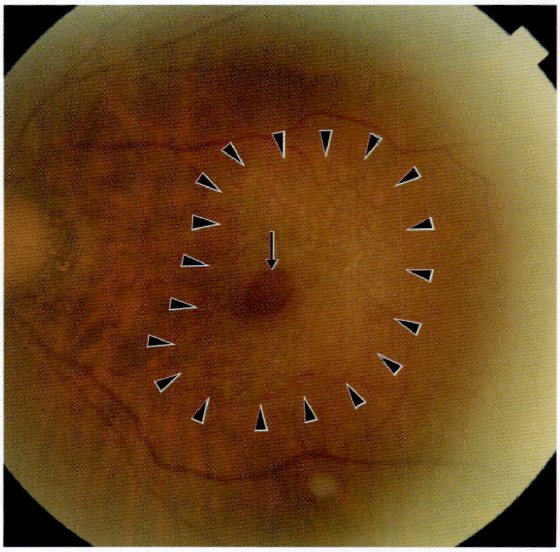

図1 | 黄斑偽円孔の眼底所見
中心窩に黄斑円孔に類似した赤色調の円形病変(矢印)，その周囲に黄斑上膜による白色病変(矢頭)を認める．矯正視力は1.0.

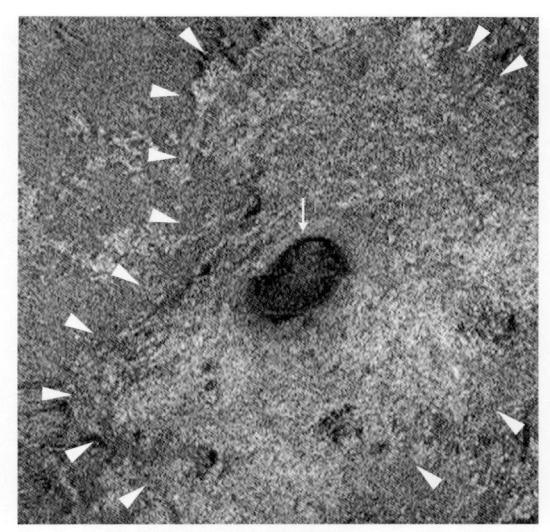

図2｜黄斑偽円孔のOCT En face画像所見
内境界膜の高さのEn face画像．中心窩に低輝度の楕円形病変（矢印）と，その周囲に高輝度の黄斑上膜（矢頭）を認める．

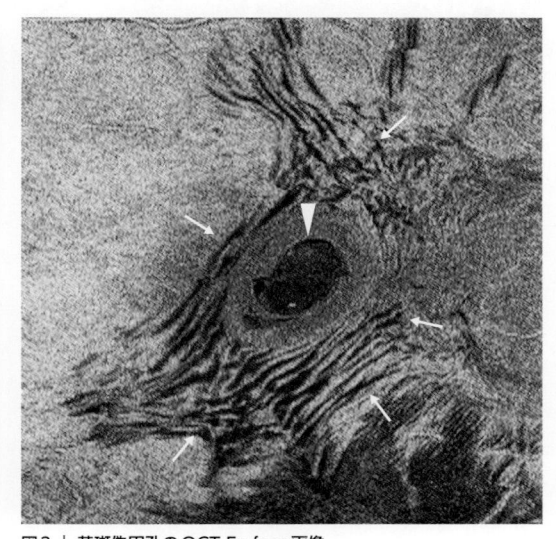

図3｜黄斑偽円孔のOCT En face画像
内境界膜から20μmの深さで構築したEn face画像．中心窩の楕円形陥凹（矢頭）の周囲に，黄斑上膜の収縮によって形成された網膜皺襞（矢印）を認める．

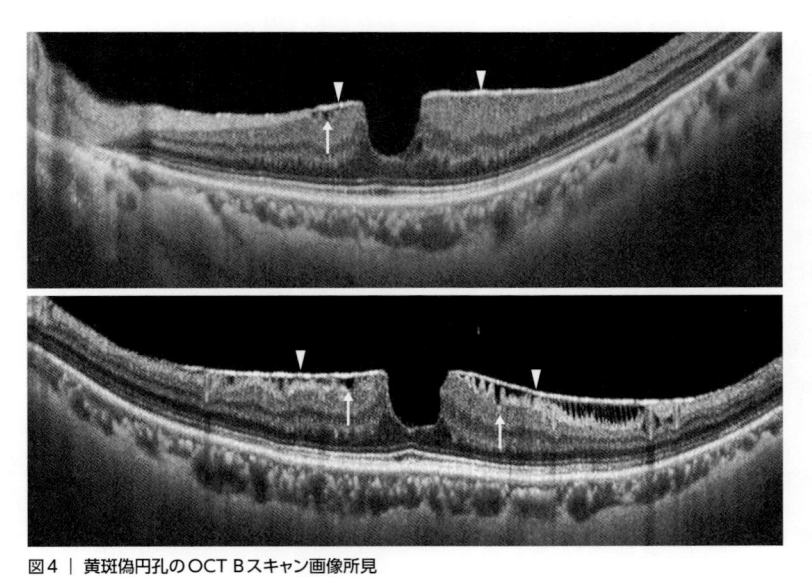

図4｜黄斑偽円孔のOCT Bスキャン画像所見
a：水平断面，b：垂直断面．中心窩以外の網膜表面に高輝度の黄斑上膜（矢頭）を認める．中心窩陥凹はU字型を呈している．黄斑上膜の収縮により形成される網膜皺襞は，黄斑上膜と内境界膜の間の低輝度の空隙（矢印）として認められる．

1-11)-(17)

分層黃斑円孔
Lamellar macular hole ; LMH

1
網膜

診断のポイントとなる検査所見				
重要度	検査名	サブタイプ	決め手となる所見	参照図
★	眼底	牽引型	黄斑上膜, 中心窩の赤色調円形病変	図1a
		変性型	LHEP, 中心窩の赤色調円形病変	図1b
★★★	OCT	Bスキャン画像 牽引型	黄斑上膜, 網膜分層, ellipsoid zoneが連続	図4
		変性型	LHEP, 中心窩の分層および菲薄化, ellipsoid zoneの途絶	図7
	En face 画像	牽引型	網膜皺襞を認める	図3
		変性型	網膜皺襞を認めない	図5

鑑別が必要な疾患		
鑑別疾患	鑑別のポイント	掲載頁
黄斑円孔	中心窩の全層円孔	206頁
黄斑偽円孔	中心窩のU字もしくはV字型の陥凹	208頁
黄斑前膜	中心窩陥凹の消失	202頁

1 | 疾患の定義

分層黄斑円孔 (LMH) は, 1975年にGassにより提唱された疾患概念であり, 黄斑部に非全層性の組織間隙や網膜分層を生じる. 近年のOCTの進歩とともにLMHの形態が多彩であることが明らかになり, LMHの定義や病態については現在のところ一定の見解は得られていない. 近年, 病態における網膜牽引の関与の有無を基準に, LMHを牽引型と変性型の2つのサブタイプに分ける新たな分類が提唱された. 本項ではこの分類に従って概説する.

2 | 眼底所見

細隙灯顕微鏡検査では, 中心窩に円形の赤色調の病変として認められる. 牽引型LMHでは, 黄斑上膜とその収縮に伴う網膜の皺襞を認める (図1a). 変性型LMH (図1b) は, 中心窩周囲の網膜面上に黄色色素を伴った膜状組織 "lamellar hole associated epiretinal proliferation (LHEP)" を認めることが多い (図7).

3 | 確定診断に必要な検査

診断にはOCTが重要である. 牽引型LMHでは, Bスキャン画像において黄斑上膜や黄斑部網膜の分層 (多くは外網状層と外顆粒層の間の分層) を認める (図4). ellipsoid zoneの連続性は保たれている. En face画像において, 黄斑上膜の収縮によって形成される網膜の皺襞を認める (図3).

変性型LMHでは, Bスキャン画像において, 円孔の辺縁の網膜表面に中等度の輝度のLHEPを認める (図7). 黄斑部網膜の分層の形は丸みを帯びており, 中心窩の網膜外層の菲薄化やellipsoid zoneの途絶を認める (図7). En face画像では, 牽引型で見られた網膜皺襞が見られない (図6).

4 | 鑑別すべき疾患

黄斑円孔 (全層), 黄斑偽円孔, 黄斑上膜が主な鑑別すべき疾患であり, すべてOCTによって鑑別が可能である. 黄斑円孔とは, 中心窩の陥凹部分に網膜全層の欠損を認めないことから鑑別できる. 黄斑偽円孔や黄斑上膜とは, 中心窩に網膜の分層を認めることから鑑別できる.　　　　(土居真一郎・森實祐基)

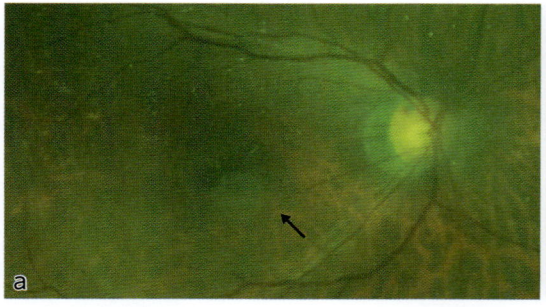
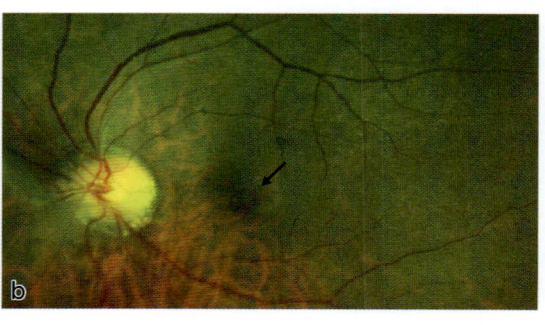

図1 | LMHの眼底所見
a：牽引型LMHの眼底所見. 黄斑上膜 (矢印) を認める. 矯正視力は, 0.9. b：変性型LMHの眼底所見. 中心窩に黄斑黄孔に類似した赤色調の円形病変 (矢印) を認める. 矯正視力は0.2.

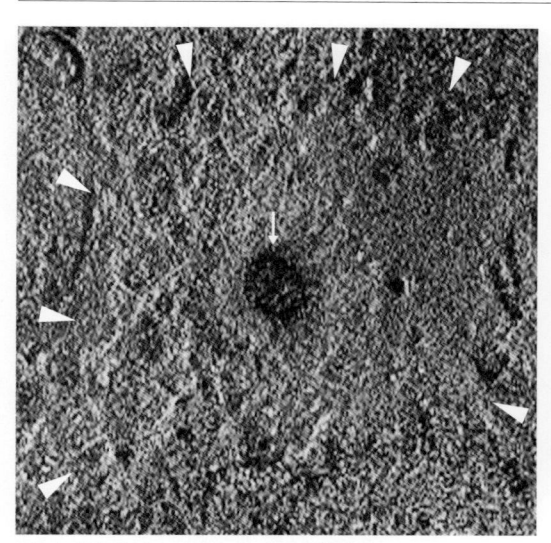

図2｜牽引型LMHのOCT，En face画像所見
内境界膜の高さのEn face画像．中心窩に低輝度の楕円形病変（矢印）と，その周囲に黄斑上膜（矢頭）を認める．

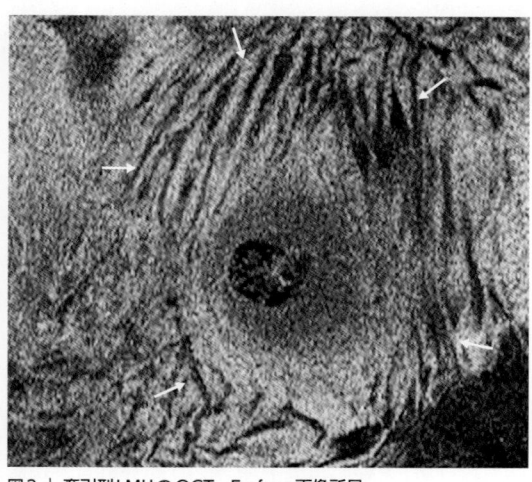

図3｜牽引型LMHのOCT，En face画像所見
内境界膜から20μmの深さで構築したEn face画像．中心窩陥凹の周囲に，黄斑上膜の収縮によって形成された網膜皺襞（矢印）を認める．

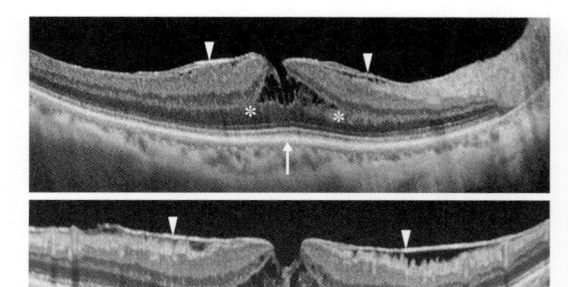

図4｜牽引型LMHのOCT，Bスキャン画像（a：水平断面，b：垂直断面）所見
黄斑上膜（矢頭）を認める．網膜内層と外層の間に分層が存在し，その解離部断端が鋭角である（*）．ellipsoid zoneの連続性は保たれている（矢印）．

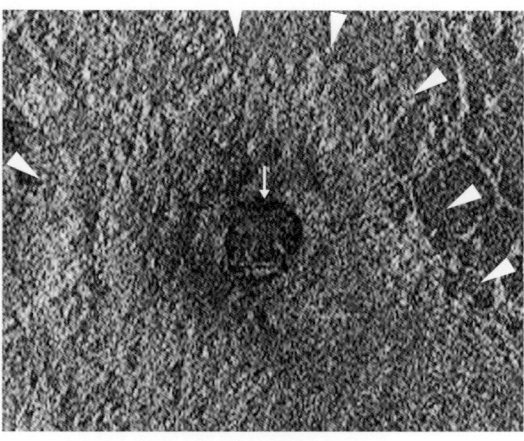

図5｜変性型LMHのOCT，En face画像所見
内境界膜の高さの画像．中心窩に低輝度の楕円形病変（矢印）と，その周囲に黄斑上膜（矢頭）を認める．

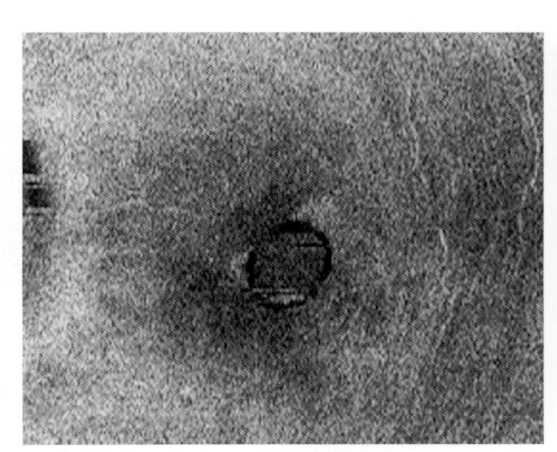

図6｜変性型LMHのOCT，En face画像所見
内境界膜から20μmの深さで構築したEn face画像．中心窩陥凹の周囲に，網膜皺襞を認めない．

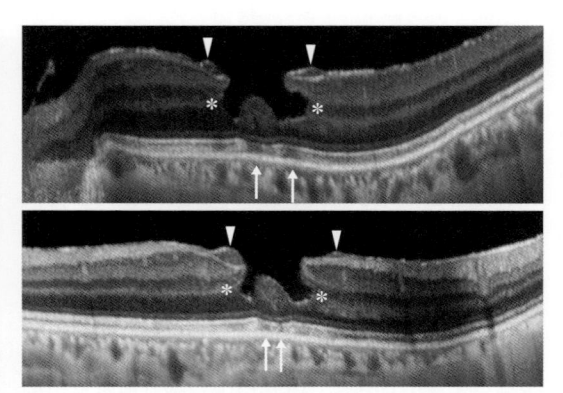

図7｜変性型LMHのOCT，Bスキャン画像（a：水平断面，b：垂直断面）所見
網膜表面に中等度輝度のLHEP（矢頭）を認める．黄斑部網膜の分層の形は丸みを帯びている（*）．網膜外層の菲薄化とellipsoid zoneの途絶を認める（矢印）．

網膜色素上皮剥離
Retinal pigment epithelial detachment ; PED
網膜色素上皮裂孔
Retinal pigment epithelial tear ; RPE tear

1 | 疾患の定義

網膜色素上皮剥離 (PED) はブルッフ膜の内層 (内膠原線維層) と網膜色素上皮 (RPE) が分離した状態である (図1)。PEDではRPEがその基底膜を伴って、内膠原線維層から剥離する。加齢によるブルッフ膜での中性脂肪、ドルーゼンの蓄積 (drusenoid PED) (図2)、脈絡膜新生血管 (CNV) や異常血管からの漏出が原因となる。

網膜色素上皮裂孔は、PEDが生じた後、その内圧が上がることでRPE間での張力が増大し、細胞間接着力が破綻して生じる場合や、滲出性加齢黄斑変性で大きな線維性血管膜を有するPED内でRPEと強く接着した線維血管膜が加齢や自然経過により収縮することで生じる場合がある。

2 | 眼底所見

PEDの眼底所見は境界明瞭な円形あるいは楕円形で、色調は周囲の網膜剥離よりやや赤みを帯びている。漿液性網膜剥離より境界が鮮明である特徴がある (図1)。漿液性網膜色素上皮裂孔は、黄斑部に境界明瞭で三日月状の薄い茶褐色を呈する。辺縁部にロールしたRPEが褐色隆起になる (図3)。

3 | 確定診断に必要な検査

PEDと漿液性網膜剥離の混在や、脈絡膜新生血管が発生している症例があり、OCTと眼底自発蛍光 (FAF) にて詳細に観察することが重要である。

OCT所見では、RPEとブルッフ膜に着目して漿液性網膜剥離と区別することが重要である。PEDはRPEラインの高反射がなだらかなドーム状隆起として検出される。PED内部の成分により内部反射が異なる。漿液性PED (serous PED) はPED内部が淡い茶褐色となる (図4)。出血性PED (hemorrhagic PED) は内部が出血のため、均一な高反射を示す。ドルーゼン様PED (drusenoid PED) はPED内部が中等度反射物質であるもの、漿液と思われる内部が低反射腔になっているものなど、内部反射が低暗い無反射腔とさまざまなものが混在する (図5)。

網膜色素上皮裂孔が発生している部位ではRPEラインが消失してブルッフ膜の薄い1層となり、深部の脈絡膜反射が増強している。ロールしたRPEは波打つような高反射塊として検出される (図6)。色素上皮裂孔の検出は眼底自発蛍光を用いると容易である (図3)。欠損領域とロール部位が過蛍光として検出される。

4 | 鑑別すべき疾患

網膜色素上皮剥離の原因として、脈絡膜新生血管を有するか重要なポイントとなる。脈絡膜新生血管を伴わない漿液性PEDは進行が緩徐で現在有効な治療法がないのに対して、滲出型加齢黄斑変性に合まれるポリープ状脈絡膜血管症 (PCV) や網膜内血管腫状増殖 (RAP) や典型型加齢黄斑変性 type 1 CNVでは、放置にて急速に視力低下をするため、抗血管新生療法をはじめの治療が必要となるため鑑別診断が重要である。PCVでは、漿液性、出血性PEDが多発する特徴があり、RAPでは網膜内浮腫を伴い急激にPEDが拡大する重要な特徴がある。

OCT読影でPEDと漿液性網膜剥離をしっかり区別すること、PED内部反射を確認しPEDの原因検索をすること、その他の特徴に注意する。鑑別困難な症例の場合は、密な定期検査が重要となる。

(佐藤 拓)

診断のポイントとなる検査所見

重要度	検査名	病型	決め手のポイントとなる所見	参照図
★	眼底	PED	境界明瞭円形でやや赤色調	図1
★★★		RPE tear	薄い茶褐色で三日月状、辺縁赤色	図3左
★★★	OCT	PED	RPEラインのなだらかなドーム状隆起、内部反射がさまざま	図4, 5
		RPE tear	RPEライン欠損、ロールしたRPE重なり	図6
★	FAF	PED	境界鮮明な淡い過蛍光	
★★★		RPE tear	境界鮮明な三日月型低蛍光	図3右

鑑別が必要な疾患

主要症状	鑑別疾患	掲載頁
網膜色素上皮剥離を伴う疾患	ポリープ状脈絡膜血管症 (PCV)	194頁
	網膜内血管腫状増殖 (RAP)	198頁
	滲出型加齢黄斑変性 type 1 CNV	190頁
	中心性漿液性脈絡網膜症 (CSC)	170頁
	脈絡膜血管腫	312頁
	フォークト・小柳・原田病急性期	270頁

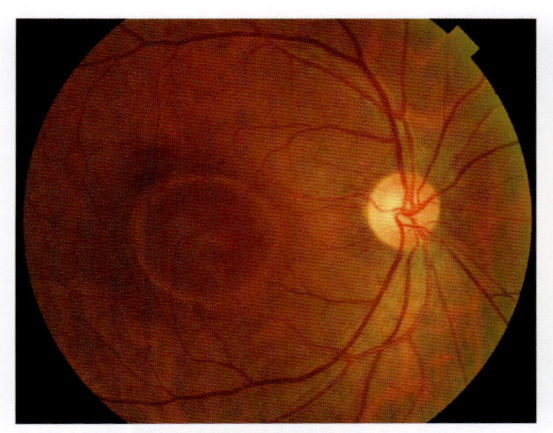

図1｜漿液性網膜色素上皮剥離の眼底所見
境界明瞭で境界部が淡い色調の約2乳頭境大の円形を呈する.

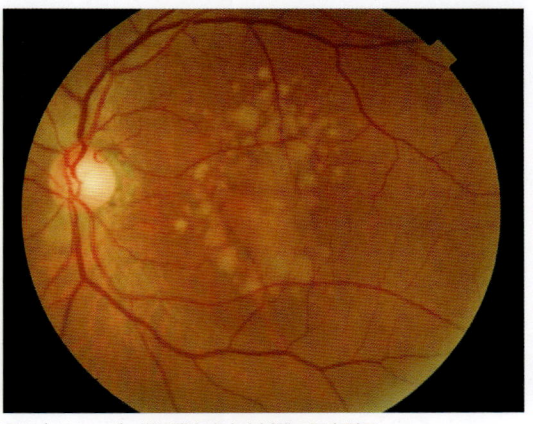

図2｜ドルーゼン様網膜色素上皮剥離の眼底所見
中心窩に集簇する軟性ドルーゼンがある.

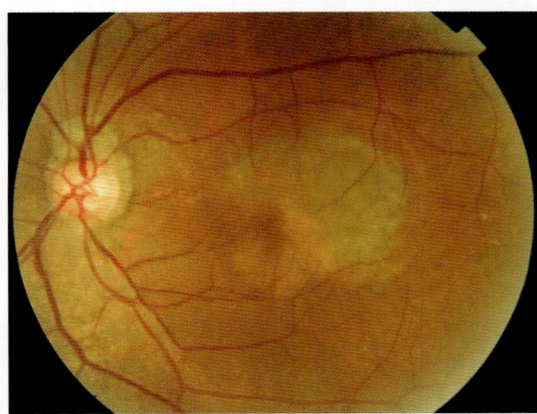

図3｜網膜色素上皮裂孔の眼底所見と眼底自発蛍光所見
色素上皮剥離上耳側に三日月状の薄い茶褐色の欠損部位と黄色のRPEロール部位がある. 眼底自発蛍光ではRPE欠損部位の均一な低蛍光とロール部位の過蛍光を示す.

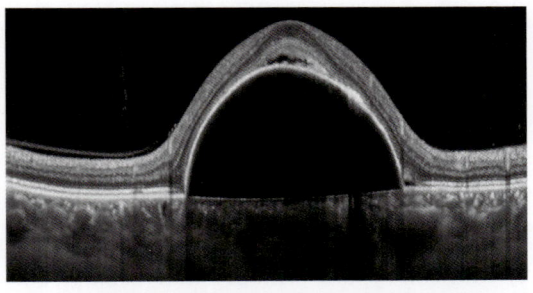

図4｜漿液性網膜色素上皮剥離のOCT所見
RPEラインの高反射層がなだらかなドーム状隆起で, 内部反射が無反射である.

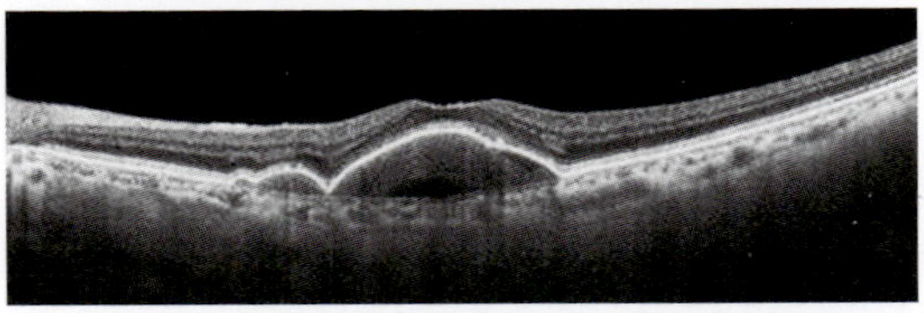

図5｜ドルーゼン様網膜色素上皮剥離のOCT所見
RPEラインの高反射内部に中等度反射のドルーゼンが検出されている.

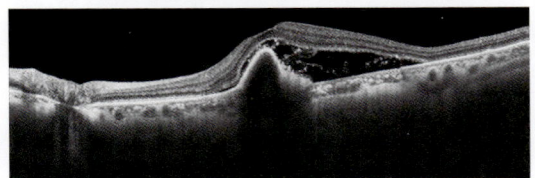

図6｜網膜色素上皮裂孔のOCT所見
RPEラインの消失部位がブルッフ膜一層のため, 深部の脈絡膜反射増強が見られる. RPEのロール部位が高反射塊となっている.

黄斑部毛細血管拡張症

Macular telangiectasia ; MacTel

診断のポイントとなる検査所見				
重要度	MacTel分類	検査名	決め手となる所見	参照図
★	1型	眼底	毛細血管瘤，黄斑浮腫，硬性白斑	図1
★★		FA	毛細血管瘤，毛細血管拡張，囊胞様黄斑浮腫	図2
★★★		OCT	黄斑浮腫	図3
★		OCTA	網膜深層の毛細血管拡張，毛細血管瘤	図4
★	2型	眼底	毛細血管瘤，灰白色網膜混濁，クリスタリン様沈着物	図5
★★		FA	毛細血管拡張，毛細血管瘤，網膜下新生血管（SRN）	図6
★★★		OCT	囊胞様変化，ellipsoid zone断裂	図7
★		OCTA	毛細血管血管密度低下，網膜深層の毛細血管拡張，SRN	図8

鑑別が必要な疾患		
MacTel分類	鑑別疾患	掲載頁
1型＆2型共通	糖尿病網膜症	98頁
	網膜静脈閉塞症	74頁
	放射線網膜症	414頁
2型（網膜下新生血管合併）	加齢黄斑変性	190頁
	特に網膜内血管腫状増殖（RAP）	198頁

1 | 疾患の定義

黄斑部毛細血管拡張症は，片眼または両眼の黄斑部の毛細血管拡張や毛細血管瘤を伴い，同部位の網膜浮腫あるいは萎縮変性が起こる疾患である．Gassらは特発性傍中心窩網膜毛細血管拡張症 idiopathic juxtafoveolar retinal telangiectasis (IJRT) と呼び，大きく3グループに分け，それぞれをさらに詳細に分類した（Gass分類）．ただしGass分類は細分化されすぎていて実際の臨床には即さない面もあることから，Yannuzziらは，本疾患をMacTelと呼び，単純に3タイプ，Type 1：Aneurysmal Telangiectasia（血管瘤型），Type 2：Perifoveal Telangiectasia（傍中心窩血管拡張型），Type 3：Occlusive Telangiectasia（血管閉塞型）に分類した（Yannuzzi分類）．現在ではこの3タイプは，それぞれ毛細血管拡張を生じているものの，病態・病因は全く異なっており，別疾患であると考えられている．欧米ではType 2が最も多いタイプであるが，日本人においてはType 1が最も多い．Type 3の症例は稀であり，Type 1およびType 2について解説する．

2 | 眼底所見

1. MacTel Type 1　Aneurysmal Telangiectasia（血管瘤型）（＝Gass分類 グループ1）

Type 1は，我々の日常診療で最も出会う機会が多い病型であり，日本で一般に毛細血管拡張症といえばこの病型を指すことが多い．中年男性に好発し，通常，片眼性である．黄斑部だけでなく周辺部網膜にも毛細血管瘤や滲出斑が見られるコーツ病やレーベル粟粒血管瘤症との類似性が指摘されており，本病型は現在，これらと同一スペクトルにある疾患と考えられている．

中心窩耳側を中心に毛細血管瘤が多発し，その周

囲に黄斑浮腫が観察される．活動期には硬性白斑が見られ，中心窩に及ぶ場合には著明な視力低下をきたす．黄斑部病変とは別に周辺部網膜，特に耳側周辺部に毛細血管瘤や硬性白斑を伴った滲出所見が見られることがあり，この場合にはレーベル粟粒血管瘤症（コーツ病）とも呼ばれる．

2. MacTel Type 2　Perifoveal Telangiectasia（傍中心窩血管拡張型）（＝Gass分類グループ2）

欧米では最も多いとされている病型である．40

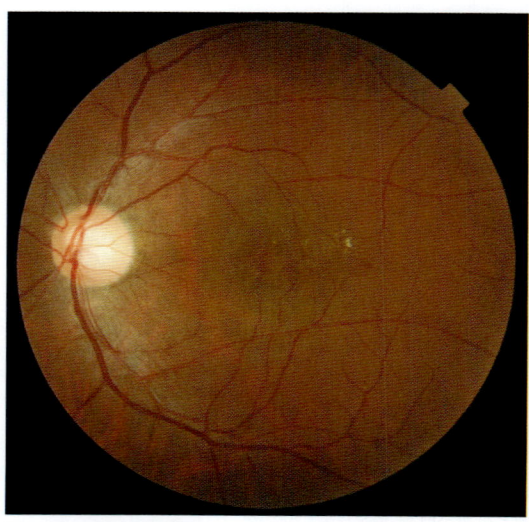

図1｜Type 1 眼底所見
黄斑部に毛細血管瘤が多発．一部に硬性白斑も見られる．

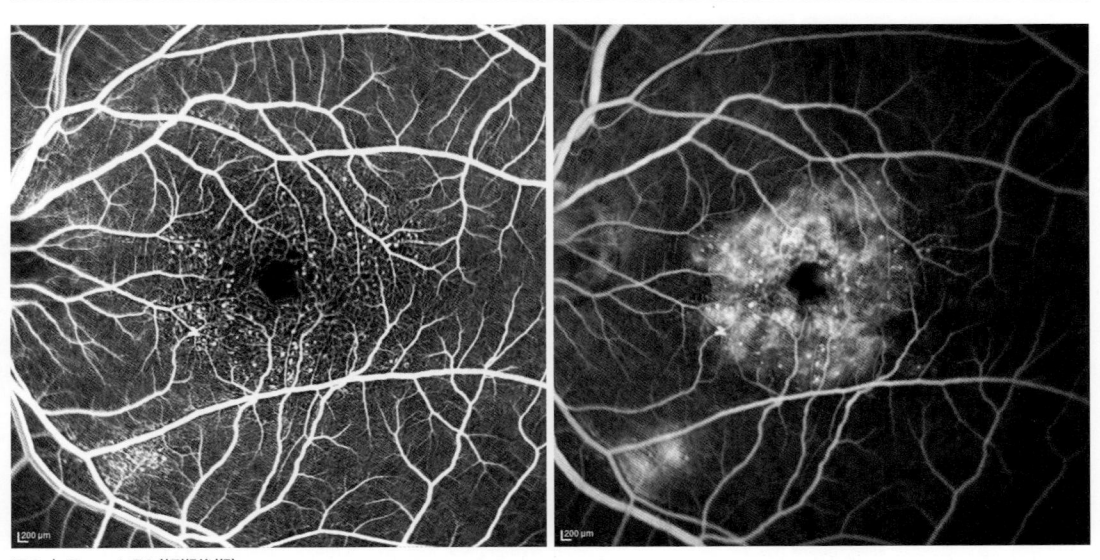

図2｜Type 1 FA（初期後期）
毛細血管拡張と多発する毛細血管瘤，後期には旺盛な蛍光漏出.

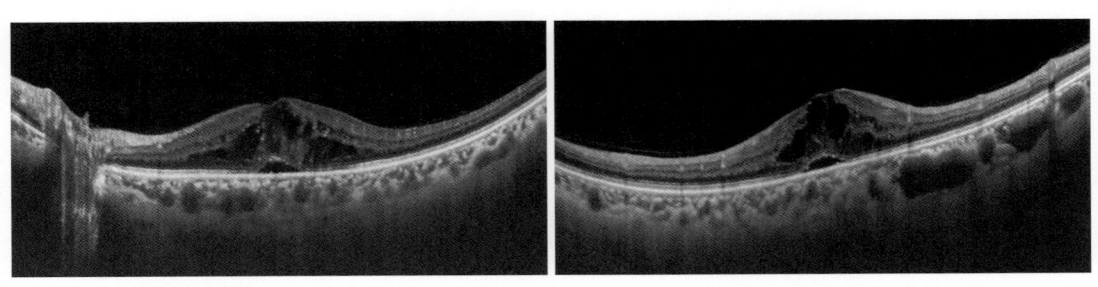

図3｜Type 1 OCT（水平垂直）
囊胞様黄斑浮腫を呈する.

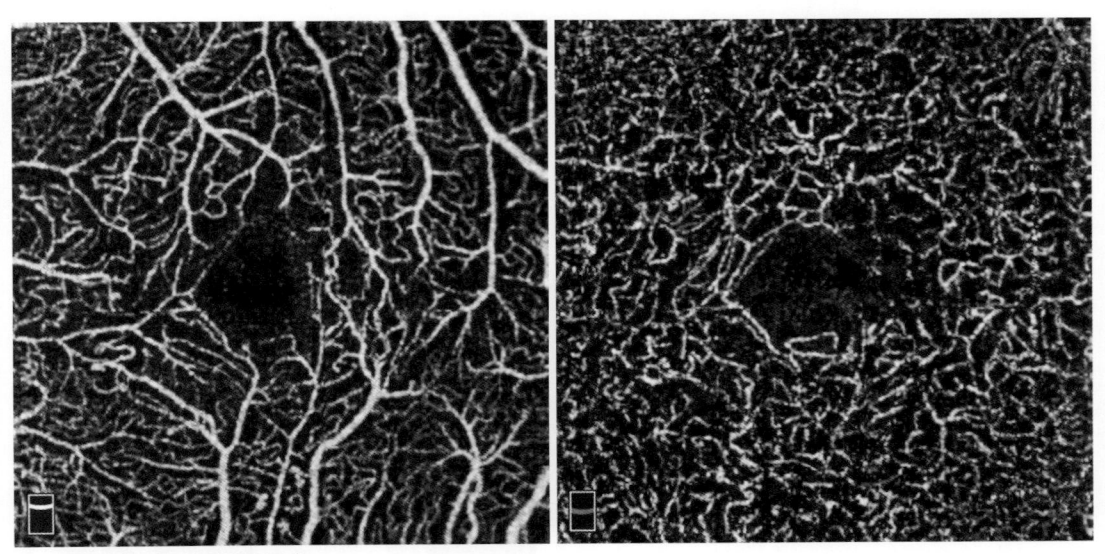

図4｜Type 1 OCTA（網膜表層深層）
深層中心の毛細血管拡張.

〜50歳代に多いが，特に発症に男女差はなく，通常，両眼性である．視力は保たれることが多いが，進行例では網膜下新生血管（SRN）が生じ，急激に視力低下をきたす．

　検眼鏡的には中心窩耳側に毛細血管の拡張と多発する毛細血管瘤が見られる．また，黄斑部の灰白色の網膜混濁が見られ，時にはクリスタリン様沈着物が網膜表層で観察される．Type 1と異なり，滲出性の網膜浮腫ははっきりしない．

3 ｜ 確定診断に必要な検査

1. MacTel Type 1　Aneurysmal Telangiectasia（血管瘤型）（＝Gass分類 グループ1）

　フルオレセイン蛍光眼底造影（FA）では造影初期から中心窩耳側を中心に毛細血管の拡張と多発する毛細血管瘤が見られ，造影後期には旺盛な蛍光漏出と囊胞様黄斑浮腫が観察される．OCTでは中心窩を含む丈の高い黄斑浮腫が観察できる．硬性白斑は外網状層を中心に高反射帯として観察される．OCT angiography（OCTA）は，Type1においては毛細血管拡張が網膜深層を中心に確認できるが，特定のパターンはなく，上下の偏りなどもない．

2. MacTel Type 2　Perifoveal Telangiectasia（傍中心窩血管拡張型）（＝Gass分類グループ2）

　FAでは毛細血管拡張や毛細血管瘤が観察されるが，後期像での蛍光漏出は少ない．Gassらは検眼鏡所見とFA所見で下記のようにステージ分類をしており，Yannuzzi分類を採用している現在でも，進行程度を把握するためにしばしば使用される．

ステージ1：検眼鏡的には異常を指摘できないが，FA後期でわずかな漏出を示す．

ステージ2：検眼鏡的にははっきりしないが，FA初期で毛細血管拡張が確認され，FA後期に蛍光漏出を示す．

ステージ3：検眼鏡的にも毛細血管拡張が確認され，中心窩耳側で網膜血管の急峻な途絶（RaV）が観察される．

ステージ4：網膜色素上皮過形成を呈する．具体的には上記のRaVに沿って色素沈着が観察される．

ステージ5：SRNが形成される．

　OCTでは網膜には囊胞様変化が見られるものの，FAにおける淡い過蛍光部位とは一致していない．また網膜は厚くなっておらず，むしろ逆に菲薄化しているが，これは網膜外層が萎縮変性しているから

と考えられている．最近の研究で，毛細血管拡張がはっきりしない時期から，ellipsoid zone断裂など網膜外層の変化が生じており，網膜表層の異常反射を含めて網膜の支持細胞であるミュラー細胞異常が本疾患の本態であり，血管拡張は二次的に生じている可能性が指摘されている．ステージの進行に伴い，囊胞腔が拡大し，黄斑円孔様の所見を示すこともある．OCTAでは，中心窩耳側の血管密度が鼻側と比較して少ないこと，耳側血管とともに中心窩自体が耳側に移動していることなどが示されている．

4 ｜ 鑑別すべき疾患

　片眼または両眼性に中心窩を中心に毛細血管拡張および毛細血管瘤が見られるものがすべて鑑別対象となり，具体的には糖尿病網膜症や網膜静脈閉塞症，放射線網膜症が挙げられる．特に網膜出血が吸収された陳旧性の静脈閉塞症との鑑別は重要である．

　Type 2の進行例では網膜の色素沈着やSRNおよび出血を伴うため，加齢黄斑変性との鑑別が困難になる．特に網膜内血管腫状増殖（RAP）との鑑別が必要になるが，本症では発症年齢がややRAPに比べて若いこと，軟性ドルーゼンや漿液性網膜色素上皮剝離が見られない点が異なる．

（飯田知弘・丸子一朗）

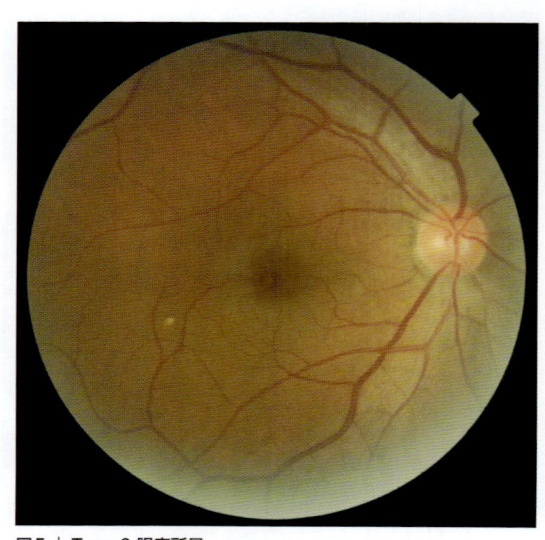

図5｜Type 2 眼底所見
中心窩耳側に多発する毛細血管瘤，網膜白濁．

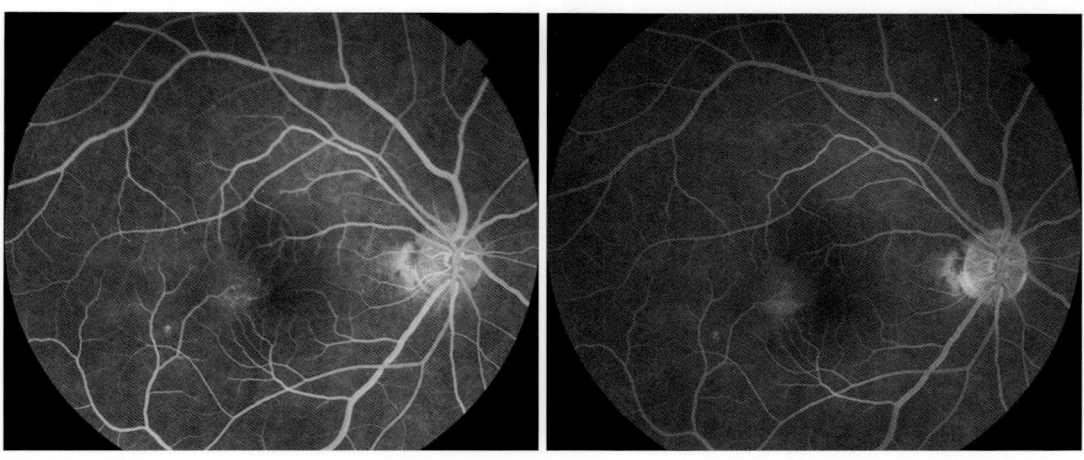

図6 ｜ Type 2 FA
初期では毛細血管拡張が見られるが，後期では蛍光漏出は軽度.

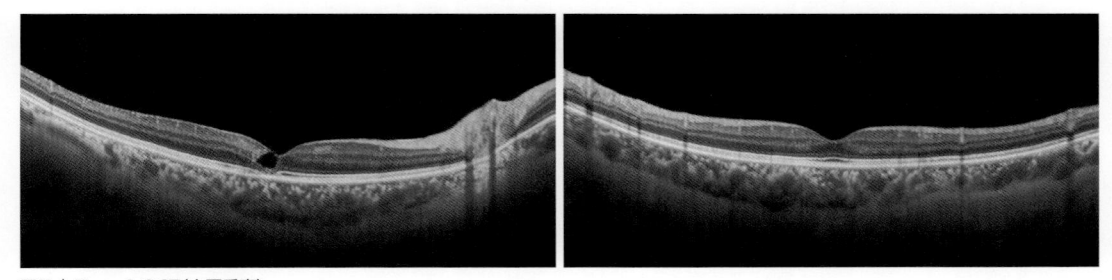

図7 ｜ Type 2 OCT（水平垂直）
水平断で網膜内層の嚢胞様変化とellipsoid断裂が見られるが，垂直断でははっきりとした異常は指摘できない.

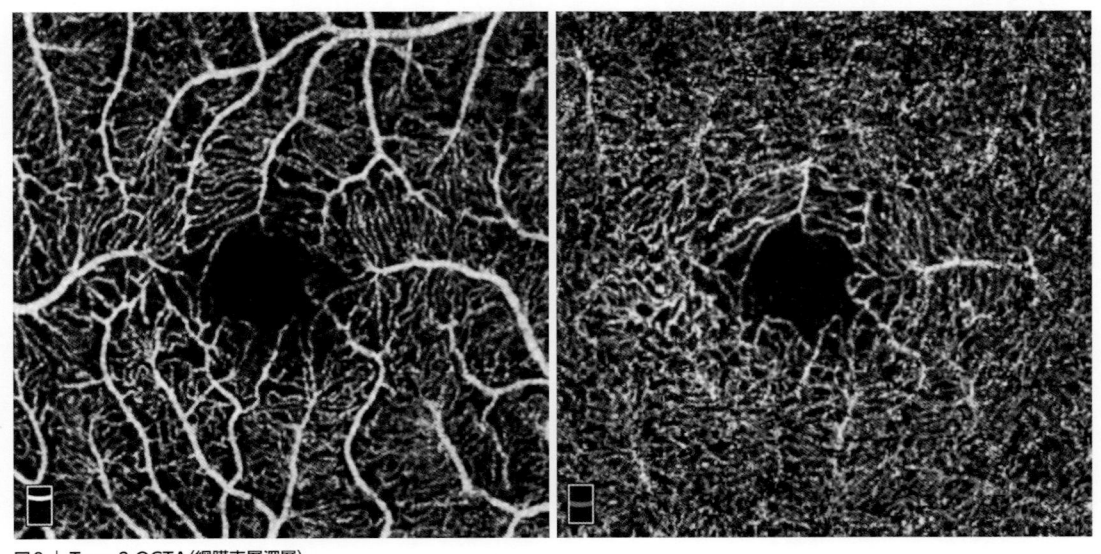

図8 ｜ Type 2 OCTA（網膜表層深層）
中心窩無灌流領域周囲の血管密度の低下と深層中心の毛細血管拡張.

Pachychoroid spectrum diseases

● 表1　pachychoroid spectrum diseasesに含まれる疾病

central serous chorioretinopathy (CSC)
polypoidal choroidal vasculopathy (PCV)
focal choroidal excavation (FCE)
pachychoroid pigment epitheliopathy (PPE)
pachychoroid neovasculopathy (PNV)
peripapillary pachychoroid syndrome (PPS)

1 | 疾患の定義

pachychoroid spectrum diseasesとは，ギリシャ語のpachy（ギリシャ語で"thick"に相当）を語源とし，脈絡膜外層（ハラー層）の拡張した脈絡膜血管により網膜色素上皮の機能不全や脈絡膜内層（サットラー層）および脈絡膜毛細血管板の虚血をきたすことにより発症する脈絡網膜疾病群を指す．pachychoroid spectrum diseasesの診断基準に関して統一されたものはなく，studyによってバラバラなのが現状ではあるが，一般的には次の3つを満たせば，pachychoroid spectrum diseasesと定義する場合が多い．

1) 後極眼底における局所的もしくはびまん性の脈絡膜肥厚
2) pachyvessel（拡張した外層脈絡膜血管）の存在
3) インドシアニングリーン蛍光造影法（IA）による脈絡膜血管の透過性亢進所見

次にpachychoroid spectrum diseaseに含まれる疾病を表1に示す．

表1に示す疾病の症例すべてが，pachychoroid spectrum diseasesに含まれるわけではなく，CSC，PCV，FCEの3つの疾病の症例は，上記の3つの定義を満たす場合が多いと考えていただきたい．以前はpachychoroid spectrum diseasesの定義として，中心窩脈絡膜厚を300 μm以上とするstudyも見ら

れたが，最近では中心窩脈絡膜厚のカットオフ値を設けないのが一般的となっている．

2 | 眼底所見

眼底所見は，原因網脈絡膜疾病によってさまざまであるが，厚い脈絡膜血管のため，脈絡膜紋理（fundus tessellation）が観察できないのが一般的である．また一部の症例では，AMDで見られるsoft drusenとは異なるpachydrusenやdrusenoid RPE lesionsといった色素上皮異常が観察できる．

3 | 確定診断に必要な検査

局所的もしくはびまん性の脈絡膜肥厚やpachy-vesselの有無に関しては，中心窩を横切る水平断や垂直断だけではなく，SD-OCTやSS-OCTでvolume-scanを用いると，より局所的な脈絡膜肥厚やpachyvesselを観察することができる．脈絡膜血管の透過性亢進の有無に関しては，IAの後期像（造影剤注入10分後以降）で，その有無を診断する（図1）．

4 | 鑑別すべき疾患

pachychoroid diseasesに含まれる疾患群内での鑑別が主となる．丈の低い色素上皮剥離（shallow irregular PED）内のCNVの有無は，OCTAを用いて行う（CSCとPNVの鑑別）．またPCVとPNVの鑑別に関しては，IAにおける過蛍光（aneurysm(s)）の有無で診断を行う．

（櫻田庸一）

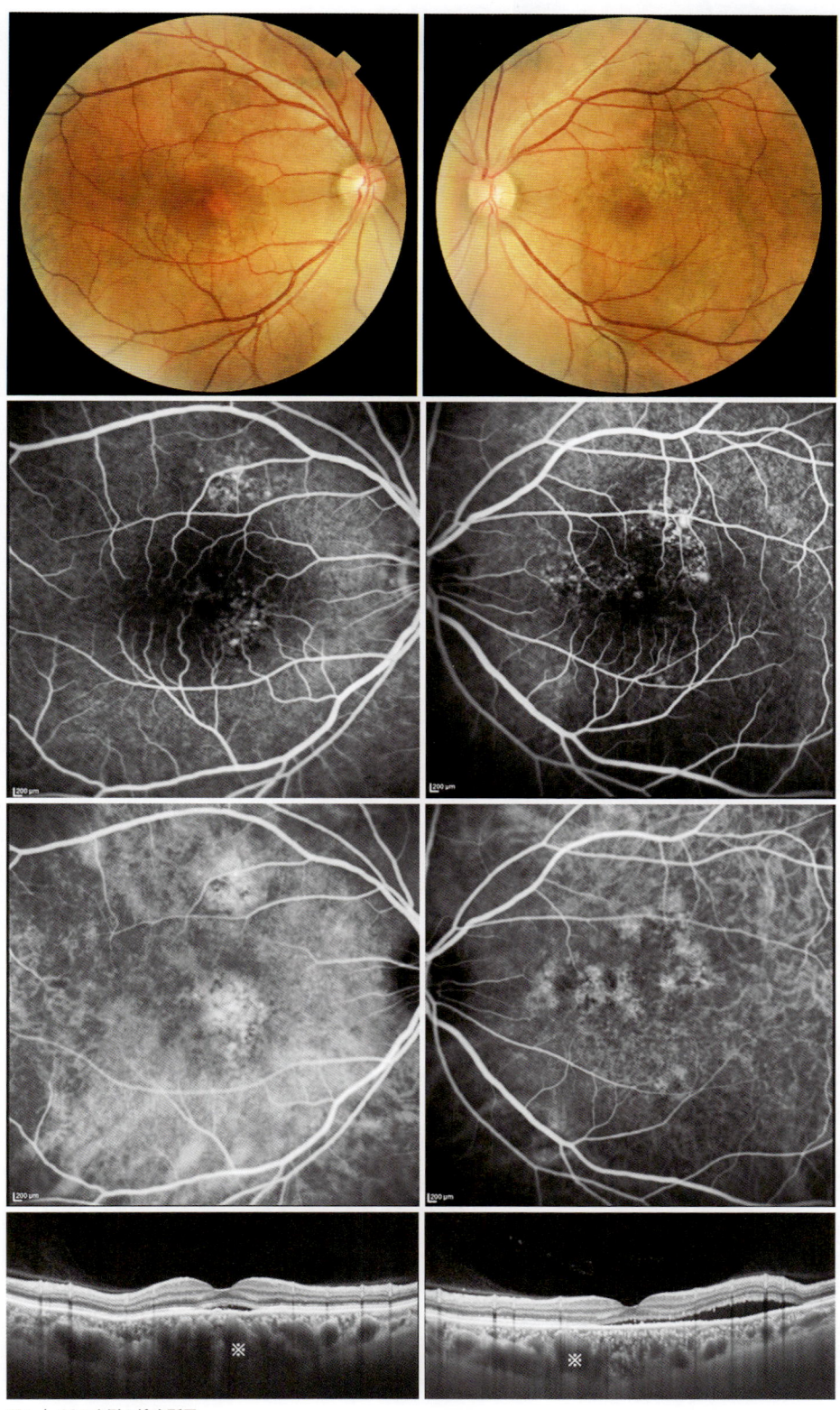

図1｜CSC症例の検査所見
47歳．両眼．FA画像（上から2段目）では，両眼ともに多数の漏出点を認め，後期IA画像（上から3段目）では，FA画像の漏出点に一致して，過蛍光部位（脈絡膜血管透過性亢進所見）が認められる．OCT画像では，特に右眼の脈絡膜外層血管の拡張が顕著（※）で，左眼と比較すると，網膜色素上皮が波打っている．中心窩脈絡膜厚は右眼640μm，左眼507μm.

Focal choroidal excavation ; FCE

診断のポイントとなる検査所見			
重要度	検査名	決め手となる所見	参照図
★★★	OCT	脈絡膜の陥凹	図2

鑑別が必要な疾患
特になし

1 疾患の定義

Focal choroidal excavation (FCE) とは，2006年にJampolらにより初めて報告された黄斑部の局所的な脈絡膜の陥凹である（図1，2）．脈絡膜が部分的に陥凹しているが，その直下の強膜には陥凹などの異常は認められず，脈絡膜だけに認められる形態異常である．近視眼での報告が多い．基本的に自覚症状はなく，偶発的に発見されるため，その有病率は不明である．中心窩下にFCEが存在すれば，変視や視力低下を自覚することもある．FCEは両眼に認められることや，一眼に複数個存在することもある．FCEに脈絡膜新生血管や中心性漿液性脈絡網膜症（CSC）を合併することがある（図3）．FCEは脈絡膜新生血管や漿液性網膜剝離の病変内または接した場所に存在していることが多い．FCEをCSC眼の7.8％，滲出型加齢黄斑変性の4.9％に認めたという報告があるが，FCEが脈絡網膜疾患の発症にどれくらい寄与しているかは不明である．FCEの発生機序は明らかではないが，長期間その形態に変化がないことから，先天奇形の可能性が推察されているがよくわかっていない．しかし，脈絡膜内層に炎症の主座があるinner punctate chorioretinopathy/multifocal choroiditis with panuveitis の55眼中11眼（20％）にFCEを認めたという報告などもあり，後天性FCEの存在も疑われる．

2 眼底所見

FCEは黄白色病変や色素異常部位として認めら

れるが，はっきりとわからないこともあるため，眼底所見だけでFCEを診断することは困難である．FCEに脈絡網膜疾患を合併している場合は，それに伴う網膜出血，網膜浮腫や瘢痕病巣が見られる．

3 確定診断に必要な検査

光干渉断層計（OCT）の登場により確認された病態であるため，OCTが必須の検査である．2011年Margolisらは，FCE内の感覚網膜がRPEと接している"conforming FCE"と，感覚網膜がRPEから剝離している"nonconforming FCE"の2つのタイプがあることを報告している．治療などにより網膜下液が消退すれば，conforming typeからnonconforming typeへと変化する．FCEは中心窩外に存在する場合もあるので，OCTで黄斑部を広範囲に撮影していない時は見逃している可能性がある（図4，5）．脈絡膜新生血管を合併した症例では，新生血管の退縮に伴いFCEが顕在化や拡大することがある．また，OCTでFCEの直下に瘢痕病巣を疑うような高反射組織を認める症例では後天性のFCEの存在が疑われる．フルオレセイン蛍光眼底造影検査ではwindow defectを呈する．インドシアニングリーン蛍光造影検査では低蛍光を示すことがあり，脈絡膜循環障害が疑われる．

4 鑑別すべき疾患

OCT画像を見ればFCEの鑑別に困ることはない．脈絡膜新生血管を伴う場合は滲出性変化によりはっきりしない場合があるが，治療により滲出性変化が消退した後にはFCEが確認しやすくなる．

（黒田能匡）

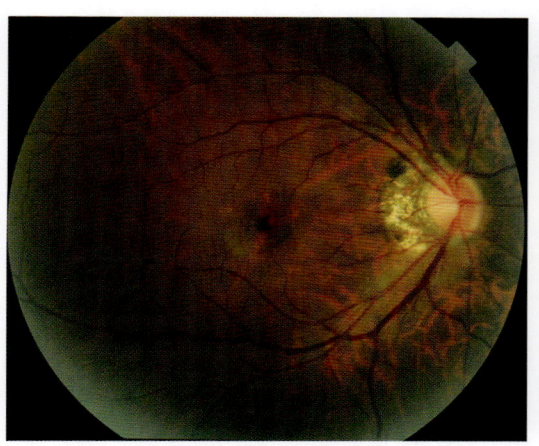

図1｜focal choroidal excavation の眼底所見
FCEを疑うような異常所見ははっきりしない.

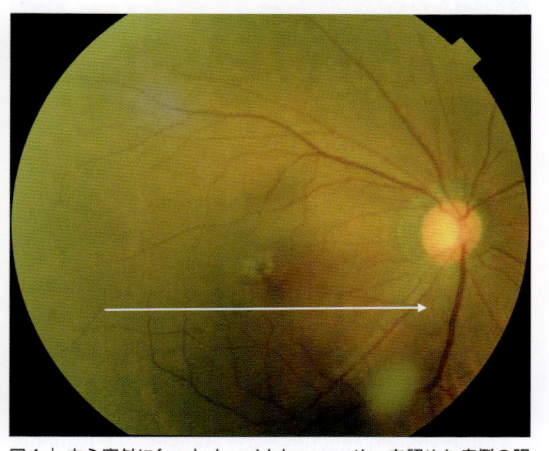

図4｜中心窩外にfocal choroidal excavationを認めた症例の眼底所見
眼底所見からFCEの存在を疑うことができない. 白矢印は図5のスキャン範囲を示している.

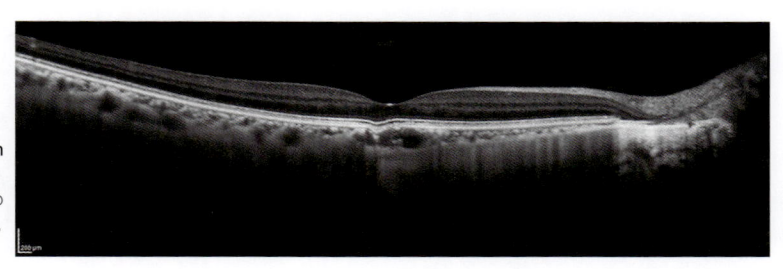

図2｜focal choroidal excavation (conforming type) のOCT所見
中心窩耳に脈絡膜の部分的な陥凹を認める. 感覚網膜と網膜色素上皮は接していて, 網膜外層構造は保たれている.

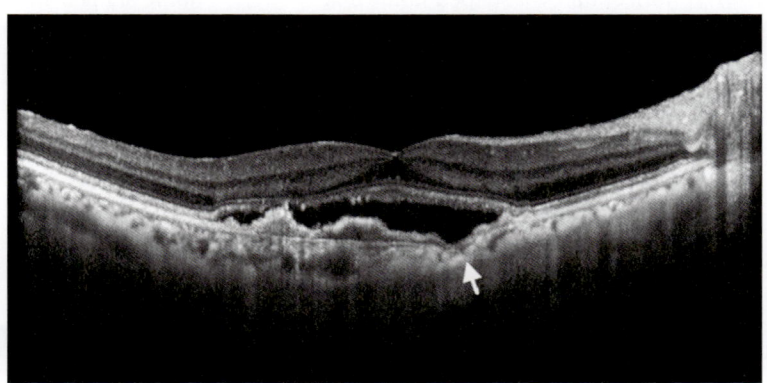

図3｜滲出型加齢黄斑変性にfocal choroidal excavationを認めた症例のOCT所見
脈絡膜新生血管を示唆するdouble layer signに連なる部位 (白矢印) に小さなFCEを認める.

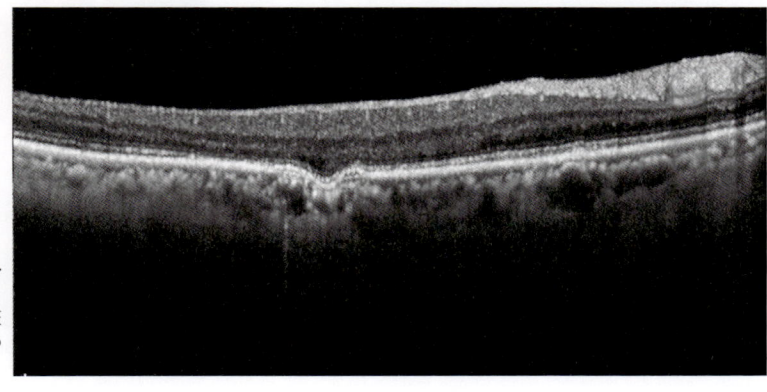

図5｜中心窩外にfocal choroidal excavationを認めた症例のOCT所見
conforming typeのFCEを認める. 黄斑全体をOCTで詳細に撮影すると偶然見つかることがある.

1-11)-(22)

Dome-shaped macula ; DSM

診断のポイントとなる検査所見			
重要度	検査名	決め手となる所見	参照図
★★★	OCT	ドーム状隆起	図3

鑑別が必要な疾患		
鑑別疾患	所見	掲載頁
tilted disc syndrome	黄斑部に漿液性網膜剥離を合併する	348頁
inferior posterior staphyloma		224頁

1 | 疾患の定義

Dome-shaped maculaとは，2008年にD. Gaucherらにより報告された病態で，近視眼の後部ぶどう腫内に見られる，黄斑部が前方にドーム状に隆起している状態をいう(図1~3)．強度近視眼の約10~20%に見られる．どれくらいの高さ隆起していれば dome-shaped macula であるかという厳密な定義はないが，隆起の頂点と後部ぶどう腫の底辺を通る接線間の距離が50μm以上あれば dome-shaped macula と定義している論文もある．隆起の形態には，central round dome，horizontal oval-shaped dome，vertical oval-shaped dome の3つのタイプがあり，horizontal oval-shaped dome が最も多い．脈絡膜新生血管や漿液性網膜剥離を合併することがある(図4)．Dome-shaped macula が生じる機序は明らかではないが，傍中心窩下の強膜厚に比べて，中心窩下の強膜厚が非常に厚くなっていることがわかっている．

2 | 眼底所見

強度近視眼に特徴的である，豹紋眼底，網脈絡膜萎縮，lacquer crack，フックス斑などが見られる(図1)．Dome-shaped macula がある場合には，視神経乳頭と中心窩間を連絡するような黄白色のridgeが見られるという報告がある．脈絡膜新生血管が存在すれば，それに伴う網膜出血，網膜浮腫や瘢痕病巣が見られる．眼底検査だけで dome-shaped macula を診断することは基本的に困難である．

3 | 確定診断に必要な検査

光干渉断層計(OCT)の登場により確認された疾患であることから，OCTは必須の検査である．OCTの縦スキャンのみでドーム状隆起がわかるものが77%，横スキャンのみが2%，縦横両方でわか

るものが20%という報告がある(図2，3)．そのためdome-shaped macula を診断するにはOCTの縦スキャンを撮影することが重要である．フルオレセイン蛍光眼底造影検査では，網膜色素上皮萎縮によるwindow defectや，漿液性網膜剥離を伴う場合はleaking point が見られる．インドシアニングリーン蛍光造影検査では punctate hyperfluorescent spots などが見られる．

4 | 鑑別すべき疾患

強度近視眼で中心窩に漿液性網膜剥離を生じる形態異常として，tilted disc syndrome や inferior posterior staphyloma があるが，OCT画像を見ればdome-shaped macula との鑑別に困ることはない(図5，6)．

(黒田能匡)

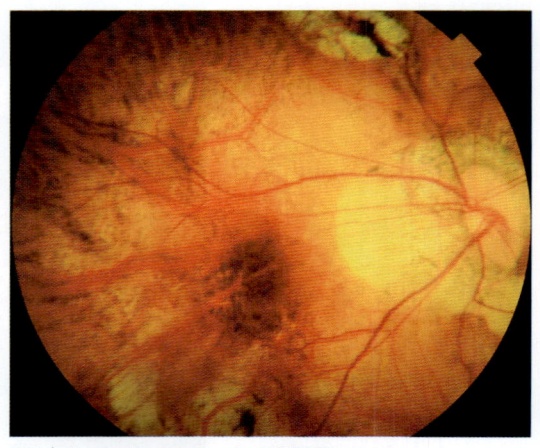

図1 | dome-shaped macula の眼底所見
強度近視による豹紋状眼底と，びまん性脈絡膜萎縮が見られる.

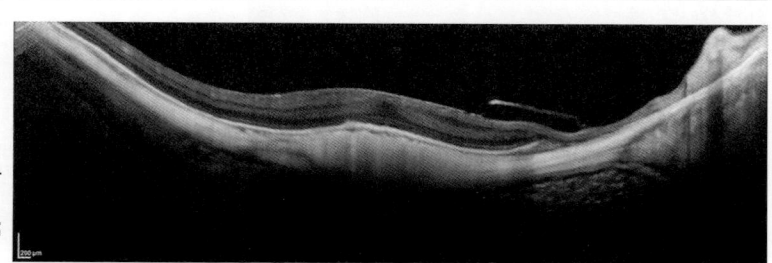

**図 2 ｜ dome-shaped macula の OCT
所見（水平断層像）**
中心窩がドーム状に隆起している．中心窩
下の強膜は周辺に比べて肥厚している．

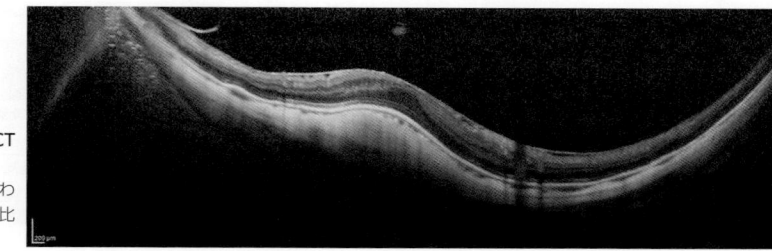

**図 3 ｜ dome-shaped macula の OCT
所見（垂直断層像）**
水平断層像よりもドーム状隆起が顕著でわ
かりやすい．中心窩下の強膜は周辺に比
べて肥厚している．

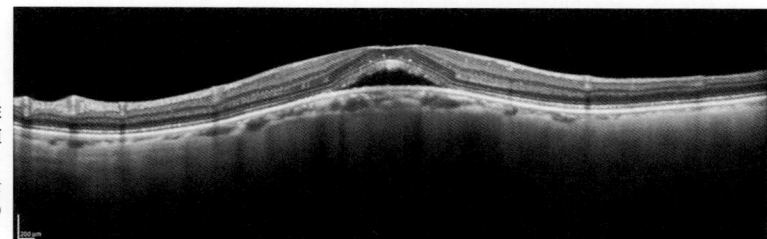

**図 4 ｜ dome-shaped macula に漿液性
網膜剝離を生じた症例の OCT 所見（垂直
断層像）**
ドーム状隆起の頂点に漿液性網膜剝離を
認める．剝離網膜の裏面に視細胞外節の
延長を認める．

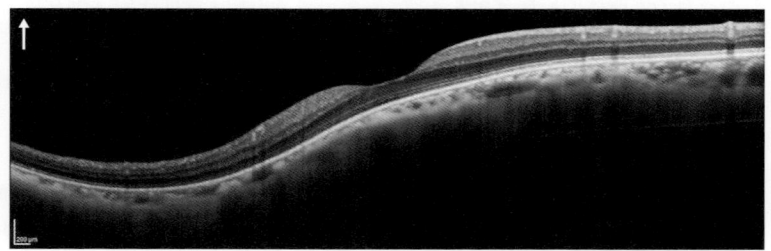

**図 5 ｜ inferior posterior staphyloma
の OCT 所見（垂直断層像）**
黄斑部の下方にのみ，ぶどう腫を認める．

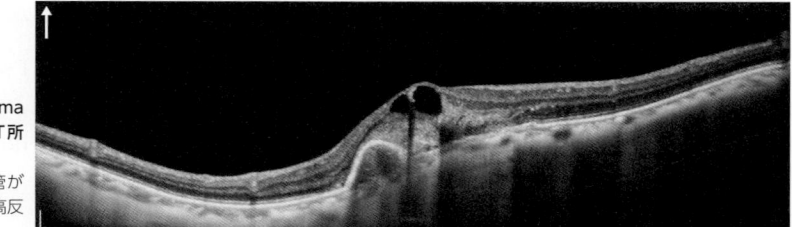

**図 6 ｜ inferior posterior staphyloma
に脈絡膜新生血管を生じた症例の OCT 所
見（垂直断層像）**
下方ぶどう腫の上縁に脈絡膜新生血管が
生じ，網膜内浮腫や出血による網膜下高反
射像を認める．

下方後部ぶどう腫
Inferior posterior staphyloma

診断のポイントとなる検査所見			
重要度	検査名	決め手となる所見	参照図
★★★	眼底	近視性変化 眼球下方の後方への突出 ぶどう腫辺縁の網膜色素上皮萎縮, 滲出性病変有無 しばしば傾斜乳頭症候群を伴う	図2, 3, 6
★★★	OCT OCTA	眼球下方の後方への突出 黄斑部合併症の有無	図4, 5
★★	(広角)眼底カメラ	ぶどう腫辺縁の網膜色素上皮萎縮 自発蛍光異常	図6, 7
★	蛍光眼底造影	黄斑疾患合併時には, 疾患活動性の評価	

鑑別が必要な疾患		
主要症状	鑑別疾患	掲載頁
後部ぶどう腫を呈する	病的近視(後部ぶどう腫)	246頁
	dome-shaped macula	222頁
黄斑部病変を合併する	近視性脈絡膜新生血管	242頁
	CNV, SRDを合併するその他の黄斑疾患	

CNV : choroidal neovascularization
SRD : serous retinal detachment

1 疾患の定義

後部ぶどう腫は病的近視眼に特徴的な所見の一つで, 眼球壁が後方へ限局的に突出している状態である. 後部ぶどう腫は古くからCurtinにより10種類に分類されており[1], 近年, 大野らによって6分類に整理された[2].

下方後部ぶどう腫は上記分類のtype Vあるいはinferior staphylomaに該当し, 眼球壁の突出が眼球の下方に限局するタイプである(図1). 下方後部ぶどう腫は他のタイプの後部ぶどう腫と異なり, その辺縁がしばしば黄斑部を横切ることが特徴である. 後部ぶどう腫の辺縁は, 眼球壁の急峻な形状変化により高頻度に網膜色素上皮萎縮を生じ, 漿液性網膜剥離や脈絡膜新生血管などの合併症を伴うこともあるため, 臨床的に注意を要する.

2 眼底所見

後部ぶどう腫の辺縁がしばしば黄斑部を横断する(図2, 3). 眼球下方が網膜・脈絡膜・強膜ごと後方へ突出し, 下方後部ぶどう腫を形成する(図4, 5). 後部ぶどう腫の辺縁には網膜色素上皮萎縮による色素沈着や脱色素を高頻度に認める(図2, 3, 6, 7). 漿液性網膜剥離や脈絡膜新生血管などの滲出性病変を合併すれば, 網膜下液や出血などを伴う(図3, 5).

下方後部ぶどう腫は, 視神経乳頭の先天的異常の一つである傾斜乳頭症候群(図2, 3)の特徴的合併所見の一つに挙げられる.

3 確定診断に必要な検査

後部ぶどう腫自体は病的近視眼に特徴的な所見であるが, 本タイプではぶどう腫が黄斑よりも下方に限局するため, 軽度〜中等度の近視と判定されることが多い(図2, 3).

検眼鏡的検査で眼底を立体的に観察することで,

後部ぶどう腫の位置や範囲は把握可能である. 後部ぶどう腫の辺縁には色素沈着・脱色素(図2, 3)や自発蛍光異常を認めやすいため, 広角眼底カメラによる眼底画像に近赤外眼底画像や眼底自発蛍光画像を組み合わせれば, 後部ぶどう腫の位置・範囲などの全貌を客観的に記録できる(図6, 7).

後部ぶどう腫縁と黄斑との位置関係および黄斑部合併症の詳細な評価には, 光干渉断層計(OCT)検査, 特に垂直方向スキャンがきわめて有用である(図4, 5). 後部ぶどう腫縁部は前方に突出したような形状で描出される. 黄斑部の滲出性病変の有無も, OCTとOCT angiography (OCTA)により非侵襲的に評価可能である(図5). 黄斑部滲出性病変の活動性の評価には, 侵襲的検査である蛍光眼底造影検査が有用である.

4 鑑別すべき疾患

病的近視眼のOCT検査で, 黄斑部が前方に突出したように描出され, 黄斑部滲出性病変を合併しうる鑑別疾患として, dome-shaped maculaがある.

(中西秀雄)

[文献]
1. Curtin BJ: Trans Am Ophthalmol Soc 75: 67-86, 1977
2. Ohno-Matsui K: Ophthalmology 121: 1798-1809, 2014

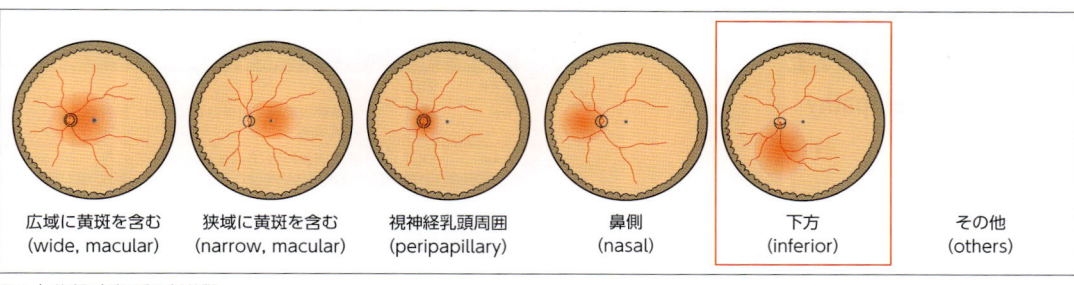

図1 ｜ 後部ぶどう腫の新分類
後部ぶどう腫は6つのタイプに分類されている. 本項ではinferiorタイプ（下方後部ぶどう腫）について概説する.

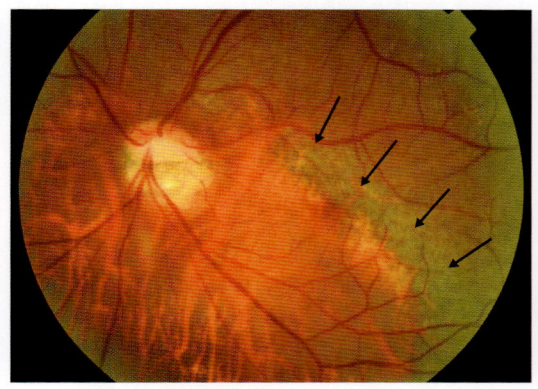

図2 ｜ 下方後部ぶどう腫の眼底所見
77歳女性. 左眼矯正視力0.7, 屈折−3D, 眼軸長24.73mm. 下方後部ぶどう腫の辺縁が黄斑部を横切り, 色素上皮異常を合併している（矢印）. 視神経乳頭の下方傾斜と下方コーヌスを認め, 傾斜乳頭症候群を合併している.

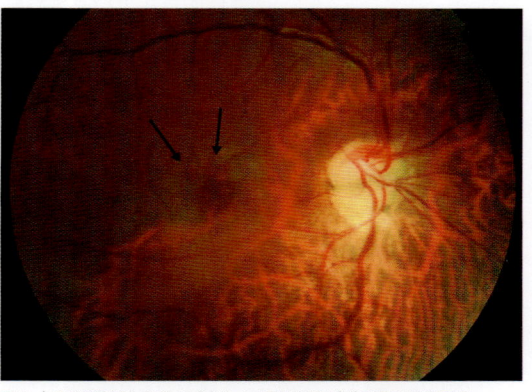

図3 ｜ 脈絡膜新生血管を合併した下方後部ぶどう腫の眼底所見
63歳女性, 右眼矯正視力0.3, 屈折−5.5D, 眼軸長24.34mm. 黄斑部にわずかに出血を認める（矢印）. この症例でも, 視神経乳頭の鼻下側への傾斜と鼻下側コーヌス, situs inversusを認め, 傾斜乳頭症候群を合併している.

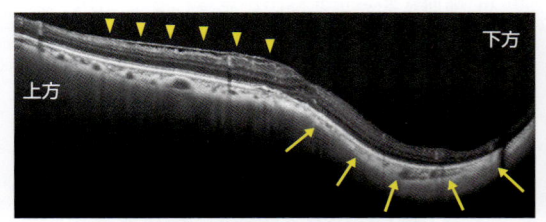

図4 ｜ 下方後部ぶどう腫の中心窩を通るOCT（垂直断）
眼球下方の後方への突出と, 同部の脈絡膜菲薄化が確認できる（矢印）. この症例は, 黄斑前膜を合併している（矢頭）.

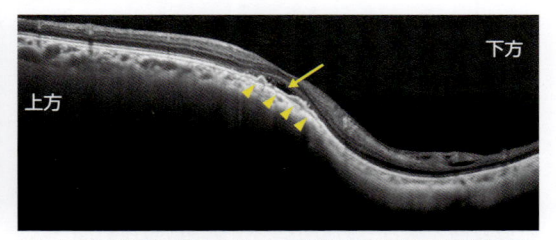

図5 ｜ 脈絡膜新生血管を合併した下方後部ぶどう腫の中心窩を通るOCT（垂直断）
眼球下方の後方への突出と同部の脈絡膜菲薄化に加えて, 中心窩下に網膜下液を認め（矢印）, 色素上皮下に脈絡膜新生血管の存在が疑われる（矢頭）.

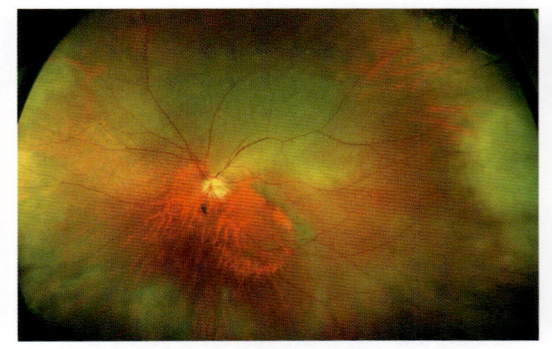

図6 ｜ 下方後部ぶどう腫の広角眼底カメラ（疑似カラー）所見

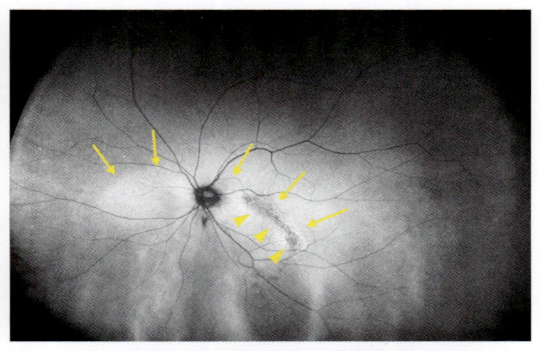

図7 ｜ 下方後部ぶどう腫の広角眼底カメラ（眼底自発蛍光）所見
過蛍光部位の境界から, 後部ぶどう腫の範囲が推測できる（矢印）. この症例は黄斑部に色素上皮萎縮を合併しており, 同部の自発蛍光は低蛍光を呈している（矢頭）.

低眼圧黄斑症
Hipotony maculopathy

診断のポイントとなる検査所見

重要度	検査名	決め手となる所見	参照図
★★★	眼圧	低眼圧	
★★	眼底	脈絡網膜鄒襞，網膜血管の蛇行，視神経乳頭腫脹	図1〜3
★★★	OCT	脈絡網膜鄒襞（Bスキャン，3Dマップ）	図1〜3

鑑別が必要な疾患

主要症状	鑑別疾患	掲載頁
脈絡網膜鄒襞	球後病変（眼窩腫瘍など）	3巻
	強膜炎	1巻
	脈絡膜腫瘍（脈絡膜悪性黒色腫，転移性脈絡膜腫瘍など）	316頁
	脈絡膜新生血管	
	特発性脈絡網膜鄒襞	
視神経乳頭腫脹	炎症性疾患（視神経炎，ぶどう膜炎，強膜炎など）	
	うっ血乳頭	388頁
	虚血性視神経症	368頁
	網膜中心静脈閉塞症	72頁
	高血圧網膜症	86頁
	糖尿病網膜症	98頁

1 | 疾患の定義

　低眼圧黄斑症は，低眼圧によって生じる黄斑部の構造変化であり，強膜が内方に虚脱することにより脈絡網膜に余剰性が生じ，黄斑部に鄒襞を形成する．低眼圧は通常5〜6mmHg以下と定義され，遷延性の低眼圧は視機能障害をきたしうる緑内障術後合併症の一つである．鈍的外傷による毛様体解離によっても低眼圧黄斑症が生じる可能性がある．線維柱帯切除術後に黄斑症を発症する頻度は3〜38％と報告によってさまざまである．若年，男性，近視は，低眼圧黄斑症を発症しやすいと報告されている．症状として，視力低下，変視，遠視化などがある．

2 | 眼底所見

　脈絡網膜鄒襞に加えて網膜血管の蛇行および視神経乳頭腫脹が見られる．大きな胞状の脈絡膜剥離を同時に伴うことは少ない．脈絡網膜鄒襞のパターンはさまざまであり，黄斑部の鄒襞は放射状あるいは垂直方向の場合もあるが，水平に近い方向であることが多い．OCTは眼底写真よりも微細な鄒襞の検出に有用であり，頻度の多い水平方向の鄒襞は垂直方向のBスキャン断面で確認できる[1]（図1）．稀に囊胞様黄斑浮腫や漿液性網膜剥離を合併することがある．網膜血管の蛇行は鄒襞形成に伴うものであるが，眼底検査や眼底写真では脈絡網膜鄒襞よりも確認しやすい．

3 | 確定診断に必要な検査

眼圧測定：低眼圧を呈する．
眼底検査・眼底写真：脈絡網膜鄒襞，網膜血管の蛇行，視神経乳頭腫脹が見られる．遷延すると，鄒襞に沿って色素沈着と脱色素の線条が形成される．
OCT：脈絡網膜鄒襞の検出に最も有用である．眼底写真ではわからないような微細な鄒襞がBスキャン断面で確認できる（図2）．3Dスキャンによる網膜厚マップでは，鄒襞のパターンが描出される（図3）．
フルオレセイン蛍光眼底造影：脈絡膜の凹凸に合わせて，低蛍光と過蛍光の線条が見られる．視神経乳頭の毛細血管から蛍光漏出が見られることがある．
超音波生体顕微鏡・前眼部OCT：毛様体剥離が見られることがある．

4 | 鑑別すべき疾患

　黄斑部の脈絡網膜鄒襞を形成する疾患として，球後病変（眼窩腫瘍など），強膜炎，脈絡膜腫瘍（脈絡膜悪性黒色腫，転移性脈絡膜腫瘍など），脈絡膜新生血管，特発性脈絡網膜鄒襞などがある．視神経乳頭の腫脹をきたす疾患では，炎症性疾患（視神経炎，ぶどう膜炎，強膜炎など），うっ血乳頭，虚血性視神経症，網膜中心静脈閉塞症，高血圧網膜症，糖尿病網膜症などがある．鑑別の決め手は，遷延する低眼圧であり，低眼圧をきたす病態（濾過手術後の過剰濾過など）の存在を確認する．

（東出朋巳）

［文献］
1. Budenz DL, et al: Occult hypotony maculopathy diagnosed with optical coherence tomography. Arch Ophthalmol 123: 113-114, 2005

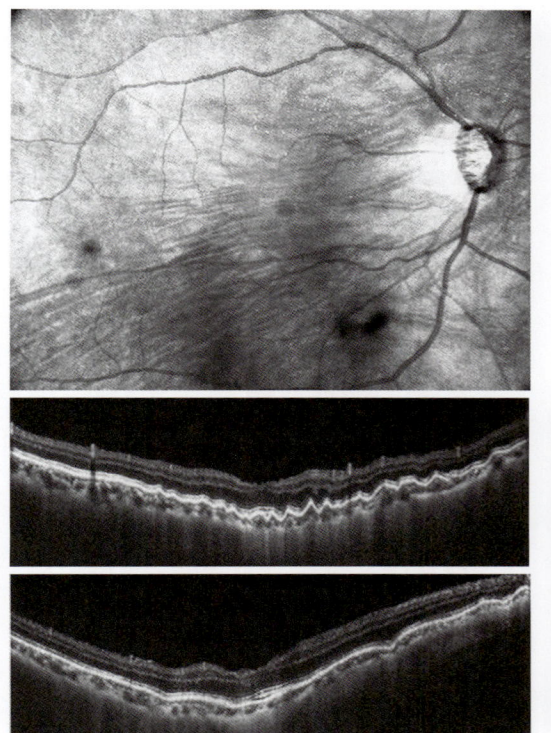

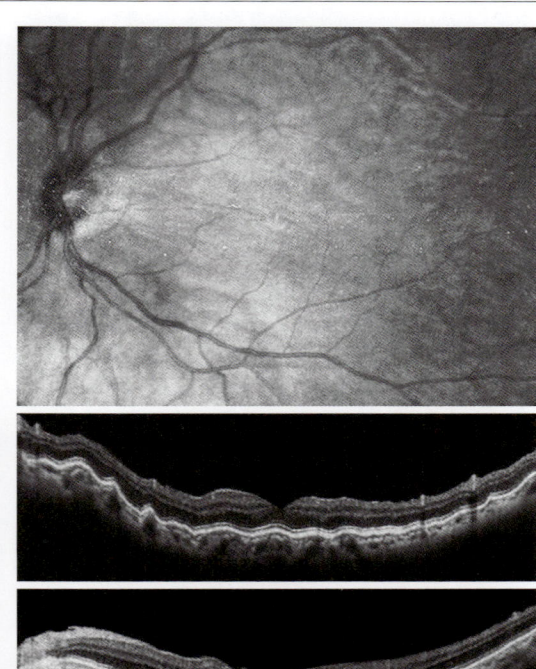

図1｜低眼圧黄斑症の眼底・OCT所見（水平方向の皺襞）
53歳男性．正常眼圧緑内障・強度近視，線維柱帯切除術後1ヵ月，右眼圧8mmHg．SLO画像と中心窩を通るOCTラインスキャン，縦スキャンにおいて細かい皺襞が多数見られる．

図2｜低眼圧黄斑症の眼底・OCT所見（眼底写真では皺襞が不明瞭な症例）
53歳男性．続発開放隅角緑内障・線維柱帯切除術後，ニードリング後1.5ヵ月，眼圧5mmHg，矯正視力0.7．SLO画像と中心窩を通るOCTラインスキャン，SLO画像では皺襞は不明瞭だが，網膜血管の軽度の蛇行が見られる．OCTでは主に縦スキャンにおいて皺襞が見られる．

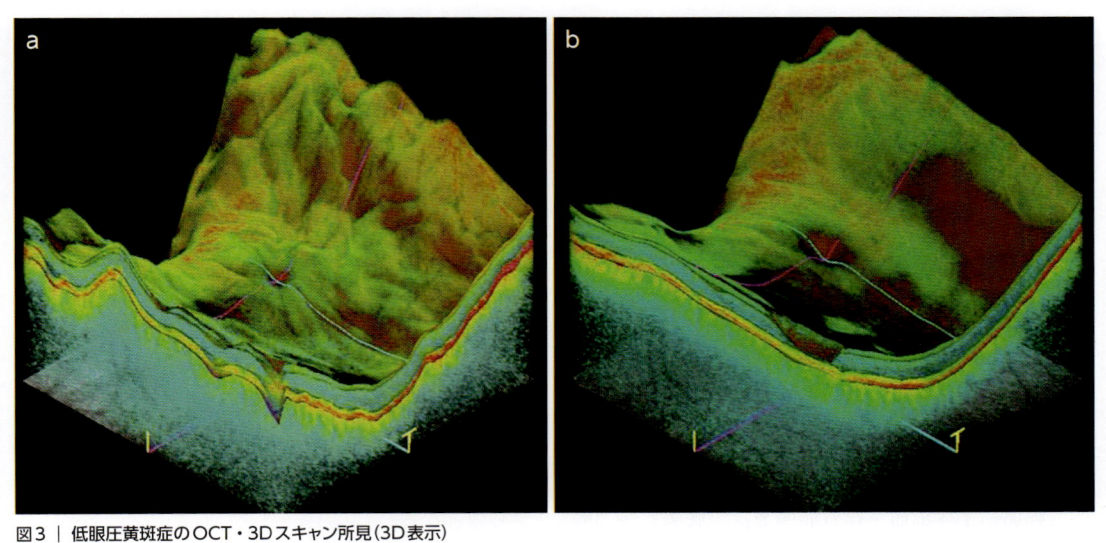

図3｜低眼圧黄斑症のOCT・3Dスキャン所見（3D表示）
図2の症例．a：図2の時点，脈絡網膜皺襞による網膜表面の不整が明瞭に描出されている．b：7ヵ月後（経結膜強膜弁縫合3ヵ月後）．脈絡網膜皺襞の改善が見られる．

網膜裂孔

Rhegmatogenous retinal detachment ; RRD
Retinal tear

診断のポイントとなる検査所見			
	検査名	決め手となる所見	参照図
★★★	眼底	剥離網膜，裂孔の観察	図1, 2, 3, 4
★★	超音波Bモード	硝子体中の膜様反射	図5
★	FAF	裂孔部の高輝度像と剥離部の輝度	図6

鑑別が必要な疾患		
主要症状	鑑別疾患	掲載頁
周辺部網膜剥離	ぶどう膜炎に伴う滲出性網膜剥離	
硝子体出血	糖尿病網膜症	98頁
	加齢黄斑変性	190頁
	網膜静脈分枝閉塞症	74頁
	網膜細動脈瘤破裂	

1 疾患の定義

裂孔原性網膜剥離（RRD）は網膜の孔より液化硝子体が網膜下に流入することで生じ，網膜最外層にある網膜色素上皮から感覚網膜が剥離した状態を指す．網膜に生じる孔は中高年以降に後部硝子体剥離に伴う硝子体牽引により生じる網膜裂孔と，若年に多く，網膜萎縮により生じる網膜円孔に大別される．そのためRRD発症の年齢分布は，中高年と若年の二峰性となる．

網膜裂孔によるRRDは，硝子体の牽引により進行が速く，胞状の剥離となる傾向がある．網膜裂孔の好発部位は網膜硝子体癒着の強い部位に一致し，赤道部，網膜格子状変性の辺縁，網膜血管に沿った部位などに生じることが多く，特に上耳側が好発である（図1, 2）．網膜血管に沿った部位に網膜裂孔を生じると，架橋血管を伴い硝子体出血を合併することがある（図3，裂孔原性硝子体出血）．90°を超える網膜裂孔は巨大裂孔と呼ばれ，強度近視眼，外傷性，アトピー性皮膚炎などに生じることがある（図4）．

網膜裂孔によるRRDに対しては網膜硝子体牽引の解除を目的に硝子体手術を選択することが多く，また，進行が速いため緊急手術を要する症例が多い．術式，緊急度の判断に裂孔形状の鑑別は非常に重要である．

2 眼底所見

胞状の剥離網膜を認め，周辺部に網膜裂孔を確認できる．硝子体牽引に伴い生じるため，後方から前方に向かって裂けた弁状，馬蹄形を呈することが多い．強い硝子体出血を伴う症例では眼底観察が困難であるが，出血量によっては眼底が観察できること

あるため，注意深い眼底検査を施行することが重要である．

3 確定診断に必要な検査

散瞳下の倒像鏡による眼底検査により診断できる．裂孔形状，裂孔部位の観察には前置レンズによるさらに詳細な眼底検査が望ましい．硝子体出血が強く眼底の透見が難しい場合，超音波Bモード検査が診断に有用である（図5）．細隙灯顕微鏡検査で硝子体中に色素散布を認めることもある（tobacco dust）．眼底自発蛍光（FAF）では，裂孔部は高輝度に，剥離範囲は新鮮例であれば低輝度に描出され，診断の一助となりえる（図6）．

4 鑑別すべき疾患

裂孔形状によらず，非裂孔原性網膜剥離との鑑別が重要である．裂孔が同定できれば確定診断となるが，裂孔不明例では剥離形状，剥離範囲などから裂孔の位置を予測する必要がある．ぶどう膜炎に続発する周辺部網膜血管炎・血管腫などによる滲出性網膜剥離が鑑別となりうるが，蛍光眼底造影検査や全身検査により鑑別を行う．裂孔原性硝子体出血を伴うRRDでは糖尿病網膜症，加齢黄斑変性，網膜静脈分枝閉塞症，網膜細動脈瘤破裂などによる硝子体出血との鑑別が必要であるが，既往歴や僚眼の症状，発症からの経緯などから除外診断的に鑑別することが必要となる．

（厚東隆志）

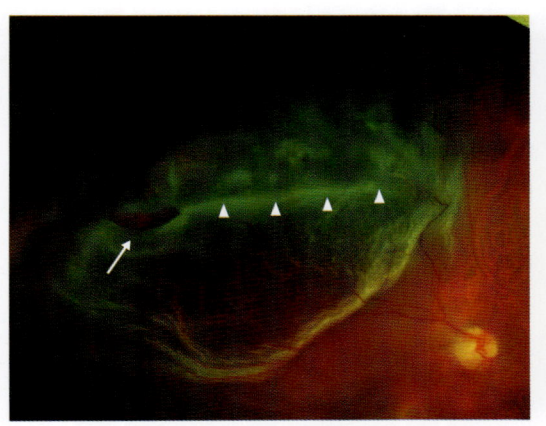

図1 ｜ 網膜格子状変性の辺縁に生じた網膜裂孔（Optos 200Tx）
網膜格子状変性（矢頭）の辺縁に生じた網膜裂孔（矢印：lattice edge tear）からの胞状網膜剥離である．

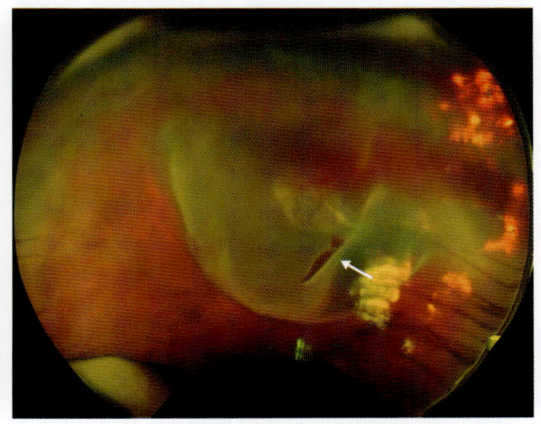

図2 ｜ 網膜血管に沿って経線方向に生じた網膜裂孔（Optos California）
網膜格子状変性縁の裂孔が，網膜血管に沿って経線方向に拡大することがある．耳側に強度近視に伴う網脈絡膜萎縮を認め，剥離網膜が視神経乳頭，黄斑に覆い被さるように胞状剥離となっている．

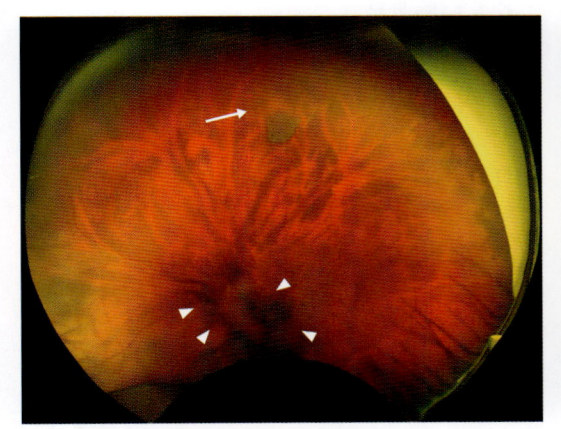

図3 ｜ 硝子体出血を伴うRRD（Optos California）
後極付近に硝子体出血を認め（矢頭），視神経乳頭が透見困難であるが，上方に網膜裂孔とその前方に限局するRRD（矢印）が観察できる．

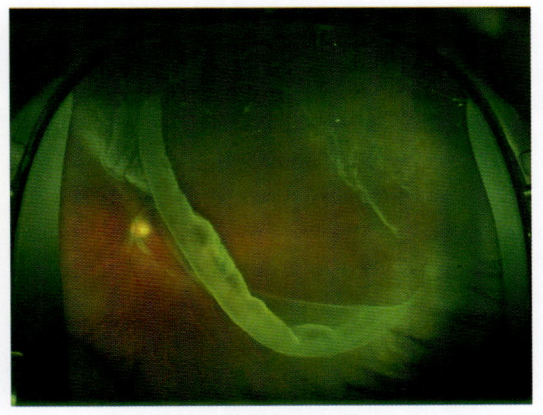

図4 ｜ 強度近視眼に生じた巨大裂孔に伴うRRD（Optos 200Tx）
90°を超える裂孔を巨大裂孔と呼ぶ．裂孔縁が翻転し，網膜が後極側にスリップしている．パーフルオロカーボンを用いた硝子体手術を行う．

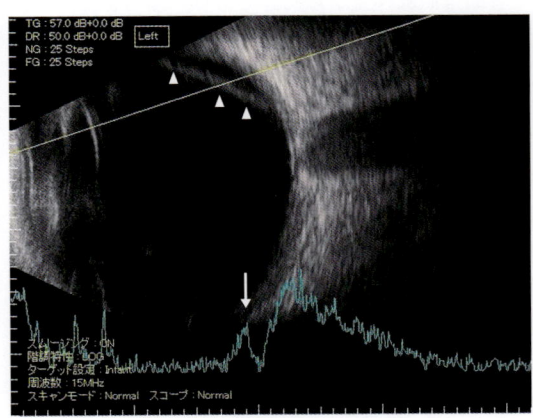

図5 ｜ RRDの超音波Bモード検査所見
硝子体腔内に高輝度像を認め（矢頭），Aモードの振幅で高反射（矢印）となり，スパイク像を呈する．

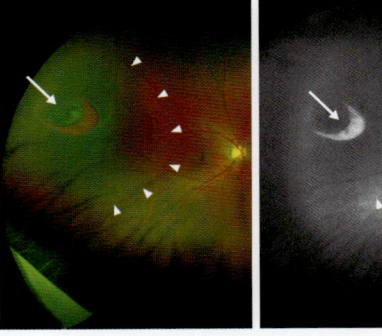

**図6 ｜ 眼底自発蛍光による網膜裂孔と剥離範囲の描出
（Optos California color/FAF）**
裂孔部位（矢印）は高輝度に，剥離範囲は新鮮例では低輝度（矢頭）に描出される．陳旧例では高輝度に描出されることもあるが，周辺網膜との輝度の違いにより剥離範囲が確認できる．

網膜円孔
**Rhegmatogenous retinal detachment ; RRD
Retinal hole**

診断のポイントとなる検査所見			
重要度	検査名	決め手となる所見	参照図
★★★	眼底	剥離網膜, 円孔の観察	図1, 2, 3, 4, 5

鑑別が必要な疾患	
主要症状	鑑別疾患
周辺部網膜隆起	網膜嚢胞様変性
	網膜分離症

1 疾患の定義

　裂孔原性網膜剥離 (RRD) の原因となる孔のうち, 硝子体の牽引を伴わない円形のものを網膜円孔という. 後部硝子体剥離に伴う硝子体牽引を原因とする網膜裂孔と比べ, 若年者に好発する. 硝子体液化が少なく裂孔への牽引を伴わないため, RRDに移行しない網膜円孔も多く, RRDを生じても進行は緩徐で扁平な網膜剥離となることが多い.

　網膜円孔は強度近視眼, 網膜格子状変性, 家族性滲出性硝子体網膜症や未熟児網膜症後の無血管領域など, 網膜の菲薄化した部位に萎縮円孔と呼ばれる円孔が形成されることが多い(図1). 硝子体側に円蓋operculumが浮遊している円孔もしばしば認め, 周辺部に限局した硝子体牽引が関与している可能性もあるが, 網膜裂孔とは明らかに病態は異なり, 萎縮性円孔同様, 扁平なRRDとなる (図2). 外傷眼では受傷直後に網膜震盪や網膜打撲壊死を生じた部位が経過とともに網膜が菲薄化し, 萎縮円孔を生じてRRDへ進行することがあり, 注意深い経過観察が重要である(図3).

　手術加療は強膜バックリング手術を原則とする. 若年で硝子体牽引が関与せず, 硝子体剥離を生じていない網膜円孔によるRRDに対する硝子体手術は医原性裂孔形成, 白内障進行など, さまざまな合併症のリスクがあり, 初回手術では強膜バックリング手術が適応となる症例が大半を占める. 稀に中高年において, 網膜格子状変性内の網膜円孔が後部硝子体剥離に伴い格子状変性全体に牽引がかかり, 胞状剥離となる症例があるが(図4), このような症例では例外的に硝子体手術を第一選択としてもよいと考

えられる. RRDが遷延することにより網膜下索を形成していても, 網膜下索の存在は必ずしも網膜復位の妨げとはならず, 原則通り強膜バックリング手術を行うことで網膜復位が得られる症例が多い(図5). 個々の症例に応じた手術適応を見極めることが重要である.

2 眼底所見

　扁平な剥離網膜と網膜円孔が確認できる. 網膜円孔の好発部位である網膜格子状変性をしばしば合併する. 網膜下索やprecipitateを認めることも多く, RRD発症からの経過が長いことを示唆する所見となる.

3 確定診断に必要な検査

　網膜裂孔同様, 散瞳下に倒像鏡による眼底検査を行いRRDの診断を行った後, 前置レンズを用いてさらに詳細に眼底観察を行い, 円孔の存在を確認する.

4 鑑別すべき疾患

　診断は眼底検査から明確であり, 鑑別を要する疾患は少ないが, 網膜嚢胞様変性, 網膜分離症などが鑑別疾患となる. 網膜分離症との鑑別として, 網膜分離症は円形でドーム状の隆起が特徴的であり, さらに網膜内層が分離しているため, 網膜全層が剥離しているRRDと比べ菲薄化している(図6). 網膜分離症では視野検査で絶対暗点となることも鑑別のポイントとなる. 網膜分離症に外層円孔を生じるとRRDを合併し, 手術が必要となる.

(厚東隆志)

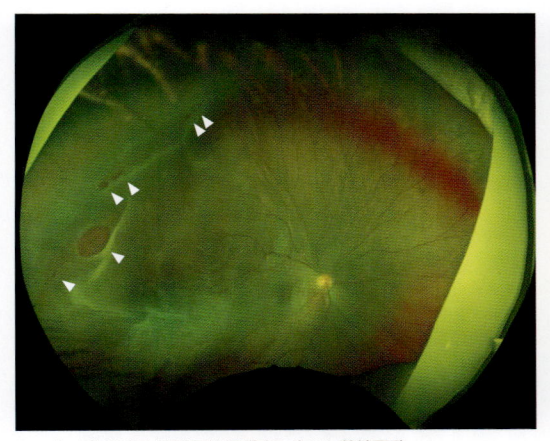

図1｜家族性滲出性硝子体網膜症に生じた萎縮円孔

耳側血管の伸展が中途で止まり，周辺に無血管領域と網膜格子状変性を認め，軽度の家族性滲出性硝子体網膜症である．無血管領域と格子状変性内に網膜円孔が多発し（矢頭），黄斑剥離を伴う扁平なRRDを生じている．

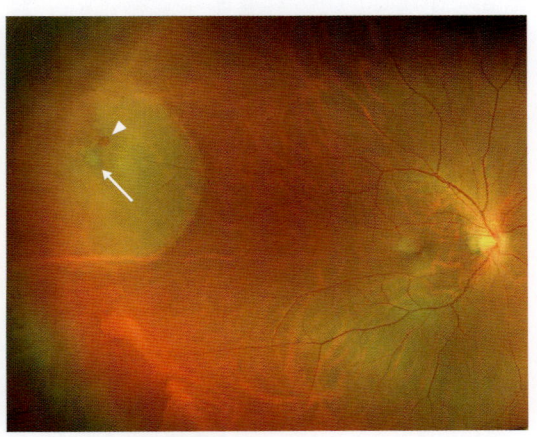

図2｜網膜円蓋を伴う網膜円孔

網膜円孔（矢頭）の硝子体側に網膜円蓋operculum（矢印）を認め，扁平で限局性のRRDを生じている．

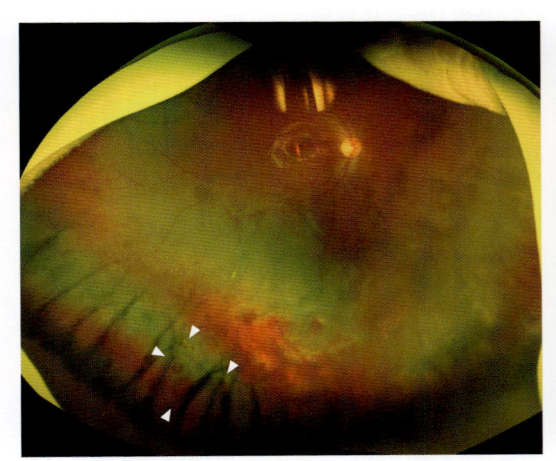

図3｜外傷性網膜剥離

野球のボールによる外傷で，硝子体出血と下方網膜に打撲壊死を生じた．受傷から2ヵ月後に打撲壊死部に網膜円孔が多発し，RRDとなった．

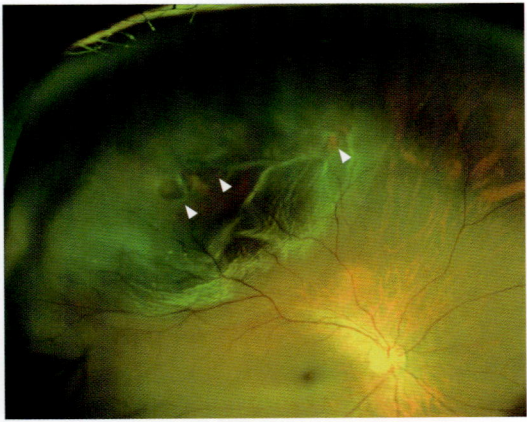

図4｜網膜円孔を伴う網膜格子状変性に対する硝子体牽引

網膜格子状変性内の網膜円孔を原因裂孔とするが，格子状変性全体に硝子体牽引がかかっており，胞状のRRDとなっている．このような症例は網膜円孔であっても硝子体手術の適応としてもよい．

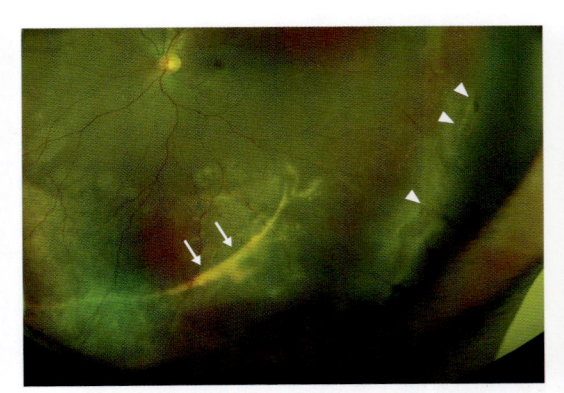

図5｜網膜下索を伴う網膜円孔によるRRD

下耳側に多発する網膜円孔（矢頭）から生じたRRDで，経過が長く網膜下索を認める（矢印）．網膜下索の存在は必ずしも網膜復位の妨げにはならず，本症例でも強膜バックリング手術で網膜復位を得られた．

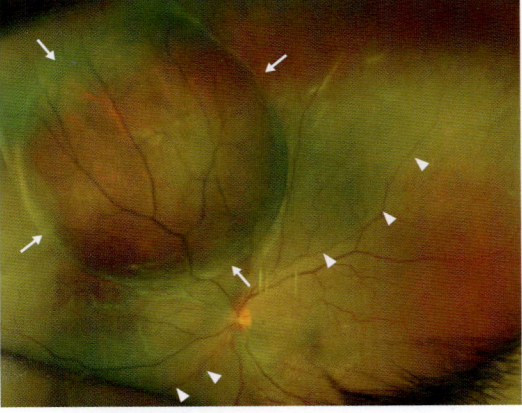

図6｜網膜分離症を合併したRRD

周辺にドーム状で円形の隆起を認め，網膜分離症の所見である（矢印）．網膜分離症に外層円孔を合併するとRRDを生じ（矢印），手術適応となる．

毛様体裂孔
Rhegmatogenous retinal detachment ; RRD
Ciliary break

診断のポイントとなる検査所見			
	検査名	決め手となる所見	参照図
★★★	眼底	剝離網膜，強膜圧迫下に毛様体裂孔の同定	
★★	ゴールドマン三面鏡	毛様体裂孔の同定	図2
★	UBM	毛様体裂孔の同定	

鑑別が必要な疾患	
主要症状	鑑別疾患
最周辺部の裂孔	鋸状縁断裂によるRRD
虹彩炎，眼圧上昇	ポスナー・シュロスマン症候群

1 **網膜**

1 | 疾患の定義

　毛様体に形成された裂孔から生じた裂孔原性網膜剝離（RRD）であり，アトピー性皮膚炎に伴うRRDにしばしば見られる．毛様体裂孔形成部は毛様体皺襞部や扁平部に多く，叩打癖のある患者に生じやすい．検眼鏡的に観察が難しい部位であり，強膜圧迫子を用いた詳細な眼底検査により裂孔を同定する．細隙灯顕微鏡下に直接裂孔を観察できることがあり（図1），またゴールドマン三面鏡での眼底観察も有用である（図2）．超音波生体顕微鏡（UBM）での裂孔検出も可能であるが，小裂孔では検出の確実性に欠けるところがある．

　アトピー性白内障の術前など眼底観察が困難な症例では，毛様体裂孔の検出はさらに難しくなる．そのため水晶体除去後，眼内レンズ挿入前に双眼倒像鏡を用い，圧迫下の眼底検査を必ず施行する必要がある．また，毛様体裂孔や鋸状縁断裂に伴うRRDでは軽度の虹彩炎と眼圧上昇を生じることがあり，これをシュワルツ症候群という．前眼部の注意深い観察によりRRDの存在を疑うことが重要である．

2 | 眼底所見

　網膜円孔によるものと同様に，扁平で進行の遅いRRDであり，原因裂孔の鑑別となりうる特別な所見は乏しい．アトピー性皮膚炎やそれに伴う叩打癖の存在から毛様体裂孔を疑うことが大切となる．

3 | 確定診断に必要な検査

　散瞳下に眼底検査を行い，強膜圧迫を施行し毛様体を観察することで裂孔の同定ができる．最近では用いることの少ないゴールドマン三面鏡も毛様体の観察には有用であり，普段から使用に習熟しておくことが望ましい．UBMも補助診断として役に立つ．

4 | 鑑別すべき疾患

　鋸状縁断裂からのRRDもアトピー性皮膚炎に好発であり，裂孔検索に強膜圧迫下の眼底検査が必要であり，鑑別となる．また，虹彩炎と眼圧上昇をきたすポスナー・シュロスマン症候群はシュワルツ症候群との鑑別が重要であり，RRDの存在を見落とさないように留意する．　　　　　　（厚東隆志）

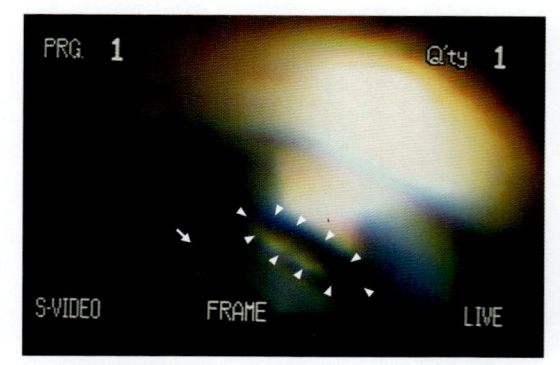

図1｜細隙灯顕微鏡による毛様体裂孔の観察
アトピー性皮膚炎患者の毛様体裂孔．眼内レンズの支持部（矢印）と虹彩の間から細隙灯顕微鏡で直接毛様体裂孔（矢頭）が観察できる．（杏林大学　平形明人先生のご厚意による）

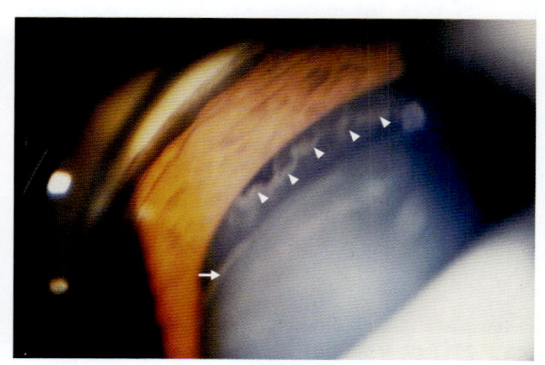

図2｜ゴールドマン三面鏡による毛様体裂孔の観察
三面鏡で観察した毛様体裂孔．チン小帯断裂により偏位した水晶体（矢印）と毛様体裂孔（矢頭）を認める．（杏林大学　平形明人先生のご厚意による）

1-12)-(2)-①

網膜格子状変性
Lattice degeneration

診断のポイントとなる検査所見		
重要度	決め手となる所見	参照図
★★	変性巣内の格子状の模様	図1
★	変性部の色素沈着	図1
★★	巣縁への硝子体膜の癒着と混濁	図2
★★★	変性巣内部の陥凹(双眼倒像鏡による圧迫所見)	
★	赤道部から周辺部に存在	
★★	同一緯線常に複数並んで存在	

鑑別が必要な疾患		
鑑別疾患	鑑別のポイント	掲載頁
WWP	色調が一様でむらのない変化，表面凹凸の変化なし	
限局性色素	変性内部の陥凹がなく，むしろ隆起	
嚢胞様変性	小型の嚢胞が集簇，硝子体には変化なし，鋸状縁から離れては存在しない	235頁
敷石状変性	網脈絡膜萎縮が強め，表面の凹凸や硝子体癒着に乏しい	234頁

1　疾患の定義

　主に眼底周辺部に観察される円周方向に帯状に存在する楕円形から紡錘形の網膜の変化で，典型的には種々の程度の網膜色素沈着に囲まれた内部は灰白色を呈し，白線化した網膜血管が格子状に見える(図1)．組織学的に変性の内部は網膜内境界膜を欠き，わずかに隆起した辺縁の内部は陥凹する．変性に接する硝子体には液化腔があると同時に強い網膜硝子体癒着がある(図2)．敷石状変性などの他の変性と違って網膜内層に変化が見られる．

2　眼底所見

　多くの場合は眼底の赤道部〜周辺部に見られ，網膜血管の走行とは無関係に配置する場合と，網膜血管に沿って存在する場合がある．帯状の所見の大きさと幅はさまざまで，色素沈着の度合いなども大小あり，小型で色素の薄い所見は圧迫眼底検査を用いなければ見落とすことが多い．血管に沿って存在する場合は，子午線方向に位置することもある．

3　確定診断に必要な検査

　双眼倒像鏡を用いた強膜圧迫併用眼底検査が必須である．網膜色素沈着が薄い場合などは圧迫する．

4　鑑別すべき疾患

white with or without pressure(WWP)：眼底周辺部に見られる白色所見で，眼底の圧迫検査にて現れるものと，圧迫なしで観察できるものがある．いずれも正常範囲内の所見である．圧迫して観察した場合隆起も陥凹なく硝子体にも変性はない．

限局性色素focal pigment clumps：非常に小型の格子状変性と誤る可能性があるが，格子状変性に典型的な網膜の変化のない色素沈着．赤道部より周辺に多く，1乳頭系以下の大きさ．顆粒状組織と同様に網膜硝子体癒着があり，裂孔原性網膜剥離の原因となる．

(出田隆一)

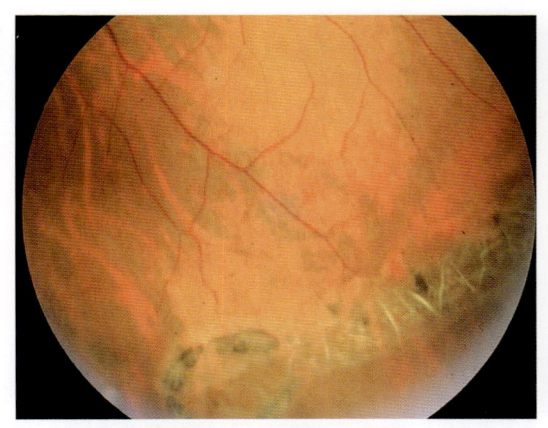

図1｜眼底赤道部に見られる典型的網膜格子状変性
変性巣内部の白線化血管が格子状のパターンを示す．本例では色素沈着は中等度で，画面左側の巣縁と右側の変性内部に色素沈着を認める．

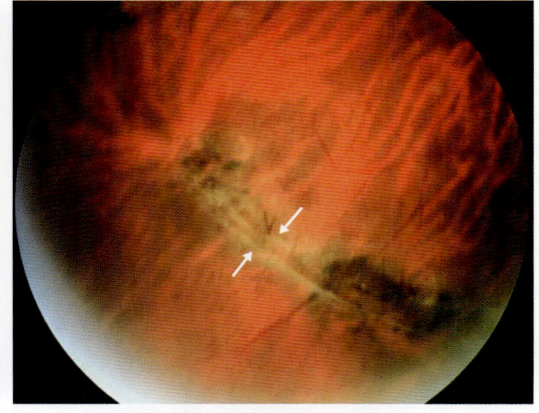

図2｜赤道部に円周方向に配置する網膜格子状変性
変性巣辺縁には色素が強く，変性に沿って肥厚し癒着した硝子体膜が白色線状に写っている(矢印)．

敷石状変性
Cobblestone degeneration

診断のポイントとなる検査所見		
重要度	決め手となる所見	参照図
★★★	斑状の網膜外層萎縮による脈絡膜紋理の透見	
★★★	萎縮が強ければ脈絡膜血管も消失して蒼白な所見	
★★	斑状萎縮巣の不規則な配置	
★	しばしば脈絡網膜変性(CRD)の内部に存在	
★★	鋸状縁近傍から赤道部に存在, 時に毛様体扁平部にも見られる	

鑑別が必要な疾患		
鑑別疾患	鑑別のポイント	掲載頁
脈絡網膜変性(CRD)	斑状の萎縮所見とならない. 萎縮は軽度で脈絡膜紋理の透見は少ない	
嚢胞様変性	一定の面積の萎縮ではない. 小型嚢胞の集簇	235頁
網膜格子状変性	網膜内層に変化があり, 硝子体の癒着, 混濁がある	233頁

1 疾患の定義

さまざまな程度の網膜外層と脈絡膜の菲薄化による蒼白～黄白色の色調の斑状から短い帯状の所見. 脈絡網膜萎縮chorioretinal atrophy (CRA) とも呼ぶ. 多くの場合, 大きさは1乳頭径前後であるが, より大型の場合もある. 病態としては, 脈絡膜毛細血管板の虚血による網膜色素上皮から網膜外層の萎縮と考えられている. 虚血の程度が強くなければ脈絡網膜変性chorioretinal degeneration (CRD) となる. 組織学的には視細胞層と網膜外境界膜の欠損による網膜の菲薄化と, 網膜色素上皮, ブルッフ膜, 脈絡膜毛細血管板の障害がある.

2 眼底所見

変性内部は脱色素により蒼白または脈絡膜大血管を透見, 強膜圧迫して観察すると網膜表面は軽度陥凹. 鋸状縁前後～赤道部に好発し, 通常は硝子体の癒着, 変性は認めない(図1, 2).

3 確定診断に必要な検査

双眼倒像鏡による強膜圧迫併用の周辺部眼底検査が必要. 単眼の倒像鏡でも観察できるが, 他の所見との鑑別には立体視と圧迫による触診が必要.

4 鑑別すべき疾患

脈絡網膜変性(CRD)：CRDはCRAの前駆所見あるいは程度の軽いものと考えられている. 敷石状の斑状所見を示さず, びまん性に網脈絡膜の変化を認める.

嚢胞様変性：鋸状縁に接して観察される乳白色の小型嚢胞が集簇した所見. 内部の脈絡膜反射を透見する場合があるが, 敷石状変性のように一定の大きさの斑状所見とはならない.

網膜格子状変性：円形ないし楕円形の斑状所見で, 内部の網膜萎縮所見がある点で似ているが, 最大の相違は格子状変性では網膜内層が変性, 萎縮している点である.

(出田隆一)

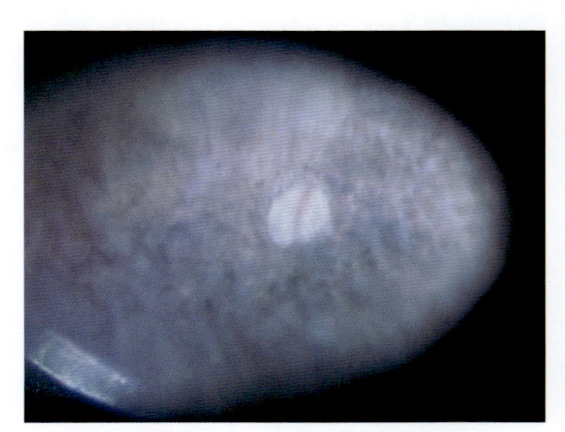

図1｜周辺部網膜に見られる網膜の斑状萎縮所見
網膜外層から脈絡膜毛細血管板の萎縮により脈絡膜大血管を透見する.

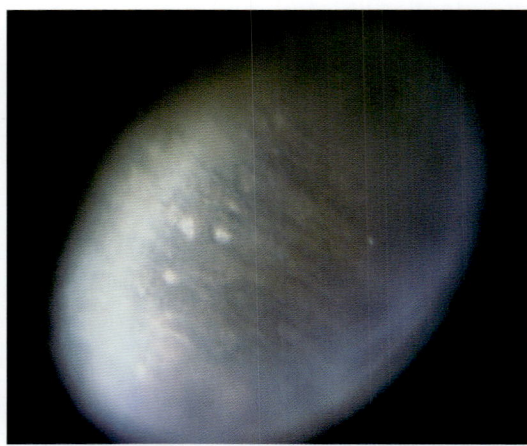

図2｜鋸状縁から周辺の毛様体扁平部に見られる大小の斑状萎縮
萎縮の程度もさまざまで, 色調は白色から灰白色で境界明瞭である.

1-12)-(2)-③

囊胞様変性
Cystoid degeneration

1 網膜

診断のポイントとなる検査所見		
重要度	決め手となる所見	参照図
★★★	鋸状縁に接して後方の乳白色〜灰白色の領域	
★★	圧迫すると網膜面よりわずかに隆起	
★★★	細かく観察すると小型の囊胞が集簇	
★	接する硝子体には変化ない	

鑑別が必要な疾患		
鑑別疾患	鑑別のポイント	掲載頁
WWP	色調が一様で，表面凹凸の変化なし	
格子状変性	色素沈着または網脈絡膜萎縮がある	
脈絡網膜変性(CRD)	類囊胞変性と同時に存在するが，CRDでは囊胞所見は認めない	
敷石状変性	網脈絡膜萎縮あり，必ずしも鋸状縁にない	234頁

1　疾患の定義

　鋸状縁から後極側に1乳頭径前後の幅で乳白色小型の囊胞が集簇した所見．新生児期から始まり，加齢とともに増加する．

2　眼底所見

　囊胞様変性を強膜圧迫併用倒像鏡検査にて観察すると，鋸状縁に接して網膜側に乳白色の帯状の所見を観察する．圧迫すると，半透明で艶のある多数の囊胞が網膜面より隆起する．それらの所見に接する硝子体には変化を認めない．しばしば脈絡網膜変性 chorioretinal degeneration (CRD) と同時に存在する．WWPと異なり表面に細かい凹凸があり，不整である．

3　確定診断に必要な検査

　比較的若年で極大散瞳を得られる症例では強膜圧迫せずに鋸状縁まで観察できるが，網膜格子状変性その他の所見との鑑別には強膜圧迫を用いた双眼倒像鏡による検査が必要である．

4　鑑別すべき疾患

網膜格子状変性：色素沈着に乏しい場合は灰白色の色調が囊胞様変性に似るが，格子状変性では所見の中央は陥凹する．凹凸を知るためには，圧迫して所見を斜めから観察する必要がある．

脈絡網膜変性(CRD)：鋸状縁から1乳頭径前後の幅で軽度の色素沈着を伴う脈絡網膜組織の変性であり，しばしば囊胞変性と同時に認める．所見は平坦で，色調は灰白色〜褐色である．

網膜裂孔：囊胞変性の内壁が外れて硝子体腔に浮遊した場合，網膜蓋を伴う網膜裂孔に見える場合がある．後部硝子体未剝離であれば裂孔の可能性は低いが，断定できない．

（出田隆一）

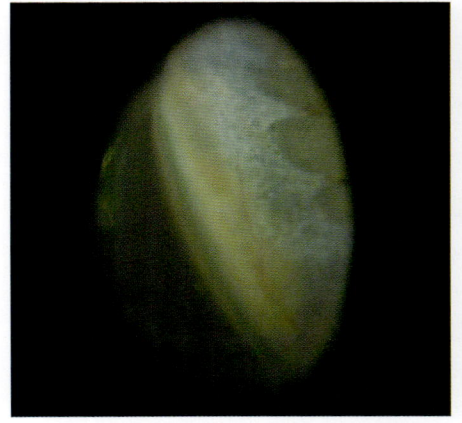

図1 ｜ 鋸状縁に接して網膜側にある乳白色の囊胞様変性

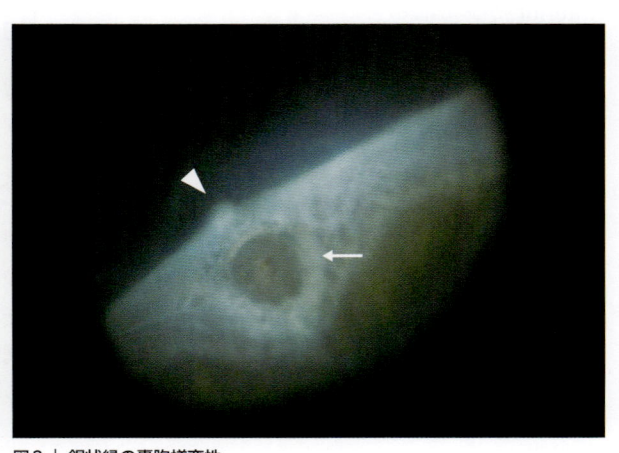

図2 ｜ 鋸状縁の囊胞様変性
網膜から凸に隆起しているのは顆粒状組織（矢頭）．その周辺側には closed bay 所見を認める（矢印）．

増殖硝子体網膜症
Proliferative vitreoretinopathy ; PVR

診断のポイントとなる検査所見			
重要度	検査名	決め手となる所見	参照図
★★	眼底	硝子体混濁，網膜血管の蛇行，固定皺襞，網膜下索状物	図1, 3
★★★	細隙灯顕微鏡	硝子体中に色素塊，硝子体混濁，固定皺襞	
★★	超音波	剥離網膜の高輝度反射，剥離網膜の可動性低下	図5
★	OCT	網膜剥離，網膜上膜，網膜下増殖	図4
★	眼圧	低眼圧	

鑑別が必要な疾患		
鑑別疾患	鑑別のポイント	掲載頁
裂孔原性網膜剥離	網膜上の増殖膜や網膜下の増殖組織，網膜下索状物が見られない	228頁
脈絡膜剥離	眼圧が低い，脈絡膜剥離があり網膜色素上皮が盛り上がって見える．超音波検査で脈絡膜剥離が見られる	306頁
滲出性網膜剥離	網膜裂孔がない．体位によって網膜下液の移動が見られる．蛍光眼底検査で蛍光漏出がある	18頁
増殖糖尿病網膜症	糖尿病がある．網膜新生血管による線維血管増殖による病変である	98頁

1 | 疾患の定義

　増殖硝子体網膜症(PVR)は，剥離した網膜上もしくは網膜下に増殖膜が形成された重症の網膜剥離である．増殖が赤道部より後方が主体の場合には後部PVR，前方に増殖がある場合には前部PVRと分類する．後部PVRには固定皺襞を伴う局所の増殖であるfocal type(Grade CP type a)と，びまん性の増殖であるdiffuse type(Grade CP type b)がある(図1〜5)．網膜下が増殖の主体であるとSubretinal type(Grade CP type c)となる．硝子体基底部の硝子体が収縮して，病変の主座になるのが前部PVRである．硝子体基底部では，硝子体のコラーゲン線維が密集して網膜に強く癒着した構造をしている．前部PVRには硝子体基底部後縁に沿って線維性増殖が索状に形成されて，網膜を求心性に牽引する前部輪状牽引(anterior loop traction, Grade CA type a, Circumferential)，輪状牽引された周辺部網膜が，硝子体基底部に残存した硝子体の収縮によって毛様体皺襞部方向へ吊り上ってくる前方移動(anterior displacement, Grade CA type b, Anterior)がある(図6)．

　PVRに対する治療は原則的に硝子体手術を行う．網膜前の増殖膜はできるだけ除去する．しばしば剥離網膜の皺襞の奥に増殖膜が隠れているので，皺襞を広げて確実に除去する．増殖膜をできるだけ除去しても術後の再増殖は必ず起こる．幅広のシリコーンタイヤで輪状締結を併用して，再増殖による牽引を軽減する．必要に応じて，長期停留ガスやシリコーンオイルをタンポナーデとして用いる．

2 | 眼底所見

　PVRの初期の眼底所見では硝子体混濁(Grade A)が見られる．これは網膜裂孔から硝子体中に拡散した網膜色素上皮細胞に由来する．硝子体中に拡散した網膜色素上皮細胞は網膜上に増殖膜を形成して，それが収縮することで網膜表面のしわ形成や網膜血管の蛇行，網膜裂孔端のローリング(Grade B)，進行すると固定皺襞が見られる．剥離網膜に固定皺襞が見られるのはPVRの特徴的な所見である．網膜下に増殖した場合には，網膜下索状物(subretinal band)が見られる．網膜下索状物は眼底自発蛍光で過蛍光となる．眼底が透見できない場合には，超音波検査で剥離した網膜に可動性がなければ本症を考える．

　前部PVRでは周辺部の網膜剥離と虹彩の後方牽引による前房深度の増加や，毛様体剥離による房水産生低下のため，低眼圧が生じる．

3 | 確定診断に必要な検査

　眼底検査，細隙灯顕微鏡を用いた前置レンズによる眼底検査，超音波検査，光干渉断層計(OCT)．

4 | 鑑別すべき疾患

　裂孔原性網膜剥離の早期は，硝子体混濁も軽微で増殖膜も見られない．剥離範囲が広範で低眼圧を生じた場合には，脈絡膜剥離を伴う．滲出性網膜剥離は網膜裂孔がなく，体位によって網膜下液の移動が見られる．また，蛍光眼底検査で蛍光色素の漏出が見られる．増殖糖尿病網膜症は重症の糖尿病網膜症である，網膜新生血管からの線維血管増殖により増殖膜を形成する．

(井上　真)

1
網膜

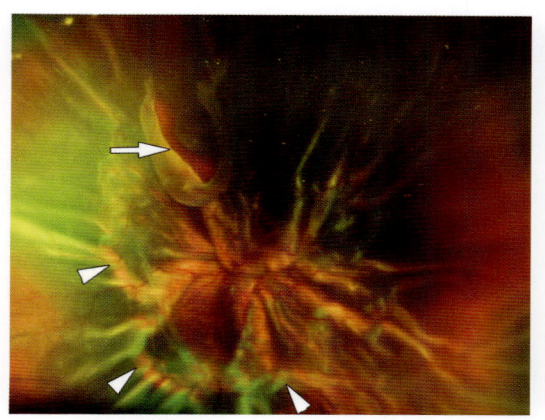

図1 ｜ 固定皺襞を伴うPVR
上方に網膜裂孔（矢印）が見られ，裂孔縁が翻転（ローリング）している．後極網膜は増殖膜の収縮によって視神経乳頭も観察できない．下方には網膜下索状物（矢頭）が見られる．

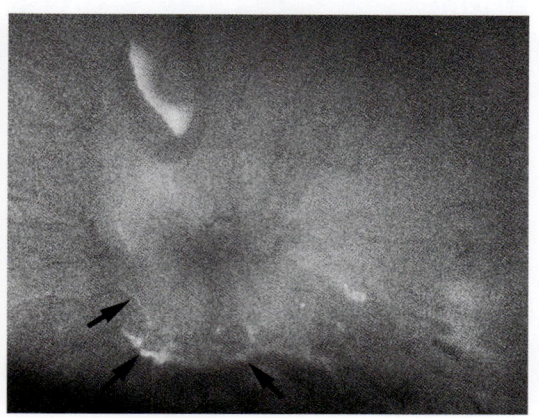

図2 ｜ 同症例の眼底自発蛍光
網膜下索状物は過蛍光を呈している．

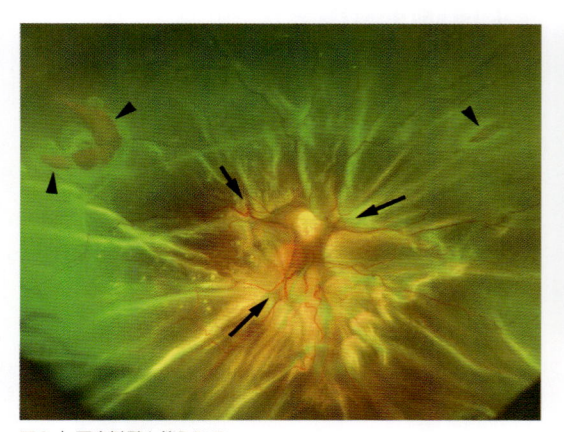

図3 ｜ 固定皺襞を伴うPVR
耳側と鼻側に網膜裂孔（矢頭）と固定皺襞（矢印）が見られる．

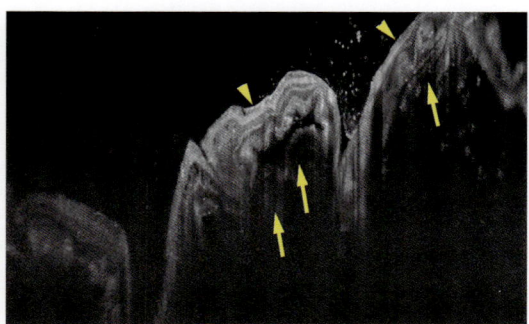

図4 ｜ 同症例の黄斑部のOCT
黄斑部近傍の垂直断層（黒線）．網膜上の増殖（矢頭）と，網膜下に厚い網膜下増殖（矢印）が見られる．

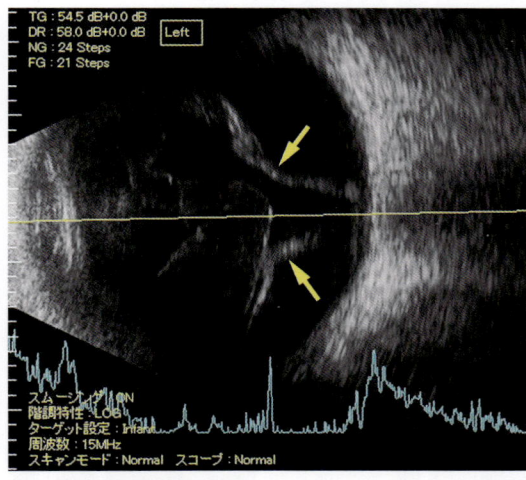

図5 ｜ 眼底が透見不能のPVR
網膜は全剝離（矢印）で剝離網膜の可動性は少ない．

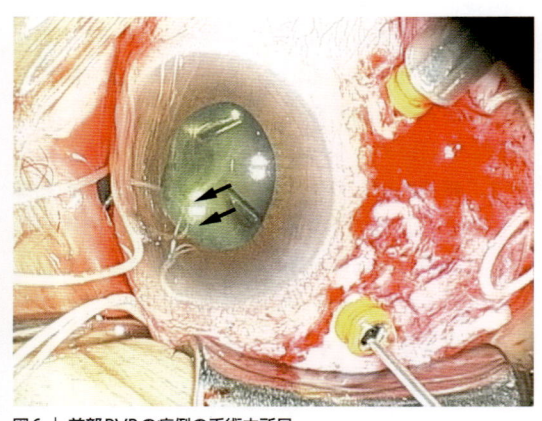

図6 ｜ 前部PVRの症例の手術中所見
硝子体基底部の網膜が前方に吊り上がる（矢印）anterior displacementが見られる．

1-12)-(4)

後天網膜分離症
Acquired retinoschisis

診断のポイントとなる検査所見			
重要度	検査名	決め手となる所見	参照図
★★	検眼鏡か前置レンズによる精密眼底検査	眼底周辺部に表面の平滑な円形のドーム状網膜隆起	図1
★	超音波Bモード	網膜周辺部の胞状構造	図3

鑑別が必要な疾患		
鑑別疾患	鑑別のポイント	掲載頁
先天網膜分離症	先天性では黄斑の嚢胞様変化がほぼ必発	144頁
萎縮円孔に伴う網膜剥離	網膜剥離は境界不鮮明で表面の皺形成を伴う	230頁

1
網膜

1 疾患の定義

感覚網膜内の乖離が起こる網膜分離症は，一般に先天性と後天性に分けられる．先天性の多くは，若年者の両眼黄斑部および網膜周辺部に生じ，検眼鏡にて黄斑部に特徴的な車軸状の嚢胞様所見を見るとともに光干渉断層計（OCT）でも黄斑の嚢胞様変化がほぼ必発である．後天網膜分離症は網膜周辺部に生じ，欧米における過去の報告において40歳以降の7～31％で発見されるとの報告を認めるが，わが国での報告は少ない．後天網膜分離症の成因はいまだ不明な点が多いが，臨床所見および病理組織学的検討から加齢による網膜周辺部類嚢胞変性が関与していると考えられており，続発性網膜剥離の発生に硝子体牽引の関与を示唆する報告もある．強度近視に伴って生じる黄斑部の網膜分離症は，後天網膜分離症と区別される．

2 眼底所見

眼底検査では眼底周辺部に表面の平滑な円形のドーム状網膜隆起を見ることが多く，耳下側網膜に見られることが多い（図1）．また，82％は両眼性との報告がある．網膜分離部の頂点付近の表層に円孔（網膜内層孔）や，深層に網膜外層孔を認めることがある．網膜内層孔や外層孔を生じた場合は網膜剥離を併発する可能性もあるが（図2），一般に内層孔のみでは網膜分離症に続発する網膜剥離は生じないとされているため，網膜剥離合併症例では外層孔が存在する可能性が高い．

3 確定診断に必要な検査

検眼鏡による精密眼底検査，接触型前置レンズを利用した細隙灯顕微鏡検査が重要であることは論を待たないが，Bモード超音波断層検査にて網膜分離部は特徴的な網膜の胞状構造を呈することが報告さ

れている（図3）．また，眼底周辺部のOCT検査が可能であれば，特徴的な網膜分離所見に加え，網膜内層孔や外層孔を捉えられることもある．

4 鑑別すべき疾患

網膜周辺部の萎縮円孔に伴う網膜剥離との鑑別が重要になるが，網膜剥離は一般に境界不鮮明で表面の皺形成を伴うことがポイントとなる．病歴も重要で，後天網膜分離症の大部分は非常に進行が緩徐なため，患者の自覚がない場合が多い．裂孔原性網膜剥離と異なり，通常は経過観察による重症化は見られないが，海外では218眼の網膜分離症を平均9年間経過観察し，6.4％に限局性の網膜剥離を認めたとし，特に進行性の網膜剥離の発生率は0.05％であったとの報告がある．網膜分離症の網膜剥離合併時には強膜バックルなどによる網膜外層孔の閉鎖が有効とされるが，広範な網膜剥離を伴った症例に対しては硝子体手術の有効性が報告されている（図4）．

(本田　茂)

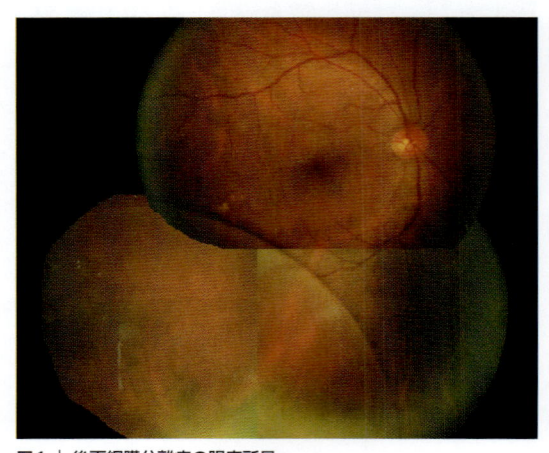

図1 | 後天網膜分離症の眼底所見
69歳男性．右眼．耳下側の周辺部網膜分離症を認める．

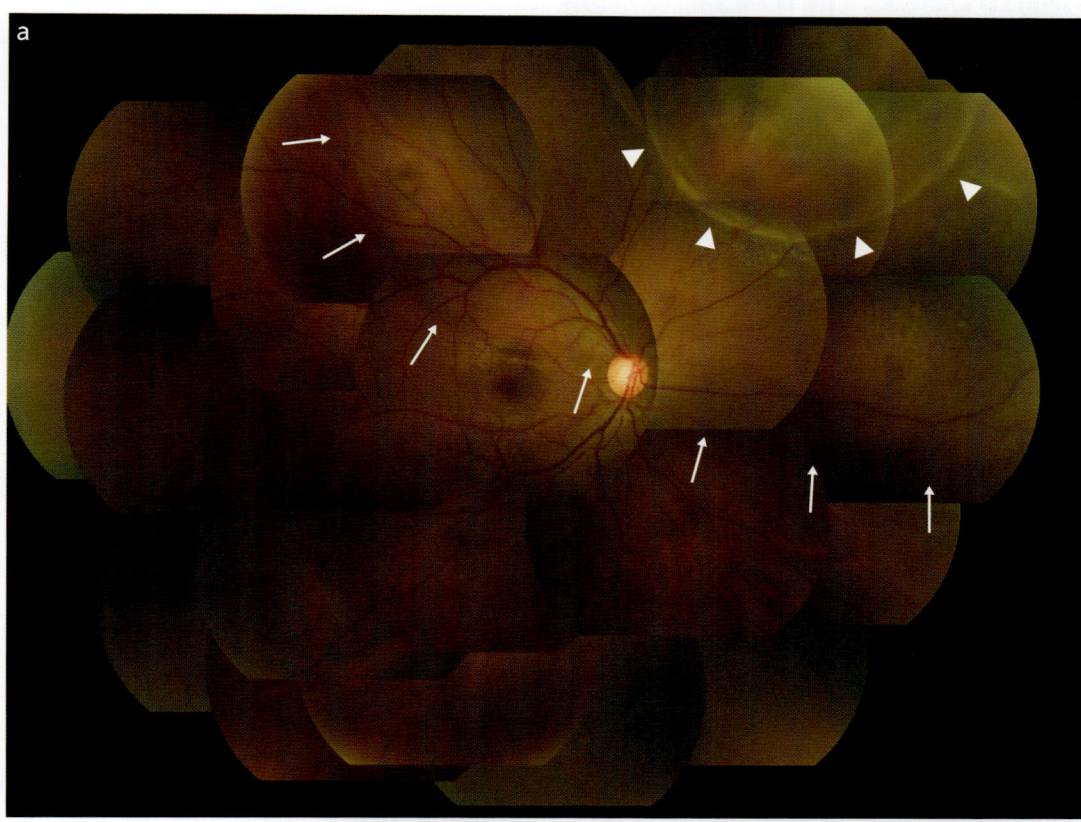

図2｜網膜剥離を合併した後天性網膜分離症の眼底所見

27歳男性．右眼．a：鼻上側から2象限にわたり，黄斑直上に迫る網膜剥離を認める（矢印）．鼻上側周辺部には円形の胞状剥離（矢頭）を認める．b：胞状剥離表層に微小円孔を認める（矢印）．c：光干渉断層計では黄斑の構造異常を認めない．

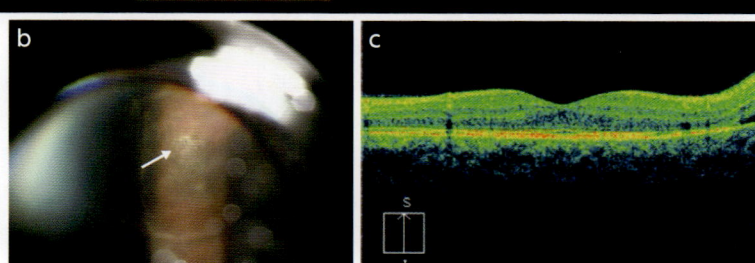

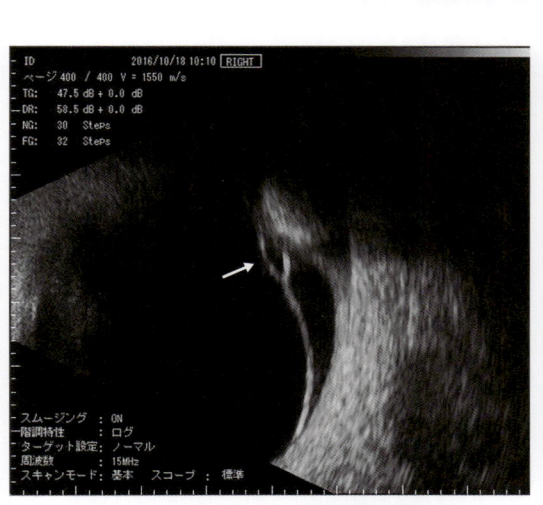

図3｜強膜バックリング術後のBモード超音波断層検査所見

網膜下液の残存およびバックルの隆起上に網膜分離症様所見（矢印）を認める．

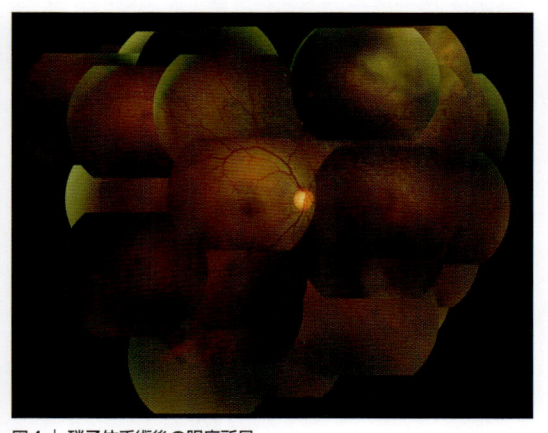

図4｜硝子体手術後の眼底所見

網膜剥離は全復位，網膜分離症もバックル上でほぼ平坦化している．

近視性黄斑症
Myopic maculopathy

1 網膜

診断のポイントとなる検査所見				
重要度	検査名	病変	決め手となる所見	参照図
★★★	OCT	びまん性萎縮	中心窩鼻側の脈絡膜厚 56.5μm 以下または中心窩脈絡膜 62μm 以下	図1
		限局性萎縮	RPE，外層網膜の欠損に加えブルッフ膜の消失	図2
		黄斑部萎縮	中心窩を中心としたブルッフ膜の消失	図3

鑑別が必要な疾患		
鑑別が必要な疾患	主要症状	掲載頁
punctate inner choroidopathy	CNVを合併する．限局性萎縮類似の病変を呈する	176頁
慢性期フォークト・小柳・原田病	脈絡膜の高度の菲薄化	270頁
age-related choroidal thinning	脈絡膜の高度の菲薄化	

1 疾患の定義

　近視性黄斑症は病的近視に見られるさまざまな黄斑部病変のことである．病的近視の定義は，眼底にびまん性萎縮病変以上の萎縮性変化を有する，または後部ぶどう腫を有することである．病的近視の特徴である後部ぶどう腫は眼軸長が長くない目にも生じることから，病的近視の定義には屈折度や眼軸長は含まれない．しかし，長眼軸長は病的近視発症のリスク因子ではある．

2 眼底所見

　病的近視のメタ解析研究グループ（META-PM study）により，眼底所見に基づき，近視性黄斑症はcategory 0（正常眼底），category 1（紋理眼底），category 2（びまん性萎縮病変），category 3（限局性萎縮病変），category 4（黄斑萎縮）に分類されている．この進行過程に沿わない病変をplus lesionとして捉え，これにはlacquer crack，近視性脈絡膜新生血管（近視性CNV），フックス斑がある．

　しかし眼底所見による分類はやや主観的であり，人種間で判定が一定しない懸念もあり，ごく最近Fangらにより，OCT-basedの分類が確立された．近視性黄斑症を脈絡膜菲薄化とブルッフ膜の孔の形成によりクリアカットに分類したもので，今後はこのOCT-based分類が主流になると考えられる．

　各病変の特徴的所見としては，びまん性萎縮病変は黄色の色調を有する境界不明瞭な萎縮である（図1）．小児期には乳頭耳側に始まり，徐々に黄斑部を含んで拡大する．OCTでの最大の特徴は脈絡膜の高度の菲薄化である．多くの例で脈絡膜は散在性に残る大血管を残して消失する．Fangらの OCT-based診断基準では，中心窩鼻側の脈絡膜厚が56.5μm以下，もしくは中心窩脈絡膜厚が62μm以下がびまん性萎縮の定義である．

　限局性萎縮病変はコーヌスと同程度の白色で境界明瞭な萎縮病変である（図2）．限局性萎縮の本態はブルッフ膜の欠損であり，同部位では網膜色素上皮（RPE），網膜外層，脈絡膜も消失し，網膜内層が強膜上に接する状態となる（図2）．視細胞が消失するため病変内は絶対暗点となるが，限局性萎縮は中心窩外に生じるため視力低下の原因にならない．

　黄斑部萎縮は中心窩を中心として生じるほぼ円形の萎縮である（図3）．限局性萎縮と色調は類似しており，OCT所見もほぼ同様であるが（図4），そのほとんどは近視性CNVが生じて長期経過後にCNV周囲に拡大したブルッフ膜の孔である．中心窩を中心としたこのような黄斑萎縮を見た場合には，過去に近視性CNVが生じた可能性を考える必要がある（図5，6）．

3 確定診断に必要な検査

　眼底検査から近視性黄斑症を疑い，確定診断にはOCT，眼底自発蛍光，蛍光眼底造影，OCT angiographyなどを総合的に駆使したmultimodal imagingが必要である．

4 鑑別すべき疾患

　病的近視の診断が正確にできれば近視性黄斑症を疑うことは困難ではない．しかし，時にmultifocal choroiditisやpunctate inner choroidopathyが近視性CNVや限局性萎縮に似た所見を呈し，鑑別が必要である．また，高度に脈絡膜が菲薄化する他の疾患，慢性期のフォークト・小柳・原田病やage-related choroidal thinningでも鑑別が紛らわしい場合もある．

（大野京子）

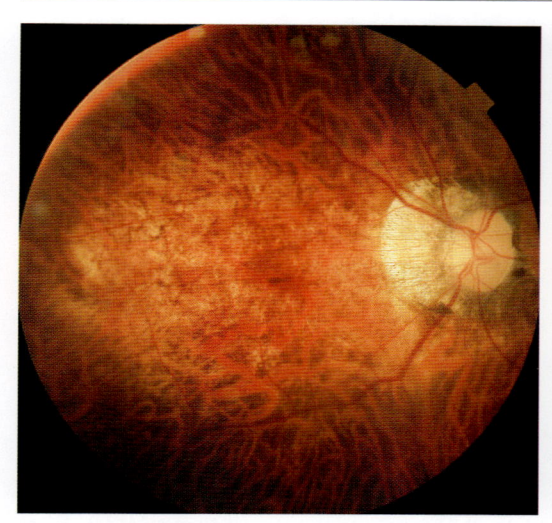

図1｜びまん性萎縮病変
眼底後極部全体に黄色い萎縮性変化を認める.

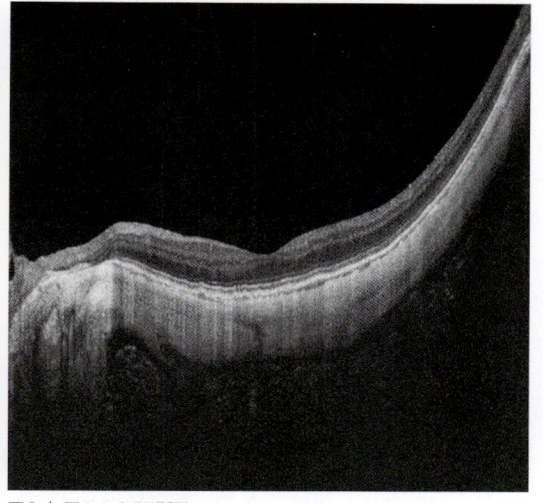

図2｜図1のOCT所見
脈絡膜は大血管を除いてほぼ消失し, 高度の菲薄化を認める.

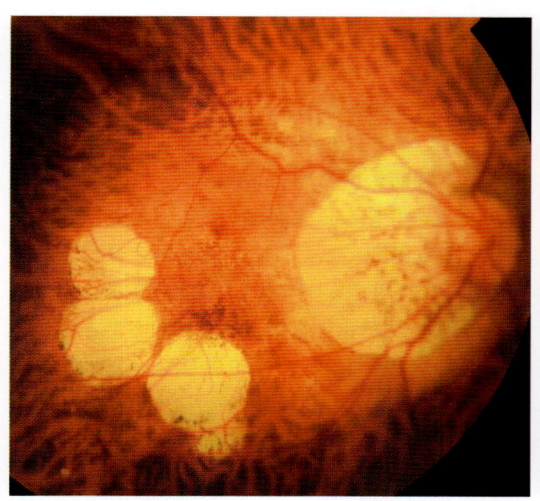

図3｜限局性萎縮病変
黄斑の耳下側に複数の萎縮を認める.

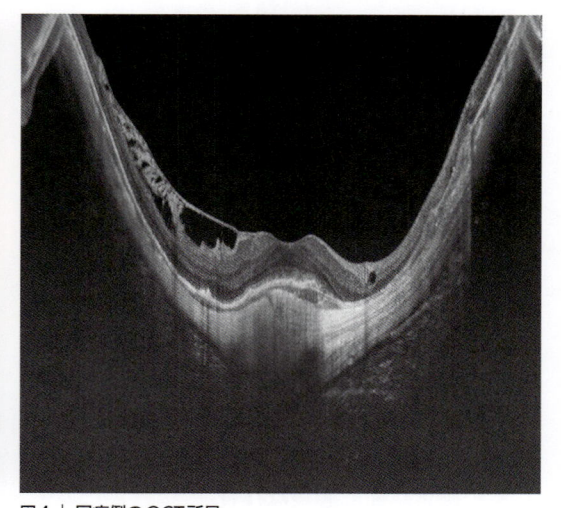

図4｜同症例のOCT所見
限局性萎縮部位では色素上皮, 外層網膜が消失している.

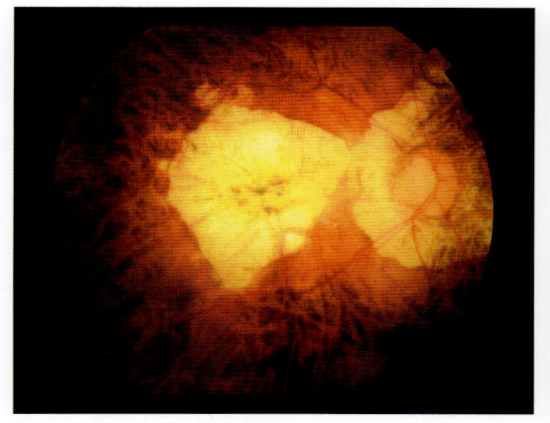

図5｜近視性CNV後の黄斑部萎縮

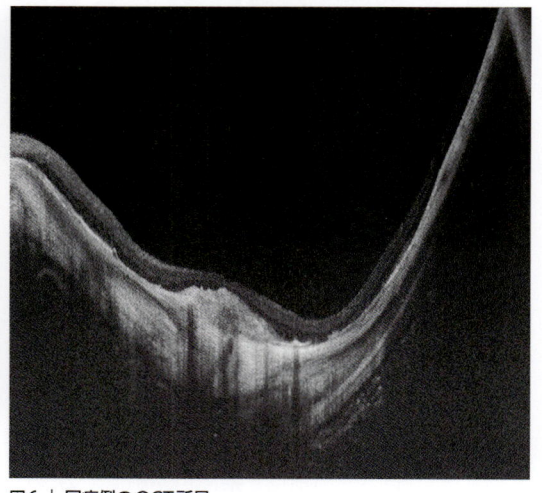

図6｜同症例のOCT所見
CNV周囲の色素上皮, 外層網膜が消失している.

1-13)-(2)

近視性脈絡膜新生血管
Myopic choroidal neovascularization ; mCNV

1
網膜

診断のポイントとなる検査所見

重要度	検査名	決め手となる所見	参照図
★★★	眼底	近視性眼底，眼底出血	図1
★★★	OCT	RPEを貫く脈絡膜新生血管	図2
★★	OCTA	脈絡新生血管の描出	図3, 4
★★★	FA	旺盛な蛍光漏出	図5
★	IA	lacquer crack	図5

鑑別が必要な疾患

主要症状	鑑別疾患	鑑別のポイント
眼底出血	近視性単純出血	蛍光眼底造影で蛍光漏出なし OCTでRPE不整なし OCTAでRPE上に血流シグナルなし

1 疾患の定義

近視性脈絡膜新生血管 (mCNV) は，強度近視における眼軸延長のストレスにより脈絡膜新生血管 (CNV) が発生した状態である．発症メカニズムとしては，眼軸延長によりブルッフ膜が断裂した lacquer crackが形成され，そこからCNVが発生する，というものが考えられている．

2 眼底所見

mCNVは極初期においては，検眼鏡的には近視性萎縮性眼底のためにしばしば診断困難である．しかも，CNVの活動性が低いため眼底出血は少なく，また，漿液性網膜剥離もほとんど見られないために見逃しやすい (図1)．しかし，CNVが大きくなってくると検眼鏡的にもCNVの灰白色病変が検出できるようになり，出血も目立つようになってくることが多い．

3 確定診断に必要な検査

mCNVは検眼鏡的には検出しにくいが，OCTを用いると比較的簡単に検出できる．強度近視の萎縮性眼底で変視症や視力障害などの症状を訴えるケースでは，検眼鏡的検査だけでなくOCT撮影が勧められる．mCNVは通常，網膜色素上皮 (RPE) を突き破ってRPE上で成長するいわゆる Gass type 2 CNVであるために，OCTでは，RPEを貫くCNVが見られる (図2)．また，前述のように漿液性網膜剥離が少ないことも特徴として挙げられる．注意が必要なのは，mCNVはしばしば中心窩外に発生するため，中心窩を通る横スキャン1枚だけを見ていると見逃すことがあるため，map撮影を行い，全スキャンを観察することも勧められる．また，網膜厚マップではCNVの部位で網膜厚が肥厚することからCNVの位置を検出できることもある．

OCT angiography (OCTA) では，mCNVはRPE上にCNVの血流シグナルが観察できることから，有用である．注意したい点は，mCNVでは眼底の弯曲やRPE不整のために segmentation がうまくいかないことも多いため，En face画像 (図3) だけでなく，断層像を観察するとよい (図4)．

フルオレセイン蛍光眼底造影 (FA) も非常に有用であり，判断に困る時はFAで判定する．FAではCNV特有の旺盛な蛍光漏出が見られることがポイントである (図5)．特にこの点はしばしば起こる再発の診断に有用であり，また，抗VEGF薬による治療後のCNV沈静化の指標とすることもできる．インドシアニングリーン蛍光造影 (IA) では，mCNVはあまり過蛍光とならずCNVの検出にはほとんど使えないが，後期ではlacquer crackが観察できる点は診断の参考とすることができる．

4 鑑別すべき疾患

mCNVと最も鑑別が必要なのは，近視性単純出血である．mCNVは抗VEGF薬治療の適応であるのに対し，近視性単純出血は経過観察のみであり，診断により治療するかしないかが決まる．近視性単純出血ではOCTにおいて網膜下出血が網膜色素上皮上に高輝度病変として見られるが，網膜色素上皮はほぼintactであるのが特徴である．また，フルオレセイン蛍光眼底造影では，CNVもなくRPEがintactであるために，mCNVのような過蛍光は見られないことも重要な鑑別点である．OCTAでは，RPE上には血流シグナルは見られない．

(伊藤逸毅)

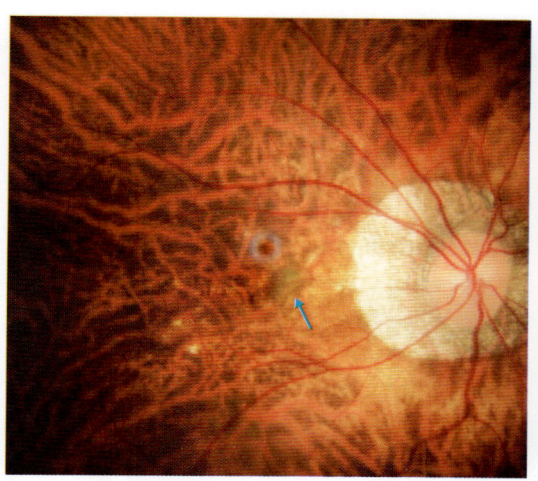

図1 ｜ mCNVの眼底所見

42歳男性．眼軸長30.7mm,屈折−14.5D,視力0.6. mCNVは，通常，近視性萎縮性眼底のために，検眼鏡的にはかなりわかりにくく，発症初期は判別困難である．しかし，ある程度以上のサイズになると，眼底写真では，mCNVは小さな灰白色病変(矢印)として観察される．

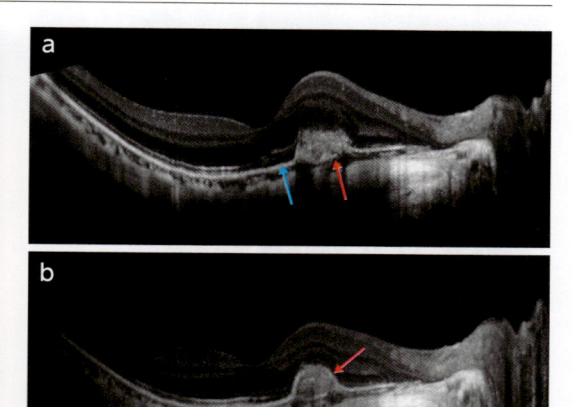

図2 ｜ mCNVの光干渉断層計(OCT)

a：治療前．b：抗VEGF薬による治療後．mCNVは，検眼鏡的にはかなり見つけにくいものの，OCTでは網膜色素上皮を突き破るCNVが観察されることから，その検出は比較的容易である(a，赤矢印)．漿液性網膜剝離はあってもこのように少ないか，ほとんどないことが多い(青矢印)．抗VEGF薬にて加療を行い，CNVが瘢痕化すると，CNVと網膜の境界が明瞭となり，網膜浮腫，漿液性網膜剝離は消失し，網膜層構造が回復する(b，赤矢印)．

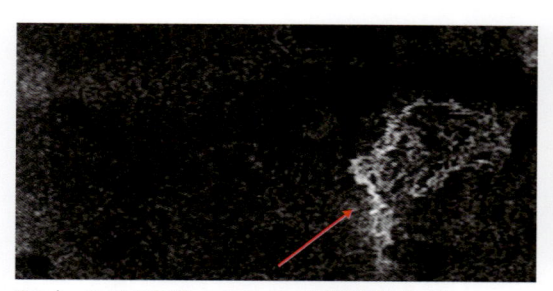

図3 ｜ mCNVのOCT angiography(網膜外層En face)

OCT angiography En face像では，眼底におけるCNVの広がりが観察できる．しかし，眼底の不整な隆起，形状のために自動segmentationがうまくいかないことが多いため，En face像だけでなく，断層像の観察も勧められる．

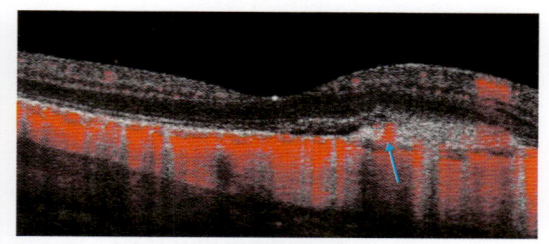

図4 ｜ mCNVのOCT angiography(断層像)

OCT angiographyでは，網膜色素上皮を突き破ったCNV内に血流信号が観察される(矢印)．

図5 ｜ mCNVのフルオレセイン蛍光造影(FA)，インドシアニングリーン蛍光造影(IA)

mCNVは，通常CNVがRPEを突き破って成長する，いわゆるGass type 2 CNVであるために，FAで旺盛な蛍光漏出が見られる．一方，IAでは，mCNVはほとんど過蛍光を示さないが，後期ではmCNV発症の元になったと思われるlacquer crackが見られる．

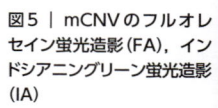

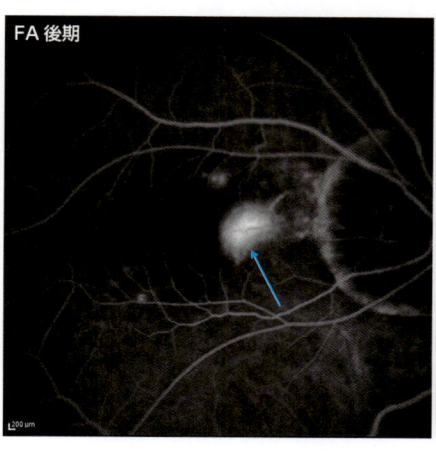

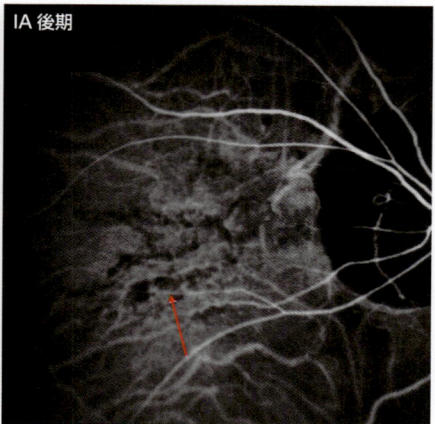

FA 後期

IA 後期

網膜分離症
Retinoschisis

黄斑剥離
Foveal detachment

黄斑円孔網膜剥離
Macular hole retinal detachment

1
網膜

診断のポイントとなる検査所見				
重要度	検査名	病期	決め手となる所見	参考図
★	眼底	網膜分離	網膜肥厚	
		黄斑剥離	網膜剥離	図2
		円孔剥離	円孔を伴う剥離	
★★★	OCT	網膜分離	網膜内層と外層の分離	図3a
		黄斑剥離	網膜外層の欠損および剥離	図3b, 図4
		円孔剥離	円孔を伴う剥離	図5

鑑別が必要な疾患		
鑑別疾患	鑑別のポイント	掲載頁
mCNV	新生血管の有無や滲出が黄斑に及んでいないか, OCT・OCTA・FAにて黄斑全体を確認	242頁
網脈絡膜萎縮	萎縮が黄斑に及んでいないか, 眼底カメラ・OCT・自発蛍光などで確認	
緑内障	視神経所見と視野検査の照合	

1 疾患の定義

網膜分離とは網膜内層と網膜外層が分離した状態を指す. 強度近視眼において, 後部ぶどう腫は後方へ伸展するが, 硝子体皮質, 網膜前膜, 内境界膜もしくは網膜血管などが, 網膜の後方への伸展を妨げ, さらには網膜を前方へ牽引し, 網膜分離が生じると考えられる. 分離した部にはミュラー細胞と思われる柱状の構造を認める. 網膜分離が進行すると網膜の外層に欠損が生じ, 黄斑剥離となる. その後, 剥離は拡大して, 中心窩の神経網膜が欠損することで円孔を生じると, 黄斑円孔網膜剥離となる. これらはまとめて近視性牽引黄斑症と呼ばれる.

2 眼底所見

強度近視眼では網膜を観察する際, 背景とのコントラストが低いため, 倒像鏡や眼底カメラにての診断は困難である (図1). 接触型前置レンズを用いて細隙灯顕微鏡にて観察すると, 分離症は網膜の肥厚として観察できるが, 分離の程度や初期の剥離を診断するのは容易ではない. 剥離が広範囲に及んだり, 円孔を伴うと眼底所見からの診断が可能となる (図2).

3 確定診断に必要な検査

先述のとおり眼底所見での診断は困難であるが, OCTにより網膜の分離が容易に確認できる (図3a). 経過観察にもOCTは必須で, 分離は経過とともに拡大し, 網膜外層の欠損や網膜剥離が生じ (図3b, 4), 場合によっては黄斑円孔網膜剥離となるのが観察される (図5). 時に前方への牽引が自然に解除され, 分離が改善することもある.

4 鑑別すべき疾患

網膜前膜が合併していると歪視を自覚していることがあるが, 網膜分離のみの状態では視力低下を含め自覚症状の訴えは少なく, 網膜外層に異常が出現すると視力低下を自覚しはじめることが多い. さらに黄斑円孔網膜剥離にまで進行すると視力予後が不良になるので, 網膜外層に異常をきたし, 視力低下を自覚した時期に手術治療に踏み切ることが多い. したがって網膜分離のある症例で視力低下をきたした際, それが網膜分離の進行によるものなのか, その他の強度近視関連の視力低下をきたす疾患によるものなのかの鑑別が重要である.

近視性脈絡膜新生血管 (mCNV) はOCTにて網膜下に滲出性変化を伴う2型脈絡膜新生血管として描出される. 小さな新生血管を見逃さないよう, OCTは黄斑全体を走査するモードで撮影し, 詳細に確認する必要がある. 近視による網脈絡膜萎縮による視力低下との鑑別は眼底写真・OCT・眼底自発蛍光の経過などから総合的に判断するが, 困難であることも多く, 治療に際しては注意を要する. 通常視力は末期まで残ることが多い緑内障も, 強度近視眼では比較的早期に視力を低下させることがあり, 注意が必要である.

(大杉秀治)

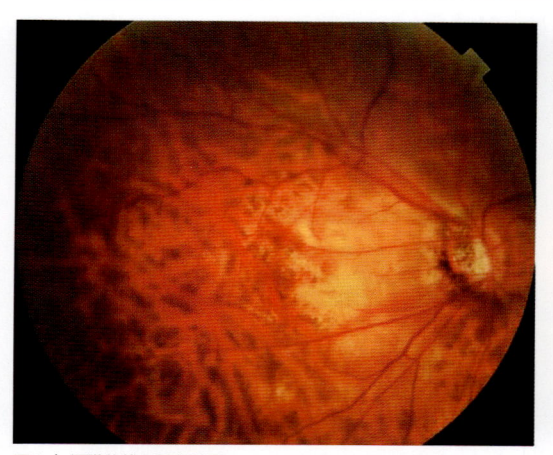

図1｜網膜分離の眼底所見
強度近視眼底ではあるが，この写真から網膜分離が生じていることは
判別できない．その後の経過で限局性の黄斑剝離が生じたが**（図3b）**，
これも写真では判別不能であった．

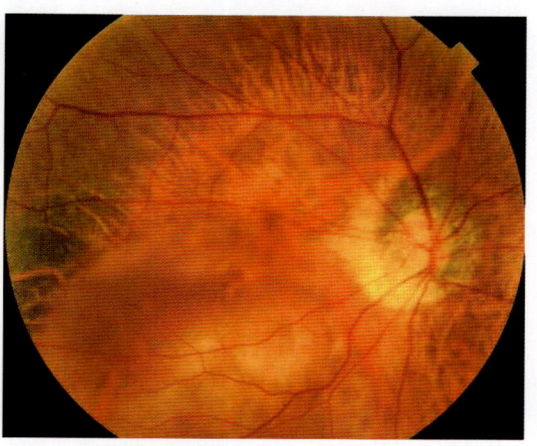

図2｜黄斑剝離の眼底所見
中心窩を含み下方に剝離が拡がっている．ここまで進行すると，眼底
写真からでも診断できる．

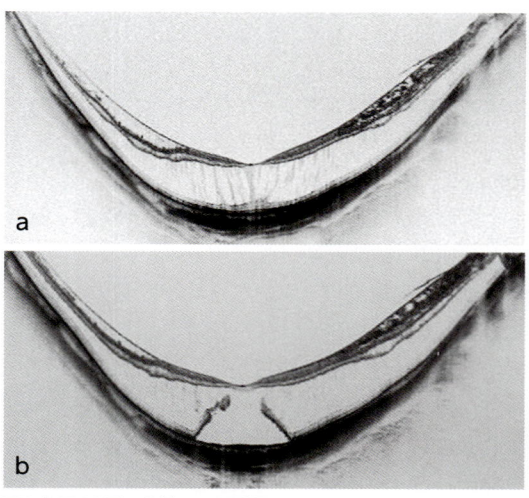

a

b

図3｜図1と同一症例のOCT所見
a：網膜内層と外層が分離し，ミュラー細胞と思われる柱状の構造を認
める．b：経過観察中，網膜外層の欠損と黄斑剝離が生じた．

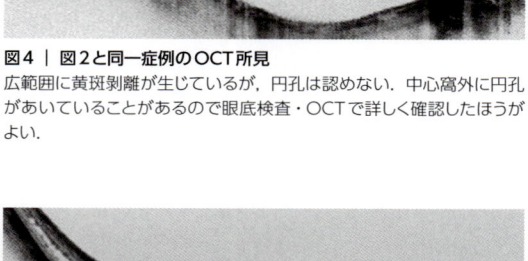

図4｜図2と同一症例のOCT所見
広範囲に黄斑剝離が生じているが，円孔は認めない．中心窩外に円孔
があいていることがあるので眼底検査・OCTで詳しく確認したほうが
よい．

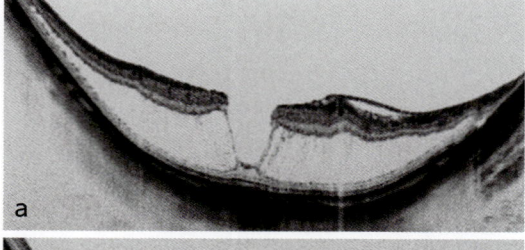

a

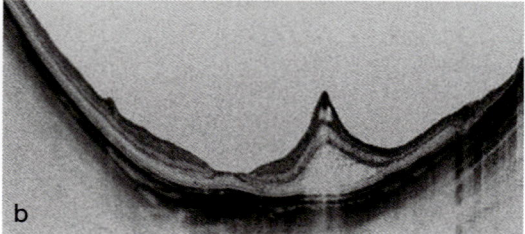

b

図6｜網膜分離手術前後のOCT所見
a：網膜分離手術前．b：同一症例手術1年後．術後ゆっくり分離は改
善する．血管の牽引が残存し，同部の分離が残ることがある．

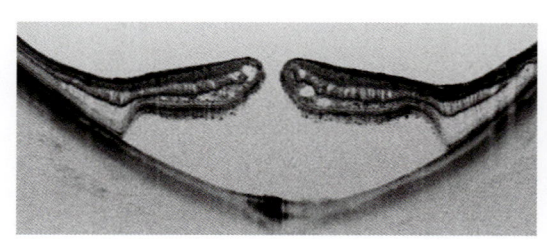

図5｜黄斑円孔網膜剝離のOCT所見
中心窩の神経網膜が欠損することで円孔が生じ，黄斑円孔網膜剝離と
なっている．

後部ぶどう腫
Posterior staphyloma

診断のポイントとなる検査所見			
重要度	検査名	決め手となる所見	参照図
★★★	細隙灯顕微鏡	眼底後極部の後方への突出	
★★	OCT	眼底の曲率の変曲点の検出	図4, 5
★★	広角眼底撮影	本文中に記載のある所見	図3
★	3D MRI	周囲の眼球壁よりも小さな曲率半径を有する眼球壁の突出の検出	

鑑別が必要な疾患		
主要症状	鑑別疾患	掲載頁
後部ぶどう腫	強度近視に伴うぶどう腫	
	傾斜乳頭症候群に伴うぶどう腫	348頁

1 疾患の定義

後部ぶどう腫とは，眼球後極部の一部が眼球後方に突出した状態を指す．正確には，「周囲の眼球壁よりも小さな曲率半径を有する眼球壁の突出 (an outpouching of the wall of the eye that has a radius of curvature that is less than the surrounding curvature of the wall of the eye.)」と 2014年に Spaide によって定義されており，後部ぶどう腫の内外で曲率半径が変化していることが重要である．

2 眼底所見

一般には強度近視に合併し，強度近視の所見を伴うが，一部の症例では強度近視を伴わないこともある．

後部ぶどう腫は細隙灯顕微鏡により後方への突出として認められるが，その突出パターンは1977年にCurtinによって10のタイプに類型化された(図1)．このうち，タイプ1〜5までは基本形で，タイプ6〜10は混合型とされている．これらは2014年にOhno-Matsuiらによって簡略化され，ぶどう腫の一番外側のエッジの範囲に応じた5つのタイプとその他の計6タイプとし，範囲に応じてwide-macular type, narrow-macular type, peripapillary type, nasal type, inferior type, othersと名付けられた(図2)．

視神経乳頭の耳側に強いridgeを伴うものでは，視神経に機械的な負荷がかかるために視野障害をきたしていることが多いことから，よく観察する必要がある．また，下方ぶどう腫など，ぶどう腫のエッジが黄斑部を通るようなパターンでは，特に脈絡膜新生血管などがないにもかかわらず黄斑部に漿液性網膜剥離をきたすことがあるため，これも留意が必要である．

3 確定診断に必要な検査

後眼部の細隙灯顕微鏡検査で診断を行うが，微妙な曲率半径の変化は認識しづらいこともある．

通常の45°の眼底写真ではぶどう腫全体を捉えられない症例が多いため，記録には超広角眼底撮影が有効である．たとえばOptos眼底写真の場合，ぶどう腫の辺縁は，擬似カラーで色素異常，自発蛍光で蛍光異常，近赤外光でも蛍光異常として認められる(図3)．

全眼球形状を捉えるためには，眼窩を中心に撮影したMRI T2強調画像からボリュームレンダリングにより三次元構築し，眼球部分だけを抽出することで作られる眼球の3D MRIが有効であるが，日常診療で実施するのは難しい．

日常診療でも実施しやすい検査としては光干渉断層計 (OCT) が有用で，目視によっても曲率の変化を捉えることが可能である(図4)．Miyakeらは，それを定量化するため，OCTの9mmのradial scanを用いてブルッフ膜のラインの局所の曲率を算出し，マップ化を行った(図5)．曲率が強くなっている箇所がぶどう腫であることが明確である．しかし，現状，市販のOCTでのスキャン幅は最大でも14mmであり，ぶどう腫をカバーするには十分ではない．今後，スキャン幅の長いOCTが実用化されれば後部ぶどう腫の診断に更に有用であろう．

4 鑑別すべき疾患

後部ぶどう腫が見られる場合，病的近視に伴うものか，傾斜乳頭症候群に伴う下方ぶどう腫かを鑑別する必要がある．

(三宅正裕)

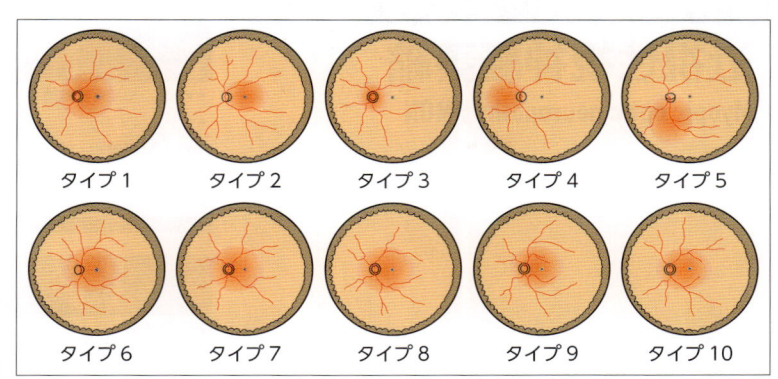

図1 ｜ Curtin による後部ぶどう腫の分類

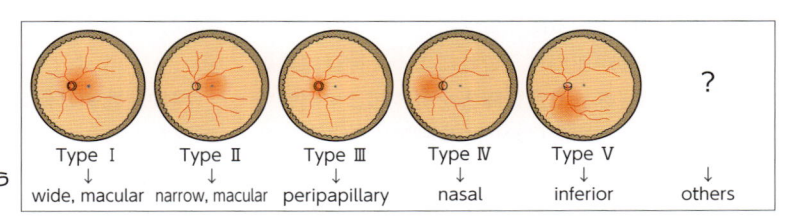

図2 ｜ Ohno-matsui らによる後部ぶどう腫の新分類

1
網膜

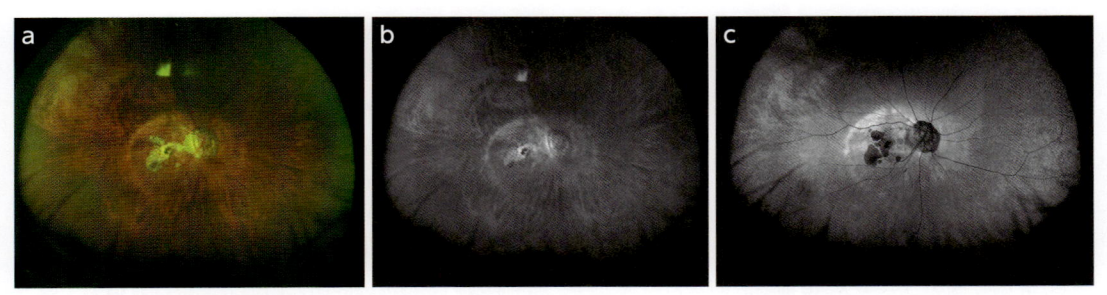

図3 ｜ 後部ぶどう腫の超広角眼底写真
a：擬似カラー．b：近赤外光．c：自発蛍光．

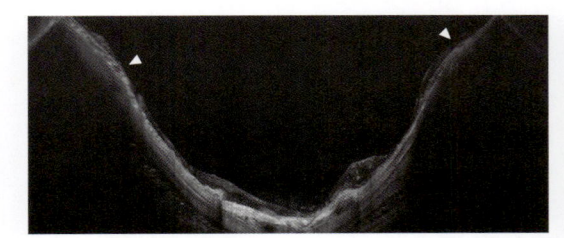

図4 ｜ 後部ぶどう腫OCT所見
矢頭部分で曲率が変化していることが捉えられる．

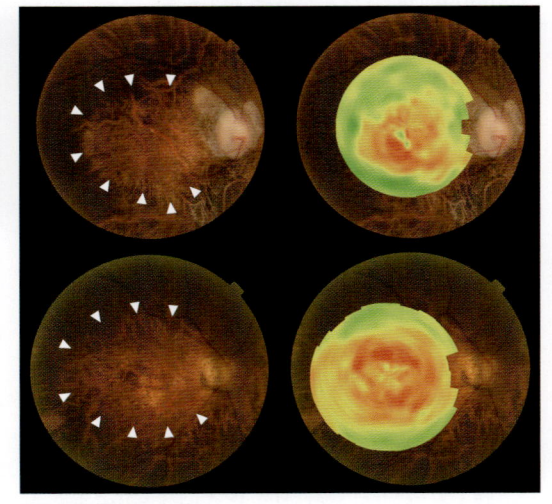

図5 ｜ 眼底曲率マップ
後部ぶどう腫内（矢頭）は曲率が強く暖色になっている．

近視性視神経萎縮
Myopic optic neuropathy ; MON

診断のポイントとなる検査所見			
重要度	検査名	決め手となる所見	参照図
★★★	細隙灯顕微鏡	いずれも単独で決め手となるものではなく，本文に記載した所見を元にして総合的に判断する．	図2
★★	OCT		
★★	視野		
★★	眼軸長		
★	屈折		

鑑別が必要な疾患		
主要症状	鑑別疾患	掲載頁
視神経萎縮	緑内障性視神経萎縮	406頁

1 疾患の定義

　強度近視眼における眼球の形状異常により視神経に機械的な変形が加わり，これによって神経線維層が機械的に障害されて視野障害を引き起こす病態である．しかし，本病態における視野障害は，機械的障害による視神経脆弱性に眼圧が関与して引き起こされている可能性もあり，眼圧下降により視野障害の進行が抑制されるのであれば，定義上は緑内障である．このような観点から，現実的には近視性視神経萎縮と緑内障性視神経萎縮を完全に区別することは不可能である．

2 眼底所見

　強度近視の所見に加えて，視神経およびその周囲の構造異常が見られる．具体的には，視神経乳頭の傾斜，乳頭耳側のコーヌス，視神経乳頭あるいはコーヌス内のピット，後部ぶどう腫に伴う視神経乳頭耳側のridge，主に乳頭下方に見られるintrachoroidal cavitation（ICC）などが挙げられる．

　視神経乳頭傾斜（図1）は，眼球が後極に伸びるに従って視神経と眼球の相対的位置に変化が生じ，視神経乳頭付着部が傾斜していくことで生じる現象である．また，この際，黄斑部の構造を維持するために視神経乳頭付着部に変化が生じる．具体的には，視神経乳頭が傾斜しながら黄斑部から離れていくことで，本来視神経乳頭で終わる組織であるブルッフ膜や脈絡膜が，視神経乳頭から見て相対的に黄斑部へとずれて外れていく．これによって生じた視神経乳頭とブルッフ膜などの終端との差分が，コーヌスである（図1）．

　視神経乳頭ピットはしばしば先天的に見られるが，強度近視や緑内障に伴う後天的な変化としても生じる．特に強度近視に伴うピットは視神経乳頭の機械的な障害と関連が強く，ピットが深部まで及ん

で視神経周囲のクモ膜下腔と交通したり，同部位の網膜神経線維の断裂により視野障害を生じたりする．

　視神経乳頭耳側のridgeは，同部位における強膜の盛り上がりとして観察される．眼底写真ではわかりづらい場合もあるが，OCTで観察すると明らかである（図2）．ridgeを伴う症例では視野障害が重度であることが報告されているが，この理由として，ridge部分では網膜神経線維層が強く折り曲げられることから，その圧迫による機械的障害あるいは脆弱性が生じやすいことが一因であると推測されている．

　ICCは，視神経乳頭下方の三日月上のオレンジ色の病変として観察されるが，OCTを撮影すると，脈絡膜内の洞様構造であることがわかる（図3）．進行すると，視神経乳頭との境界部位において網膜内層の連続性が途切れ，同部位の視野障害を生じる．

3 確定診断に必要な検査

　細隙灯顕微鏡による後極部の立体的な観察が基本であり，これにより，視神経乳頭の傾斜，乳頭耳側のコーヌス，視神経乳頭耳側のridge，ICCなどが容易に観察される．また，注意深く観察することで視神経乳頭あるいはコーヌス内のピットを捉えることも可能である．

　視神経乳頭周囲の構造を詳細に評価するためにはOCTに勝るものはない．細隙灯顕微鏡で上記所見を疑った場合は，OCTの撮影を行って機械的障害を見つけることで，これらがどの程度視野障害に寄与しているのかを推測することが可能である．

　強度近視眼では，大きなコーヌスが存在したり，そもそも網膜自体が菲薄化していて正常眼データベースとの比較が困難といった理由で，乳頭周囲サークルスキャンによる神経線維層厚の評価は難し

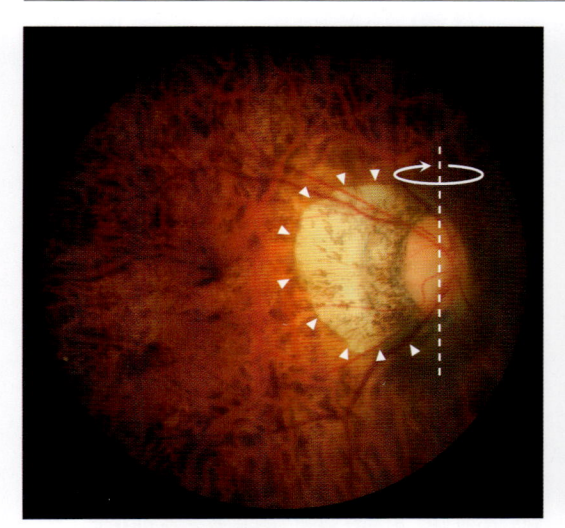

図1｜近視性視神経萎縮の眼底所見

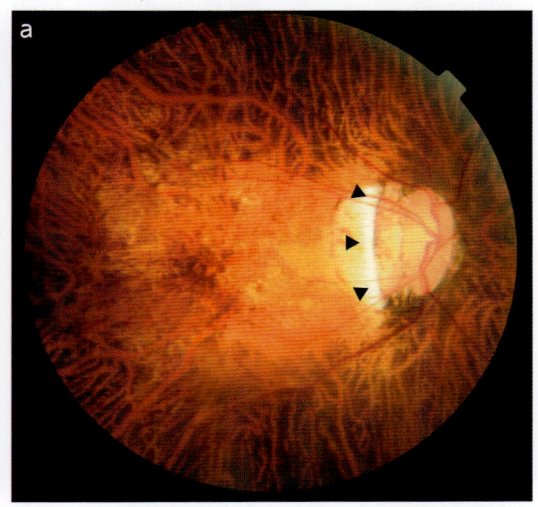

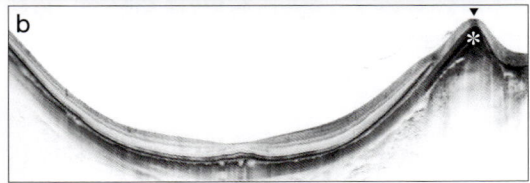

図2｜ridge
a：眼底所見．b：OCT所見．

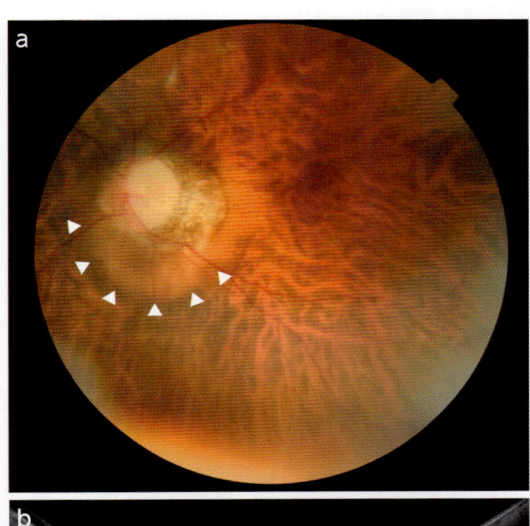

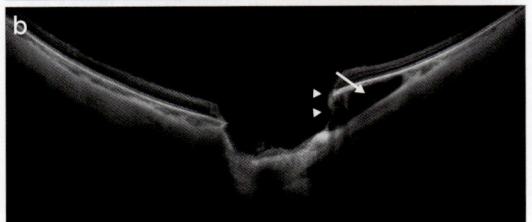

図3｜intrachoroidal cavitation
a：眼底所見．b：OCT所見．

い．しかし，黄斑と乳頭の間の縦スキャンで神経線維層厚の上下差を評価することは，視野障害の有無を推定する一助となる．

実際の視野障害の評価には静的視野計および動的視野計の両者を実施するのがよい．

また，原則として強度近視眼に生じるため，眼軸長や屈折の評価も必要である．

4 ｜ 鑑別すべき疾患

病態としては緑内障との鑑別が必要ということになるが，近視性視神経萎縮にも眼圧の要素が関与している可能性はあり，緑内障の定義上，完全な区別は不可能である．しかし重要なのは定義ではなく，眼圧依存性の推定である．

（三宅正裕）

網膜芽細胞腫
Retinoblastoma

1 網膜

診断のポイントとなる検査所見

重要度	検査名	決め手となる所見	参照図
★★★	眼底	石灰化を伴う白色隆起病変	図1, 2
★★★	超音波	実質腫瘍, 腫瘍内石灰化	図4
★★	MRI	脳実質と同じ信号強度, 腫瘍の広がり	図5
★	蛍光眼底造影	蛍光漏出, 組織染	

鑑別が必要な疾患

疾患名	鑑別のポイント	掲載頁
星細胞過誤腫	桑実様, 神経線維層	254頁
網膜細胞腫	透明感, 色素上皮変性	図6
コーツ病	滲出斑, 網膜血管異常	76頁
第1次硝子体過形成遺残	小眼球, 線維血管膜	322頁
眼トキソカラ症	増殖性変化, 炎症	288頁

1 疾患の定義

網膜芽細胞腫は分裂能を有する未熟な網膜細胞に由来する悪性腫瘍である. 年齢とともに分裂能を有する細胞は減少するため, 本疾患は大部分が5歳以下で発症する. 片眼性が60%, 両眼性が40%である.

2 眼底所見

1乳頭径程度の病変は, 網膜が白濁し肥厚しているように見える(図1). 通常は白色隆起病変で, 表面に微細な腫瘍血管を伴う. ある程度大きな病変では, 流入流出血管の拡張蛇行を伴う場合がある. 2～3乳頭径以上の腫瘍では, 腫瘍内に石灰化を伴うことが特徴であり(図2), 90%以上で見られるが, 年長児では頻度が低い.

腫瘍周囲に漿液性網膜剥離を伴うことがあり, 網膜下液から腫瘍が散布し腫瘤を形成することで, 網膜下播種を生じる. また, 硝子体腔へ腫瘍細胞が散布する硝子体播種を生じると, 硝子体腔で腫瘍が増殖し, 雪玉様, 霧様の硝子体播種を生じる.

腫瘍が進行すると, 水晶体直後に腫瘍もしくは剥離網膜が見える状態となり(図3), 白色瞳孔を呈する. また, 眼内出血, 緑内障などを生じる場合がある.

3 確定診断に必要な検査

眼底が透見できる場合には, 眼底検査だけで診断が可能である. 剥離が高度な場合, 出血で見えない場合には, 超音波断層検査を行い, 石灰化を伴う実質性腫瘍があることが確定診断に有用である(図4). MRIでは, 腫瘍は脳実質と同じ信号強度を示すが, 内部に石灰化があるとT1/T2強調画像のいずれも低信号領域として描出される. 腫瘍の大きさ, 網膜剥離の有無, 視神経浸潤の評価などを判断することに役立つ(図5). CTは, 以前は必須であったが, 被曝を伴う検査で, それ以外の所見も超音波断層検査やMRIで判断可能であり, 頻度は減少している.

蛍光眼底造影検査は, 腫瘍部からの蛍光漏出, 組織染などがあり, 活動性の指標となる可能性があるが, 眼底検査を上回る効果はなく, また, 乳幼児の疾患であり, 検査のために全身麻酔が必要であるため, 通常は初期診断では行われない.

生検による診断は, 腫瘍の眼外撒布, 転移のリスクがあるため原則禁忌であり, 臨床診断に基づき治療方針を決める. 眼球摘出を行った場合には病理学的な確定診断ができる.

遺伝子検査は, 上記のごとく腫瘍細胞の採取自体が困難であり, 初期診断として行うことはない. 眼球摘出した際に遺伝子検査は可能であるが, 遺伝子の変異と表現型の関連は明らかではない.

4 鑑別すべき疾患

網膜芽細胞腫の良性亜型と考えられている網膜細胞腫 retinocytoma は, 石灰化を伴うが腫瘍血管に乏しく, 透明感のある白色腫瘍で, 周囲に色素上皮の変性を伴う(図6). 経過観察を行っても増大しないことで鑑別する.

白色瞳孔を呈する場合には, コーツ病, 第1次硝子体過形成遺残, 眼トキソカラ症などが鑑別疾患に挙がり, 既往歴や超音波断層検査・MRIなどで鑑別を行う.

(鈴木茂伸)

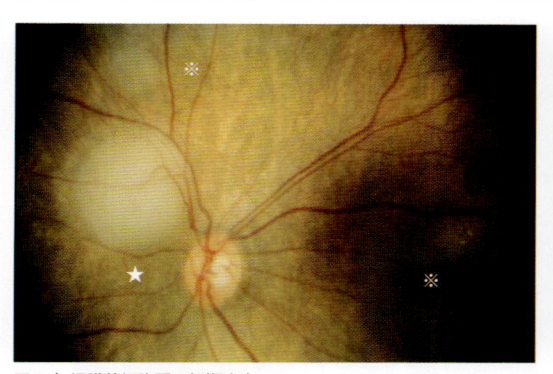

図1｜網膜芽細胞腫の初期病変
1乳頭径程度の腫瘍（※）は網膜の白濁として見える．2乳頭径くらいになると，隆起は明らかになる（★）．

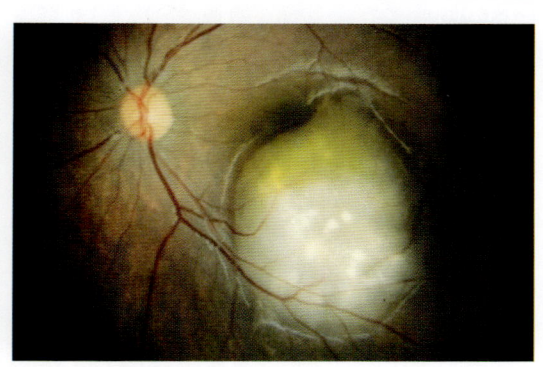

図2｜腫瘍内の石灰化
黄斑の半分を含む白色腫瘍があり，内部に高反射を示す石灰化が散在している．

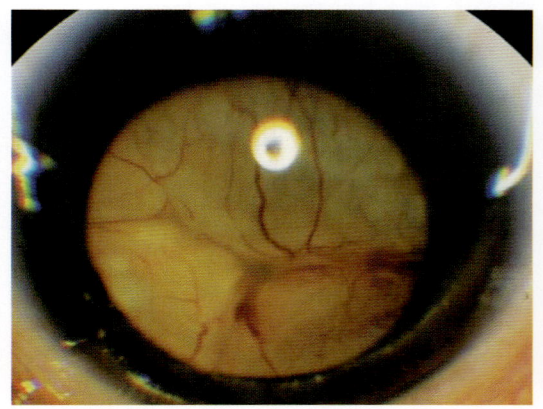

図3｜眼内進行期
下方に隆々とした腫瘍があり，上方の網膜は全剥離し，水晶体に接する．剥離網膜下に播種病巣が多発している．

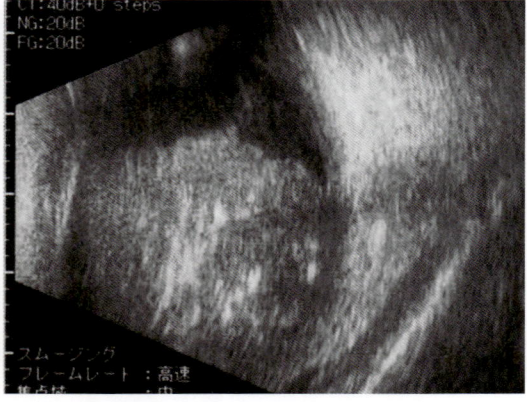

図4｜超音波断層像
眼球内に充満する実質陰影があり，内部に点状高反射を示す石灰化がある．石灰化により後方は音響陰影を示す．

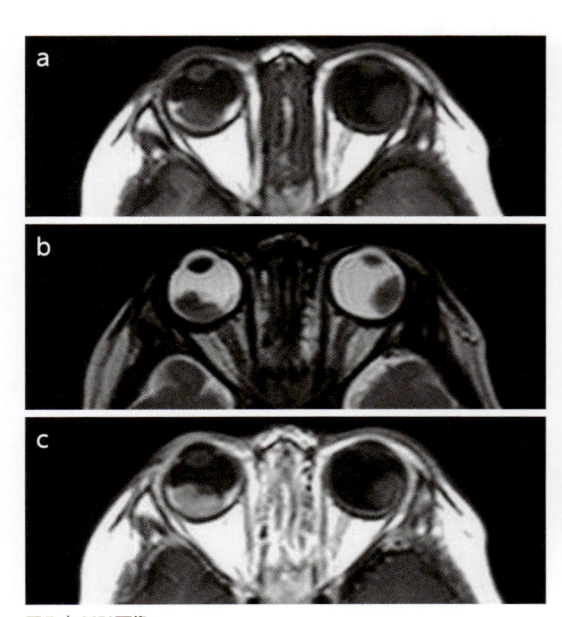

図5｜MRI画像
T1強調画像（a）で脳実質と等信号を示す腫瘍で，周囲に網膜剥離を伴う．T2強調画像（b）で軽度低信号を示す．造影T1強調画像（c）で腫瘍は造影効果を示す．

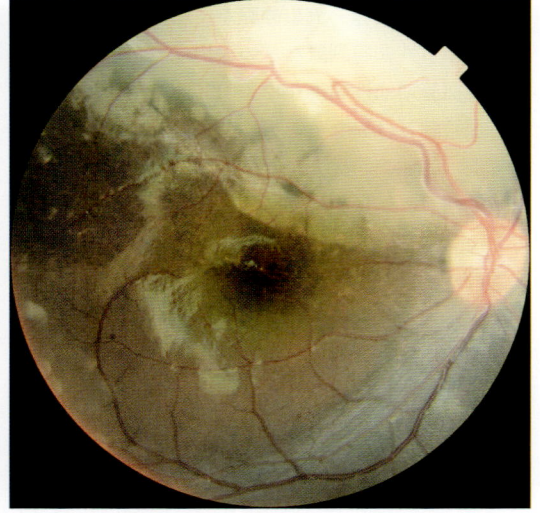

図6｜網膜細胞腫 retinocytoma
上方に白色隆起病変があるが，腫瘍は透明感があり，腫瘍血管がなく，周囲に網膜色素上皮の変性を伴っている．経過観察で増大せず，網膜細胞腫と診断した．

網膜血管腫
Retinal hemangioma

診断のポイントとなる検査所見			
重要度	検査名	決め手となる所見	参照図
★★★	広角眼底撮影	血管腫および滲出性変化. 網膜血管腫は進行例で流出入血管の拡張・蛇行を伴うが, 網膜血管増殖性腫瘍では伴わない	図1, 2, 3
★★★	蛍光眼底造影	血管腫が濃染して過蛍光となり, 最も感度が高い検査である. 滲出性変化を伴う場合は蛍光漏出を認める	
★	OCT	続発性の網膜前膜, 黄斑浮腫, 滲出性網膜剥離を伴うことがある	

鑑別が必要な疾患 ●●●	
	掲載頁
コーツ病	76頁
網膜細動脈瘤	82頁
黄斑部毛細血管拡張症	

1 疾患の定義と眼底所見

　網膜血管腫は, 網膜毛細血管の良性腫瘍であり, 網膜血管(芽)腫 retinal hemangioma (hemangio-blastoma), 網膜血管増殖性腫瘍 vasoproliferative tumor, 網膜海綿状血管腫 retinal cavernous he-mangioma などがある.

　網膜血管腫は, フォンヒッペル・リンダウ(VHL)病に伴うものがほとんどであり(図1), 1895年にvon Hippel により報告された. 発症年齢は30〜40歳代が最多となるが, 小児期〜高齢と幅広い. VHL病が遺伝性疾患であることから, 両眼性だが左右の重症度に差が多い. また, 同一眼に複数個認めることもある. 網膜周辺部が多いが, 約15%は視神経乳頭近傍に生じる. 網膜血管腫は, 橙赤色の比較的境界明瞭な円形隆起性病変であり, 時に器質化を伴い, 黄白色の場合がある. 進行例では, 拡張・蛇行する流入動脈・流出静脈を持ち, 硬性白斑や滲出性・牽引性網膜剥離などの滲出性変化を伴う.

　網膜血管増殖性腫瘍(図2, 3)は, 当初はVHL病に伴う血管腫とは異なる後天性の網膜単独の血管腫として1983年に提唱されたが, その後の多数例の臨床学的検討, 病理組織から, 続発性も含む疾患として1995年に現在の名称に改められ, 別の疾患概念とされた. 網膜血管増殖性腫瘍は多様な眼底所見を呈するが, 赤道部に好発し, 耳下側周辺部に最も多い. 網膜血管腫よりも色調が不均一で, 流入・流出血管の拡張や蛇行は見られないのが特徴的で, 片眼

性の疾患である. 滲出性変化が強い場合は境界不明瞭となり, 続発性に網膜前膜, 滲出性網膜剥離, 硝子体出血を伴うこともある.

　網膜海綿状血管腫は暗赤色のぶどうの房状所見を呈し, 非常に稀な疾患で, 本邦でも症例報告レベルである.

2 確定診断に必要な検査

　網膜を周辺部まで網羅的に検査する必要があるため, 広角眼底撮影がきわめて有用であり, 蛍光眼底造影が最も検出感度が高い. VHL病は, 常染色体優性遺伝の疾患であり, 網膜血管腫, 脳脊髄の血管芽腫, 腎細胞癌, 褐色細胞腫, 膵腫瘍などを合併するため, 家族歴の聴取, 全身スクリーニングが必須である.

3 鑑別すべき疾患

　いずれも頻度が稀で診断が困難であることが多い. コーツ病と鑑別が必要となることがある. 網膜血管腫は, 網膜細動脈瘤と類似することがあるが, 網膜細動脈瘤は細動脈に生じ, 流出入血管は認めない. 網膜海綿状血管腫は, 黄斑部の軽度な病変が, 黄斑部毛細血管拡張症と類似することがある.

(高橋綾子)

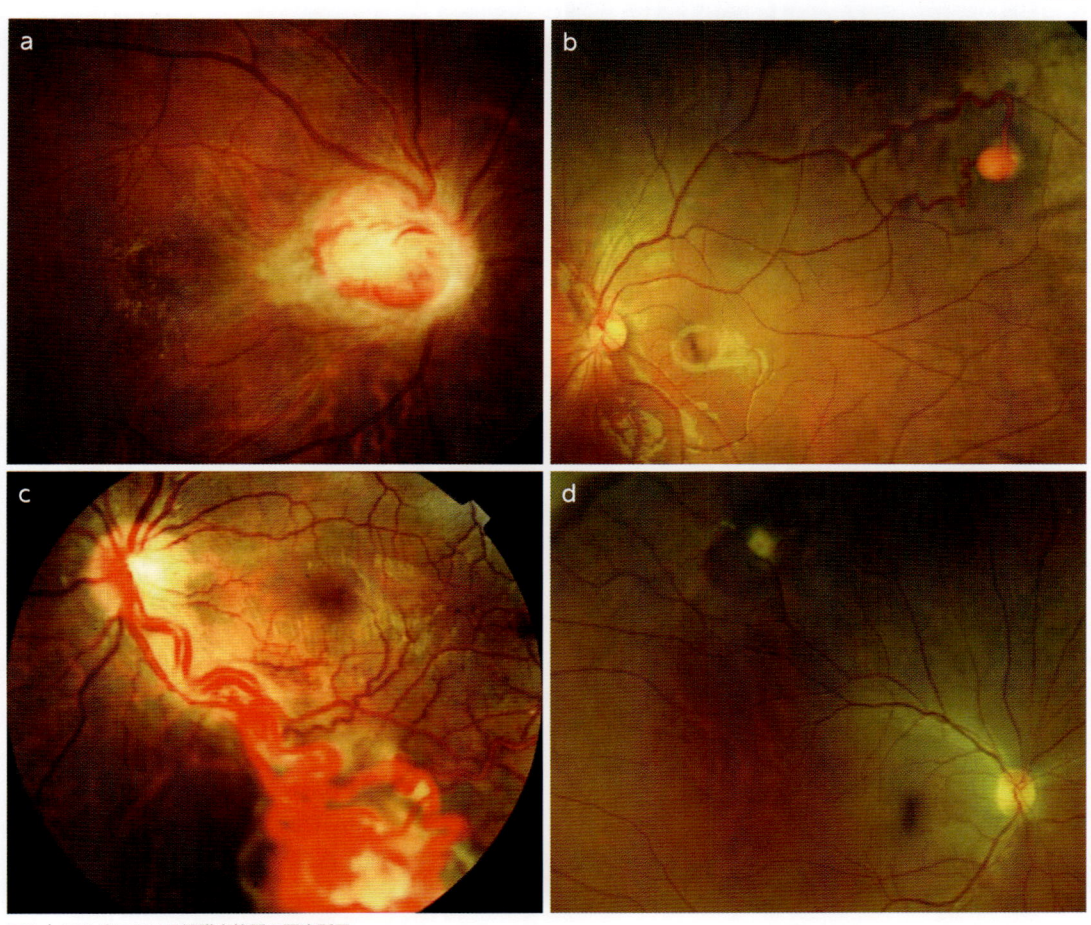

図1｜VHL病における網膜血管腫の眼底所見
a：血管腫を視神経乳頭に認め，二次的に網膜前膜を併発している．b，c：血管腫に流入動脈・流出静脈の拡張を伴う．d：血管腫が器質化を伴う場合は黄白色の場合もある．

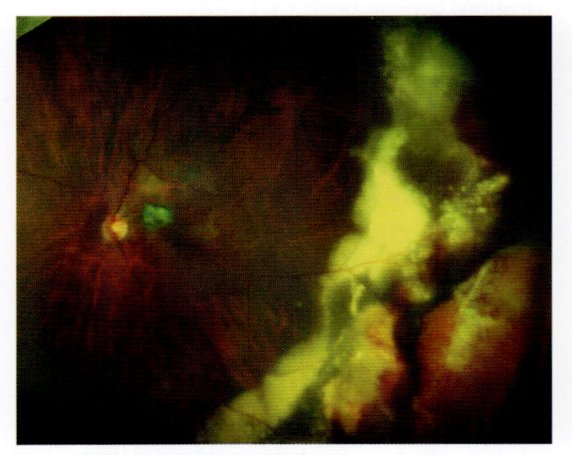

図2｜網膜血管増殖性腫瘍の眼底所見
耳下側に高度な滲出性変化を伴う病変を認める．流出入血管の拡張はない．

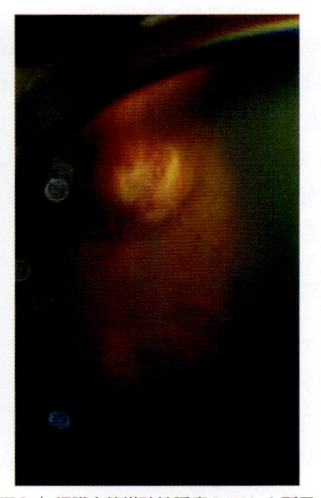

図3｜網膜血管増殖性腫瘍のスリット所見
病変は周辺部がほとんどであり，通常のカラー眼底カメラなどでの撮影は困難なことが多い．流出入血管の拡張はない．

網膜星状細胞腫
Retinal astrocytoma

診断のポイントとなる検査所見			
重要度	検査名	決め手となる所見	参照図
★	細隙灯顕微鏡	顔面隆起皮疹，白色瞳孔	
★★★	眼底	網膜や視神経の過誤腫様変化	
★★★	OCT	網膜神経線維層の過形成，隆起腫瘤，硝子体牽引，腫瘍内嚢胞	
★★★	超音波	腫瘤，硝子体牽引	
★	MRI, CT	脳内腫瘤，石灰化，嚢胞形成	
★	遺伝子	*TSC1*, *TSC2*遺伝子	

鑑別が必要な疾患	
主要症状	鑑別疾患
白色瞳孔	網膜芽細胞腫，コーツ病，PHPV, FEVR
網膜腫瘍	網膜芽細胞腫，網膜星状細胞腫，黒色腫

1 疾患の定義

網膜星状細胞腫は，結節硬化症 tuberous sclerosis complex (TSC) の全身症状の一つとして眼科で観察される．

結節硬化症は全身の過誤腫を特徴とする疾患で，頻度は出生約 1/10,000 の割合で生じ，患者の60%近くが弧発例であり，突然変異により生じる．

責任遺伝子として，9番の染色体上9q34に *TSC1* の遺伝子が，16番の染色体上16p13に *TSC2* 遺伝子が同定されている．それぞれ130Kbの蛋白質ハマルチン (hamartin) と198kDaの蛋白質チュベリン (tuberin) を作り出す．hamartin は，腫瘍抑制遺伝子の一種であり，細胞の接着など種々の作用に関与する．この2つの遺伝子の異常により，皮膚のみならず，脳神経系，腎臓，肝臓，肺，消化管，骨など，ほぼ全身に過誤腫や白斑を生じると同時に精神発達遅滞や行動異常などの症状を呈する．

TSCの確定は大症状2つ，または大症状一つと小症状2つで診断する．眼科領域では大症状として網膜過誤腫，小症状は網膜無色素斑 retinal achromic patch が認められる．

眼症状は約50%の患者に，網膜や視神経の過誤腫が認められる．大部分は石灰化していくが，稀に増大し，網膜剥離や硝子体出血の原因になる．

2 眼底所見 (図1)

大症状：多発性の網膜過誤腫 (RAH) について昔から3つの検眼鏡的分類が知られている．
1. 平坦で透明な石灰化のない灰白色の腫瘍，
2. 結節性に隆起し桑実様石灰化を伴う黄白色のゴツゴツした腫瘍，
3. 腫瘍中央部に石灰化を伴うが半透明で1，2，の両者を合わせ持つ中間型である．

3 確定診断に必要な検査

眼底検査，OCT検査，超音波検査，MRIまたはCT検査，遺伝子検査．

4 鑑別すべき疾患

鑑別診断で最も重要なのは，網膜芽細胞腫 (RB) である．最大の鑑別点は拡張蛇行した網膜栄養血管の有無である．RAHでは網膜牽引による血管変化が生じる可能性はあるが，RBのような拡張血管は伴わない．

また，OCTでは，RAHは100%網膜神経線維層内に限局しているが，RBは内顆粒層または外顆粒層に小さい腫瘍の発生が認められる．RBの高さ1.5mm以上を超えるとOCTの撮影は困難をきたすが，RAHではOCTの撮影は1,500μm以内なら容易である．

5 治療と管理

治療に関して，TSCはウェスト症候群を伴う場合，特効薬として国内ではすでに承認されたViagabatrinの投与ではてんかんに対する有効例が多い．全国全症例の登録手続きを経て，眼科的ERGの経時的検査と視野狭窄のモニタリングが必要である．

星状細胞腫の管理について，ほとんどの網膜星状細胞腫は，無症候性で非進性であり，介入を必要としない．関連する漿液性網膜剥離がある場合，光線力学療法，プラーク放射線療法，または全身性はシロリムスはmTOR (哺乳類ラパマイシン標的蛋白質) 活性を選択的に阻害し，腫瘍の成長を抑制する．

(羅　錦營)

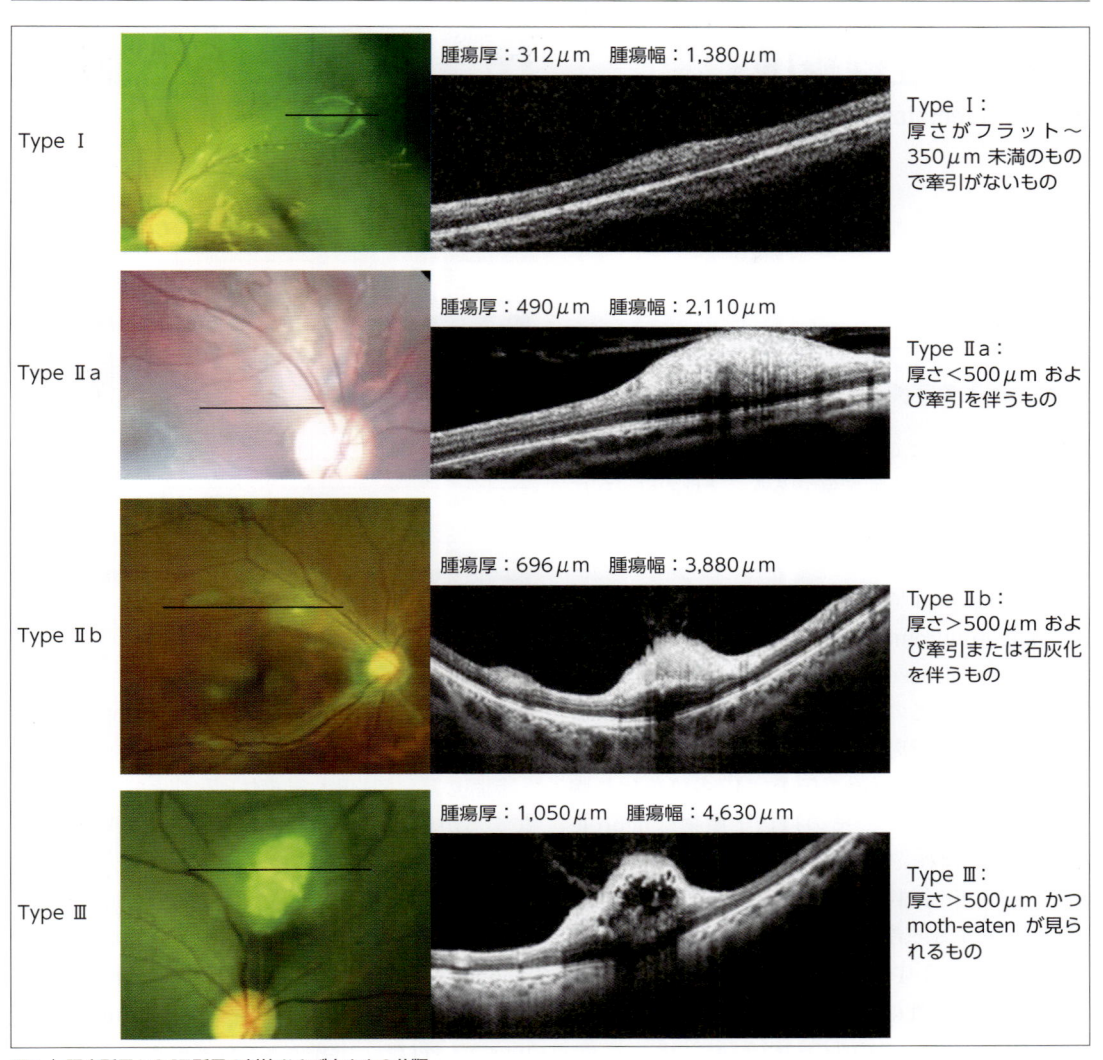

図1 ｜ 眼底所見とOCT所見の対比および大きさの分類

1
網膜

◉ 表1　OCT所見の分類

type I	腫瘍の厚みがフラット〜350μm未満のもので硝子体牽引なし
type IIa	厚さ＜500μmおよび牽引を伴う
type IIb	厚さ＞500μmおよび牽引または石灰化を伴う
type III	厚さ＞500μmかつmoth-eatenが見られるもの
type IV	厚さ906μmドーム型，大型単-中央空洞，神経線維層内の局在

◉ 表2　診断基準

TSC
大症状 (2012)
　1. 3つ以上の白斑
　2. 顔面の血管線維腫または前額部, 頭部の結合織より成る局面
　3. 非外傷性多発性爪囲線維腫
　4. シャグリーン斑点
　5. 多発性の網膜過誤腫
　6. 大脳皮質結節
　7. 脳室上衣下結節
　8. 脳室上衣下巨大細胞性星状細胞腫
　9. 心の横紋筋腫
　10. 肺リンパ管筋腫症
　11. 腎血管筋脂肪腫
小症状
　1. 散在性小白斑
　2. 歯エナメル質の多発性小腔
　3. 歯肉の線維腫
　4. 網膜無色素斑
　5. 多発性腎嚢腫
　6. 腎以外の過誤腫

Definitive TSC：大症状2つ，または大症状1つと小症状2つ
Probable TSC：大症状1つと小症状1つ
Possible TSC：大症状1つ，または小症状1つ以上

網膜神経線維腫
Neurofibromatosis

診断のポイントとなる検査所見			
重要度	検査名	決め手となる所見	参照図
★★★	細隙灯顕微鏡	Lisch結節, 白内障, 結膜・眼窩腫瘍	
★★★	眼底	網膜過誤腫, 視神経過誤腫	
★★★	OCT	脈絡膜結節, 網膜過誤腫	
★★	超音波	網膜隆起, 視神経腫大, 眼瞼腫瘍	
★★	CT, MRI	視神経膠腫, 頭蓋骨欠損, 線維腫症の発生範囲	
★	遺伝子	常染色体優性遺伝	
★★★	全身検索	カフェオレ斑, 神経線維腫	

鑑別が必要な疾患	
主要症状	鑑別疾患
網膜過誤腫, 視神経過誤腫	RB, 結節性硬化症, コーツ病, 網膜有髄線維
脈絡膜腫瘍	網膜無色素性黒色腫, 脈絡膜炎
網膜滲出斑	トキソプラズマ症, 犬線虫症
結膜腫瘍	リンパ管腫
視神経膠腫	視神経鞘腫, 髄膜腫

1 網膜

1 疾患の定義

網膜に孤立的にできた過誤腫で網膜神経線維層に限局的に存在する良性腫瘍である. 全身的母斑症に伴う場合, 網膜または色素上皮, 脈絡膜まで結節性病変を形成する.

神経線維腫症1型（フォン・レックリングハウゼン病）neurofibromatosis type 1：NF1（von Recklinghausen disease）は, カフェオレ斑と神経線維腫を主徴とし, そのほか骨, 眼, 神経系などに多彩な症候を呈する母斑症であり, 常染色体性優性の遺伝性疾患である. 原因遺伝子は17番染色体長腕（17q11.2）に位置し, その遺伝子産物はneurofibrominと呼ばれ, Ras蛋白の機能を制御して細胞増殖や細胞死を抑制することにより, 腫瘍の発生と増殖を抑制すると考えられている.

神経線維腫症2型 neurofibromatosis type 2（NF2）は, 両側性に発生する聴神経鞘腫（前庭神経鞘腫）を主徴とし, その他の神経系腫瘍や皮膚病変, 眼病変を呈する常染色体優性の遺伝性疾患である. 責任遺伝子は第22染色体長腕22q12に存在し, この遺伝子が作り出す蛋白質はmerlinと名づけられている. 腫瘍抑制因子として働くと考えられている.

2 眼底所見

1. 孤立性網膜神経線維腫（図1）

小児の眼底検査で発見され, 全身的所見は認められない突発性のものである. 網膜神経線維層の肥厚と高輝度および脈絡膜の異常反射像が見られる.

2. NF1による眼症状（図2）

略語OCULARで眼科の各部症状を構成する.

Orbit：Optic nerve Glioma

Cornea：Prominent corneal nerves.

Uvea：Lisch nodules.

Lid：Neurofibroma

Angle：Glaucoma

Retina：Choroidal naevi & Astrocytoma

網膜の星状細胞腫は結節性硬化症との区別は困難であるが, 1型では頻度は少ない. 脈絡膜母斑および結節の出現頻度は高い.

図2は外眼部の神経線維腫の眼瞼結膜眼窩所見である. 検眼鏡的には眼底に変化は見られないが, 近赤外光による観察では高輝度斑状脈絡膜病変の散在が見られる. これらは脈絡膜結節 choroidal nodules とも呼ばれ, 年齢とともに増加する.

3. NF2の眼所見

眼の所見は, 視神経過誤腫および網膜過誤腫（色素上皮性および網膜過誤腫の組み合わせ）である（図3）. 早期発症白内障を有する（60〜80％）.

3 確定診断に必要な検査

診断のポイントとなる検査所見を参照.

4 鑑別すべき疾患

網膜芽細胞腫, 結節性硬化症, コーツ病, 網膜有髄線維, 脈絡膜無色素性黒色腫, 脈絡膜炎, トキソプラズマ症, 犬線虫症などが大切.

治療は眼症状に応じて標準治療を施行する.

（羅　錦營）

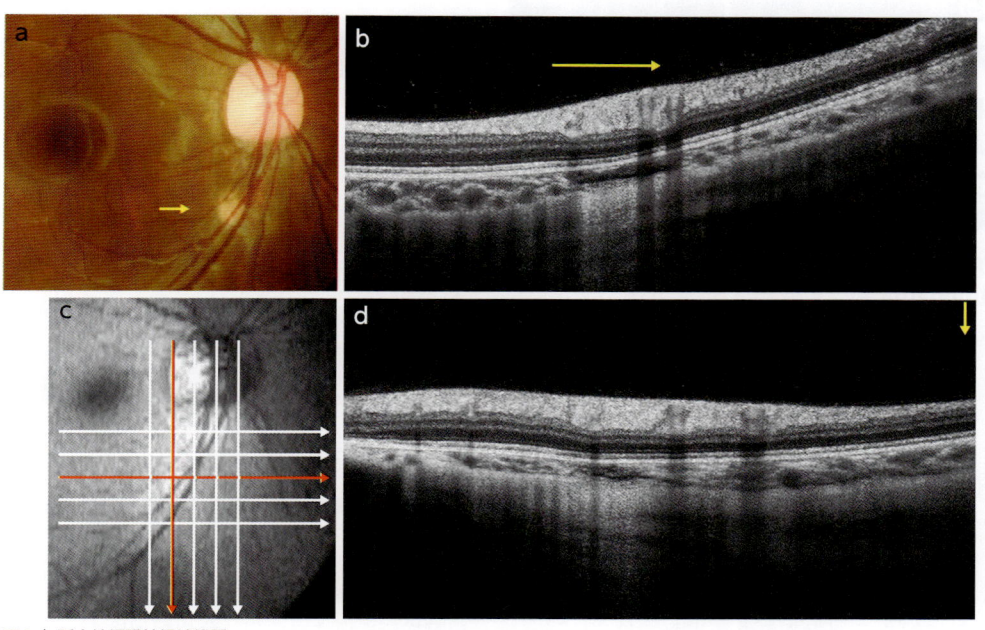

図1｜孤立性網膜神経線維腫
a：孤立性過誤腫．b：OCTの水平と垂直断面所見．c：検査照準SLO像．d：神経線維層の肥厚と，脈絡膜の異常反射．

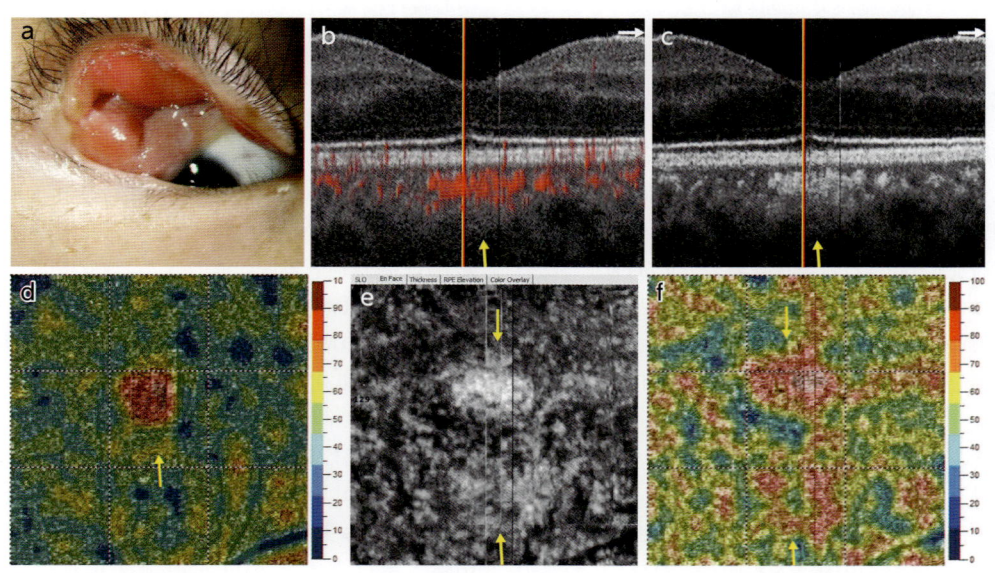

図2｜NF1による眼症状
a：NF1 眼瞼結膜眼窩腫瘍．b, c：OCTAの血管密度と腫瘍関係（中心窩脈絡膜結節）．d：Outer retina．異常血管密度．e：Angio/OCT脈絡膜結節．f：Choriodcapillary．血管密度．

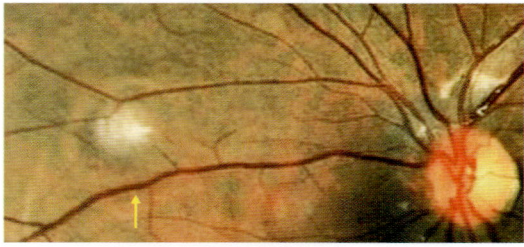

図3｜NF2 網膜および色素上皮過誤腫

クロロキン網膜症
Chloroquine retinopathy ; CQ retinopathy

ヒドロキシクロロキン網膜症
Hydroxychloroquine retinopathy ; HCQ retinopathy

1
網膜

診断のポイントとなる検査所見		
検査名	決め手となる所見	参照図
問診	薬剤使用量（6.5mg/kg/日*以上，蓄積200g以上）	
眼底	bull's eye maculopathy	図1
OCT	傍中心窩，黄斑辺縁部の外層の菲薄化	
自動視野（10-2または24-2）	傍中心窩，黄斑辺縁部の輪状暗点	
多局所ERG	OCTでの病巣部位に一致した応答密度低下	図3
FAF	傍中心窩，黄斑辺縁部のRPE異常	

＊：理想体重

鑑別が必要な疾患			
鑑別が必要な疾患	主要症状	鑑別のポイント	掲載頁
遺伝性網膜疾患	bull's eye maculopathy	薬剤歴，家族歴，遺伝子変異	
嚢胞様黄斑浮腫	嚢胞様黄斑浮腫	両眼性，薬剤歴，傍黄斑部の菲薄化	204頁

1 疾患の定義

全身性エリテマトーデス（SLE），皮膚エリテマトーデス（CLE），関節リウマチ（RA）に対する薬剤であるクロロキンchloroquine（CQ），ヒドロキシクロロキンhydroxychloroquine（HCQ）の長期投与により両眼黄斑が障害される網膜症で（図1，2），1959年に初めて報告された．本邦では2015年にHCQがSLE，CLEの適応症で承認を取得し，RAに対しては一部の施設で先進医療として投与されている．

2 眼底所見

初期には中心窩反射消失，黄斑部の微細な顆粒状所見や脱色素斑を呈し，進行すると動脈の狭細化，視神経萎縮を生じ，特にbull's eye maculopathy（標的黄斑症）と呼ばれる輪状萎縮を呈する（図1）．この部位に好発する理由として視細胞分布と関連しているともいわれているが，近年報告されている周辺部の病巣を説明できないなど，完全にはわかっていない．

3 確定診断に必要な検査

日本眼科学会のガイドラインではスクリーニングとして重要な7つの検査を提唱しており，これらの所見と薬剤内服量から総合的に診断する．各所見は以下のとおりである．

視力検査：初期には良好であるが，進行すると0.1以下と重篤な視力低下を生じる．

細隙灯顕微鏡検査：角膜沈着物や白内障．

眼底検査：上述．

spectral domain光干渉断層計（SD-OCT）：傍中心窩から黄斑辺縁領域の特に網膜外層の局所的な菲薄化，傍中心窩のellipsoid zone（EZ）の菲薄化とinterdigitation zone（IZ）の連続性の消失が認められ

る．

色覚検査：仮性同色表，色相配列検査，アノマロスコープなどで異常が認められる．

中心視野検査：傍中心窩領域（特に中心窩から2〜6°）での輪状暗点として観察されるが，アジア系人種ではより周辺（8°以遠）にも病変部が出現する．

このほか，眼底自発蛍光（FAF）（早期のRPE障害を検出できる），網膜電図（ERG）（特に多局所ERGは鋭敏で米国では強く推奨されている），spectral domainまたはswept source光干渉断層計血管造影（中心窩無血管領域面積の拡大，深層網膜毛細血管叢および脈絡膜毛細血管板の血管密度低下，血流無信号領域の増加などが見られる）といった検査も有用である（図3）．

また，発症率は薬剤の用量と蓄積量に相関し，ガイドラインでは発症のリスクを高める因子として以下の項目について注意が喚起されており，これらの情報は診断のうえでも重要である．

用量：添付文書と2011年のアメリカ眼科学会（AAO）のガイドラインでは「6.5mg/理想体重kgあるいは400mgを超える」，2016のAAOのガイドラインでは「5mg/実体重kgを超える」とされている．本剤は，脂肪組織への分布が小さいことから，特に肥満患者での過量投与を避けるため，実体重ではなく身長から算出される理想体重で投与量を決定する必要がある．

累積投与量は，添付文書は200g，2011AAOガイドラインは1,000gとしている．

網膜症あるいは黄斑症を有するまたは既往があ

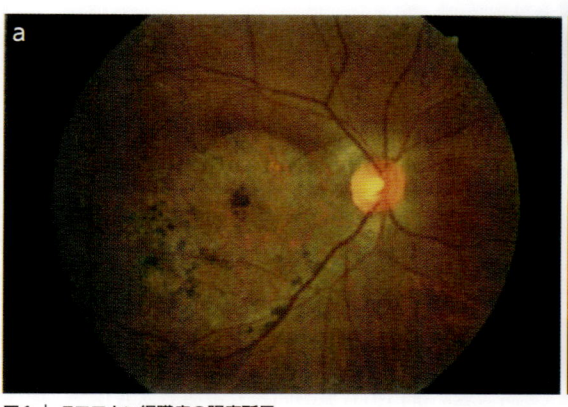

図1｜クロロキン網膜症の眼底所見
（a：兒玉達夫先生のご厚意による）
（b：金上貞夫先生のご厚意による）

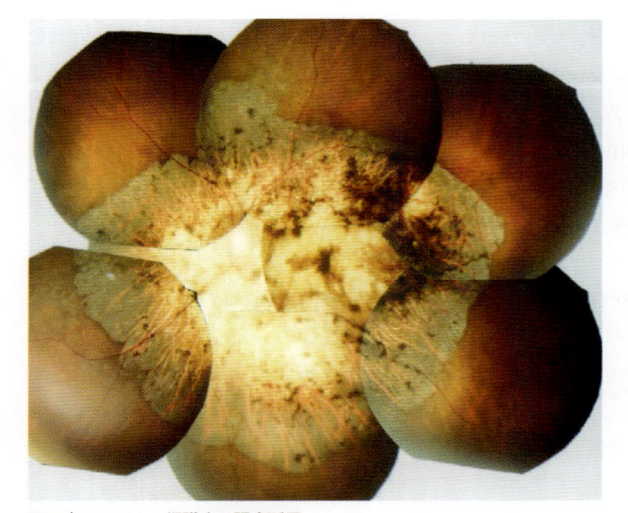

図2｜クロロキン網膜症の眼底所見
63歳男性．7歳時からネフローゼ症候群に対してキドラ®を3～4年継続投与
していた．左眼底所見．後極を中心に広範な網脈絡膜萎縮を認めた．（熊谷
知幸ほか：クロロキン網膜症の一例．眼臨紀 12(8)：2019, 628-632より）

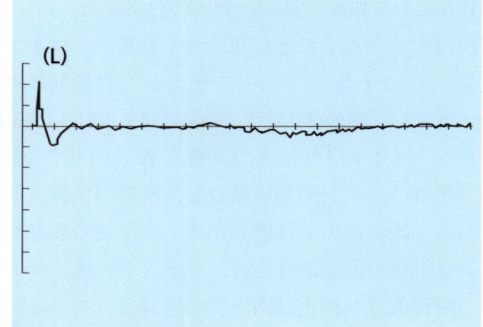

図3｜左眼全視野網膜電図
縦軸：10msec/div，横軸：100μV/div．有意な反応は認め
ていない．（熊谷知幸ほか：クロロキン網膜症の一例．眼臨紀
12(8)：2019, 628-632より）

る．
・肝機能障害患者または腎機能障害
・高齢者

4 ｜ 鑑別すべき疾患

標的黄斑症を呈する疾患：錐体ジストロフィなどの
遺伝性疾患では同様の所見が認められる．全視野
ERG所見，家族歴，薬剤使用歴，遺伝子診断など
で鑑別できる．また，ハンセン病治療薬（クロファ
ジミン，ランプレン®）が，AIDS患者の感染症に対
して使用された際に両眼に標的黄斑症様の網膜症を
生じたと報告されている．
嚢胞様黄斑浮腫（CME）：本網膜症でもCMEが見ら
れることがあるが，輪状病巣が特徴的である．両眼
性，本剤の使用歴が参考になる．

5 ｜ 治療

投与の中止である．中止により改善が見られる場
合もあるが，時に進行が見られる．これは体内から
の排出が遅いためと考えられてきたが，長期にわた
る進行も見られ，他の機序も推測されている．中止
時の網膜症の程度が軽度でも，さらに悪化しうるの
で十分な注意が必要である．進行期のものほどさら
に悪化しやすく，軽度なものでは改善するため早期
発見がきわめて重要である．

（篠田　啓）

クロルプロマジンによる網膜症
Chlorpromazine-induced retinopathy

診断のポイントとなる検査所見

重要度	検査名	決め手となる所見	参照図
★	問診	薬剤歴, 薬剤量	
	眼底	網膜色素上皮異常　血管狭細化, 乳頭蒼白	図1
	ERG	a波, b波の振幅低下	

鑑別が必要な疾患

鑑別が必要な疾患	主要症状	鑑別のポイント	掲載頁
網膜色素変性症	網膜色素上皮異常, 網膜血管狭細化, 乳頭蒼白	薬剤使用歴	126頁
網膜色素上皮症	網膜色素上皮異常	薬剤使用歴	122頁

1 | 疾患の定義

フェノチアジン誘導体は中枢神経系のドーパミンD2受容体を遮断する抗精神病薬で, 統合失調症や神経症による不安治療に用いられる. 本剤の眼部副作用として眼瞼, 結膜, 網膜の色素沈着, 角膜障害, 白内障をきたすことが知られている. クロルプロマジン (コントミン®, ウインタミン®) は脂肪族系フェノチアジン誘導体である. 網膜症は1,200〜1,400mg/日を1〜2年投与により発症したとの報告がある. 薬剤はメラニン細胞に結合し, 皮膚の色素沈着を生じる. 眼においては網膜色素上皮細胞や脈絡膜メラニン細胞の酵素活性阻害, ロドプシン産生異常を伴う酸化的リン酸化経路阻害が推測されている.

2 | 眼底所見

初期には後極部の色素むらを呈し, その後, 網膜色素上皮萎縮, 網膜血管狭小化, 視神経乳頭蒼白化をきたし, 病巣は赤道部まで進展しうる. 症状は, 霧視, 色覚異常, 昼盲, 視力低下, 視野狭窄を生じる. 網膜電図 (ERG) でa波, b波の振幅低下, 律動様小波の減弱が見られる. 疑い例であるが光干渉断層計 (OCT) で黄斑部外網状層の菲薄化やellipsoid zoneの欠損, マイクロペリメトリーで広範囲に及ぶ暗点を生じた症例が本邦で報告されている.

3 | 確定診断に必要な検査

薬剤使用歴と眼底所見が有用である. 通常量 (50〜450mg/日) を超える大量使用 (800〜1,000mg/日) で発症しやすい. 発症までの期間は内服開始後1年半〜2年くらいという報告が多い. 投与量が多くなくても, 長期に使用すれば発症の可能性があるので注意が必要である. また, 薬理学的相互作用の観点から, バルビツール酸塩・フェノチアジン・麻薬・アルコールなどのクロルプロマジンの効果を高める薬の併用の有無の問診も重要である.

4 | 鑑別すべき疾患

網膜色素変性症：本剤による網膜症は主に後極部中心であるが, 赤道部まで進展した場合, 網膜色素変性症類似の眼底所見を呈する.

網膜色素上皮症：後極部を中心とした網膜色素上皮障害を生じる疾患では, 両眼性の場合, 鑑別が必要である.

5 | 治療

投与を中止する. 早期であれば進行が止まる. 進行例においては回復しない. 発症に紫外線の関与が示唆されているので, サングラス使用など, 紫外線曝露に注意する.

(篠田　啓)

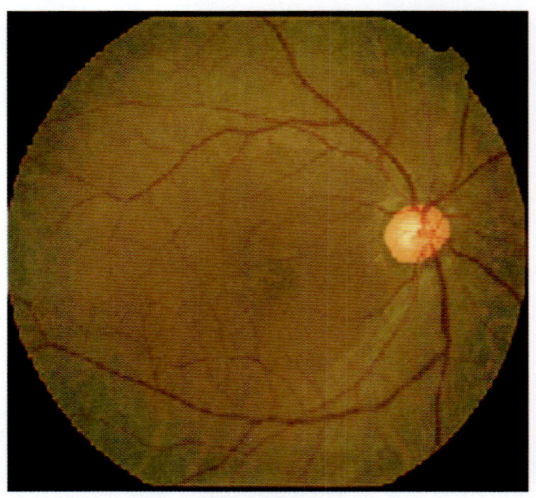

図1 | クロルプロマジン網膜症の眼底所見
50歳女性. 21年前から重度のうつ病によりビタミンA錠 (塩酸クロルプロマジン, 塩酸プロメタジン, フェノバルビタールの合剤) を含め, 10種類の内服薬が精神科から処方されていた. 視力は, 右0.07, 左0.6であった.
(中村　彰ほか：クロルプロマジン網膜症が疑われた1例. 臨眼　64 (7)：1187-1192, 2010　図1より)

チオリダジン塩酸塩による網膜障害
Thioridazine-induced retinopathy

診断のポイントとなる検査所見			
重要度	検査名	決め手となる所見	参照図
★	問診	薬剤使用，時期など	
	眼底	後極部の網膜色素上皮障害（coarse granular retinopathy），脈絡膜毛細血管板の消失，赤道部への伸展，視神経萎縮と進行	図1
	蛍光眼底造影	無色素領域での網膜色素上皮と脈絡毛細血管板の消失	

鑑別が必要な疾患			
鑑別が必要な疾患	主要症状	鑑別のポイント	掲載頁
網膜色素変性症	網膜色素上皮異常，網膜血管狭細化，乳頭蒼白	薬剤歴	126頁
網膜色素上皮症	網膜色素上皮異常		122頁

1 疾患の定義

　チオリダジン（メレリル®）使用に伴う網膜症．1960年に初めてpigmentary retinopathyとして報告された．チオリダジンはフェノチアジン誘導体で中枢神経系のドーパミンD2受容体を遮断し，統合失調症のほか，うつ病や神経症などいろいろな精神症状の改善に広く使われていたが，2005年12月に販売中止となった．亜急性で投与開始から2週間程度で霧視，色覚異常，暗順応異常などを自覚し，その後，視力視野障害が出現する．

2 眼底所見

　過去には高用量での使用のために亜急性に，網膜色素上皮障害coarse granular retinopathyと，脈絡膜毛細血管板の消失により広範囲の地図状萎縮および視神経萎縮を呈することで知られていた．800mg/日で1週間の使用で視力低下や暗順応障害を生じた．その後，800mg/日以下と少ない用量で使用されるようになり，網膜症は激減した．慢性使用での網膜症は程度も多様で，無症候性の症例も多い．また，後期所見としてnummular retinopathyやprogressive chorioretinopathyと呼称されるが，特に後者については進行するという呼称に対して異論もある．円形の無色素領域が後極～赤道部にかけて広がり融合するが，黄斑は比較的保たれる．さまざまな視野障害を呈するが，典型例では傍中心暗点や輪状暗点が認められる．

3 確定診断に必要な検査

　薬剤使用歴と眼底所見．

4 鑑別すべき疾患

網膜色素変性症：網膜色素上皮の障害により顆粒状変化や網脈絡膜萎縮を呈し，これが周辺に進展した症例では，網膜色素変性症との鑑別が必要になることがある．

網膜色素上皮症：網膜色素上皮障害を生じる疾患では両眼性の場合，鑑別が必要である．薬剤歴などが重要である．

5 治療

　治療は休薬である．病初期ならば視力は戻るが，色素変化は進行するとされている．進行例では有効な治療法はなく，サングラス装用などの生活指導を行う．

（篠田　啓）

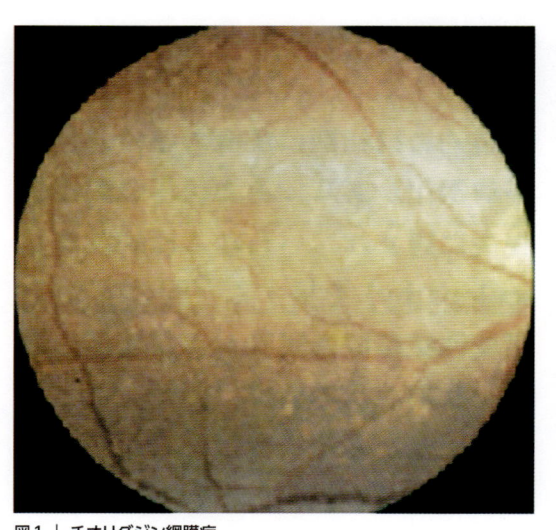

図1｜チオリダジン網膜症
後極に顆粒状の色素斑が見られる．
（松井瑞夫ほか：臨床眼底アトラス．第2版，南山堂，東京，154，1989より）

インターフェロン網膜症
Interferon retinopathy ; IFN retinopathy

診断のポイントとなる検査所見			
重要度	検査名	決め手となる所見	参照図
★	問診	薬剤使用，時期など	
★	眼底	眼底後極部の小出血や綿花様白斑	図1, 2
	蛍光眼底造影	白斑に一致した充盈欠損，後期に漏出	

鑑別が必要な疾患			
鑑別が必要な疾患	主要症状	鑑別のポイント	掲載頁
糖尿病網膜症	小出血，綿花様白斑	糖尿病網膜症がある場合は悪化しやすい	98頁
高血圧性網膜症		薬剤歴	86頁
貧血網膜症			108頁
網膜中心静脈閉塞症		両眼性，薬剤歴	72頁
C型肝炎網膜症		薬剤歴	

1 | 疾患の定義

　ウイルス性慢性肝炎などに対して免疫増強効果を期待して行われるインターフェロンinterferon (IFN) 療法の副作用の一つで，1990年に本邦で最初の1例が報告された．用量依存的で，インターフェロンα使用による網膜症は0.1〜5％未満，ペグインターフェロンα使用による網膜症は1〜5％未満との報告がある．近年は，他の肝炎治療薬の開発により頻度は低下した．

2 | 眼底所見

　投与開始後2週間〜3ヵ月以内，特に4〜8週後に主に眼底後極部の小出血や綿花様白斑を生じるが，多くは無症候で，たとえ継続しても自然軽快することが多い (図1)．しかし，INF治療に抵抗性の症例や再発例，ないし高率糖尿病，高血圧，貧血などがあると高頻度で重症化しやすく，時にロート斑も見られる．重症例では網膜静脈・動脈閉塞症，前部虚血性視神経症などの循環障害や黄斑浮腫による視力低下も見られる．フルオレセイン蛍光眼底造影では，白斑に一致した毛細血管閉塞や広範な網膜無灌流領域が見られる (図2)．動眼神経麻痺，外転神経麻痺，乳頭浮腫の報告もある．網膜症発症の促進因子として，初期投与量，高齢，糖尿病，高血圧，貧血，尿蛋白陽性すなわち腎障害，治療抵抗例，再発例がある．他方，血小板減少は発症には関連しないという報告もある．また，ウイルスの型 (B型，C型)，IFNの種類 (α，β)，抗ウイルス薬であるリバビリン (レベトール®またはコペガス®) 併用の有無は，発生率に影響しないとされる．

3 | 確定診断に必要な検査

　上記眼底所見と薬剤使用歴が決め手となる．

4 | 鑑別すべき疾患

　糖尿病網膜症，高血圧性網膜症，貧血網膜症，網膜中心静脈閉塞症などとの鑑別が必要である．また，糖尿病網膜症がある場合は，滲出斑，出血の増加，無灌流野の拡大などの急速な進行が起こりうるので注意が必要である．

C型肝炎ウイルス関連網膜症：IFN投与を受けていないC型慢性患者に血清トランスアミナーゼ値のピークから1〜4ヵ月で網膜出血と綿花状白斑が生じる．成因はIFN網膜症と関係していると考えられる．

5 | 治療

　多くは予後良好であるので，無症状なら基本的にはIFN療法の終了を待つ．糖尿病網膜症や高血圧性網膜症が悪化して広汎な無灌流野を生じた場合は，網膜光凝固術を行う．黄斑浮腫に対しては炭酸脱水酵素使用の報告があるが，近年ではステロイドや抗VEGF薬の局所注射など，選択肢は増えている．頻度は少ないが視力低下をきたすような重症例では，内科医と連絡をとり，投与減量や中止を考える．余談であるが，IFNαは難治性黄斑浮腫に有効であると報告されている．

（篠田　啓）

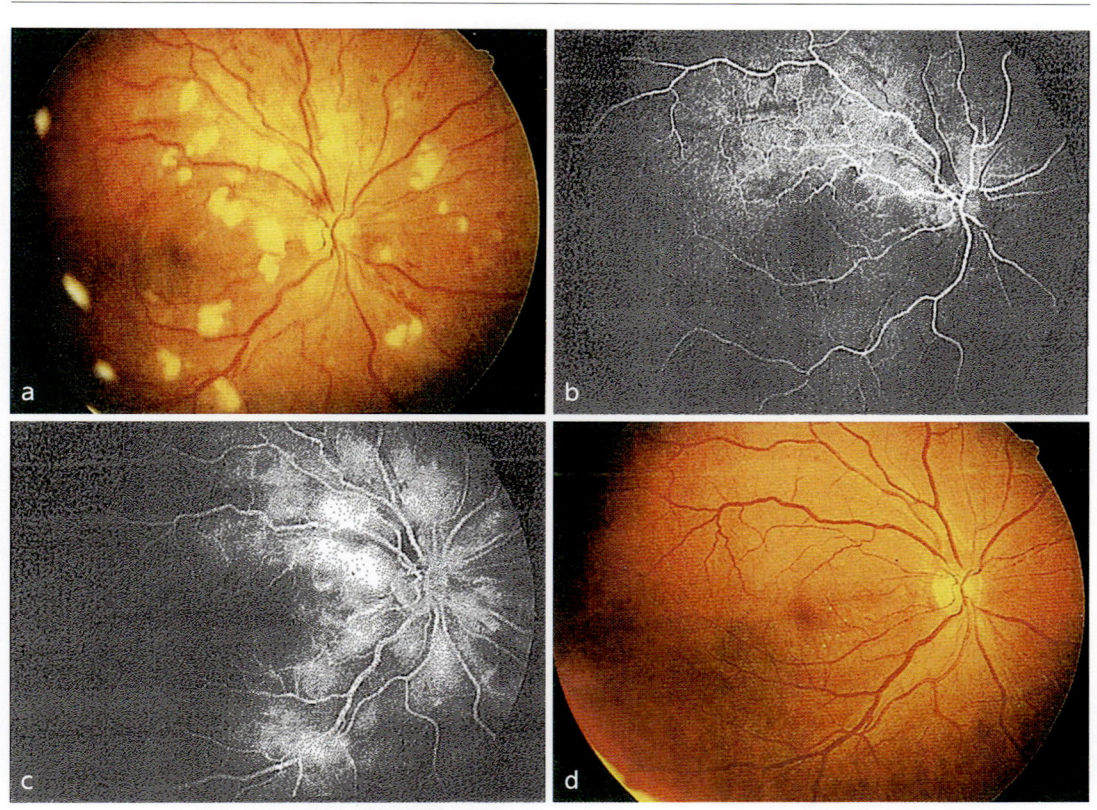

図1｜インターフェロン網膜症の眼底所見および蛍光眼底造影所見

世界で初めて我が国から報告された症例. 39歳男性. 非A型B型肝炎に対するIFNβ600万単位/日を約7週間行われ, 霧視を自覚して眼科受診した. a：初診時（右眼）. b：初診時右眼FAG（早期）. c：初診時右眼FAG（後期）. 時間の経過につれ, 綿花様白斑の周囲血管からの色素漏出が著明となる. d：4ヵ月後（右眼）. 左眼も同様の所見であった.（池辺　徹ほか：インターフェロン投与中に視力障害をきたした1例. 日眼紀41：2291-2296, 1990　図1, 2, 6より）

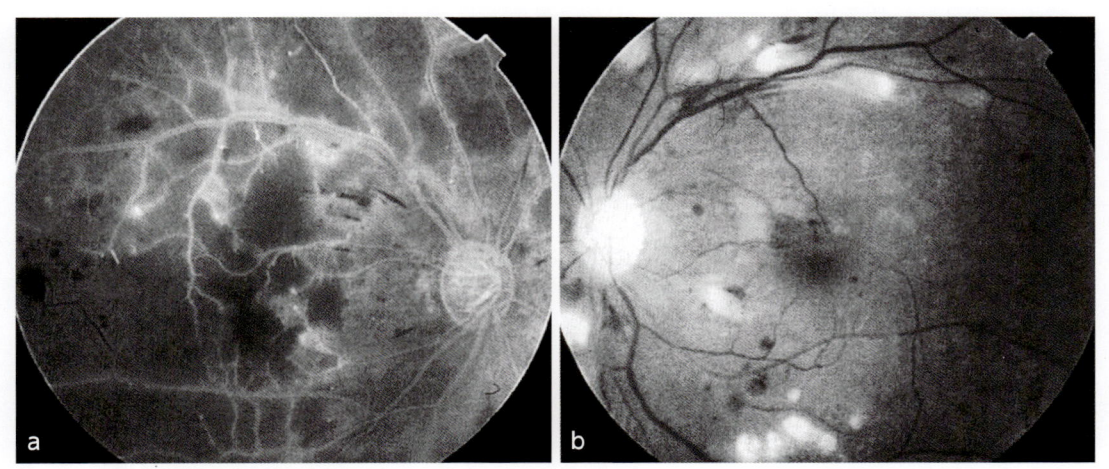

図2｜広範な網膜無灌流領域を生じた症例

52歳男性. 糖尿病, C型肝炎. a：IFNα1,000万単位　週3回開始後5ヵ月目にIFN中止. その1ヵ月後の蛍光眼底造影所見（a：右眼）. 両眼に広範な無血管領域を認めた. 右眼は黄斑部を含んでいた. b：IFN中止後, 非ステロイド性抗炎症薬点眼, 炭酸脱水酵素内服, プロスタグランジンE1製剤点滴, 高圧酸素療法, そして汎網膜光凝固術が行われた後の眼底所見. 左眼も同様の所見を呈していた. b：左眼. 黄斑浮腫, 綿花様白斑は改善している.（宍田克己ほか：広範な無灌流領域を生じたインターフェロン網膜症の1例. 臨眼55：1575-1579, 2001　図3, 4より）

2

脈絡膜

脈絡膜欠損
（脈絡膜コロボーマ）
Choroidal coloboma

診断のポイントとなる検査所見			
重要度	検査名	決め手となる所見	参照図
★★★	眼底	眼底下方に境界明瞭な楕円形・扇型の白色陥凹病変 コロボーマ上端に不完全な視神経乳頭 網膜剝離合併	図1～3
★★	細隙灯顕微鏡	虹彩下方に洋梨状虹彩欠損 水晶体下方に楔状欠損	
★	全身	renal-coloboma syndrome, CHARGE syndromeなどの合併	

鑑別が必要な疾患		
鑑別疾患	主要所見	掲載頁
朝顔症候群	大きな視神経乳頭から多くの直線的網膜血管が放射状に走行 乳頭陥凹底に白色線維組織 視神経乳頭周囲に色素異常	354頁
視神経乳頭周囲ぶどう腫	乳頭陥凹底に正常視神経乳頭 網膜血管走行正常	

1 疾患の定義

　脈絡膜欠損は，胎生5週頃に閉鎖する胎生裂の閉鎖不全に起因する先天異常である．

　胎生4週頃から眼胞が陥入してできた眼杯の下方（腹側）は胎生裂として開いており，赤道部から前方および後方に向かって融合し，閉鎖する．前方の閉鎖不全から虹彩欠損，後方の閉鎖不全から脈絡膜欠損が生じる．

　先天異常の2.4％と報告され，約60％が両眼性で性差はない．

2 眼底所見

　コロボーマ内の脈絡膜と網膜色素上皮は欠損し，網膜は異形成で菲薄化するため，眼底下方に境界明瞭な楕円形または扇型の白色の陥凹として観察される（図1～3）．欠損が視神経乳頭に及べば，コロボーマ上端に不完全な視神経乳頭を認める（図3）．コロボーマ部分の強膜の菲薄化によって強膜が後方へ突出することもある（拡張性脈絡膜欠損）．コロボーマの辺縁はやや隆起し，色素増殖を伴う．

　コロボーマ内の菲薄な網膜に裂孔を生じ，網膜剝離を起こすことがある（図1）．その頻度は高く，40％ともいわれ，難治である．

3 確定診断に必要な検査

　上記眼底検査所見から診断は困難ではない．細隙灯顕微鏡検査で，虹彩下方に洋梨状の虹彩欠損や水晶体下方の楔状欠損が確認できることもある．

　小眼球，眼球振盪，白内障，緑内障，網膜剝離などの眼合併症のほか，全身異常としては，*PAX2*遺伝子異常によるrenal-coloboma syndrome（human *PAX2* mutation syndrome）や*CHD7*遺伝子異常によるCHARGE syndrome（coloboma of the eye, heart defects, atresia of the nasal choanae, retardation of growth and/or development, genital and/or urinary abnormalities, and ear abnormalities and deafness）などの合併が知られている．

4 鑑別すべき疾患

　視神経乳頭を含むコロボーマの際は，朝顔症候群や視神経乳頭周囲ぶどう腫などとの鑑別が必要となる．

　朝顔症候群では，陥凹を示す大きな視神経乳頭から，多くの直線的な網膜血管が放射状走行する特徴的眼底所見を示す．乳頭陥凹底には白色線維組織，視神経乳頭周囲の色素異常が認められることも鑑別に役立つ．女児に多く，片眼性のことが多い．

　視神経乳頭周囲ぶどう腫では，乳頭陥凹底に正常の視神経乳頭を認め，網膜血管走行は正常である．

（喜多美穂里）

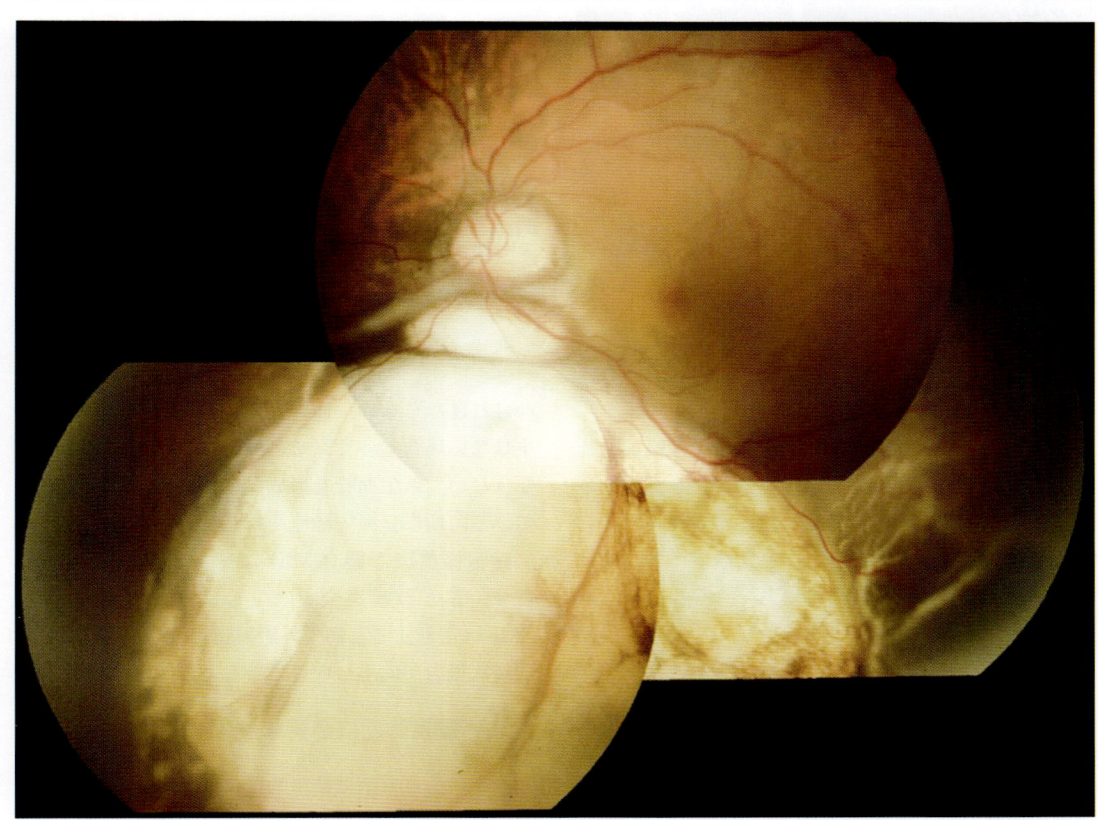

図1 ｜ 広範囲な脈絡膜コロボーマ
視神経乳頭を頂点とし，下方に扇形に広がる白色の陥凹病巣を認める．コロボーマ内の網膜裂孔による網膜剥離を伴っている．

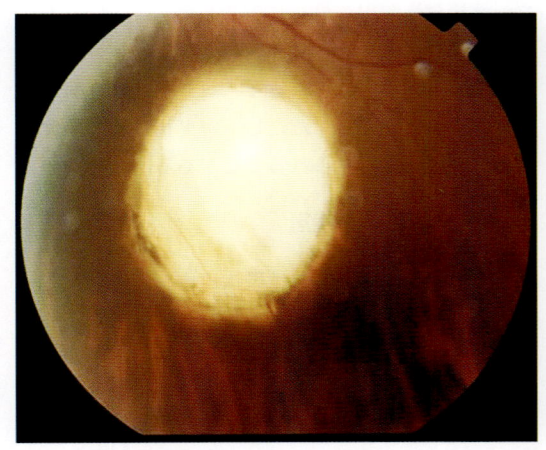

図2 ｜ 孤立性の脈絡膜コロボーマ
視神経乳頭下方に，楕円形の白色陥凹病変を認める．コロボーマ辺縁はやや隆起し，色素増殖を伴う．

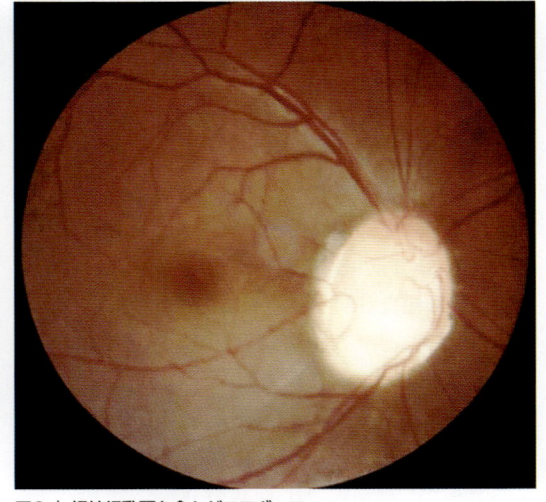

図3 ｜ 視神経乳頭を含んだコロボーマ
コロボーマの上方に不完全な視神経乳頭が認められる．

2-2)-(1)

ベーチェット病
Behçet disease

診断のポイントとなる検査所見			
重要度	検査名	決め手となる所見	参照図
★★	眼底	比較的短期間に消失する滲出斑	図1, 2
★★	蛍光眼底造影	シダ状蛍光漏出	図3

鑑別が必要な疾患		
鑑別が必要な疾患	決め手となる所見	掲載頁
急性網膜壊死	徐々に癒合傾向, 円周状に拡大	290頁
真菌性眼内炎	進行性であること	284頁

1 疾患の定義

ベーチェット病は全身の諸臓器に多彩な炎症を繰り返す難治性炎症性疾患であり, 病態として好中球の活性化亢進による自己炎症の機序が考えられている. 4主症状は口腔粘膜のアフタ性潰瘍, 外陰部潰瘍, 皮膚症状, ぶどう膜炎である.

2 眼底所見

ぶどう膜炎は急性に発症し, 比較的短期間（数週～1, 2ヵ月）で回復する, いわゆる眼炎症発作を繰り返し生じる. 前眼部のみの発作もあり, ニボーを伴う前房蓄膿を形成する.

後眼部の眼炎症発作では, 毛羽だった白色の網膜滲出斑が特徴的で, 血管に沿って生じるもの, 網膜に斑状散在性に生じるものがある（図1, 2）. 網膜出血を伴うこともある（図1）. 硝子体混濁はないこともあれば, 強く生じて眼底が透見できないこともある.

フルオレセイン蛍光眼底検査（FA）では, シダ状蛍光漏出が見られることが多く, 一見, 炎症所見のない僚眼にも見られることがある. 網膜新生血管は, 無灌流領域に虚血性に形成される場合と, 炎症性に形成される場合がある（図3）. インドシアニングリーン蛍光造影検査（IA）では, 過蛍光部位や低蛍光部位が見られることがあるが, 眼底所見と一致しないことも多い.

光干渉断層計（OCT）で見ると網膜滲出斑は主に網膜内層から生じており, 炎症が強いと網膜全層に及ぶ（図4）が, 脈絡膜の変化は乏しい.

眼炎症発作を繰り返すと, その部位は瘢痕病巣となり, 網脈絡膜萎縮, 網膜血管白線化, 視神経萎縮に至る（図5）. OCTでは著明な網膜層の菲薄化が見られる. 閉塞性血管炎を繰り返すと広範な無灌流領域を形成するが, ベーチェット病では, 活動期に光凝固を行うのは眼炎症発作の誘発に繋がるため控え

なければならない. 血管再構築が進み, 新生血管を生じない場合も多く, その場合には光凝固を行う必要はない. 新生血管を形成する場合には, 落ち着いている時期に光凝固治療を行うこともある.

嚢胞様黄斑浮腫（CME）はベーチェット病に限らず, ぶどう膜炎全般に生じうる合併症である. CMEは遷延すると網膜外層障害に至り, CMEが改善後も視力が向上しないこともある.

3 確定診断に必要な検査

ベーチェット病に特徴的な検査所見はない. あくまでも特徴的な所見が多臓器に見られることが診断根拠となる. HLA-B51, A26が見られることは診断の補助となるが, 診断根拠とはならない. FAにてシダ状蛍光漏出が見られることはベーチェット病を疑う根拠になる. 特に, 炎症所見の乏しい眼にもシダ状蛍光漏出が見られると, ベーチェット病の可能性が高いといえる. ただし, シダ状蛍光漏出は他のぶどう膜炎にも見られることがある所見である.

4 鑑別すべき疾患

急性網膜壊死の初期には斑状白色病変の散在が見られることがあり, ベーチェット病の滲出斑に類似している. しかし, それらは急速に癒合し, 円周状・帯状に伸展していく. また, 前眼部に豚脂様角膜後面沈着物を伴う炎症を生じる点でベーチェット病と異なる.

真菌性眼内炎でも網膜白色滲出斑が散在して見られることがあり, やはりこれもベーチェット病に見られる滲出斑に類似している. 比較的緩やかに進行していき, 徐々に強い硝子体混濁を生じる.

（南場研一）

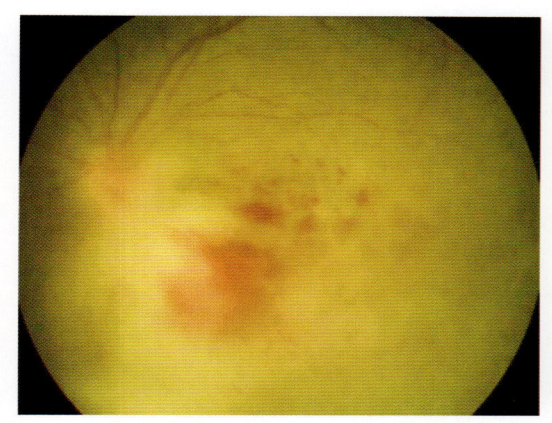

図1 ｜ 黄斑部に生じた眼炎症発作
視神経乳頭の発赤および血管に沿った白色滲出斑，網膜出血が見られ，黄斑にかかっている．硝子体混濁のため霞んでいる．

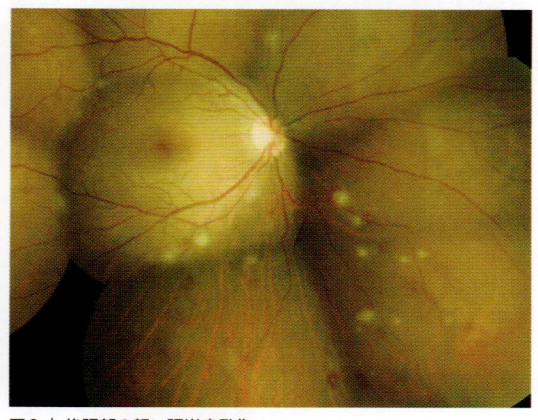

図2 ｜ 後眼部の軽い眼炎症発作
白色滲出斑の散在およびその周囲に網膜出血が見られる．硝子体混濁はほとんど見られない．

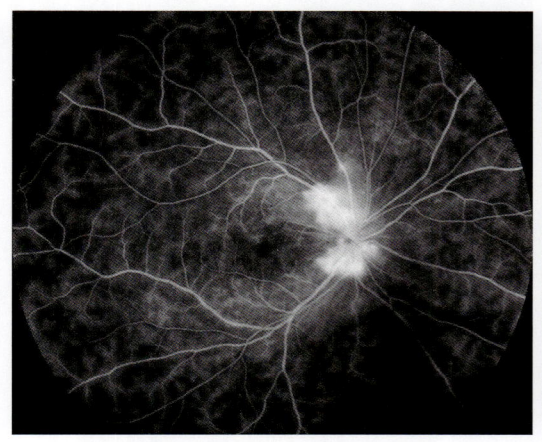

図3 ｜ 視神経乳頭新生血管を伴う症例におけるFA所見
FAでは視神経乳頭上の新生血管と思われる蛍光漏出が見られる．眼底全体にシダ状蛍光漏出が見られるが，無灌流領域は見られず，新生血管が炎症性に生じていることが示唆される．

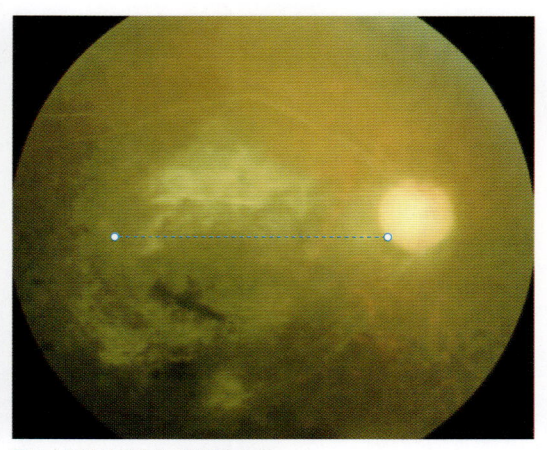

図5 ｜ 眼炎症発作後の陳旧性病巣
重篤な眼炎症発作後に陳旧性病巣として，網脈絡膜萎縮，網膜血管の白線化が見られる．

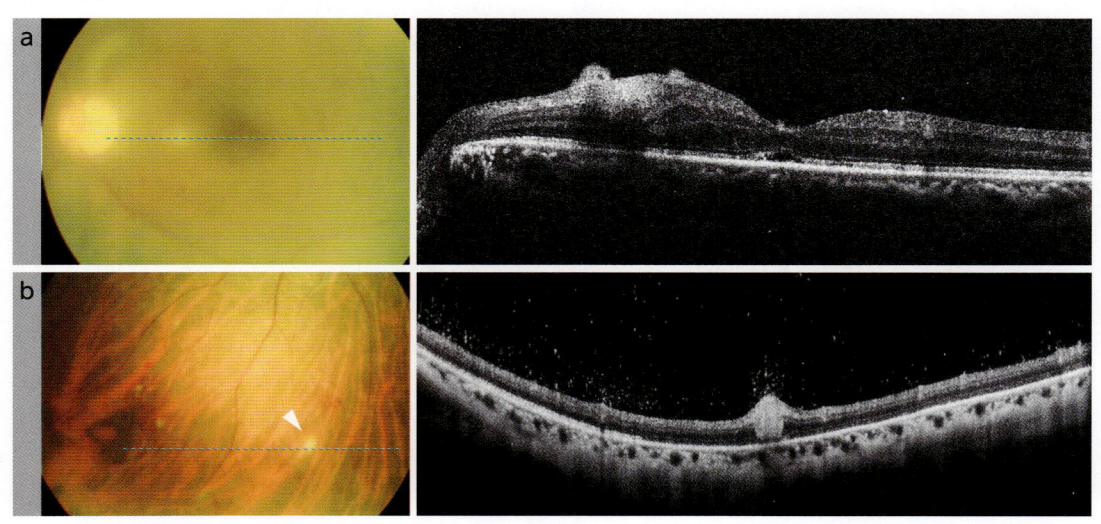

図4 ｜ 網膜白色病変部位のOCT所見
aでは硝子体混濁のためにやや画像が乱れているが，白色病変は主に網膜内層にあることがわかる．bでは硝子体混濁がほとんどないため，周辺部の孤立性白色病変（白矢頭）が鮮明にスキャンされており，病変が網膜内層から生じ，網膜全層に至っていることが推察される．また，硝子体中にも炎症細胞が散在して観察される．

2-2)-(2)

フォークト・小柳・原田病
Vogt-Koyanagi-Harada disease；VKH disease

診断のポイントとなる検査所見			
重要度	検査名	決め手となる所見	参照図
★	細隙灯顕微鏡	豚脂様KP, 虹彩結節, 隅角結節, 虹彩前癒着などの肉芽腫性炎症時に浅前房	
★★★	眼底	視神経乳頭発赤・腫脹漿液性網膜剥離	図1
★★★	FA	顆粒状過蛍光と網膜剥離部位に一致したpooling視神経乳頭過蛍光	図2, 3
★★★	ICGA	脈絡膜充盈遅延脈絡膜大血管の狭細化斑状ブロック(dark spots)	図4, 5
★★★	OCT	隔壁のある網膜剥離網膜色素上皮の波打ち脈絡膜肥厚	図6
★	聴力	感音性難聴	
★★	髄液	髄液単核球増加	

鑑別が必要な疾患		
鑑別疾患	鑑別のポイント	掲載頁
MPPE	体位変化によって胞状の網膜剥離が癒合し, 剥離部位が動く	172頁
後部強膜炎	OCTで網膜剥離内の隔壁がないBモードエコーで後部強膜が肥厚している	
uveal effusion syndrome	体位変化で網膜剥離が動く毛様体剥離, 脈絡膜剥離が強いFAで顆粒状過蛍光はあるが, 蛍光貯留はない	308頁

1 疾患の定義

　フォークト・小柳・原田病(VKH disease)は全身のメラノサイトに対する自己免疫疾患と考えられており, ぶどう膜炎を主とする眼症状と, 難聴, 髄膜炎, 頭部知覚過敏などの眼外症状を呈する全身疾患である.

2 眼底所見

　視神経乳頭の発赤・腫脹, 胞状の漿液性網膜剥離が特徴的で(図1), 時に硝子体混濁を伴う. 両眼性が多いが, 炎症の程度や発症時期に左右差があり, 受診時の自覚症状や異常所見が片眼のみに見られる場合や, 漿液性網膜剥離がない場合もある.

3 確定診断に必要な検査

　フルオレセイン蛍光眼底造影(FA)では顆粒状過蛍光や網膜剥離に一致した蛍光色素貯留が見られ(図2, 3), インドシアニングリーン蛍光造影(ICGA)では脈絡膜大血管の狭細化や描出不良が著明で(図4, 5), 斑状ブロックが多発している(dark spots). OCTでは網膜剥離内に隔壁があることが多く(図6), 網膜色素上皮の波打ちや脈絡膜肥厚も見られる.

　眼外症状として起こりうるものに感音性難聴があり, また, 髄液検査では単核球が増加し, 項部硬直などの髄膜刺激症状を伴うこともある.

4 鑑別すべき疾患

　VKH diseaseと鑑別が必要な疾患として, 多発性後極部網膜色素上皮症(MPPE)や後部強膜炎, uveal effusion syndromeなどが挙げられる. MPPEはVKH diseaseと類似した漿液性網膜剥離があり, FAでも顆粒状過蛍光や網膜剥離部位の蛍光貯留が見られるが, VKH diseaseと異なり網膜剥離の体位変化が大きい.

　後部強膜炎も脈絡膜鄒壁や漿液性網膜剥離の所見があるが, OCTで網膜剥離内の隔壁はなく, Bモードエコーで後部強膜が肥厚している. 膠原病合併が多いことも診断の一助となる.

　小眼球ではないuveal effusion syndromeはVKH diseaseとの鑑別が必要となる. uveal effusion syndromeは毛様体・脈絡膜剥離も強く, 体位変化で容易に網膜剥離が動くのが特徴である. FAでは顆粒状過蛍光があるが, 網膜剥離部位への蛍光貯留はない.

　ここに挙げた疾患とVKH diseaseとの鑑別に共通するポイントは, VKH diseaseで見られる眼外症状がないこと, 前房炎症細胞浸潤は多少あっても肉芽腫性前部ぶどう膜炎の所見はほぼないこと, 座位では網膜剥離が黄斑から下方に多いことである. また, VKH diseaseは最終的に必ず両眼性となるが, 他疾患では片眼性もある.

（寺田裕紀子・蕪城俊克）

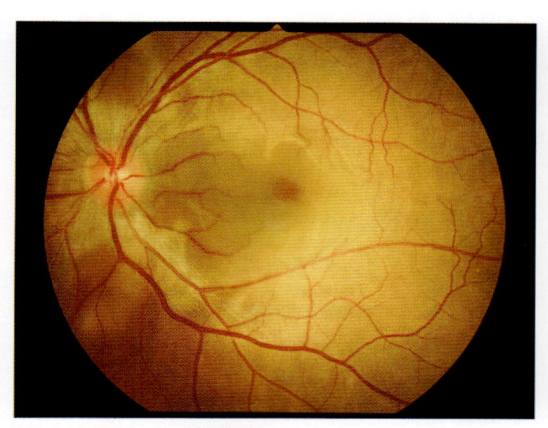

図1 ｜ VKH diseaseの眼底所見
漿液性網膜剥離が後極，視神経乳頭の上下に見られる．

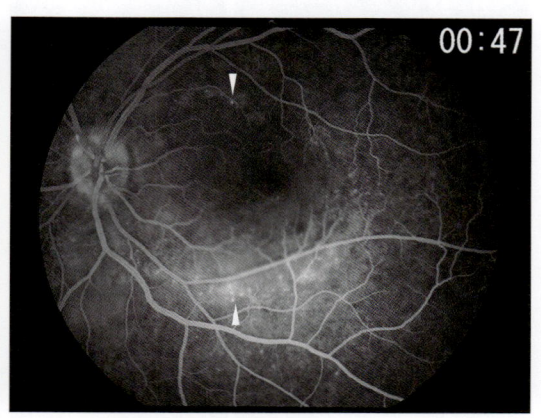

図2 ｜ VKH diseaseのFA所見（47秒）
顆粒状過蛍光が多数見られる（矢頭，他）．

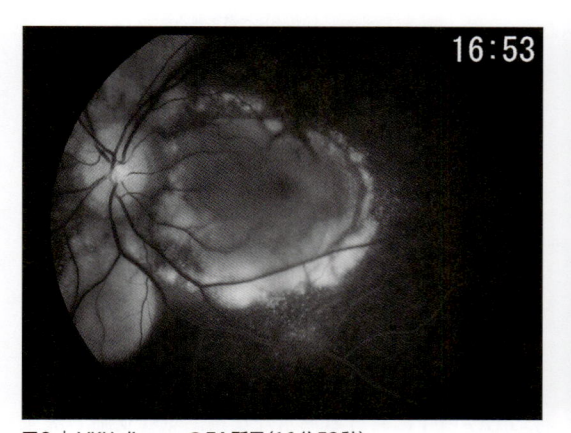

図3 ｜ VKH diseaseのFA所見（16分53秒）
視神経乳頭の過蛍光と，網膜剥離部位に一致した蛍光色素貯留．

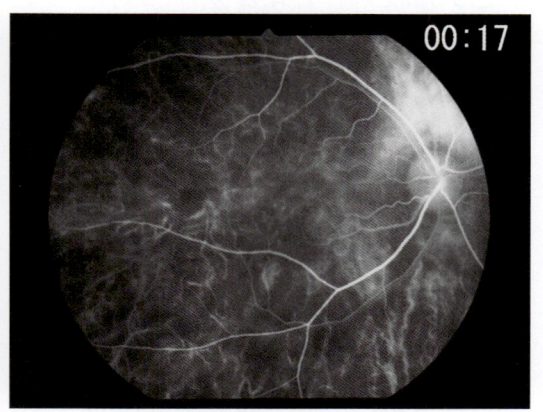

図4 ｜ VKH diseaseのICGA所見（17秒）
脈絡膜充盈遅延のため，網膜血管が描出されてもまだ背景が暗い．

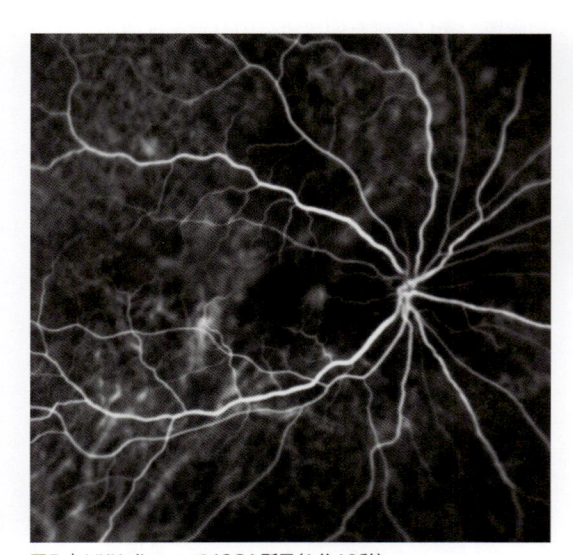

図5 ｜ VKH diseaseのICGA所見（1分12秒）
脈絡膜血管が不明瞭で，一部は脈絡膜血管透過性亢進による過蛍光が
見られる．

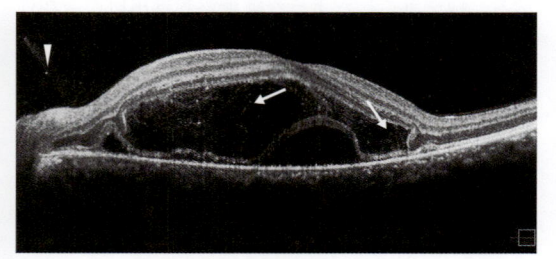

図6 ｜ VKH diseaseのOCT所見
胞状網膜剥離とその内部の隔壁形成（矢印），網膜色素上皮の波打ち像
やPEDが見られる．硝子体腔には炎症細胞と思われる高輝度点がある
（矢頭）．

眼サルコイドーシス
Ocular Sarcoidosis

診断のポイントとなる検査所見

重要度	検査名	決め手となる所見	参照図
★	顕微鏡	肉芽腫性前部ぶどう膜炎（豚脂様角膜後面沈着物, 虹彩結節）	
★★	顕微鏡	隅角結節, テント状周辺虹彩前癒着	
★★★	眼底	塊状硝子体混濁（雪玉状, 数珠状）	図1
★★★	眼底, 蛍光眼底造影	網膜血管周囲炎（主に静脈）および血管周囲結節	図2
★★	眼底	多発するろう様網脈絡膜滲出斑または光凝固斑様の網脈絡膜萎縮病巣	図3, 4
★	眼底, OCT	視神経乳頭肉芽腫または脈絡膜肉芽腫	

鑑別が必要な疾患

疾患名	主要症状	掲載頁
結核性ぶどう膜炎	網膜静脈血管炎網膜静脈周囲炎	276頁
ヘルペス性ぶどう膜炎	前部ぶどう膜炎（豚脂様角膜後面沈着物）	290頁
ポスナー・シュロスマン症候群	前部ぶどう膜炎（豚脂様角膜後面沈着物）	
HTLV-1関連ぶどう膜炎	ベール状硝子体混濁	294頁
ベーチェット病	網膜血管炎, 網膜滲出斑	268頁
眼内悪性リンパ腫	硝子体混濁, 網膜下浸潤病変, 角膜後面沈着物, 網膜血管炎	296頁

1 | 疾患の定義

サルコイドーシスは原因不明の肉芽腫性炎症疾患であり，非乾酪性類上皮細胞肉芽腫が全身臓器に生じる．最も頻度が高い肺病変に次いで眼病変が多く，そのうちぶどう膜炎の頻度はサルコイドーシスの20〜30％とされる．両眼性の肉芽腫性汎ぶどう膜炎を呈することが多いが，サルコイドーシスの診断基準2015ではサルコイドーシスの眼病変を強く示唆する所見として，6項目が挙げられている．

2 | 眼底所見

硝子体中の雪玉状混濁（snowball opacities）と呼ばれる白色混濁（図1）や，それらが繋がった数珠状混濁（string of pearls）が特徴的所見とされる．眼底では静脈が主体の結節性網膜血管周囲炎（図2）が見られる．血管閉塞の頻度は少ないが，それに伴う網膜出血や新生血管からの硝子体出血をきたすことがある．蝋を垂らしたような網脈絡膜滲出斑が散在性に見られ，candle-wax drippingと呼ばれる（図3）．この滲出斑が萎縮すると，光凝固様の網脈絡膜萎縮病巣となる（図4）．頻度は低いが，視神経乳頭肉芽腫や脈絡膜肉芽腫もサルコイドーシスに特異度が高い所見とされる．合併症として嚢胞様黄斑浮腫（図5）や黄斑前膜がよく見られる．これらの中間部・後眼部の所見に加えて，前眼部の豚脂様角膜後面沈着物，虹彩結節，隅角結節，テント状周辺虹彩前癒着が眼病変を強く示唆する所見として挙げられている．

3 | 確定診断に必要な検査

サルコイドーシスの確定診断は診断基準に従って全身検査を行い，組織診断または臨床診断をつける．組織診断は，いずれかの臓器の生検で壊死を伴わない類上皮細胞肉芽腫が陽性であった場合で，一方の臨床診断は呼吸器，眼，心臓の3臓器中2臓器以上

においてサルコイドーシスを強く示唆する臨床所見を認めること，かつ特徴的な検査所見5項目（血清中のアンジオテンシン変換酵素（ACE）活性高値，血清中の可溶性インターロイキン2受容体（sIL-2R）高値，両側肺門リンパ節腫大（BHL），GaシンチまたはFDG-PETにおける異常な集積，気管支肺胞洗浄検査におけるCD4/CD8比上昇）のうち2項目以上が陽性であった場合である．眼科的検査としては，検眼鏡で先に挙げた臨床所見の有無を確認し，フルオレセイン蛍光眼底造影検査にて血管炎を示唆する網膜静脈からの蛍光漏出や血管壁のstaining（図6），血管周囲結節の過蛍光の有無を確認する．網脈絡膜滲出斑や脈絡膜肉芽腫は光干渉断層計（OCT）で描出できる．

4 | 鑑別すべき疾患

眼所見ではサルコイドーシスに特異的な所見はないため，同様の所見を呈する他の肉芽腫性ぶどう膜炎との鑑別が必要となる．結核性ぶどう膜炎では，網膜静脈血管炎の頻度が高く，加えて白鞘化した網膜静脈周囲炎が見られるため，最も鑑別を要する疾患である．眼内悪性リンパ腫は，硝子体混濁，虹彩炎，角膜後面沈着物，網膜血管炎を含む多彩な所見を呈するため，やはり鑑別に入れておく必要がある．

（長谷川英一）

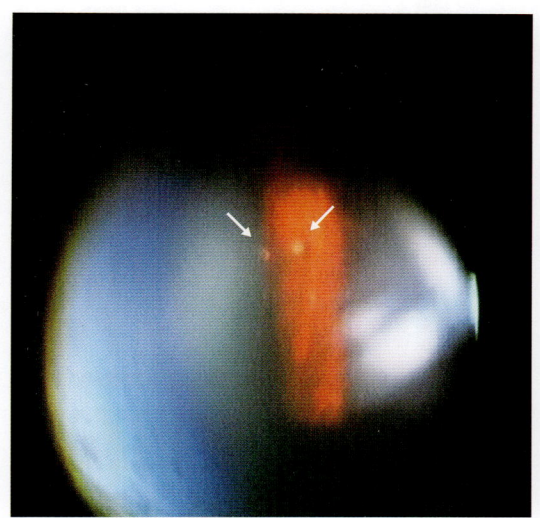

図1 ｜ サルコイドーシスの硝子体所見
雪玉状混濁が眼底下方に2つ並んでいる（矢印）.

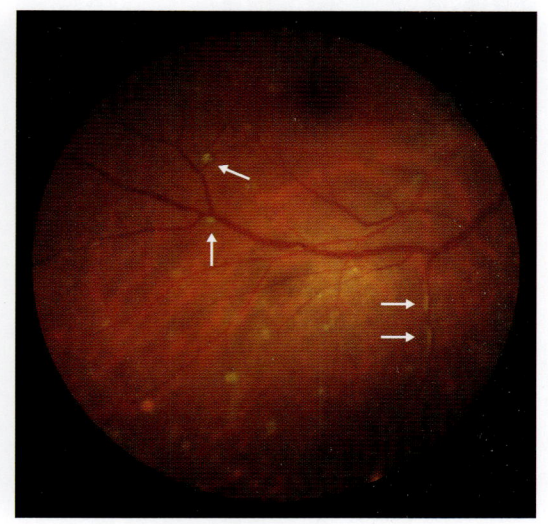

図2 ｜ サルコイドーシスの眼底所見
網膜静脈が主体の血管周囲炎が見られる（矢印）.

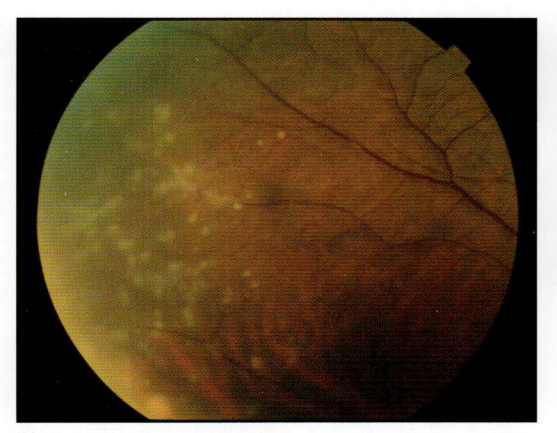

図3 ｜ サルコイドーシスの眼底所見
ろう様網脈絡膜滲出斑（candle-wax dripping）が見られる.

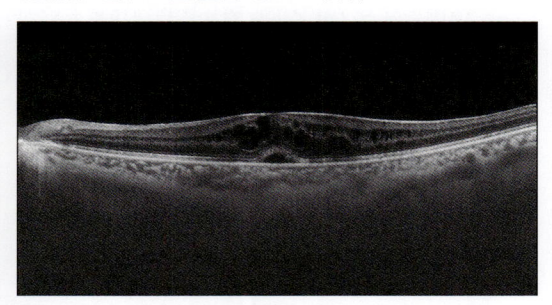

図5 ｜ サルコイドーシスのOCT所見
黄斑部に嚢胞様浮腫を認める.

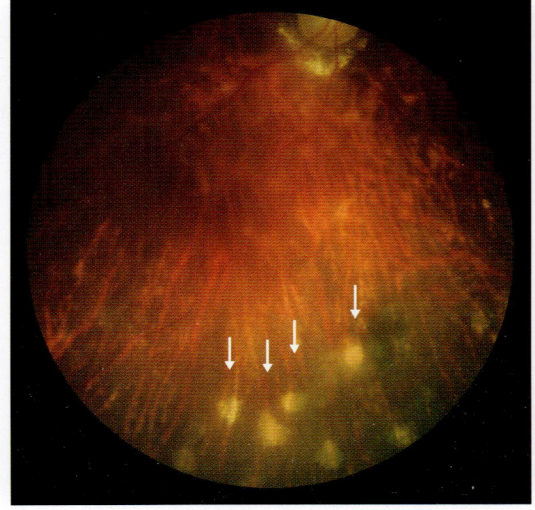

図4 ｜ サルコイドーシスの眼底所見
周辺部の網脈絡膜滲出斑が瘢痕化し，光凝固様の萎縮巣になっている
（矢印）.

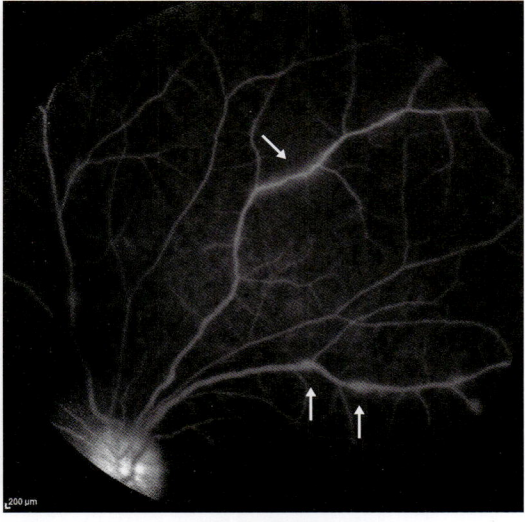

図6 ｜ サルコイドーシスの蛍光眼底造影検査所見
網膜静脈からの蛍光漏出を認める（矢印）.

2
脈絡膜

交感性眼炎
Sympathetic ophthalmia ; SO

診断のポイントとなる検査所見				
重要度	検査名		決め手となる所見	参照図
★★★	眼底	急性期	視神経浮腫, 広範な漿液性網膜剥離, ダレン・フックス斑など	図1
		慢性期	視神経や網脈絡膜の萎縮, 周辺脈絡網膜瘢痕, 夕焼け眼底など	図2
★★★	蛍光眼底造影	FA	造影初期の網膜下多発性点状過蛍光など	図3
★★		IA	多発性の点状低蛍光域	
★★★	OCT		隔壁を伴う網膜下液や脈絡膜厚の増大ダレン・フックス斑	図4
★★	Bモード		漿液性網膜剥離, 脈絡膜の肥厚	
★	遺伝子		HLA-DR4	
★	髄液		無菌性, リンパ球優位の細胞増多	

鑑別が必要な疾患			
鑑別のポイント	鑑別疾患		掲載頁
外傷・手術歴あり	外傷性ぶどう膜炎		
外傷・手術歴不明	肉芽腫性ぶどう膜炎	フォークト・小柳・原田病サルコイドーシスなど	270, 272頁
	APMPPE		124頁
	uveal effusion syndrome		308頁

1 | 疾患の定義

交感性眼炎 (SO) は, 一方の眼がぶどう膜を含む外傷後もしくは手術後に起こる両眼性の肉芽腫性汎ぶどう膜炎である. 稀な疾患であり, 外傷後0.2〜0.5%, 手術後0.01〜0.06%に起こると報告されている. 原因はメラノサイトに対する自己免疫反応が発生機序ではないかと考えられており, 特に穿孔性外傷・手術に伴うことが多いが, 稀にぶどう膜を損傷するような鈍的外傷でも起こりうる. 眼外傷などの契機からSOを生じるまで数日〜数十年後とさまざまであるが, 90%の症例が1年以内に発症する.

治療としては, ステロイド大量療法およびステロイドパルス療法が第一選択であり, 免疫抑制薬の投与が行われることもある. また, 受傷眼の回復が見込めない眼球破裂など, 重度の眼外傷の場合に限り, 2週間以内の眼球摘出が選択されることもある.

2 | 眼底所見

急性期の所見は, 視神経乳頭浮腫, 黄斑浮腫, 広範な漿液性網膜剥離, 脈絡膜炎, 網膜下出血, 硝子体混濁, ダレン・フックス斑などである(図1). 慢性期には視神経乳頭や網脈絡膜の萎縮, 周辺脈絡網膜瘢痕, 夕焼け眼底, 網膜下線維化などが見られる(図2).

3 | 確定診断に必要な検査

フルオレセイン蛍光眼底造影検査 (FA) は重要であり, 視神経乳頭の過蛍光, 造影初期の網膜下多発性点状過蛍光, 造影後期には漿液性網膜剥離部位に一致した色素貯留が見られる(図3). ダレン・フックス斑は急性期に低蛍光域として観察されることが

あるが, 慢性期にはwindow defectを呈する. インドシアニングリーン蛍光造影検査 (IA) では多発性の点状低蛍光域を認める.

OCTでは, 多発性滲出性網膜剥離に一致した隔壁を伴う網膜下液や, 脈絡膜厚の増大が特徴的である(図4). ダレン・フックス斑は急性期に網膜色素上皮レベルでhyperreflective lesionとして描出される. 脈絡膜の肥厚はEDI-OCTや, SS-OCTにて評価できるが, 硝子体混濁などでOCTが使用できない場合にはBモードが有用である. 遺伝子学的検査においては, 日本人ではHLA-DR4との相関が報告されており, 髄液検査ではリンパ球優位の細胞増多を認めることもある.

4 | 鑑別すべき疾患

外傷性ぶどう膜炎, 肉芽腫性ぶどう膜炎を呈するフォークト・小柳・原田病, サルコイドーシスや, 急性後部多発性斑状色素上皮症 (APMPPE), uveal effusion syndromeなどとの鑑別が重要である. このうちフォークト・小柳・原田病とは発症機序や臨床像が類似しており, 眼外傷や手術歴の有無が鑑別の決め手となる.

(明神沙弥香・八幡信代)

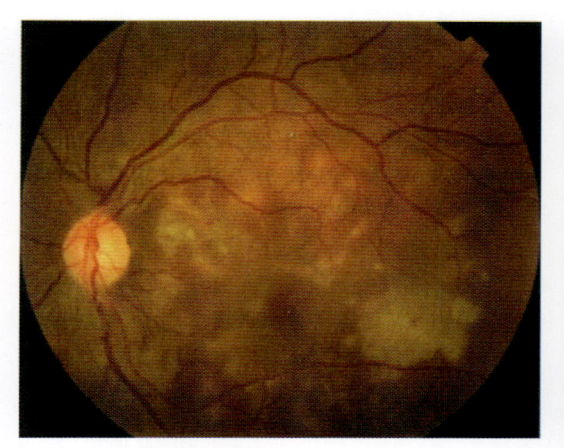

図1 ｜ SOの眼底所見（非受傷眼）
角膜強膜裂傷25日後の眼底写真．左眼の後極には多発性の胞状漿液性網膜剥離を認める．
（北市伸義：交感性眼炎．臨眼 62: 650-655, 2008　図7より）

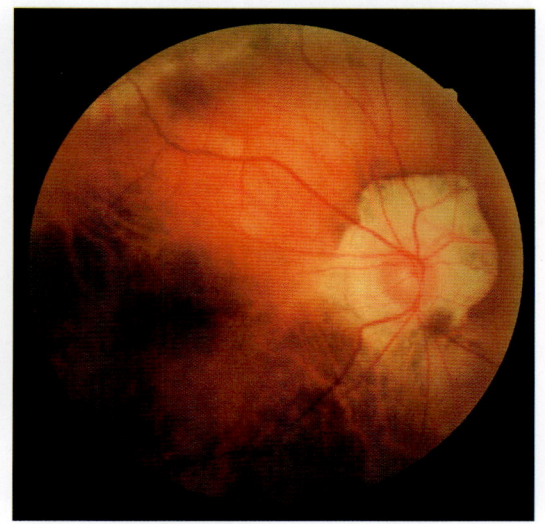

図2 ｜ SOの眼底所見（慢性期）
網脈絡膜の萎縮，夕焼け眼底を認める．

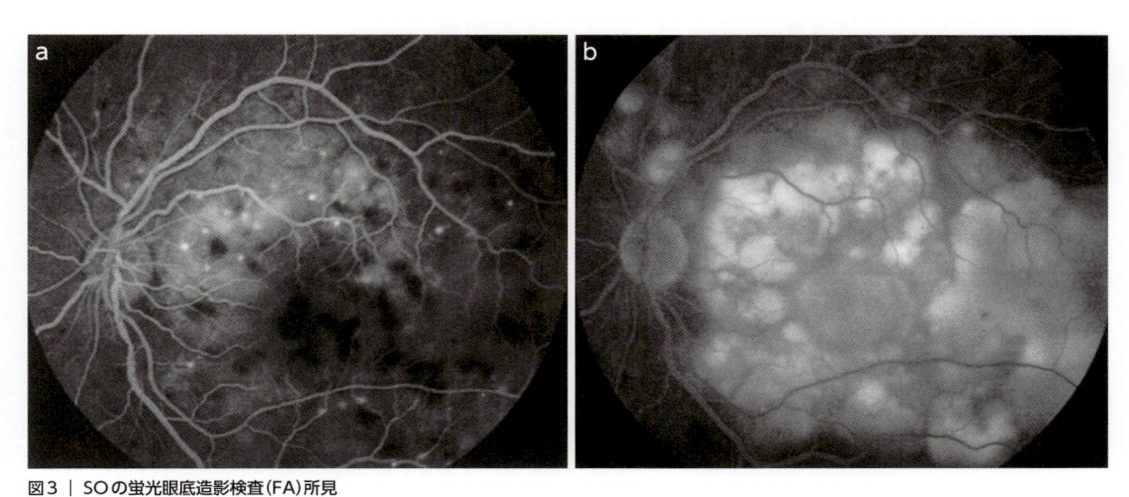

図3 ｜ SOの蛍光眼底造影検査（FA）所見
a：両眼に造影初期からの網膜下多発性点状過蛍光．b：造影後期には漿液性網膜剥離部位に一致した色素貯留が見られる．
（北市伸義：交感性眼炎．臨眼 62: 650-655, 2008　図3より）

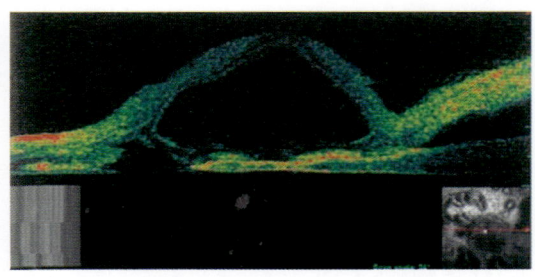

図4 ｜ SOのOCT所見
SOやフォークト・小柳・原田病に特徴的な隔壁を伴う胞状網膜剥離．フィブリン様物質の充満が見られることもある．
（北市伸義：交感性眼炎．臨眼 62: 650-655, 2008　図8より）

2-2)-(5)

結核性ぶどう膜炎
Tuberculous uveitis

診断のポイントとなる検査所見			
重要度	検査名	決め手となる所見(意義)	参照図
★★★	胸部X線・CT	結核病変の確認	
★★★	ツベルクリン反応	結核感染のスクリーニング	
★★★	IGRA	結核感染の確認	表1, 2

IGRA：interferon-gamma release assay（インターフェロンγ遊離試験）

鑑別が必要な疾患		
鑑別疾患	鑑別のポイント	掲載頁
サルコイドーシス	網膜静脈周囲炎(結節性・分節性) 雪玉状・数珠状の硝子体混濁 両眼性	272頁
地図状脈絡膜炎	前眼部・硝子体の炎症所見に乏しい 視神経乳頭周囲から周辺に拡大	174頁

1 疾患の定義

結核はHIV，マラリアと並び世界3大感染症の一つであり，WHOの年次レポートによれば2017年に全世界で約1,000万人が結核を発症，発生患者の多くはインドやインドネシアなど，アジア地域に集中している．本邦における新規結核登録患者数は減少傾向にあるものの，年間罹患率は他の欧米諸国に比較すると依然高く，世界的に見ても我が国は依然，結核中蔓延国である．結核は肺結核と肺外結核に分類され，全体の約2割が肺外結核，そのうち0.1%が眼結核を発症する．本邦におけるぶどう膜炎の疫学調査によると，結核性眼疾患は全ぶどう膜炎の1.4%を占めている．結核性ぶどう膜炎の診断には，1)眼所見が結核性ぶどう膜炎として矛盾しない，2)結核の感染が直接，または間接的に証明できる，3)既知のぶどう膜炎を除外できる，4)抗結核治療による眼所見の改善の4項目を確認する必要がある．

2 眼底所見

網膜血管炎，網脈絡膜肉芽腫，粟粒結核，地図状脈絡膜炎，多発性脈絡膜炎，硝子体炎，視神経乳頭炎など，多彩な眼所見を呈する(図1～6)．特に網膜血管炎を呈する症例では血管周囲に網膜出血を合併することが多く，フルオレセイン蛍光眼底造影検査にて無血管領域，新生血管が観察されることが多い．

3 確定診断に必要な検査

問診では家族歴(結核感染)，結核患者との接触歴，高蔓延国居住歴，BCG接種歴を確認する．また，眼外の結核病変を検出するため，胸部単純X線を撮影し，必要に応じて胸部CT撮影も行う．

結核性ぶどう膜炎の眼内液や眼内組織から結核菌を検出することはきわめて困難であることから，結核感染を間接的に証明することにより診断する．ツベルクリン反応(ツ反)は精製ツベルクリンpurified protein derivative (PPD)を皮内接種し，48時間後に結果を判定する．PPDは多くの種類の結核菌抗原を含んでおり，BCGや非結核性抗酸菌に対して交差反応を示すことから，ツ反の結果のみで結核感染の診断をすることは不可能である．そのためツ反が陽性の場合は，インターフェロン(IFN)-γ遊離試験interferon-gamma release assay (IGRA)であるクオンティフェロン®TBゴールド(QFT-3G)(表1)，またはT-スポット®. TB (T-SPOT)(表2)を施行する．結核性ぶどう膜炎におけるツ反とIGRAの感度と特異度を比較すると，感度はツ反のほうが高く，特異度はIGRAが高いことが示されており，両方の検査結果を組み合わせて評価することが診断に有用である．なお，IGRAの結果は結核感染の有無を示すものであり，結核の活動性の指標にはならない．

4 鑑別すべき疾患

鑑別すべき最も重要な疾患として，サルコイドーシスが挙げられる．サルコイドーシスでも網膜血管炎を生じるが，結節性の静脈周囲炎が特徴的であり，結核性ぶどう膜炎で見られるような網膜出血をきたすことは少ない．また，サルコイドーシスでも網脈絡肉芽腫や多発脈絡膜炎を呈する場合があるため，眼所見に加えて全身検査所見(胸部X線・CT検査)，血液検査(ACE，可溶性IL-2受容体)，ツ反の結果などから鑑別することが重要である．

(慶野　博)

[文献]

1. 日本結核病学会予防委員会：インターフェロンγ遊離試験使用指針．結核 89：717-725, 2014

2
脈絡膜

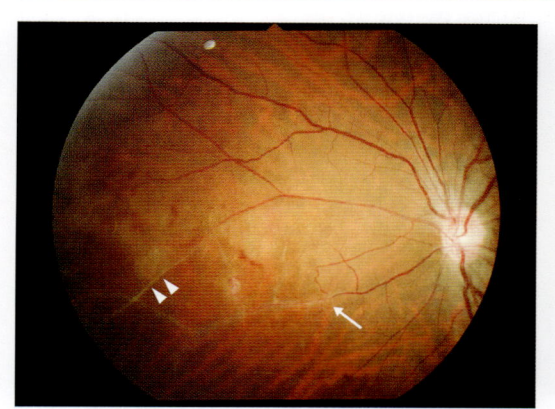

図1｜結核性網膜血管炎の眼底所見
網膜血管の白鞘化(矢印)と白線化(矢頭)を認める.

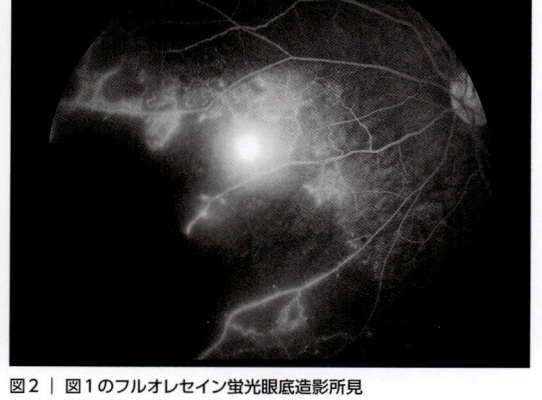

図2｜図1のフルオレセイン蛍光眼底造影所見
鼻側周辺部に網膜無血管野と新生血管からの蛍光漏出を認める.

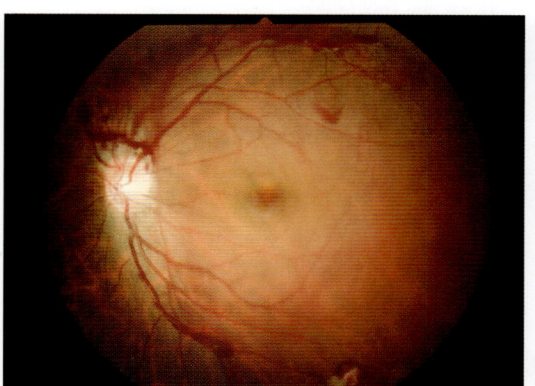

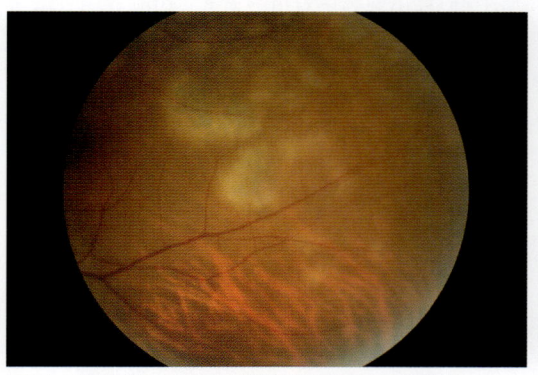

図4｜図3の光干渉断層計(OCT)所見
網膜の上方に血球成分による点状の高輝度像が多数見られる.

図3｜図1の2ヵ月後の眼底所見
硝子体出血を認める.

2

脈絡膜

図5｜結核性ぶどう膜炎(多発脈絡膜炎)の眼底所見(治療前)
網膜深層に黄白色斑状病巣を認める.

図6｜図5の抗結核療法開始6ヵ月後の眼底所見
斑状病巣が消失し，一部色素沈着を認める.

● **表1　QFT-3G判定基準**

測定値M (IU/mL)	測定値A (IU/mL)	判定	解釈
不問	0.35以上	陽性	結核感染を疑う
0.5以上	0.1以上0.35未満 0.1未満	判定保留 陰性	感染リスクの度合いを考慮し，総合的に判断する 結核感染していない
0.5未満	0.35未満	判定不可	免疫不全が考えられるので判定を行わない

測定値M = 陽性コントロール血漿のインターフェロンγ値 - 陰性コントロール血漿のインターフェロンγ値
測定値A = 結核抗原血漿中のインターフェロンγ値 - 陰性コントロール血漿のインターフェロンγ値　（文献1より引用）

● **表2　T-SPOTの判定基準**

判定	陰性コントロール値	特異抗原の反応値：高いほう	陽性コントロール値
陽性	10 spot以下	8 spot以上	不問
陽性・判定保留	10 spot以下	6, 7 spot	不問
陰性・判定保留	10 spot以下	5 spot	不問
陰性	10 spot以下	4 spot以下	
判定不可	10 spot超 10 spot以下	不問 5 spot未満	不問 20 spot未満

（文献1より引用）

2-2)-(6)

梅毒性ぶどう膜炎
Syphilitic uveitis

診断のポイントとなる検査所見			
重要度	検査名	決め手となる所見（意義）	参照図
★★★	RPR法	活動性の指標（生物学的偽陽性に注意）	
★★★	TPHA法	梅毒に対する抗体保有	
★★★	FTA-abs法	梅毒に対する抗体保有	
★★★	抗HIV抗体	HIV合併感染の確認	
★★★	髄液	神経梅毒の確認	

RPR：rapid plasma reagin. TPHA：treponema palladium hemagglutination assay test. FTA-abs：fluorescent treponemal antibody-absorption.

鑑別が必要な疾患		
鑑別のポイント	鑑別疾患	掲載頁
胸部X線・CTでの肺門リンパ節腫大の有無，血中ACE値，可溶性IL-2受容体値	サルコイドーシス	272頁
胸部X線・CTでの結核病変の有無，IGRA	結核性ぶどう膜炎	276頁
眼窩部造影MRIによる視神経病変の有無	視神経炎，視神経周囲炎	362頁

ACE：angiotensin converting enzyme. IGRA：interferon gamma release assay.

1 | 疾患の定義

梅毒は梅毒トレポネーマ *Treponema pallidum* (TP) の感染によって生じる性行為感染症の一つである．皮膚や粘膜から体内に侵入したTPが局所リンパ節に到達し，血行性に全身へと播種する．本邦では2010年から増加傾向に転じており，今後もさらなる患者数の増加が予測されている．最近ではHIV (human immunodeficiency virus) 感染との併発例も増加しており，重症例や非特異的な経過をたどる症例も散見される．梅毒感染は無治療で経過した場合，第Ⅰ期梅毒（初期硬結，硬性下疳，両側鼠径リンパ節腫脹），第Ⅱ期梅毒（梅毒性バラ疹，扁平コンジローマ）を経て第Ⅲ期梅毒へと移行する．梅毒性ぶどう膜炎は主に第Ⅱ期以降で観察される．

2 | 眼底所見

梅毒性ぶどう膜炎は古くから「Great imitator」といわれるほど，きわめて多彩な眼所見を呈することが特徴である．眼底検査では網脈絡膜炎 (acute syphilitic posterior placoid chorioretinitis：ASPPCを含む) の頻度が最も多く（図1～5），その他に網膜血管炎，硝子体混濁および出血，漿液性網膜剥離，視神経病変（視神経炎，視神経萎縮，図6）などを認める．

3 | 確定診断に必要な検査

診断には，1) 病巣部の滲出液中に存在するTPを暗視野法で直接観察する方法，2) 梅毒血清学的検査serological test for syphilis (STS) が用いられる．STSには梅毒特異的検査である *T. pallidum* hemagglutination assay test (TPHA) and fluorescent treponemal antibody-absorption (FTA-abs) と梅毒非特異的検査であるrapid plasma reagin test (RPR) がある．TPHAやFTA-absはTP抗原に対す

る特異的抗体であり，これらが陽性であれば梅毒感染は確定となる．これらが陰性の場合でも，梅毒を疑う病変や症状があれば早期梅毒を考慮し，1ヵ月後を目安に再検査を行う．RPRはTPの感染により破壊された細胞やTP自身から遊離されたカルジオリピン抗原に対して産生された抗体であり，梅毒感染の活動性の評価に有用である．RPRは膠原病や肝疾患を有する症例，妊婦で陽性を示す場合がある（生物学的偽陽性）．梅毒感染の診断には症状，臨床所見，上記の梅毒血清学的検査の結果から総合的に判断する．最近ではpolymerase chain reaction (PCR) を用いた検査も行われているが，STSが陽性を示す症例でもPCRで検出されない場合があり，注意を要する．米国疾病予防管理センター (CDC) からは，梅毒性眼病変を発症した症例に対しては髄液検査を行い，神経梅毒の有無を評価することが推奨されている．

4 | 鑑別すべき疾患

鑑別を要する代表的な疾患としてサルコイドーシス，結核性ぶどう膜炎が挙げられる．眼所見のみで鑑別することは困難な場合があり，全身症状，胸部X線・CT検査，血液検査 (angiotensin converting enzyme：ACE，可溶性IL-2受容体，インターフェロンγ遊離試験) などの結果から総合的に判断する．

（慶野　博）

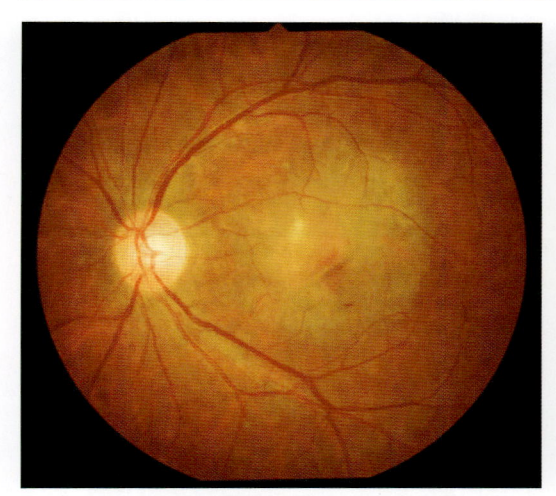

図1｜梅毒性ぶどう膜炎の眼底所見
血管アーケード内に円盤状の網脈絡膜炎を認める.

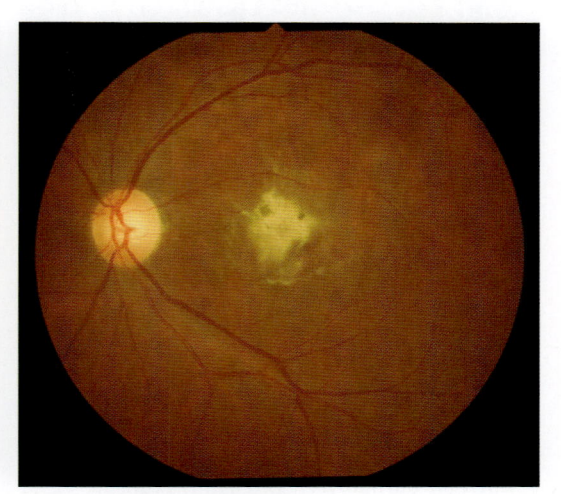

図2｜図1の眼底所見（駆梅療法後）
黄斑部の瘢痕化が見られる.

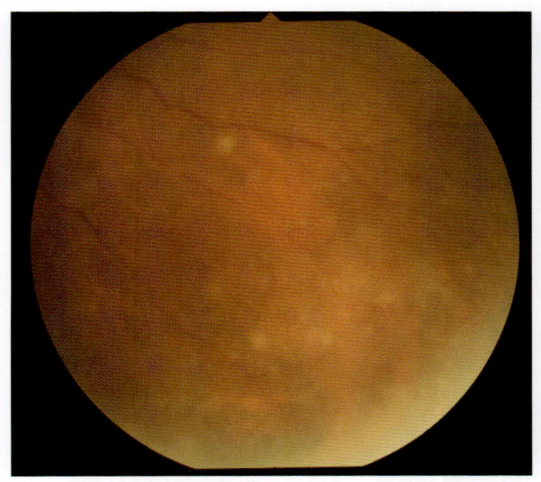

図3｜梅毒性ぶどう膜炎の眼底所見
眼底下方に白斑が散在している.

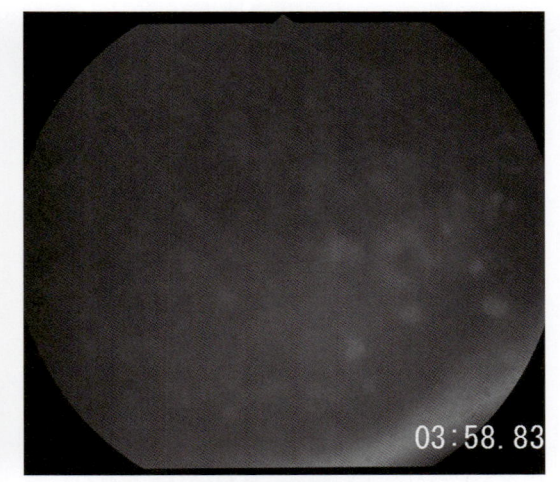

図4｜図3のフルオレセイン蛍光眼底造影所見
白斑の部位に一致して過蛍光像を認める.

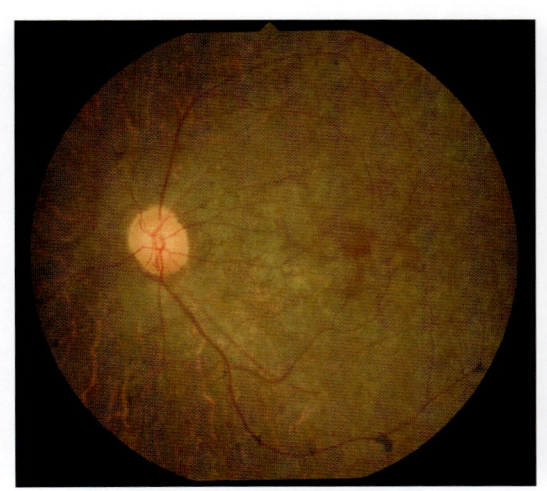

図5｜梅毒性ぶどう膜炎の眼底所見（駆梅療法後）
眼底後極部に散在する網脈絡膜萎縮巣と色素沈着を認める.

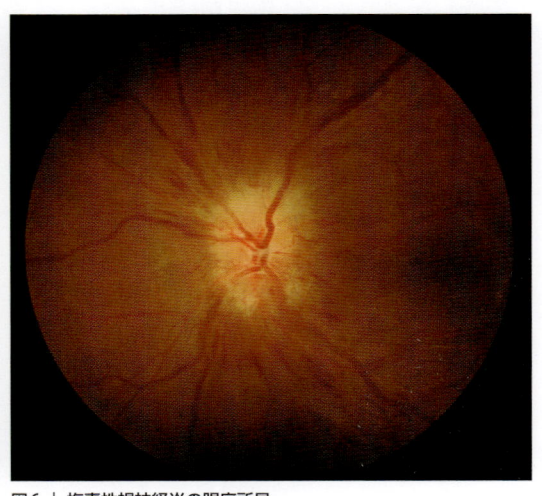

図6｜梅毒性視神経炎の眼底所見
視神経乳頭の発赤・腫脹，乳頭周囲の出血を認める.

2
脈絡膜

2-2)-(7)

ライム病
Lyme disease

診断のポイントとなる検査所見			
重要度	検査名	決め手となる所見	参照図
★★	血清学的検査	ELISA, WB	
★★	生検組織	PCR	

鑑別が必要な疾患		
鑑別疾患	決め手となる所見	掲載頁
サルコイドーシス	生検による肉芽腫の証明, 肺門リンパ節腫大	272頁
梅毒	梅毒疹, 血清学的検査	278頁
多発性硬化症	MRIで脱髄巣, 脳脊髄液検査	

1 | 疾患の定義

　ライム病はスピロヘータの一種であるボレリア属*Borrelia burgdorferi*, *B.garinii*, *B.afzelii*などによって引き起こされる全身感染症である．病原体は野生動物を保菌宿主とし，マダニ(図1)を媒介して人や家畜，愛玩動物に感染する．本邦では北海道は本州中部以北，および山間部での感染の報告が散見される．欧米では年間数万人発症しており，特に北米は流行地である．治療は抗菌薬の投与が有効である．マダニ刺咬後の遊走性紅斑には，ドキシサイクリン，髄膜炎などの神経症状にはセフトリアキソンが第一選択薬として用いられる．

2 | 眼底所見(と合併する全身症状)

　臨床症状は病期により3期に分けられる(表1)．また，病期別に見られる眼症状を表2に示す．数日～数週間の感染初期(Stage I)は，眼症状では結膜炎が多く見られ，上強膜炎，虹彩炎も見られることがある．全身的には遊走性紅斑(図2)，感冒様症状，関節痛などを合併する．播種期(Stage II)には全身に筋力低下や神経症状など，多彩な全身症状が見られ，眼症状も多岐にわたるが，炎症所見と神経眼科的所見に大別される．前眼部～汎ぶどう膜に炎症を引き起こし，肉芽腫性の虹彩毛様体炎と硝子体炎を伴う周辺部硝子体炎が特徴とされる．眼底所見では視神経乳頭浮腫，網膜血管炎，脈絡膜炎，黄斑浮腫，滲出性網膜剥離などの報告がある．神経眼科学的所見ではベル麻痺が最も多く見られ，III，IV，VI脳神経麻痺による複視も起こりうる．片側性，または両側性の視神経乳頭炎の報告(図3，4)も散見され，重篤なものでは視神経萎縮に至った症例もある．感染から数ヵ月～数年の晩期(Stage III)の合併症としては，実質性角膜炎が挙げられる．

3 | 確定診断に必要な検査

　診断はマダニ刺咬があり，遊走性紅斑などの症状があれば臨床診断的に行われる．血清中の抗ボレリア抗体の上昇は緩徐であり，発症早期には抗体価測定は偽陰性となることもあるため，初診時と1ヵ月後のペア血清の測定が推奨される．感染初期に抗菌薬を投与すると抗体価の上昇が抑制され，血清学的診断が不可能になる．enzyme-linked immunosorbent assay (ELISA) に加えて血清や髄液によるWestern blot (WB) を行うと検出率は高くなる．病原体ボレリアの分離培養は紅斑部からの皮膚生検で可能なことがあるが，血液からの分離は難しいとされている．ボレリアDNAのpolymerase chain reaction (PCR) 法は生検した皮膚組織などから可能である．国内例と海外感染例ではボレリアの菌種が異なり，それぞれに適した血清診断用抗原を選択する必要がある．国内例やヨーロッパからの輸入例は，国立感染症研究所で検査可能である．

4 | 鑑別すべき疾患

　臨床的に類似するといわれる梅毒性ぶどう膜炎，サルコイドーシスなどとの鑑別を要する．髄膜炎症状や滲出性網膜剥離を伴った原田病と鑑別を要した症例の報告もある．多彩な神経症状は多発性硬化症に類似する．全身症状を有し，ダニに咬まれた既往があれば診断は容易であるが，慢性期に発症する眼合併症を診断する場合は，既往を証明することが難しく，診断が困難となる．

（蓮見由紀子）

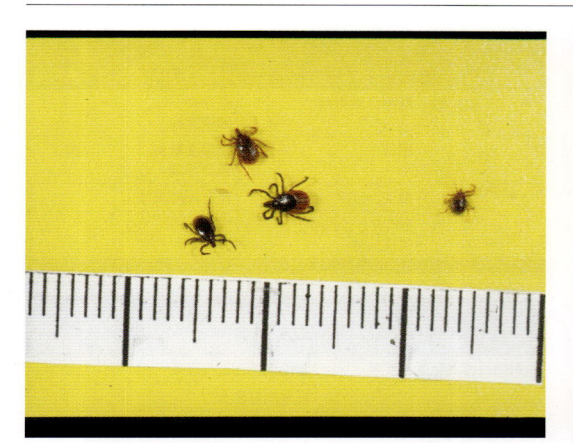

図1｜媒介するマダニ
手前の足の黒いものがシュルツェマダニで奥がヤマトマダニ. 大きいほうが雌.（磯貝恵美子先生のご厚意による）

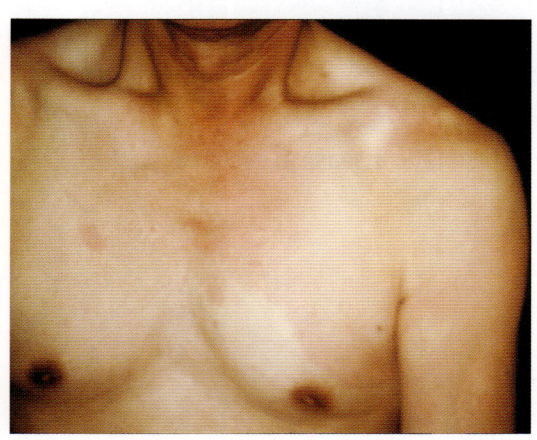

図2｜遊走性紅斑
（信州大学皮膚科　古賀弘志先生のご厚意による）

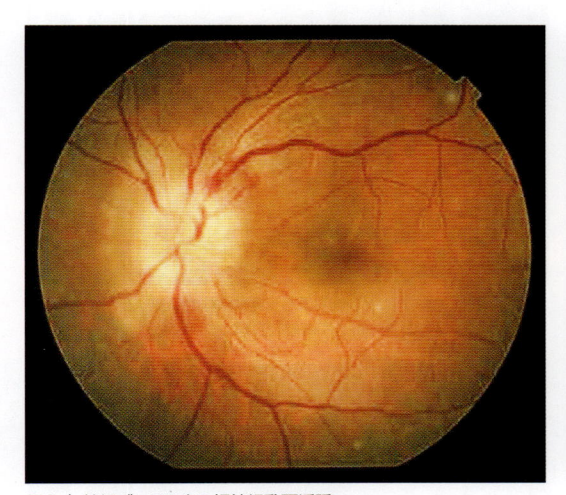

図3｜神経ボレリア症の視神経乳頭浮腫
（高下純平ほか：視神経乳頭炎を呈した神経ボレリア症の1例. 臨神経 55：248-258, 2015 図1Dより）

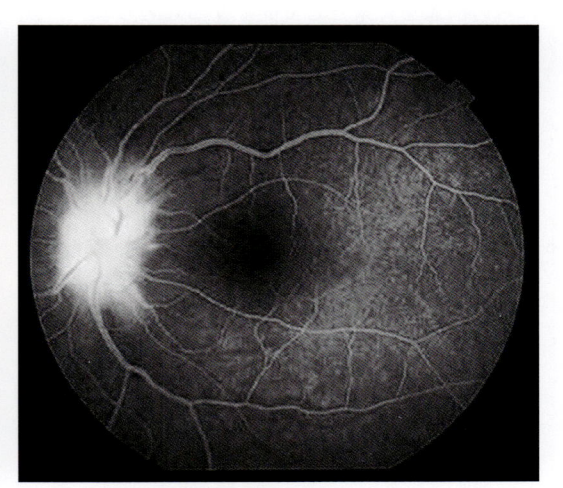

図4｜同症例の蛍光眼底検査所見
（高下純平ほか：視神経乳頭炎を呈した神経ボレリア症の1例. 臨神経 55：248-258, 2015 図1Eより）

2
脈絡膜

● 表1　ライム病の臨床症状

Stage I（感染初期）	遊走性紅斑 前部硝子体の液化・清明性
Stage II（播種期）	神経症状（脊髄神経根炎, 髄膜炎, 顔面神経麻痺） 循環器症状（刺激伝導系障害性不整脈, 心筋炎） 皮膚症状（二次性紅斑, 良性リンパ球腫） 眼症状（虹彩炎, 結膜炎, 視神経乳頭炎） 関節炎, 筋肉炎など
Stage III（晩期）	慢性萎縮性肢端皮膚炎 慢性関節炎

（出典：国立感染症研究所）

● 表2　ライム病の眼症状

Stage I, II	結膜炎, 上強膜炎, 後部強膜炎, 虹彩炎, 網膜血管炎, 視神経乳頭浮腫, 全眼球炎, 脈絡膜炎, 硝子体炎, 滲出性網膜剥離, 色素上皮剥離, 兎眼性角膜炎, 複視, 皮質盲, 眼窩筋炎
Stage III	実質性角膜炎, 上強膜炎

（出典：Nussenblatt RB, et al: Uveitis fundamentals and clinical practice 4th ed, Mosby, St. Louis, 152, 2010）

関節・リウマチ性疾患によるぶどう膜炎
Rheumatic disease associated uveitis

診断のポイントとなる検査所見				
重要度	検査名		決め手となる所見	参照図
★★	眼科的	細隙灯顕微鏡	虹彩炎 強膜充血	
★		眼底	網膜血管炎 黄斑浮腫	図3
★★★	全身	血沈, CRP	炎症反応高値	
		リウマトイド因子 抗核抗体	陽性	

鑑別が必要な疾患		
主要症状	鑑別疾患	掲載頁
前眼部炎症を呈する疾患	急性前部ぶどう膜炎	
	糖尿病虹彩炎	
汎ぶどう膜炎を呈する疾患	サルコイドーシス	272頁
	フォークト・小柳・原田病	270頁

1 | 疾患の定義

リウマチ性疾患には，関節リウマチ，若年性特発性関節炎，脊椎性関節炎，全身性自己免疫疾患，血管炎，ベーチェット病など多くの疾患が含まれ，これらの疾患を背景として発症するぶどう膜炎が関節・リウマチ性疾患によるぶどう膜炎である．

2 | 眼底所見

関節リウマチや脊椎性関節炎によるぶどう膜炎は非肉芽腫性の前眼部炎症を呈することが多いが，重症例では強膜ぶどう膜炎や汎ぶどう膜炎を呈する場合がある（図1，2）．一方で，全身性エリテマトーデスや血管炎を背景とする炎症は後眼部に見られることが多く（図3），眼底所見は背景疾患によって異なり，所見は多岐にわたる．

3 | 確定診断に必要な検査

ぶどう膜炎の治療を開始する前に，血液検査，X線撮影などの全身検査を行って背景疾患の有無を検索する．リウマトイド因子や抗核抗体が陽性の場合には，リウマチ性疾患の可能性を考える．蛍光眼底造影検査を行い，血管炎のパターンを見ることも診断に有用である．

4 | 鑑別すべき疾患

あらゆるぶどう膜炎が鑑別の対象となる．ぶどう膜炎の発症時には全身症状はなくても後から全身症状が出現する場合もあるため，関節痛やこわばりなど全身症状の出現の訴えがあった場合には，膠原病内科受診を積極的に勧める．

（岩橋千春・大黒伸行）

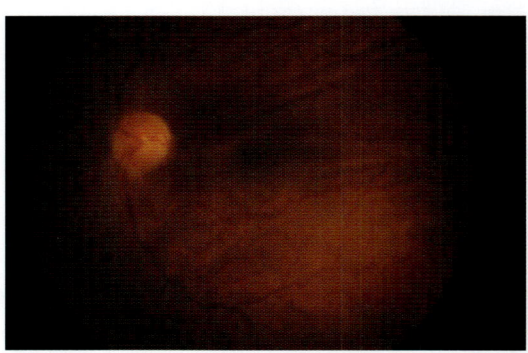

図1｜関節リウマチに伴う強膜ぶどう膜炎の眼底所見
矯正視力は0.8である．脈絡膜皺襞と血管の蛇行が見られる．

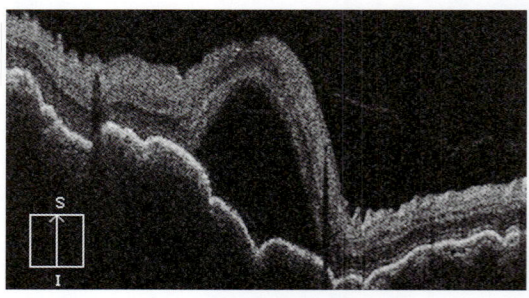

図2｜関節リウマチに伴う強膜ぶどう膜炎のOCT所見
脈絡膜皺襞と漿液性網膜剥離が見られる．

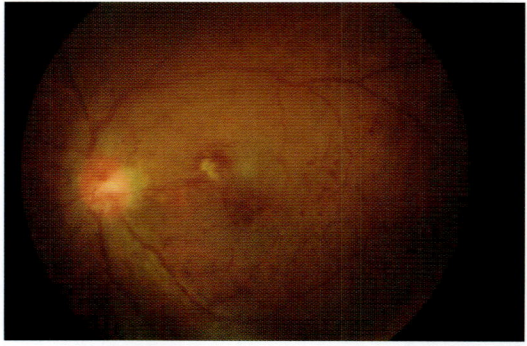

図3｜SLEに伴う血管炎
軟性白斑と網膜出血が見られる．

2
脈絡膜

2-2)-(9)

猫ひっかき病
Cat scratch disease ; CSD

診断のポイントとなる検査所見			
重要度	検査名	決め手となる所見	参照図
★	身体所見	発熱, リンパ節腫脹, ひっかき傷	
★★	眼底	視神経乳頭腫脹	図1
		星状斑	図1
		漿液性網膜剥離	図1
		白色の網脈絡膜滲出斑	図1, 2
★★★	血清抗体価		

鑑別が必要な疾患		
主要症状	鑑別が必要な疾患	掲載頁
視神経乳頭腫脹・星状斑を呈する疾患	サルコイドーシス	272頁
	高血圧性網膜症	86頁
網脈絡膜滲出病変を呈する疾患	トキソプラズマ	286頁
	トキソカラ	288頁
視神経乳頭腫脹を呈する疾患	視神経炎	362頁
	原田病	270頁

1　疾患の定義

　猫ひっかき病（CSD）は，グラム陰性桿菌である *Bartonella henselae* が猫ノミを介して猫から猫へ感染し，猫との接触により人へ伝搬する人畜共通感染症である．若年者に多く，感染部位に丘疹や膿疹を生じ，その後，所属リンパ節の有痛性の腫脹，発熱や倦怠感などの感冒様の症状をきたすが，多くは自然軽快する．眼合併症の頻度は2〜5％で，結膜炎と後眼部病変がある．後眼部病変を伴うCSDは重症例が多く，多くの症例で発熱や炎症反応の上昇を伴う．

2　眼底所見

　CSDに伴う後眼部病変は，視神経網膜炎と限局性網脈絡膜炎を生じる．片眼性が多い．視神経網膜炎では，視神経乳頭の腫脹・肉芽腫，傍乳頭部の漿液性網膜剥離や網膜浮腫，白色の網脈絡膜滲出斑，黄斑部に放射状に星状斑（macular star），網膜出血などを生じる（図1）．星状斑は発症早期では見られず，網膜浮腫が軽減する過程で出現する．視神経乳頭に病変を伴わず，白色の網脈絡滲出病変のみを認める病型を限局性網脈絡膜炎と呼ぶ（図2）．視力低下のない限局性網脈絡膜炎では，不明熱の精査時に偶発的に見つかる時もある．また，網膜中心動脈分枝閉塞症を合併することもある．

3　確定診断に必要な検査

　血清抗 *B. henselae* 抗体価を測定し，単一血清でIgM抗体が20倍以上あるいはIgG抗体が512倍以上の場合，ペア血清でIgG抗体価が4倍以上の上昇の場合に確定診断できる．

4　鑑別すべき疾患

　視神経乳頭腫脹や星状斑，網脈絡膜滲出斑を呈する高血圧網膜症，サルコイドーシス，トキソプラズマ，トキソカラとの鑑別が必要である．　　　（福田　憲）

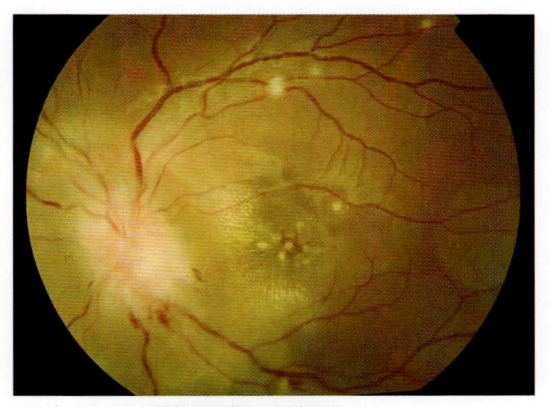

図1｜CSDによる視神経網膜炎の眼底所見
視神経乳頭の肉芽腫，乳頭周囲の漿液性網膜剥離，網膜出血，白色の網脈絡膜滲出斑，星状斑が見られる．

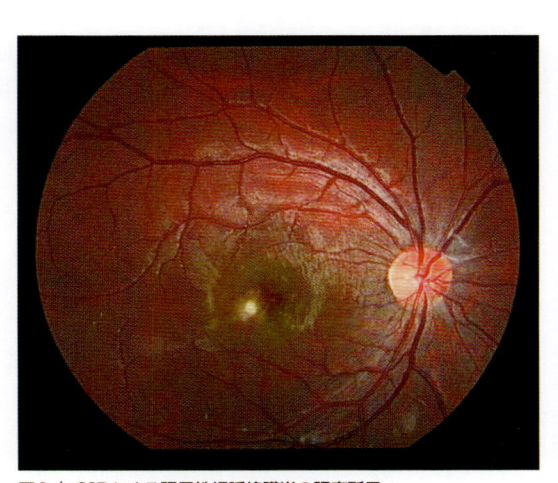

図2｜CSDによる限局性網脈絡膜炎の眼底所見
視神経乳頭の腫脹は伴わず，黄斑部に類円形の白色の網脈絡膜滲出斑のみが見られる．

2
脈絡膜

真菌性眼内炎
Fungal endophthalmitis

診断のポイントとなる検査所見				
重要度	検査名		決め手となる所見	参照図
★★	眼科的検査	眼底	初期には黄白色の滲出斑	図1
			中期～後期には硝子体混濁	図4
		OCT	RPEから網膜外層に突出する高反射領域	図2, 3
★★	全身検査	全身背景	体内留置物	
			免疫抑制状態	
		血液	血液培養	
			β-Dグルカン	

鑑別が必要な疾患		
眼底所見	鑑別疾患	掲載頁
多発する白色病変	粟粒結核	276頁
	サイトメガロウイルス網膜炎	292頁
	白斑症候群	
硝子体混濁	非感染性ぶどう膜炎	
	細菌性眼内炎	
	悪性リンパ腫	296頁
	急性網膜壊死	290頁

1 疾患の定義

真菌性眼内炎とは，真菌が何らかの経路で眼内に到達し，感染が成立した状態である．内眼手術，眼外傷，コンタクトレンズ装用による角膜障害などに伴い直接真菌が眼内に侵入し，外因性に感染症を生じる外因性真菌性眼内炎と，経中心静脈栄養法や各種カテーテル留置に伴う全身の真菌血症により真菌が脈絡膜血管に運ばれ，感染症を生じる内因性真菌性眼内炎に分けられる．

内因性真菌性眼内炎は医療の進歩ともに近年増加しており，9割近くは酵母菌のカンジダ族が原因真菌であるが，糸状菌であるフザリウムやアスペルギルスなどのこともある．カテーテル留置以外のリスク因子として，心血管手術後，消化器手術後，臓器移植後，血液悪性腫瘍，悪性腫瘍，糖尿病，ステロイド内服中など，免疫能が低下している状態が挙げられる．

2 眼底所見

初期には硝子体側に隆起した小円形黄白色滲出斑を特徴とする脈絡網膜炎を呈する(図1, 2)．病巣は細菌性眼内炎と比較してゆっくりと進行し(図3)，眼底に多発性の明瞭なfocusを形成する．さらに病期が進行すると，網膜上の病変が硝子体内へ突出し，fungus ballと呼ばれる球形羽毛状，あるいは雪玉状の硝子体混濁が見られる(図4, 5)が，多くの場合，この段階では眼底の透見は著明に低下しており，硝子体手術の術中所見として観察されることも多い．さらに長期化すると，出血や血管炎が増悪し，増殖硝子体網膜症から網膜剥離を生じる．

3 確定診断に必要な検査

真菌性眼内炎は比較的緩徐に進行するため，明らかな体内留置物がない場合，初期には非感染性ぶどう膜炎として治療されていることも多く，まずは感染の可能性を考えることが大切である．外因性真菌性眼内炎の場合には眼内液の培養，鏡検(特にファンギフローラY染色)，PCR検査が必要である．また，硝子体液のβ-Dグルカン値も参考となる．

内因性真菌性眼内炎の場合には，血液培養，血清β-Dグルカン値，留置されているドレーンやカテーテルがある場合には，それらの先端部からの培養が確定診断に必要である．真菌血症を認める患者に対しては，羞明や飛蚊症などの眼科的な訴えの有無にかかわらず，眼底検査を行うことが必要である．また，初回の眼底病変で眼所見がない場合でも，1週間後の再検査では眼病変が発見されることもあるため，初回の眼底検査で異常が見られない場合でも，週1回，少なくとも2週間後まで眼底検査を行うことが推奨されている(深在性真菌症の診断・治療ガイドライン2014)．

4 鑑別すべき疾患

眼内に多発する白色病変を呈する疾患として，粟粒結核，サイトメガロウイルス網膜炎，白斑症候群などが挙げられる．病期が進んで硝子体混濁が強い症例では，細菌性眼内炎，悪性リンパ腫，急性網膜壊死などとの鑑別が必要である．眼底所見は患者の免疫状態や病期によって左右されるため，眼所見のみから鑑別を行うのは困難である．採血や培養などの全身検査を行って鑑別を進めていく．

(岩橋千春・大黒伸行)

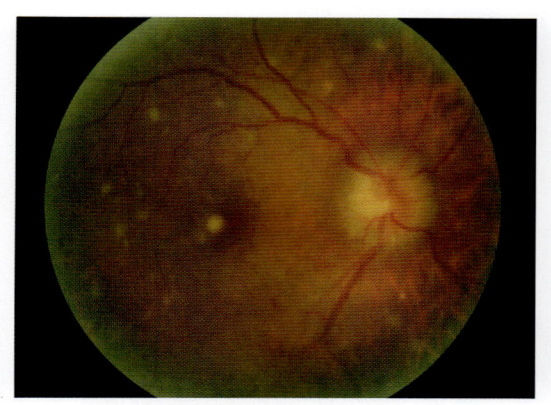

図1｜内因性真菌性眼内炎の眼底所見
矯正視力は0.2，IVHカテーテル留置中の発症であった．

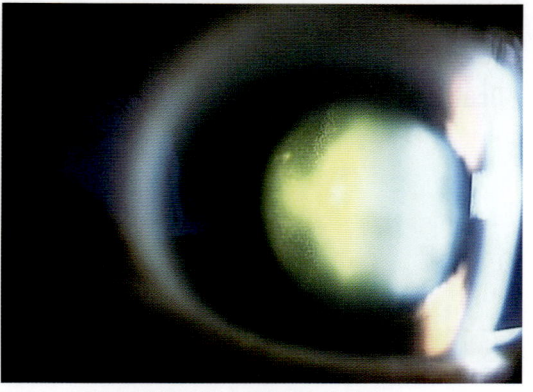

図4｜内因性真菌性眼内炎による前部硝子体混濁
眼底は強い硝子体混濁のため透見不良であった．

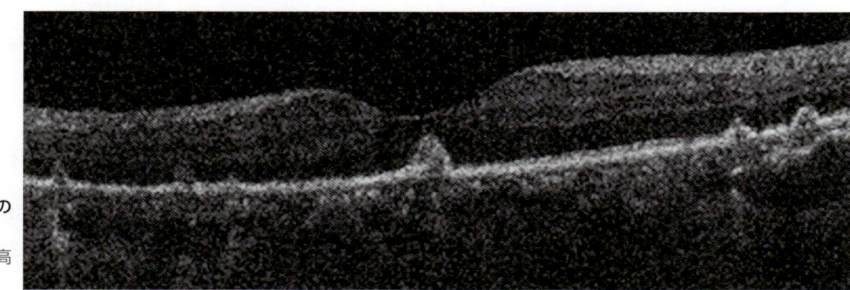

**図2｜内因性真菌性眼内炎の
OCT所見**
RPEから網膜外層に突出する高
反射領域を認める．

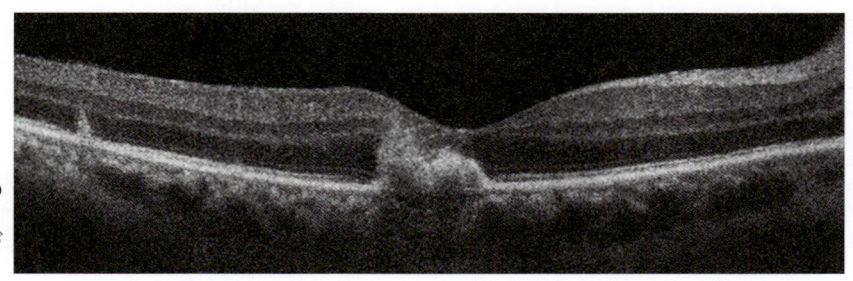

**図3｜内因性真菌性眼内炎の
OCT所見**
図2の症例の1週間後．病巣が
網膜全層へ広がっている．

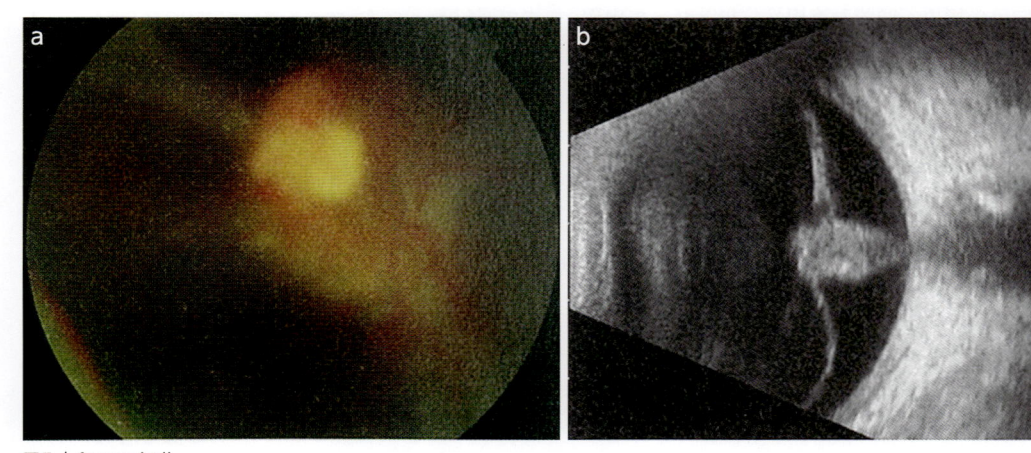

図5｜fungus ball
a：眼底の黄白色増殖性病変，b：真菌性眼内炎沈静化後の超音波Bモード所見
（川上秀昭ほか：真菌性眼内炎．臨眼70（増刊号）：291，2016　図2b，cより）

2-2)-(11)

眼トキソプラズマ症
Ocular toxoplasmosis

<table>
<tr><th colspan="5">診断のポイントとなる検査所見</th></tr>
<tr><th>重要度</th><th>検査名</th><th>型</th><th>決め手となる所見</th><th>参照図</th></tr>
<tr><td>★★★</td><td>眼底</td><td>先天性</td><td>黄斑部の瘢痕性病巣が多い</td><td>図1</td></tr>
<tr><td></td><td></td><td>後天性</td><td>片眼性に主として後極部に滲出性病巣を生じることが多い</td><td>図5</td></tr>
<tr><td>★★</td><td>FA</td><td>滲出性病巣</td><td>初期：中心部blockingによる低蛍光
後期：中心部～周辺部まで過蛍光</td><td></td></tr>
<tr><td>★★★</td><td>血清抗体価</td><td>先天性</td><td>トキソプラズマIgG抗体価高値</td><td></td></tr>
<tr><td></td><td></td><td>後天性</td><td>トキソプラズマIgM抗体価高値</td><td></td></tr>
<tr><td></td><td>眼内液</td><td></td><td>Direct Strip PCRによる網羅的解析によりトキソプラズマDNA陽性</td><td></td></tr>
</table>

<table>
<tr><th colspan="3">鑑別が必要な疾患</th></tr>
<tr><th>鑑別疾患</th><th>鑑別のポイント</th><th>掲載頁</th></tr>
<tr><td>眼トキソカラ症</td><td>眼底周辺部に隆起性病巣．FAで初期から過蛍光．硝子体索をきたしうる．血清のトキソカラチェック陽性</td><td>288頁</td></tr>
<tr><td>サルコイドーシス</td><td>視神経乳頭に結節を生じうる．FAで特徴的な網膜血管からの色素漏出．胸部X線でBHL，血中ACE値高値</td><td>272頁</td></tr>
</table>

1 疾患の定義

　眼トキソプラズマ症は，トキソプラズマ原虫（*Toxoplasma gondii*：*T. gondii*）が細胞内に感染することによって発症し，感染性ぶどう膜炎をきたす．ヒトへの感染経路はネコの糞便中に含まれる *T. gondii* のオーシストが付着した土や野菜を介して，また，中間宿主の組織内で潜伏感染したシストを含む食肉に由来する．眼科領域では網脈絡膜に病変をきたしやすく，その感染様式は先天性と後天性感染に大別される．

2 眼底所見

1．先天性トキソプラズマ症

　母体が初感染した場合，経胎盤的に胎児に *T. gondii* が移行し，先天性トキソプラズマ症を発症する危惧がある．眼底黄斑部を中心に瘢痕性病巣（図1）をきたす網脈絡膜炎，精神運動障害，水頭症や脳内石灰化病変（図2）の4徴が知られているが，すべてを呈する例は少ない．眼底病変は両眼性であることも多く，時に再発性病巣を生じ，瘢痕性病巣やその周辺に白色の境界不明瞭な滲出性病巣となって出現する（図3）．

2．後天性トキソプラズマ症

　免疫能が正常な場合は，ほとんどが不顕性感染であり，約10％に発熱，リンパ節腫脹などを見るが，本症の発症に免疫状態は関与しないとされる．片眼性に発症することがほとんどで，限局性の白色～黄白色で1～3乳頭径の大きさであることが多い．視神経乳頭部に病変を生じた場合（図4）も含めて後極部に発症することが多々観察されているが，視力予後はよいとされる．その一方で再発を繰り返す症例もある（図5）．瘢痕病巣内には *T. gondii* のシストが存在，免疫能の低下などが引き金となり，再発の原因となるとされている．

3 確定診断に必要な検査

　先天性の場合，母子ともに血清中のトキソプラズマIgG抗体価の上昇が診断の一助となる．後天性では，トキソプラズマIgM抗体価の上昇が見られることが多い．

　最近では，眼内液を用いた網羅的PCRの施行が注目されている．HSV1型・2型，VZV，CMV，HTLV-1，トキソプラズマ，梅毒などを対象として含めた「Direct strip PCR」キットが開発され，簡便に網羅的解析が可能となった．

　フルオレセイン蛍光眼底造影（FA）の造影初期では，病巣中心部は低蛍光を示し，病巣周辺部は過蛍光として描出される．後期には，中心部から周辺部まで過蛍光となる．

4 鑑別すべき疾患

眼トキソカラ症：イヌ回虫やネコ回虫の幼虫もしくは虫卵の感染により生じる．眼底周辺部に隆起性病変を見ることが多く，硝子体索を生じ，網膜剝離を合併することもある．抗体検査（トキソカラチェック）で陽性であれば，診断的価値は高い．FAの造影初期・後期とも病変部は過蛍光となる．

サルコイドーシス：視神経乳頭に結節を生じうるため，時に本症と類似するが，FAでは特徴的な網膜血管からの色素漏出があり，全身検査では，BHLや血中ACE値が高い．

（丸山耕一）

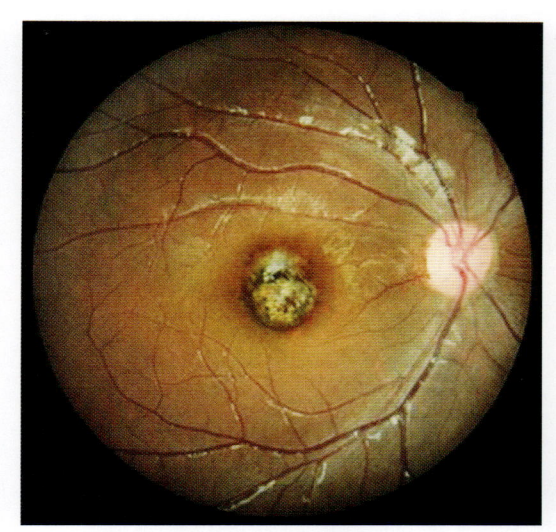

図1｜先天性眼トキソプラズマ症の眼底所見
5歳男児．矯正視力は0.06．萎縮性病変が見られる．

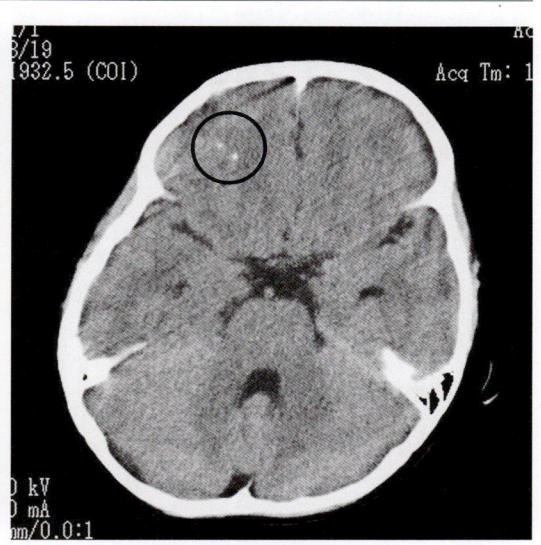

図2｜先天性トキソプラズマ症の頭部CT所見
5歳男児．脳内に石灰化が見られる（○印）．

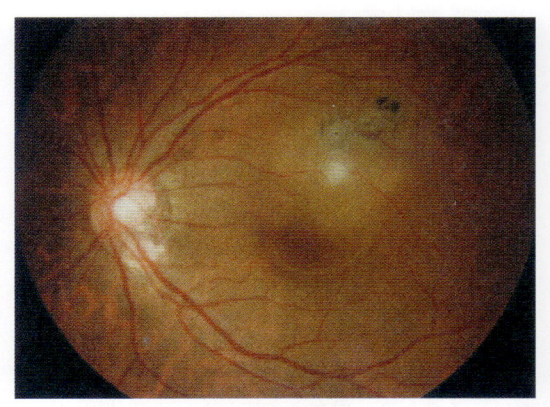

図3｜先天性トキソプラズマ症の再発性病変
陳旧病巣に隣接して境界不明瞭な滲出性病変が見られ，周囲の網膜は浮腫状に混濁している．（竹内　大先生のご厚意による）

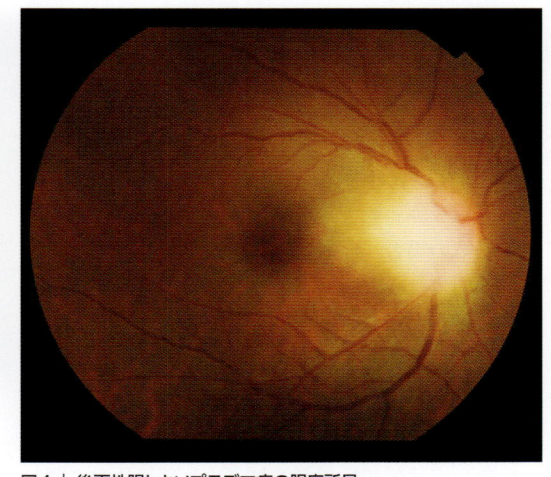

図4｜後天性眼トキソプラズマ症の眼底所見
47歳女性．矯正視力は0.6．視神経乳頭腫脹と耳側に滲出性病変が見られる．（庄田裕美：あたらしい眼科 34（5）：702，2017　図1より）

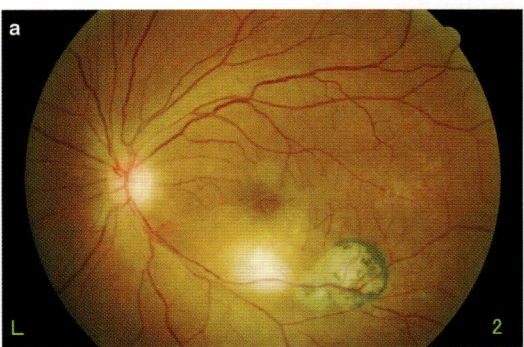

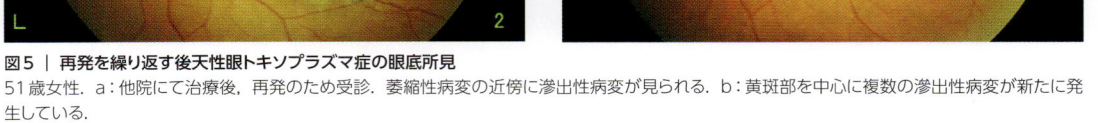

図5｜再発を繰り返す後天性眼トキソプラズマ症の眼底所見
51歳女性．a：他院にて治療後，再発のため受診．萎縮性病変の近傍に滲出性病変が見られる．b：黄斑部を中心に複数の滲出性病変が新たに発生している．

2
脈絡膜

2–2)–(12)

眼トキソカラ症
Ocular toxocariasis

診断のポイントとなる検査所見			
重要度	検査名	決め手となる所見	参照図
★★★	血清学的診断	Toxocara spp. Excretory-secretory antigenに対するIgG抗体の検出	
★★		Toxocara spp. Excretory-secretory antigenに対する特異的IgE抗体の検出	
★★	眼底	眼底後極部の境界不鮮明な白色肉芽腫様病巣	図1, 2
★★		病変部位に伸びる硝子体内索状物	図3
★★		網膜最周辺部に孤立して存在する白色隆起性病変	図3

鑑別が必要な疾患			
鑑別が必要な疾患	鑑別のポイント	主要症状	掲載頁
網膜芽細胞腫	CT検査で石灰化の有無	白色瞳孔, 低視力	250頁
トキソプラズマ症	トキソプラズモーシスの特異抗体, トキソプラズマDNAの検出	黄斑部病変, 高度の硝子体混濁	286頁
真菌性眼内炎	中心静脈栄養の有無, 日和見感染の有無, 血中β-Dグルカン陽性, 眼内液真菌培養検査	硝子体混濁fluf ball	284頁
サルコイドーシス	血中ACE, sIL-2Rの上昇, 両側肺門部リンパ節腫脹	肉芽腫性ぶどう膜炎	272頁
コーツ病	蛍光眼底所見の無血管野領域と血管からの色素漏出	漿液性網膜剥離, 毛細血管拡張, 毛細血管瘤, 血管新生緑内障	76頁

1 疾患の定義

　ヒトに摂取された幼虫包蔵卵またはトキソカラ幼虫は，他の動物と同様に腸管から血行性に各臓器・組織に散布される．眼では両眼発症は少なく，片眼に発症することが臨床的に多い．そして，眼病巣の部位により型が，眼内炎型・後極部腫瘤型・周辺部腫瘤型に分類される．

　眼内炎型は小児，特に10歳以下に発症して，白色瞳孔や斜視，片眼性の視力障害で発見される．鑑別としては，小児期に白色瞳孔を示すことがあるため，網膜細胞腫，第1次硝子体過形成遺残との鑑別が必要である．眼内炎型は前房蓄膿を伴った前部ぶどう膜炎と強い硝子体混濁を呈する汎ぶどう膜炎である．この場合，充血や痛みを伴うことがある．予後については，網膜剥離や血管新生緑内障を引き起こすことがあり，眼球ろうにいたることがあるため，不良であることが多い．

　後極部腫瘤型(肉芽腫型)(図1)は，若年者から成人まで幅広く発症する．眼底後極部に境界が不鮮明な白色の肉芽腫様病巣があり，少し硝子体から離れているように観察される．網膜血管炎と硝子体混濁(炎症細胞を含む)を併発することがある．慢性期になると，腫瘤は辺縁がはっきりして(図2)，時には視神経乳頭から病変部位または病変部位から周辺の網膜に伸びる索状物が硝子体内に認められる．その索状物が原因で牽引性網膜剥離を引き起こすことがあるので，注意が必要である．

　周辺部腫瘤型は成人に多く，この病態が臨床ではよく観察される．病変は網膜最周辺部(鋸状縁近傍)に存在し，網膜より孤立して存在する白色隆起性病変を認める．炎症が高度で，多くは硝子体混濁や網膜血管炎を伴う．また，病変部に向かって，視神経乳頭や赤道部辺りより硝子体内に索状物が形成され(図3)，牽引性網膜剥離や硝子体出血を生じて，硝子体手術が必要になることがある．

2 確定診断に必要な検査

　眼トキソカラ症のように幼虫が病態を引き起こすものについては，糞便に出ないため確定診断ができない．そのため，現在まで抗トキソカラ特異的抗体を検出する方法(免疫学的手法)が開発されている．血清だけでなく，眼内の房水や硝子体液を用いても検査することが可能である．本方法は確定診断できるものではなく，補助診断として用いることを留意する必要がある．そのため眼トキソカラ症の診断には，臨床所見(特に眼所見，症状，血液分画，IgEの上昇)と問診(患者背景)とを併せて診断する必要がある．眼トキソカラ症の場合，好酸球の増多がないことが多いため，好酸球の増多がなくても診断には問題はない．また，硝子体手術の検体より，幼虫が検出された報告があるが，摘出した眼でも病理検査で虫体を確認することは難しいとされている．

3 鑑別に必要な疾患

　小児の場合：網膜芽細胞腫．

　小児または成人の場合：トキソプラズマ症，真菌

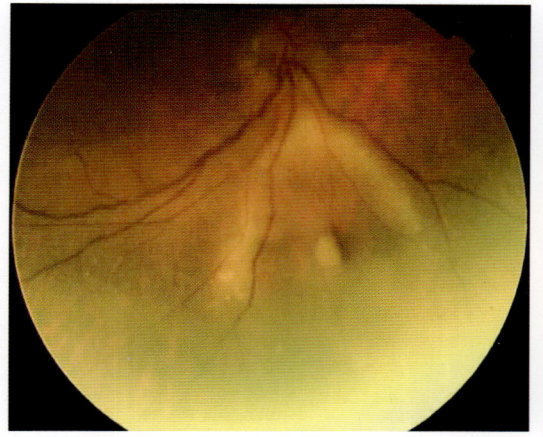

図1｜後極部腫瘤型
眼底後極部に境界が不鮮明な白色の肉芽腫様病巣を認め，網膜血管炎（血管周囲の滲出斑あり）を伴っている．

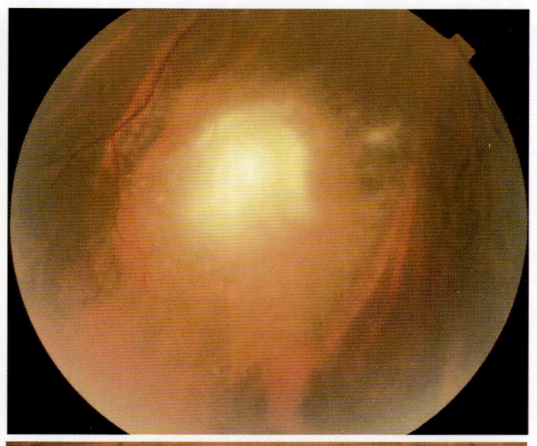

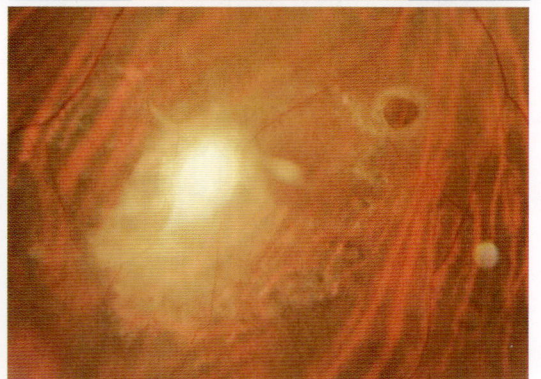

図2｜後極部腫瘤型の治療経過
治療前は病変部位の周辺が淡く境界不鮮明．治療後，境界が鮮明になっている．

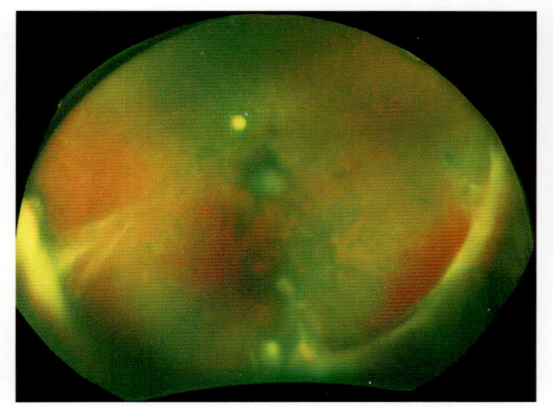

図3｜周辺部腫瘤型
周辺部網膜に限局した肉芽腫性病変に向かって，硝子体の牽引がかかっていることがわかる．

性眼内炎，サルコイドーシス，コーツ病（周辺部網膜血管腫）．

4 治療

　トキソカラ症の治療には，アルベンダゾール（ABZ）またはメベンダゾール（MBZ）が用いられる．ABZのほうが副作用は少ないとされており，第一選択薬として用いられる．ABZは400mg/回を1日2回5日間投与する（小児も同じ）．MBZに関しては100～200mg/回を1日2回，5日間とされている．

しかし，いまだ確実な治療方法のプロトコールはなく，ある報告では5mg/kg/回を1日2～3回，28日間投与を1クールとして，効果が不十分なら14日間の休薬期間をはさんで，反復投与する方法もある．眼トキソカラ症の治療は，抗寄生虫薬の治療とコルチコステロイド（1mg/kg/日から始め，1ヵ月以上かけて漸減して投与する）の併用も考えられており，また，適切な時期に網膜光凝固や硝子体手術も併用されることがある．

（丸山和一）

急性網膜壊死
Acute retinal necrosis ; ARN

診断のポイントとなる検査所見

重要度	検査名	決め手となる所見	参照図
★★	眼底	黄白色病変	図1, 2, 3, 4, 5
★★★	PCR	HSVあるいはVZVの検出	
★	眼圧	ARNの約30%は初期に高眼圧をきたす	
★★	抗体率	HSVあるいはVZVの検出	

鑑別が必要な疾患

鑑別が必要な疾患	鑑別のポイント	掲載頁
サルコイドーシス	両眼性，進行は緩徐	272頁
ポスナー・シュロスマン症候群	眼底所見は軽微	
ヘルペス性虹彩毛様体炎	眼底所見は軽微	
サイトメガロウイルス網膜炎	HIVなど免疫不全患者，周辺部顆粒型は進行が緩徐	292頁
進行性網膜外層壊死	HIVなど免疫不全患者	
慢性網膜壊死	進行が緩徐	
眼トキソプラズマ症	進行が緩徐で，黄白色病変の辺縁が明瞭	286頁
眼内リンパ腫	眼内液中IL-10/IL-6比進行が緩徐	296頁

1 疾患の定義

　急性網膜壊死（ARN）は，単純ヘルペスウイルス herpes simplex virus（HSV），または水痘・帯状疱疹ウイルス varicella zoster virus（VZV）の眼内感染により生じるきわめて視力予後不良な感染性ぶどう膜炎の一つである．HSVやVZVは通常，小児期に初感染し，神経節に潜伏感染すると考えられているが，このような普遍的なウイルスでありながら，ごく一部の健康な人にのみARNを発症する理由は不明である．

2 眼底所見

　ARNにおける初期の眼底所見は，片眼性の眼底周辺部に顆粒状黄白色病変がみられる（図1）．約30％の症例は初診時に眼圧が上昇しているため，眼圧が上昇していても隅角が閉塞していなければ，ARNを除外するためにも必ず散瞳して眼底周辺部まで観察することが重要である．ARNの進行に伴い，網膜動脈を主体とした閉塞性血管炎や棍棒状出血（図2，3）がみられ，眼底周辺部の顆粒状黄白色病変は融合して濃厚な黄白色病変となる（図4）．ARNの視力予後不良因子の一つとして視神経障害による影響があるが，急性期には視神経乳頭腫脹もみられる（図5）．ARNの進行に伴い，眼内に感染したヘルペスウイルスを排除しようとする免疫反応が生じ，硝子体混濁が増強するため，詳細な眼底所見を把握しづらくなってくる（図6）．薬物療法を施行してもARNの約60％の症例で2〜3ヵ月以内に網膜剥離を発症する．

3 確定診断に必要な検査

　初期のARNでは眼底所見から診断が難しいことも多い．病状が進行してくれば，特徴的な眼底所見より診断は容易であることも多いが，眼内液（前房水や硝子体）からHSVあるいはVZVのゲノムDNAとコピー数をreal-time PCR法により測定することが診断に重要である．また，real-time PCR法で測定される原因ウイルスのコピー数と視力予後は相関する．

4 鑑別すべき疾患

　ARN早期における前眼部所見は，豚脂様角膜後面沈着物を伴う急性虹彩毛様体炎で発症するため，ヘルペス性虹彩毛様体炎，サルコイドーシスやポスナー・シュロスマン症候群との鑑別が重要となる．AIDS患者を代表とした重症の免疫不全患者に発症するVZV感染による壊死性網膜炎は，進行性網膜外層壊死 progressive outer retinal necrosis（PORN）としてARNと区別する．周辺部顆粒型によるサイトメガロウイルス網膜炎では白色顆粒状の滲出病巣をきたし，網膜が萎縮・壊死を起こし非薄化しているが，進行が緩徐であり，AIDS患者を代表とした免疫不全患者に発症する．また，AIDSや臓器移植後などで重症の免疫不全を伴っていない症例で，網膜周辺部顆粒状病変や網膜血管閉塞を伴う慢性の経過をとるサイトメガロウイルス網膜炎は，慢性網膜壊死 chronic retinal necrosis（CRN）という新たな疾患概念で提唱されている．眼トキソプラズマ症もARNと類似した壊死性網膜炎を発症するが，進行が緩徐であり，黄白色病変の辺縁が明瞭で，出血に乏しいことで鑑別される．　　　（臼井嘉彦）

2
脈絡膜

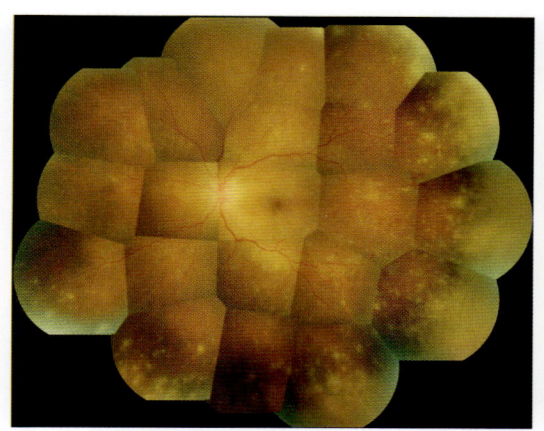

図1 ｜ ARNによる顆粒状黄白色病変
網膜周辺部に顆粒状の黄白色病変が見られる.

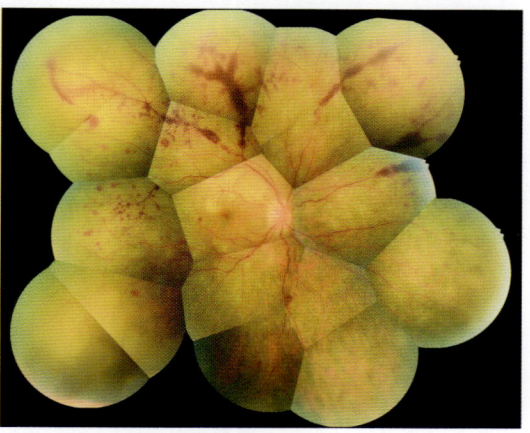

図2 ｜ ARNに見られる棍棒状の出血
網膜動脈を主体とした血管から染み出した棍棒状の出血が見られる.

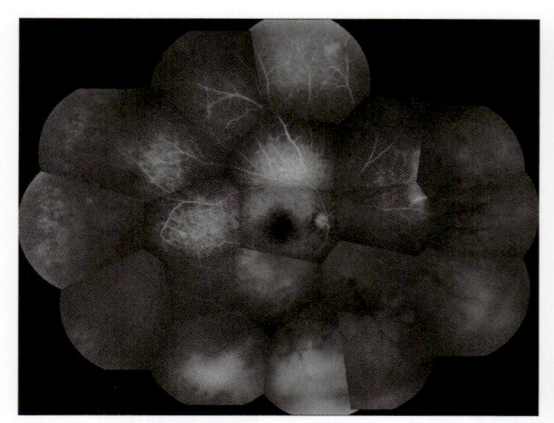

図3 ｜ ARNの蛍光眼底造影所見
周辺眼底部の黄白色病変での網膜血管の途絶および閉塞性血管炎が
見られる.

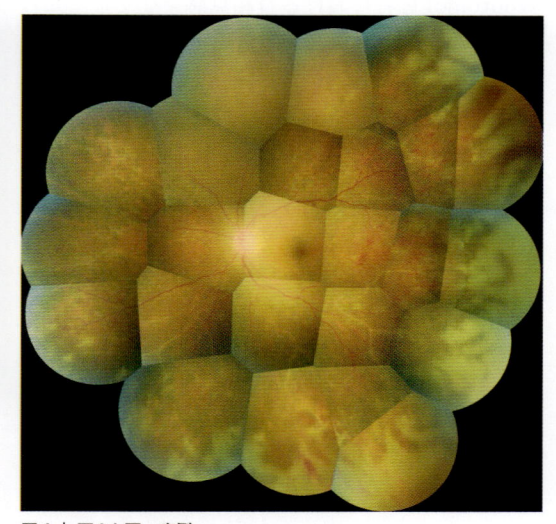

図4 ｜ 図1と同一症例
周辺部網膜に顆粒状の黄白色病変が癒合・拡大し，境界明瞭な黄白色
病変が見られる.

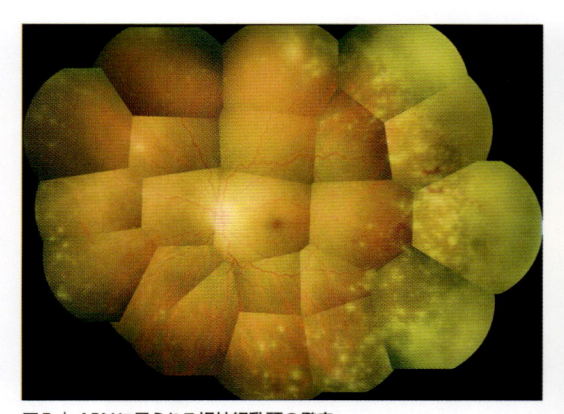

図5 ｜ ARNに見られる視神経乳頭の発赤
視神経乳頭の発赤と腫脹とともに網膜血管の拡張・蛇行が見られる.

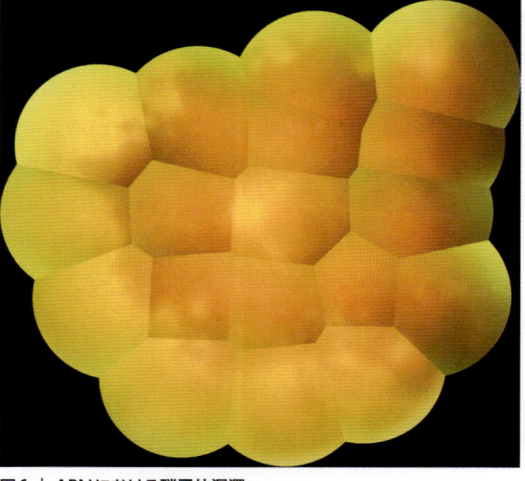

図6 ｜ ARNにおける硝子体混濁
硝子体混濁により眼底の透見が困難となる.

2
脈絡膜

サイトメガロウイルス網膜炎
Cytomegalovirus retinitis ; CMVR

診断のポイントとなる検査所見

重要度	検査名	病型	決め手となる所見	参照図
★★★	眼底	急性期	周辺部の白色顆粒状滲出斑，後極部の網膜出血と浮腫を伴う黄白色滲出斑	図1
		陳旧期	網膜萎縮，網膜前膜	図2
		免疫回復ぶどう膜炎	硝子体混濁，乳頭浮腫，黄斑浮腫	図3, 4
		非典型的	汎網膜閉塞性血管炎	
★★	FAG	非典型的	広範囲の血管閉塞	
★★★	眼内液PCR			

鑑別が必要な疾患

鑑別のポイント	鑑別疾患	掲載頁
病歴，免疫能などの全身状態，進行速度の違い，眼内炎症の有無．眼内液PCR法による病原体の検出	急性網膜壊死	290頁
	進行性網膜外層壊死	
	HIV網膜症	
	眼トキソプラズマ症	286頁
	梅毒性ぶどう膜炎	278頁

1 疾患の定義

　サイトメガロウイルス網膜炎 (CMVR) は，免疫不全者，特に AIDS (acquired immunodeficiency syndrome) 患者における日和見感染症として知られてきた．CMVRの初期は，典型的な網膜所見を呈し，病変はウイルスによる網膜浸潤に起因している．免疫不全状態であるため，前房内や硝子体内の炎症所見は乏しいのが特徴であり，網膜壊死部である黄白色滲出斑は，未治療では徐々に拡大するが，その進行は比較的緩徐である．病変の沈静化とともに網膜萎縮に至る．また，経過中に約4割の症例に網膜剝離を合併すると報告されており，その治療成績は不良である．CMVRにおいて，黄斑部や視神経に及ぶ網膜萎縮と網膜剝離は不可逆的で重篤な視機能障害を及ぼす．

　免疫能の回復期に，硝子体混濁をはじめとする眼内炎症，いわゆる免疫回復ぶどう膜炎 immune recovery uveitis (IRU) を発症することがあり，視力低下の原因となる．IRUの眼所見は，発症初期に見られる虹彩毛様体炎や硝子体炎，慢性化した症例では網膜前膜や囊胞様黄斑浮腫などを認める．

　近年，免疫不全をきたす基礎疾患がない症例や，ステロイド眼局所投与や抗VEGF薬の硝子体内注射後に生じる非典型的CMV網膜炎の報告が増えてきている．網膜の黄白色滲出斑に加えて，閉塞性網膜血管炎(動脈炎優位)や，前房や硝子体に炎症を伴うことが多いと報告されており，急性網膜壊死と類似した所見であるため，鑑別に注意を要する．

2 眼底所見

　典型的CMV網膜炎の急性期，陳旧期，免疫回復ぶどう膜炎，非典型的CMV網膜炎に分けて臨床所見を図1〜4に示す．急性期の眼底所見は，CMV網膜炎に特徴的であるため，眼底検査によりほぼ診断可能であるといえる．

3 確定診断に必要な検査

　CMV網膜炎は，免疫不全をきたす原疾患や治療歴の有無についての問診と前述した特徴的な眼所見のみで，ほとんどの症例において臨床診断が可能である．これに加えて，眼内液(前房水や硝子体)を用いたPCR法によるCMVゲノムの検出により確定診断を行う．CMV抗原血症検査は，網膜炎の診断には補助的な位置づけである．IRUは，沈静化したCMV網膜炎病巣の存在と，眼内炎症所見の存在により臨床的に診断される．

4 鑑別すべき疾患

　水痘・帯状疱疹ウイルス，単純ヘルペスウイルス感染により網膜壊死と血管炎を引き起こす急性網膜壊死や進行性網膜外層壊死との鑑別が重要である．HIV (human immunodeficiency virus) 網膜症は，軟性白斑，網膜出血が重篤な場合，CMV網膜炎の臨床所見と類似することがあり，鑑別を要する．その他，網膜壊死をきたす眼トキソプラズマ症，梅毒などは，眼内液PCRや血液検査により鑑別が可能である．

（石川桂二郎）

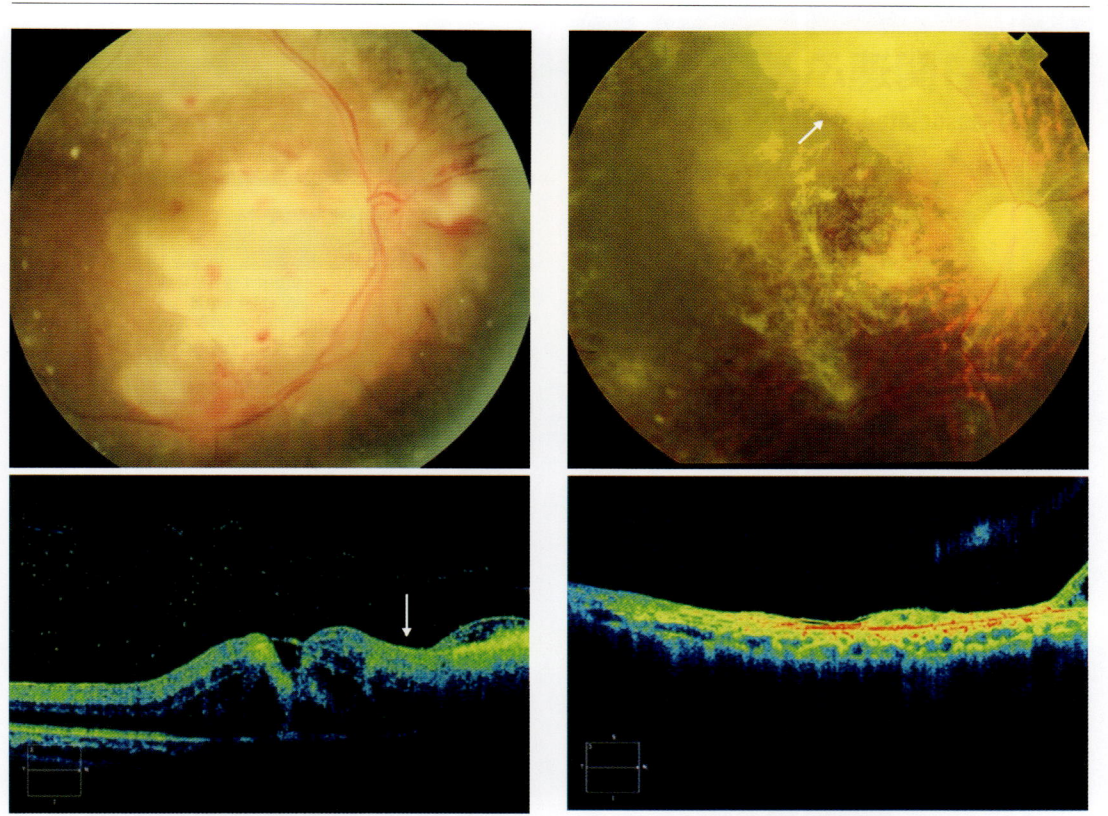

図1｜急性期の典型的CMV網膜炎の所見
眼底後極部に網膜出血と浮腫を伴う黄白色滲出斑を認める．OCT：壊死部に一致して網膜の反射が亢進し，肥厚している（矢印）．

図2｜陳旧期の典型的CMV網膜炎の所見
眼底後極部は萎縮しており，上方に線維瘢痕組織を認める（矢印）．OCT：網膜の層構造が破壊され，高度に菲薄化している．

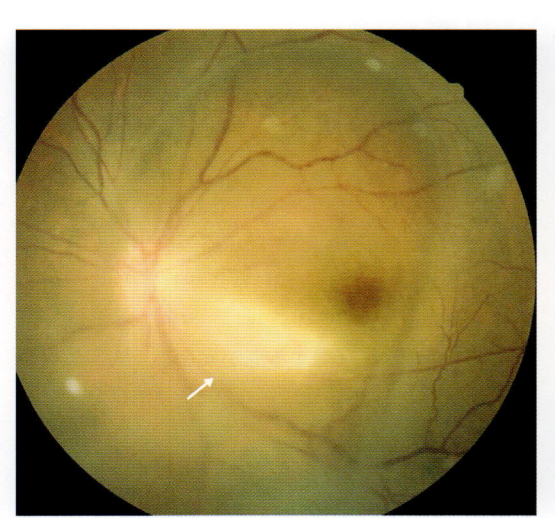

図3｜IRUの眼底所見-1
軽度の硝子体混濁と視神経乳頭，黄斑近傍に白色滲出斑を認める（矢印）．

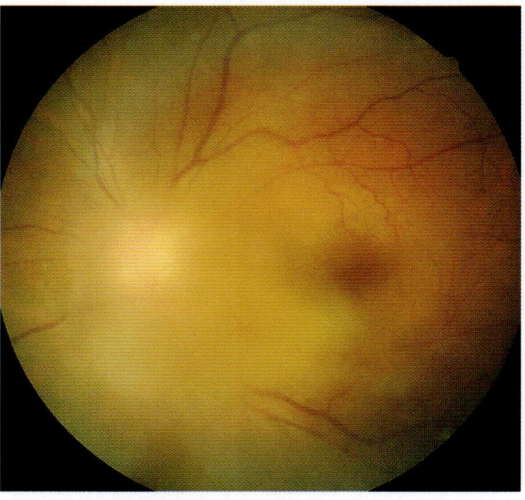

図4｜IRUの眼底所見-2
抗ウイルス療法施行中に硝子体混濁が増悪し，眼底透見不良となった．

HTLV-1関連ぶどう膜炎
HTLV-1-associated uveitis ; HAU

診断のポイントとなる検査所見

重要度	検査名	決め手となる所見	参照図
★★★	血清抗HTLV-1抗体	陽性	
★	眼底	顆粒状硝子体混濁	図1, 2
		網膜への顆粒付着	図3～6

鑑別が必要な疾患

鑑別が必要な疾患	鑑別のポイント	掲載頁
サルコイドーシス	両眼性で慢性に経過 網脈絡膜滲出斑 肺門リンパ節腫脹 アンジオテンシン変換酵素上昇	272頁
ATLの眼内浸潤や日和見感染	網脈絡膜病変 ステロイド治療に反応しない	

1 疾患の定義

　Human T-lymphotropic virus 1 (HTLV-1)はTリンパ球に感染するウイルスで，感染者はキャリアとなり，キャリアのごく一部が成人T細胞白血病adult T-cell leukemia (ATL)や脊髄疾患HTLV-1-associated myelopathy (HAM)を発症する．HTLV-1キャリアやHAM患者に見られるHTLV-1感染が関連して発症するぶどう膜炎がHTLV-1関連ぶどう膜炎 HTLV-1-associated uveitis (HAU)であり，HTLV-1が眼の組織に感染してぶどう膜炎を発症するのではなく，眼内に侵入したHTLV-1感染リンパ球によって惹起された免疫反応がHAUの病態である．

2 眼底所見

　軽度～中等度の硝子体混濁が見られ，典型的な場合は顆粒状硝子体混濁を呈する(図1, 2)．特徴的な所見として網膜血管や網膜表面に白色顆粒の付着が見られることがある(図3～6)．稀に網膜血管に白鞘が見られることがあるが，網脈絡膜に滲出病巣は見られない．

　ステロイド治療に反応して寛解し，硝子体混濁や網膜への顆粒付着は消失する．網膜血管白鞘は遺残することがある．

3 確定診断に必要な検査

　除外診断を行い，既知のぶどう膜炎に分類できないぶどう膜炎で，血清抗HTLV-1抗体が陽性の場合にHAUと診断する．抗HTLV-1抗体の検査法には，スクリーニング検査としてゼラチン粒子凝集法(PA法)，化学発光酵素免疫法(CLEIA法)があり，偽陽性を除外するための確認検査としてウエスタンブ

ロット法がある．HTLV-1関連疾患を疑って検査する場合は，通常，PA法またはCLEIA法で十分である．

　HAUに特徴的な網膜への顆粒付着は硝子体混濁のために通常の眼底検査ではわかりにくい場合があるが，OCTを撮影することで確認できる場合がある(図6)．また，通常の眼底写真より赤外線(IR)画像のほうが網膜血管への顆粒付着がわかりやすいことがある(図5)．

　甲状腺機能亢進症で治療している場合，HAUを発症しやすいことが示唆されているので，既往歴を確認することも診断に有用である．

4 鑑別すべき疾患

　除外診断が前提となるので，HAUと診断してもHTLV-1キャリアに発症した他の原因によるぶどう膜炎である可能性が残ることに留意する．

　サルコイドーシスによるぶどう膜炎は眼所見が比較的類似するので，鑑別が重要である．サルコイドーシスでは網膜静脈周囲炎や網脈絡膜滲出斑が見られることが多い．また，HAUは片眼性が多く，ステロイド治療で寛解するのに対し，サルコイドーシスは両眼性で慢性に経過する点が異なる．胸部X線やアンジオテンシン変換酵素などの全身検査をして鑑別する．

　HTLV-1感染者のうちATLを発症している症例にぶどう膜炎が見られる場合は，HAUよりも日和見感染やATL細胞の眼内浸潤を考える．これらの疾患は網脈絡膜病変が見られることが多く，ステロイド治療に反応しない点がHAUと異なる．

（中尾久美子）

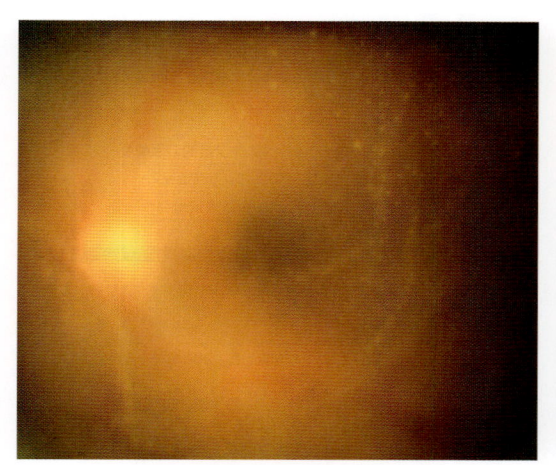

図1｜HTLV-1関連ぶどう膜炎の硝子体所見
中等度のみじん状〜顆粒状の硝子体混濁があり，眼底はぼんやり透見可能．

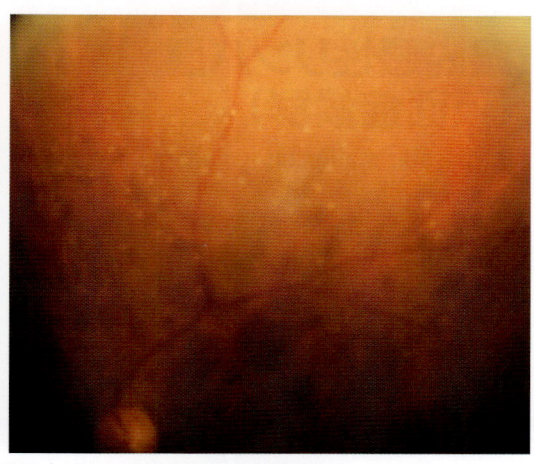

図2｜HTLV-1関連ぶどう膜炎の硝子体所見
網膜に近いところに図1より少し大きい顆粒状硝子体混濁が見られる．

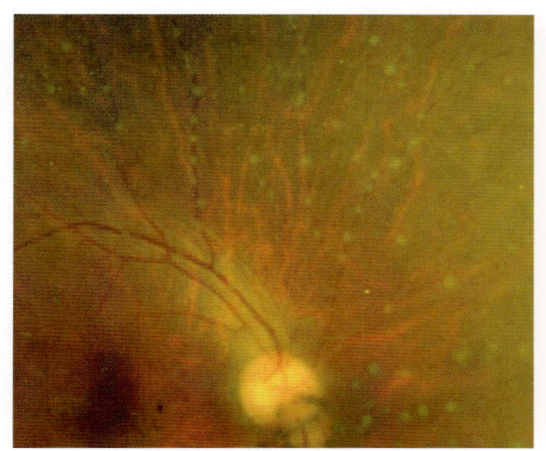

図3｜HTLV-1関連ぶどう膜炎の眼底所見
網膜血管に沿って白色顆粒が多数付着している．

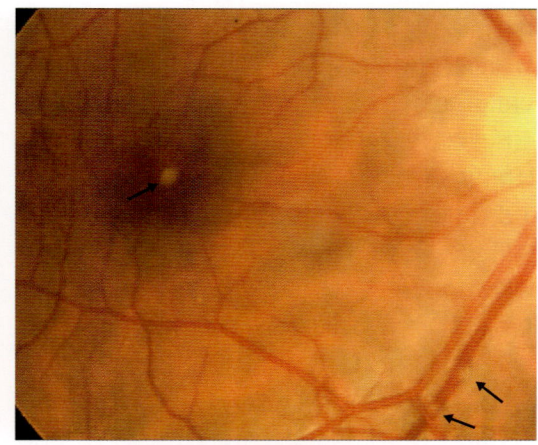

図4｜HTLV-1関連ぶどう膜炎の眼底所見
網膜血管だけでなく，中心窩にも白色顆粒が付着している（矢印）．

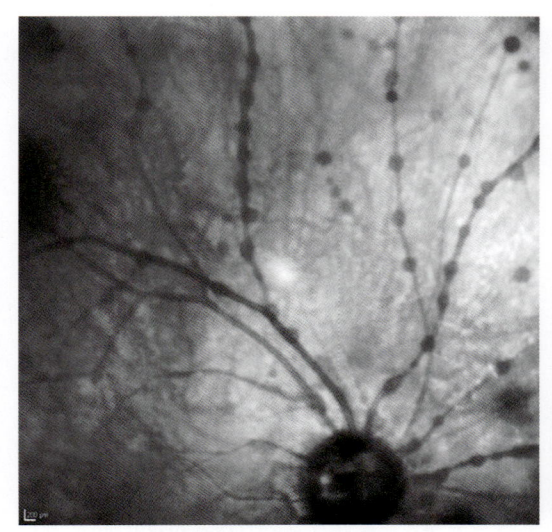

図5｜HTLV-1関連ぶどう膜炎の赤外線（IR）所見
図3症例のIR画像．網膜血管に沿って顆粒が多数付着している．

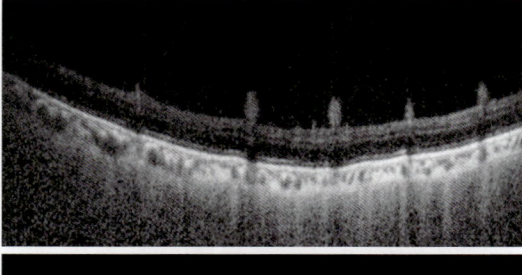
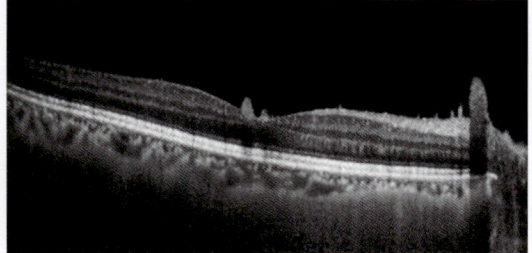

図6｜HTLV-1関連ぶどう膜炎のOCT所見
網膜血管や中心窩の表面に顆粒が付着している．

2-2)-(14)

眼内悪性リンパ腫
（仮面症候群）

Intraocular malignant lymphoma (Masquerade syndrome)

診断のポイントとなる検査所見			
重要度	検査名	決め手となる所見	参照図
★	眼底	硝子体混濁	図1
★★	眼底	網膜下浸潤	図2
★★★	OCT	網膜色素上皮とブルッフ膜間の低輝度	図2
★	FA	網膜色素上皮障害による過蛍光	
★	FA	window defectによる過蛍光	
★★	IA	網膜下浸潤における低蛍光	図3

鑑別が必要な疾患		
鑑別が必要な疾患	鑑別のポイント	掲載頁
サイトメガロウイルス網膜炎	免疫能低下，網膜出血，網膜壊死，白色病巣	292頁
サルコイドーシス	雪玉状硝子体混濁，静脈周囲炎，嚢胞様黄斑浮腫，血清ACE値，隅角結節	272頁
真菌性眼内炎	免疫能低下，IVH挿入，網膜に白色結節状病巣	284頁
特発性ぶどう膜炎	硝子体液の病理学的検査，IL-6上昇	
HTLV-1関連ぶどう膜炎	抗HTLV-1抗体陽性，びまん性硝子体混濁，ステロイド薬に反応	294頁
ベーチェット病	網膜出血，網膜滲出斑，寛解増悪を繰り返す，眼外症状	286頁

1 疾患の定義

　眼内リンパ腫は，網膜や硝子体に浸潤が見られる硝子体網膜リンパ腫（VRL）と，脈絡膜主体にぶどう膜組織に浸潤するぶどう膜リンパ腫がある．VRLは，眼内組織が原発と考えられる原発性VRLと，中枢神経原発悪性リンパ腫の眼内浸潤，全身性悪性リンパ腫の眼内転移に分類される．病理組織学的にはVRLの90％以上はB細胞性であり，びまん性大細胞性Bリンパ腫である（WHO分類）．腫瘍細胞は眼内に発生する最初の場の一つとして，網膜色素上皮（RPE）とブルッフ膜との間が重要であり，眼球摘出を行った病理組織学的検討でも，その部に腫瘍細胞が見られ，脈絡膜には反応性リンパ球の浸潤が見られる．一方，ぶどう膜リンパ腫は非常に稀であり，組織学的には節外性辺縁帯B細胞リンパ腫で，眼付属器に見られるMALTリンパ腫と同様の組織型である．さらに稀にぶどう膜リンパ腫では，NK/T細胞リンパ腫も見られる．本項では，眼内リンパ腫で頻度の高いVRLの画像所見について概説する．

2 眼底所見

　VRLの多くは，40代以降の健康な中高年や高齢者に発生する．しかしVRLに特異的な眼底所見はなく，仮面症候群といわれる．VRLでは比較的特異的な所見としては，ほぼ全例でベール状，オーロラ状硝子体混濁が見られる．約半数で，黄色調，ヒョウ柄状の網膜下浸潤が見られる．網膜の地図状の萎縮が見られることもある．病理組織学的所見と一致するように，光干渉断層計（OCT）で網膜下浸潤はRPEとブルッフ膜の間に見られる．フルオレセイン蛍光眼底造影検査（FA）では，網膜静脈からの蛍光漏出をきたしたり，網膜下浸潤巣部においてはRPEの機能異常に伴うblood-retinal barrierの破綻による過蛍光，蛍光漏出が見られる．網膜萎縮部では，window

defectによる過蛍光所見が見られる．インドシアニングリーン蛍光造影（IA）では，網膜下浸潤は，腫瘍の浸潤に伴う蛍光ブロックによる低蛍光を示す．

3 鑑別診断に必要な検査

　硝子体手術による硝子体液を採取し，病理学的検査が必須である．実際，細胞診，インターロイキン（IL）-10，-6濃度，免疫グロブリン重鎖遺伝子再構成モノクローナリティ（IgH）を検索する．無灌流下にて前部硝子体液を用いて，IL-10，-6濃度を測定する．VRLでは，IL-10/-6比が1以上を示し，あるいはIL-10が100pg/mL以上がある際には陽性と判断する．一方，細胞診の陽性率は50％未満である．硝子体切除後の硝子体灌流液を回収し，塗抹やセルブロック法による細胞診，PCR法によるIgHを検討する．検体に余剰があれば，フローサイトメトリーを行い，細胞表面カッパ，ラムダの偏奇を検討する．これらの陽性項目と臨床所見を照らし，総合的にVRLと確定診断する．

4 鑑別すべき疾患

サイトメガロウイルス網膜炎：アーケードから周辺に白色病巣，網膜壊死病巣，網膜出血が見られる．既往歴に全身性悪性リンパ腫がある場合には，特に注意を要する．眼底写真におけるpizza pie様所見が特徴的である．

2
脈絡膜

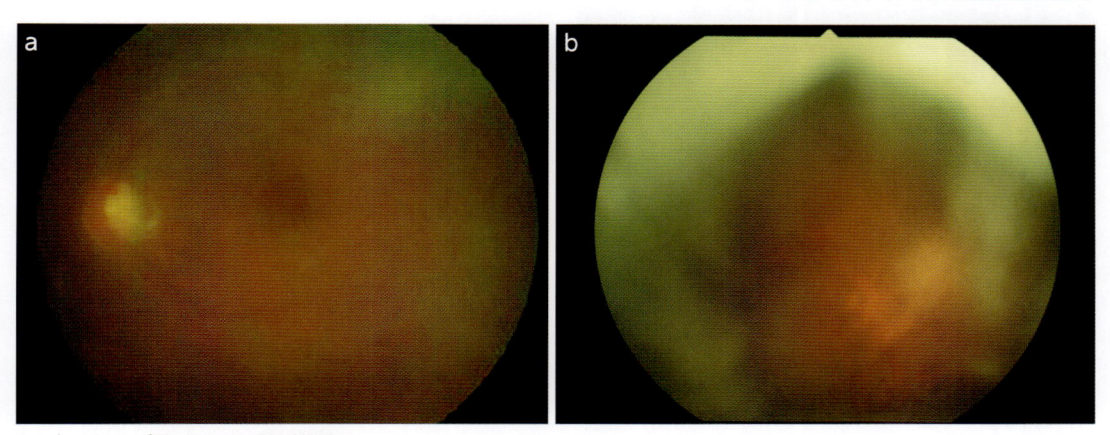

図1｜眼内リンパ腫に見られる硝子体混濁
ほぼ全例に，ベール状，オーロラ状硝子体混濁が見られる．症例により混濁の程度が異なる．

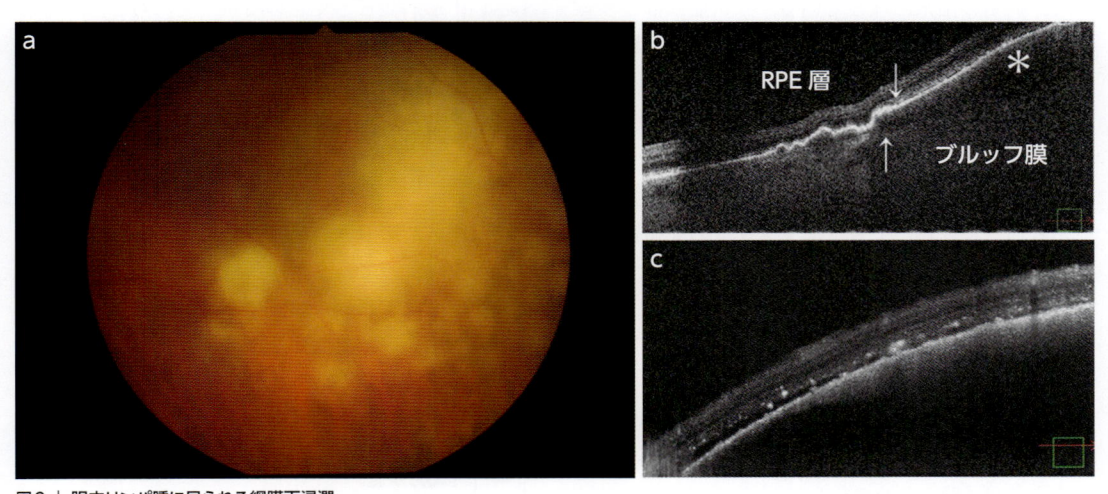

図2｜眼内リンパ腫に見られる網膜下浸潤
aに治療前の網膜下浸潤巣を示す．黄白色調の網膜下浸潤巣が見られる．bに光干渉断層計（OCT）所見を示す．浸潤層は網膜色素上皮（RPE）層とブルッフ膜の間に，低輝度な病巣（*）として検出される．cに，メトトレキサート硝子体注射後のOCT所見を示す．治療前に見られたRPE下の低輝度な病巣は消失している．

2
脈絡膜

サルコイドーシス：隅角結節は比較的特徴的な所見であり，VRLでは通常見られない．硝子体混濁は下方に雪玉状の形態を呈する．嚢胞様黄斑浮腫はVRLよりも頻度は高い．

真菌性眼内炎：眼底に硝子体混濁，黄白色の腫瘤性病変が見られる．

特発性ぶどう膜炎：硝子体液のIL-6は上昇する．細胞診では異型細胞は検出されない．

HTLV-1関連ぶどう膜炎：局所ステロイド治療に反応する硝子体混濁が見られる．

ベーチェット病：口腔内アフタをはじめとする眼外症状の有無の確認が必須で，高度の硝子体混濁や網膜滲出斑が見られ，寛解増悪を繰り返す．

（加瀬　諭）

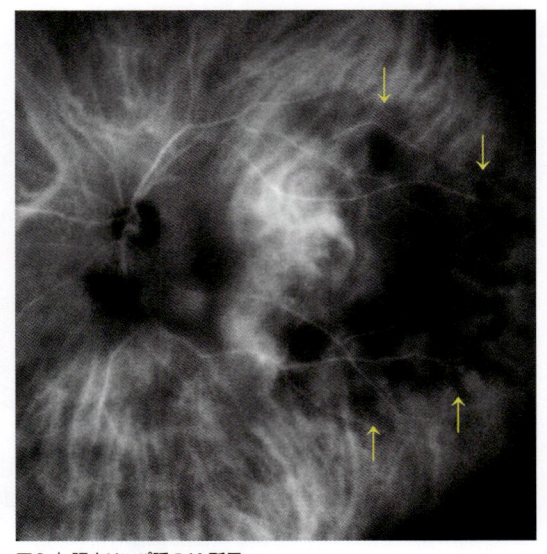

図3｜眼内リンパ腫のIA所見
網膜下浸潤は蛍光ブロックによる低蛍光を示す（矢印）．

2-3)-(1)

脈絡膜動脈閉塞
（三角症候群）
Choroidal artery occlusion
(Triangular syndrome)

診断のポイントとなる検査所見

重要度	検査名	決め手となる所見	参照図
★★★	眼底	後極部を頂点とした三角形状の網脈絡膜萎縮病変	図1, 4
★★	FA	顆粒状の過蛍光，色素沈着部の蛍光遮断の混在	
★	視野	病変部に一致した視野欠損	

鑑別が必要な疾患

鑑別疾患	鑑別のポイント	参照図	掲載頁
網膜振盪症	鈍的眼打撲早期の一過性の網膜混濁	図5	416頁
網膜打撲壊死	鈍的眼打撲晩期の網脈絡膜萎縮（非三角形）	図6	

1 疾患の定義

　網脈絡膜病変の形状が三角形もしくは扇状であるため，病名の由来になっている．三角症候群の多くは自覚症状がなく，眼底検査によって発見されることが多い．なんらかの原因で脈絡膜動脈が閉塞し，その血流支配領域に生じた網脈絡膜の萎縮が病態であるとされている．鈍的眼外傷，強膜バックリング時のジアテルミー凝固，網膜光凝固による動脈損傷，脈絡膜血管の硬化，トキソプラズマ症の脈絡膜炎などが原因として報告されている．

2 眼底所見

　網脈絡膜病巣は，三角形の頂点，または扇の要を視神経乳頭近傍や後極側に持つ（図1）．原則的に周辺部の三角症候群は上方ならば8時〜2時の象限に，下方ならば4時〜8時の象限に見られ，周辺にかけて広がる円形の萎縮病変と乳頭周囲の萎縮輪と関連している．また，短後毛様動脈（図2, 3）の閉塞で生じる三角症候群はより多数で，不規則であり，かつ

小さい円形病変として認めるが，それらが集簇することでより大きな萎縮巣になる（図1）．発症初期は網膜菲薄化により脈絡膜血管が明瞭化する．徐々に色素の沈着と脱出を伴う脈絡膜萎縮となる（図4）．

3 確定診断に必要な検査

　蛍光眼底造影（FA または IA）もしくは OCT angiography によって，三角病巣に一致した脈絡膜循環不全を確認できればよい．フルオレセイン蛍光眼底造影検査（FA）では，周辺の脈絡膜を血管支配している長後毛様動脈（図2, 3）の枝が閉塞した時に，閉塞部を頂点にした三角状の造影欠損部を認める．

4 鑑別疾患

　原因となる外傷の既往があれば，網膜振盪症（図5）や網膜打撲壊死（図6）との鑑別を要する．

（恩田秀寿）

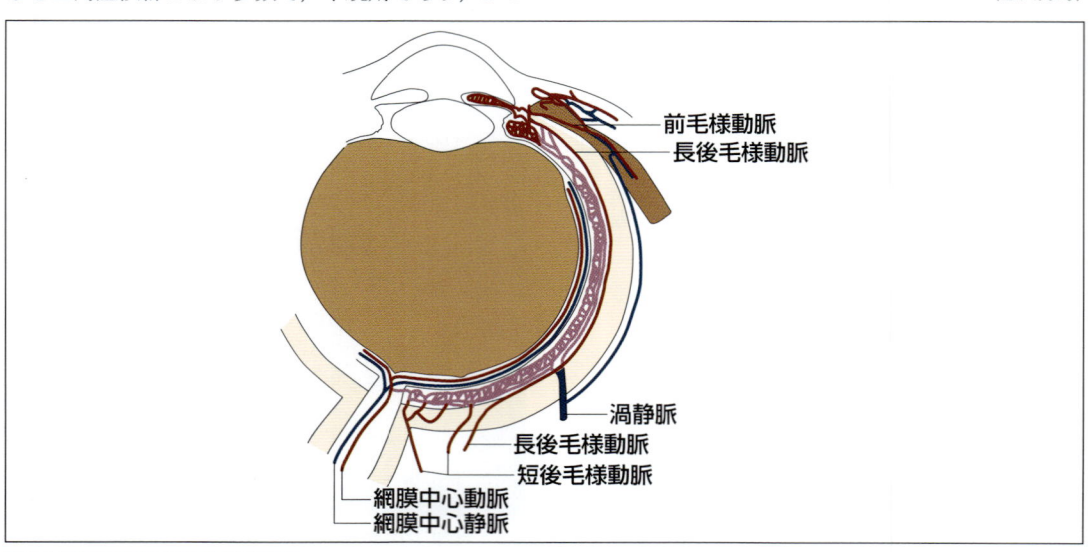

図3 ｜ 網膜脈絡膜に分布する主な血管

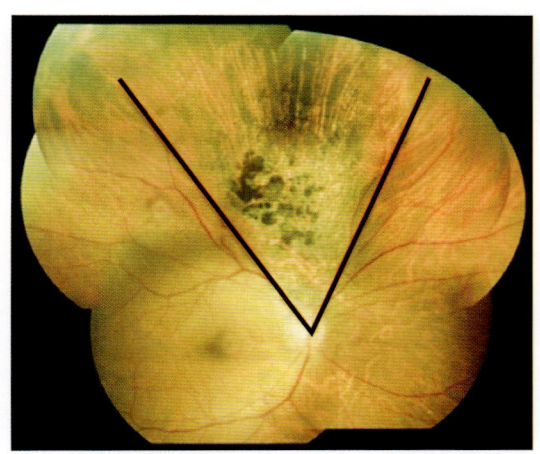

図1｜三角症候群の眼底所見
視神経乳頭を扇の要の位置に，黒線に挟まれた領域に網脈絡膜萎縮を
認める．

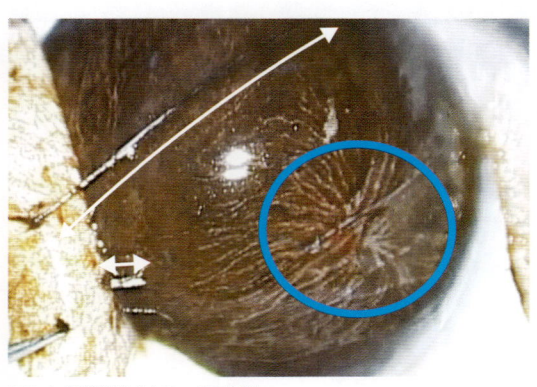

図2｜脈絡膜(ヒト)のマクロ解剖
短後毛様動脈(短い矢印)，長後毛様動脈(長い矢印)，過静脈(青丸内)
の位置を示す．左下に翻転した強膜があり，視神経近傍まで分離され
ている．

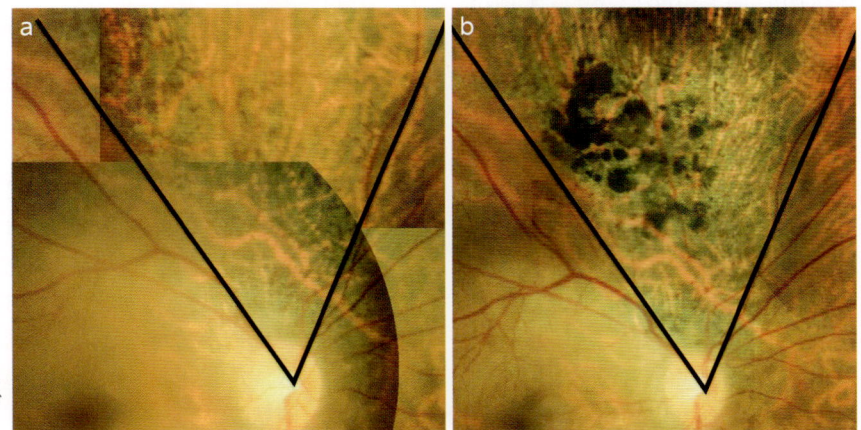

図4｜萎縮病変の経時変化
a：初診時．b：約18ヵ月後．
黒色の小円形状の萎縮病変が
増加し，一部が融合している．

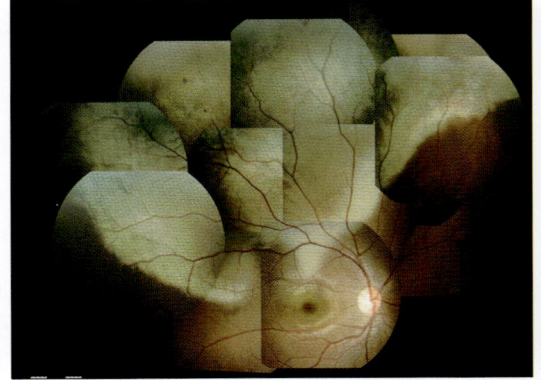

図5｜網膜振盪症

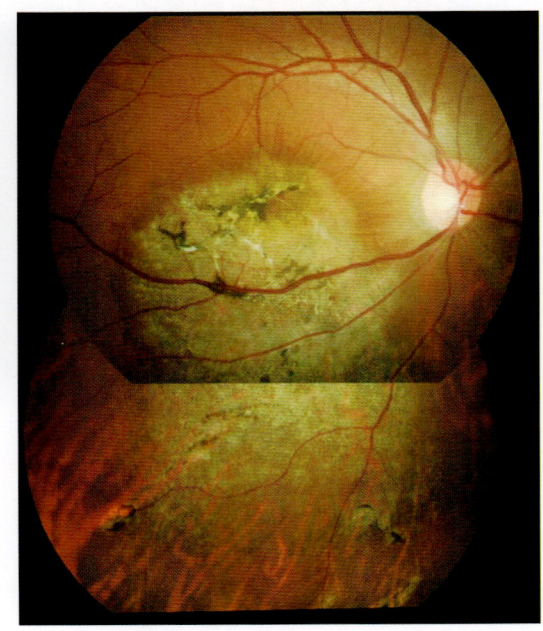

図6｜網膜打撲壊死

2
脈絡膜

2-3)-(2)

高血圧脈絡膜症
Hypertensive choroidopathy

診断のポイントとなる検査所見			
重要度	検査名	決め手となる所見	参照図
★★★	血圧測定	高血圧	
★★	眼底	漿液性網膜剥離，エルシュニッヒ斑，ジークリスト線条，高血圧網膜症	図1，2
★	黄斑部OCT	漿液性網膜剥離，脈絡膜の肥厚	図1
★	FA	初期で脈絡膜充盈遅延や欠損による低蛍光，後期で網膜色素上皮下への蛍光漏出	

鑑別が必要な疾患	
高血圧脈絡膜症で見られる可能性がある主要症状や眼底所見	鑑別疾患
視野障害，頭痛，視神経乳頭浮腫	視神経疾患，頭蓋内圧亢進
漿液性網膜剥離	多発性後極部網膜色素上皮症（MPPE），uveal effusion
網膜出血，軟性白斑	糖尿病網膜症，高安病，膠原病など

1 疾患の定義

　高血圧脈絡膜症は，高血圧により急激に脈絡膜毛細血管板の虚血が生じる病態で，高血圧網膜症と併発して多彩な眼底所見を呈する．本態性高血圧や腎性高血圧，妊娠中毒症，褐色細胞腫などによる急激な血圧上昇，あるいは持続した高血圧に伴い発症する．高血圧の治療・コントロールが第一である．脈絡膜循環障害は，血圧上昇により脈絡膜血管がフィブリノイド壊死を起こし，脈絡膜毛細血管板が閉塞することにより生じると考えられている．眼科医だけでなく，内科や脳外科医，産婦人科医などによる全身管理が不可欠である．

2 眼底所見

　高血圧脈絡膜症の特徴的な眼底所見として，エルシュニッヒ（Elschning）斑，ジークリスト（Siegrist）線条，漿液性網膜剥離が挙げられる（図1）．網膜出血や綿花様白斑，視神経乳頭浮腫などの高血圧網膜症所見に伴い，程度はさまざまである．エルシュニッヒ斑は急性期に見られる網膜深層の小さな黄色斑で，脈絡膜毛細血管板の閉塞により網膜色素上皮が壊死を起こしたものといわれている（図2）．エルシュニッヒ斑が瘢痕化すると，色素の集積や脱失を伴う網脈絡膜萎縮になる．ジークリスト線条は，脈絡膜毛細血管板の循環障害により脈絡膜血管に沿って色素集積が線状に見られるものであるが，稀な所見である．漿液性網膜剥離は，急性期に網膜色素上皮障害により外血液網膜柵が破綻し，脈絡膜血管の透過性亢進により生じる．血圧のコントロールに伴い消退する．

3 確定診断に必要な検査

　問診や眼底所見より高血圧脈絡膜症が疑われた場合は，まず血圧測定が重要である．OCTは漿液性網膜剥離の有無をチェックするのに非侵襲的で有用である．悪性高血圧などの異常に高い血圧状態や脳出血を伴っている場合，眼科より全身的な治療が最優先されるが，フルオレセイン蛍光眼底造影（FA）を施行すると，初期での脈絡膜充盈遅延による低蛍光や後期での網膜下への蛍光漏出が見られる．インドシアニングリーン蛍光造影でも脈絡膜の循環障害が見られる．

4 鑑別すべき疾患

　視野障害や頭痛で受診すること，視神経乳頭浮腫を呈することもあるため，視神経疾患や頭蓋内圧亢進によるうっ血乳頭などとの鑑別を要するが，高血圧脈絡膜症は通常，両眼性で網膜出血や軟性白斑など高血圧網膜症で見られる所見を伴うことが多い．

　また，漿液性網膜剥離を生じるため，多発性後極部網膜色素上皮症（MPPE）やuveal effusionなどとの鑑別が必要になることもあるが，血圧測定やFAによる脈絡膜充盈遅延や欠損の所見で鑑別可能である．

　高血圧脈絡膜症は，血圧測定がまず鑑別診断の決め手となり，高血圧網膜症所見が眼底に見られる．

（喜田照代）

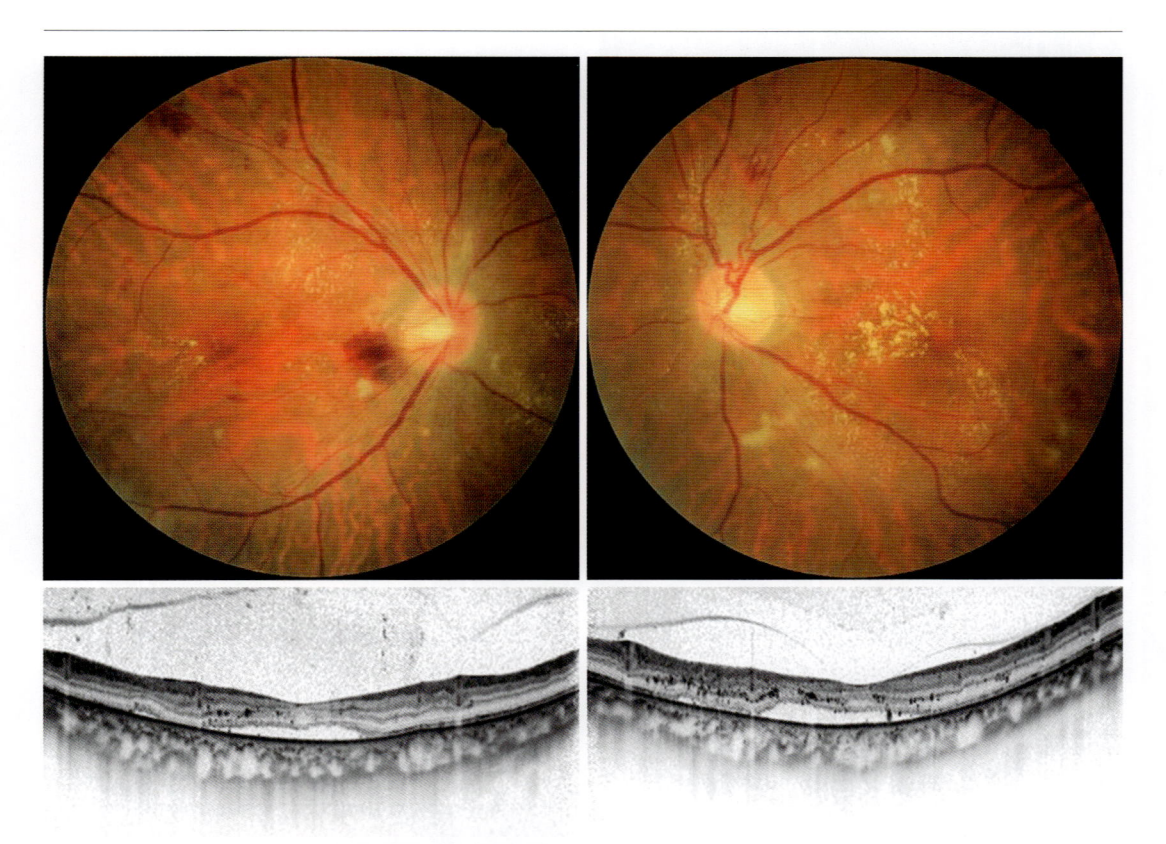

図1 | 著明な高血圧を認めた54歳男性の眼底所見およびOCT所見

左半身の運動障害と構音障害を認め，当院へ救急搬送．初診時血圧は267/170mmHgであった．頭部CT・MRIで左内包後脚に梗塞巣および橋～中脳に出血が見られた．視力は両眼とも1.0あったが，高血圧網膜症および漿液性網膜剥離が見られた．

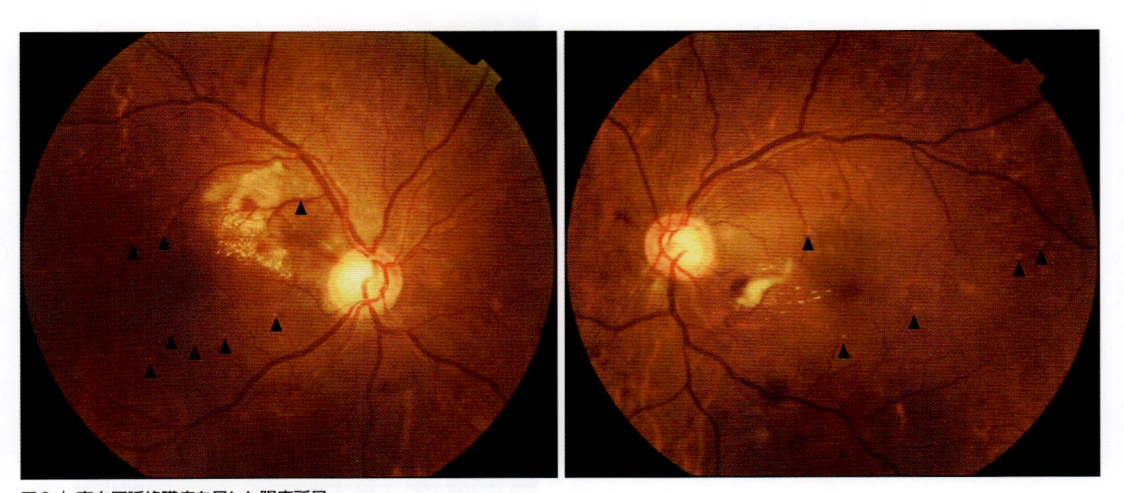

図2 | 高血圧脈絡膜症を呈した眼底所見

50歳男性．両眼に高血圧網膜症による網膜出血や軟性白斑に加え，エルシュニッヒ斑（矢頭）が見られる．

2-4)-(1)-①

中心性輪紋状脈絡膜ジストロフィ
Central areolar choroidal dystrophy ; CACD

診断のポイントとなる検査所見			
重要度	検査名	決め手となる所見	参照図
★	眼底	両眼対称性の黄斑部の萎縮性変化	図1
	FAF	黄斑部局所の低蛍光（または過蛍光）	
	OCT	黄斑部層構造の菲薄化・消失	図2
★	ERG	正常（またはsubnormal）	

鑑別が必要な疾患		
鑑別疾患	鑑別のポイント	掲載頁
錐体ジストロフィ	全視野網膜電図で錐体反応の低下	130頁
錐体杆体ジストロフィ	全視野網膜電図で錐体・杆体反応の低下	
シュタルガルト病	眼底検査でフレック，若年者に発症する傾向	154頁
ベスト病	眼球電位図でアーデン比の低下，黄斑部の卵黄様沈着物	156頁
萎縮型加齢黄斑変性	眼底検査でドルーゼン，高齢者に発症	186頁

1 | 疾患の定義

多くの患者は30〜60歳で発症し，進行性の視力低下をきたす．眼底検査では両黄斑部に境界明瞭な萎縮像を認め，光干渉断層法では同部位の視細胞層や網膜色素上皮層の菲薄化または消失を伴う．通常は常染色体優性遺伝を呈し，主にPHPR2遺伝子変異により発症するとされる．

2 | 眼底所見

両黄斑部に境界明瞭な楕円形の萎縮像を認めるが，他の眼底異常がないことが多い（図1）．診断のポイントとして，加齢黄斑変性の前駆病変であるドルーゼン，網膜変性を示す網膜動脈の狭細化や広範な網膜色素上皮異常，近視性変化などの有無に着目する．

3 | 確定診断に必要な検査

眼底検査で両眼対称性の黄斑局所の境界明瞭な萎縮像を認めた場合に，同疾患を疑う．眼底自発蛍光写真では，病変部の境界明瞭な低蛍光が見られる．光干渉断層法では，視細胞層と網膜色素上皮層の境界明瞭な消失を呈する（図2）．網膜電図では，ほぼ正常な波形を示すが，高齢者では振幅が低下することもある．一般的に，若年者で特徴的な眼底像と正常な網膜電図が確認され，他の鑑別疾患が除外できれば，中心性輪紋状脈絡膜ジストロフィと診断される．

4 | 鑑別すべき疾患

比較的診断が容易な疾患だが，特に高齢者では鑑別が難しいことがある．黄斑部に萎縮性病変をきたす疾患として，萎縮型加齢黄斑変性，近視性黄斑症，錐体ジストロフィ，錐体杆体ジストロフィ，シュタルガルト病，ベスト病などがある．これらの疾患は，発症年齢，屈折異常，黄斑部萎縮以外の眼底異常，網膜電図，蛍光造影撮影，眼球電位図などで鑑別可能なことが多い．

（西口康二）

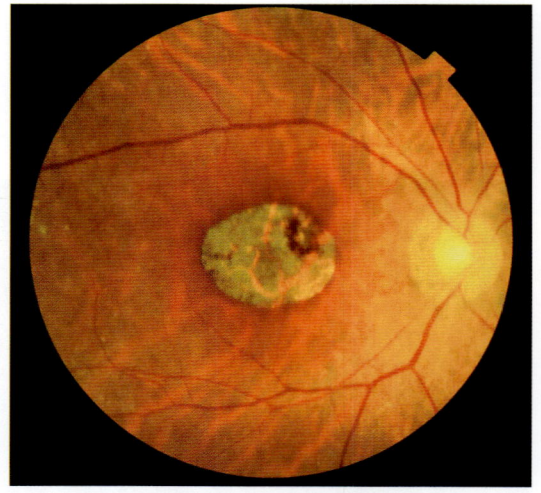

図1｜中心性輪紋状脈絡膜ジストロフィの眼底所見
30代発症の中心性輪紋状脈絡膜ジストロフィ．両黄斑部に境界明瞭な斑状の萎縮像を認める．

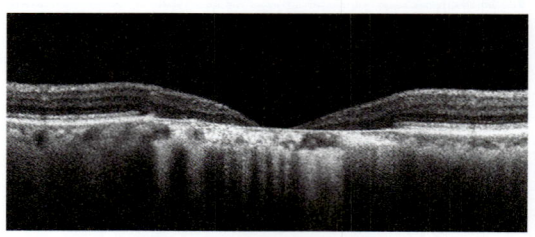

図2｜同症例の光干渉断層法所見
視細胞層と網膜色素上皮層の境界明瞭な消失を示す．

2
脈絡膜

コロイデレミア
Choroideremia ; CHM

診断のポイントとなる検査所見

重要度	検査名	決め手となる所見	参照図
★★★	眼底	脈絡膜大血管が透見されるほどの強い網膜萎縮	図1
★	ERG	減弱または消失	
★★	遺伝子	*CHM*遺伝子に原因変異	

鑑別が必要な疾患

鑑別疾患	鑑別のポイント	掲載頁
脳回状脈絡網膜萎縮	眼底所見，血中・尿中オルニチン測定	304頁
網膜色素変性症	眼底所見，遺伝子検査	126頁

1 疾患の定義

　コロイデレミアは脈絡膜と網膜色素上皮に進行性の変性が見られる遺伝性網脈絡膜疾患である．X連鎖性の遺伝形式をとるため主に男性に発症するが，保因者である女性の眼底に軽度の病変が見られる．原因遺伝子として*CHM*遺伝子が報告されている．小児期からの夜盲で発症し，進行性に視機能が障害される．中心視力は晩期まで保たれる．視野は，初期には輪状暗点を呈するが，徐々に進行して求心性視野狭窄となる．

2 眼底所見

　初期には赤道部から周辺の網膜色素上皮の萎縮や顆粒状の色素沈着が見られる．進行に伴い，病変は黄斑部に向かって拡大する．脈絡膜毛細血管は萎縮し，脈絡膜大血管が透見される（図1）．正常網膜は島状に散在する．末期には脈絡膜大血管も萎縮して強膜が透見されるようになる．

3 確定診断に必要な検査

　ERGは著しい減弱または消失型を示す．OCTでは脈絡膜の菲薄化，網膜色素上皮の萎縮や消失を認め，網膜は外層を中心に菲薄化する．進行例では脈絡膜血管が消失する．眼底自発蛍光では，網膜色素上皮が保たれている部位では蛍光が見られるが，萎縮している部位では低蛍光となる（図2）．

　保因者の眼底には，後極部から赤道部にかけて斑状，顆粒状の色素沈着と脱失がモザイク状に散在する．保因者の視機能は正常であることが多い．

4 鑑別すべき疾患

　脳回状脈絡網膜萎縮と網膜色素変性症との鑑別が重要であるが，多くは眼底所見から鑑別が可能である．萎縮が高度な網膜色素変性症では鑑別が困難で

ある．遺伝子検査が診断の決め手になることがある．

（倉田健太郎）

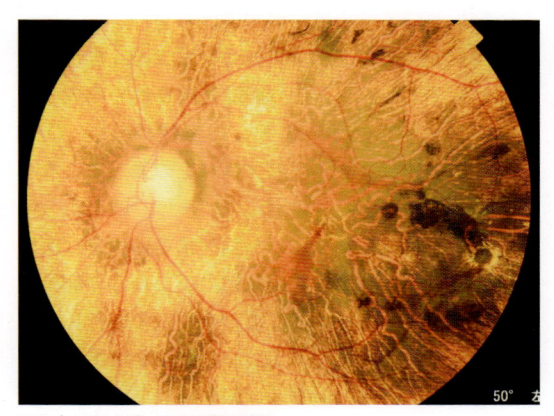

図1｜コロイデレミアの眼底所見
網膜は高度に委縮し，脈絡膜血管が透見される．

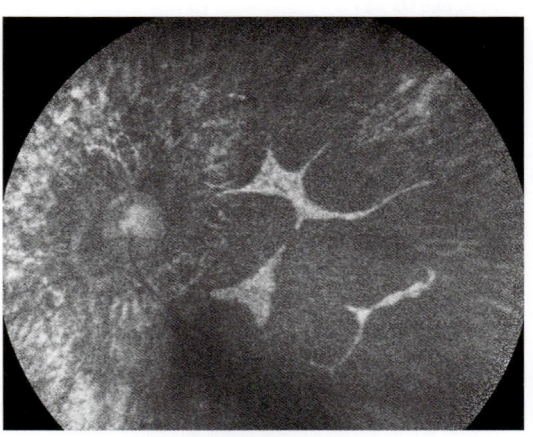

図2｜コロイデレミアの自発蛍光眼底所見
網膜色素上皮が保たれている黄斑周囲では蛍光が見られるが，萎縮している部位は低蛍光である．

2
脈絡膜

2-4)-(1)-③

脳回状脈絡網膜萎縮症
Gyrate chorioretinal atrophy

2
脈絡膜

脈絡膜ジストロフィの診断のポイントと鑑別診断の要点		
	脳回状脈絡網膜萎縮症	びまん性脈絡毛細血管萎縮症	コロイデレミア
遺伝形式	常染色体劣性	常染色体優性	X連鎖性
血清オルニチン値	高値	正常	正常
眼底	脈絡膜萎縮	脈絡膜萎縮	脈絡膜萎縮
蛍光眼底造影	脈絡毛細血管萎縮	脈絡毛細血管萎縮	脈絡毛細血管萎縮
ERG	振幅低下～消失	振幅低下～消失	振幅低下～消失
視力	低下	低下	低下
暗順応	障害	障害	障害
視野	求心性狭窄	求心性狭窄	求心性狭窄
保因者眼底	見られない	見られない	保因者女性に軽度の変性

1 疾患の定義

遺伝性に脈絡膜萎縮をきたす疾患群（脈絡膜ジストロフィ）のうち，オルニチンアミノトランスフェラーゼ（OAT）の欠損または低下により高オルニチン血症をきたすことと，進行性の近視を伴うことを特徴とする．OAT遺伝子の変異による常染色体劣性遺伝を示す．眼底にはあたかも脳回を思わせる円形の網脈絡膜萎縮病巣が周辺部に多発し，年余にわたって拡大融合しながら後極部や鋸状縁，さらには毛様体扁平部へ進展する．網脈絡膜萎縮の成因としては，高値を示すオルニチンの毒性のほか，OAT欠損によってもたらされるプロリンの欠乏によるなど諸説あるが，結論には至っていない．初期から中期にかけて孤立性に見られた脳回状萎縮病巣は疾患の進行とともに融合して最終的にびまん性の脈絡膜萎縮病変となるため，同様な眼底を示す進行したびまん性脈絡毛細血管萎縮症，コロイデレミア，末期網膜色素変性などとの鑑別は眼底所見だけではきわめて困難となる．そのため，血清中のオルニチン値が高値を示すことは本症の診断を確定するうえできわめて価値が高い．

2 眼底所見

水野（1981）は，本疾患患者の臨床的観察から本疾患の病期を次の5期に分類している．

Stage 1：幼児期に見られる初期病変．耳側赤道部付近が粗造であり，その中に直径約500μmの円形ないし類円形の灰白色斑が見られる（図1）．網膜電図ではすでに振幅の低下が見られる．

Stage 2：境界鮮明で大きさが1/2～1/4乳頭径大の円形網脈絡膜萎縮巣が赤道部に現れる．これらは次第に大きくなり，互いに融合する傾向を示す（図2）．網膜電図では振幅の低下が見られる．

Stage 3：ほとんどすべての円形萎縮巣が融合する

結果，典型的な脳回状萎縮巣が赤道部から血管アーケード近傍へと進行する（図3）．周辺部では萎縮巣は鋸状縁を越えて毛様体扁平部に達する．視力は黄斑部に変性が及ばない限り，比較的保たれる．網膜電図では振幅低下から消失まで見られる．

Stage 4：視神経乳頭周囲の網脈絡膜萎縮と周辺部からの萎縮巣がつながる．黄斑部には萎縮巣は及ばない（図4）．網膜電図では振幅消失となる．後嚢下白内障も合併しやすい．

Stage 5：小範囲な黄斑部のほかは周辺部から赤道部にかけて広範囲に萎縮巣で占められる（図5，6）．萎縮巣内の脈絡膜血管の多くは白線化または消失し，強膜が透見される．視力も著しく低下し，視野は中心部に一部のみ残存する．網膜電図は消失型となる．

3 確定診断に必要な検査

血清オルニチン値の測定．そのほか中枢神経障害，徐脈，頭髪異常，筋力低下などの合併が報告されている．

4 鑑別すべき疾患

本疾患は非常に稀な疾患であることから，多くの眼科医にとって診断は難しいと思われる．特に進行した病期にある患者の診断は，眼底所見のみでは困難である．前述のように常染色体優性脈絡膜ジストロフィ（びまん性脈絡毛細血管萎縮症），コロイデレミア，進行した網膜色素変性などを念頭に置いて鑑別する必要がある．Hayasakaら（1985）は，脈絡膜ジストロフィに属する3疾患は遺伝形式と血清オルニチン値を参考にして鑑別する必要性を報告している．

（中澤　満）

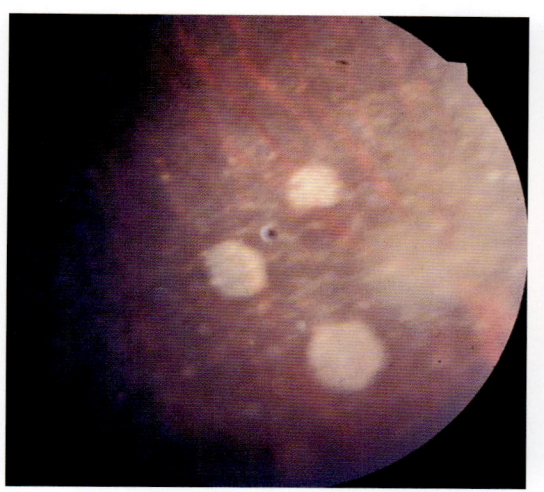

図1 ｜ 脳回状脈絡網膜萎縮症（stage1，2）の周辺部眼底所見
赤道部に見られる小斑状から斑状の網脈絡膜萎縮の初期病巣．

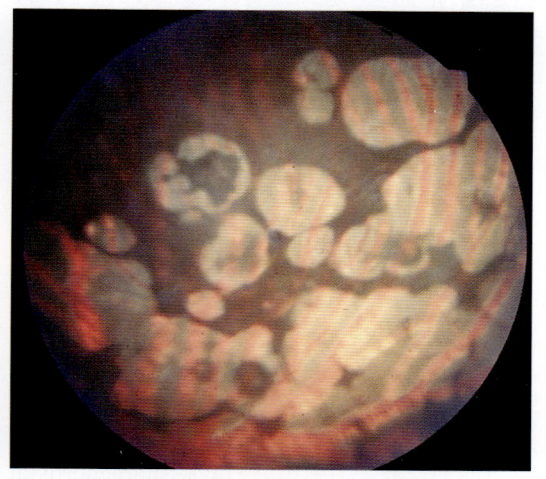

図2 ｜ 脳回状脈絡網膜萎縮症（stage 2）の周辺部眼底所見
赤道部の類円形萎縮病巣が拡大・融合しつつある状態．

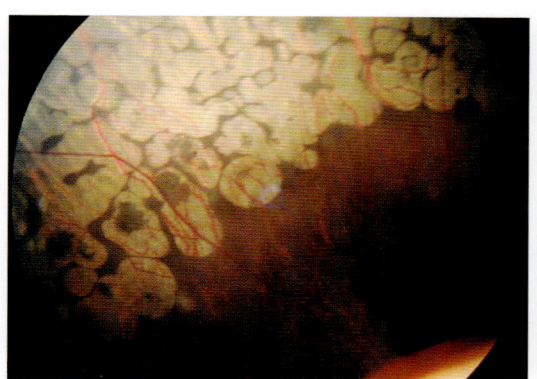

図3 ｜ 脳回状脈絡網膜萎縮症（stage 3）の周辺部眼底所見
円形萎縮病巣の融合により，典型的な脳回状病変となっている．

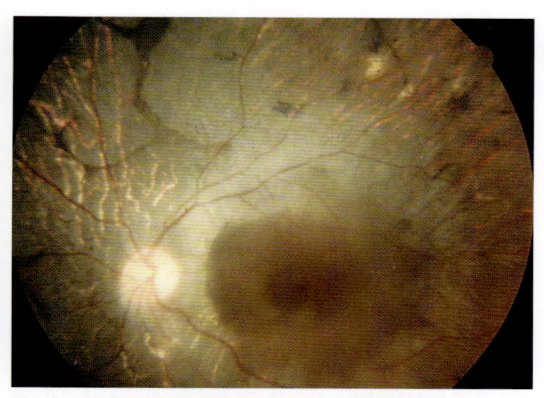

図4 ｜ 脳回状脈絡網膜萎縮症（stage 4）の後極部眼底所見
乳頭周囲と周辺部からの萎縮巣が融合している．黄斑部は比較的色調良好である．

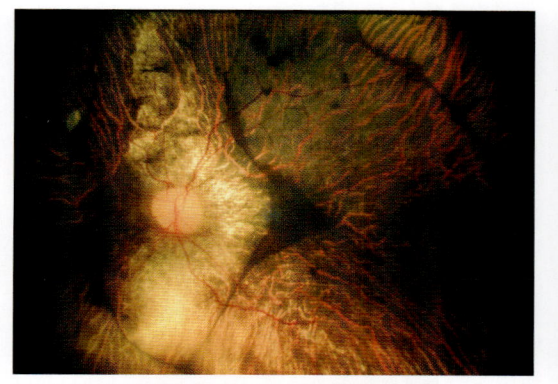

図5 ｜ 脳回状脈絡網膜萎縮症（stage 5）の後極部眼底所見
中心窩以外はほとんど融合した網脈絡膜萎縮となっている．

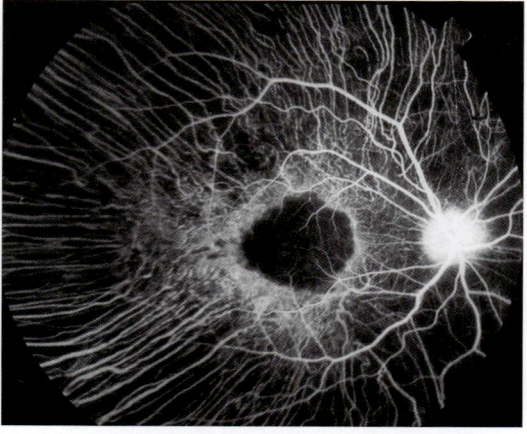

図6 ｜ 脳回状脈絡網膜萎縮症（stage 5）の後極部蛍光眼底造影（FA）所見
図4症例のstage 5病期の右眼FA所見．中心部と萎縮巣との境界はわずかに残る脈絡膜毛細血管のため過蛍光となっているが，その周辺側は脈絡膜大血管しか残っておらず，典型的な脈絡膜萎縮病巣となっている．

低眼圧に伴う脈絡膜剥離
Choroidal detachment associated with ocular hypotension

診断のポイントとなる検査所見			
重要度	検査名	決め手となる所見	参照図
★★★	眼圧	低眼圧	
★★★	眼底	平滑な胞状の隆起（超広角撮影が有用）	図2〜6
★★★	超音波断層検査	ドーム状に凸の線状エコー，内部低輝度（漿液性）	図1

鑑別が必要な疾患		
主要症状	鑑別疾患	掲載頁
脈絡膜剥離	uveal effusion syndrome	308頁
	脈絡膜外腔出血	
	網膜剥離	18頁
	網膜光凝固・冷凍凝固・強膜内陥術など	
隆起性病変	脈絡膜腫瘍（脈絡膜悪性黒色腫など）	316頁
	網膜剥離	18頁

1　疾患の定義

脈絡膜剥離は，強膜と脈絡膜の間の正常な状態では潜在的な腔である脈絡膜外腔suprachoroidal spaceに液体が貯留した状態である．低眼圧は漿液性の脈絡膜剥離の主要な原因であるが，炎症や静脈のうっ滞などによっても引き起こされる．脈絡膜剥離が生じると，房水産生の低下やぶどう膜強膜路からの房水流出の増加などが起こり，さらに低眼圧を助長する要因となる．脈絡膜剥離が遷延した場合，視力低下，白内障，網膜剥離などをきたす可能性がある．

脈絡膜剥離は線維柱帯切除術の代表的な術後合併症であり，過剰濾過などによる低眼圧状態に伴って生じる．エクスプレス®緑内障フィルトレーションデバイスやプレートを伴うチューブシャント手術（バルベルト緑内障インプラントとアーメド緑内障バルブ）でも，主要な術後合併症である．濾過手術のほか，房水産生を抑制するβ遮断薬や炭酸脱水酵素阻害薬の使用は，低眼圧とそれによる漿液性脈絡膜剥離の誘因となる．脈絡膜剥離の危険因子として，低眼圧や炎症以外に高齢，高い強膜剛性，上強膜静脈圧上昇などが挙げられる．

2　眼底所見

脈絡膜剥離は，典型的には眼底周辺に象限毎に分かれた平滑な胞状隆起として観察される．網膜血管には，ふつう異常は見られない．高度になると全周性になり，両側の脈絡膜剥離の隆起が接して眼底後極部が透見できなくなる場合があり，kissing choroidal detachmentと呼ばれる（図3）．通常，網膜剥離を伴わないが，高度の脈絡膜剥離では，漿液性網膜剥離を伴うことがある（図4〜6）．脈絡膜剥離の消退に伴って漿液性網膜剥離は消失するが，網膜剥離が減少しない場合には，裂孔原性網膜剥離の可能性もある．逆に裂孔原性網膜剥離が持続すると脈絡膜剥離を伴い，低眼圧となる．

3　確定診断に必要な検査

眼圧測定：低眼圧を呈する．

眼底検査・眼底写真：平滑な胞状の隆起が見られる．特に超広角眼底撮影が脈絡膜剥離の全体像や経過を捉えるのに適している（図2〜6）．

超音波断層検査：眼底周辺部の観察が困難な場合には，診断に必須である．ドーム状に硝子体腔に向かって凸の線状エコーが見られる（図1）．網膜剥離との鑑別に有用であり，脈絡膜剥離内部のエコー輝度の低い滲出性と，輝度の高い出血性を鑑別する．

前眼部所見：脈絡膜剥離が前方まで及ぶと周辺虹彩が挙上され，浅前房をきたす．超音波生体顕微鏡や前眼部OCTで毛様体剥離が見られることがある．毛様体剥離を伴う場合，水晶体や眼内レンズの振盪が見られる．

4　鑑別すべき疾患

低眼圧以外に脈絡膜剥離を呈する病態あるいは疾患として，uveal effusion syndrome，脈絡膜外腔出血，網膜剥離などがある．網膜光凝固・冷凍凝固・強膜内陥術などの手術操作によっても脈絡膜剥離が生じる．裂孔原性網膜剥離が持続すると脈絡膜剥離を伴い，低眼圧となる．眼底の隆起性病変として，脈絡膜悪性黒色腫などの脈絡膜腫瘍や網膜剥離などがある．鑑別の決め手は，脈絡膜剥離を引き起こした低眼圧と，その原因となった病態の確認である．

（東出朋巳）

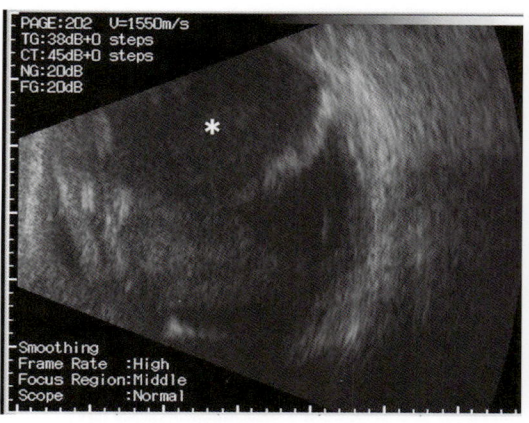

図1｜脈絡膜剝離の超音波断層所見

85歳男性．右落屑緑内障・バルベルト挿入＋硝子体切除術1日後．右眼圧5mmHg．硝子体出血のため眼底透見不能であった．大きな胞状の漿液性脈絡膜剝離が見られた（＊）．

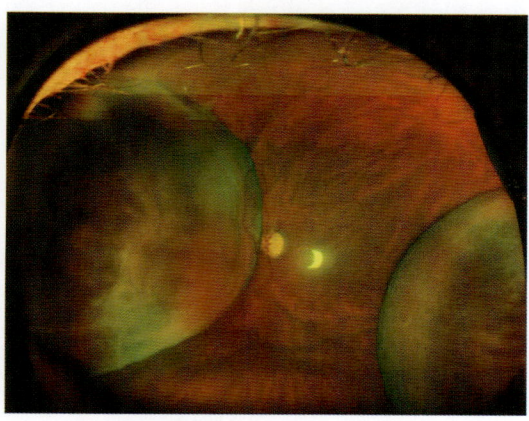

図2｜脈絡膜剝離の眼底所見

70歳男性．左落屑緑内障・エクスプレス挿入術2年後．ニードリング後の低眼圧により脈絡膜剝離を発症した．

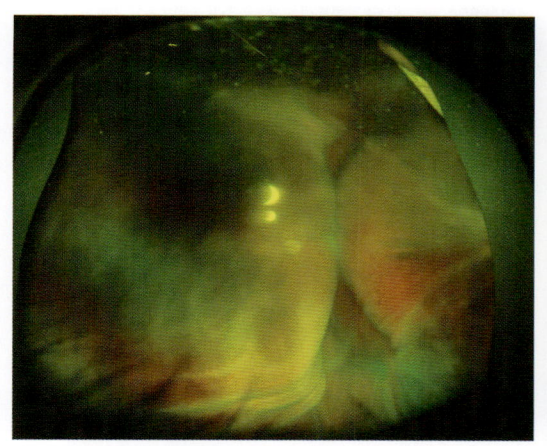

図3｜脈絡膜剝離の眼底所見

91歳男性．右落屑緑内障・線維柱帯切除術2.5年後，ニードリング20日後．低眼圧によりkissing choroidal detachmentの状態となった．経結膜強膜弁縫合の後に眼圧上昇とともに，脈絡膜剝離は消退した．

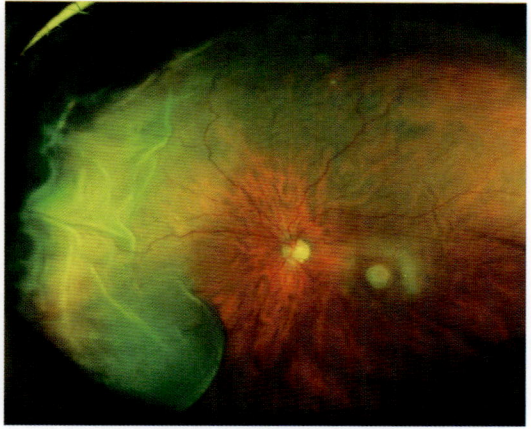

図4｜漿液性網膜剝離を伴う脈絡膜剝離の眼底所見

74歳女性．左落屑緑内障・エクスプレス挿入術1ヵ月後，ニードリング3日後．左眼圧2mmHg．脈絡膜剝離よりも同部位の漿液性網膜剝離が顕著であった．眼圧の正常化とともに，網膜剝離は速やかに消退した．

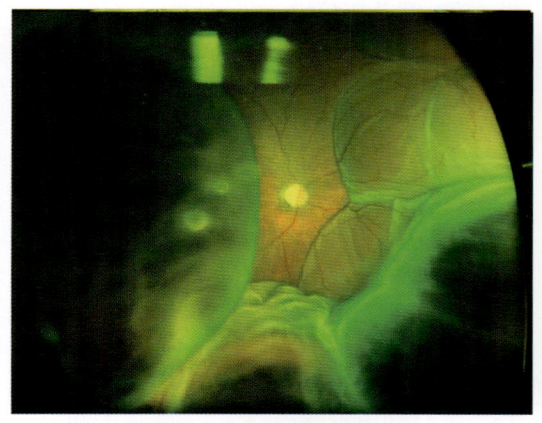

図5｜漿液性網膜剝離を伴う脈絡膜剝離の眼底所見

76歳男性．右落屑緑内障・観血的濾過胞再建術2ヵ月後．右眼圧7mmHg．脈絡膜剝離の増大とともに，下方に漿液性網膜剝離が出現した．

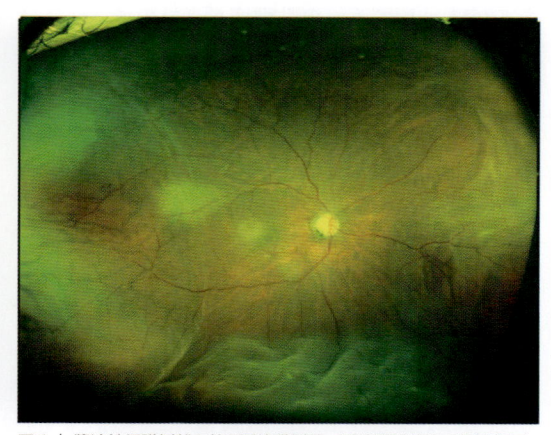

図6｜漿液性網膜剝離を伴う脈絡膜剝離・脈絡膜排液後の眼底所見

図5の症例，脈絡膜排液3日後．脈絡膜剝離は著明に減少したが，下方に漿液性網膜剝離が残存していた．

2

脈絡膜

2-5)-(2)

Uveal effusion syndrome

診断のポイントとなる検査所見			
重要度	検査名	決め手となる所見	参照図
★★★	FA	蛍光漏出が見られない 陳旧例では leopard spot pattern	図3
★	IA	早期から後期までびまん性過蛍光	
★★	OCT	脈絡膜の肥厚, 脈絡膜外層の低反射腔, 脈絡膜内層〜中層にかけての点状高反射	図2
★★★	超音波Bモード, CT, MRI	強膜肥厚	
★★★	眼軸長検査	真性小眼球を伴うものでは短眼軸(14〜15mm)	

鑑別が必要な疾患		
鑑別が必要な疾患	鑑別のポイント	掲載頁
MPPE	FAで多発する蛍光漏出点. IAで充盈遅延, 透過性亢進	172頁
フォークト・小柳・原田病	FAで蛍光漏出点. OCTで隔壁を伴う網膜剥離	270頁
網膜剥離を伴う後部強膜炎	眼痛, 眼球運動痛. 造影CTで強膜が造影される	
APMPPE	FAで早期低蛍光・後期過蛍光を示す黄色斑	124頁
裂孔不明の裂孔原性網膜剥離	網膜下液の可動性に乏しい	228頁
網膜剥離を伴う脈絡膜腫瘍	FAで腫瘍に一致した過蛍光 Bモードエコー, CT, MRIで腫瘍の所見	

1 | 疾患の定義

Uveal effusion syndromeとは, 強膜の異常が原因で周辺部全周性の脈絡膜剥離を伴った非裂孔原性網膜剥離をきたす疾患であり(図1), 網膜下液の可動性が高いことを特徴とする. 真性小眼球に伴うものと伴わないものがあり, ほとんどの症例に強膜の肥厚が見られる.

病因としては, 強膜の肥厚硬化により強膜を経由する眼内組織液の眼外への排出障害をきたすという説や, 肥厚した強膜により渦静脈が強膜貫通部で絞扼されることで静脈拍出量の抵抗が増加するため脈絡膜血管からの滲出をきたすという説が考えられている. ステロイドは無効であり, 眼内組織液の排出を促す目的で行われる強膜開窓術が著効する(図2). 硝子体手術が有効との報告もあるが, その奏功機序については不明である.

2 | 眼底所見

眼底下方に胞状の網膜剥離が見られ, 時に水晶体に接するほどの丈の高い網膜剥離が見られることもある(図1). 網膜下液の粘稠度が高いので下液には可動性があり, 座位だけでなく仰臥位で診察することにより, 網膜下液の黄斑部への移動が確認できる. 陳旧例では網膜色素上皮の過形成による網膜下の黄色色素斑が散在性に見られる(図3b).

また, 周辺部全周の脈絡膜剥離が見られることも多く, 毛様体剥離をきたした症例では鋸状縁が容易に観察できる. 真性小眼球を伴うものでは網膜静脈の拡張蛇行が見られ, 視神経乳頭が発赤し境界不鮮明なこともある. 血管炎や硝子体混濁などの炎症所見はなく, 網膜裂孔は存在しない.

3 | 確定診断に必要な検査

真性小眼球を合併していれば診断は比較的容易で

あるので, 眼軸長の測定は必須である. またBモードエコーやCT, MRIなどの画像診断にて強膜の肥厚が見られる. 超音波生体顕微鏡(UBM)では毛様体剥離が見られることがある.

フルオレセイン蛍光眼底造影(FA)では, 他の滲出性網膜剥離を呈する疾患と異なり, 網膜下への蛍光漏出は見られない(図3a). 陳旧例では網膜色素上皮の不規則な増殖による, leopard spot patternと呼ばれるびまん性の微細な顆粒状過蛍光と低蛍光の混在した所見を呈する(図3c). インドシアニングリーン蛍光造影では造影早期から激しいびまん性過蛍光を示し, 造影後期まで持続する.

OCT所見としては脈絡膜の肥厚や脈絡膜外層の低反射腔, 脈絡膜内層〜中層にかけての点状高反射が特徴として報告されている. 外層の低反射腔は中大血管の拡張, あるいは貯留した組織液による上脈絡膜腔の拡張と考えられ, この外層血管や組織液が内層〜中層の血管を圧排することで血管密度が高くなり, 点状高反射をきたすと考えられている.

4 | 鑑別すべき疾患

すべての滲出性網膜剥離をきたす疾患が鑑別すべき疾患である. 詳細は表のとおりである.

(尾辻 剛)

図1 ｜ 真性小眼球に伴うuveal effusion の眼底所見

静脈は蛇行し，下方に胞状の滲出性網膜剥離と脈絡膜剥離を認める．

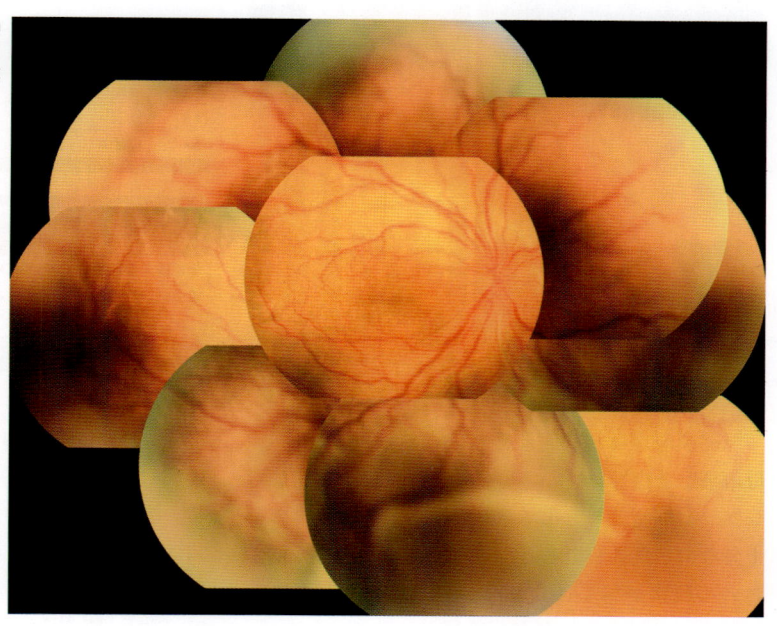

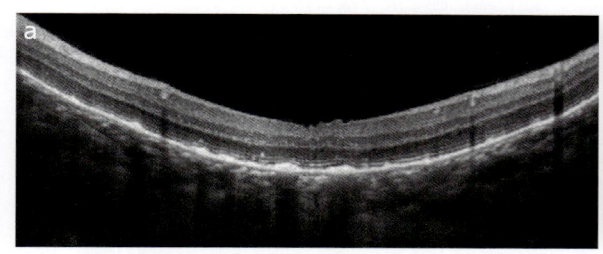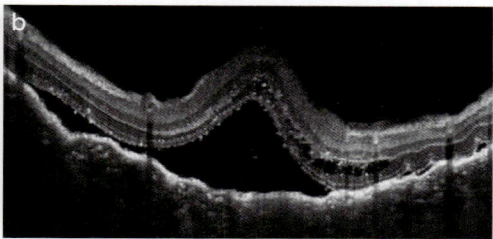

図2 ｜ 強膜開窓術前後のOCT所見（図1と同一症例）

a：手術前のOCT像．網膜剥離と網膜浮腫，脈絡膜は肥厚し，脈絡膜皺襞を認める．b：強膜開窓術後3ヵ月でのOCT像．網膜剥離と網膜浮腫は消失したが，脈絡膜は肥厚したままであり，脈絡膜内層の点状高反射が明瞭となっている．

図3 ｜ Uveal effusionのFA所見

a：図1と同一症例．網膜剥離下への蛍光漏出は認めない．b，c：陳旧例．眼底所見の黄色色素斑 (b)に一致して leopard spot patternと呼ばれる微細な顆粒状過蛍光と低蛍光の混在した所見を示す(c)．

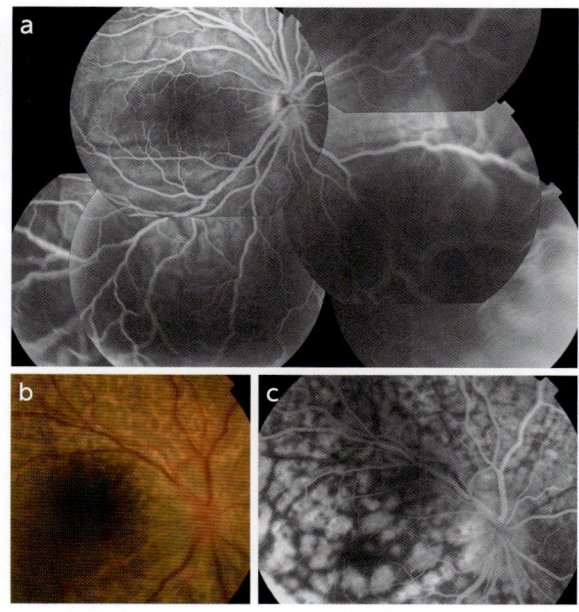

脈絡膜母斑
Choroidal nevus

診断のポイントとなる検査所見			
重要度	検査名	決め手となる所見	参照図
★★★	眼底	平坦な黒色色素性病変	図1, 2
★★	OCT	厚み1mm以下	図1, 3
★★	FA/IA	IAで低蛍光	

鑑別が必要な疾患		
鑑別疾患	鑑別のポイント	掲載頁
脈絡膜悪性黒色腫	本文中記載（3. ①～⑥）	316頁
黒色細胞腫	主に視神経乳頭に発生，隆起し，腫瘍表面は不整，容易に播種する	
転移性脈絡膜腫瘍	FAで点状過蛍光	318頁

1 疾患の定義

脈絡膜母斑は母斑細胞から成る良性腫瘍である．母斑細胞とは神経堤から発生してメラニン細胞にもシュワン細胞にも分化できなかった，分化能力の不十分な未熟な細胞である．脈絡膜母斑は幼小児期において色素が薄く目立たないが，加齢とともに色調が濃くなり，その存在が確認されることとなる．50～60歳頃に指摘されることが多い．有病率には人種差があり，約0.5～10％との報告がある．眼底検査で偶然指摘されることがほとんどであり，基本的に無症状であるが，稀に漿液性網膜剝離が母斑上や母斑周囲に生じたり，脈絡膜新生血管を伴うこともある．

2 眼底所見

片眼性で後極部に黒色色素性病変を認める（図1）．直径は報告によって異なり，平均1.5～5.5mmと指摘されている．厚み2mm以下の脈絡膜腫瘍として認められることが多い．網膜色素性上皮剝離は約10％に認め，脈絡膜新生血管の併発率は1％以下とされる．母斑上に網膜色素上皮過形成や網膜色素上皮下沈着物を認めることもある．両眼性で多発性の場合はbilateral diffuse uveal melanocytic proliferation（BDUMP）という非常に稀な疾患である可能性もある．BDUMPとは担癌患者において多巣性にメラノサイトが増殖する疾患で，paraneoplastic syndromeの一型である．

3 確定診断に必要な検査

①腫瘍の厚み（＞2mm），②網膜下液の有無，③視力低下の有無，④オレンジ色素の有無，⑤腫瘍内部の低エコー，⑥腫瘍の直径（＞5mm）を確認する．当てはまるものが多いほど，悪性黒色腫となる可能性が高くなる．検査としては，眼底検査の他にOCT，超音波検査などを適宜組み合わせて行う（図2，3）．また，漿液性網膜剝離などを伴っている場合や，悪性黒色腫を疑う場合は蛍光眼底造影検査も行う．

フルオレセイン蛍光眼底造影（FA），インドシアニングリーン蛍光造影（IA）では典型的には色素によるブロックによって低蛍光な病変として描出されるが（図4），脈絡膜毛細血管板が母斑上にある程度残っている場合はその限りではない．稀だが，脈絡膜新生血管が合併することもあり，その場合，IAで確認することができる．また，母斑上に網膜色素上皮下沈着物がある場合，FAでは過蛍光を示すものの，経時的な拡大は認めない．漿液性網膜色素上皮剝離（PED）を伴う場合は，FAで剝離部に蛍光貯留を認める．

4 鑑別すべき疾患

鑑別疾患として脈絡膜悪性黒色腫，黒色細胞腫などを挙げることができる．無色素性母斑の場合は転移性脈絡膜腫瘍との鑑別が必要である．小さい色素性病変の段階では脈絡膜母斑，脈絡膜悪性黒色腫との判別が困難なものもある．その場合，経過観察し，増大の有無を観察する．

（藤本雅大）

2
脈絡膜

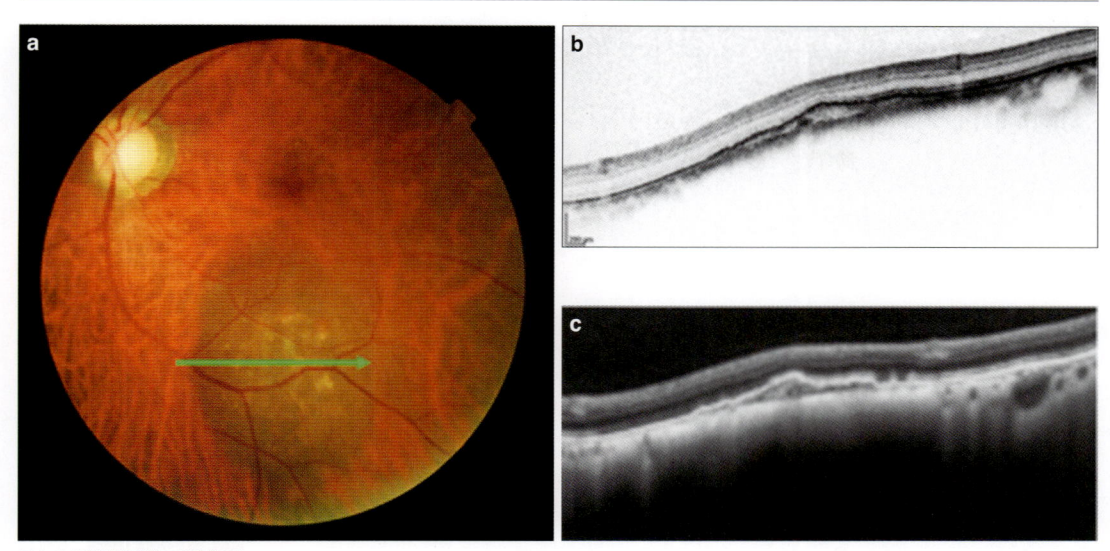

図1｜脈絡膜母斑の検査所見

a：左眼眼底写真，b：SD-OCT，c：SS-OCT．57歳男性．
眼底検査では，黄斑部下方に比較的平坦な黒色色素性病変を認める．OCTでは腫瘍上に網膜色素上皮下沈着物を認める．また，脈絡膜腫瘍表層が高反射帯として描出され，後方は低反射域となっている．SS-OCTでも腫瘍厚の計測は困難である．

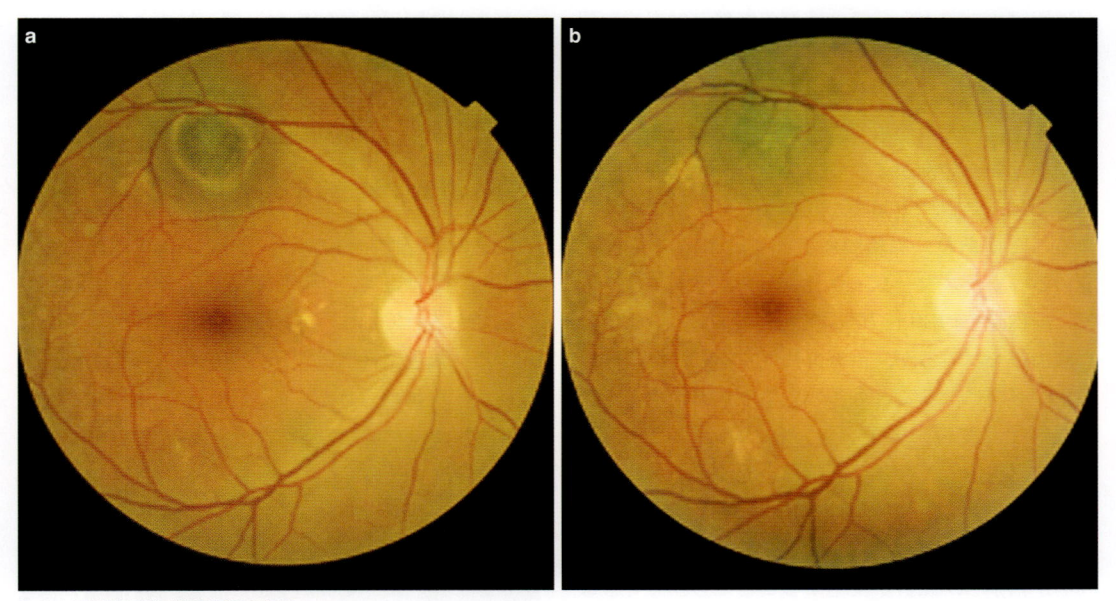

図2｜脈絡膜母斑の眼底所見の経過

a：初診時．b：1年後．64歳女性．初診時の眼底検査では黄斑部に黒色色素病変と腫瘍表層にハローを認めるが，1年後にはハローは消失している．

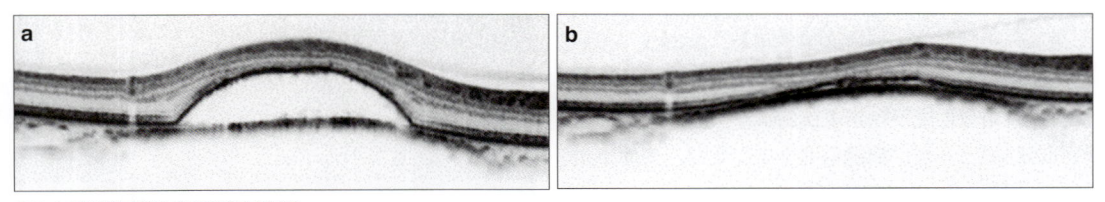

図3｜脈絡膜母斑のOCT所見の経過

a：初診時，b：1年後．64歳女性．初診時は腫瘍直上にPEDを認めた．1年の経過でPEDはほぼ消失した．以後10年間，変化は認めていない．

2-6)-(1)-②

脈絡膜血管腫
Choroidal hemangioma

診断のポイントとなる検査所見			
重要度	検査名	決め手となる所見	参照図
★★	眼底	橙赤色の隆起性病変	図1, 3
★	OCT	なだらかな脈絡膜隆起性病変	図2, 5
★★★	FA, IA	早期の腫瘍血管描出	図4

鑑別が必要な疾患		
鑑別疾患	鑑別のポイント	掲載頁
無色素性脈絡膜母斑	IAで低蛍光	310頁
無色素性脈絡膜悪性黒色腫	IAで低蛍光. FA初期より点状過蛍光	316頁
転移性脈絡膜腫瘍	FA初期より点状過蛍光	318頁

1 | 疾患の定義

　病理学的には，病変部の脈絡膜内に血管壁の薄い多様な径の血管の増生を認める．毛細血管腫，海綿状血管腫の混合型とも考えられる．脈絡膜血管腫は孤立性に発生する場合と，広範囲にびまん性に発生する場合がある．

　孤立性に発生する場合，関連する全身疾患は特にないことが多い．多くは無症状のまま経過するため，経過観察のみでよい．漿液性網膜剝離が併発して視力低下が生じた場合，PDTなどの治療を考慮する(図1，2)．

　びまん性に発生する場合はスタージ・ウェーバー症候群に伴う症例が多い．スタージ・ウェーバー症候群では，結膜，上強膜，虹彩などにも血管腫を認めることがあり，脈絡膜血管腫は約60%の症例で認める．またスタージ・ウェーバー症候群では，同側に緑内障を約30～70%で合併する(図3)．まずは点眼治療を試みるが，治療抵抗性であり，最終的に手術が必要になることも多い．漿液性網膜色素上皮剝離が生じて視力低下をきたした場合，PDTもしくは放射線治療となるが，特に小児症例で黄斑部に脈絡膜血管腫が存在する場合，遠視化して弱視となっていることもある．その場合，放射線治療後に腫瘍が縮小し，屈折が変化することにも注意をしながら弱視治療を考慮する．

2 | 眼底所見

　橙赤色の脈絡膜隆起性病変を認め，黄斑部，視神経乳頭周囲に好発する．しばしば網膜色素上皮の破綻により漿液性網膜色素上皮剝離が生じうる．また，時間の経過とともに網膜色素上皮に萎縮，変性が生じて，腫瘍の色調が変化しうる．

3 | 確定診断に必要な検査

　フルオレセイン蛍光眼底造影(FA)，インドシアニングリーン蛍光造影(IA)が確定診断に必須である(図4)．IAではFAよりも腫瘍を明瞭に描出することができる．特に血管腫が小さい時はRPEが保たれており，IAの必要性が高い．FAでは網膜血管が描出される前に網目状に腫瘍血管網が描出される．時間の経過とともに斑状に過蛍光となっていく．IAでは造影早期に不規則に走行する異常な血管が腫瘍全体によく造影され，時間の経過とともに過蛍光となる．

4 | 鑑別すべき疾患

　眼底検査で橙赤色の隆起性病変であれば血管腫というわけではなく，蛍光眼底造影検査などの検査が必要である．鑑別すべき疾患として，無色素性脈絡膜母斑，無色素性脈絡膜悪性黒色腫，転移性脈絡膜腫瘍などが挙げられる．

(藤本雅大)

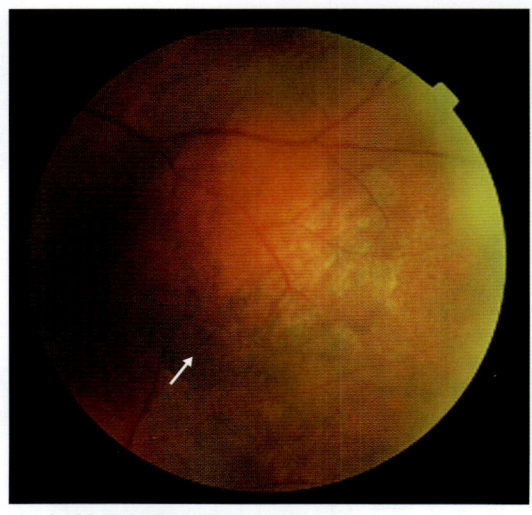

図1 | 孤立性脈絡膜血管腫の眼底所見
73歳男性. 黄斑部耳側に橙赤色隆起病変を認める.

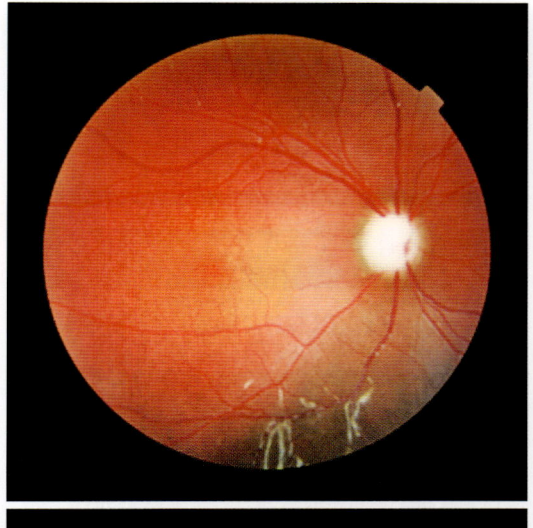

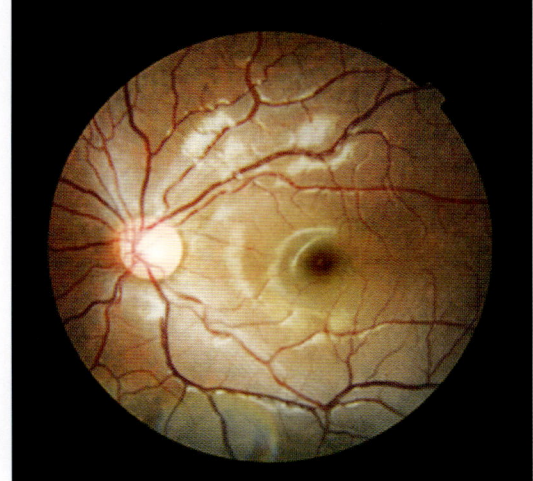

図3｜右脈絡膜血管腫の眼底所見

7歳．スタージ・ウェーバー症候群．右眼はトマトケチャップ様の眼底となっており，緑内障も併発しており，視神経乳頭陥凹拡大を認める．矯正視力は右眼0.3，左眼1.2で屈折は右眼＋7.5D，左眼＋0.75Dであった．

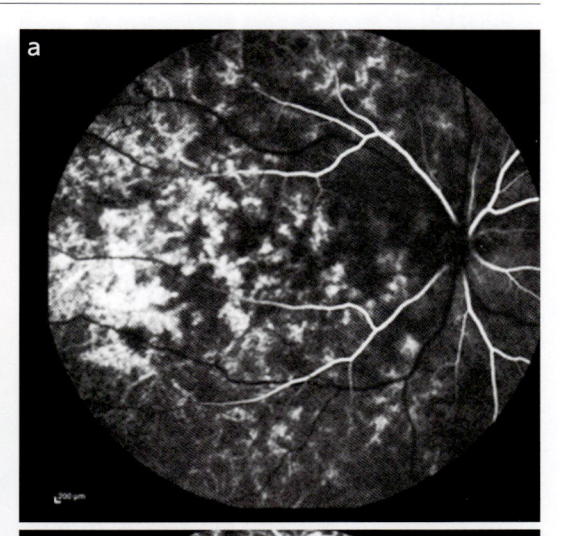

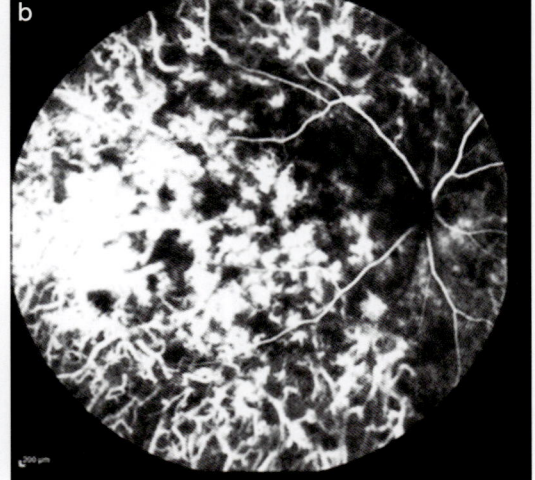

図4｜同一症例の右眼脈絡膜血管腫FA/IA検査初期画像

a：FA検査所見，b：IA検査所見．FAでは網膜血管が描出される前に網目状に腫瘍血管網が描出される．IAでは腫瘍全体に不規則に走行する異常な血管が造影される．

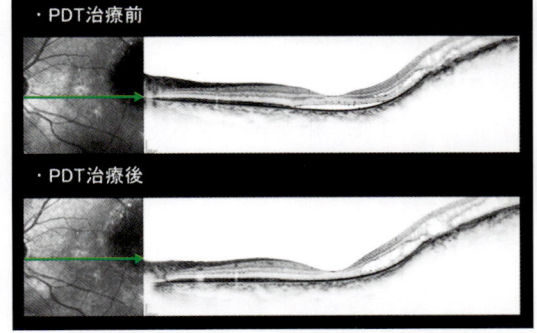

図2｜孤立性脈絡膜血管腫（図4と同一症例）の治療前後のOCT所見

中心窩近傍に脈絡膜腫瘍を認め，腫瘍直上に網膜浮腫と中心窩に漿液性網膜色素上皮剥離を認める．PDTを2度施行し，漿液性網膜色素上皮剥離の消退を得た．

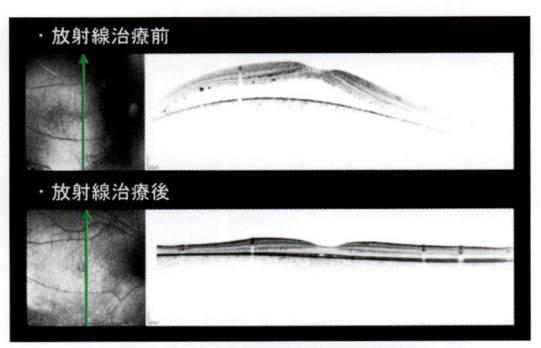

図5｜同一症例における脈絡膜血管腫放射線治療前後のOCT所見

放射線治療前は漿液性網膜色素上皮剥離を認めた．放射線治療後1ヵ月で剥離は消失した．屈折の変化にも注意しながら弱視治療を行い，現在矯正視力は右眼1.0で，屈折は＋2.5Dである．

2-6)-(1)-③

脈絡膜骨腫
Choroidal osteoma

診断のポイントとなる検査所見			
重要度	検査名	決め手となる所見	参照図
★★	眼底	灰白色～黄色の平坦な病巣	図1
★★	OCT	平坦な脈絡膜病変の表層の不整な高反射域	図2
★★★	超音波Bモード	高反射像と後方にacoustic shadow	図3
★★★	CT	高吸収域	図4

鑑別が必要な疾患		
鑑別疾患	鑑別のポイント	掲載頁
無色素性脈絡膜母斑	FA, IAで蛍光ブロック	310頁
無色素性脈絡膜悪性黒色腫	FA, IAで蛍光ブロック	316頁
転移性脈絡膜腫瘍	FAで点状過蛍光	318頁

1 | 疾患の定義

　視神経乳頭近傍や黄斑部の脈絡膜に生じる稀な良性の骨性分離腫であり，1978年にGassらによって初めて報告された．典型的には視神経乳頭近傍の脈絡膜内層付近から発生するとされており，腫瘍上の網膜色素上皮（RPE）は障害され，菲薄化していく．多くは片眼性で，若年女性に発生頻度が高い．両眼に生じることもある．眼底所見で異常を認めなくても，OCTで僚眼の脈絡膜に高反射の病変を認めたとの報告もある．脈絡膜新生血管や漿液性網膜色素上皮剥離，また，腫瘍が脱灰化することにより視力低下をきたすが，それまでは比較的視力は良好といえる．長期的には約6割の患者で0.1以下に視力が低下することが知られている．脈絡膜骨腫自体に対する根本的な治療はなく，脈絡膜新生血管に対しては，抗VEGF薬の投与やPDTを考慮する．

2 | 眼底所見

　灰白色～黄色のまだらな色調を呈し（図1），比較的平坦な病変を脈絡膜に認める．腫瘍に接するRPEには斑状の脱色素を伴い，腫瘍表面には多発性の細血管網を伴いうる．予後を予測することは難しいが，骨腫の色調が純粋な黄色である場合は腫瘍上の網膜は正常に保たれることが多い．一方，RPEの増殖による黒色斑を認める場合，骨腫の脱灰化が予測され，網膜障害が進み，視力予後が悪いことが予測される．年単位で緩やかではあるが，増大しうる．脈絡膜新

生血管の有無が視力予後に大きく関わるため，眼底検査では脈絡膜新生血管の有無を確認する．

3 | 確定診断に必要な検査

　OCTでは脈絡膜骨腫の石灰化の状態によって網膜の所見が異なる（図2）．網膜内層は比較的保たれるが，外層は菲薄化し，視細胞の欠損を認めうる．RPEの脱色素により，腫瘍表面に不整な高反射域が観察される．

　FAでは初期～後期にかけてびまん性に斑状の過蛍光を認め，特徴的とまではいえないが，他疾患との鑑別には有効である．脈絡膜新生血管や漿液性網膜色素上皮剥離が生じた際には治療も考慮し，蛍光眼底造影検査が必要となる．

　超音波Bモード検査もしくは，眼窩CT検査が確定診断に必要な検査となる．超音波Bモード検査では腫瘍に一致して，高い反射像とその後方にacoustic shadow（後部エコーの減衰）を認める（図3）．また，眼窩CT検査では腫瘍内の石灰化部分が高吸収域として描出される（図4）．

4 | 鑑別すべき疾患

　無色素性脈絡膜母斑，無色素性脈絡膜悪性黒色腫，転移性脈絡膜腫瘍，眼内悪性リンパ腫，脈絡膜血管腫などが鑑別すべき疾患として挙げられる．

（藤本雅大）

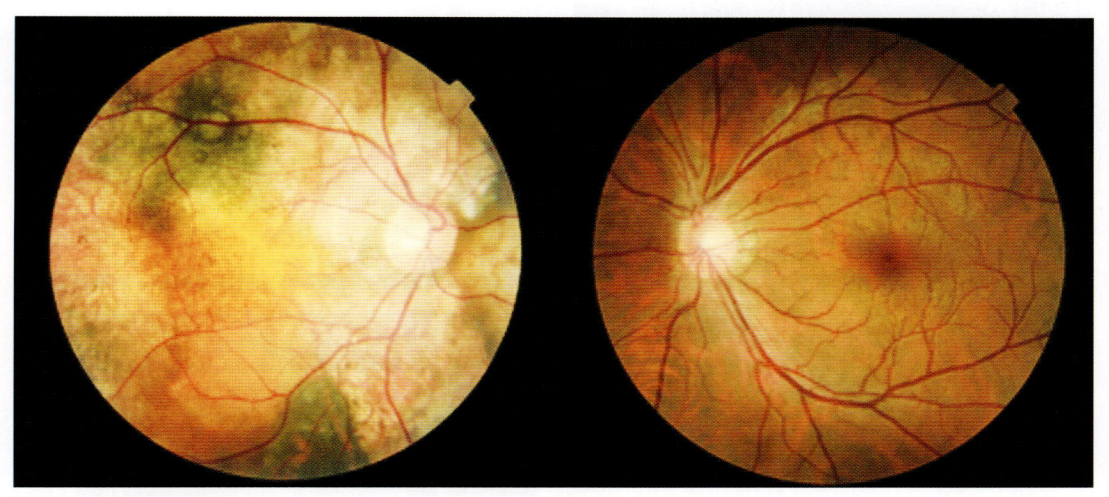

図1｜右脈絡膜骨腫眼底所見
37歳男性．右眼黄斑部上下で一部脱灰化しているが，中心窩付近は黄色の骨腫のままで，視力は保たれている．左眼には骨腫を認めない．

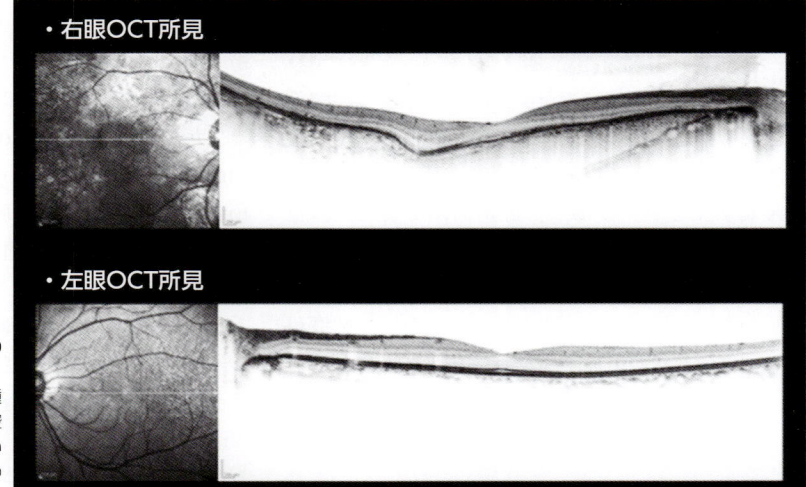

図2｜右脈絡膜骨腫（同一症例）の OCT所見
37歳男性．右眼は網膜下に脈絡膜腫瘍を認める．腫瘍内に脈絡膜血管腔を認めない．網膜外層は保たれている．左眼は脈絡膜に異常所見を認めない．

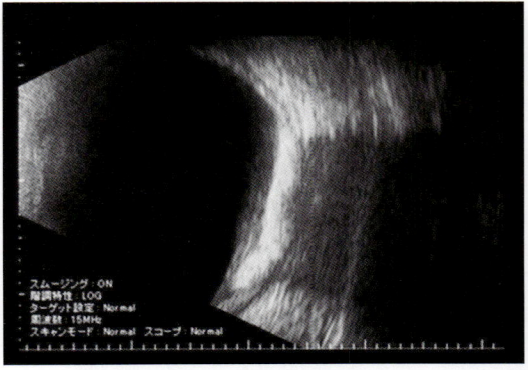

図3｜右脈絡膜骨腫（同一症例）における右眼超音波Bモード検査所見
37歳男性．骨腫に一致して高反射像と，後方にacoustic shadowを認める．

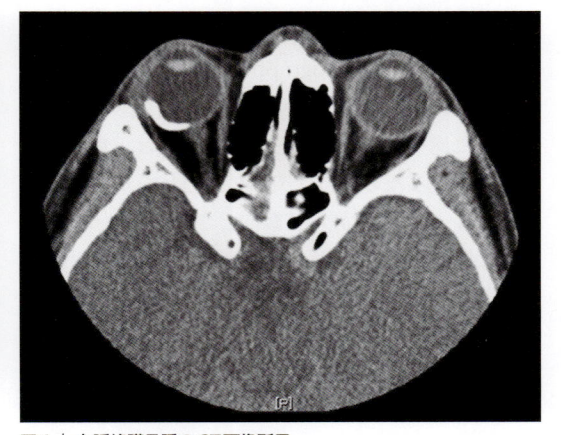

図4｜右脈絡膜骨腫のCT画像所見
37歳男性．右眼球後壁に沿って，骨と同等の高吸収域を認めた．

悪性黒色腫
Uveal melanoma

診断のポイントとなる検査所見			
重要度	検査名	決め手となる所見	参照図
★★★	眼底	灰白色～褐色の隆起病変	図1, 2, 3
★★★	超音波断層	実質腫瘍、ドームもしくはマッシュルーム状、後方突出(excavation)	図4
★	蛍光眼底造影	FAで多発点状過蛍光、IAで低信号、腫瘍血管描出	
★★	MRI	T2強調画像で低信号	図5
★★	¹²³I IMP SPECT	24時間後の後期像で腫瘍に集積	

鑑別が必要な疾患		
疾患名	鑑別のポイント	掲載頁
ぶどう膜母斑	小型、増大しない	310頁
転移性腫瘍	黄白色の隆起病変	318頁
視神経乳頭黒色細胞腫	乳頭部色素隆起、増大しない	393頁
網膜色素上皮肥大	隆起のない境界明瞭な病変	

1 疾患の定義

　ぶどう膜の色素細胞に由来する悪性腫瘍である。原発部位は虹彩が1%、毛様体が9%、脈絡膜が90%である。腫瘍自体は褐色病変であるが、稀に無色素性悪性黒色腫があり診断に苦慮する。本項では大部分を占める色素性悪性黒色腫について述べる。

2 眼底所見

　眼底検査による病変の色調は、表層を覆う網膜色素上皮の状態に影響を受けるため、灰白色～褐色まで症例により異なる。通常は軽度色素を伴うドーム状隆起病変を呈する(図1)。腫瘍周囲に漿液性網膜剥離を伴う場合があるが、滲出斑はないか、ごく軽度である(図2)。腫瘍が脈絡膜にあることを反映し、網膜血管にはほとんど変化を生じていない。腫瘍がブルッフ膜を穿破すると、マッシュルーム状に一部が突出し、同部は黒褐色調を呈するようになる(図3)。

3 確定診断に必要な検査

　超音波断層検査では、ドーム状、もしくはマッシュルーム状の実質腫瘍が描出され、表層に比べ内部がやや低反射(ultrasonographic hollowness)で均一に描出される。マッシュルーム状の場合、突出部は基底部に比べやや低反射を示す。病変は正常な脈絡膜を置換するため後方に突出した形状を示し(excavation)、悪性黒色腫に特徴的とされている(図4)。

　蛍光眼底造影検査は、病変が網膜色素上皮下にあることを考えると理解しやすい。フルオレセイン蛍光眼底造影を行うと、網膜血管の所見は乏しく、漏出などを示さない。網膜色素上皮の破綻を反映する多発点状過蛍光を示す。インドシアニングリーン蛍光造影を行うと、色素を伴う病変が脈絡膜を置換するため全体に黒く抜けて見え、病変内部に脈絡膜血管と走行の異なる腫瘍血管が描出される。

　MRIでは、T1強調画像で等～軽度高信号、T2強調画像で低信号を呈し、均一な造影効果を示す(図5)。T2強調画像で低信号を示すことは特徴的所見であるが、病変の色素量により信号強度は異なる。

　¹²³I IMP SPECT(N-isopropyl-p-¹²³I-iodoamphetamine single photon emission computed tomography)検査は、脳血流の評価に用いられるが、脈絡膜悪性黒色腫に対し感度、特異度とも90%程度と高く、診断に有用な検査である。ただし、毛様体病変は悪性黒色腫以外でも陽性を示すことが多く、診断意義は限定される。

　海外では、針生検が行われる。経毛様体扁平部で25～27Gの針を穿刺し、細胞を採取する。実際に採取されるのは微小検体であり、病理診断は難しく、国内では一般的ではない。海外でも目的は組織診断ではなく、細胞の遺伝子発現状態を調べることで診断や転移のしやすさの予測に用いられている。

4 鑑別すべき疾患

　小型の悪性黒色腫と母斑の鑑別は重要である。漿液性網膜剥離、オレンジ色素など、悪性黒色腫を疑う所見が報告されているが、最も重要なのは経過観察により増大を示すか否かである。

　視神経乳頭部に病変がある場合、黒色細胞腫の可能性が高いが、長期経過観察で1%程度の悪性の報告があり、慎重な経過観察で増大の評価を行う。

　色素性病変として網膜色素上皮肥大があるが、隆起の有無から鑑別は容易である。

（鈴木茂伸）

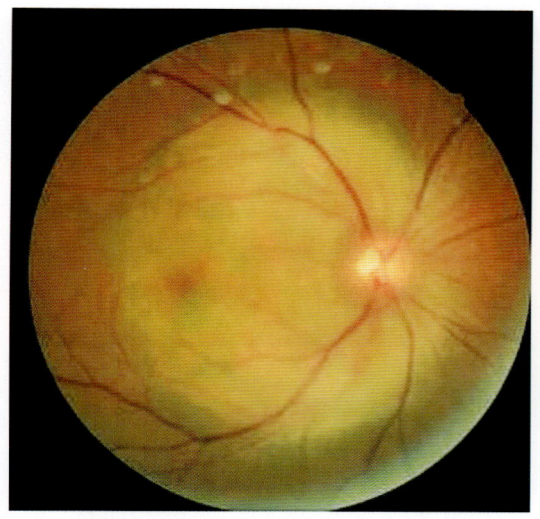

図1｜後極の悪性黒色腫
灰白色隆起病変が視神経乳頭を囲むように存在する．腫瘍表面にはオレンジ色素を伴っている．

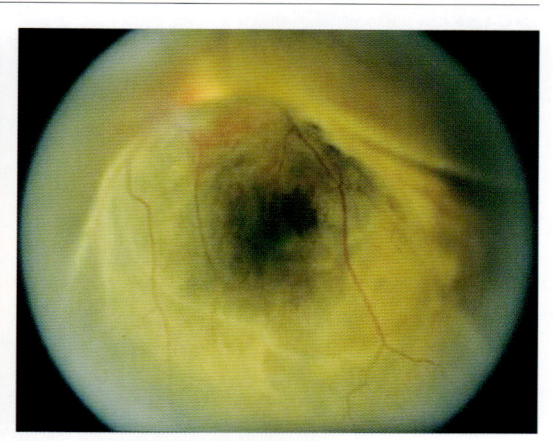

図2｜漿液性網膜剥離を伴う悪性黒色腫
突出の強い黒褐色病変があり，周囲に滲出性網膜剥離を伴っている．

2
脈絡膜

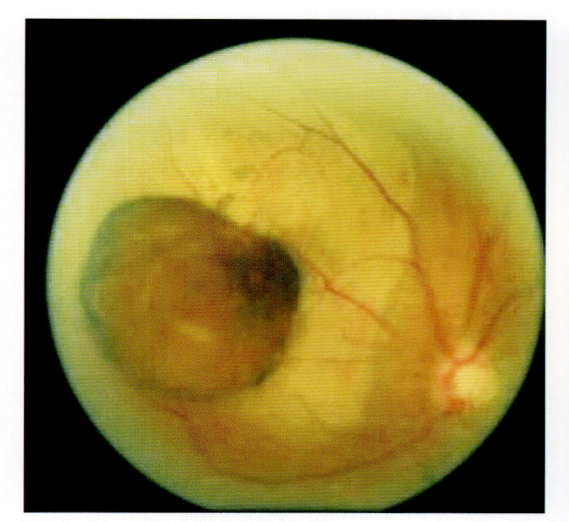

図3｜ブルッフ膜を穿破した悪性黒色腫
灰白色の軽度隆起病変があり，その一部が著明に突出し，褐色調を呈している．悪性黒色腫がブルッフ膜を穿破し，突出した状態である．

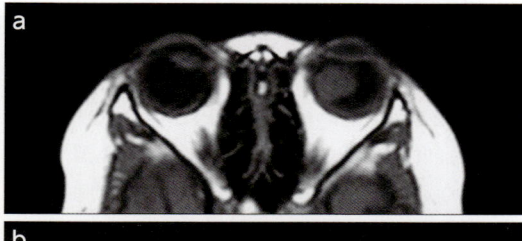

a

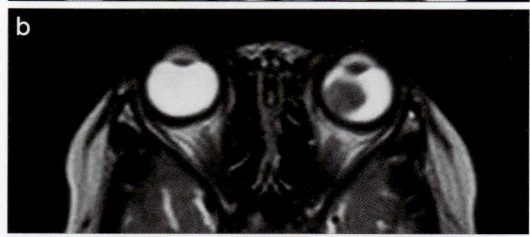

b

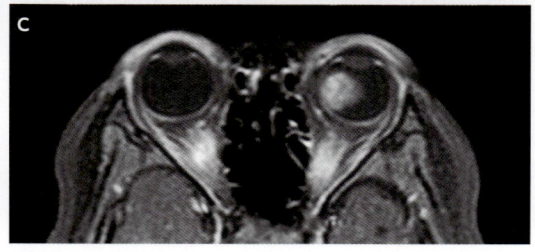

c

図5｜MRI所見
T1強調画像で脳実質と等信号（a），T2強調画像で低信号（b）を示し，ガドリニウムで造影効果を示す（c）．

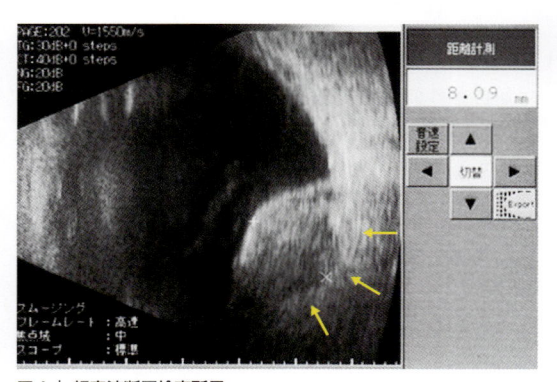

図4｜超音波断層検査所見
表面に比べ内部がやや低反射であり，後方に突出して見える（矢印，excavation）．

2-6)-(2)-②

転移性腫瘍
Uveal metastatic tumor

診断のポイントとなる検査所見

重要度	検査名	決め手となる所見	参照図
★★★	眼底	黄白色の隆起病変	図1, 2
★★★	超音波	実質腫瘍，ドーム状もしくは扁平病変	図5
★★	蛍光眼底造影	FAで多発点状過蛍光，蛍光ブロックなし	
★★	MRI	T2強調画像で等信号	
★★★	¹⁸F-FDG PET/CT, PET/MRI	全身他部位へ集積あり（眼病変が小さい場合は集積なし）	図6

鑑別が必要な疾患

疾患名	鑑別のポイント	掲載頁
ぶどう膜悪性黒色腫	灰白色～褐色の隆起病変	316頁
脈絡膜血管腫	橙色～赤色の隆起病変	312頁

1 疾患の定義

体の他部位に生じた悪性腫瘍が，血行性に眼内に転移した病態である．眼内転移はぶどう膜が最多であり，時に視神経，稀に網膜や硝子体転移がある．

原発腫瘍としては，男性は肺癌，女性は乳癌と肺癌が多い．胃癌などの消化管腫瘍は相対的に少ない．

2 眼底所見

脈絡膜転移は黄白色隆起病変を呈することが多い（図1）．色調は表層の網膜色素上皮の状態を反映し，障害が軽度の場合には周囲の眼底と同じ色調，障害が強くなると白色調が強くなる．特徴的な腫瘍として，悪性黒色腫の転移は黒褐色，腎癌の転移は血管が多く赤色調を呈する（図2）．漿液性網膜剥離を伴うことが多く，時に網膜全剥離で受診し，超音波断層検査で腫瘍が発見されることがある．視神経乳頭に及ぶと，乳頭浮腫様の所見を示す（図3）．

毛様体病変の場合，虹彩の前方圧排による部分的前弯，水晶体変位などを呈する．眼底検査では毛様体上皮の色調を反映して褐色病変として見えるが，虹彩根部に病変が広がると本来の黄白色腫瘍が直接見えるようになる．腫瘍部位の上強膜穿通血管が拡張している所見はsentinel vessel（見張り血管）の拡張と呼ばれ，悪性腫瘍を示唆する所見である（図4）．

虹彩病変の場合，実質内に白色腫瘍塊が見え，前房播種や偽前房蓄膿を伴うことが多い．

3 確定診断に必要な検査

超音波断層検査では実質性腫瘍であること，内部信号が悪性黒色腫に比べやや高いこと（図5），通常は均一な内部信号であること，ドーム状から扁平な形状であり，マッシュルーム状にならないこと，漿液性網膜剥離を伴うことなどが特徴である．

フルオレセイン蛍光眼底造影検査では，脈絡膜蛍光のブロックがなく，蛍光漏出を伴う．網膜色素上皮の障害を反映する多発点状過蛍光が特徴である．

転移性腫瘍の診断には，原発腫瘍の検索が必須である．悪性腫瘍の既往歴を確認すること，腫瘍内科医に全身検査を依頼するか，腫瘍マーカーを含む血液検査，全身CTもしくは¹⁸F-FDG（¹⁸F-fluorodeoxy glucose）PET/CT（図6）かPET/MRI，消化管内視鏡を行って原発腫瘍の検索を行う．疑わしい所見があれば，各臓器の専門家に診察を依頼する．

眼内病変の針生検もしくは切開生検を行うことで確定診断が可能であるが，出血や網膜剥離のリスクを伴う．また，針生検検体の診断に慣れている病理医か否かも影響する．一般的には，全身多発病変がある場合，あるいは後療法として薬物治療を行った悪性腫瘍の既往がある場合は，臨床的に転移性腫瘍の可能性が高く生検を行わない．悪性腫瘍の既往があっても早期癌で後療法を行わなかった場合には，転移の可能性は高くないと判断し，生検が望ましい．

4 鑑別すべき疾患

悪性黒色腫は，色調から鑑別が容易であるが，稀に無色素性悪性黒色腫があることに留意する．

脈絡膜血管腫（現在では静脈系血管奇形と呼称される）は，橙色～赤色の隆起病変で，漿液性網膜剥離を伴う．蛍光眼底造影検査で著明な過蛍光を示し，造影CTやMRIで著明な造影効果を示すことから鑑別可能である．腎癌の転移（図2）は類似の所見を呈するため注意が必要である．

（鈴木茂伸）

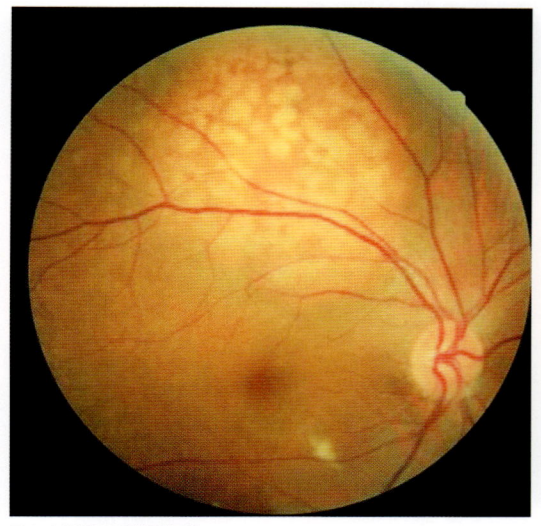

図1 ｜ 肺癌の脈絡膜転移
黄白色の隆起病変を認める．網膜色素上皮の障害の程度を反映し，色調は不均一である．

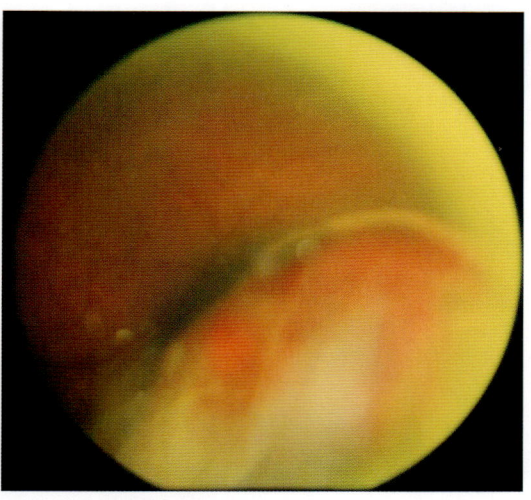

図2 ｜ 腎癌の脈絡膜転移
突出が強く，腫瘍は赤色調が強い．

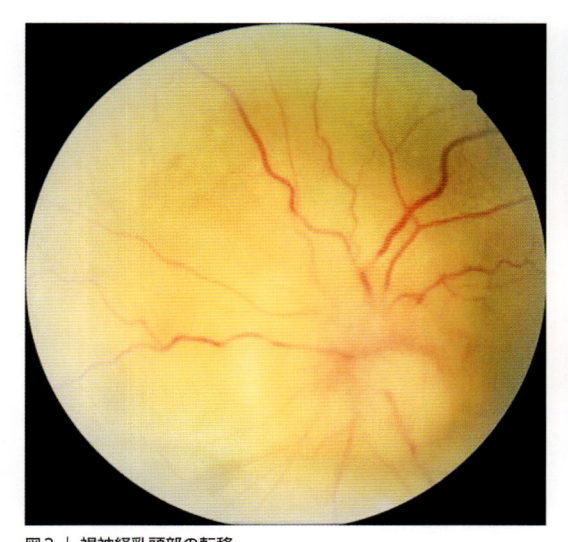

図3 ｜ 視神経乳頭部の転移
乳頭浮腫様に視神経乳頭が隆起し，血流のうっ滞を反映し，網膜静脈の拡張蛇行を伴う．

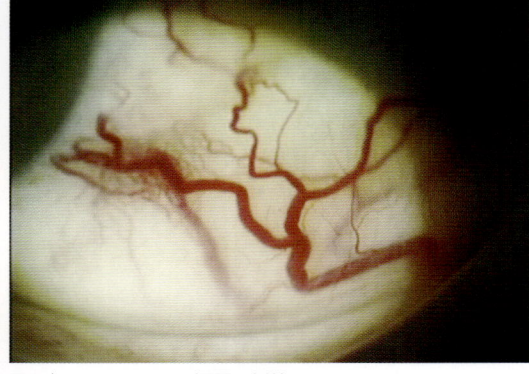

図4 ｜ sentinel vessel（見張り血管）
腫瘍の位置に一致し，上強膜血管の拡張を認める．腫瘍への血流増加を反映し，悪性腫瘍を示唆する所見である．

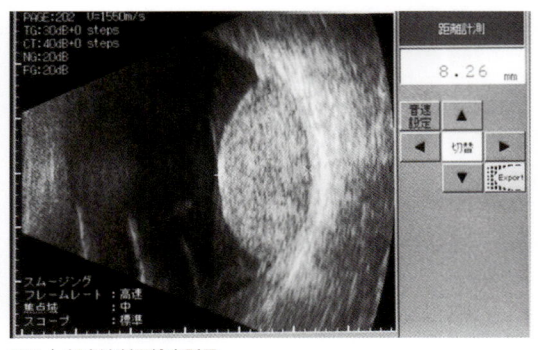

図5 ｜ 超音波断層検査所見
ドーム状の実質腫瘍であり，表面と内部が同程度の信号強度を示している．

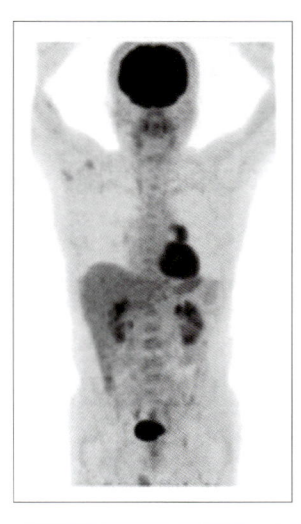

図6 ｜ ¹⁸F-FDG PET検査所見
脈絡膜転移性腫瘍があり，¹⁸F-FDG PETを行うと左肺門部に集積を認めた．経気管支生検にて肺小細胞癌と診断された．

2
脈絡膜

3

硝子体

胎生血管系遺残
Persistent fetal vasculature ; PFV

診断のポイントとなる検査所見			
重要度	検査	所見	参照図
★★	細隙灯顕微鏡	水晶体後面線維組織（前部型）	図1a
★★	超音波Bモード	小眼球・乳頭上の高エコー組織（後眼部）	図2
★★★	CT	石灰化を認めない	
★	蛍光眼底造影	蛍光漏出を認めない 組織染のみ	

鑑別が必要な疾患		
型	主要症状	鑑別疾患
前部型 (前部PFV)	瞳孔領白濁・斜視	先天白内障（瞳孔膜遺残）
後部型 (後部PFV)	小眼球・瞳孔領白濁・斜視	網膜芽細胞腫, FEVR, 未熟児網膜症, 色素失調症（女児）

1 | 疾患の定義

　胎生血管系遺残（PFV）とは，胎生期の硝子体血管（動脈）と，これに連なる水晶体血管膜によって構成される胎生血管系が遺残することによって引き起こされる病態である．

　胎生血管系は，胎生第5〜6週に間葉細胞が胎生裂から硝子体腔に侵入して硝子体血管が形成されることに始まり，さらに前方では水晶体血管膜となり，発生期の硝子体・水晶体形成に必須の役割を果たす．

　胎生第8〜12週が最盛期で，その後，硝子体血管の本管が消退し始め，水晶体血管膜の消失がこれに続き，胎生第35週頃にはその大部分が消退する．

　この形成と消退の過程において，胎生血管系が異常に増殖したり，また，消退過程に異常をきたすことで，PFVが発症する．本疾患はこれまで，第一次硝子体過形成遺残 pesistent hyperplastic primary vitreous（PHPV）として知られていたが，特に胎生血管系の要素である水晶体血管膜の増殖や消退不全も一連の病態として起こるため，現在は胎生血管系遺残としてまとめられ，これが受け入れられている．分類は定まってはいないものの，水晶体血管膜の遺残要素が強いものを前部PFV，硝子体血管の遺残要素が強く，主に硝子体や網膜に異常をきたすものを後部PFVとするのが一般的である．

2 | 所見

1. 前部PFV

　前部PFVは胎生血管系のうち，主に水晶体血管膜が遺残したことによって起こる．水晶体血管膜は，水晶体前部では瞳孔膜の一部となる．これらが遺残すれば，時に血管成分を含む線維膜が遺残するとともに，白内障を併発することもしばしばである（図1a）．PFV自体は90%以上が片眼性であるが，片眼性小児白内障の50〜100%がこの前部PFVを合併

すると報告され，片眼性小児白内障の主成因と考えられる．水晶体血管膜の増殖や消退不全は水晶体嚢の形成不全を合併するため，これが白内障を併発する要因とも考えられている．治療は小児白内障治療に準じるため，特に片眼性症例では生後早期の手術が必要である．

2. 後部PFV

　後部PFVは，主に硝子体血管遺残に起因する病態である．軽度のものでは，硝子体血管が単に遺残するのもあるが，水晶体後面の血管膜に連続することから，遺残すれば水晶体後極の混濁や，水晶体後嚢の縫合不全から後部水晶体円錐をきたし，白内障を併発することが多い．硝子体血管の本幹は消退しても乳頭上に遺残して増殖すれば，乳頭上への網膜牽引をきたし，特に黄斑に牽引が及べば視力予後は不良である（図2）．

　眼底検査や超音波Bモード検査で，視神経乳頭部に異常な陥凹性変化を認めないことが重要である．詳細な原因は不明であるが，網膜異形成を合併することが多く，眼底後極のPFVは一般的に視力予後不良である．もっとも，前部PFV，後部PFVは一連の病態であるため，単純に分類することは難しく，両所見を併せ持つ例もある（図3）．最重症例では，硝子体血管の遺残と高度な増殖によって，牽引性に網膜全剥離をきたす．この結果，増殖膜によって水晶体は前方に偏位し，前房は消失し，角膜混濁を生じる（図4）．通常，さまざまな小眼球を呈し，網膜機能は低下しているため，続発性緑内障を発症することはない．

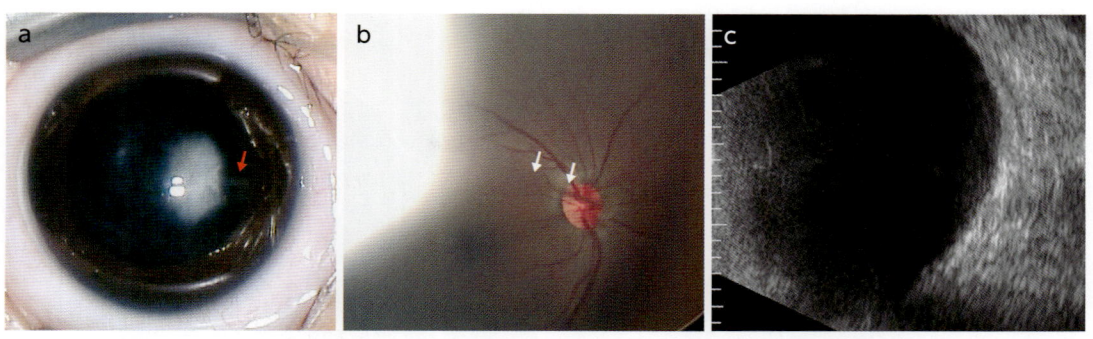

図1｜PFV（症例1）
a：3ヵ月男児．右瞳孔領白濁で受診．水晶体後面の線維膜と，連続する硝子体血管遺残（矢印）を認める．b：硝子体血管遺残（矢印）は視神経乳頭から水晶体後面の線維膜に連続している．c：超音波Bモードで視神経乳頭から水晶体後面に伸びる組織がわずかに観察される．

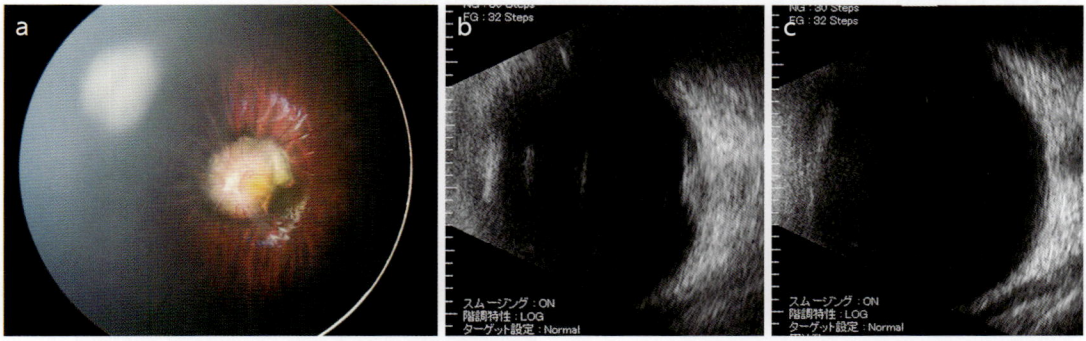

図2｜PFV（症例2）
a：1歳男児．左内斜視で受診．視神経乳頭上に増殖した硝子体血管遺残を認める．乳頭上の増殖膜に向かい網膜が牽引されている．水晶体後面にわずかな混濁を認める．b，c：超音波Bモード．左眼は視神経乳頭に異常な陥凹を認めず，乳頭上に高エコーの組織を認める．硝子体腔に異常組織を認めない．正常右眼（c）に比べやや小眼球を呈している．

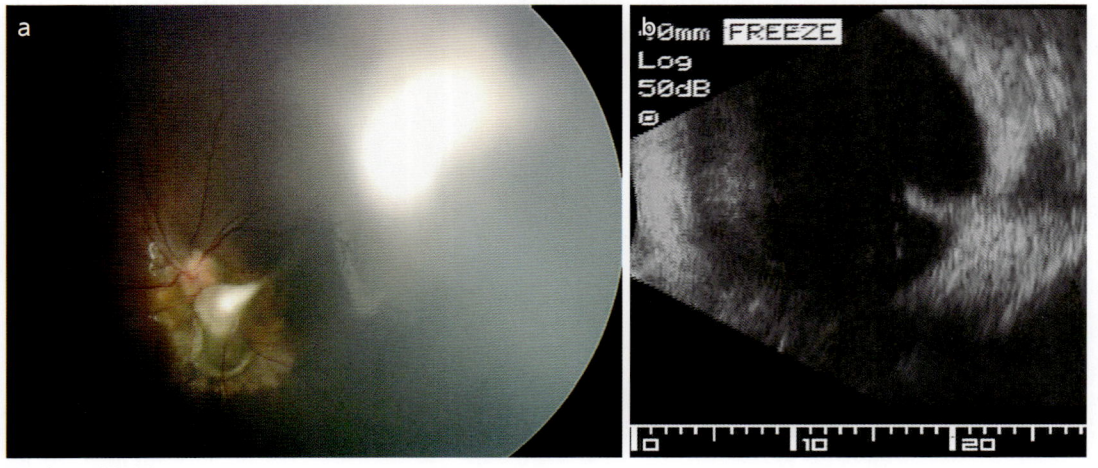

図3｜PFV（症例3）
a：1歳女児．左内斜視で受診．視神経乳頭上の増殖した硝子体血管遺残と，これに連なる硝子体血管遺残が水晶体後面に達している．水晶体は白内障を伴う．b：視神経乳頭より硝子体腔に立ち上がる高エコー組織を認める．視神経乳頭に異常な陥凹を認めない．

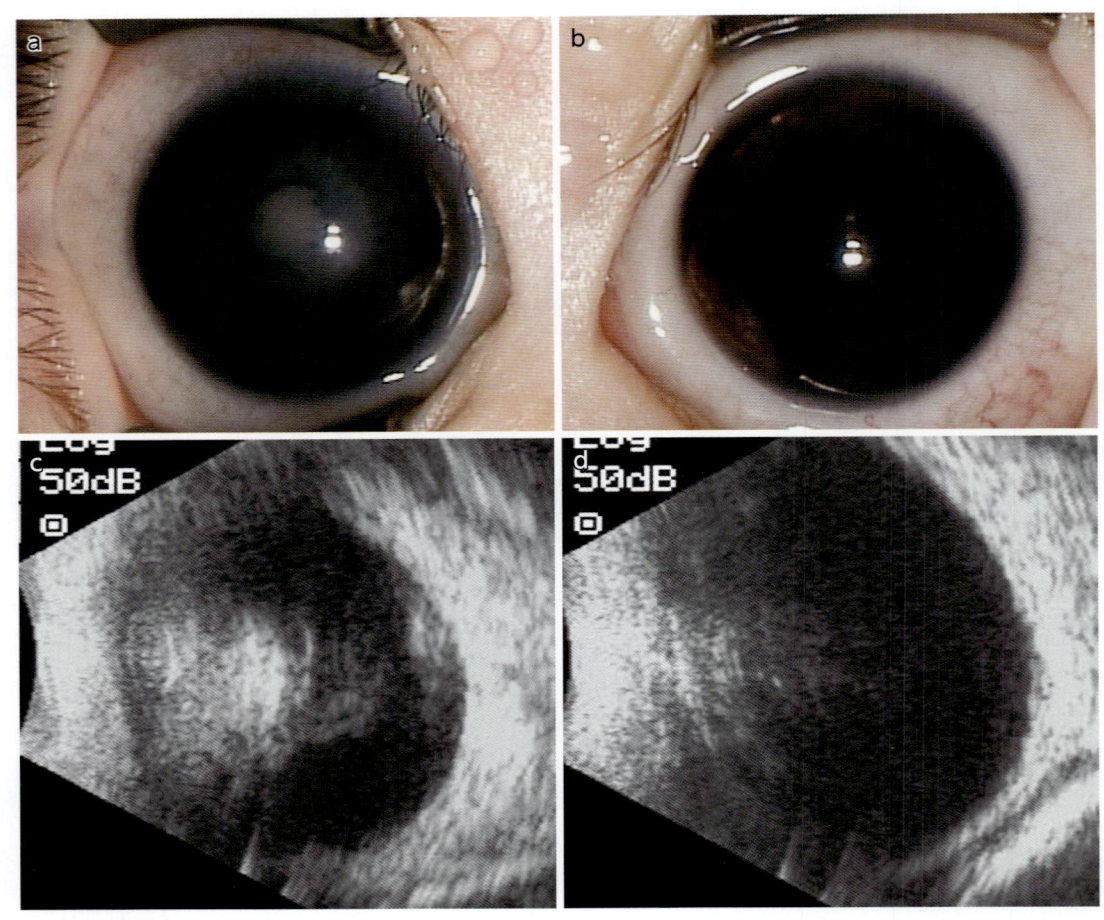

図4｜PFV（症例4）

3ヵ月男児．右瞳孔領白濁で受診．a：右眼は白内障を認め，また水晶体後面の増殖膜によって水晶体が前方に偏位している．このため，前房が消失し，角膜混濁をきたしている．a, b：角膜径は正常な左眼よりやや小さい．c, d：エコーでは右眼は網膜全剥離であり，硝子体内は高エコーの組織で満たされている．正常右眼（d）に比し小眼球である．

3 ｜ 確定診断に必要な検査

　細隙灯顕微鏡検査，眼底検査，超音波Bモードによって診断がなされる．腫瘍性病変を疑う場合にはCT検査を行う．

4 ｜ 鑑別すべき疾患

　先天白内障，家族性滲出性硝子体網膜症（FEVR），朝顔症候群，網膜芽細胞腫，コーツ病，トキソプラズマやサイトメガロウイルスによる感染に伴った牽引性網膜剥離などである．

　両眼性ではノリエ病を含むFEVRを鑑別する．角膜径が拡大するような，角膜混濁を伴う小児緑内障を合併する場合には，FEVRや網膜芽細胞腫が重要な鑑別疾患である．

（横井　匡）

3-2)-(1)

閃輝性硝子体融解
Synchysis scintillans

診断のポイントとなる検査所見

重要度	検査名	決め手となる所見	参照図
★★★	眼底	眼球運動により容易に舞い上がる結晶	
★★	細隙灯顕微鏡	前房内に眼底と同様の所見	図1
★★	超音波	眼球運動により舞い上がる高輝度エコー像	図2

鑑別が必要な疾患

疾患名	鑑別のポイント	掲載頁
星状硝子体症	結晶は球状で小さく，眼球運動による移動が少ない	326頁
網膜芽細胞腫	超音波検査，CT検査で石灰化を伴う実質性の腫瘤を認める	250頁

1 ｜ 疾患の定義

　閃輝性硝子体融解とは，液化した硝子体中に黄白色や黄金色に輝くコレステロール結晶を認める非常に稀な病態である．結晶は前房内や剥離網膜下液にも見られることがある．外傷や長期間持続する炎症などによって網膜やぶどう膜の細胞障害，代謝障害が生じることでコレステロール結晶が析出する．

　小児においては，第一次硝子体過形成遺残や未熟児網膜症の重症例でも見られることがある．

　基本的には外科的な治療は必要としない．原因疾患の検索とそれに対する治療を行うが，視力予後は不良なことが多い．

2 ｜ 眼底所見

　コレステロール結晶は扁平で尖っており，黄白色や黄金色に輝く．硝子体は著しく液化しており，結晶の硝子体線維への沈着はなく，眼球安静位では下方に沈殿するが，眼球運動により容易に舞い上がる．

3 ｜ 確定診断に必要な検査

　眼底所見にて硝子体腔にコレステロール結晶が見られることで診断されるが，特に眼内レンズ挿入眼においては前房内にも結晶が見られることがある．コレステロール結晶の析出は二次性の病態であるので，原因疾患の検索および治療が重要となる．Bモード超音波検査ではコレステロール結晶は高輝度エコー像として検出される．

4 ｜ 鑑別すべき疾患

　星状硝子体症で見られる星状体はカルシウム含有リン脂質およびムコ多糖が主体であり，混濁の形状は閃輝性硝子体融解よりも小さく，球状で眼球運動による移動は少ない．硝子体は液化していないことが多く，視力低下も伴わないことが多い．

　小児の場合には網膜芽細胞腫やコーツ病においても似たような所見を示すことがあり，Bモード超音波検査やCT，MRIを用いて鑑別を行う必要がある．

（芳賀　彰）

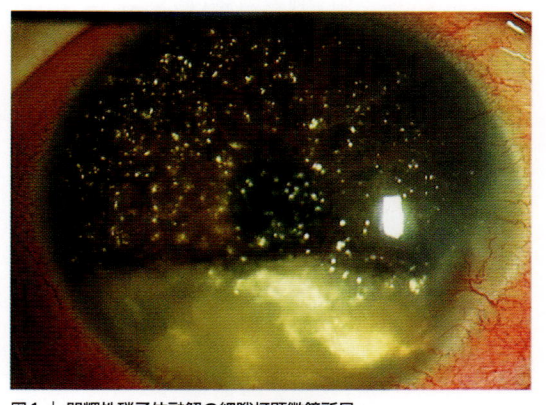

図1｜閃輝性硝子体融解の細隙灯顕微鏡所見
前房内に黄白色のコレステロール結晶を認める．多くは下方に沈殿しているが，一部は液層に舞っている．

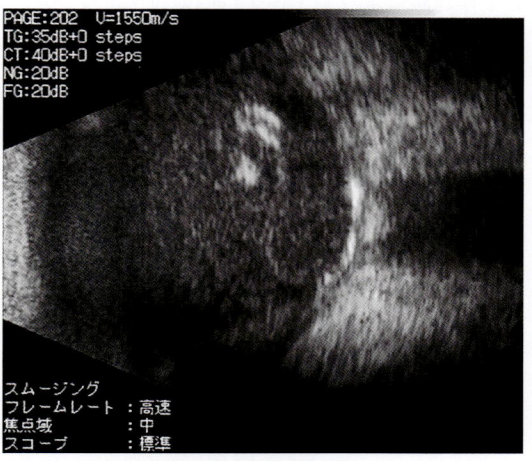

図2｜閃輝性硝子体融解のBモード超音波所見
図1と同症例．硝子体腔は高輝度な物質で充満している．

星状硝子体症

Asteroid hyalosis

診断のポイントとなる検査所見			
重要度	検査名	決め手となる所見	参照図
★★	眼底	眼球運動に合わせて混濁が動く	図2
★★	細隙灯顕微鏡	混濁の形状が球状	図1
★	超音波	硝子体にびまん性に分布する高輝度エコー	
★★★	視力	混濁が高度にもかかわらず視力良好	

鑑別が必要な疾患		
疾患名	鑑別のポイント	掲載頁
星状硝子体症	視力良好 黄白色で球状の粒子	326頁
閃輝性硝子体融解	視力不良 黄金色のキラキラと輝く扁平でとがった粒子 前房内に観察されることがある	325頁

1 | 疾患の定義

　星状硝子体症は非炎症性の硝子体変性疾患であり，一般的には60歳以上の高齢者に見られ，片眼性のことが多い．硝子体中に存在する星状体は多数のPAS陽性物質，リン酸カルシウム，ムコ多糖体から成る．加齢に伴って徐々に星状体の数が増加するとされている．硝子体のゲルが動くと，この星状体もその動きに合わせて移動する(図1)．時に飛蚊症を呈することがあるが，視力低下を自覚することはあまりない．星状体は有形硝子体中に存在し，液化した硝子体やクローケ管，剝離した後部硝子体膜の後方には存在しないといわれている．

2 | 眼底所見

　明確な原因は定かではないが，糖尿病網膜症の進行と相関があるとの報告がある．軽症〜中等度の混濁でも自覚症状がほとんどないのが，本疾患の特徴である．視力障害がないのは，混濁が小さく境界鮮明であって，硝子体液そのものが透明であるというのがその理由といわれている．星状体の増加や後部硝子体剝離により硝子体ゲル内の粒子密度が増すと，高度な硝子体混濁により眼底透見困難になることがある(図2〜4)．視力低下を伴う星状硝子体症に対して極小切開硝子体手術を行うことがある．ほとんどの症例で術後に良好な視力が得られることが多いが，加齢黄斑変性，黄斑円孔，網膜静脈閉塞症など，高齢者に好発する眼底疾患が隠れていることがあるので，十分なインフォームド・コンセントを行う必要がある．

3 | 確定診断に必要な検査

　細隙灯顕微鏡によって水晶体後方に浮遊する星状体を観察することができる．混濁が高度な場合，超音波検査のBモード検査を行うことで眼底の大まかな観察をすることが重要である(図5)．測定光の中心波長が1,050nmのswept-source OCTを用いると，情報量の多い眼底の断層像が得られる(図6)．網膜機能を見るための網膜電図も両者を鑑別するうえで重要である．蛍光眼底造影検査は比較的問題なく行えることが多い．

4 | 鑑別すべき疾患

　硝子体の黄白色物質を呈する鑑別疾患としては，閃輝性硝子体融解が挙げられる．両者の違いは混濁の形状が星状硝子体症では球形で，閃輝性硝子体融解では角張った形をしていて，肉眼的にはきらきらと輝いて見えることが多い点で見分けることが可能である．閃輝性硝子体融解は別名，眼コレステロール症と呼ばれ，コレステロールの結晶が硝子体中に浮遊している．硝子体線維への沈着はなく，眼球運動によって舞い上がる．一方，星状硝子体症は硝子体中に星屑をちりばめたような黄白色の混濁が硝子体線維に絡んでいること，混濁が高度になっても視力が良好なことが多いことが鑑別点である．

（秋山英雄）

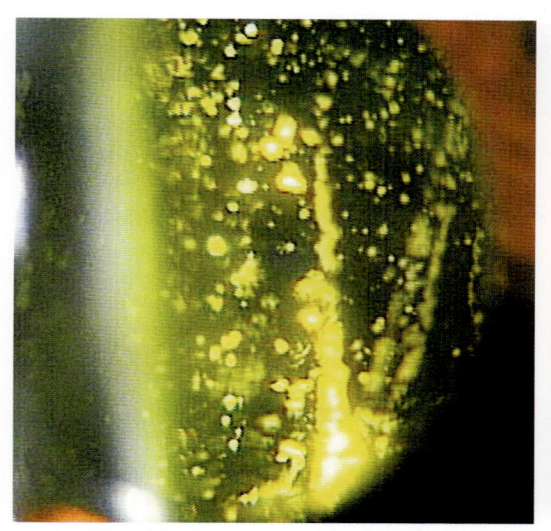

図1｜細隙灯顕微鏡所見
83歳男性．前部硝子体中に浮遊する星状体．

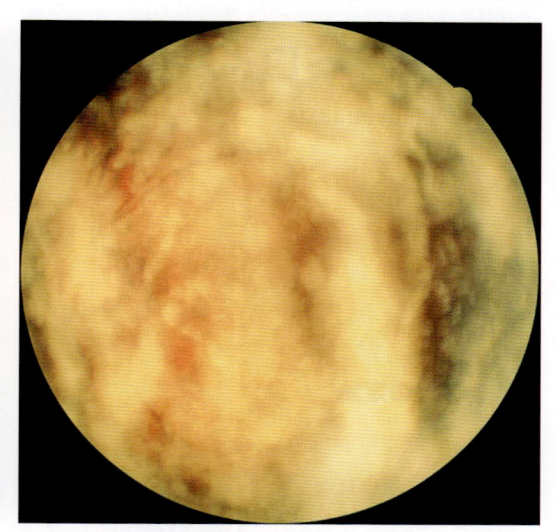

図2｜星状硝子体症の眼底所見
混濁が高度で眼底の透見がきわめて不良にも関わらず，左眼矯正視力は0.4．この症例は糖尿病網膜症ではなかった．

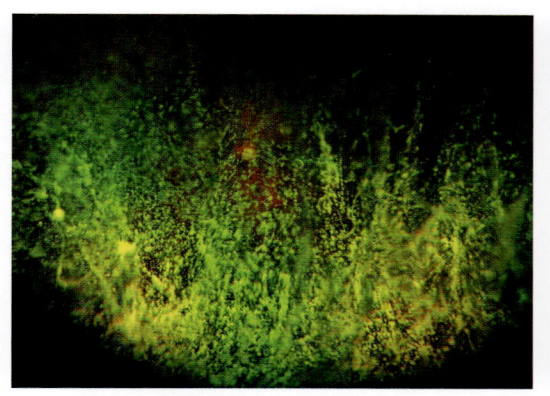

図3｜Optosによる眼底所見
星状体が硝子体線維に絡みつくように全体に分布している．

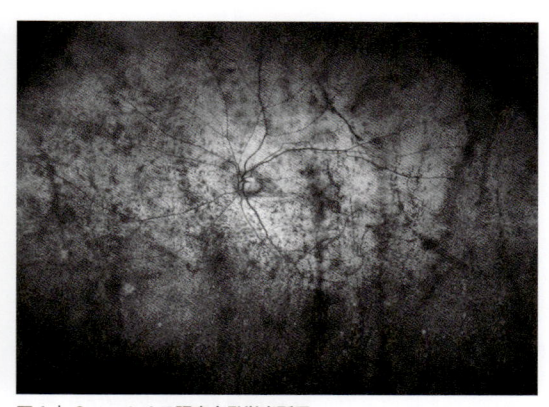

図4｜Optosによる眼底自発蛍光所見
Optosカラー眼底写真より眼底血管の走行が追えるなど，やや情報量が多い．

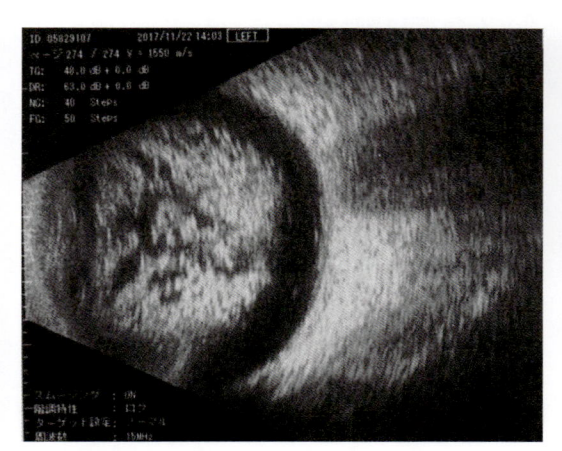

図5｜超音波Bモード像
硝子体ゲル中に高輝度エコーが確認できる．一見，後部硝子体剝離(PVD)がありそうだが，のちの硝子体手術でPVDはなかった．

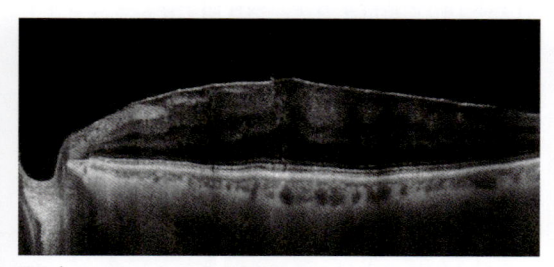

図6｜swept source-OCT（Bスキャン）
混濁が高度にも関わらず，黄斑前膜と膨化した黄斑網膜が確認できる．乳頭付近のPVDがないように見えるが，のちの硝子体手術でそれが確認された．

3

硝子体

3-2)-(3)

硝子体アミロイドーシス
Vitreous amyloidosis

診断のポイントとなる検査所見			
重要度	検査名	決め手となる所見	参照図
★★★	眼底	glass-wool様硝子体混濁	図1, 2, 3
★★★	硝子体生検	コンゴーレッド染色にて赤橙色 偏光顕微鏡にて黄緑色	
★	OCT	硝子体腔の細かな高反射	図6
★★	遺伝子		

鑑別が必要な疾患	
疾患名	鑑別のポイント
遺伝性網膜硝子体変性疾患	硝子体の著しい液化
炎症性疾患	硝子体内のフレア，炎症細胞の浸潤
腫瘍性疾患 悪性リンパ腫	硝子体内の多数のリンパ球による白色点状混濁

1 | 疾患の定義

　アミロイドーシスとは，アミロイドと呼ばれる線維状の難溶性蛋白質が全身または局所的に沈着することにより機能障害をきたす疾患である．アミロイドーシスには原発性と関節リウマチや多発性骨髄腫などで見られる続発性のものがあるが，硝子体アミロイドーシスの多くは常染色体優性遺伝の疾患である家族性アミロイドポリニューロパチーの眼合併症の一つとして見られる．その他の眼合併症としては結膜血管異常，乾性角結膜炎，瞳孔異常，続発緑内障などがあるが，家族性アミロイドポリニューロパチーにおける眼合併症で失明の原因として最も多いのは緑内障である．

　アミロイド前駆蛋白である変異トランスサイレチンの大部分は肝臓で産生されているため，肝移植により血中の変異トランスサイレチンはほぼ消失するが，網膜色素上皮細胞からも変異トランスサイレチンが産生されており，肝移植を行っても硝子体混濁の進行は抑制できない．

　高度の硝子体混濁にて視力低下をきたす場合には硝子体手術を施行するが，残存硝子体にアミロイドが再沈着することがある．アミロイドーシスでは全身の臓器にアミロイドの沈着が起こり，自律神経障害，末梢神経障害，心症状，消化器障害，腎症状などをきたすため，眼症状のみならず全身予後にも配慮する必要がある．また，全身症状に先行して眼症状が初発する症例もあるので，全身の精査を行うよう内科や脳神経内科への紹介が必要である．

2 | 眼底所見

　硝子体中に析出したアミロイド線維によりglass-wool様と呼ばれる特徴的な硝子体混濁をきたす．進行すると硝子体混濁は後部硝子体から前部硝子体へと拡大し，高度な視力低下をきたす．

3 | 確定診断に必要な検査

　硝子体手術によって生検された硝子体にはアミロイド線維が付着しており，コンゴーレッド染色にて赤橙色に染まり，偏光顕微鏡にて複屈折して黄緑色を呈することで診断される．家族性アミロイドポリニューロパチーの診断には，腹壁脂肪生検や遺伝子検査が用いられる．

4 | 鑑別すべき疾患

　硝子体混濁をきたす疾患として，ワーグナー-スティックラー病をはじめとする遺伝性網膜硝子体疾患，サルコイドーシスなどの炎症性疾患，悪性リンパ腫などの腫瘍性疾患との鑑別が必要である．硝子体アミロイドーシスは特徴的な硝子体混濁をきたすので比較的鑑別は容易であるが，眼症状だけではなく全身症状や遺伝子検査などによる鑑別も重要となる．

（芳賀　彰）

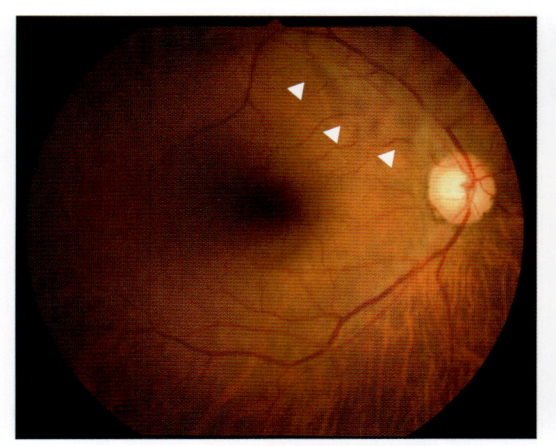

図1 ｜ 硝子体アミロイドーシスの眼底所見（初期の症例）
硝子体中に析出したアミロイド線維による硝子体混濁を上方アーケード血管近傍に認める（矢頭）.

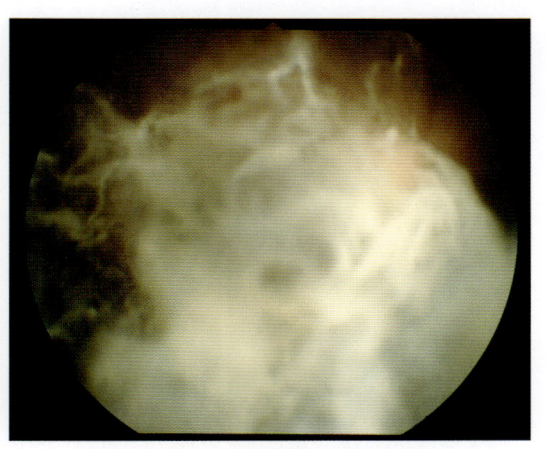

図2 ｜ 硝子体アミロイドーシスの眼底所見（進行した症例）
glass-wool様硝子体混濁にて眼底透見は不良である.

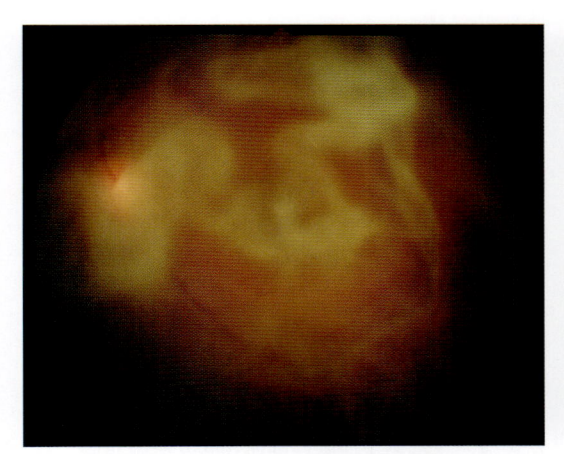

図3 ｜ 硝子体アミロイドーシスの眼底所見（硝子体手術前）
家族性アミロイドポリニューロパチーの症例. 硝子体混濁が進行し, 視力は0.01まで低下している.

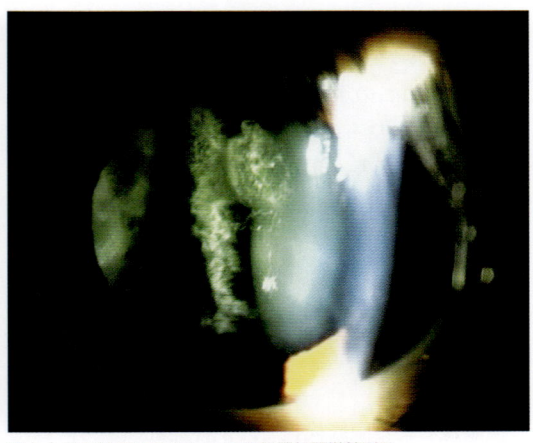

図4 ｜ 硝子体アミロイドーシスの細隙灯顕微鏡所見
図3と同症例. 進行した硝子体混濁は後部硝子体から前部硝子体へと拡大し, 水晶体後方まで硝子体混濁を認める.

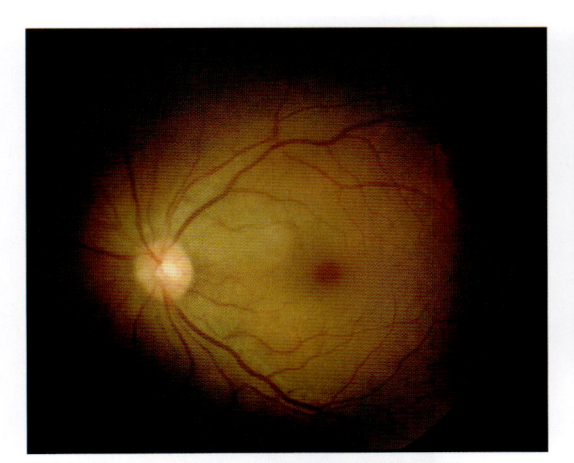

図5 ｜ 硝子体アミロイドーシスの眼底所見（硝子体手術後）
図3と同症例. 硝子体手術施行にて眼底透見は改善し, 視力は1.0まで改善した.

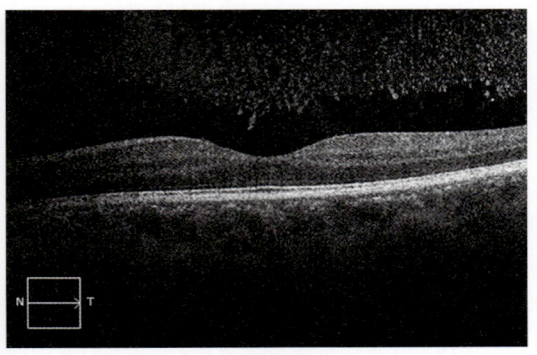

図6 ｜ 硝子体アミロイドーシスのOCT画像
析出したアミロイド線維は硝子体腔に細かな高反射として描出される. 混濁が進行すると, 信号が遮られることにより網膜画像の描出は困難となる.

3
硝子体

3-3)-(1)

後部硝子体剝離
Posterior vitreous detachment ; PVD

診断のポイントとなる検査所見			
重要度	検査名	決め手となる所見	参照図
★★	眼底	Weiss ring	図1
★★★	OCT(特にSS)	Bスキャンによるステージング	図3〜7
★	超音波	硝子体出血が併発している 網膜剝離の有無を確認しうる	

鑑別が必要な後部硝子体剝離に伴う疾患		
主要症状	鑑別疾患	掲載頁
飛蚊症	裂孔原性網膜剝離	228頁
光視症	硝子体出血	40頁
低視力		
低視力	黄斑円孔	
歪み	硝子体黄斑牽引症候群	

1 | 疾患の定義

硝子体は98％が水分で，その他，コラーゲンやヒアルロン酸などが構成成分である．活性酸素がコラーゲンとヒアルロン酸の両者に作用することによる硝子体のゲル構造の変化に伴い，硝子体が液化される．後部硝子体剝離(PVD)は硝子体の液化に伴って，後極眼底から後部硝子体膜が離れる現象をいう．50〜60歳にこの現象が起こり始めるが，強度近視眼ではそれよりも早い時期に生じる．通常PVDは生理的現象であり，飛蚊症を自覚する．時に黄斑円孔や裂孔原性網膜剝離などが進展することがあり，後部硝子体膜のみならず網膜の状態を把握する必要がある．網膜血管や新生血管が切れて硝子体出血を伴うこともある．

2 | 眼底所見

検眼鏡による眼底検査で，視神経乳頭から離れた前環混濁 (Weiss ring) を観察することができれば，完全PVDが生じていることになる(図1)．飛蚊症を自覚する中高年の眼底検査で，裂孔原性網膜剝離が見つかることがある(図2)．Weiss ringが確認できない場合，黄斑部におけるPVDの状態を正確に把握することは困難である．

3 | 確定診断に必要な検査

Swept source-optical coherence tomography (SS-OCT) は硝子体の可視化に貢献し，後部硝子体皮質前ポケットや後部硝子体膜の詳細な観察が可能になった(図3〜6)．このポケットは黄斑前方にあり，座位では舟形の液化腔である．後壁は薄い硝子体皮質であり，中心窩では極端に薄いため，網膜と接着していると同定できない．ポケットとクローケ管(Cloquet canal)とは隔壁(septum)で遮られているが，その隔壁の上端に連絡路(connecting channel) がある．黄斑の周辺に部分PVDが生じ，部分PVDが中心窩の周囲にある，いわゆるperifoveal PVDに進展する．さらに中心窩と後部硝子体との接着が外れるも，視神経乳頭との接着は保たれた状態となる．視神経乳頭との接着が外れた状態が完全PVDとなる．perifoveal PVDを経て黄斑円孔へ進展する症例もある(図7)．硝子体出血が伴い眼底の詳細な状態がわからない時には，超音波検査のBモード検査をしてもよい．

4 | 鑑別すべき疾患

PVDに伴って後部硝子体膜と眼底の間に出血が生じた場合，後部硝子体膜が網膜剝離に見えることがある．後部硝子体膜には血管成分がないことで，鑑別することができる．

(秋山英雄)

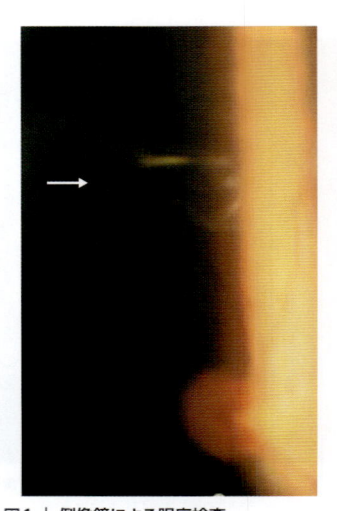

図1 | 倒像鏡による眼底検査
Weiss ring(矢印)が硝子体中に観察できる.

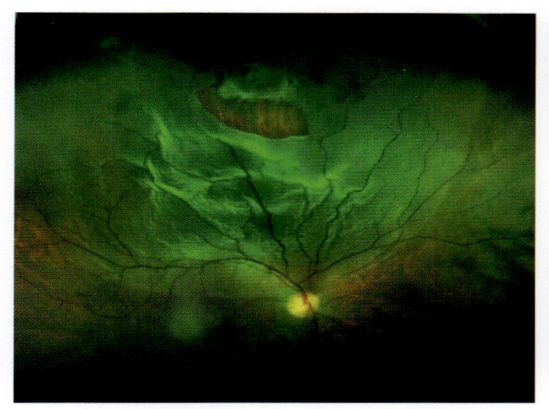

図2｜オプトスによる眼底所見
上方にある赤道部変性の縁に硝子体牽引に伴う裂孔が生じ，網膜剝離が黄斑に迫っている．

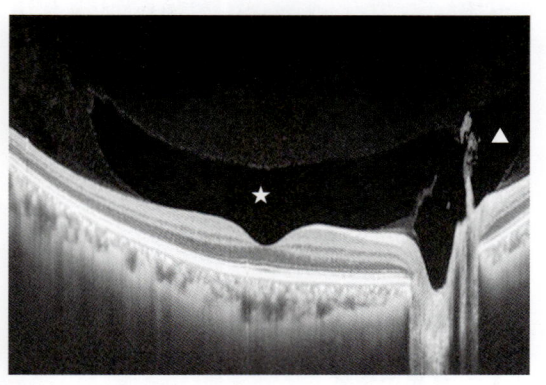

図3｜SS-OCTのBスキャン①
後部硝子体皮質前ポケット（★）とクローケ管（▲）が連絡している．後部硝子体剝離（PVD）は確認できない．

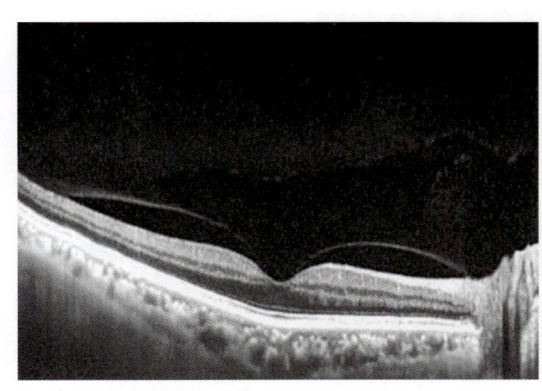

図4｜SS-OCTのBスキャン②
黄斑の周辺に部分PVDが起こり始めている．中心窩での接着は強いため，かならずperifoveal PVDに進展する．

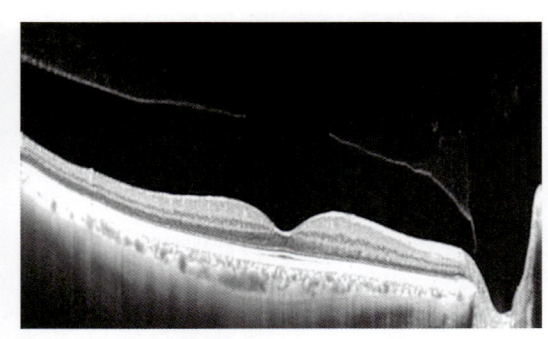

図5｜SS-OCTのBスキャン③
中心窩での接着が外れて，macular PVDの状態である．

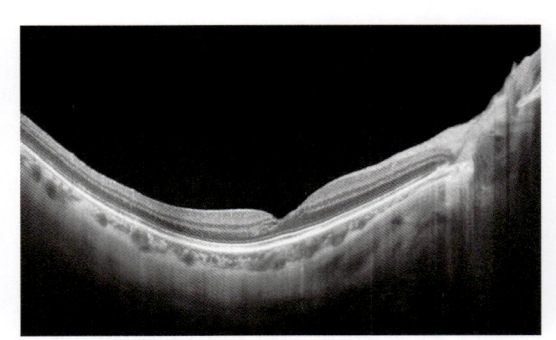

図6｜SS-OCTのBスキャン④
視神経乳頭での接着が外れ，完全PVDとなっている．

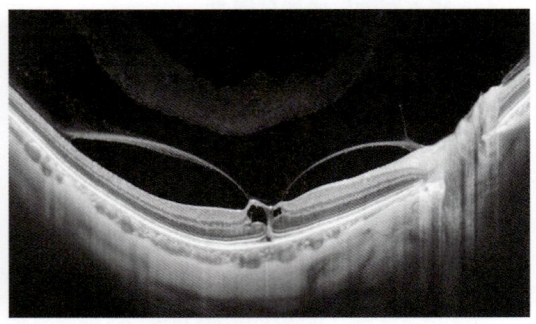

図7｜SS-OCTのBスキャン⑤
中心のぼやけを自覚する65歳男性．第1期黄斑円孔と診断された．

3

硝子体

硝子体出血
Vitreous hemorrhage ; VH

診断のポイントとなる検査所見			
重要度	検査名	決め手となる所見	参照図
★	前眼部細隙灯顕微鏡	前房出血，虹彩新生血管	
★★★	眼底	硝子体内出血，網膜前出血	図1, 2, 3
★★★	超音波Bモード	硝子体腔の高輝度反射膜状エコー像（網膜剥離，後部硝子体剥離）高輝度隆起病変	図4, 5
★★	ERG	non-recordable	図6

鑑別が必要な疾患			
	鑑別のポイント	鑑別疾患	掲載頁
先天性	自覚症状はない	硝子体動脈遺残	322頁
		第一次硝子体過形成遺残	322頁
変性	自覚症状は少ない球状混濁	星状硝子体症	326頁
	長期間の眼炎症後結晶状混濁	閃輝性硝子体融解	325頁
	家族歴	遺伝性網膜硝子体変性	
炎症性	眼痛，充血，前房蓄膿，視力低下外傷，手術の既往	内因性，外因性眼内炎	
	前房内炎症，充血，視力低下，霧視，羞明	ぶどう膜炎	
	雪玉様真珠の首飾り様	サルコイドーシス	272頁
腫瘍性	視力低下，原発腫瘍，網膜腫瘍病変	悪性リンパ腫	296頁
		転移性腫瘍	318頁
		網膜芽細胞腫	250頁

（文献1）を参照して作成）

1 疾患の定義

硝子体出血（VH）は硝子体腔内に出血を生じた状態で硝子体腔に隣接する組織（網膜，脈絡膜，毛様体）からの出血と，視神経を介して頭蓋内出血が流入するテルソン症候群がある．硝子体ゲルと出血が混じり合う硝子体内出血（図1）と，後部硝子体膜と網膜の間に出血がたまる網膜前出血 preretinal hemorrhage（図2）に分けられ，両者が混在することもある．

2 眼底所見

硝子体出血の程度と範囲と経過時間により眼底所見は異なる．出血後初期は赤色であるが，次第に黄白色へと変化する．また，硝子体内出血は経過とともに下方へ移動する（図3）．網膜前出血は部分的な後部硝子体剥離形成部位に発生するため典型的には三日月状で出血は限局しており，周囲に硝子体内出血を伴うこともある．

3 確定診断に必要な検査

発症の仕方や既往症の詳細な問診（外傷，眼疾患既往，全身疾患既往，内眼手術既往），前眼部細隙灯顕微鏡（虹彩新生血管，前房出血，手術や外傷後の場合には創位置），対側眼の眼底検査により原疾患を推測することが重要である．特に眼底が観察できない場合には，超音波Bモード検査により網膜剥離（図4）や広範囲の網膜下出血の有無を確認する（図5）．出血のある硝子体腔は出血後早期には輝度が低く，凝血が形成されると高輝度になる．完全後部硝子体剥離眼では，肥厚した後部硝子体膜により視神経乳頭と連続のない高輝度膜エコー像が出現する．視神経乳頭から剥離していない場合には，網膜剥離との鑑別が重要である．後部硝子体膜は，剥離網膜よりも眼球運動に伴い慣性を伴う可動性を強く示す．輝度は剥離網膜よりも低く，増幅感度を下げて

いくと網膜よりも早く低輝度になることで鑑別できる．また，網膜電図（ERG）による網膜機能評価も重要である．硝子体出血のみでは，ERGは non-recordable にはならないが（図6），広範囲の網膜剥離では non-recordable となり，超音波Bモード検査の結果と合わせて網膜全剥離を想定し，早急な治療を要する．

4 鑑別すべき疾患

硝子体混濁（先天性，変性，炎症性，腫瘍性）との鑑別が必要である．硝子体出血を生じる代表的な原疾患を出血原因で分けると，後部硝子体剥離（網膜裂孔），網脈絡膜新生血管（網膜静脈閉塞症，糖尿病網膜症，イールズ病，ぶどう膜炎，加齢黄斑変性など），網膜細動脈瘤，外傷，テルソン症候群など．

（松原　央）

［参考文献］

1. 秋葉　純：硝子体混濁，眼科診療プラクティス編集委員会（編）：眼科診療ガイド，第1版，文光堂，東京，433, 2004

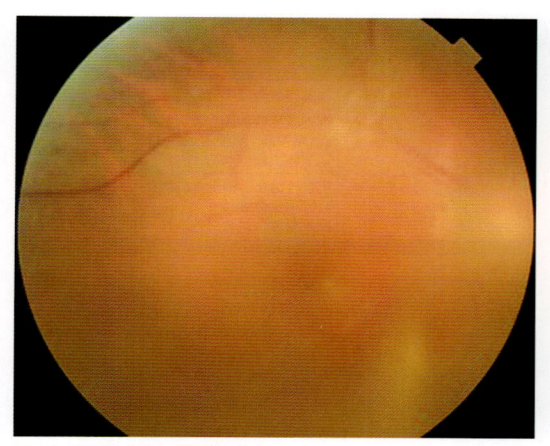

図1｜硝子体内出血の眼底所見

41歳男性．矯正視力は0.15，視神経乳頭と上方アーケード血管はかろうじて観察可能．黄斑部は硝子体内出血のため観察できない．

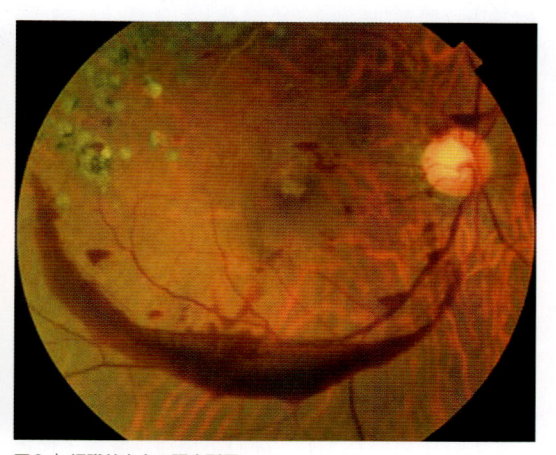

図2｜網膜前出血の眼底所見

61歳男性．矯正視力は0.5，陳旧性の網膜静脈分枝閉塞症に網膜前出血が見られる．

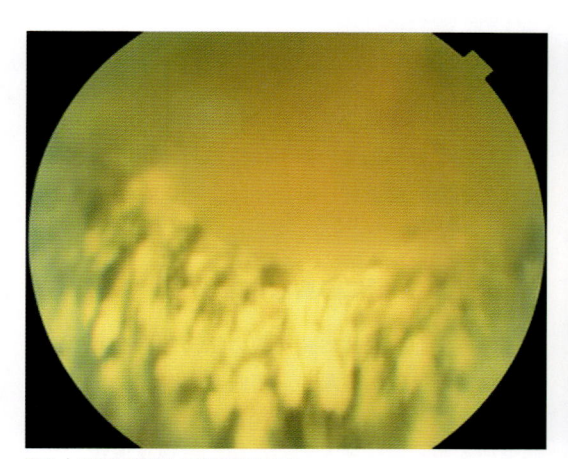

図3｜時間の経過した硝子体内出血

硝子体内出血が下方へ移動し，一部吸収されている．

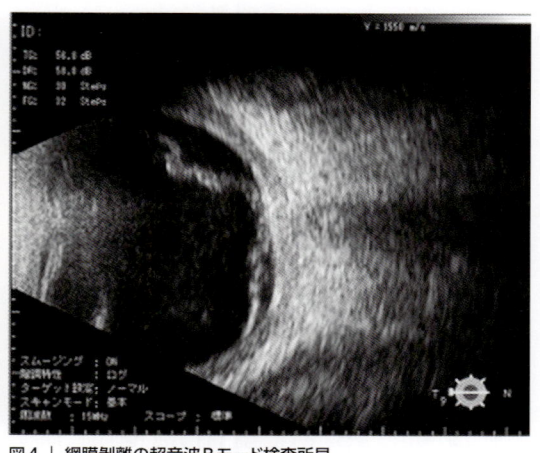

図4｜網膜剥離の超音波Bモード検査所見

外傷による硝子体出血眼に網膜全剥離が見られる．

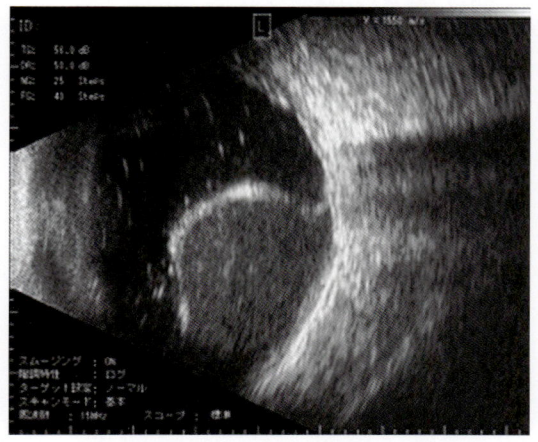

図5｜加齢黄斑変性罹患眼に発生した網膜下出血の超音波Bモード検査所見

広範囲かつ丈の高い網膜下出血による隆起性病変が見られる．

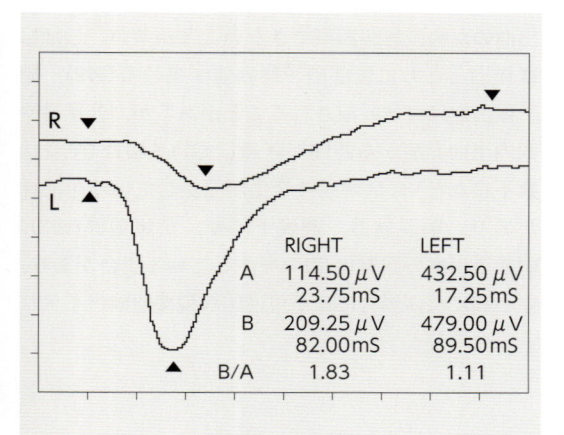

図6｜眼底観察ができない程度の硝子体出血を伴った糖尿病網膜症眼の網膜電図フラッシュ最大応答

両眼とも糖尿病網膜症により律動様小波は消失している．右眼は硝子体出血により眼底が観察できないが，a波とb波の反応は記録されている．

3-4)-(2)

テルソン症候群
Terson syndrome

診断のポイントとなる検査所見			
重要度	検査名	決め手となる所見	参照図
★★★	問診	頭蓋内出血後の視力低下	
★★	眼底	視神経乳頭周囲や黄斑部網膜出血（網膜前，網膜内，網膜下）硝子体出血	図1, 3, 4
★★	超音波Bモード	可動性のある硝子体腔の高反射 後部硝子体剥離 網膜前膜	図2, 5

鑑別が必要な疾患			
出血元	鑑別のポイント	鑑別疾患	掲載頁
網膜血管	飛蚊症，光視症	網膜裂孔	228頁
		後部硝子体剥離	330頁
	突然の視力低下	網膜細動脈瘤	82頁
網膜新生血管	網膜静脈閉塞の既往	網膜静脈閉塞	72頁
	糖尿病の既往	糖尿病網膜症	98頁
		イールズ病	78頁
脈絡膜新生血管		滲出型加齢黄斑変性	190頁
その他	外傷の既往	眼外傷	

1 疾患の定義

くも膜下出血（SAH），硬膜下出血，脳内出血後に眼内出血を発症した状態を指す．急性クモ膜下出血の約20％の患者に眼内出血を発症し，3〜5％が硝子体出血を併発する．頭蓋内出血量が多い症例では両眼に強度の眼内出血を生じ，視力低下を訴えて受診となる．発症機序は不明であるが，(1) 頭蓋内圧の急激な上昇に伴う網膜中心静脈の圧迫により網膜中心静脈のうっ滞が生じ，網膜出血を生じる説や，(2) クモ膜下腔から視神経鞘内に入った出血が網膜中心静脈に沿って視神経乳頭から眼内へ移動し，網膜出血，硝子体出血へ進展する説が示唆されている．

2 眼底所見

硝子体出血と内境界膜下出血を生じる場合が多いが，視神経乳頭周囲や黄斑部の網膜の種々の層（網膜前，網膜内，網膜下）にも出血する（図1）．軽度の網膜出血から眼底が観察できないほどの硝子体出血まで程度はさまざまで，両眼症例では強度の硝子体出血のため眼底が観察できないことが多い．しばしば経過とともに後部硝子体剥離が生じる（図2）．硝子体出血は自然吸収されることがあるが，若年者や眼内出血発症から時間が経過している場合（全身状態不良など）には増殖性変化が発生している可能性があり，網膜剥離，網膜下増殖，黄斑前膜（図3），網膜下出血の器質化（図4）を生じている場合があり，中心窩に及ぶ場合には不可逆的な視機能障害を生じ

る．視機能の早期改善（特に両眼発症）が求められる場合，若年者や高度の硝子体出血，超音波Bモード検査で網膜剥離を疑う場合には，積極的に硝子体手術を選択する．

3 確定診断に必要な検査

頭蓋内出血の既往に続く視力障害というエピソードから診断は難しくない．眼底が観察できない硝子体出血を伴う症例では特に注意を要し，網膜剥離や増殖性変化の可能性を念頭に置いて超音波Bモード検査による経過観察を頻回に行う（図5）．経過とともに硝子体出血が自然吸収され，眼底が確認できるようになる場合があるため，眼底検査も同時行う．

4 鑑別すべき疾患

網膜出血，硝子体出血を生じる疾患との鑑別となる．高血圧網膜症，糖尿病網膜症，網膜静脈閉塞，網膜細動脈瘤破裂，網膜裂孔，バルサルバ網膜症，加齢黄斑変性などとの鑑別が必要である．

（松原　央）

3 硝子体

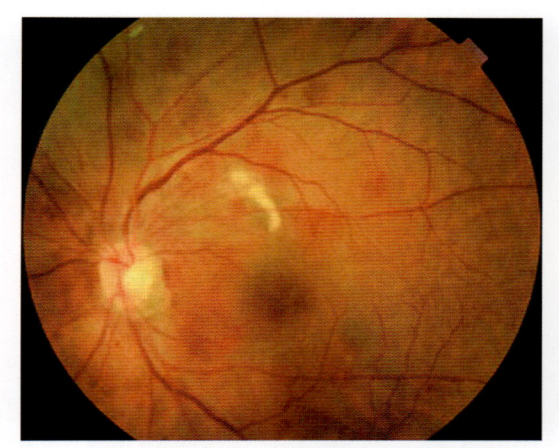

図1 ｜ 硝子体出血を伴うテルソン症候群硝子体手術後眼底所見

64歳女性．矯正視力0.4．視神経乳頭周囲に散在する網膜内出血と器質化した網膜下出血を認める．

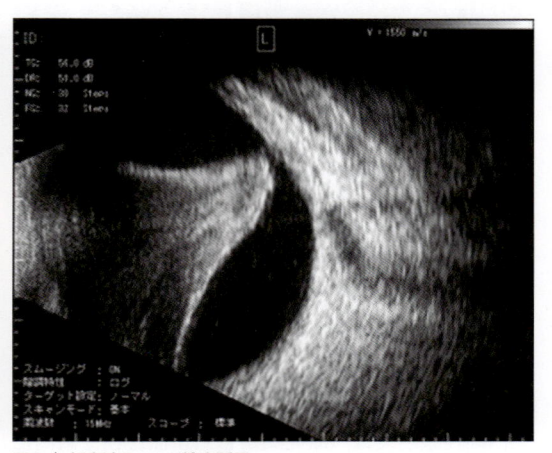

図2 ｜ 超音波Bモード検査所見

後部硝子体剝離を伴うテルソン症候群の超音波Bモード検査所見．視神経乳頭上方の一部のみ後部硝子体は未剝離である．

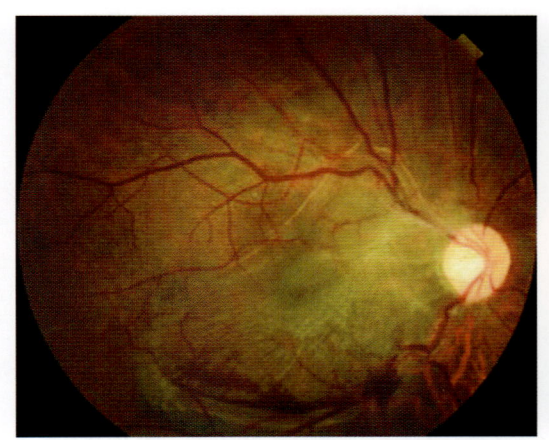

図3 ｜ 黄斑前膜を発症したテルソン症候群硝子体手術後眼底所見

35歳男性．矯正視力0.3．黄斑部全体にわたる広範囲の黄斑前膜と網膜前出血を認める．

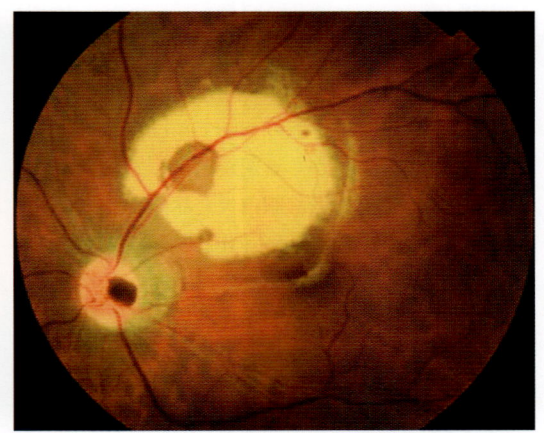

図4 ｜ 網膜下出血を発症したテルソン症候群硝子体手術後眼底所見

41歳男性．矯正視力0.6．眼底観察が不可能な硝子体出血のため，硝子体手術を施行した．黄斑部上方に器質化した網膜下出血が見られる．

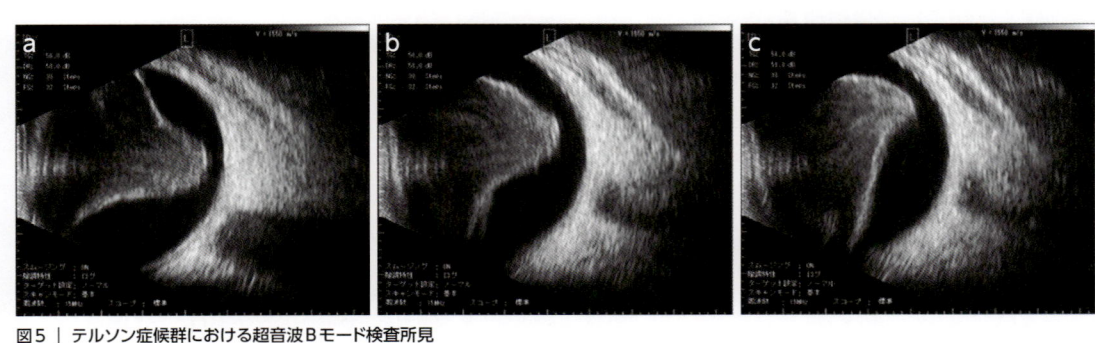

図5 ｜ テルソン症候群における超音波Bモード検査所見

図3と同症例．後部硝子体剝離を伴う硝子体出血は，超音波Bモード検査により眼球運動に伴い慣性を伴う強い可動性を示す（aからcへ連続画像）．

3
硝子体

3-5)-(1)

内因性眼内炎
Endogenous endophthalmitis

診断のポイントとなる検査所見				
重要度	疾患名	検査名	決め手となる所見	参照図
★★★	内因性細菌性眼内炎	細隙灯顕微鏡	毛様充血, 前房内炎症, 硝子体混濁	図1a
★★★		眼底	網膜血管炎, 滲出斑, 網膜下膿瘍	
★★★		超音波Bモード	硝子体混濁, 網膜下膿瘍	図1b
★★★	内因性真菌性眼内炎	細隙灯顕微鏡	毛様充血, 前房内炎症, フィブリリン析出	図2d
★★★		眼底	小円形網脈絡膜滲出斑, 羽毛状・雪玉状・数珠状の硝子体混濁 脈絡膜由来線維血管性増殖膜, 牽引性網膜剥離	図2a〜c

鑑別が必要な疾患		
主要症状	鑑別疾患	掲載頁
霧視, 視力低下	ぶどう膜炎	268〜297頁

1 疾患の定義

内因性眼内炎は, 原発巣から菌が血行性に眼内に転移して炎症を生ずるもので, 細菌性と真菌性がある. 糖尿病や悪性腫瘍などの全身疾患が発症の危険因子とされている. 内因性細菌性眼内炎の原発巣としては, 肺炎, 心内膜炎, 髄膜炎, 肝膿瘍, 尿路感染症が多い. 内因性真菌性眼内炎は経中心静脈高カロリー輸液 intravenous hyperalimentation (IVH) 施行例に多く, 中心静脈カテーテル central venous catheter (CVC) 部位から真菌が感染して血行性に眼に移行する. いずれも, 眼内炎発症前に菌血症による発熱をきたすことが多い. 内因性細菌性眼内炎は, 真菌性に比べて進行が速いため, 予後不良の転帰をたどることが多い.

2 臨床所見

内因性細菌性眼内炎の初期では, 結膜および毛様充血, 前房内炎症, 硝子体混濁を認め, しばしばぶどう膜炎と誤診される (図1a). 眼底所見としては網膜血管炎, 滲出斑, 網膜下膿瘍を認める. 眼底透見困難な硝子体混濁が生じている場合は, 超音波Bモード検査で網膜下膿瘍の有無を確認する必要がある (図1b). 血行性に網脈絡膜へ細菌が感染することが初発と考えられるので, 前房内炎症所見が出現する段階では網脈絡膜の壊死性変化をきたしていることもあり, 予後は概して不良である. また, 眼内炎で上記症状を認めた場合は, 眼科的な治療とともに原発巣の検索を目的とした全身精査を施行する (図1c).

内因性真菌性眼内炎の初期は眼底に小円形網脈絡膜滲出斑 (図2a) を認め, その後徐々に硝子体混濁が進行し, 羽毛状・雪玉状・数珠状の硝子体混濁が出現し (図2b), 眼底の透見性が低下する. それとともに前房内炎症が増強する (図2c). 重症例では前房内フィブリン析出, 前房蓄膿, 続発緑内障をきたす. ま

た眼底にも, 脈絡膜から線維血管性増殖膜が網膜下に発育し, それが網膜を突き破って硝子体腔内に突出し, 牽引性網膜剥離を併発する (図2d).

3 確定診断に必要な検査

確定診断には眼内液を採取して細菌および真菌を同定することが必要であるが, 補助診断としては先行する熱発時の施行した血液培養や他臓器の膿瘍から得られたサンプルによる培養検査結果が有用である. 内因性真菌性眼内炎ではIVH施行例が多く, カテーテルや血液の真菌培養を行うと同時に, β-Dグルカン, カンジダ抗原を短時間で検出できるキットで精査する. 通常, 培養検査には時間を要するので, その前に抗菌剤による治療を開始する必要がある. 内因性細菌性眼内炎が疑われた場合には, グラム陽性・陰性両方の感染対策を考慮し, グラム陽性菌に対しては塩酸バンコマイシンの硝子体内への注入, グラム陰性菌には薬剤感受性の高いとされるセフェム系抗生物質の全身投与を行う. 眼底透見不良の硝子体混濁を認めた場合は早急に硝子体手術を施行すべきである. 内因性真菌性眼内炎が疑われた場合には, 抗真菌剤の点滴を開始する. 抗真菌剤はフルナゾールとミコナゾールが一般的である. 最近ではフルコナゾールをリン酸エステル化したプロドラッグであるホスフルナゾールなどがよく用いられている. 硝子体混濁が強い例には, 必要に応じて硝子体手術を考慮する.

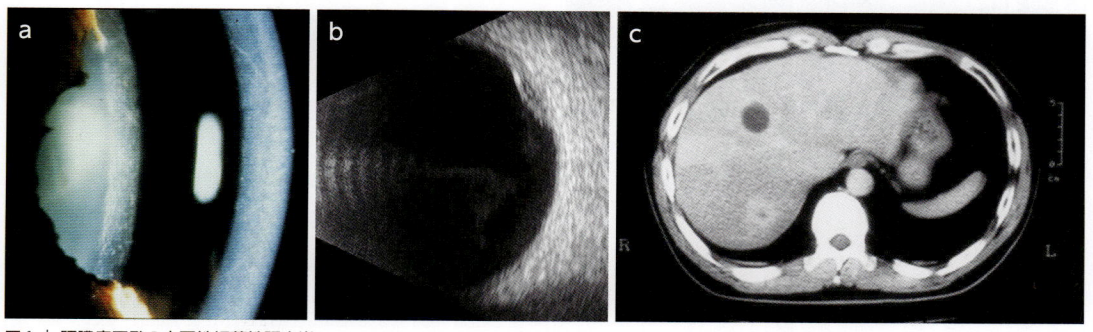

図1 ｜ 肝膿瘍原発の内因性細菌性眼内炎
a：前眼部所見．原因不明のぶどう膜炎の診断でステロイドを投与されていたが，軽快しなということで紹介となった．眼底は硝子体混濁のため透見不良．b：超音波Bモード検査所見．硝子体混濁に加えて網膜下膿瘍が認められる．c：腹部CT所見．肝膿瘍を認める．

3

硝子体

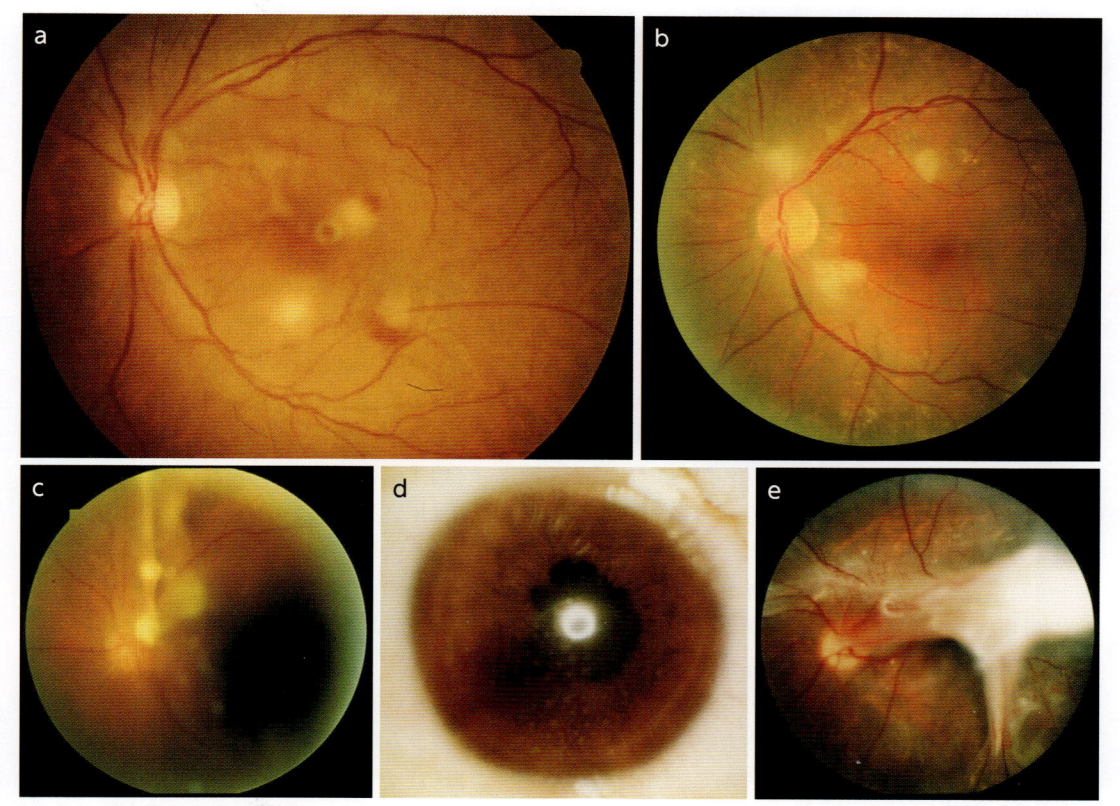

図2 ｜ 内因性真菌性眼内炎の臨床所見
a，b：初期の眼底所見．眼底後極部に小円形網脈絡膜滲出斑を認める．c：中期の眼底所見．羽毛状・雪玉状・数珠状の硝子体混濁を認める．d：中期の前眼部所見．前房内炎症を認める．e：末期の眼底所見．脈絡膜から線維血管性増殖膜が網膜下に発育し，牽引性網膜剥離を併発している．

┃4┃ 鑑別すべき疾患

　前述したように内因性細菌性眼内炎は，しばしばぶどう膜炎と誤診され，ステロイド投与で経過観察されている間に増悪し，治療時期を逸するケースが多いので注意が必要である．ステロイド抵抗性のぶどう膜炎に遭遇した場合には内因性細菌性眼内炎や内因性真菌性眼内炎を鑑別疾患として念頭におく必要がある．

（池田恒彦）

3-5)-(2)-①

外因性眼内炎(術後)
(postoperative) Exogenous endophthalmitis

診断のポイントとなる検査所見

重要度	検査名	決め手となる所見	参照図
★★★	細隙灯顕微鏡	毛様充血, 角膜浮腫, 前房蓄膿, 前房内炎症, フィブリン析出	図1a
★★★	眼底	硝子体混濁, 網膜静脈周囲炎など	
★★★	超音波Bモード	硝子体混濁	図1b

鑑別が必要な疾患

主要症状	鑑別疾患
術後急性期に発症する眼内炎	水晶体起因性眼内炎
	無菌性眼内炎
術後晩期に発症する眼内炎	ぶどう膜炎

1 疾患の定義

外因性眼内炎は, 内眼手術や外傷などにより菌が直接眼内に混入して炎症を生ずるもので, 内因性と同様, 細菌性と真菌性があるが, 細菌性が圧倒的に多いので, 本項では細菌性について述べる. 白内障手術の普及により, 術後眼内炎は白内障手術関連のものが多いが, その頻度は約0.08%とされている. 内眼手術後に生じる他の細菌性眼内炎としては, 緑内障濾過手術に起因するものが多い. 術後眼内炎には術後急性に発症するものと, 比較的晩期に発症するものがあり, 白内障術後眼内炎のうち前者は通常, 進行が速く, 適切な治療を行わないと失明につながる.

2 臨床所見

白内障術後急性期に発症する細菌性眼内炎の症状は急激な視力低下の自覚であり, 眼痛の程度には個人差がある. 臨床所見としては結膜および毛様充血・角膜浮腫・前房蓄膿・前房内炎症・フィブリン析出(図1a)・硝子体混濁(図1b)・網膜静脈周囲炎などがある. 通常は術2〜7日後に症状が出現して重篤な化膿性炎症を生じる. 一方, 晩期に発症するものは術後1ヵ月〜1年の間に前房内炎症所見を呈することが多いが, 炎症の程度は急性期発症例に比較して軽微である. 細隙灯顕微鏡では, 前房内炎症, 角膜後面沈着物, 硝子体混濁などを認め(図2), ステロイド剤投与で軽減傾向となるが, 容易に再燃を繰り返すことなどが診断のポイントとなる. 後発白内障に対するヤグレーザー後嚢切開術後に急速に発症する眼内炎は, 眼内レンズと後嚢の間に存在していた弱毒菌が, 硝子体腔内に散布されることで生じる.

緑内障濾過手術後に発症する細菌性眼内炎はマイトマイシンCなどの代謝拮抗薬を併用した線維柱帯切除術で頻度が高い. 特に濾過胞が菲薄化している症例では注意が必要である. 眼内炎は緑内障手術後, どの時期にも発症し, 急激に悪化することが白内障術後眼内炎との大きな違いである. 前房内炎症所見や眼底所見は白内障術後眼内炎と同様であるが, 濾過胞部位に著明な炎症と膿瘍を認めることが大きな特徴で(図3a, b), 濾過胞の機能は失われていることが多い.

3 確定診断に必要な検査

白内障術後急性期眼内炎および緑内障濾過手術後の眼内炎は, 早急に治療を開始する必要がある. 確定診断は, 眼内の細菌を同定することであるが, 通常は硝子体手術時に採取した眼内液を培養検査に出す. しかし, 結果が出るまで待てないので, 早急に治療を開始する必要がある. これらの眼内炎の起炎菌としては, ブドウ球菌を主としたグラム陽性菌によるものが多いとされるが, グラム陰性菌によるものも存在するので, 薬物療法の選択もグラム陽性・陰性両方の感染対策を考慮すべきである. 局所的にはバンコマイシン1.0mg/0.1mLおよびセフタジジム2.0mg/0.1mLの硝子体注射が推奨されている. 点眼にはグラム陽性・陰性に広い抗菌スペクトルを持つニューキノロンを選択することが多い. 一方, 晩期に発症する細菌性眼内炎は, 眼瞼睫毛根部の嫌気性常在菌の*Propionibacterium acnes*が起炎菌となることが多い. 急性期発症眼内炎は, 硝子体手術時に眼内レンズ摘出と残存水晶体嚢の除去を行ったほうが高い治癒率が得られる.

4 鑑別すべき疾患

術後急性期に発症する眼内炎は診断が容易であるが, 白内障術後の症例では, 水晶体起因性眼内炎や無菌性眼内炎を念頭におく必要がある. 晩期に発症する眼内炎は, ぶどう膜炎が鑑別すべき疾患として

3 硝子体

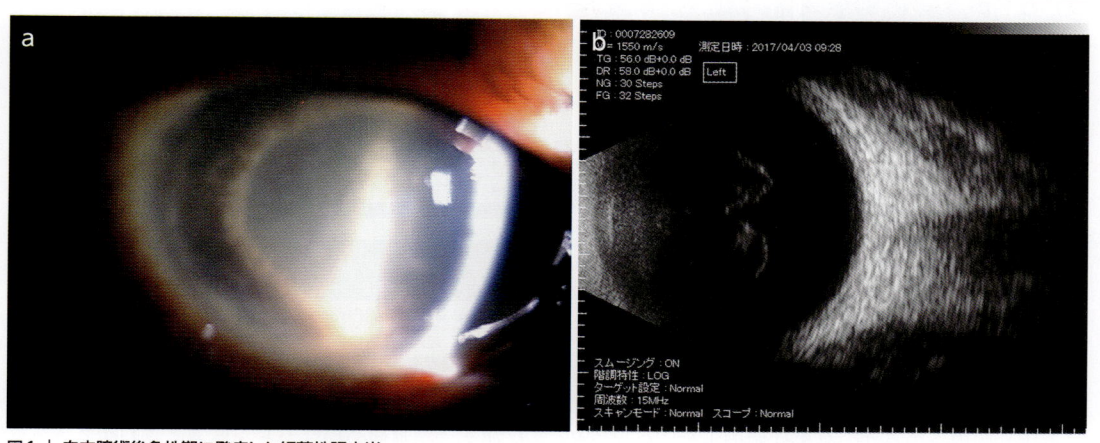

図1 ｜ 白内障術後急性期に発症した細菌性眼内炎
a：前眼部所見．角膜浮腫・前房蓄膿・前房内炎症・フィブリン析出を認める．b：超音波Bモード所見．著明な硝子体混濁を認める．

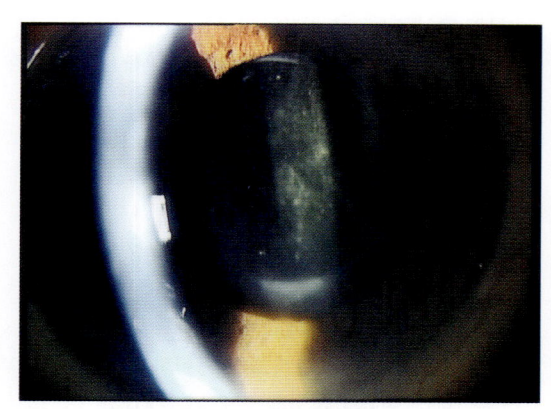

図2 ｜ 白内障術後晩期に発症した細菌性眼内炎
炎症の程度は急性期発症例に比較して軽微である．

3

硝子体

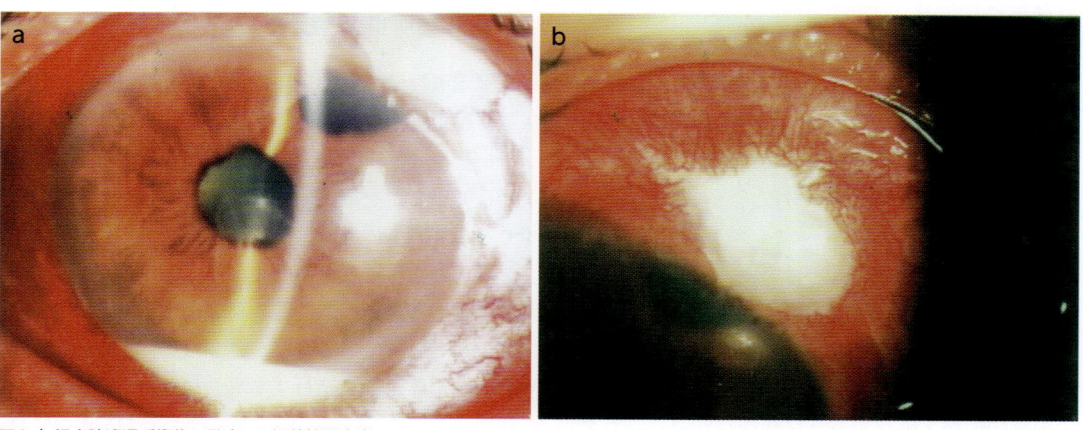

図3 ｜ 緑内障濾過手術後に発症した細菌性眼内炎
著明な前房内炎症に加えて(a)，濾過胞部位に膿瘍を認める(b)．

重要である．診断には僚眼の状態も詳細に観察する　液検査や全身精査を考慮する．
必要があり，必要に応じてぶどう膜炎に関連する血

（池田恒彦）

外因性眼内炎(外傷性)
(traumatic) Exogenous endophthalmitis

診断のポイントとなる検査所見			
重要度	検査名	決めてとなる所見	参照図
★★★	細隙灯顕微鏡	毛様充血, 角膜浮腫, 前房蓄膿, 前房内炎症, フィブリン析出	図1, 3, 4
★★★	眼底	硝子体混濁, 硝子体膿瘍	図2
★★★	超音波Bモード	硝子体混濁	図5
★★★	CT	硝子体混濁, 網膜剝離, 脈絡膜剝離	図6

鑑別が必要な疾患	
主要症状	鑑別疾患
眼球破裂に起因する眼内炎	強角膜縫合後の眼内炎症
眼内異物に起因する眼内炎	ぶどう膜炎

1 | 疾患の定義

外因性眼内炎のうち, 外傷性眼内炎は眼外傷を契機として, 眼内に細菌や真菌が侵入して化膿性炎症をきたしたものをいう. 外傷の種類としては, 穿孔性眼外傷(図1), 眼内異物(図2), 眼球破裂(図3), 強角膜裂傷などが多い. 穿孔性眼外傷の原因としては, 針, 釘, ガラス片などが多く, 眼内異物の原因としては, 動力草刈り機や金属を扱う作業中に発症するものが多い. 眼球破裂の原因としては, 鈍的眼外傷が多く, 格闘技や球技中に発症するものもある. また, 白内障や角膜移植後の鈍的外傷により創口が緩開する例も見られる(図4). 起炎菌の侵入経路としては, 眼表面の結膜常在菌が侵入する場合と, 異物に付着した外界の菌が侵入する場合とがある. 前者の代表的な菌としては表皮ブドウ球菌, 黄色ブドウ球菌, 肺炎球菌, 連鎖球菌, *Corynebacterium*, *Propionibacterium acnes* などがあり, 後者の代表的な菌としては, 土壌に存在する *Bacillus cereus* をはじめとする *Bacillus* 属の頻度が高い. また, 真菌では土壌中の *Fusarium*, 植物に多く存在する *Aspergillus fumigatus* などの糸状型真菌が多い. 内因性真菌性眼内炎では *Candida* 属のような酵母型真菌が多いのと対照的である.

2 | 臨床所見

穿孔性眼外傷では前房出血, 強角膜の穿孔創, 虹彩毛様体炎, 外傷性白内障, 硝子体混濁, 硝子体出血の有無を観察すると同時に, アナムネーゼで受傷後の時間推移を確認する. 穿孔性眼外傷に眼内炎が併発すると, 眼脂, 結膜浮腫, 結膜充血, 角膜実質内細胞浸潤, 前房内フレア, 前房蓄膿, 硝子体膿瘍, 網膜血管白鞘化, 網膜浮腫などの所見が加わる. 前房出血や硝子体出血が多いと, 眼内炎発症の有無を同定することがしばしば難しくなるが, 上記の所見

に加えて, 眼痛の程度などを参考に診断する.

3 | 確定診断に必要な検査

前述したように, まず受傷時の詳細なアナムネーゼを聴取したうえで, 穿孔性眼外傷や眼球破裂の可能性を考える. 細隙灯顕微鏡では刺入創や開放創の有無を確認すると同時に虹彩, 水晶体, 硝子体など脱出眼内組織の有無もチェックする. また眼底透見困難な症例では超音波Bモード検査を必ず行い, 硝子体混濁の程度, 網膜剝離の有無などをチェックする. 眼内異物が疑われた場合には, 超音波Bモード検査に加えてCT検査を行う. MRI検査は金属異物が疑われる場合には禁忌である. 眼球破裂の場合には, 前房出血, 硝子体出血, 網脈絡膜出血を併発し, 眼内の状態が複雑になっているため, 眼内炎併発の診断が極めて困難な場合が多いが, 上記の所見を参考に診断する.

4 | 鑑別すべき疾患

眼球破裂例では硝子体出血に加えて, 網膜下出血, 脈絡膜上腔出血を併発していることが多く, 超音波Bモード検査(図5)やCT検査(図6)などで眼内炎が併発しているかを確実に診断することはしばしば困難である. 硝子体混濁や前房内炎症の急激な増悪所見を見逃さないことが重要である. 眼球破裂例では通常, 早期に受診することが多いので, その時点で眼内炎を発症しているケースは少ない. しかし, 二期的に硝子体手術を施行する場合には, 経過観察中には常に眼内炎発症の可能性を考えておく必要がある. 眼内異物の場合も診断がつき次第早急に硝子体手術を施行することが多く, 眼内炎を併発しているケースは少ないが, 患者の受診が遅れた場合には, ぶどう膜炎と誤診することがあるので注意が必要である.

(池田恒彦)

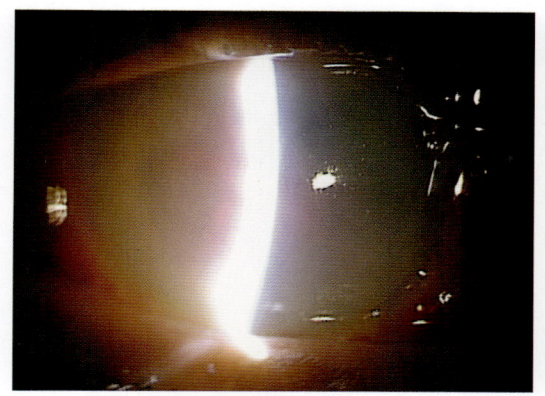

図1｜穿孔性眼外傷後の細菌性眼内炎
金属片が強膜に刺入後，放置していたが急激に眼内炎が進行した．

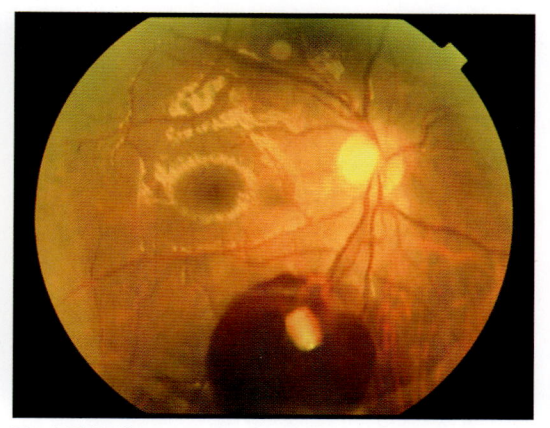

図2｜眼内異物
草刈り機による鉄片異物が網膜に刺入していた．早期に硝子体手術を施行し，眼内炎は発症しなかった．

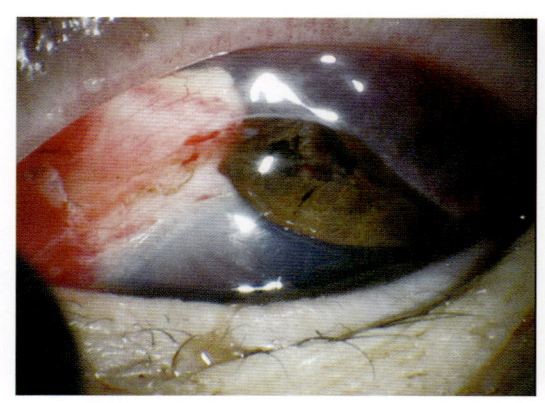

図3｜眼球破裂
過去に白内障手術（水晶体嚢外摘出術）を受けており，鈍的外傷により上方の強角膜創が緩開した．眼内炎の程度は軽度で，一期的に強膜縫合と硝子体手術を施行した．

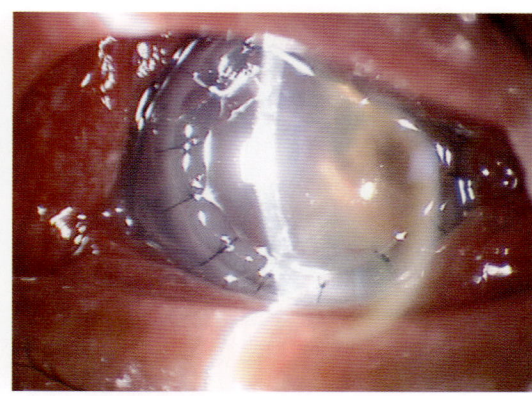

図4｜全層角膜移植後の眼内炎
鈍的外傷により角膜移植の創口が緩開し，眼内炎を発症した．硝子体手術と角膜再縫合を施行した．

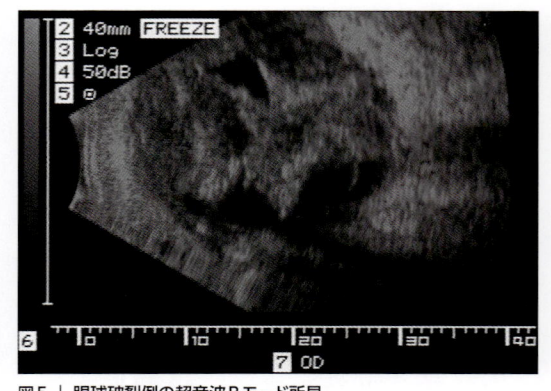

図5｜眼球破裂例の超音波Bモード所見
眼球破裂例では，硝子体出血に加えて，網膜下出血，脈絡膜上腔出血を併発していることが多く，超音波Bモード検査で眼内炎が併発しているかを診断することは，しばしば困難である．

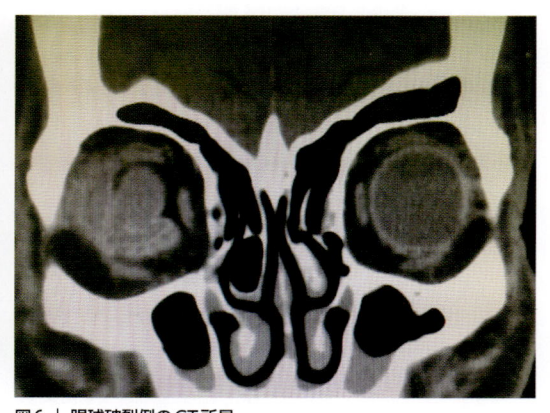

図6｜眼球破裂例のCT所見
CTは，眼球内の状態の予測に有用であるが，超音波Bモード検査と同様に眼内炎が併発しているかを診断することは，しばしば困難である．

3
硝子体

各論

4

視神経

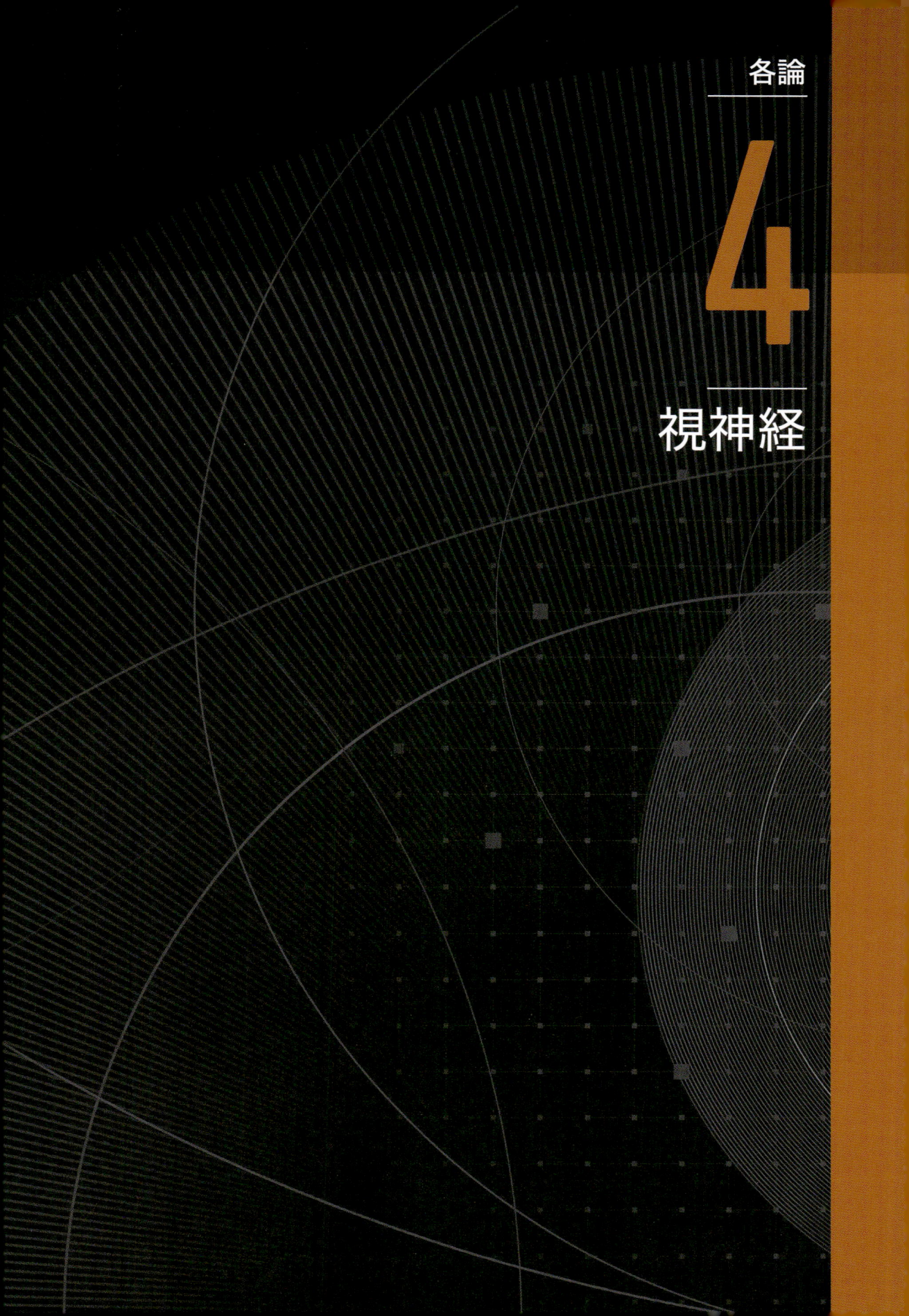

乳頭欠損，無形成
Optic disc coloboma

診断のポイントとなる検査所見

重要度	検査名	決め手となる所見	参照図
★★★	眼底	乳頭部に境界明瞭な白色の陥凹 周囲の網膜色素上皮，脈絡膜欠損	図1, 2
★	超音波 CT MRI	欠損部に一致する陥凹 〃 〃	 図4

鑑別が必要な疾患

疾患	乳頭部の陥凹拡大	乳頭異常	陥凹底のグリア組織	乳頭部の血管	掲載頁
乳頭欠損 （コロボーマ）	○	○（欠損）	△	複数箇所から起始	344頁
朝顔症候群	○	グリア組織に覆われ不明	○	本数が多い，直線状，放射状	354頁
乳頭周囲ぶどう腫	○	正常に近い	×	1ヵ所から起始	

1 疾患の定義

　視神経乳頭欠損は視神経乳頭コロボーマoptic disc colobomaとも呼ばれ，胎生裂閉鎖不全により生じる．視神経乳頭を含む眼球下方の網膜色素上皮と脈絡膜の欠損が見られる．虹彩や毛様体のコロボーマを合併する場合もある．視力は病変内に黄斑部が巻き込まれているか否かなどの状況によって異なる．

　CHARGE症候群（コロボーマ：colobΟma，心奇形：heart anomalies，後鼻孔閉鎖：atresia of choanae，精神発達遅滞：retardation of growth and mental development，性器低形成：genital anomalies，耳奇形：ear anomalies）など，全身合併症を伴う場合もある．

2 眼底所見

　視神経乳頭領域に境界明瞭な白色の陥凹を認める．広範囲に及ぶものでは周囲の網膜色素上皮，脈絡膜の欠損を合併する．網膜剥離を合併する場合もある．網膜中心動静脈は乳頭部より後方で分岐するため，陥凹の複数箇所から血管が起始しているよう

に見える．超音波，CT，MRIなどの画像検査では，欠損部が陥凹として確認できる場合がある．

3 確定診断に必要な検査

　眼底検査で診断が可能である．超音波などの画像検査は診断目的というよりも網膜剥離の合併の有無の確認に有用である．

4 鑑別すべき疾患

　朝顔症候群，乳頭周囲ぶどう腫は眼底所見が類似している．いずれも胎生裂閉鎖不全が病態に関与していると考えられている．朝顔症候群では拡大した乳頭陥凹が白色のグリア組織で覆われている．超音波などの画像検査で朝顔の形状のような漏斗状陥凹を認める．乳頭周囲ぶどう腫では陥凹底にグリア組織はなく，また，視神経乳頭コロボーマや朝顔症候群と異なり，乳頭は正常に近い．

（松下五佳）

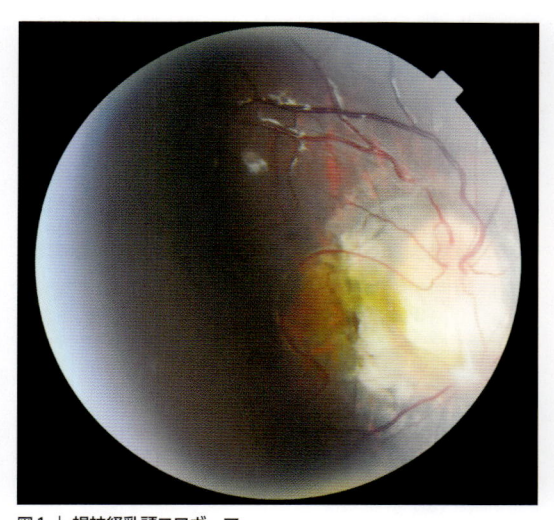

図1｜視神経乳頭コロボーマ
15歳男性の右眼底所見.

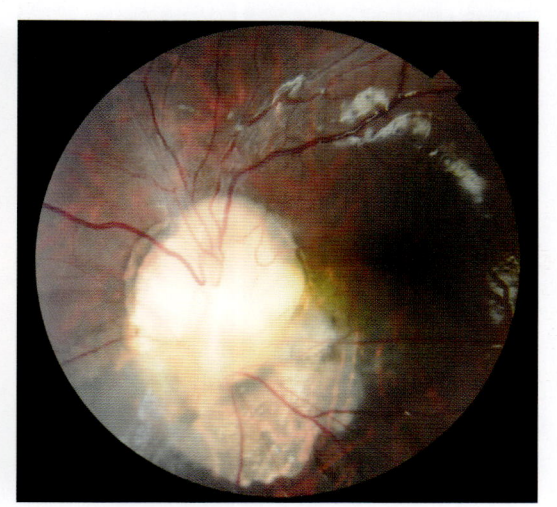

図2｜同症例の左眼底所見
両眼性の症例である.
（近藤寛之：視神経の先天異常．眼科グラフィック7（2）：166-174,
2018より）

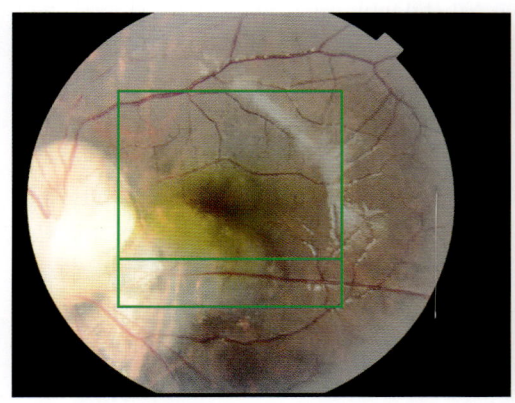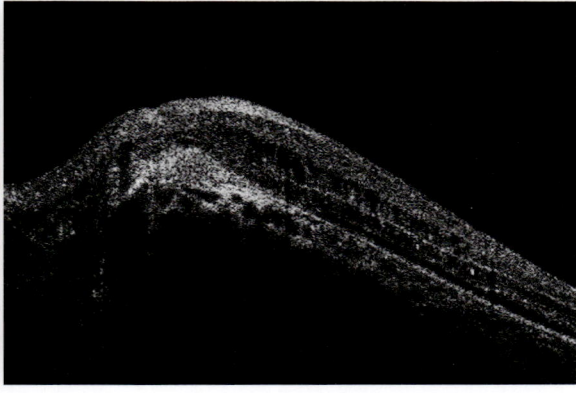

図3｜同症例のOCT所見
後極部に浅い網膜剥離を伴う.

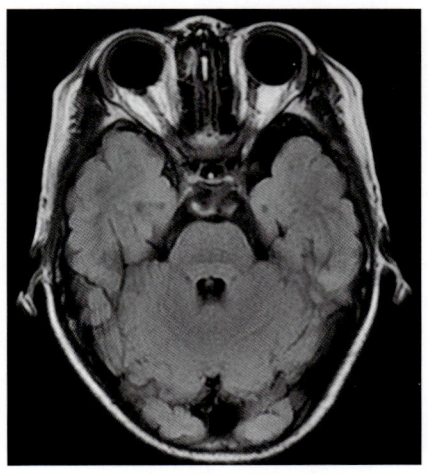

図4｜同症例の頭部MRI所見
両眼の眼球後部に陥凹を認める.

4

視神経

視神経低形成
Optic nerve hypoplasia

診断のポイントとなる検査所見

重要度	検査名	決め手となる所見	参照図
★★★	眼底	小乳頭	図1
★★★	眼底	double ring sign	図1
★★	MRI	透明中隔欠損	
★★(SSOH)	眼底	上方乳頭辺縁部の狭細化	図4
★★(SSOH)	視野	下耳側の楔形視野欠損(沈下)	図5
★(SSOH)	OCT(乳頭周囲解析)	下方のみが厚い1峰性パターン	図6

鑑別が必要な疾患

鑑別が必要な疾患	鑑別のポイント	掲載頁
乳頭小窩	乳頭耳側の陥凹とOCT	350頁
緑内障	乳頭と視野, OCT	402頁
虚血性視神経症	乳頭と視野, 臨床経過	368頁

1 疾患の定義

　先天的に視神経乳頭が小さく, 網膜神経節細胞と神経線維が正常より少ない非進行性の疾患. 両眼性もしくは片眼性で, 胎生期の発育不全によるとされる. 視神経乳頭は強膜と色素性の輪で囲まれ, 乳頭周囲の色素輪(double ring sign)を形成する. 視力は正常であるものから高度の障害までさまざまである. 先天的に視神経低形成に下垂体機能低下症, 透明中隔欠損を伴う場合には中隔視神経異形成 septo-optic dysplasia(de Morsier's syndrome, 図1, 2, 3)が知られている. また, 視神経部分低形成 segmental optic hypoplasiaは上部に低形成を示すことが多く, 上方視神経部分低形成 superior segmental optic hypoplasia(SSOH)と呼ばれ, 以下の4項目を特徴とする. ①上方に限局した視神経乳頭辺縁部の狭細化, ②乳頭上方の対応する網膜神経線維層の欠損(図4), ③それに対応する下方楔形視野欠損(図5), ④良好な視力.

2 眼底所見

　全体的な視神経低形成の特徴は, 小乳頭とdouble ring sign(乳頭周囲色素輪, 図1)である. 生理的乳頭陥凹は非常に小さく, 乳頭の形が不整であり, double ring signが全周もしくは一部に生じるが, 乳頭血管径は正常である. 網膜血管は異常を伴いやすく, 網膜静脈などの蛇行が見られる. SSOHは, 上記定義で挙げた4項目の他に, 以下の所見も参考になる. ①乳頭上の網膜中心動脈起始部が上方に偏位, ②乳頭上部の強膜halo, ③乳頭上部rimの蒼白化, ④乳頭上方から鼻側へ幅の広いNFLD. SSOHは上方以外にも下方や鼻側でも見られる(図4).

3 確定診断に必要な検査

　特徴的な眼底所見で診断可能だが, 視野検査を行い乳頭所見に一致する視野異常を確認する. 眼底写真から計測したDM/DD比(乳頭黄斑間距離/乳頭径)は有用で, 3.2以上であることが多い. 視力低下のあるものはdouble ring signが高率に見られ, マリオット盲点に続く不規則な視野の沈下が見られる. 30°内の静的視野検査では視野の特徴を捉えきれないこともあり, ゴールドマン視野計などより広い角度の視野を確認することが大切である. 小児の明らかな視神経低形成を見た場合には, 全身疾患の合併を考え, 小児科へ紹介し, 頭部MRIや下垂体機能を調べる必要がある. 一方で, SSOHは特徴的な視野を示す. 鼻側階段はなく, マリオット盲点に連なる楔形の下方視野異常をきたすことが特徴である(図5). 光干渉断層計(OCT)では上方の網膜視神経線維層の欠損が認められ(図6), 乳頭周囲リング状解析では, NFLの2峰性パターンが崩れ, 下方のみが厚い1峰性パターンになる.

4 鑑別すべき疾患

　軽症例は決して稀ではなく偶然発見されることが多く, 視神経萎縮などの後天性視野異常との鑑別が重要である. 高度な異常例は中枢神経系の先天異常との鑑別を要する. その他, 乳頭小窩や朝顔症候群などの先天的乳頭異常との鑑別は特徴的な乳頭所見から容易である. SSOHは, 正常眼圧緑内障と誤って診断・治療されている例が散見され, 診断学的に注意が必要である. 視野検査によりビエルム領域よりも下方に楔形の視野異常を認めた場合, SSOHの可能性を考えてOCTの所見などと併せて総合的に診断するべきである. しかし, 年齢とともに緑内障

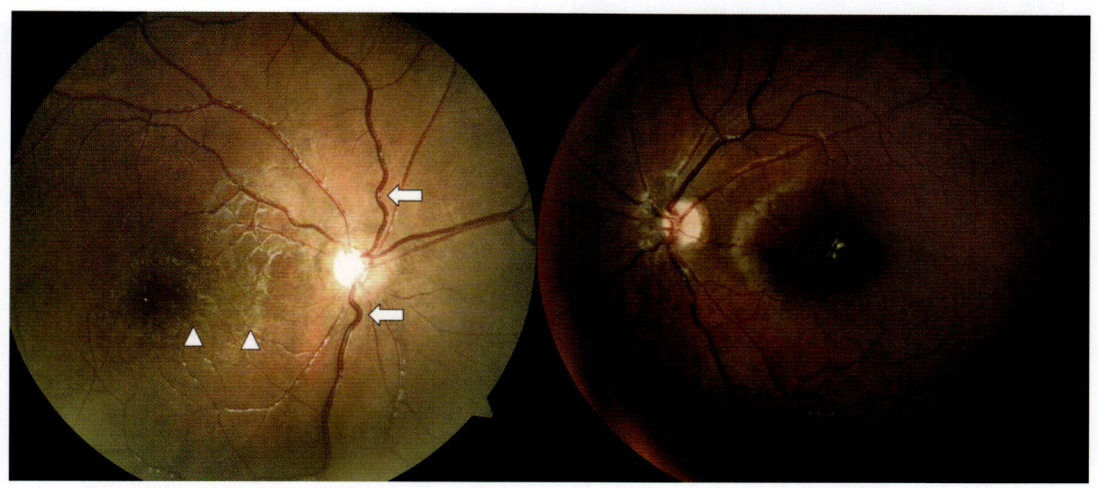

図1 ｜ 中隔視神経異形成の眼底写真
9歳女児．両眼に小乳頭と乳頭周囲の色素輪を認める．右眼は網膜血管の蛇行（矢印）が著明で，黄斑周囲に皺襞（矢頭）を形成している．
（東京慈恵会医科大学眼科　敷島敬悟先生のご厚意による）

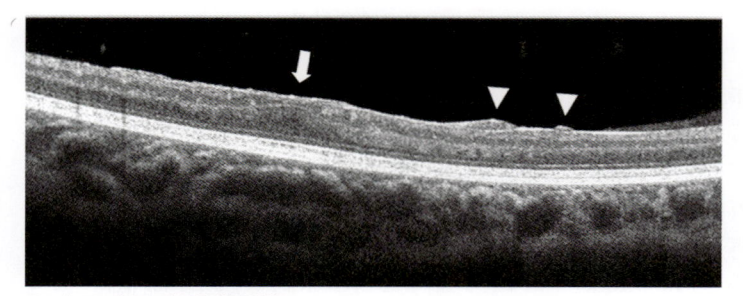

図2 ｜ 図1右眼の光干渉断層計像
中心窩の欠損（矢印）および黄斑上膜状の網膜の皺襞（矢頭）を認める．
（東京慈恵会医科大学眼科　敷島敬悟先生のご厚意による）

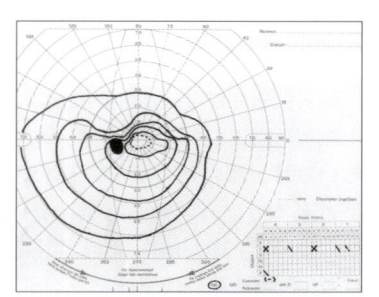

図3 ｜ 図1左眼のゴールドマン視野計検査
上方視野の欠損を認める．
（東京慈恵会医科大学眼科　敷島敬悟先生の
ご厚意による）

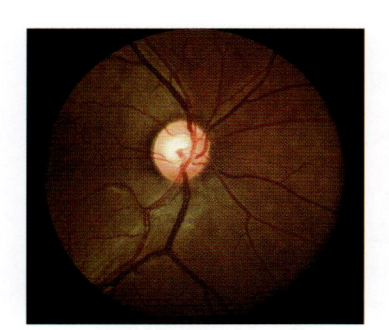

図4 ｜ SSOHの眼底写真
上鼻側に幅の広いNFLDを認める．

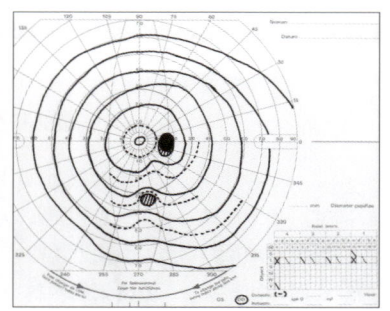

図5 ｜ SSOHの動的視野
下方に乳頭へ続く楔形の視野の沈下を認める．

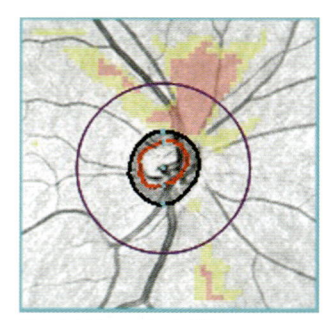

図6 ｜ SSOHのOCT所見
乳頭上方〜上鼻側網膜の菲薄化が認められる．

を併発する症例などもあり，注意深い眼底観察と長
期にわたる視野の経過観察が必要な場合もある．

（野呂隆彦・林　孝彰）

4-1)-(3)

傾斜乳頭症候群
Tilted disc syndrome

診断のポイントとなる検査所見			
重要度	検査名	決め手となる所見	参照図
★★★	眼底	視神経乳頭の上側あるいは耳上側の前方突出・隆起 視神経乳頭の楕円変化・回旋 situs inversus 視神経乳頭鼻下・下方側コーヌス 下方後部ぶどう腫の有無 黄斑部合併症の有無	図1, 2
★★★	OCT	視神経乳頭傾斜 眼球下方の後方への突出，下方脈絡膜の菲薄化 黄斑部合併症の有無	図3, 4, 5
★★	視野	視野障害合併の有無	

鑑別が必要な疾患		
主要症状	鑑別疾患	掲載頁
乳頭突出隆起を呈する	うっ血乳頭	388頁
	乳頭腫脹を呈するその他の視神経疾患	
傾斜乳頭を呈する	強度近視	240頁
胎生期眼杯裂閉鎖不全	乳頭小窩(乳頭ピット, optic pit)	350頁
	朝顔症候群	354頁
	乳頭コロボーマ	344頁
	脈絡膜欠損	266頁

1 疾患の定義

　視神経乳頭の先天異常の一つである傾斜乳頭症候群は，乳頭上縁が下縁より前方側(すなわち硝子体側)に位置して視神経乳頭傾斜を呈する状態である．胎生期の視神経裂(眼杯)閉鎖不全が原因であると考えられている．しばしば両眼性である．

2 眼底所見

　傾斜乳頭症候群の視神経乳頭は，横長あるいは鼻上側-耳下側に長軸を持つ楕円形を呈する．上側あるいは耳上側の乳頭縁が硝子体側に突出・隆起し，下方あるいは鼻下側の乳頭縁が後方に位置する結果，視神経乳頭が前後方向に傾斜して観察される．

　合併する臨床的所見として，通常なら視神経乳頭から放射状に広がる網膜血管がいったん鼻(下)側へ出た後に広がって見える situs inversus (逆位)，鼻下・下方コーヌス，下方網膜色素上皮・脈絡膜の菲薄化が挙げられる．視野異常や近視性乱視を合併することがある．

　傾斜乳頭症候群では，視神経乳頭に接する下方後部ぶどう腫を高率に合併する．

3 確定診断に必要な検査

　視神経乳頭の傾斜を確認するためには，十分な拡大率で立体的に観察する必要がある．細隙灯顕微鏡下に眼底観察用レンズを用いて視神経乳頭の観察を行うことが望ましい．

　眼底写真撮影は，視神経乳頭の楕円形変化や回旋，situs inversus，乳頭コーヌスなどの特徴的な所見の有無や程度を客観的に記録できる(図1, 2, 3)．

　光干渉断層計(OCT)検査を用いれば，視神経乳頭の断層像で乳頭傾斜を客観的に記録可能である．視神経乳頭周囲のサークル撮影で取得した画像内の高低差で，乳頭傾斜の程度を評価する方法も報告されている(図3, 4)．OCTで黄斑部を撮影することにより，黄斑と下方後部ぶどう腫縁との位置関係の評価および黄斑部合併症の評価が可能であり，臨床的に有用である(図5)．

　眼底検査あるいはOCT検査で視神経リムや視神経線維層の菲薄化が認められる場合には，視野障害の合併を疑って視野検査を行うべきである．

4 鑑別すべき疾患

　視神経乳頭上方の前方への隆起突出が強いと，うっ血乳頭との鑑別に苦慮することがある．

　強度近視眼では，眼軸長伸展に伴って視神経乳頭の後天的傾斜をきたす．

　視神経裂(眼杯)閉鎖不全が原因と考えられている他の視神経乳頭先天異常の詳細は，別項に譲る．

(中西秀雄)

4
視神経

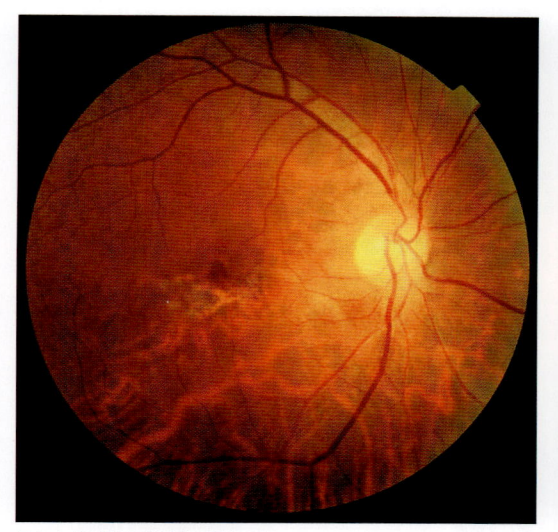

図1 ｜ 傾斜乳頭症候群の眼底所見
51歳女性. 左眼矯正視力(1.5×C−1.25D A 100°). 眼軸長24.17mm. 視神経乳頭の楕円形変化と回旋, 下側コーヌス, situs inversus, 黄斑部の色素上皮異常が確認できる.

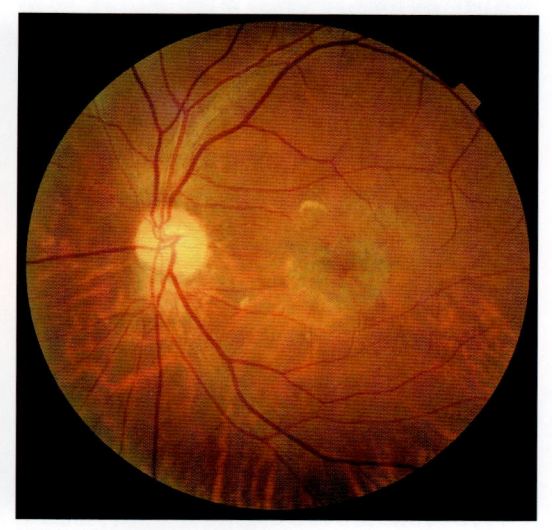

図2 ｜ 傾斜乳頭症候群の眼底所見
51歳女性. 左眼所見. 左眼矯正視力(1.5×C−1.50D A 75°). 眼軸長23.99mm. 右眼より軽度であるが, 視神経乳頭の楕円形変化と回旋, 下側コーヌス, situs inversusが確認でき, 両眼性の傾斜乳頭症候群である. 黄斑部異常は左眼のほうが強く, 色素上皮剥離を伴っていた.

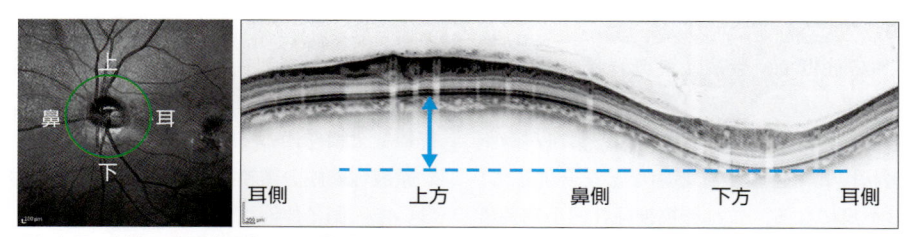

図3 ｜ 同一症例の反対眼(左眼)のOCT乳頭周囲サークルスキャン
右眼と同様に, 上側と下側の色素上皮ライン高低差(矢印)を認め, 視神経乳頭の上方が前側・下方が後側に位置する乳頭傾斜が客観的に評価できる.

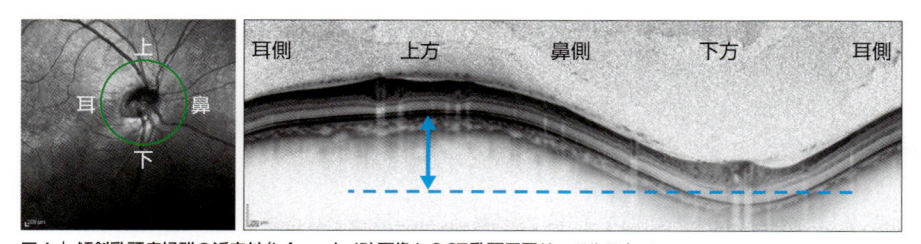

図4 ｜ 傾斜乳頭症候群の近赤外(Infrared, IR)画像とOCT乳頭周囲サークルスキャン
IR眼底画像では, 視神経乳頭の楕円形変化と回旋・下側コーヌスが確認できる. OCT画像では上方と下方の色素上皮ライン高低差(矢印)を認め, 視神経乳頭の上方が前側・下方が後側に位置する乳頭傾斜が客観的に評価できる.

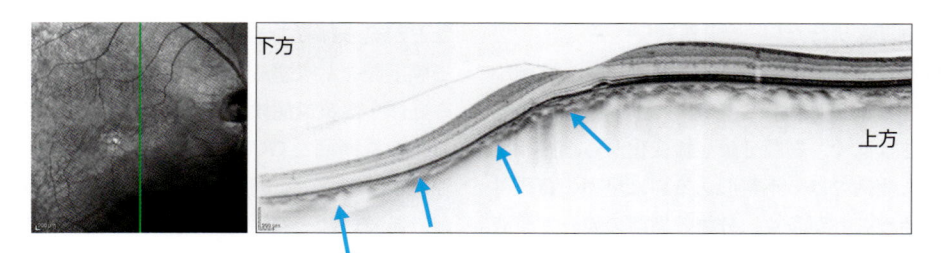

図5 ｜ 傾斜乳頭症候群(下方後部ぶどう腫合併例)の中心窩を通るOCT垂直断(↑)
眼球下方の後方への突出と同部の脈絡膜菲薄化(矢印)から, 下方後部ぶどう腫を合併していることが確認できる.

4

視神経

乳頭小窩(ピット)・乳頭小窩(ピット)黄斑症候群

Optic disc pit・Optic disc pit maculopathy

診断のポイントとなる検査所見

重要度	検査名	決め手となる所見	参照図
★★★	眼底検査	乳頭形態異常，乳頭内部分陥凹（欠損），乳頭に接する漿液性隆起の有無	図1〜4
★★★	OCT	乳頭内陥凹，篩状板異常，乳頭に接する網膜分離・剝離の有無	図2〜4
★★	FA	乳頭ピットは早期で低蛍光，後期で過蛍光	図3, 4

鑑別が必要な疾患

主要所見	鑑別疾患	掲載頁
乳頭部形態異常	乳頭コロボーマ	344頁
	緑内障の陥凹あるいは偽乳頭ピット	
	強度近視眼の後天性乳頭ピット	240頁
	乳頭ドルーゼン	353頁
	優性遺伝視神経萎縮	
乳頭に連続する網膜分離・剝離をきたす疾患	乳頭周囲ぶどう腫	
	乳頭コロボーマ	344頁
	緑内障	402頁
	強度近視眼牽引黄斑症・黄斑円孔網膜剝離	
	硝子体黄斑牽引症候群	
	中心性漿液性脈絡膜網膜症	170頁

1 疾患の定義

　視神経乳頭小窩は乳頭内に見られる円形あるいは楕円形の陥凹を示す先天異常である(図1, 2)．乳頭の下方か耳側に見られることが多い．大きい乳頭や脈絡膜コロボーマに合併しやすいことから，胎生期の眼杯裂閉鎖不全が関与していると考えられている．通常，漿液性網膜剝離を合併しないと視力は低下しない．約85％が片眼性で，性差が見られず，遺伝性も明らかでない．

　25〜75％の症例で，漿液性黄斑剝離を合併し，視力が低下する．好発年齢は10〜40歳代(平均約30歳)である．黄斑剝離が長期に及ぶと黄斑が囊胞状変性，層状円孔，色素上皮萎縮などを合併して，視力予後は不良になる．これを視神経乳頭小窩黄斑症候群 optic disc pit maculopathy という．

2 眼底所見

　乳頭小窩は大きくて歪な形の乳頭に存在することが多く，両眼性は少ないので，乳頭形に左右差があったら本疾患を疑う．白色，灰白色，淡黄色，あるいは黒色の乳頭内の陥凹を呈する．乳頭内のどの位置にも存在しえるが，耳側縁から下方に見られることが多い．大きさは1/10乳頭径大から半乳頭径大以上のものまでさまざまである(図1〜5)．通常は一つであるが，複数見られることもある．脈絡膜コロボーマを合併していることもある．漿液性剝離を合併しないと，自覚症状はない．

　視力低下や視野異常が見られる症例では，乳頭小窩に隣接する網膜に漿液性分離や剝離が見られる．剝離の高さは低く，網膜分離症様変化から網膜剝離を合併した症例では，不整形あるいは星型の黄斑外層円孔を伴うことが多く，分離と剝離の境界で漿液性隆起は2段をなしている．陳旧例などで，稀に外層裂孔ではなく全層黄斑円孔や色素上皮萎縮を合併

していることがある．網膜内に小さいプレチピテートが見られることもある．小窩につながる網膜視神経線維欠損を伴っていることが多い．

　漿液性網膜分離や網膜剝離をきたす液体の由来について，硝子体液由来説，血管漏出説，脳脊髄説などが考えられてきたが，いまだ解明されていない．最近は，OCT所見や手術治療の経験から，硝子体液が篩状板を欠損した乳頭小窩部位で眼圧と脊髄圧の濃度勾配などによって髄液と交流し，その混合液の侵入が推測されている．

3 確定診断に必要な検査

　先天異常の程度によって，その形態異常のバリエーションは大きい．OCTで乳頭小窩を有する乳頭は，篩状板の形態異常(傾斜と小窩部位の欠損)が見られ，小窩の底部に異常な隔壁があったり，小窩の表面に異常な線維増殖とそれに連なる硝子体線維などが見られることもある．小窩底部の後方に，クモ膜下腔を示唆する所見が見られることもある．

　乳頭小窩黄斑症候群例で，乳頭小窩と黄斑を横切るような断面をOCTで観察すると，乳頭小窩から連続する網膜に，網膜分離症様変化あるいは網膜剝離，あるいはその両者が検出される．両者の区別や範囲や程度を診断するためにOCT所見がきわめて重要である．分離様の間隙は多層であり，内境界膜

4
視神経

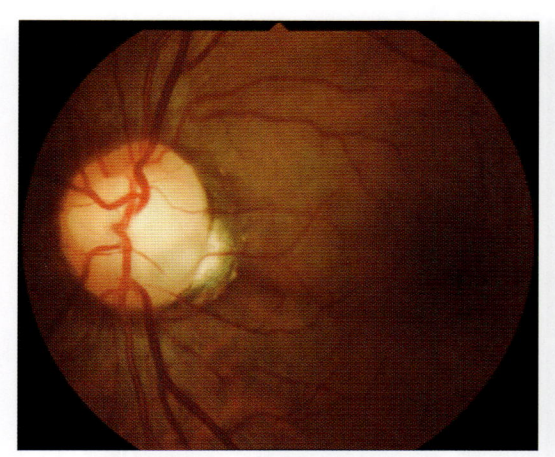

図1 | 乳頭小窩の眼底所見
49歳男性．矯正視力1.5．大きい乳頭の下耳側に灰白色の小窩と，それにつながる網膜神経線維欠損様所見が見られる．

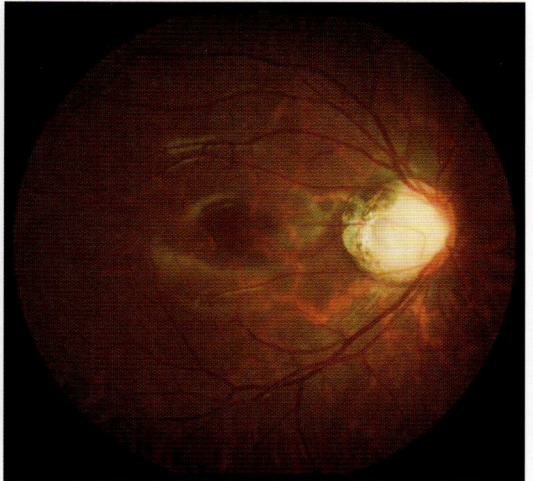

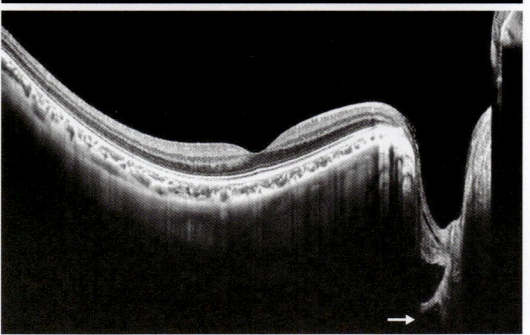

図2 | 乳頭小窩
15歳男児．視力(1.2x−4.5D)．乳頭の耳下側に大きい小窩が見られる．OCTで，篩状板の変形と欠損，そして，小窩底部の隔壁とその後方のくも膜下腔(矢印)，小窩に侵入する硝子体線維が観察される．

剥離を伴っていることもあるが，網膜外層の間隙が広いことが多く，網膜分離所見は乳頭小窩に連続している（図3〜5）．症例によって網膜分離症様変化の網膜層内部位や範囲は異なるが，網膜剥離は中心窩付近から円形に広がっている症例が多く，OCTで中心窩を観察すると分離症様の間隙が黄斑外層裂孔を解して網膜外層剥離の間隙に繋がっている所見が得られる．時に，網膜分離を伴わずに乳頭小窩から直接網膜剥離が連続している症例もある．

　フルオレセイン蛍光眼底（FA）検査で，小窩は早期に低蛍光，後期に過蛍光を示す（図3，4）．陳旧例などで，乳頭に近接する漿液性剥離部で後期の過蛍光を呈することもあるが，漏出やwindow defectと判定できるほどの明瞭な過蛍光ではなく，分離部位での網膜血管からのわずかな漏出が疑われる．

　眼底自発蛍光（FAF）検査で，新鮮な網膜剥離部分や網膜色素上皮萎縮部分は低蛍光を示すことが多いが，慢性網膜剥離のプレチピテートの集塊や治療後

網膜復位過程や網膜自然復位の復位領域で過蛍光を示す．網膜剥離がない乳頭小窩の症例で，FAFの過蛍光が乳頭周囲や黄斑に観察された場合には，網膜剥離の既往が疑われ，OCTで網膜外層の異常が見られることが多い．

4 ｜ 鑑別すべき疾患

　乳頭小窩の鑑別に，乳頭コロボーマ，乳頭ドルーゼン，緑内障による偽乳頭小窩，強度近視眼に合併する小窩，優性遺伝視神経萎縮などの乳頭形態異常が挙げられる．乳頭から網膜分離を呈する疾患に，緑内障眼に伴う網膜分離，強度近視眼牽引性黄斑症，硝子体黄斑牽引症候群，中心性漿液性網脈絡膜症，黄斑円孔網膜剥離などがある．乳頭小窩の確認とOCT所見，FA所見，FAF所見などが鑑別診断に有用である．

（平形明人）

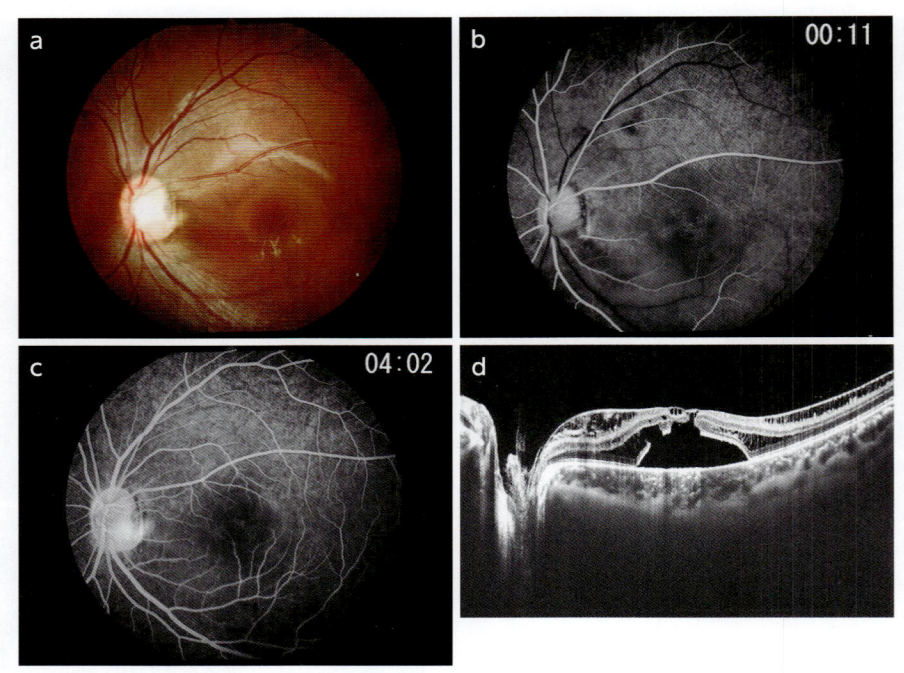

図3｜乳頭小窩黄斑症候群

14歳女性．視力0.15（0.4x−0.5D＝cyl−0.5DAx160）．乳頭形態異常，乳頭の下耳側に乳頭小窩，乳頭に連続する浅い漿液性剝離が後極に存在し，黄斑剝離の丈が高い（a）．FAで，小窩は初期に低蛍光，後期に過蛍光，その周囲にわずかな漏出が観察される（b，c）．OCTで乳頭小窩と小窩上の異常線維組織と，それに連続する硝子体線維，乳頭小窩に連続する多層の網膜分離，黄斑剝離が見られる（d）．

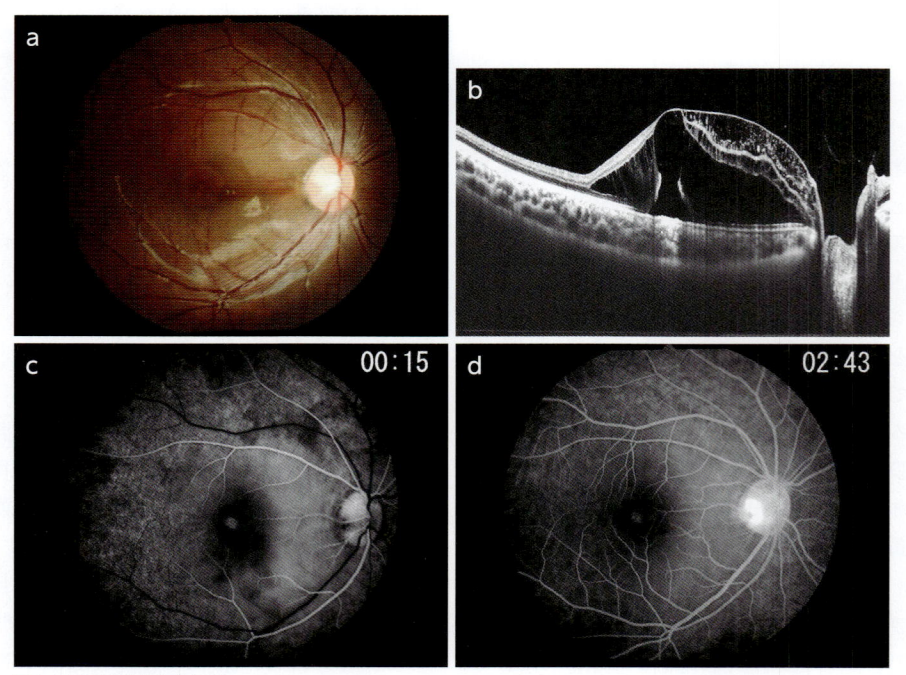

図4｜乳頭小窩黄斑症候群

15歳女児．Vd＝0.1（0.3X−0.5D＝cyl−1.00DAx130）　乳頭耳側の小窩とそれに連なる黄斑漿液性剝離と丈の高い中心窩剝離が見られる（a）．OCTで乳頭小窩と接する硝子体線維，篩状板の異常，それに連続する網膜分離，中心窩外層裂孔と中心窩剝離が確認される（b）．FAで小窩は初期に低蛍光，後期に過蛍光と周辺へのわずかな蛍光漏出が見られる（c，d）．

4-1)-(5)

視神経乳頭ドルーゼン
Optic disk drusen

診断のポイントとなる検査所見			
重要度	検査名	決め手となる所見	参照図
★★★	眼底	乳頭内の黄白色の球状物	図1
★★★	OCT	自発蛍光所見	図2
★	超音波Bモード	高反射像	

1　疾患の概念

　視神経中にヒアリン様物質が存在し，乳頭が膨隆する先天疾患である．ドルーゼンの大きさは20〜1,200μm程度で，酸性ムコ多糖類が不規則に同心円上に層構造を呈し，石灰化するとされる[1]．篩状板部の強膜輪内に存在し，乳頭の鼻側に好発する．無症状のことも多いが，乳頭部の循環障害が起きた場合は，網膜中心静脈閉塞症や前部虚血性視神経症などの循環障害を起こし，視神経乳頭は腫脹したのち，萎縮する．進行性のものでも，有効な治療法はない．

2　眼底所見

　表在型と埋没型に分かれる．図1のように，表在型では，黄白色に輝くビー玉のような球状物が乳頭内に確認できる．埋没型では，ドルーゼンそのものは検眼鏡的には確認できないため，診断しづらい．

3　確定診断に必要な検査

　OCTによる自発蛍光検査が最も明瞭に描出される（図2, 3）．Bモードエコーでは，増幅率をできるだけ下げて周囲組織がわからない程度でもドルーゼンは高輝度に写る．

4　鑑別診断

　乳頭浮腫をきたすすべての視神経症が鑑別に挙がる．原因不明の視神経乳頭浮腫の場合，乳頭ドルーゼンは常に鑑別すべき疾患の一つであり，OCTによる自発蛍光が確認できない場合は，CTによる石灰化，もしくはBモードエコーによる乳頭内高反射像の有無を確認する必要がある．すでに視神経症を発症し，視神経萎縮に陥ると，OCTのcpRNFL厚や黄斑部網膜内層構造の菲薄化を認める．

（金森章泰）

［文献］
1. Boyce SW, et al: Drusen of the optic nerve head. Ann Ophthalmol 10: 695-704, 1978

4 視神経

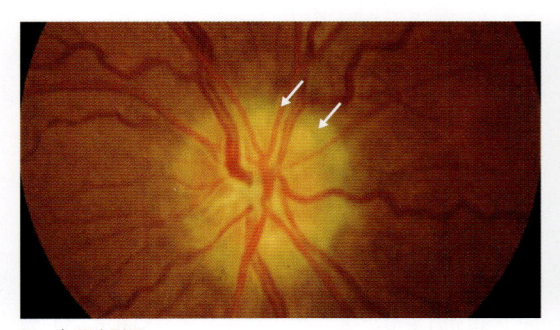

図1｜眼底所見
明瞭なドルーゼンを2つ（矢印）認める．全体に視神経乳頭はやや蒼白化している．

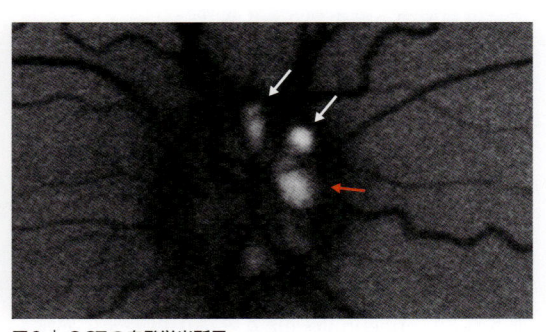

図2｜OCTの自発蛍光所見
表在型ドルーゼンが2つ（白矢印）と，埋没型ドルーゼンが1つ（赤矢印）確認できる．

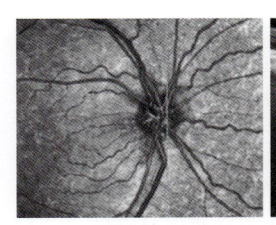
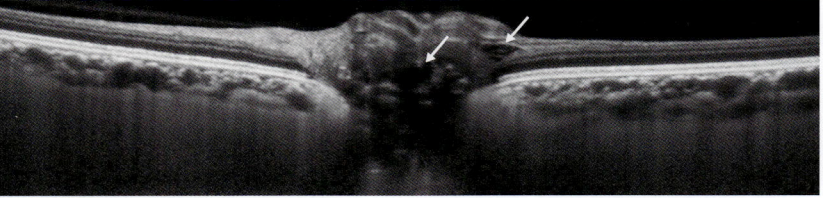

図3｜視神経乳頭のOCTによる縦スキャン画像
ドルーゼンは黒色の領域として描出される（矢印）．

4-1)-(6)

朝顔症候群
Morning glory syndrome

診断のポイントとなる検査所見			
重要度	検査名	決め手となる所見	参照図
★★★	眼底	乳頭領域陥凹，乳頭前白色組織，乳頭からの放射状血管走行，乳頭周囲網脈絡膜異常	図1～3
★★	OCT	乳頭領域陥凹，乳頭前組織，網膜分離・網膜剥離合併の有無，強膜異常の有無	図3
★	超音波	乳頭領域陥凹	図3
★	広角眼底写真	周辺部無血管の有無	図2, 3

鑑別が必要な疾患		
主要所見	鑑別疾患	掲載頁
乳頭部先天異常	乳頭周囲ぶどう腫	
	乳頭コロボーマ	344頁
	Bergmeister乳頭	
乳頭異常に網膜分離を合併する疾患	乳頭周囲ぶどう腫	
	乳頭コロボーマ	344頁
	先天乳頭ピット	350頁
	緑内障	402頁

1 疾患の定義

　朝顔の花に見える乳頭の先天的形態異常で，灰白色を呈した乳頭領域の拡大と漏斗状陥凹，陥凹底の乳頭前白色組織，乳頭形態異常，乳頭周囲の網脈絡膜色素異常，網膜血管の走行異常を特徴とする（図1～3）．両眼性の報告もあるが，片眼性が多い．網膜剥離を合併しない場合でも，視力は正常に近いものから手動弁に低下する症例まで幅広く，陥凹の大きさや黄斑の有無や網膜剥離合併の程度による．出生時より不良であることも多く，小児では片眼の視力不良や斜視で来院することが多い．

　乳頭近傍から始まる網膜剥離を合併し，乳頭周辺に限局して進行しないことも多い．進行して胞状全剥離になることもある．網膜剥離の原因は，陥凹部の異常血管からの漏出，髄液由来，乳頭縁または乳頭陥凹内の乳頭前白色組織による牽引，陥凹内の乳頭前組織周辺の網膜裂孔などが考えられている．

　原因は不明であるが，多くの症例で乳頭下方に舌状の網脈絡膜萎縮病変があり，網膜下液が髄液と交流している報告もあり，眼杯裂閉鎖不全に関与すると考えられる．陥凹底の白色組織はグリアの増殖とも第1次硝子体過形成遺残ともいわれる．遺伝性は明らかではない．強膜異常や強膜内に筋組織や脂肪組織を含有した例もあり，中杯葉系異常の関与も示唆される．encephaloceleなどの中枢の発生異常を合併することもある．

　乳頭組織は乳頭小窩の所見に類似し，強膜欠損，視神経周囲に網膜後方の陥没を示す．陥凹乳頭前の結合織による乳頭周囲網膜牽引，乳頭周囲の拡大した強膜陥凹，篩状板の欠損，後方変位，乳頭周囲の網膜下のグリア細胞や色素上皮細胞の増殖が観察される．

2 眼底所見

　灰白色を呈した乳頭領域の拡大と漏斗状陥凹，陥凹底の乳頭前白色組織，乳頭は白色組織に覆われて観察しにくく，乳頭周囲の網脈絡膜色素異常，網膜血管の走行異常が見られる（図1～3）．網膜血管は白色組織の下から始まり，狭細で，放射状，直線状に走行している．多くの症例で，乳頭下方に舌状の網脈絡膜萎縮病変があり，黄斑が見られるものと，陥凹方向に牽引されて見られないものがある．最周辺部の広範な無血管領域を合併することもある（図2, 3）．

　乳頭周囲に限局した網膜分離や網膜剥離，あるいは広範囲に拡大した胞状網膜剥離を合併していることがある．時に陥凹内や黄斑に小さい裂孔が見られることもある．網膜周辺に無血管領域が広範囲に存在し，網膜血管の走行異常を伴っていることが多い．

3 確定診断に必要な検査

　眼底検査の特徴で診断はできるが，超音波検査で乳頭周囲の陥凹の程度の判定に加えて，網膜剥離のOCT観察所見は，網膜分離と剥離の程度の判定や硝子体牽引を分析するために有用である（図3）．乳頭上組織の牽引によってスリット状の裂孔が陥凹内にOCTで観察できるものもあるが，裂孔が検出されないことが多い．OCT検査で，網膜下液とクモ膜下腔の連結が報告されている．

　CT, MRI検査で，乳頭周囲のぶどう腫様の陥凹や，中枢神経の異常の合併を判定することもある．

4 鑑別すべき疾患

　乳頭領域の形態異常を眼底所見の特徴やOCTで鑑別する．　　　　　　　　　　　　　（平形明人）

4
視神経

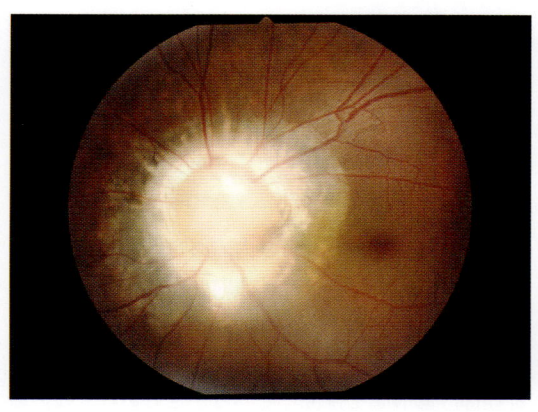

図1 ｜ 朝顔症候群
15歳女性．眼底検査で朝顔症候群の特徴を呈するが，黄斑は陥凹部位の外側にあり，屈折弱視治療を行い，視力（0.8x＋2.0D＝c－2.25DAx175）に改善した．

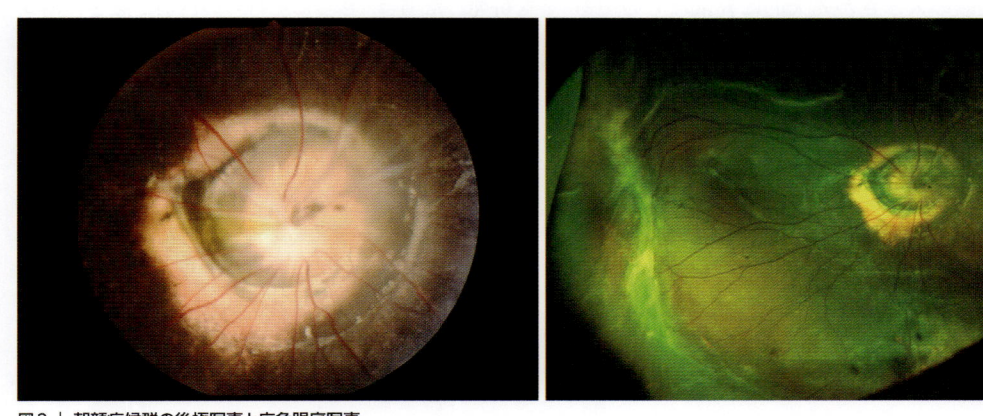

図2 ｜ 朝顔症候群の後極写真と広角眼底写真
4歳 男児．右眼視力光覚弁．陳旧性の網膜全剥離を伴う朝顔症候群．広角眼底写真で網膜周辺に無血管領域が全周に存在した．

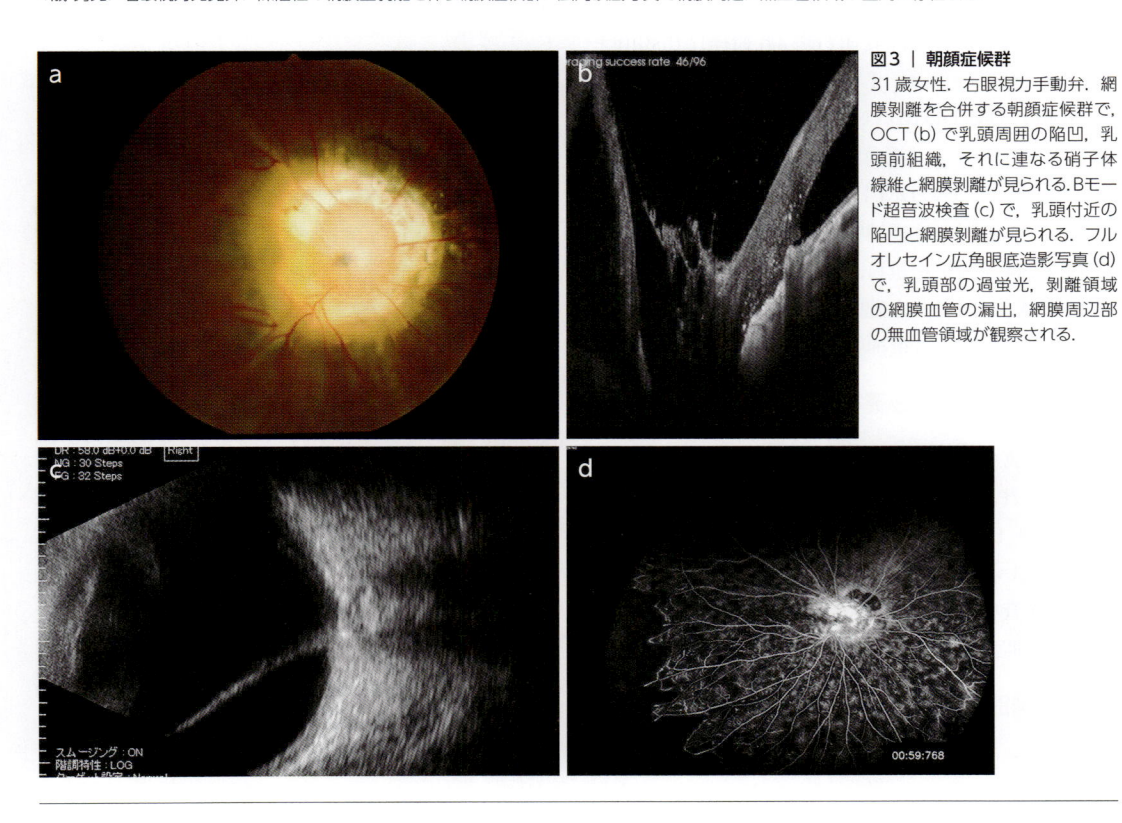

図3 ｜ 朝顔症候群
31歳女性．右眼視力手動弁．網膜剥離を合併する朝顔症候群で，OCT（b）で乳頭周囲の陥凹，乳頭前組織，それに連なる硝子体線維と網膜剥離が見られる．Bモード超音波検査（c）で，乳頭付近の陥凹と網膜剥離が見られる．フルオレセイン広角眼底造影写真（d）で，乳頭部の過蛍光，剥離領域の網膜血管の漏出，網膜周辺部の無血管領域が観察される．

4

視神経

4-1)-(7)

大乳頭・小乳頭
Megalopapilla・Small disc

診断のポイントとなる検査所見			
重要度	検査名	決め手となる所見	参照図
★★★	眼底	DM/DD比が3.0以上（小乳頭），2.4以下（大乳頭）	図1〜7
★★	OCT	正常所見	
★	ハンフリー視野検査	正常所見（小乳頭），大乳頭ではマリオット盲点の拡大	

1 | 疾患の概念

　視神経乳頭の大きさが先天的に異常なものである．多治見スタディによる日本人の大規模調査により，乳頭面積の平均値は2.8mm²と報告されているが，大乳頭・小乳頭に対する視神経乳頭の大きさによる明確な定義はない．小乳頭は視神経低形成や視神経乳頭ドルーゼンなどに関連するほか，非動脈炎性前部虚血性視神経症の危険因子とされる[2]．大乳頭は視神経乳頭ピットや，朝顔症候群などとの関連が指摘されている[3]．大乳頭では中胚葉組織グリア細胞の異常増殖のため，眼杯裂が閉鎖する際に乳頭の直径が大きくなるといわれている．

2 | 眼底所見

　眼底写真において，乳頭黄斑/乳頭径比 distance between the centers of the disc and macula/disc diameter（DM/DD比）は，通常2.4〜3.0とされており[4]，3.0以上を小乳頭，2.4以下を大乳頭とみなしてよい．図2でのDM/DD比は，$(a1＋a2)/b$で示される．小乳頭では視神経乳頭陥凹は小さく，場合によっては浮腫状を呈し，乳頭腫脹と見誤うことがある（偽乳頭浮腫）．大乳頭では，視神経乳頭の全方向にわたって均一な視神経乳頭陥凹拡大を認める．

3 | 確定診断に必要な検査

　眼底写真で確定診断できる．図3,4に示すように，簡易的には，乳頭中心と黄斑の間に視神経乳頭が，3つ分入れば小乳頭，2つ分入らなければ大乳頭の疑いが強い．緑内障を否定するために，OCT検査や視野検査を行う．大乳頭では，視野検査でマリオット盲点の拡大が見られることがある．

4 | 鑑別診断

　小乳頭ではもともと陥凹が小さいため，陥凹が拡

大しても過小評価され，緑内障の見逃しが起こりやすい．大乳頭では視神経乳頭陥凹が必然的に大きくなり，緑内障と間違えられることがある．OCTによる緑内障検査が非常に参考となる．小乳頭では視神経部分低形成を合併していることもあり，緑内障を併発した場合，さらにそれらの区別が難しい（図5,6）．大乳頭では，視神経線維の絶対数も多く[5]，かつ篩状板のpore数が多く，神経線維が局所的圧迫を受けにくい解剖学的メリットがある[6]とされている．とはいいながら，大きな乳頭は篩状板前後の圧の差による神経障害を受けやすく[6]，これを緑内障の危険因子とする考えもある．

（金森章泰）

［文献］
1. Mataki N, et al: Jpn J Ophthalmol 61: 441-447, 2017
2. Jonas JB, et al: Invest Ophthalmol Vis Sci 34: 2260-2265, 1993
3. Jonas JB, et al: Surv Ophthalmol 43: 293-320, 1999
4. Wakakura M et al: Acta Ophthalmol 65: 612-617, 1987
5. Quigley HA, et al: Arch Ophthalmol 108: 51-57, 1990
6. Hoffmann EM, et al: Surv Ophthalmol 52: 32-49, 2007

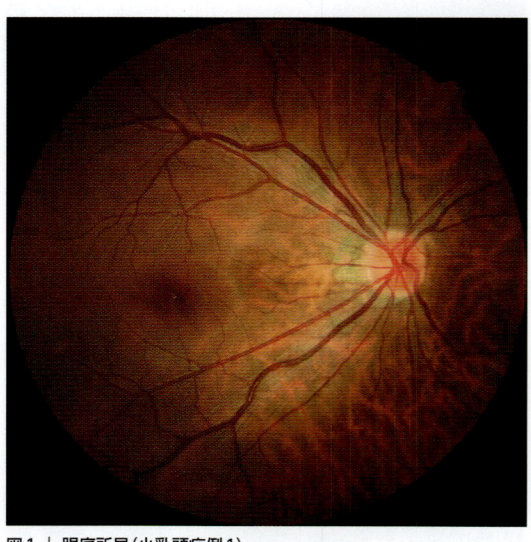

図1 | 眼底所見（小乳頭症例1）
やや乳頭が浮腫状で視神経乳頭陥凹はほぼない．OCT検査では異常はなかった．

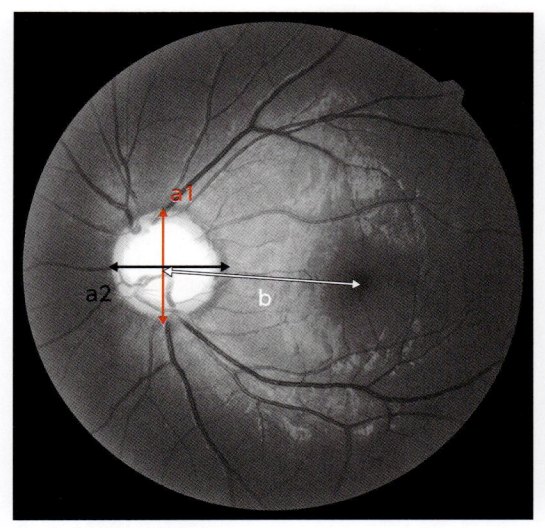

図2 ｜ 乳頭黄斑/乳頭径比
乳頭の縦径をa1（赤線），横径をa2（黒線），乳頭黄斑距離（b）を白線で示す．

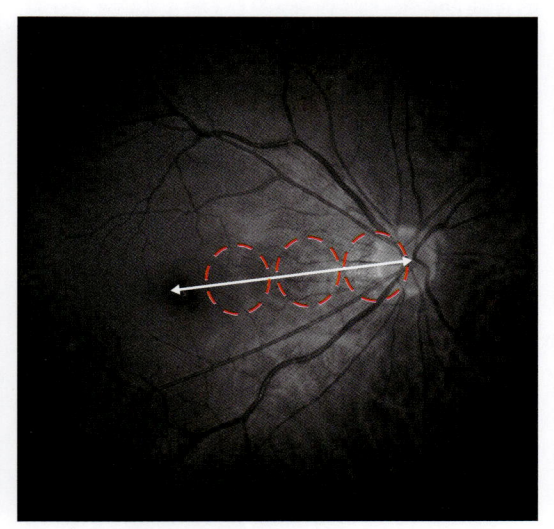

図3 ｜ 簡易的判定法（小乳頭）
乳頭黄斑-乳頭中心に視神経乳頭がおおよそ3つ以上入る．

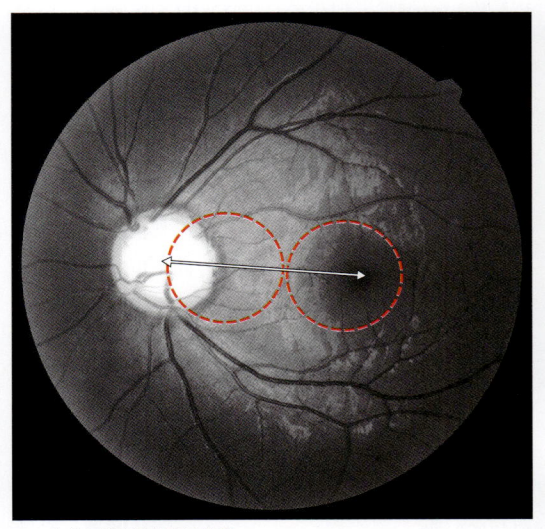

図4 ｜ 簡易的判定法（大乳頭）
乳頭黄斑間（白線）の中に，視神経乳頭（赤点線）が2つ入っていない．

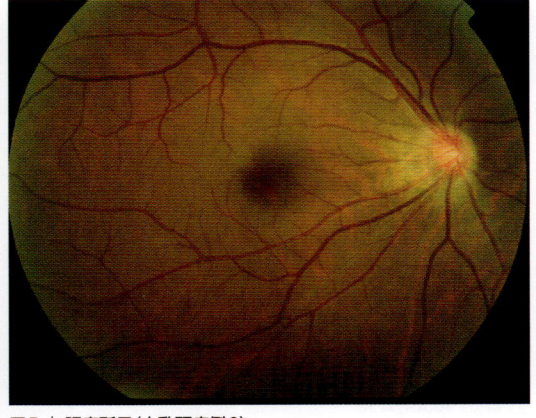

図5 ｜ 眼底所見（小乳頭症例2）

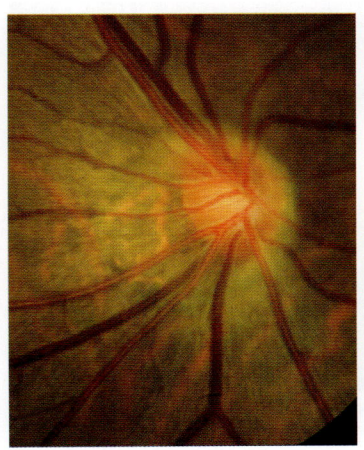

図6 ｜ 拡大視神経乳頭所見（小乳頭症例2）
視神経乳頭陥凹はあるが，いわゆる緑内障性視神経乳頭陥凹拡大ははっきりとはしない．乳頭の鼻側網膜の反射が暗く，神経線維層欠損を疑う．

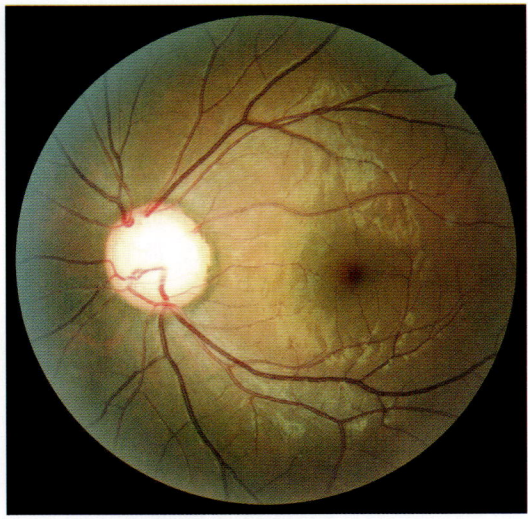

図7 ｜ 眼底所見（大乳頭）
乳頭-陥凹比は0.9である．

4
視神経

4-1)–(8)

上方視神経部分低形成
Superior segmental optic hypoplasia ; SSOH

<table>
<tr><th colspan="4">診断のポイントとなる検査所見</th></tr>
<tr><th>重要度</th><th>検査名</th><th>決め手となる所見</th><th>参照図</th></tr>
<tr><td>★★★</td><td>眼底</td><td>・網膜上方のRNFL欠損
・乳頭上部の蒼白化
・乳頭上方の強膜のhalo
・乳頭における網膜中心動脈起始部の上方偏位</td><td>図1〜5</td></tr>
<tr><td>★★</td><td>OCT</td><td>上方の網膜神経線維層欠損</td><td>図7</td></tr>
<tr><td>★★</td><td>ゴールドマン視野計</td><td>下方に広がる扇状の視野欠損</td><td></td></tr>
<tr><td>★</td><td>ハンフリー視野計</td><td>視神経乳頭から下方にかけての視野欠損</td><td>図6</td></tr>
</table>

<table>
<tr><th colspan="3">鑑別が必要な疾患</th></tr>
<tr><th>主要症状</th><th>鑑別疾患</th><th>掲載項</th></tr>
<tr><td rowspan="2">小乳頭</td><td>視神経低形成</td><td>346項</td></tr>
<tr><td>傾斜乳頭</td><td>348項</td></tr>
</table>

1 疾患の概念

上方視神経部分低形成（SSOH）は視神経乳頭の上部分の軽度の先天的形成異常とされる．日本人における有病率は，多治見スタディで集積された眼底写真の判読より，0.3％とされている[1]．しかし，193名の自覚症状のない大学生における研究では，SSOHの頻度は2.6％（全員，ゴールドマン視野計に異常が確認されている）という報告もある[2]．日常診療ではよく見かける疾患であるにもかかわらず，SSOHの診断基準はいまだ明確ではないうえに，SSOHの約半数は視野欠損がないとも報告されており[1]，その場合はいっそう診断が難しい．SSOHは成長過程に伴う低形成であるので，小児でも散見される．SSOHは緑内障と間違われることもあり，また緑内障を合併することも多いため[3]，定期的な経過観察が必要である．

2 眼底所見

形態的特徴は，①網膜上方の網膜神経線維層（RNFL）欠損，②乳頭上部の蒼白化，③乳頭上方の強膜のhalo，④乳頭における網膜中心動脈起始部の上方偏位，の4つが挙げられている[4]．日本人ではこれらの特徴がすべて揃うことは少ないとされている[5, 6]．その構造的障害には症例によってかなりのばらつきがある．神経線維の菲薄化の程度も異なり，また，その範囲もさまざまで，視神経乳頭の上半分が低形成の症例から，せいぜい60°程度の症例までさまざまである．

3 確定診断に必要な検査

OCTの視神経乳頭周囲網膜神経線維層（cpRNFL）解析が役立ち，低形成部位に一致したcpRNFLの菲薄化を認める．緑内障性視神経乳頭陥凹がないにもかかわらず，黄斑部解析にて網膜内層構造の菲薄化を呈す症例が散見され，その場合は前視野緑内障（PPG）併発か，SSOH単独によるものか，区別が困難である．一般的には上記のような形態異常に伴う，周辺部に扇状に広がる視野欠損があればSSOHと確信できる．

4 鑑別診断

SSOH以外にも，頻度は少ないが鼻側・下方の視神経部分低形成もある．緑内障の合併例もある．PPGを合併した場合，視野検査では判別できないため，さらに鑑別が難しい．低形成部位が視神経乳頭の上方〜鼻上方であり，耳側方向に低形成がないのにも関わらず黄斑部解析に異常がある場合は，PPGが発生している可能性もある．図5〜8に示すように，緑内障性構造障害・機能障害を認め，緑内障を合併していると思われるが，もともと視神経乳頭形態が異常なため，緑内障性視神経乳頭陥凹拡大が一致しない．この症例の乳頭耳側の変化はすべて部分低形成という考え方もあるかもしれない．

（金森章泰）

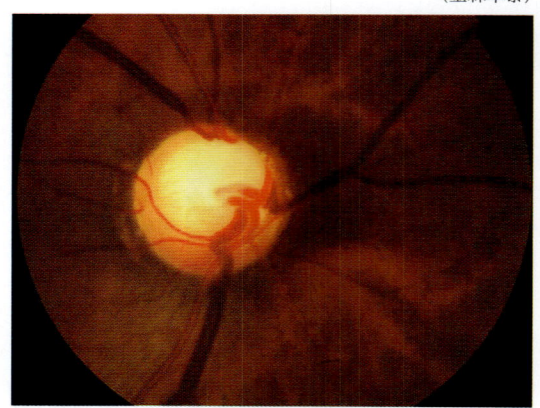

図1｜典型的なSSOH
4つの特徴をすべて有する．

4

視神経

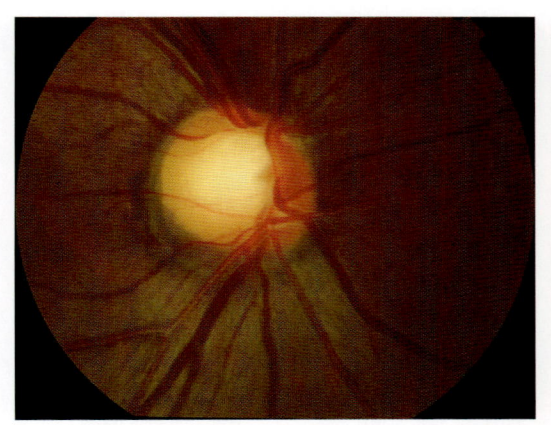

図2｜SSOH症例2
RNFL欠損，乳頭上部の蒼白化，乳頭における網膜中心動脈起始部の上方偏位を認める.

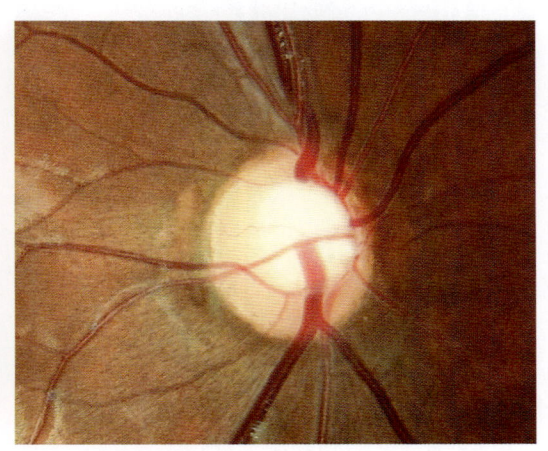

図3｜SSOH症例3
乳頭上方から鼻側にかけて，広範囲の低形成を認める.

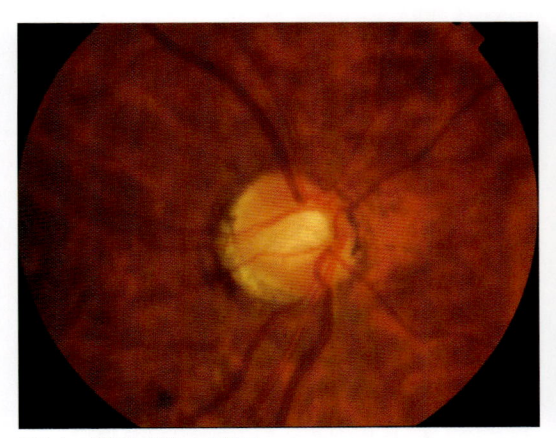

図4｜小乳頭を合併したSSOH

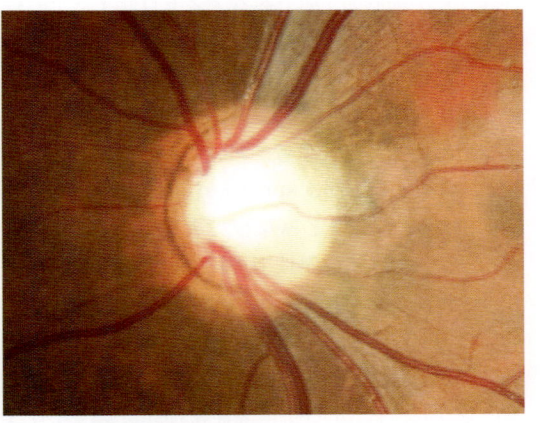

図5｜緑内障を合併したSSOH
緑内障性視神経乳頭陥凹拡大ははっきりしない.

4
視神経

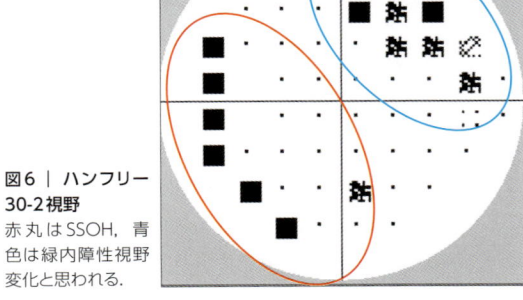

図6｜ハンフリー30-2視野
赤丸はSSOH，青色は緑内障性視野変化と思われる.

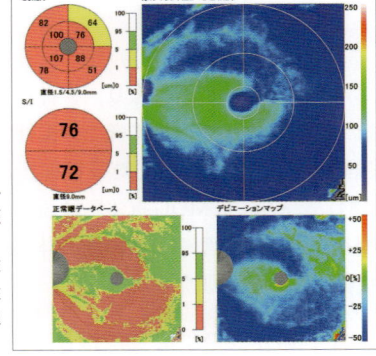

図7｜OCT（RS-3000）による黄斑部解析
網膜内層構造の菲薄化は，緑内障性のパターンに酷似している.

［文献］

1. Yamamoto T, et al: Jpn J Ophthalmol 48: 578-583, 2004
2. 岡野真弓ほか：神経眼科24：389-396, 2007
3. Lee HJ, et al: J Glaucoma 24: 207-213, 2015
4. Kim RY, et al: Arch Ophthalmol 107: 1312-1315, 1989
5. Hashimoto M, et al: Am J Ophthalmol 128: 111-112, 1999
6. Unoki K, et al: Br J Ophthalmol 86: 910-914, 2002

視神経脊髄炎
Neuromyelitis optica ; NMO

診断のポイントとなる検査所見			
重要度	検査名	決め手となる所見	参照図
★	眼底	視神経乳頭正常	図1
★	視野	中心暗点など，多彩な視野変化	図2
★★	CFF	CFF低値	
★★	RAPD	RAPD陽性	
★★★	MRI	視神経に沿った造影効果	図3，図4
★★★	血清抗体	抗AQP4抗体陽性	

鑑別が必要な疾患			
鑑別疾患	鑑別のポイント	主要症状	掲載頁
虚血性視神経症	MRI正常，蛍光眼底造影	視神経乳頭蒼白浮腫	368頁
レーベル遺伝性視神経症	MRI正常，遺伝子検査	視神経乳頭発赤・萎縮	382頁
梅毒性視神経症	MRI正常，血清RPR，TPLA	視神経乳頭腫脹	
フォークト・小柳・原田病	MRI正常，CFF低下軽度	視神経乳頭腫脹	270頁

1 | 疾患の定義

　視神経脊髄炎（NMO）は，以前デビック病とも呼ばれていた疾患群である．視神経，脊髄をはじめとして，脳幹，大脳，小脳にも病変をきたす．最近，神経グリア細胞の1種であるアストロサイト上に存在するaquaporin-4（AQP4）が標的となって，補体を介した抗原抗体反応による視神経脊髄炎の発症メカニズムが明らかになった．最新のNMOガイドラインでは，視神経炎患者において，血清抗AQP4抗体が陽性ならばNMO spectrum disorder（NMO関連疾患；NMOSD）とみなしてよいとされている．また，抗AQP4抗体陽性視神経炎の9割は女性である．一方，抗myelin-oligodendrocyte glycoprotein（MOG）抗体陽性視神経炎でも，抗AQP4抗体陽性視神経炎患者と同様に脊髄炎を併発することがある．しかし，抗MOG抗体陽性視神経炎は，オリゴデンドロサイト上のMOGを標的とする自己免疫疾患であり，抗AQP4抗体陽性視神経炎とは全く異なる病態を持つ別の疾患群であると考えられている．

2 | 眼底所見

　通常の視神経炎と異なり，視神経脊髄炎をきたす抗AQP4抗体陽性視神経炎では視神経乳頭はあまり腫脹せず，2/3の症例で球後視神経炎の型を呈する（図1）．一方，抗MOG抗体陽性視神経炎では2/3が視神経乳頭炎の型をとり，両抗体陰性例では1/2の症例で視神経乳頭発赤をきたす．

3 | 確定診断に必要な検査

　視神経炎の確定診断には，片眼性の場合にはRAPD（relative afferent pupillary defect；相対的瞳孔求心路障害）の検出，CFF（critical flicker fusion frequency：限界フリッカ値）低値の確認，視野検査を行うことによる視路障害の部位の同定

（図2），脂肪抑制MRI造影検査で視神経に沿って造影効果の確認が必要である（図3, 4）．狭義の視神経脊髄炎なら，脊髄MRI検査で脊髄炎の検出が必須である（図5）．NMOSDを疑うならば，非感染性視神経炎が確定した時点で血清抗AQP4抗体を測定して陽性所見を確認する．また，抗AQP4抗体陽性視神経炎では再発することがあり，OCT上でMME（microcystic macular edema）を1/4程度の症例できたすことがある（図6）．

4 | 鑑別すべき疾患

　まず，梅毒などの感染性視神経疾患を血清学的検査などで除外する．鑑別疾患は基本的に視神経乳頭腫脹をきたす疾患だが，視神経脊髄炎（抗AQP4抗体陽性視神経炎）における視神経乳頭腫脹は1/3程度なので，「視神経腫脹がなく，眼痛も少なく，ステロイド治療に抵抗する」視神経炎がNMOSDである可能性が高い．虚血性視神経症は視神経の蒼白浮腫をきたす疾患だが，MRI正常であり，蛍光眼底造影で視神経低蛍光，OCT angiographyで視神経からの血管の途絶が見られる．レーベル遺伝性視神経症では，視神経乳頭発赤が見られるが，MRI正常，蛍光眼底造影で視神経乳頭近傍からの蛍光漏出はない．ミトコンドリア遺伝子異常があれば，レーベル遺伝性視神経症の確定診断に至る．さらに再発性視神経炎では視神経乳頭腫脹に乏しいため，末期緑内障との鑑別も必要となることがある．

（毛塚剛司）

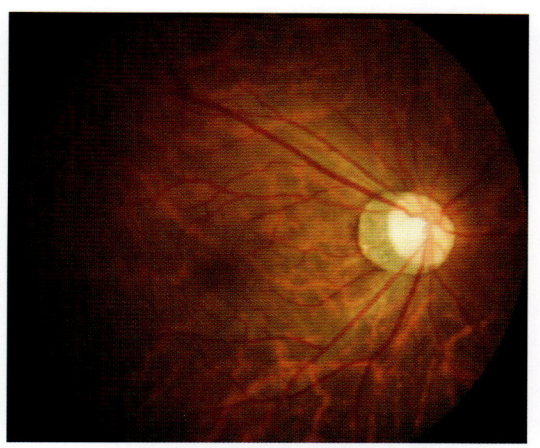

図1｜抗AQP4抗体陽性視神経脊髄炎患者の右眼底所見
視神経乳頭の腫脹はなく，球後視神経炎の型をきたしている.

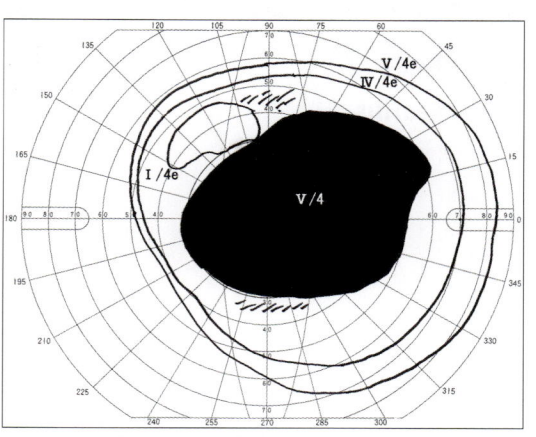

図2｜図1患者の右眼動的視野所見
中心暗点というより，後極全体に及ぶ広範囲の暗点が見られる.

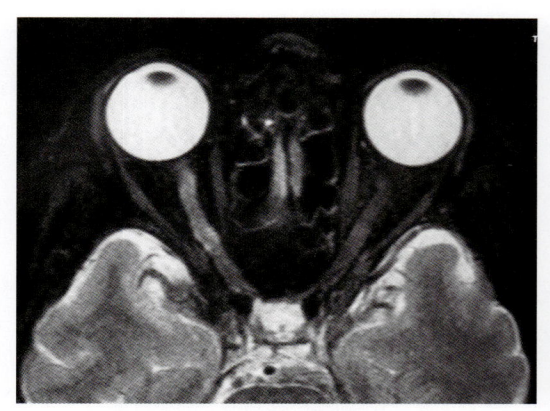

図3｜図1患者の眼窩MRI（T2強調水平断）所見
特に右眼視神経に沿って高信号が見られる.

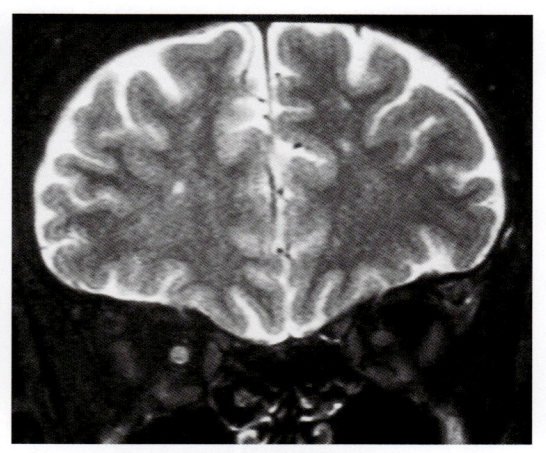

図4｜図1患者の眼窩MRI（T2強調冠状断）所見
特に右眼視神経に沿って高信号が見られる.

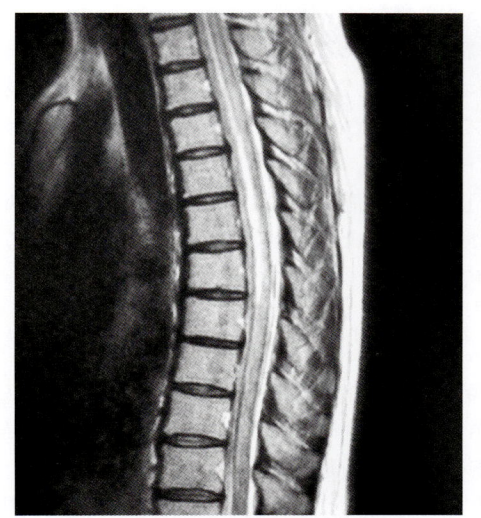

図5｜抗AQP4抗体陽性視神経脊髄炎患者の脊髄MRI（T2 強調矢状断）所見
胸髄（Th4-Th8）レベルの髄内にT2W1高信号が認められる.

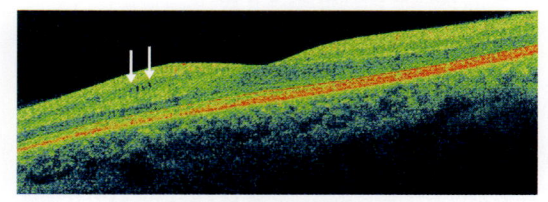

図6｜抗AQP4抗体陽性視神経炎患者のOCT所見
microcystic macular edema（MME：矢印）がNMO患者の20〜25％に見られる. 特に再発例に多い. 通常，NMO患者では，網膜神経線維層厚および網膜神経節細胞層厚は減少している一方，網膜内顆粒層厚は増加している.

4

視神経

視神経炎
Optic neuritis

診断のポイントとなる検査所見			
重要度	検査名	決め手となる所見	参照図
★★★	眼底	乳頭腫脹（前部視神経炎）	図1
★★★	MRI	球後部における視神経腫大と造影効果（球後視神経炎）	図5, 6
★★★	血液	抗AQP4抗体, 抗MOG抗体, 感染, 膠原病, ミトコンドリアDNAなど（典型的視神経炎の特徴を有さない場合）	

鑑別が必要な疾患		
主要症状	鑑別疾患	鑑別のポイント
前部視神経炎乳頭腫脹を呈する疾患	前部虚血性視神経症, 鼻性視神経炎, 浸潤性視神経炎, レーベル遺伝性視神経症, 視神経網膜炎, 頭蓋内圧亢進	臨床経過, 眼窩部MRI評価, 乳頭血流評価, 脳脊椎圧, 脳脊髄液細胞診
球後視神経炎乳頭変化を呈さない視神経症	圧迫性, 腫瘍性	臨床経過, 眼窩部MRI評価

1 疾患の定義

　視神経炎は視神経における炎症性疾患であり，その主体は髄鞘抗原を標的とする自己免疫性障害と考えられ，脱髄性視神経症と推定されている．障害の部位により乳頭腫脹を伴う前部視神経炎と，急性期には乳頭変化を生じない球後部における炎症である球後視神経炎に分類される．原因特定ができないものは特発性視神経炎とされ，特発性視神経炎を含み特定の臨床的特徴を示すものは典型的視神経炎としてまとめられる．

2 眼底所見

　検眼鏡的に乳頭腫脹を認める前部視神経炎（図1, 2）では障害部位の同定が容易であるが，球後視神経炎の場合は早期では乳頭異常を認めず，4〜6週間より萎縮性変化のため乳頭蒼白を認める（図3, 4）．乳頭所見のみで診断を行うことは難しい．

3 確定診断に必要な検査

　視神経炎の診断は，時間的経過とその検査結果から行う臨床診断である．ていねいな問診にて受診時までの症状変化や全身症状，家族歴などを確認する必要がある．典型的視神経炎の特徴と典型的な臨床経過を以下にまとめる．年齢は15〜45歳で女性に多く，単眼性の急性視神経症で発症する．数日〜2週程度まで視機能障害が進行し，その後5週以内に回復傾向を示す．相対的入力瞳孔反射異常（RAPD）陽性を示し，視力障害，視野障害の程度はさまざまである．視機能障害の自然改善を認め，ステロイド治療への反応も良好であることが多く，視機能予後がよい．どの時期での診察を行っているかを意識し，検査結果を評価することも重要となる．

　画像検査では眼窩部，頭蓋内を評価する．眼窩部MRI撮影では冠状断脂肪抑制（short T1 invention

recovery；STIR法），造影T1強調画像が有用となり，視神経の腫大や同部位の高信号を認めることより診断する（図5, 6）．また，FLAIR法での全脳軸位断において脱髄病変がないかを評価することは，初診段階での多発性硬化症（MS）の合併評価，今後のMS発症リスクを評価するうえで重要となる．

　典型的視神経炎とは異なる徴候を示す場合には，原疾患の検索を行う必要があり，視神経脊髄炎（NMO），抗MOG抗体陽性視神経炎，シェーグレン症候群，ウェゲナー肉芽腫症など全身症状に注意し，検索を行う．抗AQP4抗体を早期に評価しておくことは重要である．

　MSとの関連では，視神経炎初発から10年間でのMSへの移行は全体では38％，発症時に全脳MRIで脱髄斑を認めたものでは56％，認めなかったものでは22％とされ，脱髄斑がなく乳頭腫脹を認めたものは0％であった．このデータは北米におけるデータであり，本邦ではMSへの移行率は同データよりも低い可能性も指摘されているが，視神経炎と診断した後には神経内科とも連携して評価を行うのが望ましい．

4 鑑別すべき疾患

　乳頭腫脹を伴う前部視神経炎では，前部虚血性視神経症，鼻性視神経炎，浸潤性視神経炎，視神経網膜炎，レーベル遺伝性視神経症などが挙げられ，両眼性の場合はうっ血乳頭が鑑別に挙がる．球後視神経炎では圧迫性，腫瘍性など，球後部における視神経障害が鑑別として考えられる．　　　（前久保知行）

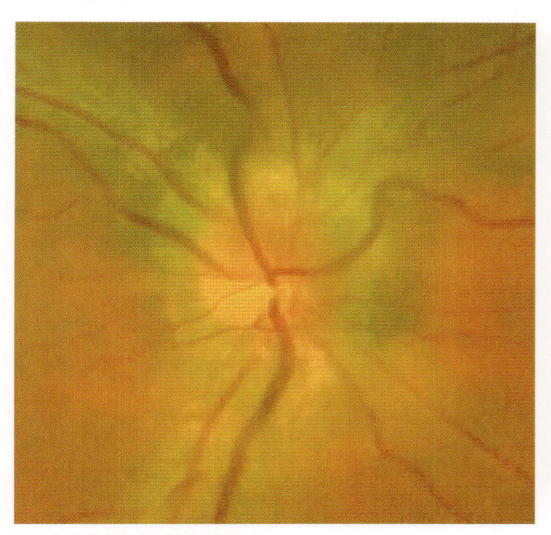

図1　｜　前部視神経炎の眼底所見
乳頭腫脹を認める.

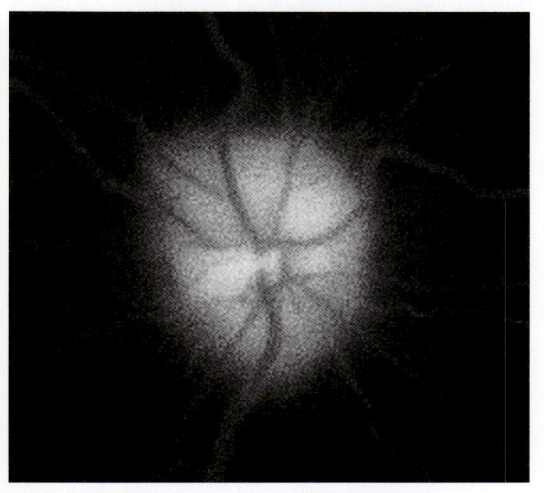

図2　｜　前部視神経炎のフルオレセイン蛍光眼底造影所見
早期より過蛍光を認める.

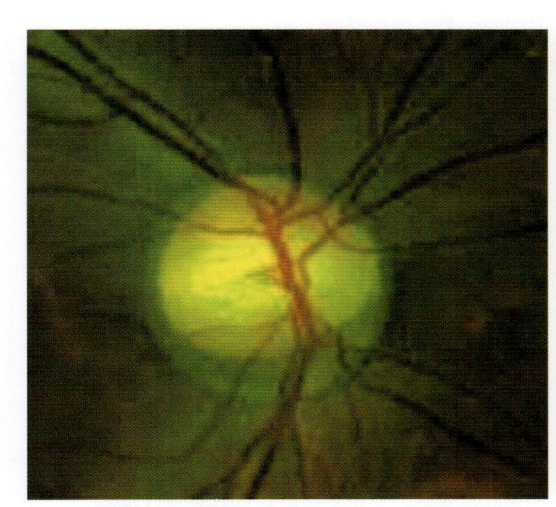

図3　｜　球後視神経炎の眼底所見
発症早期. 視神経乳頭に変化を認めない.

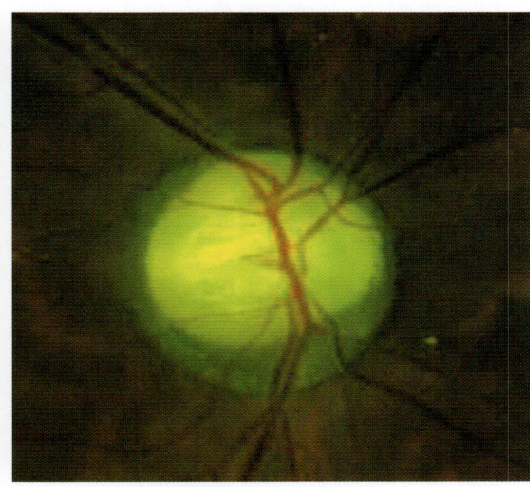

図4　｜　球後視神経炎の眼底所見
発症6ヵ月. 視神経萎縮を認める.

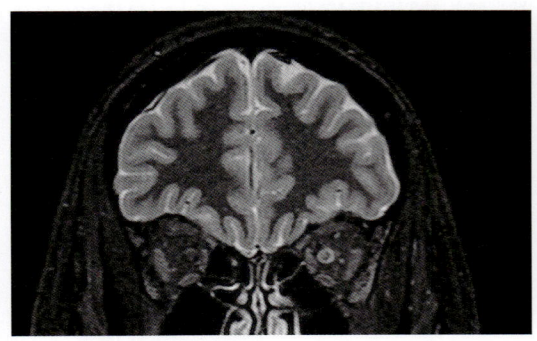

図5　｜　眼窩部MRI画像（冠状断）
左球後視神経の腫大, 高信号を認める.

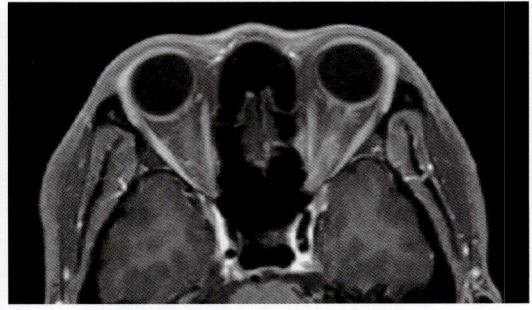

図6　｜　眼窩部MRI画像（軸位断）
左球後視神経の腫大, 高信号を認める.

4

視神経

乳頭血管炎
Optic disc vasculitis

診断のポイントとなる検査所見

重要度	検査名	決め手となる所見	参照図
★★★	眼底	乳頭腫脹と発赤, 血管拡張や網膜出血	図1
★★	FA	乳頭および周辺血管の拡張, 造影漏出	図2, 3
★	視野	視野障害がない, もしくはマリオット盲点の拡大	
★	前眼部	前眼部炎症. フォークト・小柳・原田病などのぶどう膜炎との鑑別に有用	

鑑別が必要な疾患

鑑別疾患	鑑別のポイント	掲載頁
前部視神経炎	臨床経過, RAPD所見, 乳頭所見に対して機能障害の程度, FA所見	362頁
前部虚血性視神経症	卒中型発症, 区域性障害, 非進行性	368頁
レーベル遺伝性視神経症	ミトコンドリアDNA検査	382頁
視神経網膜炎	眼底所見, FA所見	366頁
頭蓋内圧亢進(うっ血乳頭)	両眼性, 頭蓋内画像精査	388頁
フォークト・小柳・原田病	両眼性, 前眼部炎症の有無	270頁

1 疾患の定義

　乳頭血管炎の疾患概念は1961年にLyleにより"retinal vasculitis"として初めて報告され, その後"papillophlebitis", "mild retinal and papillary vasculitis", "benign retinal vasculitis"とさまざまな疾患名で報告された. 不明な点も多く, 発症機序は単一ではないと考えられるが, 1972年にHayrehによって視神経乳頭血管を中心とする炎症性疾患としてまとめられた. 乳頭血管炎の臨床的特徴をまとめると, ①健康若年者の片眼に発症する. ②視力は正常もしくは軽度の低下であり, マリオット盲点の拡大を認めることが多い. ③乳頭腫脹とともに著明な網膜静脈の拡張, 蛇行を認める. ④予後は比較的良好であり, 6〜12ヵ月で自然に消退し, 再発もない. ⑤網膜静脈の白鞘化が残存することがある.

　Hayrehは上記の特徴を持つ患者群をまとめ, 乳頭浮腫型(TypeⅠ)と中心静脈閉塞型(TypeⅡ)に分類した. TypeⅠは篩状板前部の毛細血管における非特異的炎症によるものであり, TypeⅡは視神経乳頭部, または篩状板後部での網膜中心静脈の炎症が原因と推測される.

2 眼底所見

　検眼鏡所見は乳頭の著しい発赤と腫脹を認める(図1). TypeⅡでは静脈の拡張や蛇行を認め, 網膜出血を伴う. フルオレセイン蛍光眼底造影(FA)所見では乳頭上血管, 主管静脈よりの蛍光漏出が認められる(図2, 3).

3 確定診断に必要な検査

　年齢, 視機能障害の程度, RAPDの有無, 眼底所見, 蛍光眼底造影所見などから鑑別を行い, 臨床的特徴に一致するか評価する.

　視野検査ではマリオット盲点拡大をTypeⅠは全例で認め, TypeⅡでも高率に認める. 対光反応は正常であることが多く, RAPDも陰性を示すことが多い. 両眼性の場合においては頭蓋内圧亢進の除外が必要となり, 頭蓋内精査や脳脊髄圧評価が必要となる. 他の視神経疾患との鑑別に苦慮する場合は, 必要に応じて眼窩部もしくは頭蓋内CT/MRIを撮影する.

4 鑑別すべき疾患

　片眼性乳頭腫脹を生じる前部視神経炎, 虚血性視神経症, 浸潤性視神経症, レーベル遺伝性視神経症, 視神経網膜炎などが鑑別診断として挙げられる. 前部視神経炎と乳頭浮腫型(TypeⅠ)の鑑別は時に難しい. RAPDが陰性であること, 視神経乳頭所見に対して視神経障害が軽微であること, 自覚症状が無自覚もしくは軽微であること, 発症より2〜3週間までに視機能障害の顕著な進行が認めないことなどは乳頭血管炎を疑う所見となるが, 両者の鑑別には経時的な変化に注意し, 診断する必要がある. 通常, 片眼性であるため, 両眼性の場合はうっ血乳頭, 高血圧性網膜症, 腎性網膜症, フォークト・小柳・原田病などのぶどう膜炎を疑う.

　　　　　　　　　　　　　　　　　　　(前久保知行)

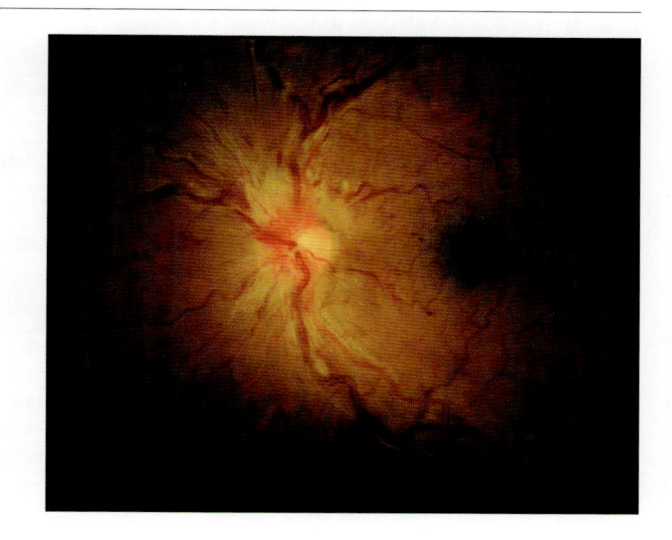

図1 ｜ 乳頭血管炎（TypeⅡ）の眼底所見
乳頭腫脹，血管拡張と蛇行，出血の散在を認める．

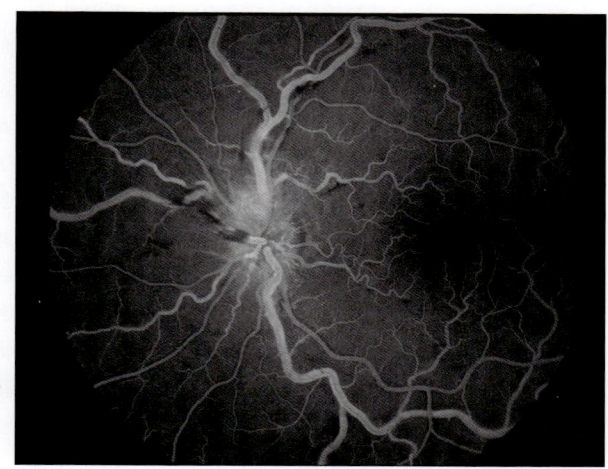

図2 ｜ 乳頭血管炎（TypeⅡ）のフルオレセイン蛍光眼底造影所見（早期相）
乳頭上の血管よりの軽度漏出を認める．網膜血管床での閉塞は認めない．

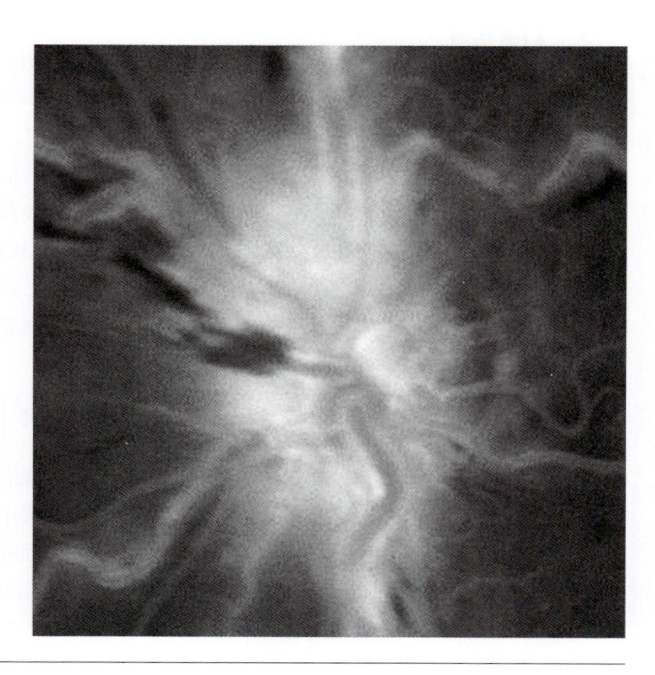

図3 ｜ フルオレセイン蛍光眼底造影所見（後期相）
乳頭上血管より旺盛な血管漏出を認める．

4

視神経

視神経網膜炎
Neuroretinitis

診断のポイントとなる検査所見			
重要度	検査名	決め手となる所見	参照図
★★★	眼底	乳頭腫脹とその後生じる滲出性変化, macular star figure	図1〜3
★	FA	視神経乳頭上血管よりの旺盛な血管蛍光漏出	
★★★	血清	感染(*Bartonella henselae*抗体など), 自己免疫性疾患の評価	

鑑別が必要な疾患		
鑑別疾患	鑑別のポイント	掲載頁
高血圧性網膜症	両眼性, 高血圧の既往	86頁
前部視神経炎	乳頭所見, FA所見	362頁
前部虚血性視神経症	卒中型発症, 区域性障害, 非進行性	368頁
糖尿病乳頭症	糖尿病の既往, 眼底所見	374頁
うっ血乳頭	両眼性, 頭蓋内画像評価, 脳脊髄圧評価	388頁
フォークト・小柳・原田病	両眼性, 前眼部炎症, FA所見	270頁
サルコイドーシス	両眼性, 肉芽腫性変化	272頁

1 疾患の定義

　視神経網膜炎は，視神経乳頭腫脹とその後の網膜滲出性変化を特徴とする炎症性疾患である．乳頭周囲より黄斑部にかけて滲出性変化が生じ，しばしばmacular star figureと呼ばれる硬性白斑の出現を認める．病態は視神経乳頭血管における透過性亢進に伴う変化であり，視神経乳頭上の毛細血管によるびまん性の漏出というよりも，単独細動脈からの旺盛な漏出によるものと考えられている．感染性と自己免疫性の機序が考えられており，感染性では*Bartonella henselae*による猫ひっかき病が大半を占め，その他にも結核，梅毒，トキソプラズマ，ヘルペス，サイトメガロウイルス，犬回虫などを原因とする報告もされている．厳密には解明されていない点も多く，原因特定に至らないケースもあるが，臨床上は特発性，猫ひっかき病を主とする感染性，再発性の3つに分類される．

2 眼底所見

　発症初期においては乳頭腫脹のみを認め，その後典型例では9〜12日後に滲出性変化から網膜浮腫，漿液性網膜剝離，macular star figureを認める(図1〜3)．蛍光眼底造影検査では乳頭血管よりの旺盛な蛍光漏出を認めるが，黄斑血管は正常である．硝子体細胞や前房細胞，フレアを認める場合もある．

3 確定診断に必要な検査

　年齢は特発性で平均28歳(8〜55歳)，猫ひっかき病で平均21歳(4〜64歳)と，どの年齢層にも生じるが比較的若いのが特徴である．片眼性で，無痛性である．特発性の中で，半数の症例では上気道炎症状などの前駆症状を認める．症状は霧視で発症し，視機能障害は光覚弁から1.0までさまざまである．視野障害のパターンは，乳頭黄斑神経線維障害が生じやすいことと黄斑障害が生じやすいことから，盲中心暗点，中心暗点が多い．再発性の場合はさまざまな障害を占めることが多く，弓状神経線維障害などの混合型で認める．特発性においては多くの場合で自然改善を認める疾患であり，乳頭腫脹は8〜12週で改善を認め，黄斑部の硬性白斑も数ヵ月で消失する．視機能の改善は6〜12ヵ月でゆっくりと得られ，90％の症例で0.5以上の視力に改善すると報告されている．

　猫などの動物による受傷歴や発熱，頭痛，皮疹などの全身症状があれば，猫ひっかき病をまず考え，*Bartonella henselae*抗体を提出する．その他の感染性疾患の診断にはSTS法(RPR)，TP抗原法(TPHA，FTA-ABS)による梅毒，ツベルクリン反応もしくはIGRAによる結核，トキソプラズマ，ヘルペス，CMVなどの血清検査も検討する．再発性の場合にはサルコイドーシス，炎症性腸症候群，結節性多発動脈炎，SLEなどの報告があり，自己免疫性疾患の評価を行う．

　その他の視神経疾患およびうっ血乳頭との鑑別に苦慮する場合には，CTもしくはMRIでの評価を行う．

4 鑑別すべき疾患

　鑑別診断としては，視神経乳頭腫脹に周囲の滲出性変化を伴うものとして，高血圧性網膜症，前部視神経炎，前部虚血性視神経症，糖尿病性乳頭症，うっ血乳頭，フォークト・小柳・原田病，サルコイドーシスなどが挙げられる．

(前久保知行)

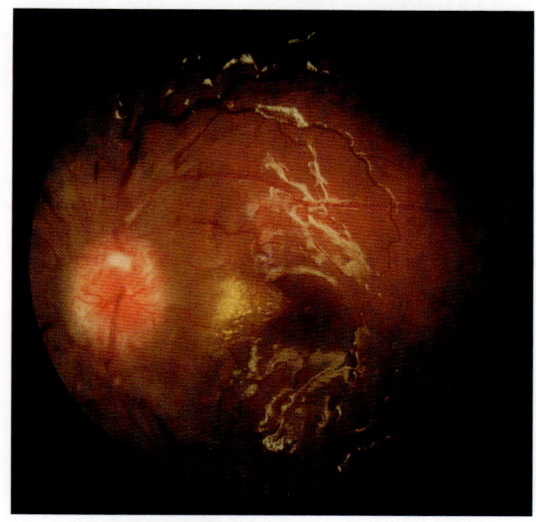

図1｜視神経網膜炎の眼底所見
視神経乳頭腫脹，黄斑部へ連続する滲出性変化，硬性白斑を認める．
（三重大学　近藤峰生先生，加藤久美子先生のご厚意による）

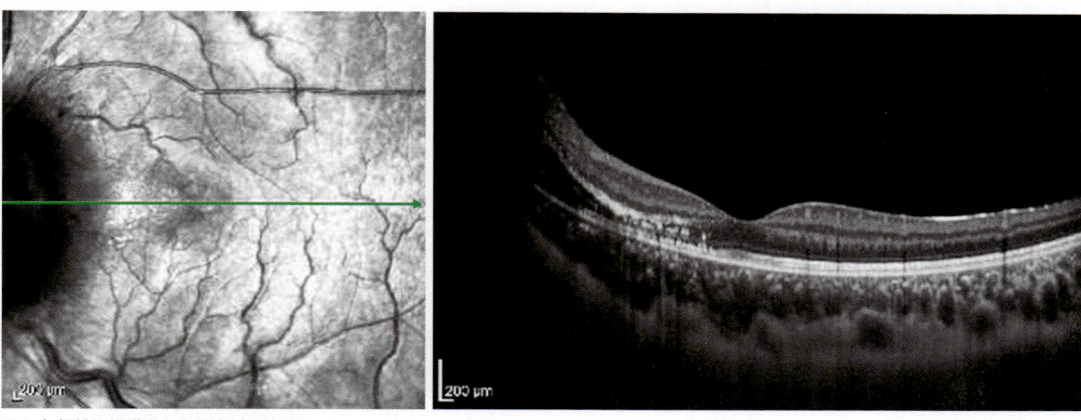

図2｜視神経網膜炎の光干渉断層計所見
視神経乳頭より連続する滲出性変化を認める．網膜外網状層に硬性白斑を認める．
（三重大学　近藤峰生先生，加藤久美子先生のご厚意による）

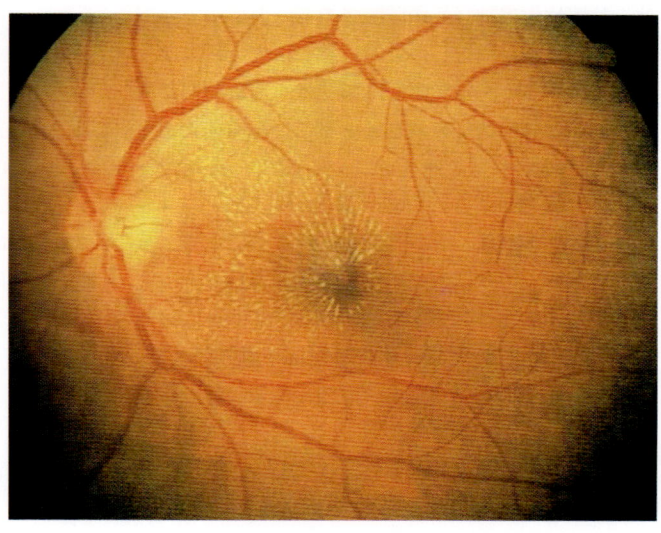

図3｜macular star figure
黄斑部に滲出性変化を星芒状に認める．
（敷島敬悟ほか：乳頭浮腫をきたす疾患．眼科41：1119-
1125，1999　図4より）

4
視神経

4-3)-(1)

虚血性視神経症
Ischemic optic neuropathy

診断のポイントとなる検査所見			
重要度	検査名	決め手となる所見	参照図
★★★	眼底	視神経乳頭腫脹 片眼性，無痛性，小乳頭	図1
★★★	視野異常	水平半盲	図1
★★★	FA	脈絡膜・視神経乳頭の充盈遅延	図1
★★★	血液生化学	動脈炎型でCRP陽性，赤沈の亢進	
★★★	側頭動脈生検	動脈炎型で巨細胞	図3

鑑別が必要な疾患		
鑑別疾患	鑑別のポイント	掲載頁
視神経炎	有痛性，中心暗点が多い	362頁
視神経乳頭血管炎	視機能障害が軽度	364頁
うっ血乳頭	両眼性	388頁

1 疾患の定義

　虚血性視神経症は，50歳以上に突発する失明原因として，最も多い疾患である．血管障害の部位により前部虚血性視神経症 anterior ischemic optic neuropathy（AION）と，後部虚血性視神経症 posterior ischemic optic neuropathy（PION）に分類され，前者は短後毛様動脈の閉塞により視神経乳頭に循環障害が生じ，後者は球後視神経の循環障害で生じる．さらに原因から，巨細胞性動脈炎に由来する動脈炎型と，関連のない非動脈炎型に分類される．

　動脈炎型は血沈の充進，CRP陽性，側頭動脈生検による巨細胞の同定などで診断され，ただちに副腎皮質ホルモンによる治療が必要である．非動脈炎型では，その障害程度から予後までさまざまで，治療法が確立されていない．

2 眼底所見

　PIONは眼底所見に乏しく，診断は他疾患を除外した後に疑われる疾患である．一方，AIONは特徴的な眼底所見を呈することが多い．最も重要な所見は，片眼性の視神経乳頭腫脹である．典型例では視神経乳頭は蒼白腫脹し，乳頭辺縁から火炎状出血を伴うことも多い．蛍光眼底造影では，造影初期に視神経乳頭が分節状に充盈遅延を呈し，視神経乳頭周囲の脈絡膜にも充盈遅延を認める（図1）．後期相では視神経乳頭から旺盛な蛍光漏出が見られる．4〜6週で視神経乳頭に萎縮性変化が明らかになる．その際に重要なのは，僚眼の視神経乳頭所見で，小乳頭で生理的陥凹の欠如が認められるとAIONの可能性が高まる．この所見はdisc at riskと呼ばれ，虚血性視神経症が発症しやすい視神経乳頭の構造的な特徴とされる．一方で軽症例では，視神経乳頭の部分的な腫脹にとどまることもある（図2）．

3 確定診断に必要な検査

　視力，視野検査，RAPDの有無などの視機能検査以外に，蛍光眼底造影による充盈遅延（視神経乳頭，脈絡膜）を確認する．また視神経乳頭の形態異常 disc at risk に注意する．動脈炎型の診断には，血液生化学検査で炎症反応の存在と，側頭動脈生検が必要になる．

4 鑑別すべき疾患

　片眼性の視神経乳頭腫脹をきたす疾患が鑑別すべき対象となる．中でも視神経炎との鑑別は重要で，球後視神経炎から，視神経乳頭に腫脹が及ぶことも多い．鑑別点として，視力・視野所見の相違以外に眼痛の有無が重要で，眼痛の存在は視神経炎を強く示唆する．一方，比較的高齢者で無痛性，片眼性の視神経乳頭腫脹を見た場合，AIONが最も考えられる．

　もう一つ重要な点は，動脈炎型と非動脈炎型の鑑別で，動脈炎型では血沈（通常50mm/時間以上）やCRPの亢進が見られ（図2），その他，頭痛やjaw claudication（顎を使うと痛くなる），体重減少，側頭部痛などの症状を伴うことがある．側頭動脈生検を行い，巨細胞が求められれば，確定診断となる（図3）．未治療で経過すると，僚眼にも発症する可能性がきわめて高い．

（奥　英弘）

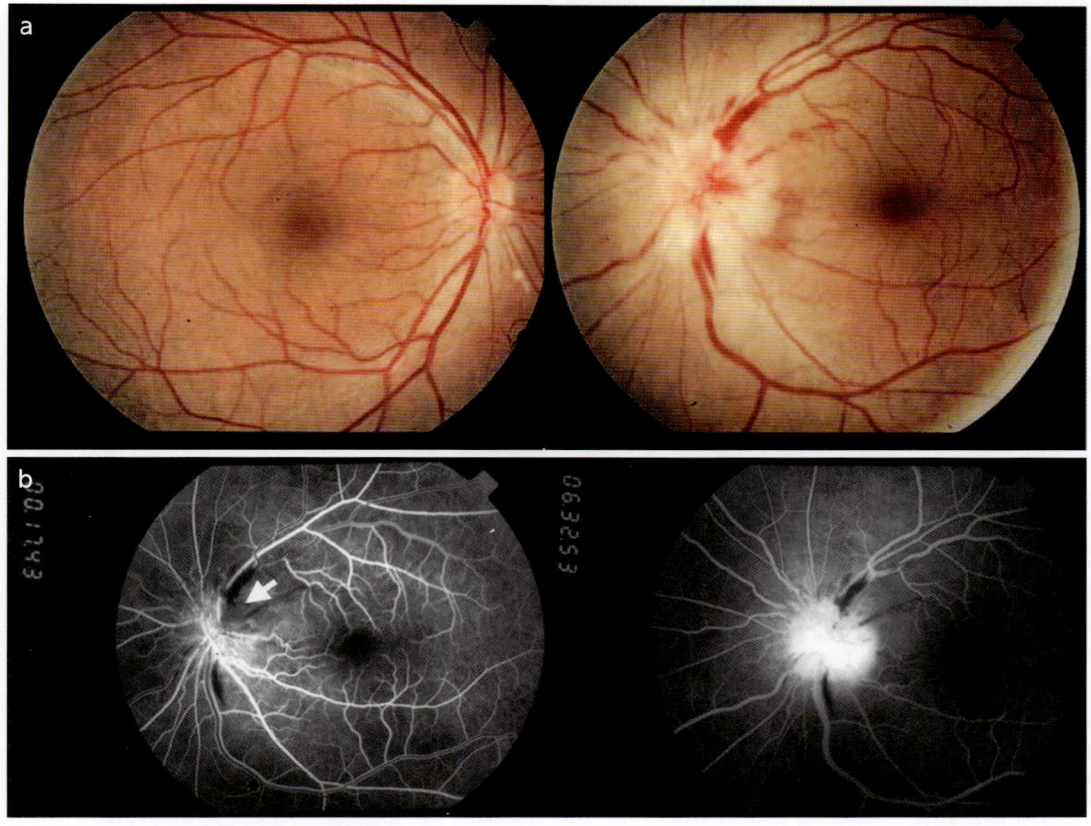

図1 ｜ 非動脈炎型前部虚血性視神経症の眼底所見

左眼視神経乳頭は蒼白腫脹をきたし，僚眼である右眼も生理的乳頭陥凹を欠いている (a)．蛍光眼底造影で視神経乳頭上方に充盈遅延を認め (b, 矢印)，視神経乳頭周囲の脈絡膜充盈も遅延している．

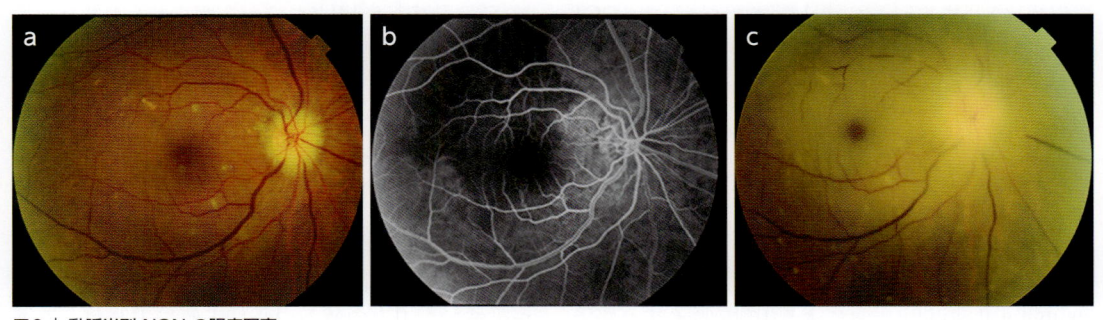

図2 ｜ 動脈炎型 AION の眼底写真

87歳男性．a：右眼視神経乳頭に蒼白腫脹を認める．b：蛍光眼底検査では，脈絡膜の広範囲にわたる充盈遅延が認められる．c：初診時視力は 1.0 であったが，翌日には失明に至った．血沈107mm 時間，CRP4.69 mg/dL であった．（宮崎大学　中馬秀樹先生のご厚意による）

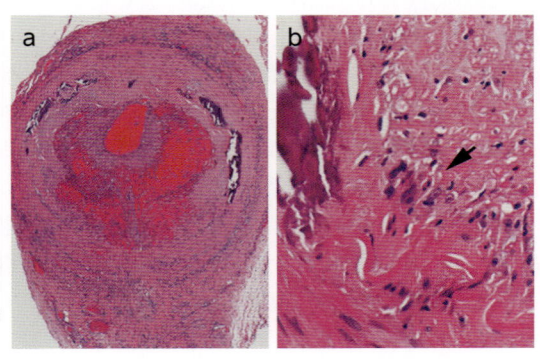

図3 ｜ 側頭動脈生検による 巨細胞の検出

側頭動脈は狭窄し (a)，巨細胞を認めた(b, 矢印)．

4
視神経

外傷性視神経症
Traumatic optic neuropathy ; TON

診断のポイントとなる検査所見

重要度	検査名	決め手となる所見	参照図
★★★	swinging flashlight test	RAPD陽性	
★★★	肉眼所見	眉毛外側部の打撲跡, 挫滅創	図4
★	CT	視神経管骨折	図3
★★	眼底所見, OCT所見	受傷後数ヵ月後に視神経萎縮	図1, 2
★	視野(GP)	中心暗点など	図5

鑑別が必要な疾患

鑑別疾患	鑑別のポイント	掲載頁
心因性視覚障害, 詐病	swinging flashlight test 視力, 中心CFF値の乖離	
レーベル遺伝性視神経症	swinging flashlight test 視神経乳頭の発赤	382頁
虚血性視神経症	蛍光眼底造影検査 採血(赤沈, CRPの亢進)	368頁
視神経炎, 鼻性視神経症, 中毒性視神経症	問診, 画像検索	

1 | 疾患の定義

外傷性視神経症は, 主に眉毛部外側上部を強打し, 介達的に視神経鞘内および視神経周囲に浮腫や出血を生じることで視神経障害をきたし, 視力低下, 視野障害を生じたものをいう. 狭義では視神経管骨折を意味していたが, 視神経管の骨折が実際にCTで描出されることは比較的稀であり, 視神経管骨折を認めないことのほうが多い. 近年では, 狭義での視神経管骨折に加え, 外傷後の視神経鞘内および視神経周囲の浮腫や出血により視神経障害をきたした状態を総称して外傷性視神経症と呼ぶ.

2 | 眼底所見

受傷後しばらくは眼底に異常所見は認めないが, 受傷後数ヵ月すると徐々に視神経萎縮をきたす. OCTにおいても乳頭周囲網膜神経線維層厚(cpRNFL厚)が徐々に非薄化することが確認できる. OCTでのRNFL厚の非薄化が, 眼底の視神経萎縮所見よりも先行して生じる(図1, 2).

3 | 確定診断に必要な検査

視力検査, 中心フリッカー値(CFF値), 対光反射, swinging flashlight testによる相対的瞳孔求心路障害(RAPD：relative afferent pupillary defect)の検出, ゴールドマン視野計検査(GP), 眼窩部のCT(図3)などを総合して診断する. 顔面, 特に眉毛部外側上部の打撲跡が特徴的であり(図4), 診断の補助になる.

視力や中心フリッカー値の低下の程度はさまざまで, 光覚のものから軽度の視力低下のものまで見られる. 直接対光反射は遅鈍で, RAPDが陽性となる. 自覚的検査である視力, 中心フリッカー値や動的視野検査(GP)と異なり, 他覚的検査である本検査は簡易に施行できるうえに, 詐病や心因性視覚障害との鑑別から, きわめて重要な検査である. 外傷眼では外傷性散瞳を生じている場合もある. 外傷性散瞳が生じている場合は, 散瞳眼から非散動眼に光を当て, 非散瞳眼が縮瞳すれば, 散瞳眼がRAPD陽性と判定する. GP(図5)でも中心暗点など, さまざまなパターンを呈する. CTでは, 視神経管の骨折を認めることは比較的稀であり, 異常所見は見られないことも多い.

治療として, 視神経管骨折が見られる場合は, 視神経管開放術が選択されるが, 明らかな視神経管骨折がない場合は, ステロイド大量点滴療法が選択されることが多い. 気脳症がある場合, 感染症のリスクがあるため, CTにて除外しておく必要がある.

4 | 鑑別すべき疾患

心因性視覚障害や詐病との鑑別が重要で, 視力低下, 視野障害を認めても, 他覚的所見であるRAPDが陰性で, 視力の値と中心CFF値に乖離がある場合は心因性や詐病を疑う. また, 頭部外傷後や眼外傷を契機にレーベル遺伝性視神経症(LHON)を発症した報告もあり, RAPDが検出されない場合, LHONの可能性も考慮する. 虚血性視神経症や視神経炎, 鼻性視神経症も鑑別に挙がるが, 虚血性視神経症は, 採血結果, 眼底所見や蛍光眼底造影検査(FA)などから鑑別することができる. また, 視神経炎, 鼻性視神経症の鑑別のため, 眼球運動時痛の有無, 副鼻腔炎の手術歴などを問診で確認することが必要である.

(戸成匡宏)

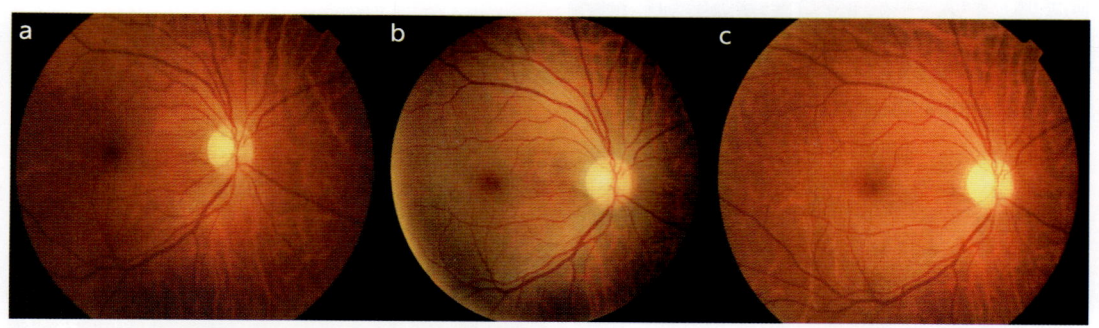

図1｜外傷性視神経症の眼底所見の変化
52歳男性．転倒し，右眉毛部外側を打撲．a：受傷後8日目の眼底所見．RV＝(0.3)．視神経萎縮は認めていない．ステロイド大量点滴1クール施行．
b：受傷後2ヵ月後．視神経乳頭耳側がわずかに非薄化している．c：受傷後5ヵ月後．視神経乳頭は完全に萎縮している．RV＝(0.5)

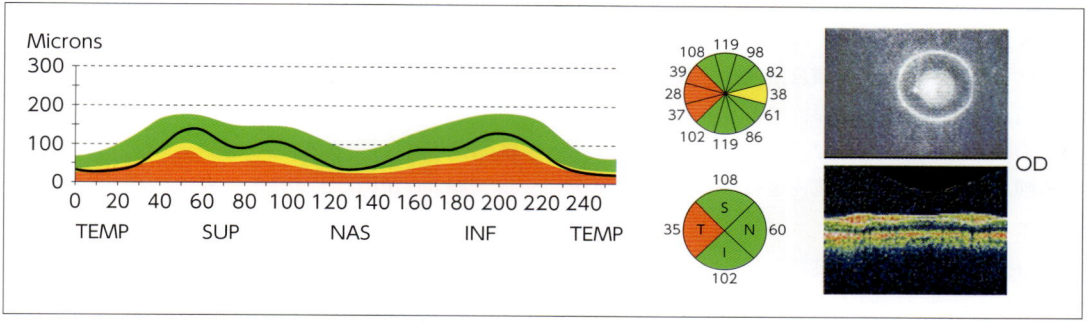

図2｜図1の症例の受傷後2ヵ月後のOCT(右眼)
乳頭周囲網膜神経線維層厚(cpRNFL厚)は，耳側で非薄化が生じている．

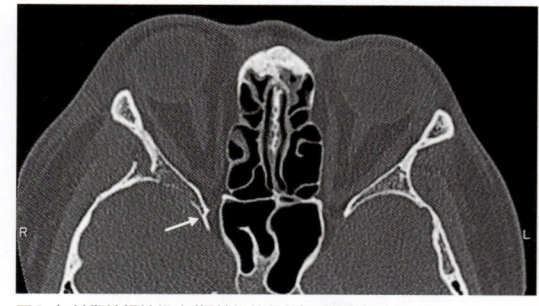

図3｜外傷性視神経症(視神経管骨折)の眼窩部CT
48歳男性．飲酒後転倒し，顔面を強打して受傷．右眼光覚なし．右視神経管に骨折を認める(矢印)．受傷後3日目に脳神経外科で視神経管開放術を施行されるも，右眼視力に改善は見られなかった．

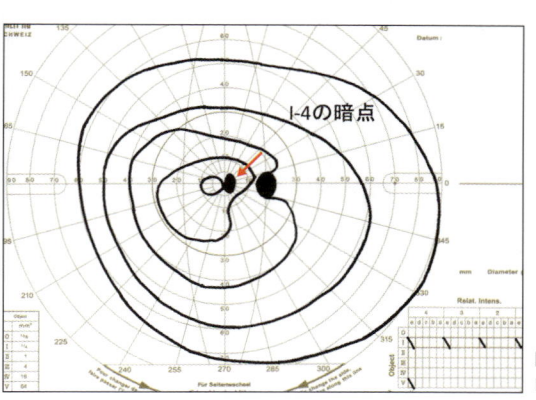

図4｜外傷性視神経症の典型的受傷部位
50歳女性．スクーターで転倒し，右眉毛部外側を強打して受傷．右眉毛部外側に挫滅創を認め，形成外科にて縫合されている．RV＝(0.2)．

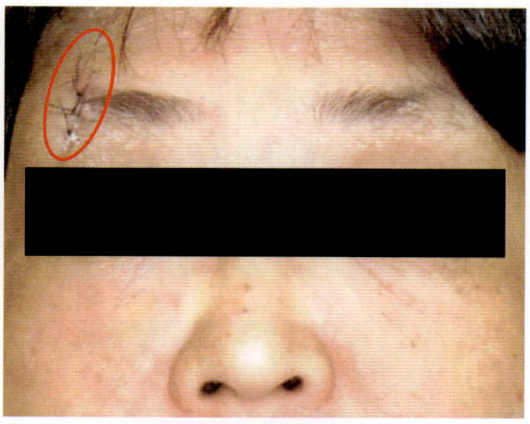

図5｜図1の症例の受傷後8日目の動的視野検査(GP)
I-4の中心暗点を認める(矢印)．

4

視神経

4-3)-(3)

鼻性視神経症
Rhinogenous optic neuropathy

診断のポイントとなる検査所見			
重要度	検査名	決め手となる所見	参照図
★★	問診	副鼻腔手術の既往があれば，鼻性視神経症を疑う	
★	対光反射	患側の直接対光反射が減弱し，患側のRAPDが陽性となる	
★★	OCT	網膜疾患を除外する	
★★★	CT	病変の確認および骨破壊の有無が評価可能	
★★★	MRI	病変の確認および視神経炎との鑑別が可能	図2

鑑別が必要な疾患		
主要症状	鑑別疾患	掲載頁
視力・視野障害をきたす疾患	球後視神経炎	362頁
	肥厚性硬膜炎	
	AZOOR	118頁
	その他の圧迫性視神経症	

1 | 疾患の定義

　副鼻腔疾患が原因となり視神経障害をきたしたものを鼻性視神経症という．後部篩骨洞から蝶形骨洞における炎症が視神経に波及，囊腫や腫瘍が視神経を圧迫，浸潤することが原因である．画像診断から炎症の波及はきわめて稀で，多くは後部副鼻腔の粘液囊腫，膿囊胞などの眼窩内進展による圧迫性視神経症とされている．

2 | 眼底所見

　急性期において眼底に異常が見られないことが多いが，時に視神経乳頭が軽度に境界不鮮明で発赤腫脹する（図1）．急性期に眼底所見のみで診断することは困難である．放置されれば，視神経萎縮に至る．

3 | 確定診断に必要な検査

　副鼻腔囊胞は副鼻腔術後が多いため，問診が重要である．副鼻腔手術の既往があれば，まず鼻性視神経症を疑う必要がある．
　患側の直接対光反射，対側の間接対光反射は減弱

し，RAPD陽性となる．
　CTおよびMRIなどの画像検査は必須である（図2）．球後視神経炎との鑑別が必要な場合は，MRI（可能ならば造影）が望ましい．鼻性視神経症は数日で失明に至る可能性があり，MRIが当日にとれない場合はまずはCT，それも困難であれば単純X線を撮り，まずは鼻性視神経症を除外する必要がある．CTは，骨破壊像の有無などを評価することができる．

4 | 鑑別すべき疾患

　眼底には異常が見られない視力，視野障害をきたす疾患として，球後視神経炎や急性帯状潜在性網膜外層症（AZOOR）などとの鑑別が必要である．特に球後視神経とは治療方針が異なるので，早期に鑑別する必要がある．

（大久保真司）

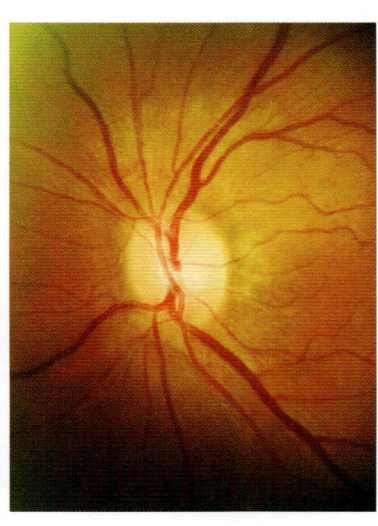

図1 | 粘液囊胞 mucocele による鼻性視神経症の左眼底所見
47歳女性．視神経乳頭の境界がやや不鮮明で，軽度に発赤・腫脹している．

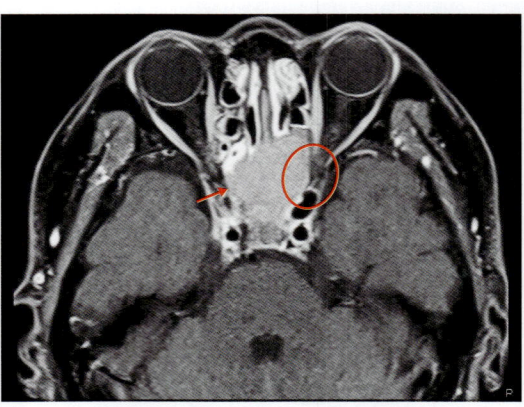

図2 | 粘液囊胞 mucocele による鼻性視神経症脂肪抑制（CHESS法）併用ガドリニウム造影T1強調画像（水平断）
47歳女性．蝶形骨洞の粘液囊胞（矢印）が，左視神経を圧迫している（丸）．

4-3)-(4)

圧迫性視神経症
Compressive optic neuropathy

診断のポイントとなる検査所見

重要度	検査名	決め手となる所見	参照図
★	対光反射	視索の横断病変では、RAPDが見られる	
★★	視野	視神経の交叉線維が障害された場合，耳側半盲を呈する	
★★	OCT	視神経萎縮の客観的評価が可能．網膜神経節細胞の評価が可能．網膜病変を除外	
★★★	MRI	原因となる病変を確認可能	図2

鑑別が必要な疾患

主要症状	鑑別疾患	掲載頁
視力・視野障害をきたす疾患	球後視神経炎	362頁
	肥厚性硬膜炎	
	鼻性視神経症	372頁
	甲状腺眼症	376頁
	AZOOR	118頁

1 疾患の定義

　頭蓋内病変および眼窩内病変により視神経の軸索が圧迫により障害され，視神経障害をきたした病態．

2 眼底所見

　圧迫される部位により異なるが，初期には部分的な乳頭腫脹が見られることがあるが，正常な場合が多い．進行すると，視神経乳頭は徐々に部分的あるいは全体的に蒼白となる（図1）．交叉線維の障害では，視神経乳頭鼻側と耳側のリムが蒼白化する帯状萎縮，非交叉線維の障害では，視神経乳頭の上下の弓状線維が優位に萎縮し，砂時計様萎縮を呈する．

3 確定診断に必要な検査

　まずは，対光反射を確認する必要がある．視路の圧迫される部位により視野障害のパターンやRAPDの有無が異なり，病巣診断の助けとなる．OCTの乳頭周囲網膜神経線維層厚や網膜神経節細胞を含む黄斑部網膜内層厚は，視神経萎縮の客観的評価や網膜神経節細胞の評価に有用である．

　確定診断には，MRI（図2）が必須である．髄膜腫，肥厚性硬膜炎や眼窩先端部の血管腫などでは造影しなければ見逃す危険があり，視神経炎との鑑別のためにも腎機能が問題なければ造影を行う．

4 鑑別すべき疾患

　眼底には異常が見られない視力，視野障害をきたす疾患として，鼻性視神経症，甲状腺眼症，球後視神経炎および肥厚性硬膜炎や急性帯状潜在性網膜外層症（AZOOR）などとの鑑別が必要である．

（大久保真司）

4

視神経

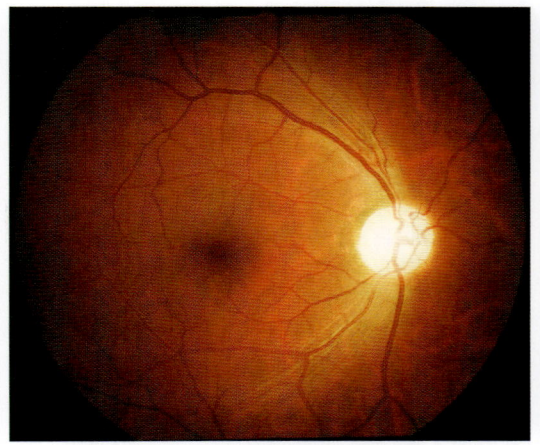

図1｜頭蓋咽頭腫による圧迫性視神経症の右眼底所見
45歳男性．矯正視力1.0．視神経乳頭の耳側蒼白が見られる．

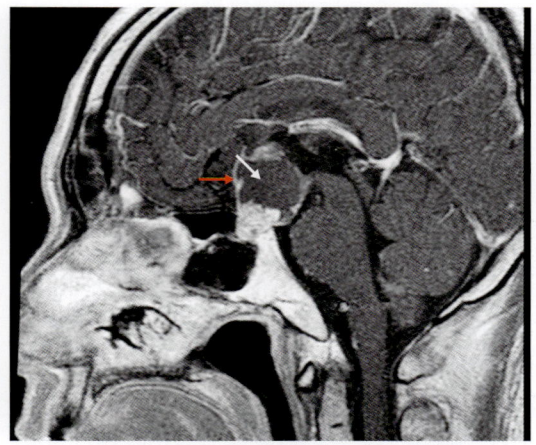

図2｜頭蓋咽頭腫による圧迫性視神経症のガドリニウム造影（T1強調画像）
45歳男性．頭蓋咽頭腫（白矢印）が，上方から下垂体を圧迫している．T1強調画像では，腫瘍内部は低信号（白矢印）を呈する．ガドリニウム造影では腫瘍壁が増強される（赤矢印）．

4-3)-(5)

糖尿病視神経症
Diabetic optic neuropathy

重要度	疾患名	検査名	決め手となる所見	参照図
★	糖尿病網膜視神経症（早期）	眼底	正常	
★★		ERG	律動様小波異常	
★★		コントラスト感度	高周波域値上昇	
★★★		OCT	網膜内層菲薄化	
★★★		OCTA	毛細血管障害	図4
★★★	前部虚血性視神経症	眼底	乳頭蒼白浮腫小乳頭	図1
★★★		FA	乳頭の過蛍光閉塞部の充盈欠損	図1
★	糖尿病乳頭症	視野	水平半盲など	
★★		眼底	乳頭発赤腫脹	図2
★★		FA	乳頭色素漏出	
★		視野	正常または軽微な変化	

診断のポイントとなる検査所見

鑑別が必要な疾患

病名	主要症状	鑑別疾患	掲載頁
前部虚血性視神経症（発赤型）	視力，視野障害	視神経乳頭炎	
		乳頭血管炎	364頁
		視神経網膜炎	366頁
		糖尿病乳頭症	
		レーベル遺伝性視神経症	382頁
		浸潤性視神経症	
		ぶどう膜炎での乳頭浮腫	
両側糖尿病乳頭症	なし，または軽微	うっ血乳頭	388頁

1 疾患の定義

糖尿病眼では網膜電図律動様小波頂点潜時の延長やコントラスト感度の低下など，神経症が網膜症に先行する．OCTやOCT angiography（OCTA）により網膜症発症前から網膜神経内層の菲薄化や中心窩無血管野の変形や拡大が明らかになった．糖尿病早期より網膜神経や視神経には機能的，構造的異常が生じており，糖尿病網膜視神経症と呼ぶべき神経細胞と血管細胞ネットワーク障害が見られる．

一方，糖尿病では循環障害による虚血性視神経症（ION）が見られる．IONは障害部位により前部虚血性視神経症（AION）と後部虚血性視神経症（PION）に分けられる．また，糖尿病による内頸動脈狭窄，閉塞によるIONも発生する．急性発症し著明な乳頭浮腫を示す糖尿病乳頭症（DP）は，AIONとの異同が議論されている．

糖尿病では時に視神経萎縮が見られる．若年糖尿病に視神経萎縮を示すウォルフラム症候群がある．重症糖尿病網膜症では，脆弱な視神経に増殖物の乳頭牽引や網膜視神経の循環障害が加わり，視神経萎縮が生じる．一方，視神経萎縮が存在すると網膜症の進行が抑制される．死滅した網膜神経では網膜症は進行しない．

2 眼底所見

AIONでは視神経乳頭は蒼白浮腫で（図1），時に発赤することもある．小乳頭に発生しやすく，網膜症の程度は種々で，認めないことも多い．PIONでは，初期には視神経乳頭は正常である．DPでは，著明な視神経乳頭浮腫と乳頭周囲の軟性白斑や出血を認める．両眼性の発生や，時に硝子体出血を伴い（図2），また，黄斑浮腫を認めることもある．対眼にAIONが合併することもある．視神経萎縮が存在するウォルフラム症候群では網膜症の発症が少ない．片眼視

神経萎縮眼では網膜症の程度が軽く，網膜症の左右差が生ずる（図3）．

3 確定診断に必要な検査

OCTにより網膜症発症前から網膜神経線維層や神経節細胞層の菲薄化が，OCTAにて黄斑部網膜表層や深層の毛細血管網異常が認められる（図4）．AIONではフルオレセイン蛍光眼底造影（FA）で視神経乳頭の過蛍光と閉塞部の充盈欠損を認め（図1），下半盲をはじめ種々の視野欠損を認める．DPではFAで乳頭上の血管からの著明な色素漏出を認める．視機能障害は軽く，黄斑浮腫で視力低下が起こることがある．

4 鑑別すべき疾患

発赤するAIONでは視神経乳頭炎，乳頭血管炎，視神経網膜炎，糖尿病乳頭症など多数の視神経疾患との鑑別が，両眼性のDPではうっ血乳頭との鑑別が重要である．糖尿病での原因不明の視力低下ではPIONも念頭に置く必要がある．

（井上正則）

4
視神経

図1｜前部虚血性視神経症の眼底所見
視神経乳頭は蒼白浮腫と火炎状出血を示し，FA検査にて初期に乳頭下部の過蛍光と乳頭上部の充盈欠損を認める.

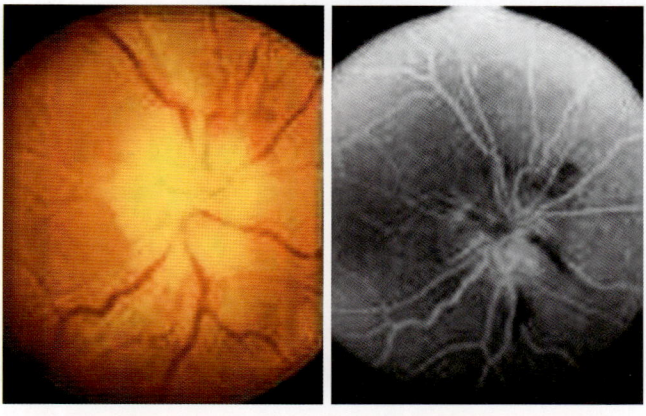

図2｜両眼性の糖尿病乳頭症の眼底所見
両眼著明な乳頭浮腫と軟性白斑，左眼に硝子体出血を認める.

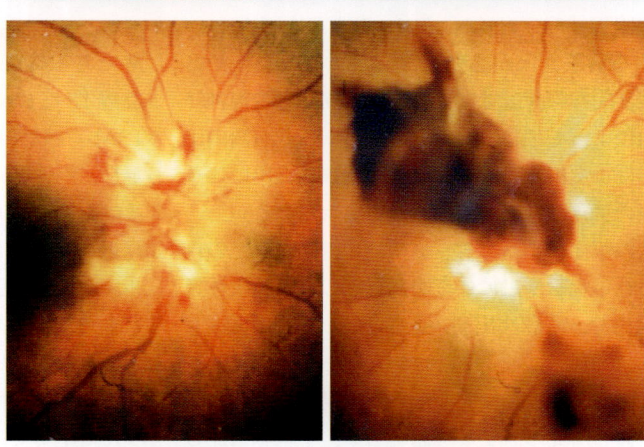

図3｜視神経萎縮を伴う糖尿病網膜症の所見
左眼底に多数の出血と硬性，軟性白斑を認めるが，視神経萎縮を認める右眼は少数の出血のみで，網膜症は軽度である.

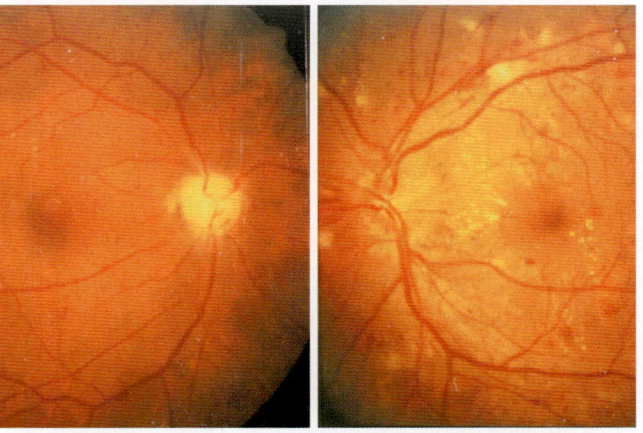

図4｜OCTA所見
黄斑部網膜表層および深層での毛細血管異常が糖尿病早期から確認できる.
（神戸市立神戸アイセンター病院　宮本紀子先生のご厚意による）

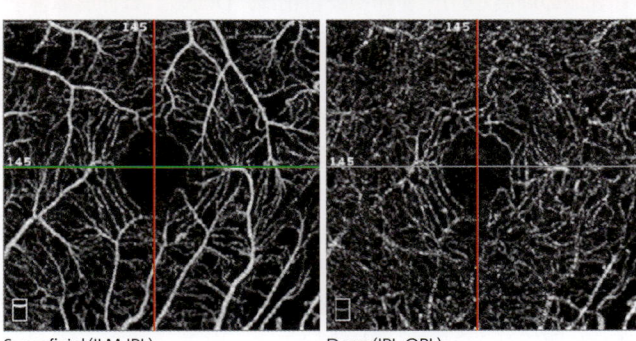

Superficial (ILM-IPL)　　　　　　Deep (IPL-OPL)

4-3)-(6)

内分泌視神経症
(甲状腺視神経症)
Dysthyroid optic neuropathy；DON

診断のポイントとなる検査所見

重要度	検査名	決め手となる所見	参照図
★	眼底	視神経乳頭腫脹	図1
★★★	MRI（またはCT）	外眼筋腫大による視神経への圧迫	図2, 3
★★	血液	TRAb，TSAbなどの甲状腺自己抗体陽性	

鑑別が必要な疾患

鑑別が必要な疾患	鑑別のポイント	掲載頁
圧迫性視神経症	MRI（またはCT）	373頁
鼻性視神経症		372頁
その他の視神経疾患		

1 | 疾患の定義

甲状腺視神経症（DON）とは，甲状腺眼症において早急な治療介入が必要となる最重症の眼症であり，眼窩先端部付近で腫大した外眼筋による視神経の圧迫によって生じる疾患である．また，眼窩内圧の上昇による視神経への血流障害や眼球突出に伴う視神経の引き延ばしが原因となる場合もある．

甲状腺眼症は，バセドウ病や稀に橋本病などの自己免疫性甲状腺疾患に伴う眼窩組織の自己免疫性炎症性疾患で，眼球突出や上眼瞼後退，眼瞼遅延（グレーフェ徴候）など，特徴的な所見を有するとともに，眼瞼腫脹や球結膜充血，眼球運動障害など，特異性の低い所見も有する疾患である．甲状腺眼症の中には，特徴的な所見に乏しい症例もあり，DONの約1/3の症例では，強い眼球突出を伴わない．そのため早期診断が得られず，不可逆的な視神経障害に至ることもある．

DONでは視力低下，色覚異常，視野障害を認めるが，初診時には視力低下を生じず，色覚異常や視野異常を軽度認めるのみの症例も存在している．そのため，視力低下よりも先行することが多い限界フリッカ値の低下を確認することも有用である．

2 | 眼底所見

視神経乳頭の腫脹（図1），発赤や蒼白化は，DONの重要な所見となるが，自己免疫性甲状腺疾患の診断がなければDONを疑うことは難しい．また，眼底所見が正常な症例がDONの約半数存在することからも，眼底のみでの診断は困難である．

3 | 確定診断に必要な検査

自己免疫性甲状腺疾患の診断が必要であるため，血液検査を行う．甲状腺眼症は甲状腺機能亢進症または低下症に関係なく発症し，甲状腺ホルモンが正常である場合にも発症するため，TSH，遊離T4,遊離T3だけでなく，TRAb（TSH受容体抗体）やTSAb（甲状腺刺激抗体）などの甲状腺自己抗体も測定し，陽性を確認する．甲状腺自己抗体が陽性であるにもかかわらず，甲状腺機能が正常な症例では，経過中に甲状腺機能異常を発症することが多いため，内科での管理を勧める．

また，MRIによる画像検査で腫大した外眼筋による視神経の圧迫を確認する（図2, 3）．眼窩部の撮像断面では，特に冠状断が外眼筋の腫大を評価するうえで重要であり，そのほか左右それぞれの視神経に平行な矢状断と両視神経に平行な水平断が有用である．T1強調画像では外眼筋の腫大を，脂肪抑制法であるshort time inversion recovery（STIR）法では外眼筋の炎症に伴った高信号を確認することができる．

MRIが困難な場合には，CTによる眼窩部冠状断で外眼筋腫大を確認する．

甲状腺眼症における眼球運動障害は，腫大した外眼筋の伸展障害により生じるため，腫大した筋とは反対方向への運動障害となる．例えば，画像検査で下直筋が腫大している場合，上転障害が認められれば伸展障害を生じており，甲状腺眼症の診断の一助となる（図4）．

4 | 鑑別すべき疾患

甲状腺眼症の特徴的な所見を呈さない場合には，画像検査を用いて圧迫性視神経症，鼻性視神経症や，その他の視神経疾患と鑑別することが重要である．

（長井隆行）

4

視神経

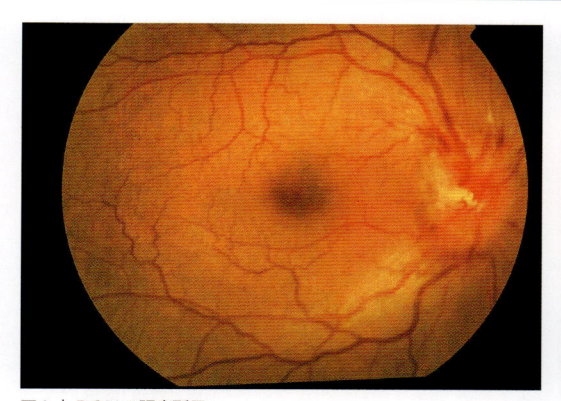

図1｜DONの眼底所見
視神経乳頭腫脹を認める．乳頭の境界は不明瞭となり，乳頭周囲には出血を認める．

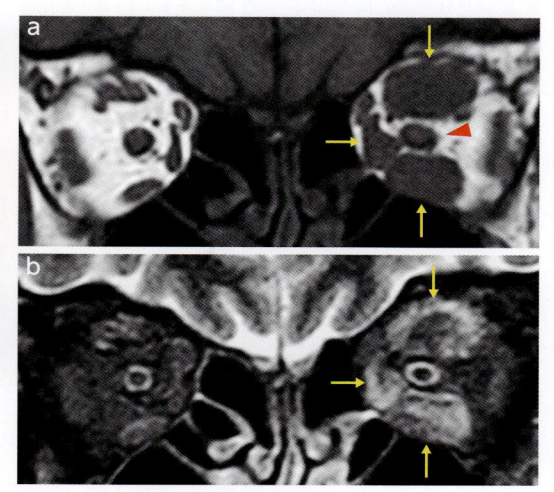

図2｜DONの眼窩部MRI所見（冠状断）
T1強調像（a）では左上直筋，下直筋，内直筋の腫大を認め，STIR法（b）では同3直筋において炎症に伴った高信号を認める（矢印）．外眼筋腫大により視神経が圧迫されている（矢頭）．

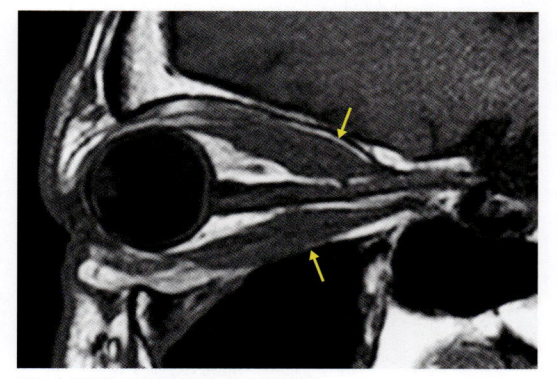

図3｜DONの眼窩部MRI所見（矢状断）
T1強調画像．視神経に合わせた矢状断では上直筋，下直筋の腫大を認め（矢印），眼窩先端部付近で視神経が圧迫されている．甲状腺眼症では外眼筋の筋腹の腫大が特徴的である．

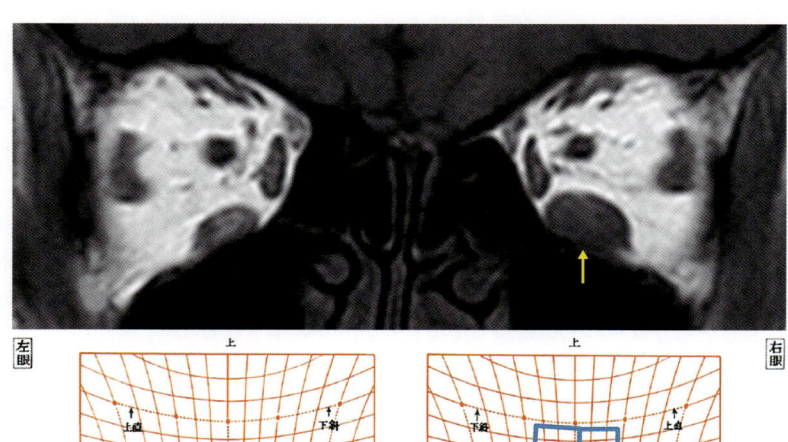

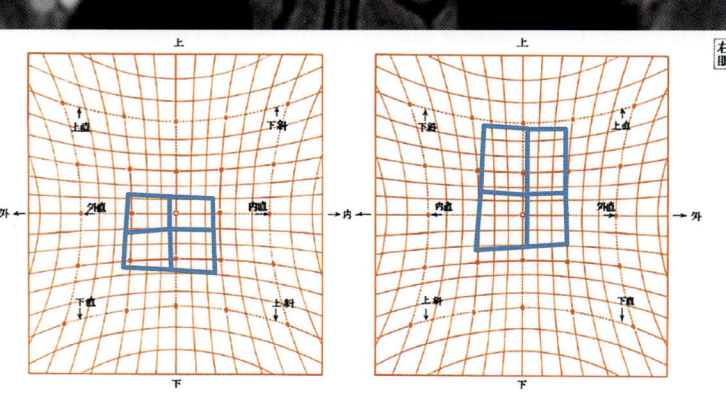

図4｜甲状腺眼症の眼球運動障害
上：MRI冠状断T1強調像．左下直筋の腫大を認める（矢印）．下：同症例のHess赤緑試験．左眼の上転障害を認めることから，腫大した下直筋が伸展障害を起こしていると判断できる．DONによる視力低下が生じている場合，当検査は施行できないため対面での眼球運動を確認する．

中毒性視神経症
Toxic optic neuropathy

診断のポイントとなる検査所見（エタンブトール視神経症）			
重要度	検査名	決め手となる所見	参照図
★★★	問診	霧視などの自覚症状	
		エタンブトールの使用歴	
★★	色覚	異常	
	限界フリッカ値	低下	
	視野	中心暗点・両耳側半盲など	図1
	視力	低下	
★	対光反射	反応はさまざまだが，低下することがある	
	ERG	b波の減弱・律動様小波の減弱	
	眼底所見	急性期は異常所見なし	図2

鑑別が必要な疾患（各中毒性視神経の特徴）	
中毒物質	鑑別のポイント
リネゾリド	・28日を超えて投与した場合に発症の可能性 ・投与中止により短期間で回復 ・ステロイド大量療法は無効（悪化の危険性もあり）
シクロスポリン	・血中濃度が治療域でも発症の可能性
インフリキシマブ	・投与開始から2ヵ月以降1年以内の発症 ・両眼性は25%程度
メチルアルコール	・12〜24時間の潜伏期 ・腹部症状，意識障害，代謝性アシドーシス ・予後不良
シンナー	・ゆっくり進行する両眼視力低下 ・小脳性運動失調，歩行障害，構音障害 ・MRIで大脳，小脳，脳幹のびまん性萎縮

中毒性視神経症は「薬物などの中毒性物質の投与によって視神経が障害を受ける状態」である．すべての薬剤が中毒性視神経症の原因となりうるが，臨床的に最も遭遇するのがエタンブトール視神経症である．

①エタンブトール塩酸塩

1 疾患の定義

エタンブトール ethambutol は，亜鉛や鉄，銅などの金属に対してキレート作用を持つ薬剤である．全身的な合併症が少ないことや薬剤交叉耐性を示しにくいこと，（点滴ではなく）内服薬であることなどから，結核や非定型抗酸菌症に対する治療薬としてしばしば用いられる．このエタンブトールによる視神経障害がエタンブトール視神経症であり，最も代表的な中毒性視神経症である．日本ではエタンブトール適用量服用者の2.6%に視神経症を発症するとされる．エタンブトール内服開始から2ヵ月以上12ヵ月後以内に発症することが多い．発症率は体重当たりの1日投与量に依存し，一般的には15mg/kg/日以下のエタンブトール内服は比較的安全とされる．

エタンブトールの視神経毒性に関する詳しい機序は不明である．金属に対するキレート作用がミトコンドリアやリソソームの機能を障害したり，オートファジーを妨げることによって視神経症を引き起こすとされる．リスクファクターとしては高齢，貧血，糖尿病，低亜鉛血症，腎機能障害などがある．

発症初期は色覚異常，霧視などの症状が多く，視力障害はゆっくりと両眼性に進行していく．視野異常は中心暗点が多い（図1）が，両耳側半盲も特徴的である．下垂体病変や視神経脊髄炎でも両耳側半盲の視野異常を呈することがあり，鑑別が必要となる．

エタンブトール視神経症は，早期に発見し，速やかにエタンブトールを中止すれば視力改善を期待できる．ビタミンB群や亜鉛の補充は視力改善を促進するとされる．しかし，視神経症の発見が遅くなり，対応が遅れると視力は改善しない．したがって，エタンブトール内服中は定期的な眼科受診が必要になる．エタンブトール視神経症を早期発見し，速やかにエタンブトールを中止しても視力の回復には時間を要する（数ヵ月〜数年）ことがあるため，注意深い経過観察が必要である．

2 眼底所見

通常，急性期には眼底に明らかな異常は認めない（図2）．慢性期になると視神経乳頭の萎縮を認める．

3 確定診断に必要な検査

エタンブトール内服中は定期的な眼科受診が必須である．急性期には，蛍光眼底造影検査を含む眼底画像系の検査はすべて正常であることが多い．慢性期には視神経乳頭の萎縮を認める．自覚症状として，霧視や「見づらさ」は非常に重要な判断材料となる．色覚検査と限界フリッカ値は発症初期から異常を示すことが多く，診断にとても有用である．視力は白内障など他の要因の影響を受けやすいため，解釈に

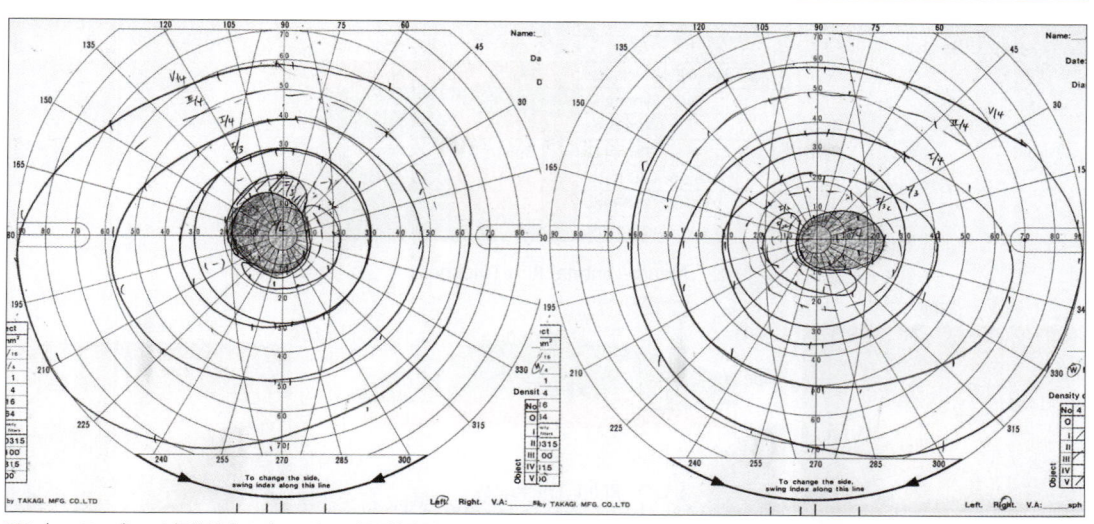

図1｜エタンブトール視神経症のゴールドマン視野検査所見
両眼とも，中心暗点を認める．

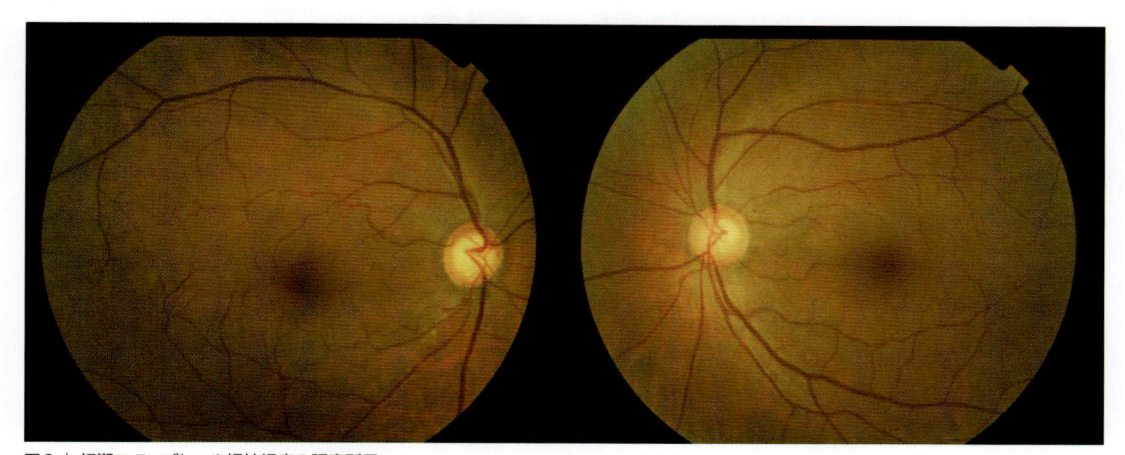

図2｜初期エタンブトール視神経症の眼底所見
眼底に明らかな異常所見は見当たらない．多くの中毒性視神経症では，初期には眼底に異常はない．

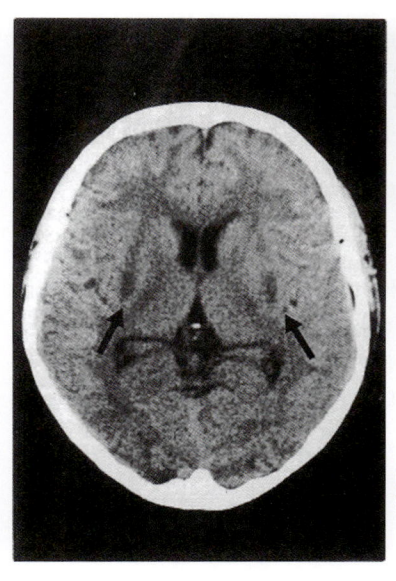

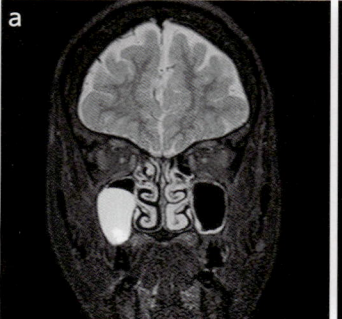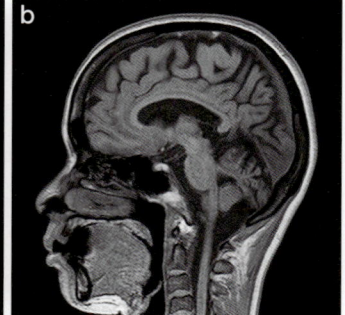

図4｜シンナー中毒性視神経症のMRI所見
a：STIR像（冠状断）．b：T1強調像（矢状断）．大脳，小脳，脳幹がびまん性に萎縮している．
（山上明子：中毒性視神経症，OCULISTA 13：72, 2014　図6より）

図3｜メチルアルコール中毒患者のCT所見
両側被殻に左右対称性の低吸収域を認める．
（小山伸一ほか：急性メタノール中毒により脳死に陥った1症例．日集中医誌 3：236，1996より）

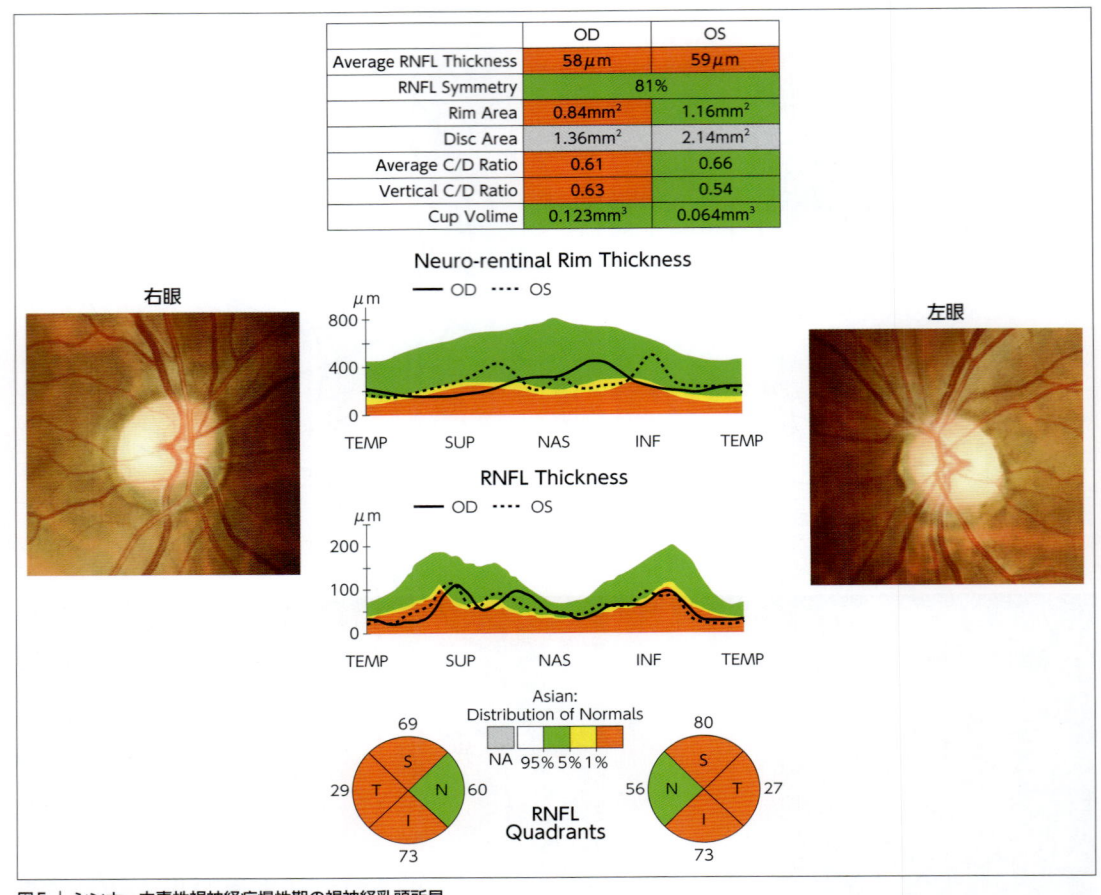

図5 | シンナー中毒性視神経症慢性期の視神経乳頭所見
両眼とも蒼白で，著明な視神経萎縮を認める．中毒性視神経症の多くは慢性期に視神経が萎縮する．
（山上明子：中毒性視神経症，OCULISTA 13：71, 2014　図4より）

は注意しなければならない．自覚症状や他覚的所見も大事であるが，最も重要なのは問診による「エタンブトール内服」の確認である．

4 | 鑑別すべき疾患

眼底が一見正常で視力障害や視野障害をきたすすべての疾患が鑑別に挙がる．球後視神経炎，レーベル遺伝性視神経症，癌関連網膜症，弱視，緑内障などが鑑別すべき代表的な疾患となる．

②その他の中毒性視神経症

1 | 疾患の定義

視神経障害をきたしやすい中毒物質はエタンブトール以外にも多数存在する．リネゾリド，シクロスポリン，インフリキシマブ，メチルアルコール（図3），シンナー（図4，5）などである．

2 | 眼底所見

一般的に急性期には眼底に明らかな異常は認めない．慢性期になると視神経乳頭の萎縮を認める（図5）．

3 | 確定診断に必要な検査

中毒物質によって特徴的な症状や所見があるわけではない．眼科的な所見だけでなく，全身的な症状を呈することもある．必要であれば他科と連携し，病歴や症状，所見などから総合的に判断していくしかない．最も大事なことは"中毒性視神経症を疑う"ことである．

（中澤祐則・石川　均）

4-3)-(8)

放射線視神経症
Radiation optic neuropathy

診断のポイントとなる検査所見			
重要度	検査名	決め手となる所見	参照図
★★	CT 造影MRI	圧迫性視神経症との鑑別 造影MRIで視神経の造影効果	
★★★	眼底	視神経乳頭の蒼白	図1
★★★	視野	ラケット状暗点，水平半盲	図2
★★★	OCT	網膜神経線維層の非薄化	

鑑別が必要な疾患		
鑑別疾患	鑑別のポイント	掲載頁
圧迫性視神経症	画像診断で確認	373頁
悪性腫瘍随伴視神経症 （癌関連網膜症：CAR メラノーマ関連網膜症MAR）	血液検査，自己抗体の検索	114頁
薬剤性視神経症	薬剤の投薬歴の確認	378頁
虚血性視神経症，低栄養視神経症		368頁

1　疾患の定義

　副鼻腔，鼻腔，眼窩，脳に発生する腫瘍に対しての放射線照射後に発生する．照射範囲によっては，両側性に発症する．発症時期は数週～数年と幅があるが，そのピークは1～1.5年とされている．放射線による視神経の耐応線量は一般的に50GyEとされるが，それ以下でも生じることがある．重度な視力や視野障害をきたし，改善することはきわめて難しく，予後不良である．原因は，視神経の栄養血管の虚血性障害とされているが，視神経線維への直接障害も否定はできない．危険因子として，糖尿病，低栄養，化学療法使用中などがある．

2　眼底所見

　初期には視神経乳頭には変化を認めない．発症後，徐々に視神経乳頭が蒼白化していく．また，単独で生じることより，放射線網膜症を伴うことも多い．

3　確定診断に必要な検査

　視野検査（中心暗点，ラケット状暗点）．画像診断（MRIやCT）．特にMRIでは，Gd-DTPAによる造影効果が認められるとの報告もあるが，そうでないことも多い．放射線治療計画にある線量分布図を必ず確認し，放射線治療医師とも十分連携する．

4　鑑別すべき疾患

　腫瘍による視神経の圧迫の有無を確認することが必要である．また，悪性腫瘍随伴視神経症，低栄養性視神経症なども鑑別として挙げられる．近年，抗癌薬の開発が盛んであり，薬剤性視神経症も考えておくことも重要である．免疫チェックポイント阻害薬による視神経障害も報告されているので，注意を要する．

（柏木広哉）

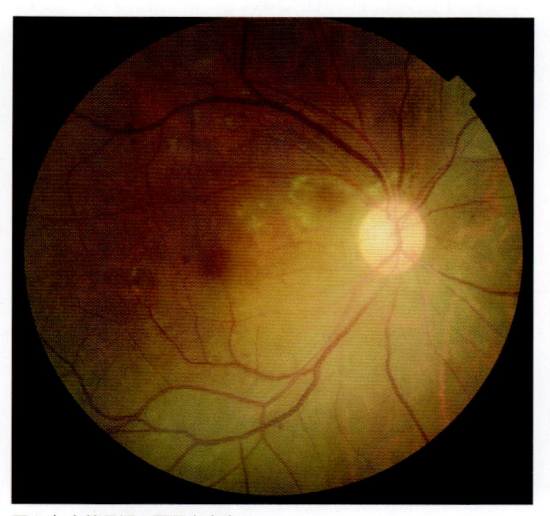

図1｜右篩骨洞の扁平上皮癌
陽子線65GyE施行5年後．右視神経耳側蒼白化．放射線網膜症も併発．

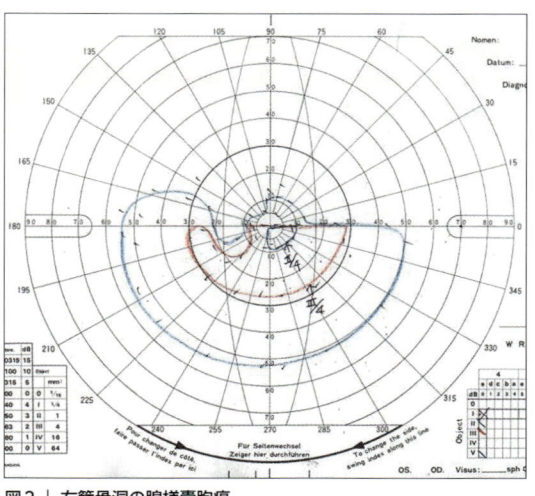

図2｜右篩骨洞の腺様嚢胞癌
陽子線66GyE施行2年後．左視神経障害を生じ，水平半盲を起こした．

4
視神経

レーベル遺伝性視神経症
Leber hereditary optic neuropathy ; LHON

診断のポイントとなる検査所見			
重要度	検査名	決め手となる所見	参照図
★★	眼底	視神経乳頭の発赤	図1
		telangiectasia	図1
★★	FA	視神経乳頭からの漏出を認めない	図1
★★★	遺伝子	ミトコンドリア遺伝子変異の検出 (*mt11778, mt14484, mt3460*)	

鑑別が必要な疾患		
主要症状	鑑別疾患	掲載頁
視神経乳頭浮腫	特発性視神経炎	362頁
	脱髄性視神経炎	362頁
	視神経脊髄炎	360頁
	虚血性視神経症	368頁
視神経萎縮	圧迫性視神経症	373頁
	中毒性・栄養障害性視神経症	378頁
	外傷性視神経症	370頁
	他の遺伝性視神経症	
	黄斑ジストロフィ	

1 疾患の定義

　レーベル遺伝性視神経症(LHON)とは，ミトコンドリア遺伝子の点変異により母系遺伝する，急性ないし亜急性の視神経症である．発症者の多くは10～30歳代の男性である．国内では9割以上の症例で*mt3460*, *mt11778*, *mt14484*のいずれかの変異が検出され，大部分が*mt11778*である．疾患は片眼から発症し，数週～数ヵ月の間隔をおいて他眼にも発症する．典型的には視力低下と中心視野欠損をきたし，最終視力は(0.01)程度となるが，稀に自然回復例も見られる．

　本疾患ではミトコンドリアの変異により網膜神経節細胞内で電子伝達複合体の機能が低下し，ROSを生じてアポトーシスが誘導されるために視機能低下を引き起こすと説明されている．しかしミトコンドリアの変異を有するだけでは発症には至らず，疾患の発症率・浸透率とも男性に高いことから，発症には何らかの遺伝要因ないし環境要因が関与していると予測されており，詳細は明らかにされていない．

2 眼底所見

　患者では発症前より視神経乳頭の充血と乳頭周囲の毛細血管の拡張・蛇行所見(telangiectasia)を認める(図1a)．発症してから数ヵ月ののちにこれらの所見は消退して視神経乳頭は徐々に蒼白化し，最終的には視神経萎縮に至る(図2, 3)．視神経炎とは異なり，全経過を通じてフルオレセイン蛍光眼底造影検査(FA)および造影MRI検査で視神経からの漏出ならびに造影効果を認めない(図1b)．

3 確定診断に必要な検査

　2015年にLHONの診断基準が制定された．その概要は以下の通りである．
主徴候：①片眼ずつ，あるいは両眼同時に発症する急性ないし亜急性，両眼性，無痛性の視力低下と中心暗点，②急性期の視神経乳頭の発赤腫脹とtelangiectasia等の異常所見などのうち一つ以上を認めるもの，③慢性期のさまざまな程度の視神経萎縮．
検査所見：①mtDNA遺伝子変異，②急性期の眼窩部CTないしMRIにて異常所見なし，③急性期のフルオレセイン蛍光眼底造影検査にて色素漏出なし．
診断：A確定例(definite LHON)：主徴候の①②もしくは主徴候の①③を満たし，かつ検査所見の全項目を満たすもの，B確実例(probable LHON)：主徴候①もしくは③を満たし，かつ検査所見の①②を満たすもの，C疑い例(possible LHON)：主徴候①もしくは③と検査所見の②③を満たし，家族歴が明らかであるが，遺伝子変異が検出されないもの，D保因者(LHON carrier)：A～Cの患者を母系血縁として有し，検査所見①に該当する無症候者．

4 鑑別すべき疾患

　発症時には視神経の発赤腫脹をきたす疾患(視神経脊髄炎を含む各種視神経炎や前部虚血性視神経症)を除外する必要がある．また，長期に経過した症例に関しては，視神経萎縮を伴う疾患(圧迫性視神経症，中毒性・栄養障害性視神経症，外傷性視神経症，緑内障，黄斑ジストロフィなど)が鑑別に挙げられる．

(上田香織・中村　誠)

[参考文献]

1. 中村誠ほか：Leber遺伝性視神経症認定基準．日眼会誌 119: 339-346, 2015

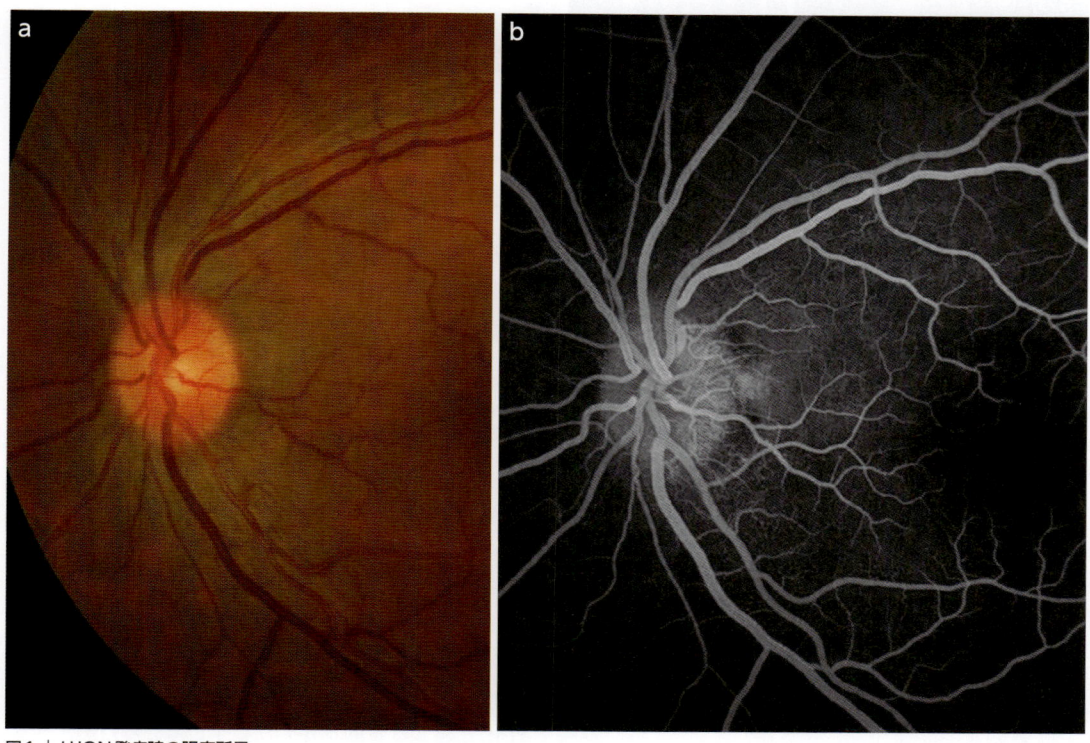

図1｜LHON発症時の眼底所見
a：視神経乳頭は発赤し，乳頭周囲の毛細血管は軽度拡張・蛇行（telangiectasia）を示す．b：フルオレセイン蛍光眼底造影検査では，乳頭からの漏出を認めない．

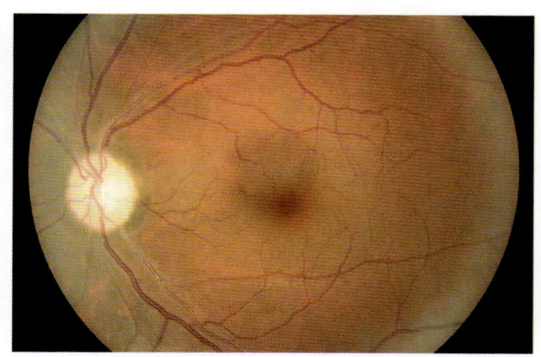

図2｜LHON発症約2年後の眼底所見
図1と同一症例．視神経乳頭は蒼白化し，萎縮所見を呈している．乳頭周囲の毛細血管の拡張・蛇行も消失している．

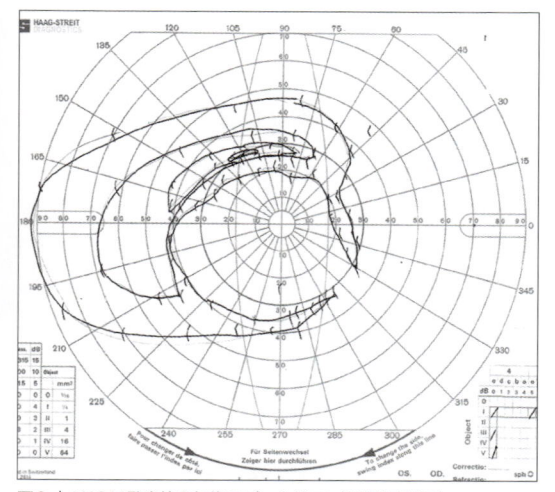

図3｜LHON発症約2年後のゴールドマン視野検査所見
図2と同一診察日の所見．中心視野は欠損しており，視力は0.01となっている．

常染色体優性視神経萎縮
Autosomal dominant optic atrophy ; ADOA

診断のポイントとなる検査所見				
重要度		検査名	決め手となる所見	参照図
★★	眼底		両眼対称性の視神経乳頭耳側蒼白	図1
★	OCT	RNFLマップ	乳頭黄斑線維束の菲薄化	図2
★★★		90°スライス(乳頭寄り)	乳頭黄斑線維束の欠損	図3
★★★	遺伝子		OPA1遺伝子異常	
★★	家族歴		家族の眼科検査での異常	

鑑別が必要な疾患		
鑑別疾患	鑑別のポイント	掲載頁
レーベル遺伝性視神経症	左右差と急性発症かどうか	382頁
緑内障	左右差と視神経乳頭陥凹拡大の有無	402頁
弱視	視神経の異常所見はない	

1　疾患の定義

遺伝形式は常染色体優性で，約70％は*OPA1*遺伝子の異常が原因である．頻度は50,000人に1人程度である．生来の低視力が主な症状であり，視力の割に患者本人が困っている様子は少ない．矯正視力は同一家系内でも0.1～1.0まで個人差が大きい．ほとんどの症例で非進行性であり，最終的な視力が0.1以下となることは稀である．症状の左右差は少なく，性差もない．

2　眼底所見

眼底所見は左右対称性の視神経乳頭耳側蒼白である（図1）．緑内障のような視神経乳頭陥凹拡大は伴わない．乳頭黄斑線維が菲薄化するため，この部位で眼底が暗くなる．

3　確定診断に必要な検査

確定診断のためにOCTで得られる情報量が多い．左右対称性の乳頭黄斑線維束の欠損が特徴である（図2,3）．乳頭黄斑線維束の菲薄化はRNFLマップ（図2）でも確認できるが，90°スライスで乳頭寄りの部位をスキャンすると，より鮮明に乳頭黄斑線維の完全欠損を描出できる（図3）．他の原因の視神経症でも同部位が菲薄化するが，完全欠損とならないことが多い．*OPA1*遺伝子変異を確定した自験例16例すべてにこの方法で乳頭黄斑線維の欠損を認め，これは臨床的に最も鑑別に有用な所見である．菲薄化か欠損かの鑑別はRNFLマップでは難しい．また黄斑上の90°スライスでも乳頭黄斑線維は確認できない．180°スライスでは鼻側の神経線維層と神経節細胞層が欠損する．視野検査ではマリオット盲点の拡大，もしくは盲点中心暗点を示す．上下半盲や緑内障類似の鼻側欠損を認める時は除外してよい．Panel D-15による色覚検査は経験した症例では分類不能のことが多い．最も確実な診断は*OPA1*遺伝子検査であり，既知の変異があれば確定できる．*OPA1*遺伝子に未知の変異を認めた場合でも，ADOAはhaploinsufficiency（一方の遺伝子の不活性化で起こる量的不足）によって起こるため，短縮型となる変異を認めた場合は病因変異の可能性が高い．常染色体優性疾患であるため，家族歴は鑑別に重要である．症状の個人差が大きいため家族歴の聴取のみでは見逃すことが多く，ADOAを疑った場合は，家族を病院に呼んで眼科的検査を行うことが重要である．

4　鑑別すべき疾患

両眼性の視神経萎縮をきたす疾患が鑑別疾患となる．レーベル遺伝性視神経症や特発性視神経症は症状や所見が似ていることがあるが，急激な視力低下の既往が必ずあるため，病歴の聴取が鑑別に重要である．小児期の副鼻腔炎，副鼻腔手術の既往後の過去の鼻性視神経症が疑われる場合は，鑑別が難しいことがある．しかし，この場合は所見に左右差があることが多く，また，乳頭黄斑線維束が完全欠損に至ってないことが多い．緑内障で少数例に乳頭黄斑線維束のみの菲薄化を認めることがあるが，視神経乳頭の陥凹拡大および左右差を確認することで鑑別可能である．弱視と誤って診断されている場合は，視神経所見を確認することで鑑別可能である．

（亀谷修平）

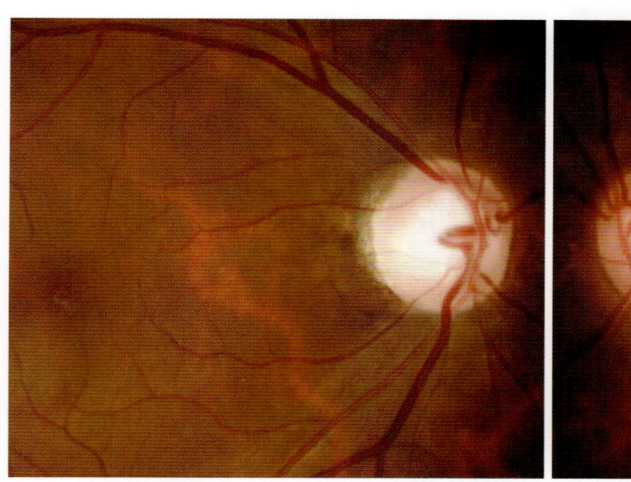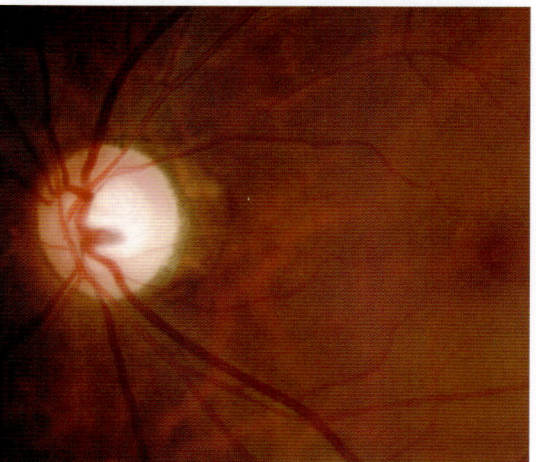

図1 ｜ ADOAの眼底所見
両眼対称性の視神経乳頭耳側蒼白を認める．視神経乳頭陥凹拡大は認めない．

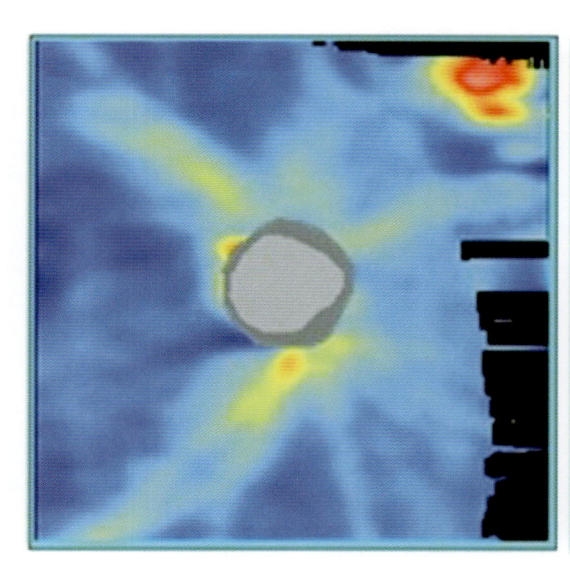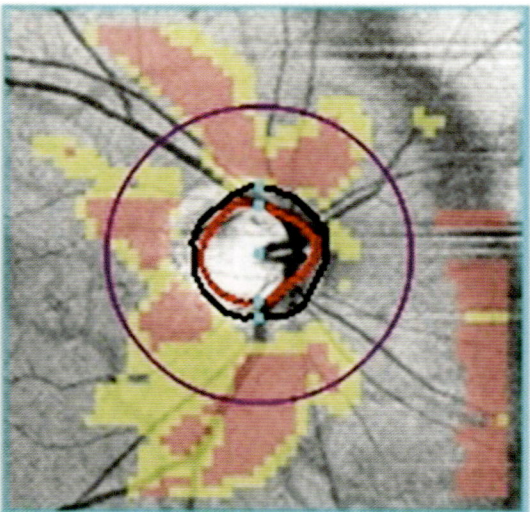

図2 ｜ OCTのRNFLマップ
乳頭黄斑線維が菲薄化し，赤く表示される．

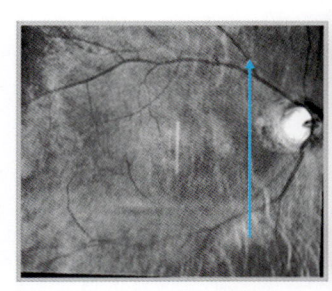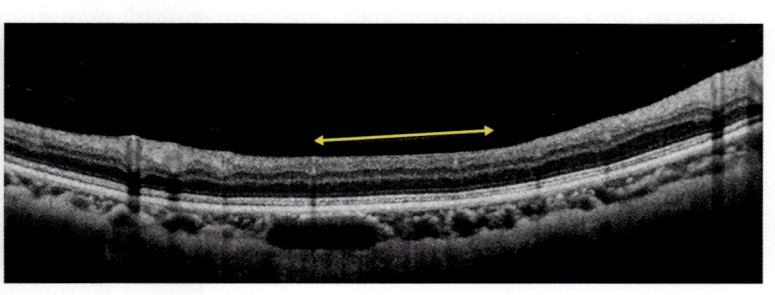

図3 ｜ OCTの90°スライス（乳頭寄り）
黄斑上ではなく乳頭寄りの部分の90°スライスで，正常者では乳頭黄斑線維が厚く捉えられるが，ADOAでは乳頭黄斑線維はスライスの中心で欠損（矢印）していることがわかる．ADOAの鑑別に最も重要．他の視神経症では，菲薄化しても欠損に至らないことが多い．

4

視神経

4-3)-(10)

自己免疫性視神経症
Autoimmune optic neuropathy

1 | 疾患の定義

　自己免疫性視神経症は，現在のところ明確な定義は存在しない．全身の自己免疫性疾患に合併する視神経炎，全身疾患はないが抗アクアポリン4抗体などの自己抗体が陽性となる視神経炎，腫瘍随伴視神経症 paraneoplastic optic neuropathy (PON) などが挙げられるが，前二者は定義が不明確であったり他項で述べられていたりするので，本項ではPONについて概説する．PONは，悪性腫瘍による遠隔操作で発症する稀な視神経症であり，neuronal antigen (CRMP-5, Yo, Ma2など) に対する自己抗体が病態に関与する．両眼性が多く，視力予後は一般的に不良となる．全身の神経症状を伴うことがある．

2 | 眼底所見

　抗CRMP-5抗体陽性のPONでは，視神経乳頭は急性期に腫脹することが多く (図1, 2)，次第に蒼白となる (図8)．漿液性網膜剥離など，視神経網膜炎の所見を示すこともある．FAでは乳頭および網膜血管から蛍光漏出を示す (図5)．

3 | 確定診断に必要な検査

　視神経症の鑑別診断に必要な検査 (視野, VEP, 脳眼窩MRIなど) を行い (図3, 4, 6)，他の原因で生じる視神経症を除外する以外に，既往がなければ全身の悪性腫瘍の検索 (CT, MRI, 上部，下部消化管内視鏡など) が必要である．確定診断には患者血清を用いたimmunoblot法 (図7) やELISA法を行い，neuronal antigenに対する自己抗体を証明する必要がある．

4 | 鑑別すべき疾患

　種々の原因の視神経症 (炎)，うっ血乳頭，視神経腫瘍，視神経網膜炎，ぶどう膜炎などを鑑別する必要があるが，高齢者に生じる視神経症患者で，所見

の割に視機能が不良な場合，この疾患を疑う必要がある．

　　　　　　　　　　　　　　　　　　　　　　(齋藤　航)

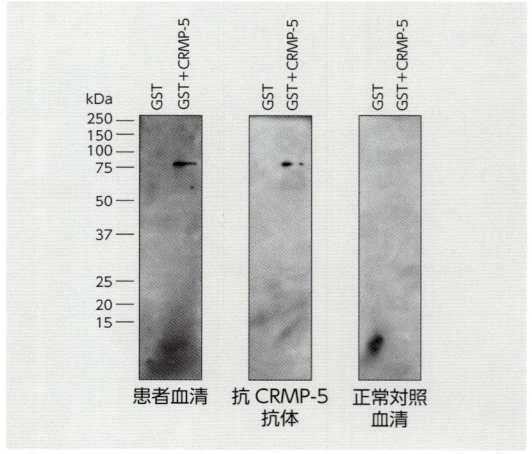

図7 | 患者血清を用いたimmunoblot法
抗CRMP-5抗体 (62kDa＋GST 26kDa) が陽性となった．

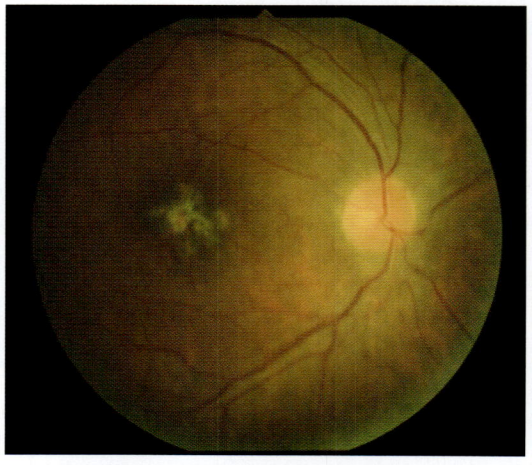

図8 | 図1患者における化学療法とステロイド全身投与後の眼底写真
肺癌の寛解に伴い，乳頭腫脹は消失し，黄斑病変は瘢痕化したが乳頭は蒼白化した．

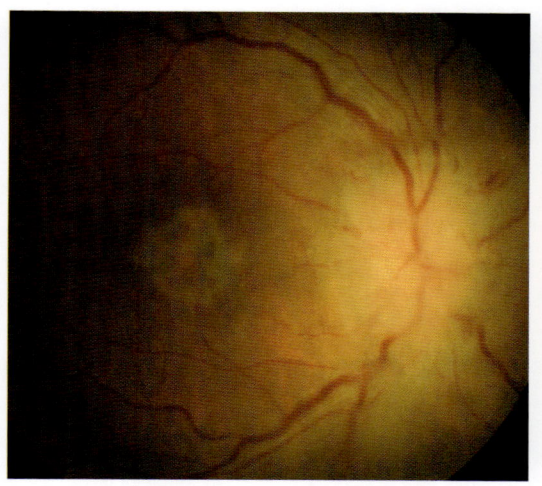

図1｜PONの右眼底所見
67歳男性．視力は0.02．抗CRMP-5抗体陽性のPONに網膜炎を合併した肺小細胞癌患者．視神経乳頭は腫脹し，黄斑部に灰白色の病変がある．

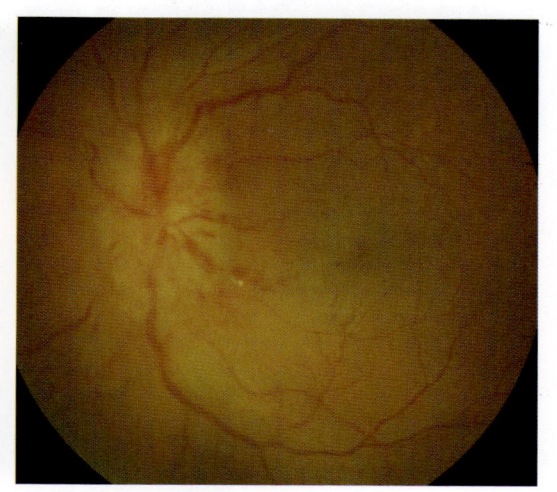

図2｜図1患者の左眼底所見
乳頭は腫脹し，黄斑剝離を伴っている．視力は0.3．

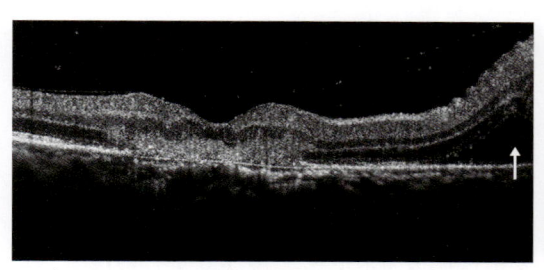

図3｜図1患者のOCT所見（水平断）
SRDを伴う（矢印）視神経乳頭腫脹と黄斑部の網膜外層に高輝度病変がある．黄斑部のellipsoid zoneはびまん性に欠損している．

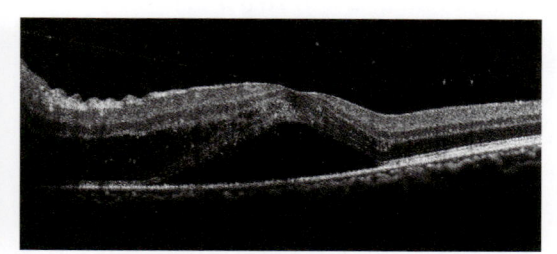

図4｜図1患者の左眼OCT所見（水平断）
乳頭腫脹に加え，黄斑部にSRDがある．

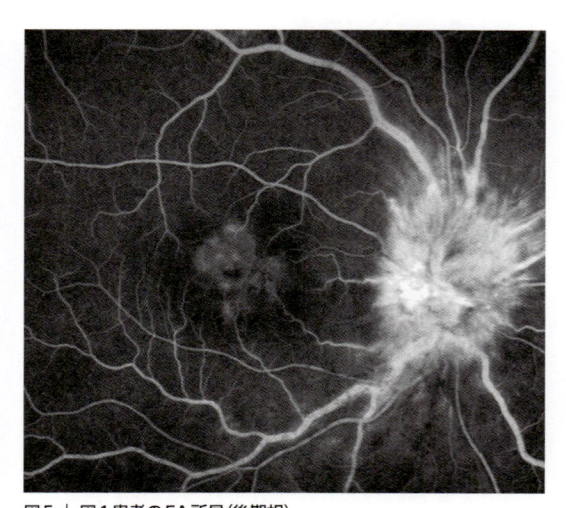

図5｜図1患者のFA所見（後期相）
視神経乳頭からの蛍光漏出，黄斑部の組織染，網膜血管炎を示す．

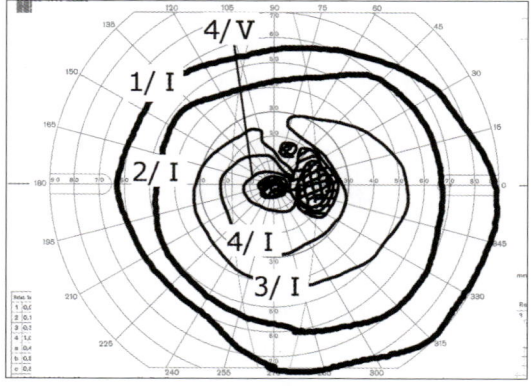

図6｜図1患者の右眼ゴールドマン視野計所見
マリオット盲点拡大と中心暗点がある．

4
視神経

4-4)

うっ血乳頭
Papilledema

診断のポイントとなる検査所見

重要度	検査名	決め手となる所見	参照図
★★★	頭部画像	頭蓋内占拠性病変	
★★	腰椎穿刺	脳脊髄液圧の上昇	
★	眼底	両眼性の視神経乳頭の腫脹	図1
★	視野	マリオット盲点拡大のみ	図4

鑑別が必要な疾患

鑑別疾患	鑑別のポイント
偽うっ血乳頭(先天性)	視機能検査(視機能障害なし)
炎症, 循環障害, 浸潤など(後天性)	視機能検査(視機能障害あり)
機械的な圧迫	頭部画像検査

1 | 疾患の定義

　うっ血乳頭papilledemaは, 頭蓋内圧亢進によって視神経乳頭部で篩状板をはさんだ脳脊髄圧が眼内圧よりも高くなることで生じる両眼性の視神経乳頭腫脹である. くも膜下腔を介して視神経が圧迫され, 軸索流が篩状板でせき止められることで軸索が腫脹し, 漿液や蛋白, 軸索の内容物が軸索外へ漏出する. 初期では一過性の霧視を除いて視機能は一般的に良好で, 視野検査ではマリオット盲点拡大のみを呈することが特徴である. しかし, うっ血乳頭が長期に持続すると視神経萎縮に至り, 不規則な視野狭窄や不可逆性の視力障害をきたす. 頭蓋内圧上昇に伴う頭痛を伴うことが多く, 吐き気, 耳鳴り, 複視などを認めることもある.

2 | 眼底所見

　眼底所見としては, 急性期に両眼の乳頭腫脹, 網膜静脈のうっ血, 硬性および軟性白斑, 線状出血などが見られる(図1). フルオレセイン蛍光眼底造影では, 視神経乳頭からの蛍光漏出が見られる(図2).

3 | 確定診断に必要な検査

　うっ血乳頭の初期では, 視機能は良好でマリオット盲点の拡大を呈するのみ(図3)であるが, 視神経炎や前部虚血性視神経症のような乳頭の局所的異常では, 急性の視機能障害を伴って発症する. そのため, 視力検査や限界フリッカ値, 対光反射, 視野検査, 色覚検査, コントラスト感度などで視機能障害の有無と程度を評価する(図4). また, 問診で頭蓋内圧亢進による頭痛や嘔吐などの有無を聴取する. 眼底写真やOCTで視神経乳頭の形態変化や網膜神経節細胞とその軸索を評価する. cpRNFL厚は, 急性期では全象限で正常眼よりも増加し, その後は減少して12ヵ月後で正常眼と同程度になり, 最終的には正常眼よりも薄くなる. OCTによるcpRNFL厚の増加は, 頭蓋内圧亢進と関連が見られ, うっ血乳頭の評価に有用である.

　両眼性の乳頭腫脹があれば, MRIやMRA, MRV, CTなどの頭部画像検査で頭蓋内占拠性病変や脳室拡大, 脳静脈洞血栓症, 肥厚性硬膜炎の有無を精査し, 腰椎穿刺を行って髄液圧を計測する. 脳脊髄液圧の上昇が見られればうっ血乳頭を考え, 正常範囲であれば乳頭の局所的病因を考える. また, 肥満や薬剤(副腎皮質ホルモン, テトラサイクリン, 経口避妊薬など)の内服によって生じる特発性頭蓋内圧亢進症も念頭に問診を行う必要がある.

4 | 鑑別すべき疾患

　両眼性の視神経乳頭腫脹が見られた場合, 後天性はうっ血乳頭, 圧迫性視神経症, 乳頭の局所的病因の3つに大きく分けて鑑別を進める. 先天性では視神経乳頭の形成異常(偽うっ血乳頭)と初期うっ血乳頭との鑑別が必要となる. 機械的な圧迫により軸索流の停滞によって腫脹した場合, うっ血乳頭と同様に, 視機能変化はマリオット盲点の拡大のみである. 後天性では, 機械的な圧迫や炎症, 循環障害, 浸潤などが原因となり, 視神経乳頭炎, 視神経周囲炎, フォークト・小柳・原田病などのぶどう膜炎, 糖尿病乳頭症, レーベル遺伝性視神経症, 浸潤性視神経症などが鑑別疾患として挙げられる. 小児では成人に比べて両眼性の視神経乳頭炎が多いため, 視神経乳頭炎とうっ血乳頭の鑑別を行う必要がある.

（後藤克聡・三木淳司）

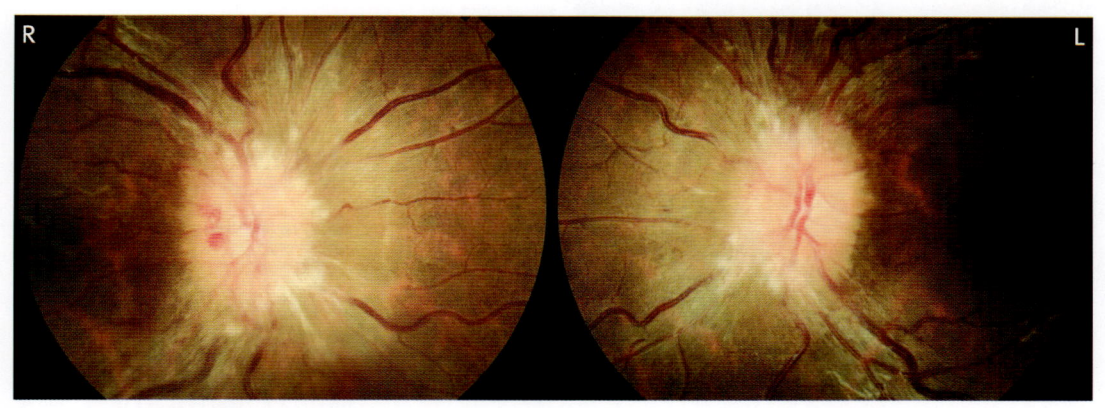

図1 ｜ うっ血乳頭の眼底所見
視神経乳頭は腫脹し，乳頭周囲の網膜神経線維層の混濁および乳頭周囲毛細血管の拡張が見られる．

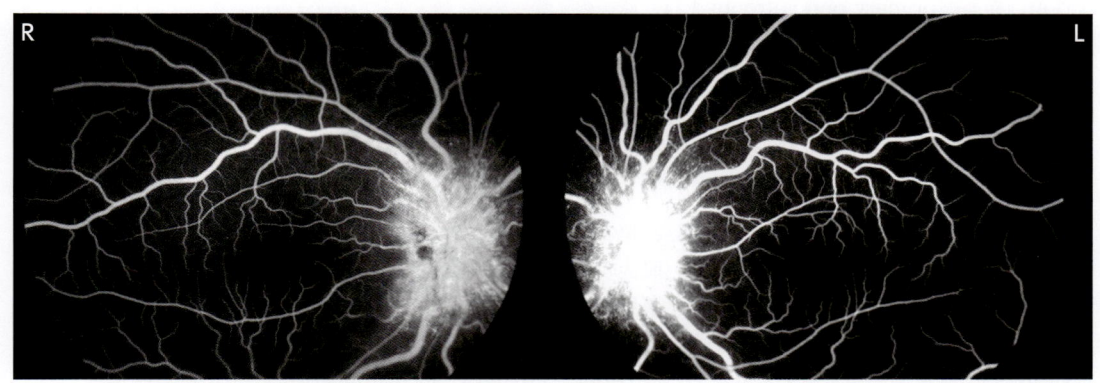

図2 ｜ うっ血乳頭のフルオレセイン蛍光眼底造影所見
視神経乳頭からの旺盛な蛍光漏出が見られる．

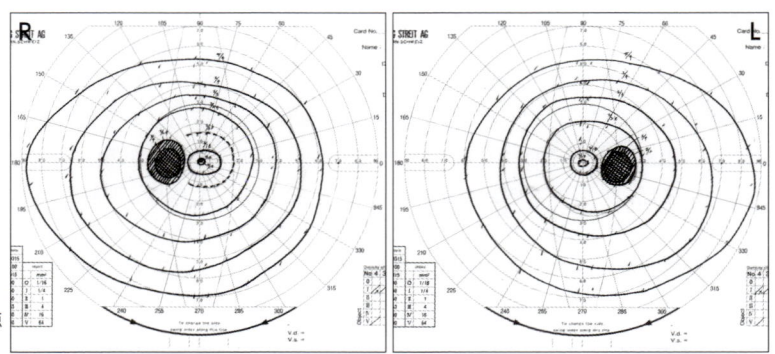

図3 ｜ うっ血乳頭の視野所見
ゴールドマン視野計では，マリオット盲点の拡大のみを呈する．

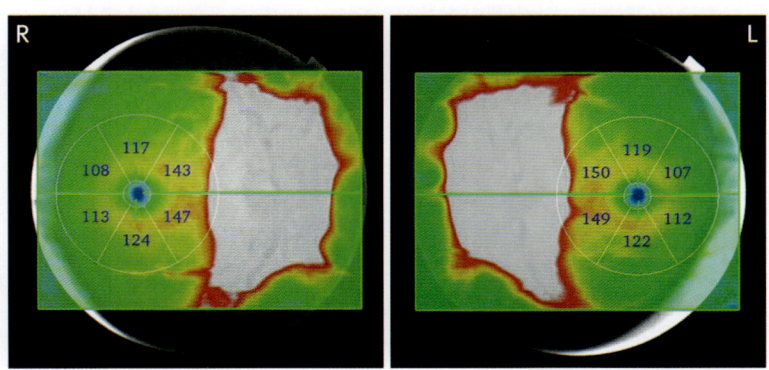

図4 ｜ うっ血乳頭のOCTによる網膜内層厚解析
黄斑部の神経節細胞複合体（GCC）解析では，鼻側領域の肥厚が顕著である．

4-5)-(1)

単性視神経萎縮
Simple optic atrophy

診断のポイントとなる検査所見			
重要度	検査名	決め手となる所見	参照図
★★	眼底	視神経乳頭の境界明瞭な蒼白化・浅い皿状の陥凹	図1
★★	OCT	乳頭周囲網膜神経線維層や黄斑部網膜内層の非薄化	図2
★★	視野	中心・盲点中心暗点, 異名半盲, 同名半盲	
★	眼窩・頭部画像	眼窩内視神経の萎縮性変化, 頭蓋内占拠性病変など	

鑑別が必要な疾患		
視神経萎縮の型	鑑別疾患	掲載頁
炎症性視神経萎縮	視神経乳頭炎	
	前部虚血性視神経症	368頁
	うっ血乳頭など	388頁
網膜性視神経萎縮	網膜色素変性症	126頁
	錐体ジストロフィ	130頁
	遺伝性網膜変性疾患など	

1 疾患の定義

単性視神経萎縮 simple optic atrophy, または一次性視神経萎縮 primary optic atrophy とは, 球後の視神経〜視交叉〜視索の障害, つまり網膜神経節細胞とその軸索の障害によって生じ, 急性期に視神経乳頭の高度な炎症や腫脹を伴わない視神経萎縮である.

2 眼底所見

検眼鏡的に単性視神経萎縮では, 視神経乳頭の境界は鮮明, 色調は蒼白化, 乳頭陥凹は浅い皿状の陥凹, 篩状板は透見でき, 表在血管の狭細化が見られる（図1）. これは視神経の病変部から逆行性に網膜神経節細胞の軸索が変性・消失するため, 他の視神経乳頭の解剖学的構造は保存される.

3 確定診断に必要な検査

視力検査, 眼圧検査, 対光反射, 限界フリッカ値, 視野検査で視神経から視索までの視路の障害部位を予測し, 眼窩・脳MRI検査を行う. また, 事前に既往歴や家族歴, 飲酒や喫煙などの嗜好, エタンブトールを代表とする中毒性視神経症をきたす薬剤の内服を問診で聴取しておく. 視野障害が両耳側半盲であれば視交叉病変, 同名半盲で視力が正常で, 対側眼のRAPD陽性を伴っていれば視索病変を考える. 眼底写真やOCTでは, 片側眼の視神経萎縮において,

黄斑部や乳頭周囲の網膜内層菲薄化が見られる（図2）. 視交叉病変では, 視神経乳頭の水平象限の萎縮（帯状萎縮）, 視索病変では, 病変と同側眼で視神経乳頭の垂直象限の萎縮, 対側眼で水平象限の萎縮を捉えることができ, 特異的な所見であるため, 診断の一助となる. 視神経萎縮眼における錐体網膜電図では, 網膜神経節細胞由来であるphotopic negative response（PhNR）の振幅低下をきたす.

4 鑑別すべき疾患

原因としては, 球後視神経の炎症や脱髄, 循環障害, 外傷, 遺伝, 中毒, 栄養欠乏性, 視交叉近傍の圧迫性病変などが挙げられる. 常染色体優性視神経萎縮は低視力で小児期に発見されることが多いが, 家族歴が明瞭でないこともあり, 弱視や機能性（心因性）視覚障害などとの鑑別が必要である. レーベル遺伝性視神経症では, 視力障害に比して対光反射は温存されることが特徴である. 単性視神経萎縮をきたす疾患の中には, 緑内障性視神経症との鑑別が必要となる場合もある. （後藤克聡・三木淳司）

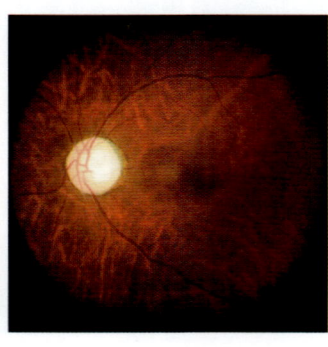

図1 | 単性視神経萎縮の眼底所見
外傷性視神経症による単性視神経萎縮. 視神経乳頭は境界明瞭で蒼白化を示す.

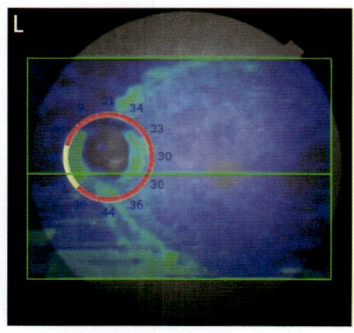

図2 | 単性視神経萎縮のOCTによる網膜内層厚解析
cpRNFLは, びまん性に菲薄化を示している.

4
視神経

4-5)-(2)

炎症性視神経萎縮
Inflammatory optic atrophy

1 疾患の定義

炎症性視神経萎縮inflammatory optic atrophyまたは二次性視神経萎縮secondary optic atrophyとは，視神経乳頭部における高度の炎症や腫脹(図1)によるグリアの増殖によって，視神経乳頭の解剖学的構造が障害された視神経萎縮である．

2 眼底所見

検眼鏡的に炎症性視神経萎縮では，視神経乳頭の境界は不鮮明，色調は灰白色，乳頭陥凹はグリア組織で覆われ，篩状板も透見できず，表在血管の狭細化や白鞘化が見られることもある(図2)．

3 確定診断に必要な検査

単性視神経萎縮と同様の問診や検査を行う．典型的な視野異常としては，視神経炎では中心暗点や盲点中心暗点，虚血性視神経症では水平半盲や水平下鼻側欠損などが見られる(図3)．視神経炎による眼球運動痛，動脈炎性虚血性視神経症による頭痛や側頭部痛，頸部痛や関節痛などの有無も重要な情報となる．小児の視神経炎では発熱や感冒，上気道感染などの感染症状が先行することもあるため，随伴する全身症状やワクチン接種歴も確認する．虚血性視神経症では，糖尿病や高血圧など病歴，炎症のマーカーである赤血球沈降速度やCRP値の亢進を確認し，動脈炎性虚血性視神経症の疑いがあれば側頭動脈生検を行う．眼底検査では，患眼もしくは僚眼の視神経乳頭の大きさに注目し，循環障害をきたしやすい小乳頭("disc at risk")であるかどうかを観察する．視神経炎では，視覚誘発電位でP100の潜時延長が見られ，OCTで網膜内層の菲薄化が見られる．視神経炎と虚血性視神経症の鑑別には，laser speckle flowgraphyが有用であり，視神経炎では血流の指標であるmean blur rate(MBR)が上昇し，虚血性視神経症では低下する．

4 鑑別すべき疾患

原因疾患としては，視神経乳頭炎や前部虚血性視神経症，うっ血乳頭，ぶどう膜炎による乳頭腫脹などが挙げられる．単性視神経萎縮と炎症性視神経萎縮を区別することにより，視神経萎縮に至る前段階での視神経乳頭炎や前部虚血性視神経症，うっ血乳頭などの有無を推察できる．　　(後藤克聡・三木淳司)

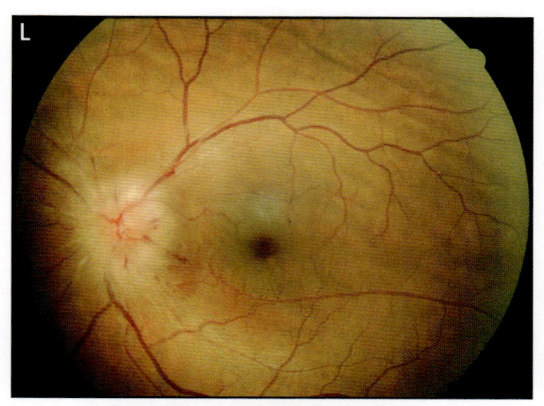

図1｜炎症性視神経萎縮における急性期の眼底所見
虚血性視神経症の急性期．視神経乳頭の腫脹が見られる．

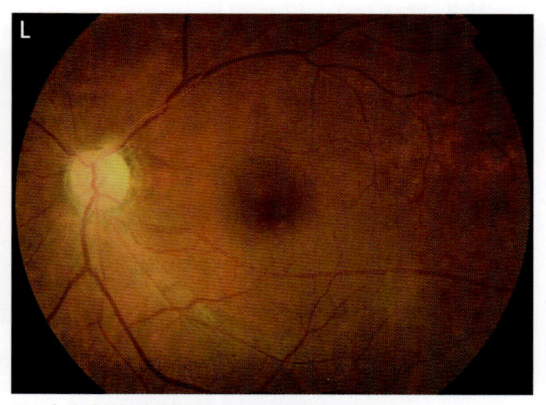

図2｜炎症性視神経萎縮における慢性期の眼底所見
虚血性視神経症の慢性期．視神経乳頭の境界は不明瞭で灰白色を呈する．

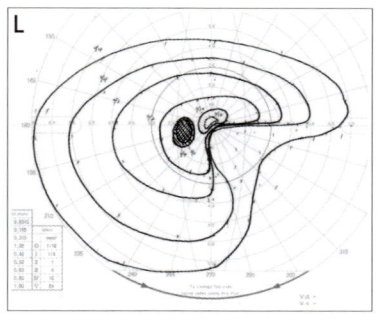

図3｜炎症性視神経萎縮の視野所見
虚血性視神経症では，水平下半視野障害が見られることが多い．

4
視神経

4-5)-(3)

網膜性視神経萎縮
Retinal optic atrophy

1 疾患の定義

網膜性視神経萎縮retinal optic atrophyとは，網膜変性疾患や網膜循環障害などによる網膜神経節細胞の障害に起因する視神経萎縮で，広範囲な網膜神経節細胞死によって網膜神経節細胞とその軸索が順行性に変性することで生じる．

2 眼底所見

検眼鏡的に網膜性視神経萎縮では，毛細血管の消失やグリアの増殖，光学的特性の変化により視神経乳頭の色調はワックス様黄白色を呈し，乳頭の境界はやや不鮮明，網膜血管は著明に狭細化していることが特徴である(図1)．

3 確定診断に必要な検査

この網膜病変に基づく視神経萎縮は，眼底に原因となる網膜病変を認めることが原則であり，視野検査では，眼底の網膜病変に対応する部位で視野障害をきたす(図2)．しかし，必ずしも検眼鏡的に明瞭な異常所見が見られないこともある．その際には鑑別診断のために，全視野網膜電図や多局所網膜電図などの電気生理学的検査を行うことが重要である．また，眼底自発蛍光(FAF)による網膜色素上皮の機能評価，OCTによるellipsoid zoneなどの網膜外層や，網膜色素上皮の異常の有無を検査(図3)することが鑑別診断に有用となる．

4 鑑別すべき疾患

原因疾患としては，網膜色素変性症を代表に，錐体ジストロフィ，びまん性脈絡網膜炎，遺伝性網膜変性疾患などが挙げられる．この他にも，網膜中心動脈閉塞症や糖尿病網膜症などで広範囲の網膜光凝固術を施行後，網脈絡膜に広範囲の変性が生じることで網膜性視神経萎縮に至ることもある．

(後藤克聡・三木淳司)

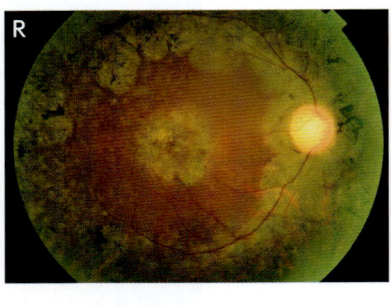
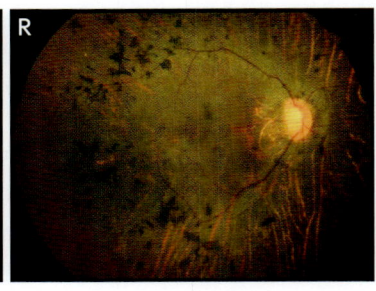

図1 | 網膜性視神経萎縮の眼底所見
網膜色素変性症による視神経萎縮．眼底には，典型的な骨小体様色素沈着，網膜血管の狭細化，視神経乳頭の色調はワックス様黄白色が見られる．

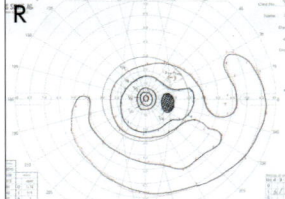

図2 | 網膜性視神経萎縮の視野所見
網膜色素変性症による輪状暗点と，求心性視野狭窄が見られる．

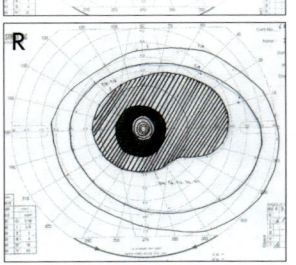

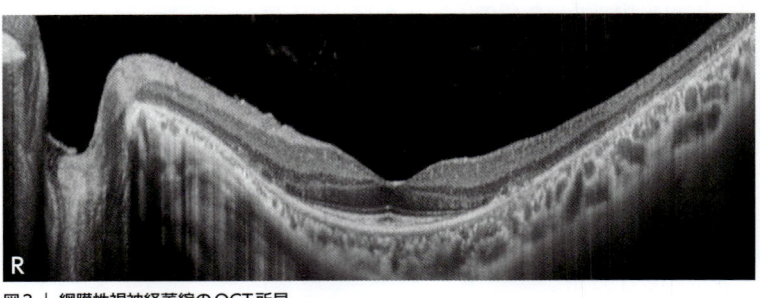

図3 | 網膜性視神経萎縮のOCT所見
網膜色素変性症のOCT水平断．ellipsoid zoneは中心窩のみ残存しているパターンが多く，網膜外層の菲薄化が見られる．

4
視神経

4-6)-(1)

視神経乳頭黒色細胞腫
Melanocytoma of optic disc

診断のポイントとなる検査所見		
検査名	決め手となる所見	参照図
眼底	視神経乳頭上の有色素隆起性病変	図1

鑑別が必要な疾患		
主要症状	鑑別のポイント	掲載頁
悪性黒色腫	症状の進行性，病変の拡大あり	

1 疾患の定義

視神経乳頭部に限局した有色素性の隆起性病変で，通常は無症候性である．視神経乳頭を覆う腫瘍の大きさによって，視野はマリオット盲点の拡大や神経線維束の障害による暗点を呈することがあるが，進行はなく，視力予後は良好である．腫瘍は，視神経乳頭の下耳側に認められることが多く，白人よりも黒人や黄色人種の頻度が高いとされている．

2 眼底所見

視神経乳頭上または乳頭周囲の網脈絡膜に拡がる色素性腫瘍であり，色素は黒色のものから淡い色素のものまで幅がある（図1）．一般的に腫瘍の増大はないとされている．蛍光眼底造影検査では，腫瘍部に一致した充盈欠損または低蛍光が認められる．

3 確定診断に必要な検査

眼底検査が基本である．また，眼窩部MRIでは視神経乳頭黒色腫の隆起部において，黒色腫に含有されているメラニンの常磁性体効果によって，T1強調画像で等～高信号，T2強調画像で低信号を示す．

4 鑑別すべき疾患

悪性黒色腫との鑑別が最も重要となる．たとえ無症候性であっても，定期的な眼底検査は必須であり，進行がないことを確認していく必要がある．黒色細胞腫でも増大するものもあり，約2％で悪性化すると報告されている．

（橋本雅人）

4

視神経

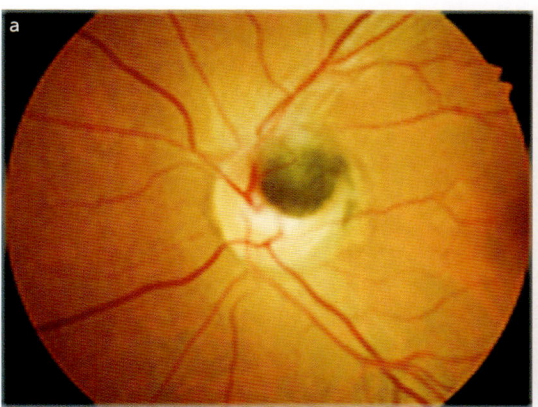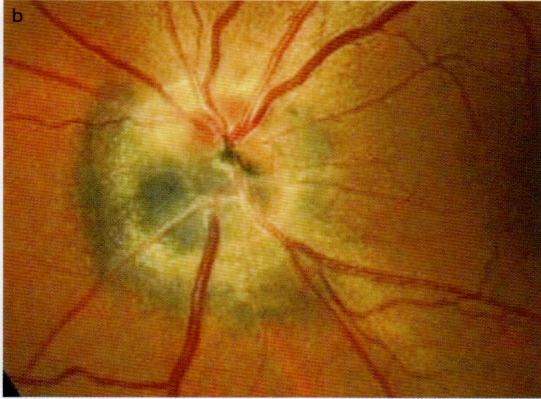

図1｜視神経乳頭黒色細胞腫の眼底所見
a：視神経乳頭上耳側に円形で，かつ辺縁が比較的明瞭な黒色隆起性病変を認める．b：視神経乳頭下鼻側および乳頭周囲の網脈絡膜に拡がる色素性腫瘍を認める．

4-6)-(2)

視神経乳頭上血管腫
Optic disc hemangioma

1 疾患の定義

　視神経乳頭近傍に発生する血管腫は，孤発性で片眼に多く見られる．この血管腫は，その病理学的形態によって海綿状血管腫，毛細血管腫，動静脈奇形の3つのタイプがあるが，その鑑別は臨床的には不可能である．視神経乳頭上血管腫も本質的には，周辺網膜に発生するフォンヒッペル病と同一のものである．また，その1/4は脳内血管腫を合併するフォンヒッペル・リンダウ病である．フォンヒッペル・リンダウ病は，常染色体優性遺伝で網膜血管腫を含めた多臓器に悪性腫瘍を生じる先天性疾患である．視神経乳頭上血管腫の治療は困難なことが多く，特に血管腫周囲からの滲出性変化が強い時は，直接的レーザー光凝固のみの治癒は難しい．

2 眼底所見

　網膜表面から硝子体側に発育する内向発育型は，通常，赤色の隆起性病変を示し(図1)，診断は容易であるが，傍乳頭部の網膜外層で扁平に発育する無茎型，および網膜外層で増大し滲出性網膜剝離を伴う外向発育型では，腫瘍上方の網膜が厚くなり灰白色を示すことがある．

3 確定診断に必要な検査

　確定診断は，眼底検査による視神経乳頭所見である．また，蛍光眼底造影検査では，動脈から無数の微細な毛細血管が出現，静脈から蛍光漏出があり，過蛍光となる．

4 鑑別すべき疾患

　視神経乳頭発赤，あるいは腫脹をきたす疾患との鑑別が必要である．

謝辞
　図1を提供していただいたカリフォルニア大学サンフランシスコ神経眼科名誉教授，故WF. Hoyt先生に深く感謝いたします．

（橋本雅人）

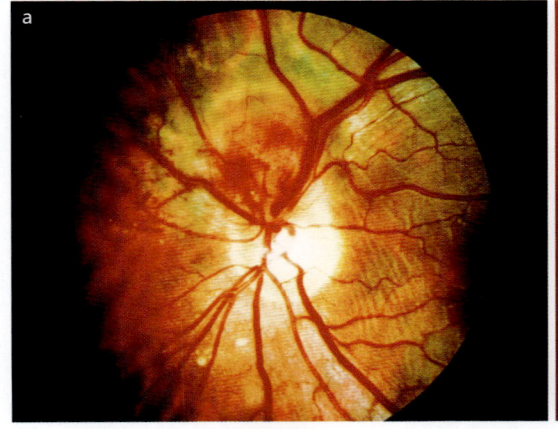
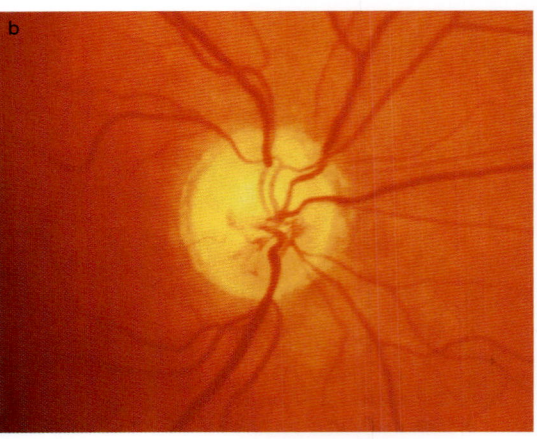

図1 | 視神経乳頭上血管腫の眼底所見
a：視神経乳頭上方に赤色の隆起性病変を認める．b：乳頭耳側に毛細血管の蔓状血管腫を認める．

4
視神経

4-6)-(3)

視神経膠腫
Optic glioma

診断のポイントとなる検査所見		
検査名	決め手となる所見	参照図
MRI	視神経腫大，下方屈曲	図1

鑑別が必要な疾患		
主要症状	鑑別疾患	掲載頁
視神経腫大	視神経鞘髄膜腫	396頁

1 | 疾患の定義

神経線維腫症neurofibromatosis type 1（NF1）の約3割に合併する．大部分は小児に発症し，比較的視力は温存される．球後視神経だけではなく，視交叉や視索に発症する場合もある．病理学的には毛様細胞性星細胞腫pilocytic astrocytomaが多い．孤発性の視神経膠腫はきわめて稀で，成人に発症することが多く，視力予後は悪い．

2 | 眼底所見

視神経障害が著明な場合は，視神経萎縮を示す．

3 | 確定診断に必要な検査

眼窩部MRIにおいて，球後視神経が太く伸長するため，眼窩内で屈曲する所見を示す．特に下方への屈曲が多いのが特徴的である（downward kinking）．したがって水平断では，屈曲した部分が1スライス面に描出されないため，断続的な視神経像を呈する（図1）．NF1では全身所見として，皮膚のカフェオレ斑が特徴的である．カフェオレ斑は体幹部や腋窩部に多く，出生時にすでに見られる．眼所見として虹彩面上に黄白色の小結節Lisch's noduleが見られ，診断的価値がある（図2）．

4 | 鑑別すべき疾患

視神経由来の腫瘍としては視神経鞘髄膜腫が鑑別として挙げられるが，臨床所見，画像所見とも異なるので鑑別は可能である．

（橋本雅人）

4
視神経

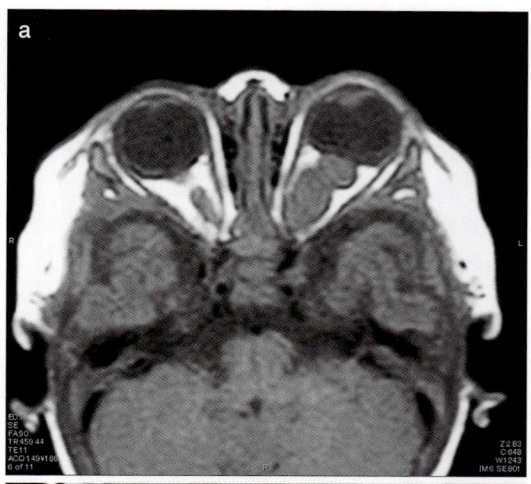

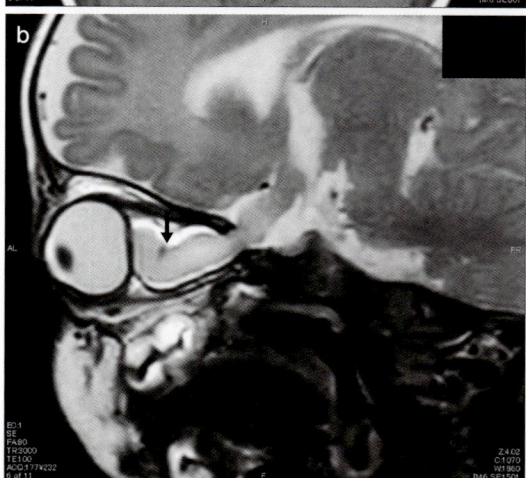

図1 | NF1に見られる視神経膠腫のMRI所見
生後5ヵ月女児．a：T1強調画像水平断．両側の視神経は腫大し，特に左側はこぶ状の腫瘤様所見を示している．また，眼球の後極部は腫大した視神経により圧排され，変形している．b：T2強調画像矢状断：視神経は，眼窩内で下方に屈曲し（downward kinking），U字型を示している（矢印）．

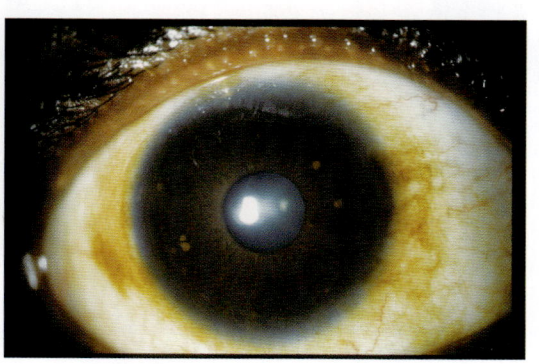

図2 | NF1の前眼部所見
虹彩面上に灰白色の結節（Lisch's nodule）を認める．

4-6)-(4)

視神経鞘髄膜腫
Optic nerve sheath meningioma

診断のポイントとなる検査所見		
検査名	決め手となる所見	参照図
造影 MRI	tram-track sign	図2

鑑別が必要な疾患		
主要症状	鑑別疾患	掲載頁
視神経腫大	視神経膠腫	395頁

1 | 疾患の定義

　視神経鞘髄膜腫は視神経鞘のくも膜表層細胞から発生する良性腫瘍で，中年女性に多い．ほとんどは片眼性で緩徐な視力障害，視野障害を示す．視野は求心性視野狭窄から，傍中心暗点へと進行していく．治療として手術摘出は視神経から発生している腫瘍のため，きわめて困難であるが，放射線療法が有用である．

2 | 眼底所見

　視神経萎縮がほとんどであり，optociliary shunt vessel を乳頭上に見ることがある（図1）．これは腫瘍の緩徐な圧迫により網膜中心静脈の灌流障害によって脈絡膜静脈系から側副路ができるためといわれている．

3 | 確定診断に必要な検査

　腫瘍の部位から手術摘出または生検にての病理診断はきわめて困難なため，造影MRI検査が確定診断には有用である．脂肪抑制法併用の眼窩部造影MRIでは，腫瘍の本体である視神経鞘が造影され，神経軸索が造影されないため，水平断では電車軌道様所見（tram-track sign）という特徴的所見（図2，白矢印）が見られる．

4 | 鑑別すべき疾患

　緩徐な進行性の視野障害と視神経萎縮を示すため，正常眼圧緑内障との鑑別が重要である．造影MRI画像では視神経周囲炎と類似の画像所見を示すが，臨床経過が異なるので鑑別は可能である．視神経膠腫との鑑別では，発症年齢が異なることと，腫瘍の形状，画像所見等で鑑別を行う．

謝辞
　図1を提供していただいたカリフォルニア大学サンフランシスコ神経眼科名誉教授，故WF. Hoyt先生に深く感謝いたします．

（橋本雅人）

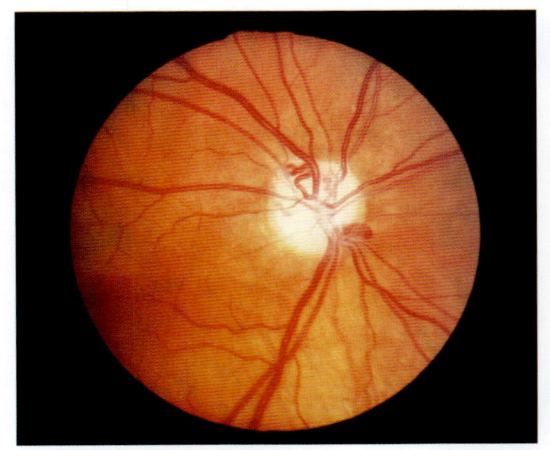

図1 | 視神経鞘髄膜腫の眼底所見
視神経乳頭上にoptociliary shunt vesselを認める.

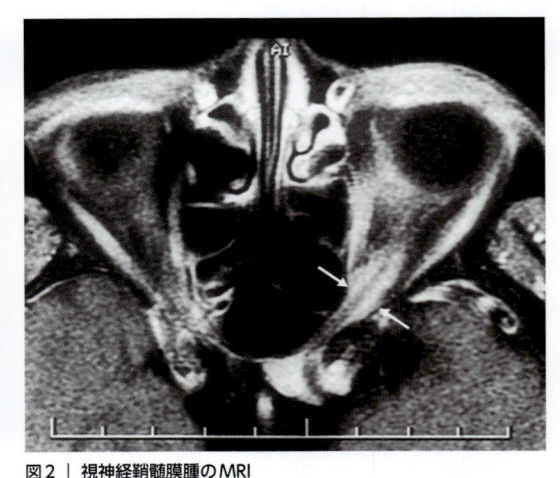

図2 | 視神経鞘髄膜腫のMRI
50歳女性. 脂肪抑制法併用造影T1水平断において視神経軸索は造影されず, 視神経鞘が造影され, いわゆるtram-track signを示す(矢印).

4-6)-(5)

視神経転移性腫瘍
（浸潤性視神経症）

Optic nerve metastatic tumor (Infiltrative optic neuropathy)

診断のポイントとなる検査所見		
検査名	決め手となる所見	参照図
眼窩部 MRI	球後視神経を含む腫瘍性病変	図1

鑑別が必要な疾患		
主要症状	鑑別疾患	掲載頁
急性視力低下	視神経炎	362頁
RAPD 陽性	虚血性視神経症	368頁
	圧迫性視神経症	373頁
	鼻性視神経症	372頁

1 ｜ 疾患の定義

　悪性腫瘍の転移や浸潤により生じる視神経障害で，肺癌，乳癌，白血病による転移，副鼻腔悪性腫瘍による視神経浸潤が多く見られる．急性の視力低下が特徴で，RAPD（relative afferent pupillary defect：相対的瞳孔求心路障害）が陽性，球後痛は一般に伴わない．白血病の場合，骨髄性白血病の頻度が高く，視神経浸潤は中枢神経系白血病を示唆する所見として重要である．癌が髄液に播種し，視神経への浸潤をきたす場合は髄膜癌腫症 leptomeningeal carcinomatosis として出現する．

2 ｜ 眼底所見

　腫瘍の浸潤が視神経乳頭近傍であれば視神経乳頭腫脹を示すが，球後視神経から視交叉までの浸潤では視神経乳頭は正常なことが多い．髄膜癌腫症では通常，正常な眼底所見である．

3 ｜ 確定診断に必要な検査

　眼窩部MRIにおいて，腫瘍性病変が球後視神経に浸潤する画像を示す（図1）．髄膜癌腫症では視神経周囲くも膜下腔への癌浸潤により，冠状断では輪状の造影効果を有する（図2）．また，頭部髄膜の造影所見も見られることが多い．確定診断には浸潤性の場合は隣接する主病変の生検が重要であり，癌性髄膜症の確定診断には，髄液検査において癌細胞を証明することである．

4 ｜ 鑑別すべき疾患

　急性の視神経疾患すべてが鑑別の対象となるが，問診で全身疾患のチェックが最も重要である．

（橋本雅人）

4
視神経

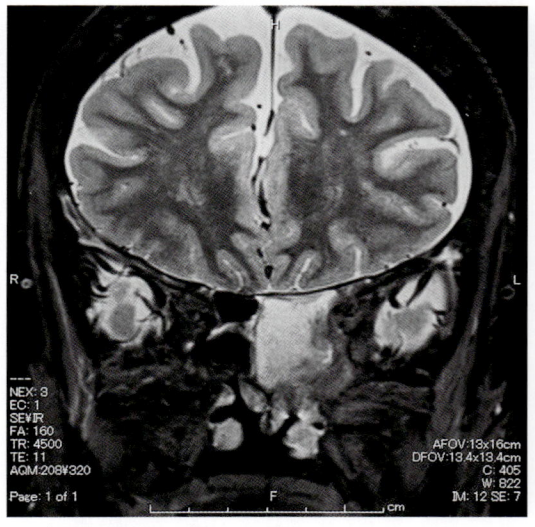

図1 ｜ 副鼻腔悪性リンパ腫のMRI所見
78歳女性．眼窩部冠状断において，蝶形骨洞に不均一な充実性腫瘍を認め，左視神経管に浸潤している所見を認めた．左視力は数日で光覚なしとなった．病理診断は，びまん性大細胞型B細胞性リンパ腫であった．

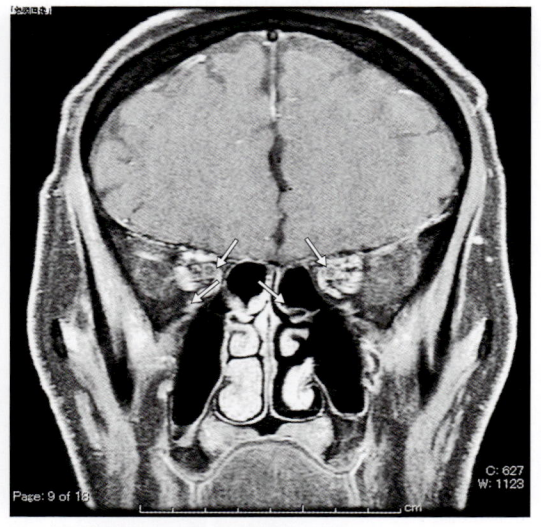

図2 ｜ 髄膜癌腫症（肺癌転移）の造影 MRI所見
62歳男性．造影 MRI眼窩部冠状断において，両側視神経周囲くも膜下腔が輪状に造影されている（矢印）．

視神経(乳頭)の正常所見
Normal optic nerve head

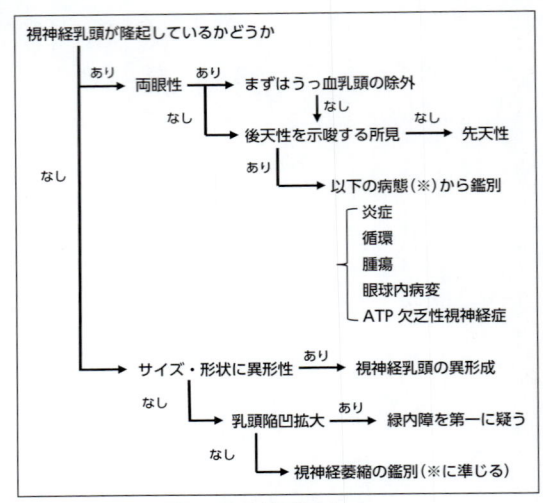

図6 | 視神経乳頭所見からの診断の進め方

本項では緑内障の理解に必要な視神経乳頭 optic disc(図1)および視神経周囲網膜神経線維層 circumpapillary retinal nerve fiber layer (cpRNFL, 図2)について概説する.

1 | 視神経乳頭の形状

視神経乳頭は, 黄斑部の鼻側に位置する正円〜楕円形の構造物である. 視神経乳頭は陥凹部(cup)と辺縁部(rim)に分かれている.

陥凹部の大きさは乳頭陥凹比(cup/disc ratio; C/D比)で評価されることが多く, 垂直C/D比が0.7を超える場合は緑内障を疑う. ただしC/D比は乳頭の大きさに依存しており, 乳頭径が大きいほど陥凹は拡大する. そのためC/D比を評価する際には, 視神経乳頭の大きさも同時に確認する必要がある. 乳頭の大きさを評価する際によく用いられるのは "視神経乳頭径(DD)と乳頭中心から中心窩までの距離(DM)の比"(DM/DD比)である(図2〜4).

乳頭辺縁部は下方が最も厚く, 続いて上方・鼻側, そして耳側が最も薄いのが一般的である(ISNTの法則, 図1). これらの順序が崩れている乳頭では, 緑内障や視神経低形成の可能性を検討する. また, 辺縁部は色調が良好(オレンジ色)であることが多く, もし蒼白である場合は, 緑内障以外の視神経症の可能性を疑う必要がある.

2 | 視神経乳頭部の血管

網膜中心動脈・静脈は視神経乳頭の中心やや鼻側から眼内に入ることが多い. 網膜血管は乳頭陥凹に沿う形で屈曲するため, 乳頭陥凹の大きさを評価する際には血管走行を観察することが重要である. 緑内障では乳頭出血の有無が重要であるほか, 毛細血管拡張(レーベル遺伝性視神経症)や側副路形成(CRVO, うっ血乳頭, 視神経鞘髄膜種)の有無も鑑別診断の際に有用である. 昨今はOCTangiographyの登場により非侵襲的に視神経乳頭部の詳細な血管観察が可能になっている.

3 | 視神経乳頭周囲網膜神経線維

視神経乳頭周囲の網膜神経線維層(cpRNFL)は黄斑部を囲むアーケード血管に沿って最も厚くなっている(double hump). OCT検査でcpRNFLを撮像し, 正常眼データベースと比較することで緑内障の診断の補助となる(図5).

乳頭腫脹を敏感に検出する際にもcpRNFL厚測定・正常眼データベースとの比較は有用である. 眼底写真では, 視神経乳頭縁が不鮮明な場合に乳頭腫脹の可能性を検討する. 乳頭腫脹の際には, 視神経乳頭周囲網膜神経線維の混濁を伴っていることが多いため, 併せて評価する.

(須田謙史)

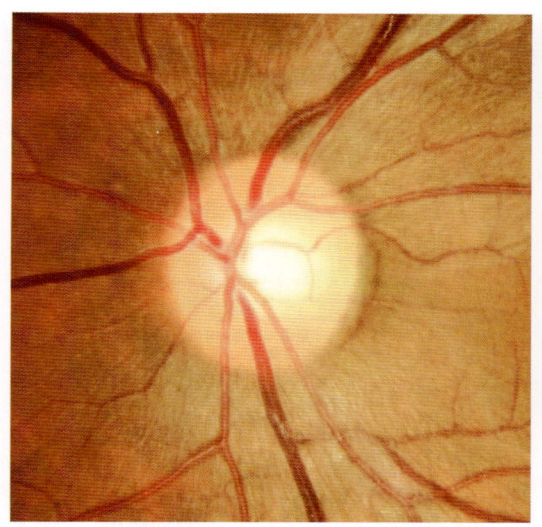

図1｜正常の視神経乳頭
乳頭辺縁部は下方が最も厚く，続いて上方・鼻側，そして耳側が最も薄いのが一般的である(ISNTの法則).

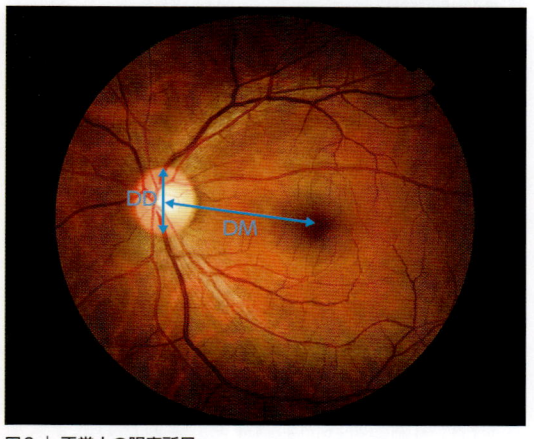

図2｜正常人の眼底所見
視神経乳頭周囲の網膜神経線維層(cpRNFL)は黄斑部を囲むアーケード血管に沿って最も厚くなっている(double hump). 乳頭の大きさは"視神経乳頭径(DD)と乳頭中心から中心窩までの距離(DM)の比"(DM/DD比)で評価する. DM/DD比の正常範囲は2.4〜3.0とされている.

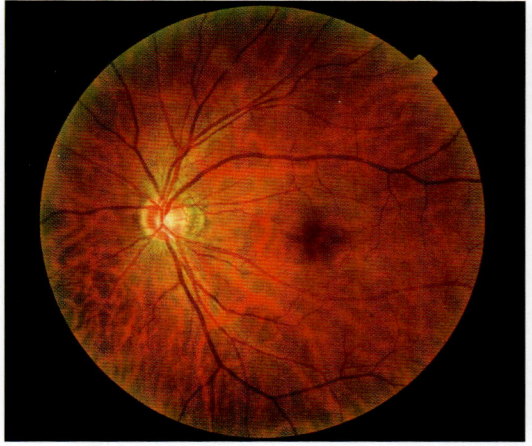

図3｜小乳頭
DM/DD比が3.0を超えている. 小乳頭では一般的に乳頭陥凹が小さくなる傾向があるため，小乳頭にもかかわらずC/D比が大きめの場合には緑内障を疑い，精査する必要がある.

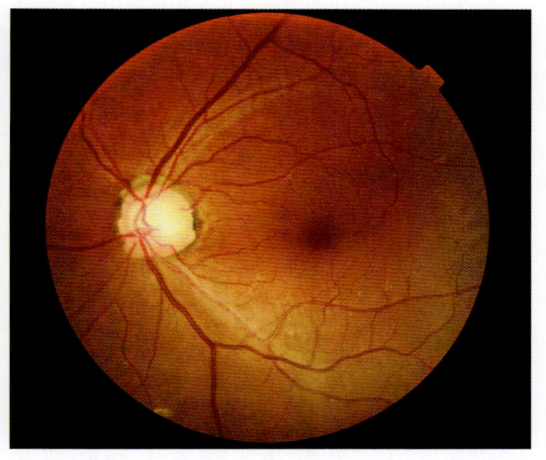

図4｜大乳頭
DM/DD比が2.4未満である. 大乳頭では乳頭陥凹が大きくなる傾向にあるため，たとえC/D比が0.7を超えていたとしても緑内障ではないことが多い. 大乳頭では純粋な陥凹の大きさではなく，局所的な乳頭辺縁部の菲薄化がないかを評価することが，緑内障診断には有用である.

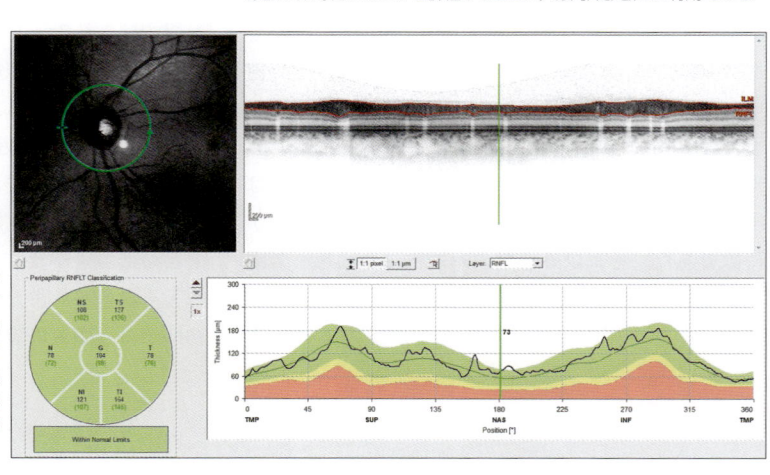

図5｜視神経乳頭周囲網膜神経線維層(cpRNFL)のOCT所見
アーケード血管に沿った部位(double hump)で最も厚くなっている. 市販されているほとんどのOCTではcpRNFLの正常眼データベースと比較できるようになっており，測定されたcpRNFL厚(図右下の黒実線)が正常範囲(図右下の緑部分)から逸脱していないかを評価することで，緑内障や乳頭腫脹などの診断の補助となる.

原発開放隅角緑内障
Primary open angle glaucoma ; POAG

診断のポイントとなる検査所見			
重要度	検査名	決め手となる所見	参照図
★★★	眼底	乳頭陥凹拡大，リム菲薄化，ノッチング，乳頭出血，RNFLD	図1
★★★	OCT	RNFLとGCLに限局した菲薄化	図2, 3
★★★	視野	水平経線をまたがない視野障害	図4
★	OCTA	表層血管の減少	

鑑別が必要な疾患				
型	主要症状	網膜神経線維の障害部位	鑑別疾患	掲載頁
両眼性	中心視力の低下 中心暗点	乳頭黄斑線維束の限局性障害	中毒性視神経症	378頁
			遺伝性視神経症	382頁
			栄養障害性視神経症	
	中心視力は保たれる 水平経線を越えない視野障害	非乳頭黄斑線維束障害	緑内障	
			慢性うっ血乳頭	388頁
			視神経低形成	346頁
片眼性	中心視力は低下 さまざまな形の視野異常	乳頭黄斑線維と非乳頭黄斑線維の両方が障害	圧迫性視神経症	373頁
			外傷性視神経症	370頁
			視神経炎	362頁
			虚血性視神経症	368頁
			網膜中心動脈閉塞症	68頁

1 疾患の定義

　進行性の網膜神経節細胞死と，それに対応する視野異常が緑内障性視神経症の本態である．他疾患が原因でない緑内障性視神経症のうち隅角が開放された状態で生じるものが原発開放隅角緑内障である．比較的高い眼圧を示すものを狭義の原発開放隅角緑内障，眼圧が正常範囲である正常眼圧緑内障を含めて広義の原発開放隅角緑内障として扱う．それらの境界眼圧として21mmHgが採用されている．

　緑内障による網膜神経節細胞障害は視神経乳頭深部に存在する篩状板において生じるとされ，そのため神経線維束単位で障害されるのが特徴である．

2 眼底所見

　視神経乳頭における乳頭陥凹拡大，リム菲薄化，ノッチング，乳頭出血，血管鼻側偏位などに注目する．網膜では網膜神経線維層欠損（RNFLD）に注意して観察する（図1）．乳頭周囲脈絡網膜萎縮（PPA）も緑内障において重要な所見であるが，近視性変化でも生じるため特異度は低い．

3 確定診断に必要な検査

　緑内障の診断には眼底検査と視野検査が重要である．OCTによる網膜内層厚の評価はとても有用であり，網膜神経線維層（RNFL）と網膜神経節細胞複合体（GCC）の菲薄化とそれら菲薄化に対応する視野障害を確認する（図2〜4）．緑内障による障害はRNFLと網膜神経節細胞層（GCL）に限局することが特徴であり，それ以外の層の菲薄化は他疾患を考慮する必要がある．黄斑部GCC解析では上下耳側の菲薄化が水平経線を越えないことが緑内障による障害の特徴である．静的視野検査は通常24-2あるいは30-2を用いるが，中心窩近傍の網膜内層菲薄化を認める症例では，中心10°を細かく測定可能な10-2でも確認する．

　OCT angiography（OCTA）では網膜内層菲薄化に一致する網膜表層血管の減少を認める．眼圧値は緑内障の診断そのものには影響を与えないが，緑内障の治療は眼圧下降治療であるため，眼圧検査は不可欠である．また，病型診断には隅角検査も重要である．

4 鑑別すべき疾患

　視神経症すべてが鑑別の対象疾患となる．一般的な緑内障の特徴としては，初期には視力低下はきたさない，網膜神経線維の障害や視野障害が水平経線を保った形で生じる，乳頭リムの色調は良好である，などがある．非典型例では頭蓋内病変の精査などを含めて検討する必要がある．ただし，これらの特徴は典型例の比較的初期の場合であり，緑内障でも上下ともに障害が及んだ進行例では水平経線をまたぐ障害を認める．また，近視の強い症例では，比較的初期から乳頭黄斑線維束が障害される症例がある．

（赤木忠道）

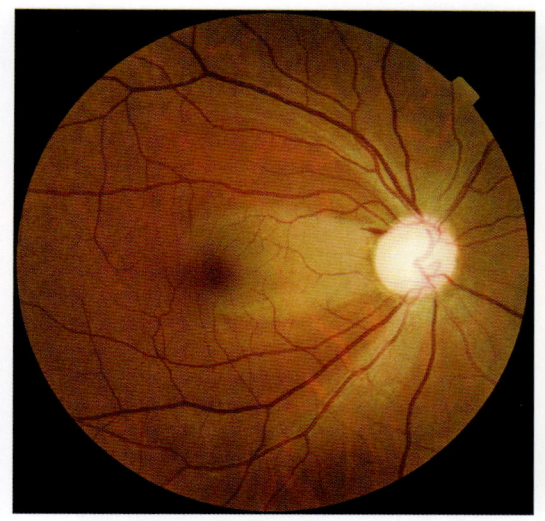

図1｜原発開放隅角緑内障眼の眼底所見
上下耳側から弓状に網膜神経線維層欠損（RNFLD）が広がっている．乳頭出血も伴っている．

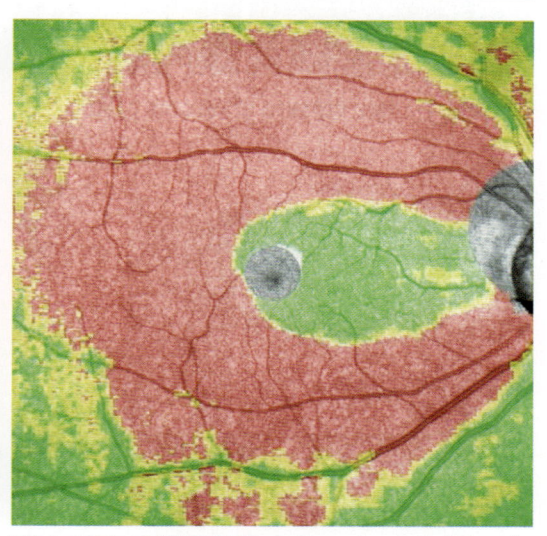

図2｜OCTによる黄斑部GCC（ganglion cell complex）厚マップ
GCCの菲薄化部位が赤色で示されている．

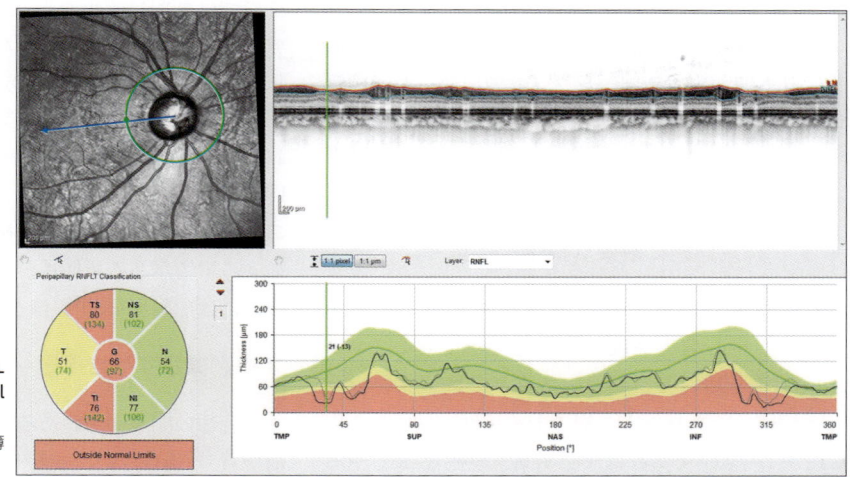

図3｜OCTによるcpRNFL（circumpapillary retinal nerve fiber layer）厚解析
上下耳側のRNFLが著明に菲薄化している．

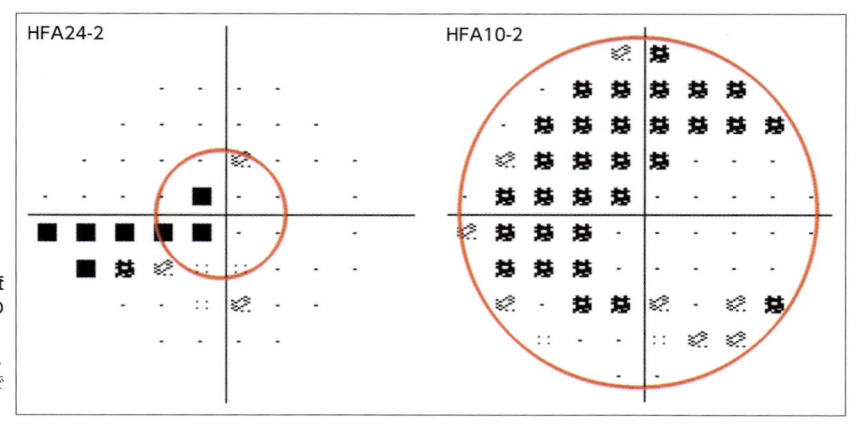

図4｜ハンフリー静的視野検査（HFA）の中心24-2と10-2のパターン偏差
赤丸は中心10°を示しており，視野障害が中心近くまで及んでいることがわかる．

5

緑内障

原発閉塞隅角緑内障
Primary angle closure glaucoma ; PACG

診断のポイントとなる検査所見

重要度	検査名	決め手となる所見	参照図
★★★	隅角鏡	隅角閉塞, PAS, 色素沈着	図2
★★★	前眼部OCT	中心前房深度, 隅角開大度, 虹彩形状	図3, 4, 5
★★	UBM	毛様体付着部形状	図6
★	眼底	緑内障性視神経症	

鑑別が必要な疾患

分類	隅角閉塞	PASまたは眼圧上昇	緑内障性視神経症
PACS	+	−	−
PAC	+	+	−
PACG	+	±	+

PACS：原発閉塞隅角症疑い，PAC：原発閉塞隅角症，PACG：原発閉塞隅角緑内障

1 | 疾患の定義

原発閉塞隅角緑内障 (PACG) は隅角の閉塞を生じることで眼圧上昇をきたし，緑内障性視神経症を生じるものである．閉塞隅角は，①相対的瞳孔ブロック，②プラトー虹彩，③水晶体因子，④水晶体後方因子が複合的に関与している．

2 | 眼底所見

原発開放隅角緑内障の場合と同様に，乳頭陥凹拡大，リム菲薄化，ノッチング，乳頭出血，血管鼻側偏位，網膜神経線維層欠損 (RNFLD) に注意して観察する．急性のPACGの場合，視神経乳頭の発赤腫脹を認めることがある．

3 | 確定診断に必要な検査

診断は隅角診断と緑内障性視神経症の診断からなる．中心前房深度が十分であっても必ずvan Herick法を用いて狭隅角のスクリーニングを行うことが重要であり(図1)，周辺前房深度/角膜厚 (AC/CT) が1/4以下であれば，必ず隅角鏡検査(図2)や前眼部OCT検査を施行するようにする．隅角閉塞の診断は暗室で正面視で行い(静的隅角鏡検査)，線維柱帯色素帯後方が見えない場合，隅角閉塞と診断する．3象限(270°)以上(あるいは2象限(180°)以上)で隅角閉塞している場合，閉塞隅角と定義する．原発の閉塞隅角と緑内障性視神経症が存在した場合にPACGの診断となる．

前眼部OCTでは中心前房深度，虹彩形状，隅角開大度に注目する．中心前房深度が1.6mm以下の場合は瞳孔ブロックを生じるリスクが高い．瞳孔ブロックの場合，虹彩は前方に凸形状(図3)，プラトー虹彩では虹彩は平坦な形状を呈する(図4，5)．明所では隅角閉塞がはっきりしなくても暗所で散瞳した際に明らかとなる場合もあるため，暗所での前眼部OCTも必ず確認するようにしたい．プラトー虹彩の特徴である毛様体の前方回旋を確認するのはUBMが有用である(図6)．しかしUBMは解像度があまり高くはないことと，接触検査であるため圧迫による影響がある可能性がある点で，隅角開大度の評価には前眼部OCTのほうが有利である．

4 | 鑑別すべき疾患

原発性の閉塞隅角があるが，眼圧上昇や周辺虹彩前癒着 (PAS) はなく，緑内障性視神経症も生じていない場合，原発閉塞隅角症疑い (PACS) の診断となる．原発性の閉塞隅角があり，眼圧上昇またはPASを認めるが緑内障性視神経症を生じていない場合は，原発隅角閉塞症 (PAC) となる．

また，ぶどう膜炎や新生血管に伴う続発閉塞隅角緑内障との鑑別のために，眼底疾患や眼内炎症所見については確認しておく必要がある．

(赤木忠道)

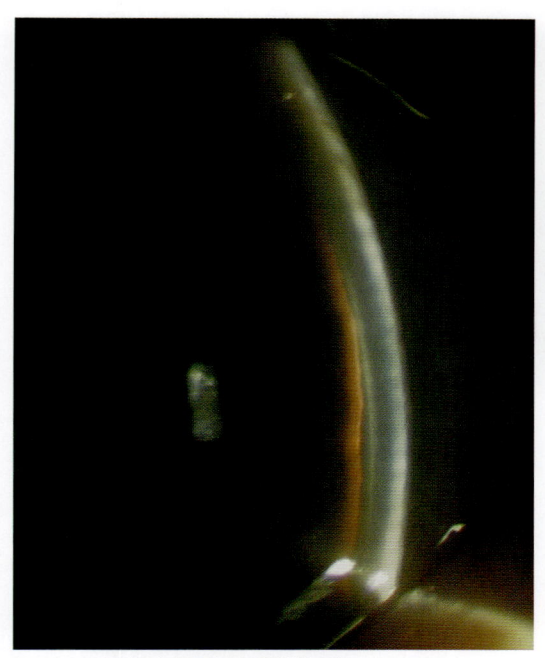

図1｜原発閉塞隅角緑内障の周辺部前房所見
van Herick法grade1の狭隅角である.

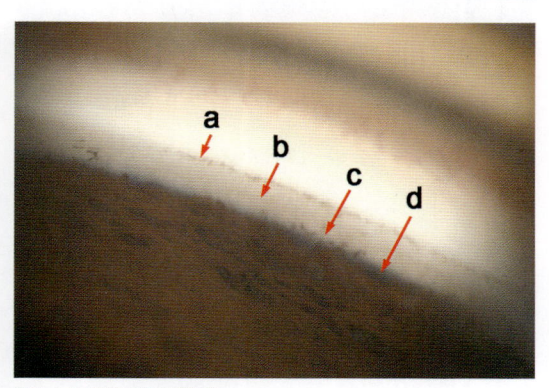

図2｜正常眼の隅角鏡所見
a：シュワルベ線. 角膜から線維柱帯への移行部位. b：線維柱帯. 淡い褐色部分は色素帯と呼ばれ, 裏側にシュレム管が存在する. c：強膜岬. d：毛様体帯.

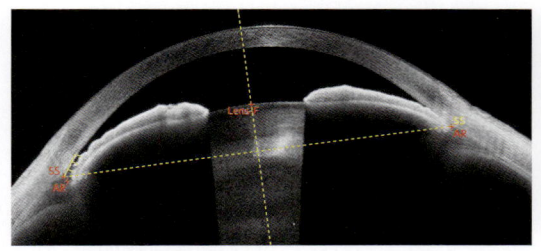

図3｜前眼部OCT（瞳孔ブロック）
前方に膨隆した虹彩形状から瞳孔ブロック機序の存在がわかる.

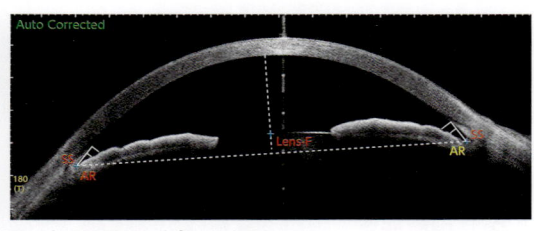

図4｜前眼部OCT（プラトー虹彩）

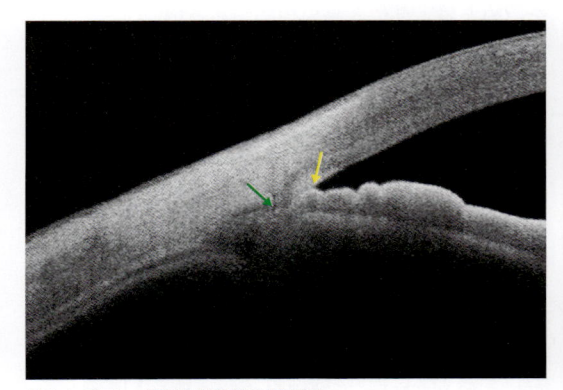

図5｜プラトー虹彩の前眼部OCT所見
緑矢印（隅角底）から黄矢印にかけて隅角閉塞を生じている. OCTだけでは閉塞が機能的か器質的かの判断は難しいが, この症例ではPASによる器質的閉塞であった. 毛様体付着部の状態ははっきりとは確認できない.

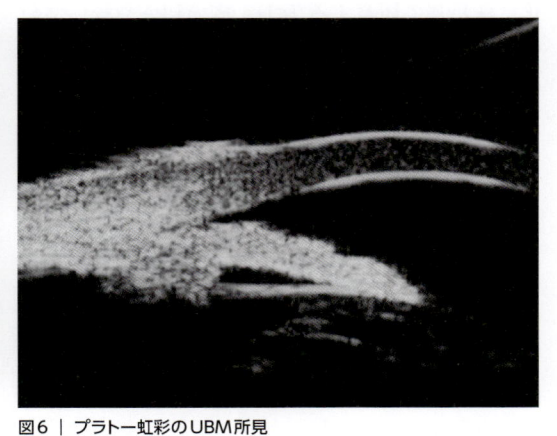

図6｜プラトー虹彩のUBM所見
虹彩が根部で急峻に立ち上がっており, 毛様体の前方回旋により毛様溝が閉じている.

5-2)-(3)

近視眼の緑内障
Myopic glaucoma

診断のポイントとなる検査所見			
重要度	検査名	決め手となる所見	参照図
★★	眼底	乳頭出血, RNFLD, リム菲薄化, ノッチング, 乳頭陥凹拡大	図1
★★★	OCT	RNFLとGCLに限局した菲薄化, 上下の非対称性に注目する ブルッフ膜のないβ-PPAに注目する	図2, 3
★★★	視野	水平経線をまたがない視野障害	
★★	OCTA	表層血管の減少, 乳頭周囲深部血管脱落	図4

鑑別が必要な疾患		
	緑内障性 ⇔	近視性
OCT	RNFL, GCLに限局した菲薄化	網膜全体の菲薄化
PPA	β-PPA	γ-PPA
乳頭出血	あり	なし
進行	速い	なし, あるいは遅い

1 疾患の定義

　緑内障の危険因子の一つに近視がある. 近視眼の緑内障では, 乳頭陥凹が浅く, 比較的初期から傍中心視野障害を生じやすく, 視野障害が強く進行が速い症例から進行が非常に緩徐な症例まで, バリエーションに富むなどの特徴がある. 原発開放隅角緑内障の一部ではあるが, 特殊な性質を持つため注意が必要である. 近視が緑内障発症・進行の危険因子となる理由として, 近視に伴う篩状板の脆弱性により眼圧による影響を受けやすい可能性が示唆されている. 進行速度が症例によって大きく異なる理由は, 近視性変化は進行しにくく, 緑内障性変化は進行しやすいという2つの要素が混在しているため, 症例によってどちらの要素が強いかが影響していると考えられている.

2 眼底所見

　近視性変化が強い眼底では視神経乳頭での緑内障診断はしばしば困難であるが, 特に耳側リムの菲薄化に注目して観察する(図1). 広いPPAや後極部の強い弯曲のために通常のOCT検査では検査が困難なことも多い. また, うまく撮影できたとしても, 通常の正常眼データベースでは強度近視眼のデータは除外されているために, 通常の正常眼データベースとの比較では信頼できる異常判定が得られない. 近視の強い眼でも通常, 網膜各層の厚みの上下対称性は比較的保たれることから, OCTによる網膜内層(RNFLとGCL)厚の菲薄化を定性的に評価する方法は診断に有用である(図2). ただし, 後部ぶどう腫の強い眼では網膜厚の上下対称性も崩れているため, 注意が必要である. 緑内障の場合, 網膜の菲薄化はRNFLとGCLに限局するのに対し, 近視に伴う菲薄化は網膜全層で生じることにも注目する.

3 確定診断に必要な検査

　OCTと視野検査が主体であり, 網膜内層の菲薄化と対応する視野異常で診断する. ただし, 症例によって進行速度には大きな違いがあるため, 経時的な進行評価が最も重要である. 眼底検査における乳頭出血の存在は, 進行性の緑内障性変化を示唆する点で重要である. 乳頭周囲脈絡網膜萎縮(PPA)も重要な所見であり, OCTを使用すればブルッフ膜の存在するβ(beta)-PPAとブルッフ膜の存在しないγ(gamma)-PPAに区別可能である(図3). β-PPAが緑内障との関連が強く, 広い症例では緑内障が進行しやすいのに対し, γ-PPAは近視による眼軸伸長に伴って生じるもので, 緑内障とは無関係であるとされるが, 実際にはPPAのみで診断するのは困難である. OCTAでしばしばPPA深部の血流脱落を認め, 障害部位と高い相関がある(図4).

4 鑑別すべき疾患

　近視に伴って生じる視神経症を近視性視神経症とし, 緑内障性視神経症と区別する. しかしながら近視眼の緑内障では両者が混在しているため, 表のようにどちらの要素がより強いかを検討する必要がある. 近視性変化は通常, 眼圧非依存性として扱われるが, 近視性変化とされる後部ぶどう腫も実際には眼圧下降治療によって軽快する症例が少なからず存在しており(図5), 近視眼緑内障の眼圧依存性を事前に完全に把握することはきわめて困難である. 経時的な進行速度評価を継続的に行い, 進行性の症例に関しては積極的な眼圧下降治療を検討する必要がある.

(赤木忠道)

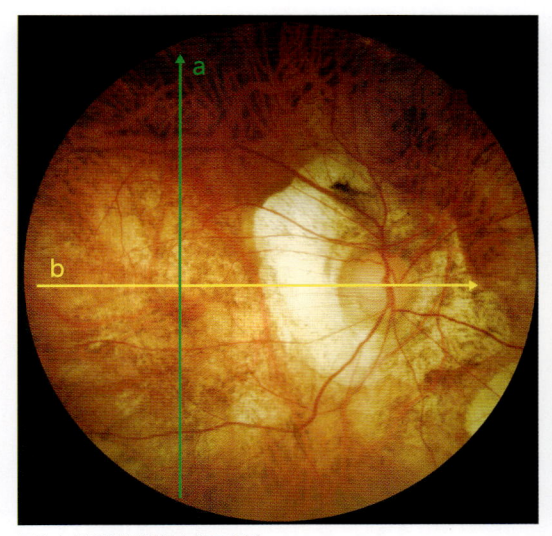

図1｜強度近視眼緑内障の症例
乳頭耳側のリム菲薄化と，広範な乳頭周囲脈絡網膜萎縮を認める．眼軸長は33.4mm.

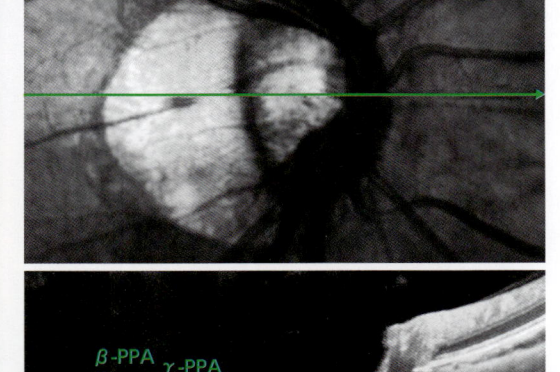

図3｜OCTによる乳頭周囲脈絡網膜萎縮分類
OCTによって従来のPPA-βはβ-PPA（ブルッフ膜あり）とγ-PPA（ブルッフ膜なし）に区別できるようになった．β-PPAは加齢と緑内障に関連が強く，γ-PPAは近視との関連が強い．

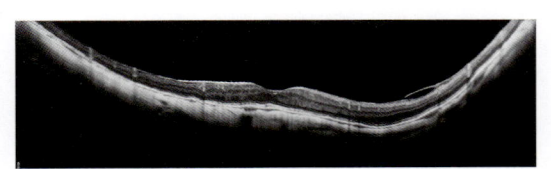

図2｜黄斑部縦スキャンOCT加算平均画像
スキャン位置は図1a．上方に比較して下方のRNFL，GCLが著明に菲薄化している．

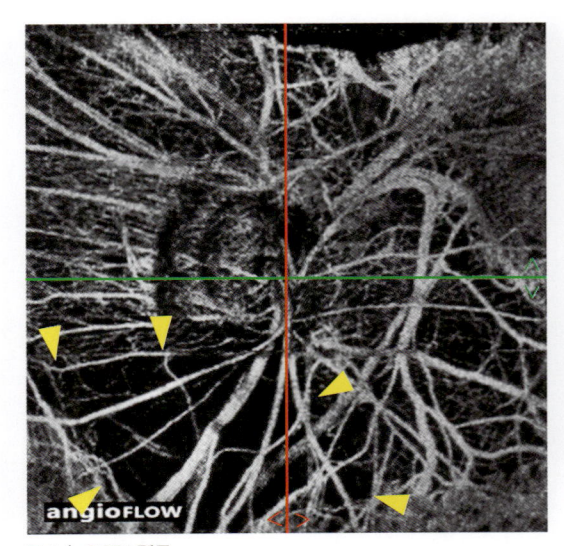

図4｜OCTA所見
上方の視野障害に対応する下方のPPA内に，深部血管を含めた広範な血流脱落が生じている（黄矢頭）．

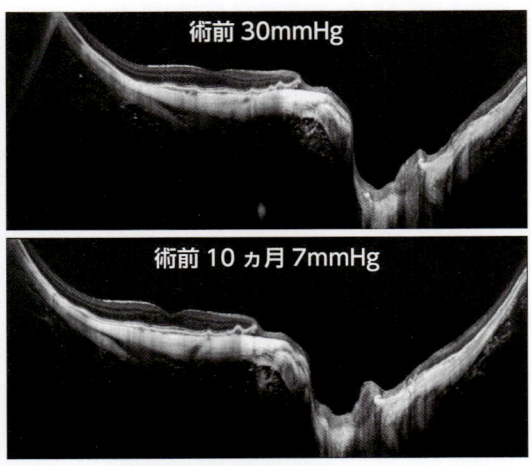

図5｜線維柱帯切除術術前後のOCT所見
スキャン位置は図1b．術前深かった乳頭周囲の後部ぶどう腫が，眼圧下降に伴って軽減している．

5

緑内障

6

眼外傷

日光網膜症
Solar retinopathy

診断のポイントとなる検査所見			
重要度	検査名	決め手となる所見	参照図
★★★	問診	太陽光を見た病歴	
★★	眼底	中心窩の黄白色斑	図1
★★	OCT	網膜外層の微小欠損，不整	図5

鑑別が必要な疾患		
鑑別に必要な検査	鑑別疾患	掲載頁
問診, OCT	macular microhole	206頁
	PVDに伴う中心窩牽引	330頁
問診, OCT, FAF, FA	慢性CSC（復位後）	
問診	鈍的外傷	

1 | 疾患の定義

太陽光の曝露により，片眼または両眼の網膜，特に黄斑部に障害を呈する疾患である．日食観察が原因の場合は日食網膜症 eclipse retinopathy と呼ばれるが，病態は同じである．症状は眼痛，視力低下，歪視，中心暗点などを訴える．受傷直後には症状は乏しく，徐々に出現してくることが多い．多くの症例で自然回復する場合が多いが，重症になると高度の視力低下が残る場合がある．根本的な治療法はなく，予防が重要であり，特に日食（太陽）観察時には，肉眼での観察はせずに専用の観察グラスを使用することが必須である．

2 | 眼底所見

急性期では，中心窩に黄白色斑（図1）や色素異常を認めることが多いが，軽症であれば眼底に明らかな異常所見を認めない症例も存在する．受傷からの期間，傷害の程度により所見が変化するため，眼底写真での診断には注意を要する．

3 | 確定診断に必要な検査

確定診断には問診が最も重要である．太陽（日食）を観察した既往，その時間や方法を聴取する．眼底写真は，典型例では中心窩に黄白色斑を認めるが（図1），軽症例では明らかな異常所見が確認できない症例も存在するため，眼底所見のみでの確定診断には注意が必要である．光干渉断層計（OCT）は確定診断に重要である（図5）．眼底所見に乏しい症例でもOCTで網膜外層（interdigitation zone, ellipsoid zone）の微小欠損や不整を認めることがあり診断に役立つが，さまざまな疾患で同様の所見を呈することがわかっており，鑑別診断には注意が必要である．太陽光を観察した既往と画像所見が一致すれば確定診断が可能である．

眼底自発蛍光（FAF）およびフルオレセイン蛍光眼底造影（FA）は，補助的検査で施行することが多い（図2，3）．FAFでは網膜色素上皮障害部位と一致した自発低蛍光所見，また，自発低蛍光周囲に軽度自発過蛍光所見を伴う症例も報告されている．FAでは網膜色素上皮障害部位にwindow defectを認める．

4 | 鑑別すべき疾患

日光網膜症はOCTで中心窩のellipsoid zoneを主とした網膜外層の微小欠損や不整を特徴とするが，他にもさまざまな疾患で同様の網膜外層に乱れを認める症例（macular microhole，後部硝子体剝離に伴う中心窩牽引，慢性CSC，鈍的外傷など）があり，OCT検査が確定診断に欠かすことができないため，その鑑別診断が重要である．

鑑別にはOCTでの中心窩の後部硝子体剝離の状態や，FAF，FAでの中心窩以外の病変を確認することが，復位後の慢性CSCなど他疾患との鑑別に有効である．しかし，最も重要なのは太陽光を観察した既往であり，日光網膜症を疑うような眼底およびOCT所見を認めれば，問診にて確認することが重要である．

（寺尾信宏）

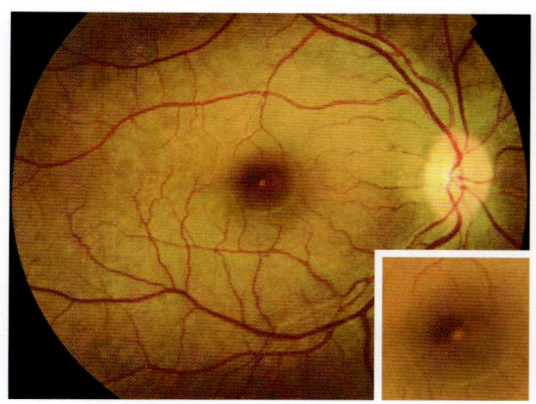

図1 ｜ 日食網膜症の眼底所見
受傷後1週間，急性期．42歳女性．矯正視力は1.2．日食を裸眼にて観察した後より，中心暗点を自覚．中心窩に黄白色斑を認める．

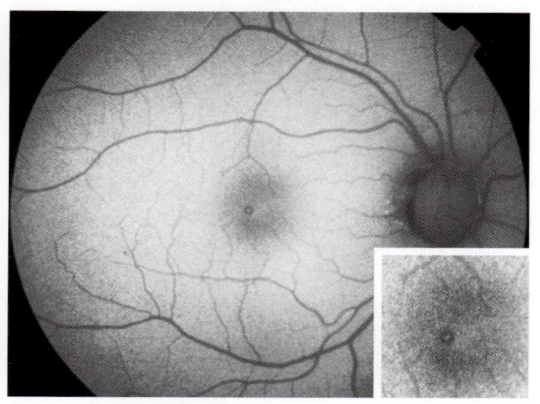

図2 ｜ 図1の眼底自発蛍光所見
黄白色斑と一致する自発低蛍光所見，その中心に自発過蛍光所見を認める．

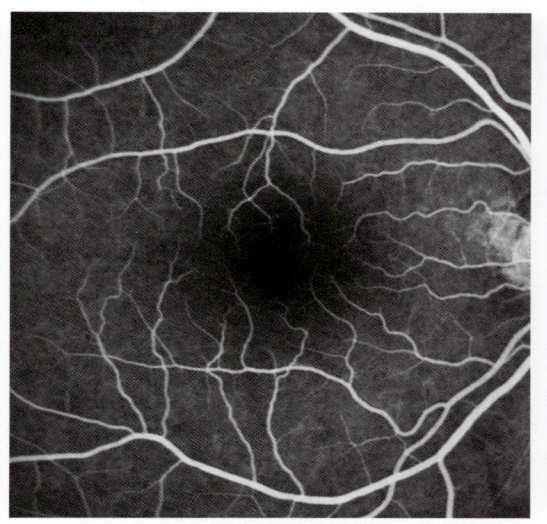

図3 ｜ 図1のフルオレセイン蛍光眼底造影所見
黄白色斑と一致する蛍光ブロック所見を認める．網膜色素上皮（RPE）障害部位に一致するwindow defectは認めない．

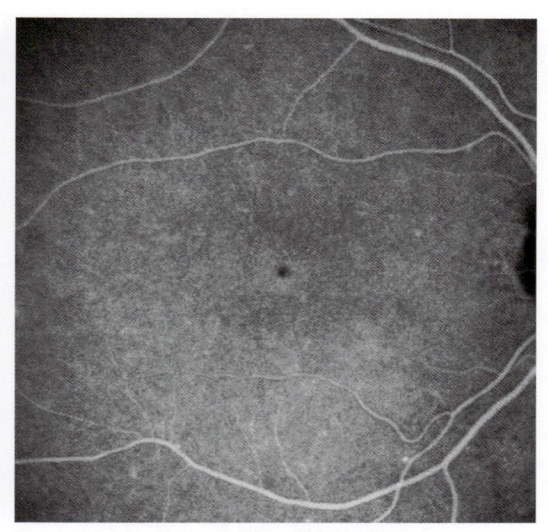

図4 ｜ 図1のインドシアニングリーン蛍光造影所見
黄白色斑と一致する蛍光ブロック所見を認める．

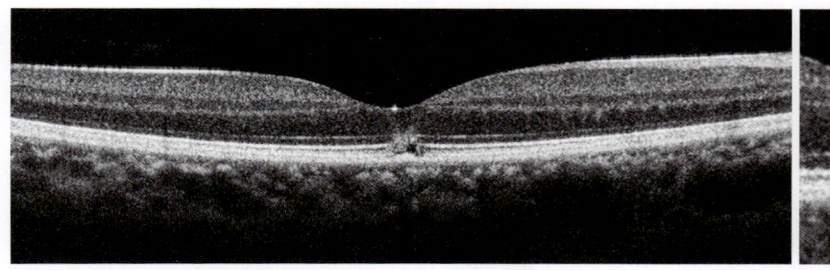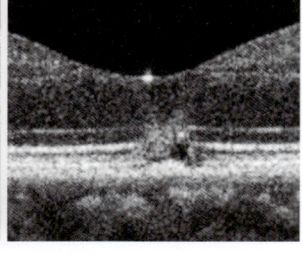

図5 ｜ 図1のOCT所見（水平断）
ellipsoid zone, interdigitation zoneの欠損，RPEの不整所見を認める．中等度反射領域を網膜外層中心に認め，これは中心窩網膜全層に及ぶ．

6
眼外傷

6-(2)

レーザー障害
Laser hazard

診断のポイントとなる検査所見			
重要度	検査名	決め手となる所見	参照図
★★★	眼底	レーザー照射部位に一致した光凝固斑	図1
★★	OCT	視細胞内節/外節接合部 (IS/OSライン)の断裂 網膜剝離	図2
★	視野	光凝固斑に一致した暗点	

鑑別が必要な疾患		
疾患名	鑑別のポイント	掲載頁
YAGレーザー	硝子体出血，網膜出血，網膜下出血を伴う	

1 疾患の定義

LASER（レーザー）は Light Amplification by Stimulated Emission of Radiation の頭文字に由来する造語で「光の誘導放出による増幅」を意味する．レーザーは，①指向性（細いビームが一直線に進む），②コヒーレンス（干渉する），③単色性（波長幅が狭い）を特長とする光であり，ポインターを使用した講義やコンサート会場，バーコードリーダーなどで日常的に遭遇する．その一方で，誤った使用方法や高出力の海外規格製品の使用によって身体に不可逆的な傷害をきたすことがあり，そのためレーザー機器は日本工業規格（JIS）によってクラス分けされている．

眼症状は，故意的なレーザーの覗き込みや不慮のレーザー照射が原因で生じる．また，医原性照射によっても生じうる．レーザーが眼内に照射されると網膜が熱凝固され，不可逆的な網膜変性が生じるためである．レーザーの種類，出力や波長，照射時間によって重症度は異なるが，黄斑部，特に中心窩への照射では重度の視力低下を自覚する．

2 眼底所見

照射直後は網膜に灰白色の小凝固斑を生じる．凝固斑が複数あれば複数回の照射が示唆される（図1）．色調においては白色凝固斑であれば高エネルギー照射が推測され，網膜内の深部広域傷害が示唆される．時間経過とともに網膜の凝固斑の色調は薄れるが，色素上皮層に強い傷害があれば，脱色素斑となる．

3 確定診断に必要な検査

光干渉断層計（OCT）：網膜組織障害の部位や範囲を知るうえで非常に有用な検査法である（図2）．網膜の ellipsoid zone，網膜色素上皮が傷害され，時に網膜下液，網膜浮腫が確認できる．暗点は小さいものであれば検出がされにくいため，静的視野計の中心10°測定が有用な場合がある．

4 鑑別疾患

最新の眼科レーザー治療として「飛蚊症に対するレーザー治療 (laser vitreolysis)」が行われている．レーザーには波長1,064nm（赤外光）の Nd：YAG レーザーを使用する．ターゲットを Weiss ring に合わせ，レーザー照射でこれを切開・蒸散させる．合併症に誤照射があり，誤照射による網膜出血や網膜円孔の報告があるが，稀である（図3）．YAGレーザーの事故の多くは工業用の誤照射であり，研究室での事故報告が多い．

（恩田秀寿）

［参考文献］
1. 摺木友美，ほか：演出用レーザービームを注視後に視力低下を生じた1例．日職災誌 66: 138-141, 2018

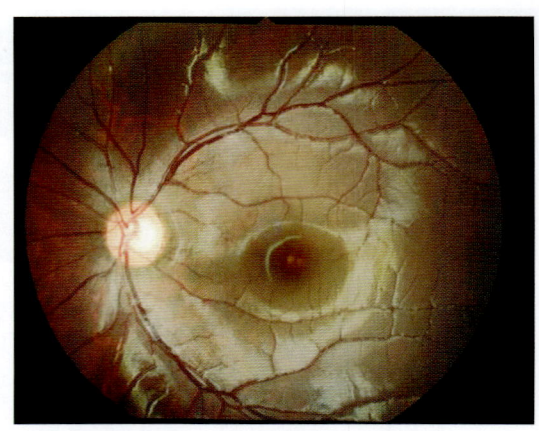

図1 ｜ レーザーポインターを10秒照射された症例
受傷1日目の眼底．黄斑部中心窩に2つの凝固斑を認める．

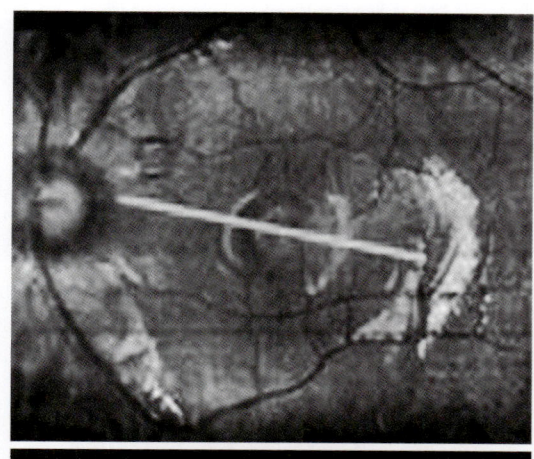

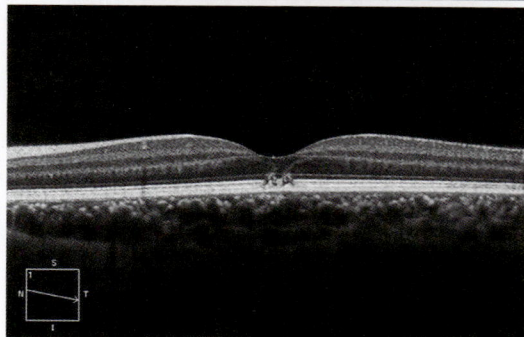

図2 ｜ 受傷7日目のOCT所見
IS /OSの断裂を2ヵ所認める.

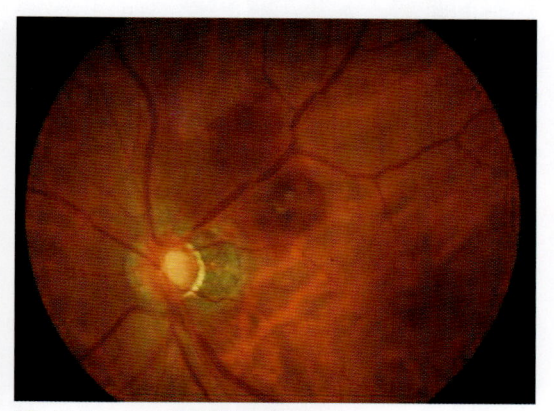

図3 ｜ Vitreolysisの誤照射後の硝子体出血
硝子体切除後の眼底. 上耳側動脈付近に照射痕を認める.

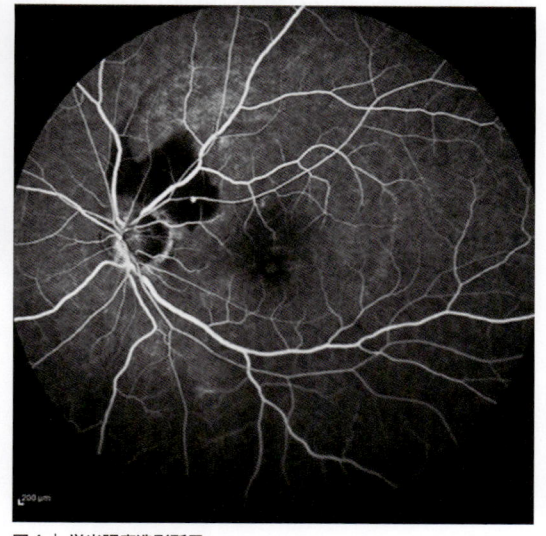

図4 ｜ 蛍光眼底造影所見
上耳側動脈にレーザーから蛍光漏出と網膜下出血によるブロックを認める.

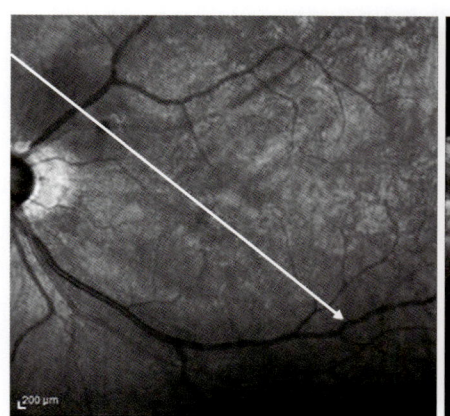

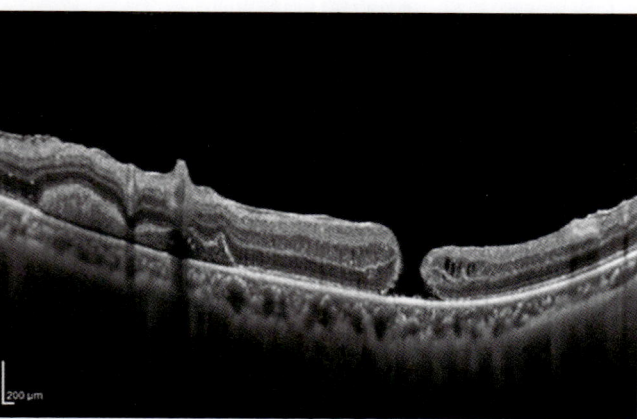

図5 ｜ OCT所見
網膜全層にわたる不鮮明な層構造の傷害を認める. 黄斑円孔を認める.

放射線網膜症
Radiation retinopathy

診断, 治療のポイントとなる所見			
重要度	方法	所見	参照図
★★★	OCT, OCT血管造影	網膜浮腫の部位や程度, 網膜内層の菲薄化, 表層・深層網膜毛細血管網異常の検出	

鑑別が必要な疾患		
	鑑別が必要な疾患	掲載頁
類似する眼底所見を呈する病変	糖尿病網膜症	98頁
	高血圧性網膜症	86頁
	多発性の網膜動脈閉塞, 網膜静脈閉塞	
	網膜毛細血管拡張症	
	膠原病や腎移植後の網膜血管炎	
全身状態	高度の貧血	
	白血病	
	後天性免疫不全症候群	
	免疫制御状態での日和見感染症(サイトメガロ網脈絡膜炎)	

1 疾患の定義

　放射線療法は, 急速に分裂する細胞のDNAの損傷と, フリーラジカル産生による殺腫瘍効果により作用する. 眼球, 眼球付属器, 眼窩や頸部組織の腫瘍性病変に対して, 局所プラーク放射線治療, 外照射治療, 陽子線放射線療法, ヘリウムイオン放射線療法, ガンマナイフ放射線療法などが行われている. また, 甲状腺眼症や, 加齢黄斑変性の脈絡膜新生血管に対する治療にも応用されている.

　放射線は, 正常網膜にも作用し, 進行性の閉塞性血管炎をきたし, 急性, 慢性の網膜血管閉塞を生じる. 多くはゆっくりと進行し, 視力予後は, 網膜毛細血管閉塞の部位と範囲による. 重症例では網膜新生血管や新生血管緑内障, 視神経萎縮を合併する. 網膜の耐容線量は45Gyとされているが, 糖尿病などの基礎疾患があるとより低い放射線量でも発症する(表1).

2 眼底所見

　糖尿病網膜症に臨床所見はきわめて類似する. 網膜毛細血管瘤, 散在性の網膜出血, 網膜毛細血管の拡張および閉塞, 網膜神経線維層の虚血性腫脹(軟性白斑), 網膜浮腫, 硬性白斑, 血管周囲の鞘形成が見られる(図1, 2). 広範な毛細血管閉塞を伴うと網膜新生血管, 乳頭上新生血管に伴う増殖性網膜症を合併し, 硝子体出血をきたす症例もある. 重症例ではゴースト血管, 広範な網膜動脈閉塞, 網脈絡膜萎縮, 視神経萎縮が見られる.

3 確定診断に必要な検査

　問診による放射線治療歴の有無を確認する. 放射線治療後数ヵ月〜10年以上の経過で発症する. 眼科以外が主担当科の場合は, 自覚症状の悪化時に診断され, 網膜症が進行している場合もある. 放射線治療後早期から, 定期的な眼底検査が必要である.

● 表1　放射線網膜症の発症に影響する因子

放射線照射方法:治療方法(局所プラーク放射線療法, 外照射療法など)
　　　　　　　総照射線量(45Gy<では5%未満, 50Gy以上で60%)
　　　　　　　照射領域 照射スケジュール, 1回当たりの照射線量など
全身疾患:糖尿病, 高血圧, 心血管病変, 膠原病など
全身化学療法の併用
妊娠

　眼底検査にて, 網膜出血, 軟性白斑など網膜血管病変を評価する(図1〜3). フルオレセイン蛍光眼底造影(FA)では, 網膜毛細血管床閉塞の部位や範囲, 細小血管異常部や毛細血管瘤の透過性亢進状態, および網膜・乳頭上新生血管を検出できる(図1, 2, 4). インドシアニングリーン蛍光造影(IA)は, 脈絡膜血管異常の検出が可能である. また, 硬性白斑を伴う黄斑浮腫を合併する場合は, FAと比較することにより, 網膜毛細血管瘤の透過性亢進の程度を評価できる. 光干渉断層計(OCT)は, 網膜浮腫や網膜菲薄化の評価に有用で, 黄斑浮腫に対する抗VEGF薬の治療適応や治療前後の評価に必須である. OCT血管造影では, 網膜の層別診断が可能であり, 表層網膜毛細血管網, 深層網膜毛細血管網の異常が検出できる.

4 鑑別診断

　糖尿病網膜症, 高血圧性網膜症と眼底所見が類似する. 多発性の網膜動脈閉塞症や網膜静脈閉塞症, 網膜毛細血管拡張症, 膠原病や骨髄移植後の網膜症などを鑑別する. また, 全身状態にも注意が必要で, 高度の貧血, 白血病, ヒト免疫不全ウイルス, 後天性免疫不全症候群, サイトメガロ網脈絡膜炎などの日和見感染症を否定しておく必要がある.

(河野剛也)

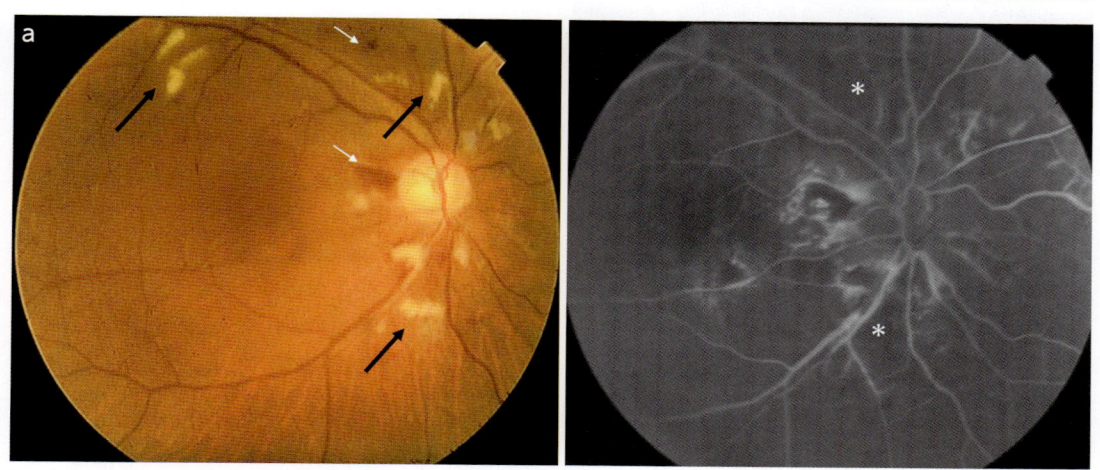

図1｜放射線網膜症（放射線治療3年後）
a：眼底所見．b：FA．68歳男性．眼窩悪性リンパ腫で総線量60Gy照射．治療1年後に両眼網膜出血，軟性白斑出現し，徐々に進行．RV＝0.7.
LV＝1.2．網膜出血（白矢印），軟性白斑（黒矢印）が見られる．網膜毛細血管の無灌流域（＊）が見られる．

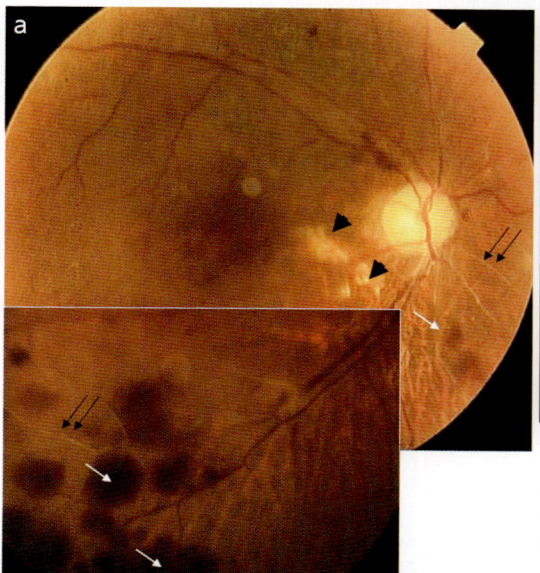

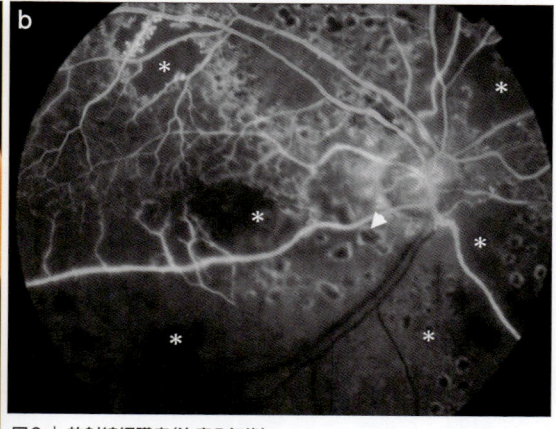

図2｜放射線網膜症（治療5年後）
a：眼底所見．b：FA．RV＝0.3．白鞘化した網膜血管（二重矢印）が見られ，新たな網膜出血が出現（矢印）している．FAでは，広範な網膜毛細血管床閉塞（＊）が見られる．中心窩周囲毛細血管網の閉塞も見られる．矢印頭：光凝固斑．

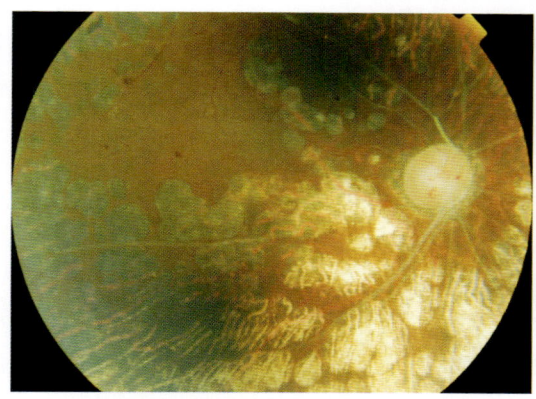

図3｜放射線網膜症（治療9年後）
LV＝1.2．網膜出血，軟性白斑が徐々に進行．

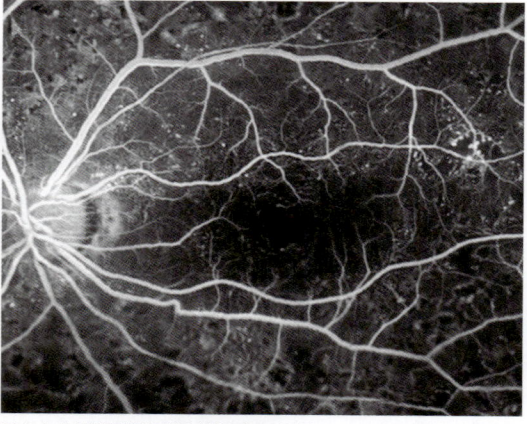

図4｜放射線網膜症（放射線治療15年後）
FA．58歳女性．糖尿病（＋）．眼窩悪性リンパ腫で総線量36Gy照射．2年後に左眼網膜出血，軟性白斑出現し，徐々に進行．LV＝1.2．FAでは，網膜毛細血管瘤，細小血管異常，毛細血管閉塞が見られる．中心窩無血管領域は軽度拡大している．

6
眼外傷

6-(4)

網膜震盪(症)
Commotio retinae

1 疾患の定義

　鈍的外力により，眼球は前後方向に短縮する．同時に眼球の中心から赤道部へ向かっての眼球壁の伸展が起こり，虹彩・チン氏帯・水晶体，硝子体基底部，網膜の組織に作用-反作用の力が加わる．この短縮・伸展作用によるずれ応力が，視細胞，網膜色素上皮，脈絡膜毛細血管の境界面に作用し，外傷性網膜混濁が生じる．

　外傷性網膜混濁の障害程度はさまざまで，視機能障害を残すことなく消失する軽度の網膜混濁（網膜震盪）と，視力，視野障害を残す重度の網膜混濁（網膜打撲壊死）に分類される．

2 眼底所見

　網膜深層のびまん性乳白色の浮腫性網膜混濁が後極部から周辺部に見られる．網膜混濁は受傷後数時間たつと検眼鏡的に観察される．多くは一過性の網膜混濁で，受傷2〜3日後に最も強くなり，1〜2週間の経過で視機能異常を残さず消失する（網膜振盪症）（図1，2）．重度の網膜混濁では，時間経過とともに不可逆性網脈絡膜変性をきたし，視力低下や視野異常を残す（網膜打撲壊死）（図3〜5）．網膜出血，硝子体混濁，硝子体出血，滲出性病変を伴うことが多い．

3 確定診断に必要な検査

　眼底検査で網膜混濁の部位，範囲を捉える．眼底自発蛍光（FAF）はRPE障害を捉えるので受傷直後は正常であるが，重症の網膜混濁では経過中に異常蛍光が見られる．光干渉断層計（OCT）では，網膜震盪症では光受容体に限局した異常が見られる．網膜打撲壊死では，外顆粒層を含む変化が見られる．また外傷による硝子体牽引による病変（黄斑円孔，むちうち網膜症）を検出できる．フルオレセイン蛍光眼底造影（FA）は，網膜浸透症と網膜打撲壊死の鑑

診断のポイントとなる検査所見					
重要度	検査名	疾患名	受傷後早期	経過中	参照図
★★	眼底	網膜震盪症	乳白色網膜混濁	正常	図1
		網膜打撲壊死	乳白色網膜混濁	網脈絡膜変性	図3
★	FAF	網膜震盪症	正常	正常	
		網膜打撲壊死	正常・軽度の低蛍光	低蛍光・過蛍光	図4, 5
★★★	FA	網膜震盪症	正常	正常	図1
		網膜打撲壊死	過蛍光（蛍光漏出）	低蛍光，ごま塩状過蛍光	図3
★	IA	網膜震盪症	脈絡膜内の過蛍光（脈絡膜血管損傷による）	正常	
		網膜打撲壊死	過蛍光（FA漏出部とほぼ一致）	低蛍光，過蛍光の混在	図4
★★★	OCT	網膜震盪症	光受容体の反射の乱れ	正常	図2
		網膜打撲壊死	RPE，光受容体，外顆粒層の異常反射	外顆粒層，光受容体の異常，RPEの異常増殖	図4, 5

鑑別もしくは併発する疾患			
主要所見	鑑別が必要な疾患	鑑別時期など	掲載頁
網膜混濁，網膜浮腫，網膜出血	網膜動脈閉塞症	発症早期	66, 72, 98, 419頁
	糖尿病網膜症		
	網膜静脈閉塞症		
	プルチェル症候群		
網脈絡膜萎縮	萎縮型黄斑変性	長期経過後	186頁
網膜下出血	脈絡膜破裂	脈絡膜新生血管の合併	
網膜硝子体牽引症候群	外傷性黄斑円孔	発症早期	
	むちうち網膜症	長期経過後の原因不明の視野異常	
眉毛部の打撲	外傷性視神経症	発症早期	370頁
		網膜震盪症，網膜打撲壊死，脈絡膜出血などの眼底所見と関係なく合併	

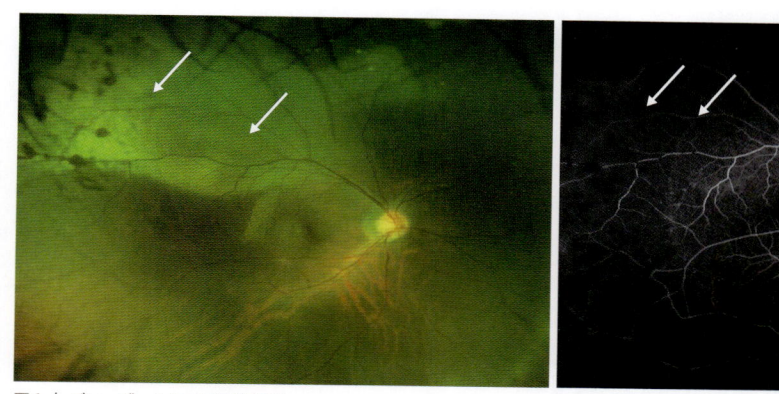

図1｜バレーボールによる眼球打撲
18歳男性．受傷2日後．視力1.2．耳上部にびまん性の網膜混濁と網膜出血が見られる．フルオレセイン蛍光造影（FA）は正常である．

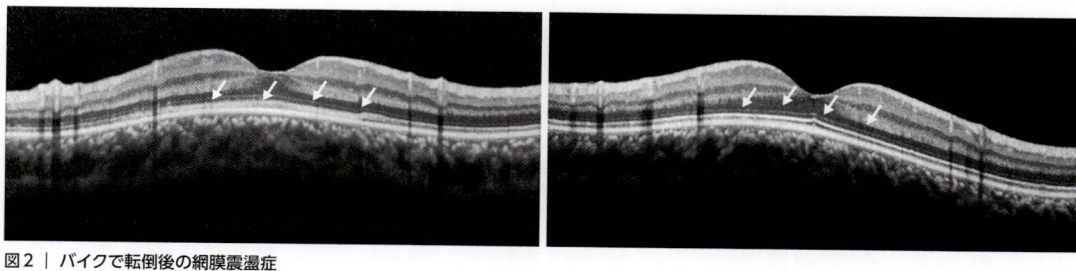

図2｜バイクで転倒後の網膜震盪症
21歳男性．視力0.4．受傷1日後には黄斑を含むびまん性網膜混濁が見られる．光干渉断層計（OCT）では光受容体の高反射が見られる．1ヵ月後，RV＝1.5．OCTは正常所見である．

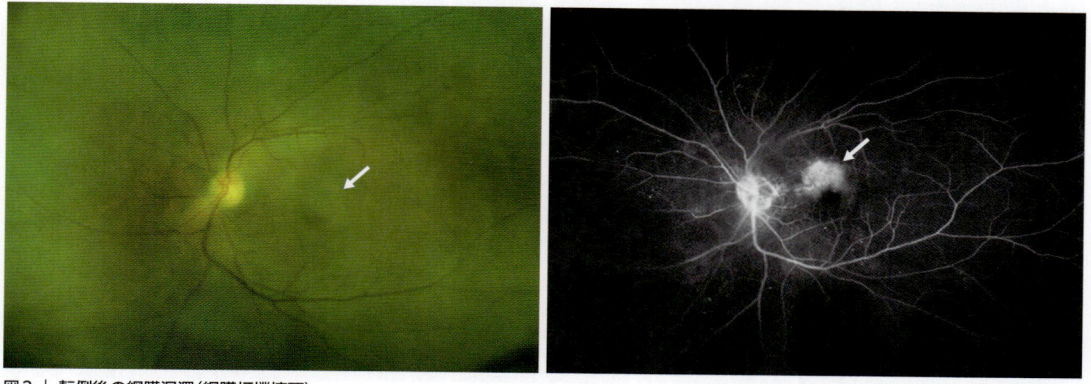

図3｜転倒後の網膜混濁（網膜打撲壊死）
67歳男性．視力0.3．受傷5日後．中心窩上方にびまん性網膜混濁が見られる．FAでは混濁部に一致して蛍光漏出が見られる．

別に有用であり，網膜震盪症では正常，網膜打撲壊死ではRPE障害部からの蛍光漏出が見られる．インドシアニングリーン蛍光造影（IA）では，外傷性脈絡膜血管損傷を検出できる．

4 | 鑑別すべき疾患

受傷直後には，網膜外層混濁による外傷性網膜混濁と，内層混濁をきたす網膜動脈閉塞症の鑑別が必要である．外傷性網膜混濁では，視機能予後の点から

網膜震盪症と，網膜打撲壊死の重症度の評価を行う．

鈍的外傷眼では，単一組織が障害されることは稀で，併発病変の鑑別を要する．角膜損傷，外傷性虹彩炎や前房出血，高眼圧，低眼圧の原因となる虹彩・毛様体損傷や鋸状縁断裂を含む網膜裂孔，網膜剥離，黄斑円孔や脈絡膜破裂などの眼底病変，視神経損傷の併発を鑑別する．また，眉毛部の打撲を伴う場合には，外傷性視神経症の合併も考慮する必要がある．

（河野剛也）

6

眼外傷

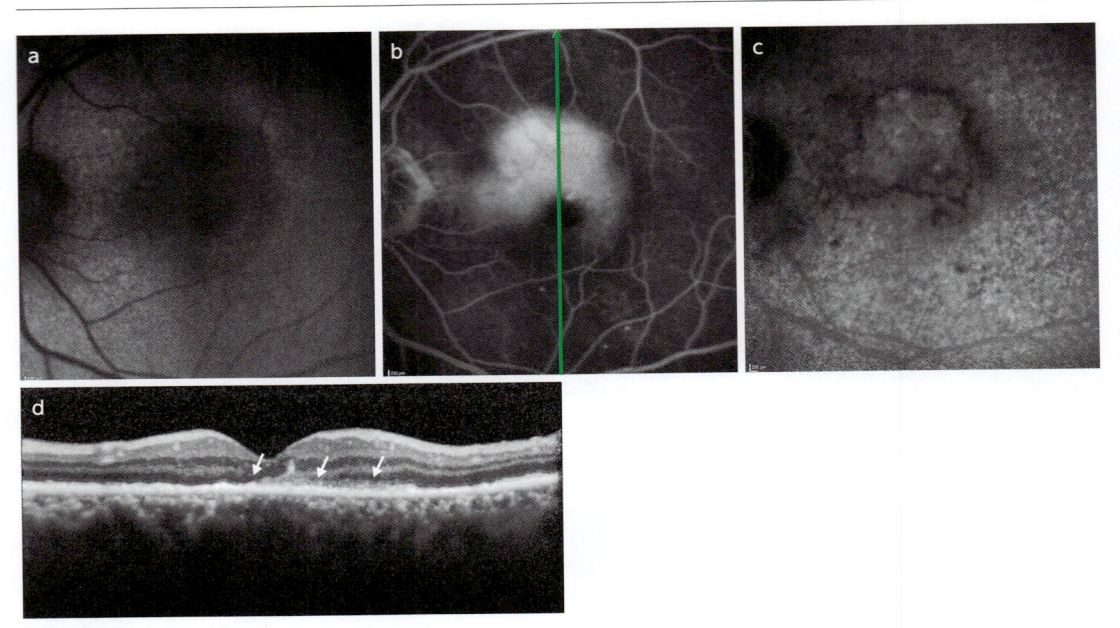

図4｜5日後

図3と同一症例．受傷5日後．網膜混濁部は，眼底自発蛍光では軽度低蛍光（a），FAでは蛍光漏出（b），インドシアニングリーン蛍光造影（c）では軽度過蛍光を呈する．OCT（d）では，光受容体は不連続となり，外顆粒層の構造異常も見られる．網膜内層は保たれている．

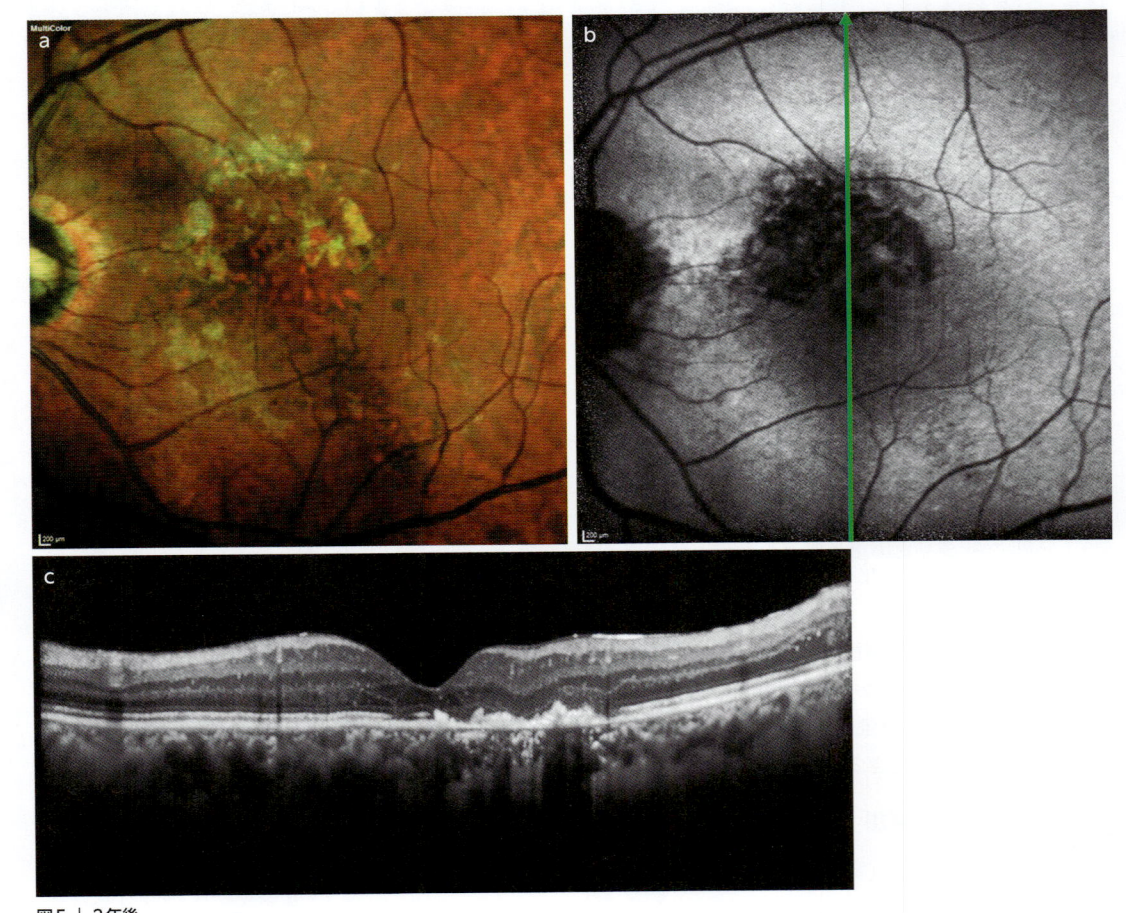

図5｜2年後

図3と同一症例．網膜混濁病巣では，色素異常が見られる（a）．眼底自発蛍光（b）では低蛍光と過蛍光が混在している．OCT（c）では網膜外層の異常が見られる．

6–(5)

プルチェル網膜症
Purtscher's retinopathy

診断のポイントとなる検査所見			
重要度	検査名	決め手となる所見	参照図
★★★	眼底	綿花様白斑, Purtscher flecken	図1, 2
★★	蛍光眼底造影	網膜血管からの蛍光漏出	図3
★	OCT	急性期：網膜内層の高反射領域, 網膜剝離, 網膜浮腫 晩期：網膜の菲薄化	

鑑別が必要な疾患		
鑑別疾患	鑑別のポイント	掲載頁
網膜振盪症	鈍的眼打撲早期の一過性の網膜混濁	419頁
網膜中心動脈閉塞症	cherry-red spot, 蛍光眼底造影で動脈血流の途絶	68頁

1 | 疾患の定義

　頭部外傷後に眼底に特異な綿花様白斑を生じ, 視力障害をきたした症例がPurtscherによって報告されて以来, プルチェル外傷性網膜症と呼ばれている. 頭部外傷, 胸部圧迫外傷による介達性に生じた外傷性網膜症を指す. 外傷以外では急性膵炎, 膠原病（SLE, 強皮症, 皮膚筋炎など）, 脂肪塞栓, 羊水塞栓などが原因で同様の所見を示すことがあり, Purtscher-like retinopathyと呼ばれる.

　眼症状として片眼または両眼に急激な視力低下を生じ, 視力低下は経度のものから手動弁までさまざまである. 無痛性である.

2 | 眼底所見

　発症早期には視神経乳頭周囲, 綿花様白斑, 網膜出血, 網膜静脈の拡張, 乳頭浮腫を認める（図1）. さらに眼底後極部, 特に黄斑部に疾患特有のPurtscher fleckenを認める（図2丸枠内：網膜の白色斑状病変であり, 正常の網膜細動脈で囲まれ, 病変との間に50μmの区画線が存在）. 晩期には視神経乳頭の蒼白化, 網膜色素上皮の萎縮を認める. 重症例では網膜中心動脈閉塞様所見を呈する.

3 | 確定診断に必要な検査

　眼底検査で特徴的な所見を認めればプルチェル網膜症と診断する. 補助検査として蛍光眼底造影（FA）と光干渉断層計（OCT）は有用である. FAでは白色斑状病変部, 網膜血管からの蛍光漏出, 網膜細動脈や毛細血管の閉塞, 網膜静脈の色素染などを認める（図3）. OCTでは網膜内層の高反射領域を認める.

4 | 鑑別すべき疾患

　網膜中心動脈（分枝）閉塞症, 網膜中心静脈（分枝）閉塞症, 網膜振盪症.

（恩田秀寿）

［参考文献］
1. 笹元威宏ほか：エアーバッグ外傷によりPurtscher網膜症をきたした1例. 日職災誌 52: 250-253, 2004

6
眼外傷

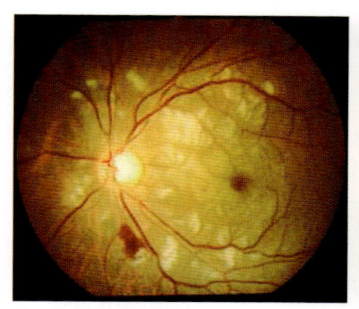

図1｜交通事故症例
エアーバックによる顔面, 胸部圧迫が原因と考えられる. 綿花用白斑, 網膜出血を認める.

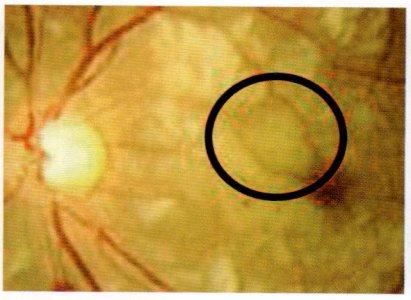

図2｜眼底の拡大
丸枠内にPurtscher fleckenを認める.

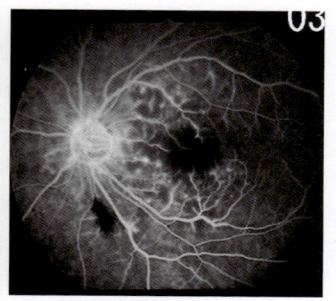

図3｜蛍光眼底所見

（図1～3　宮崎台ささもと眼科　笹元威宏先生のご厚意による）

6-6)

外傷性黄斑円孔
Traumatic macular hole ; Traumatic MH

診断のポイントとなる検査所見			
重要度	検査名	決め手となる所見	参照図
★★★	OCT	網膜全層円孔	図2, 4
	眼底	黄斑円孔	図1
		出血などの外傷性変化	
★★	FA/IA	網脈絡膜循環障害	図6
★	視野	中心暗点	図7
	Watzke-Allen test	固視点の歪み	

鑑別が必要な疾患		
主要症状	鑑別疾患	掲載頁
全層円孔を呈する疾患	特発性黄斑円孔	206頁
	黄斑偽円孔	208頁
	分層黄斑円孔	210頁
外傷後の視野異常	三角症候群	298頁
	網膜剥離	
	脈絡膜破裂	

1 | 疾患の定義

　黄斑円孔は中心窩における網膜の円孔が生じる疾患であり，その原因が外傷であるものを外傷性黄斑円孔という（図1～4）．スポーツや仕事の事故に関連した鈍的眼外傷が原因であることが多く，そのため特発性黄斑円孔は65歳以上の女性が多いのに対し，外傷性黄斑円孔は20代男性に見られるのが特徴である．機序としては眼球変形に伴う中心窩網膜の接線方向への伸展および前後方向への硝子体牽引が関わっていると考えられる．また，その他にレーザー損傷や落雷・電流によるショック後にも発症する可能性があり，これは黄斑部の組織破壊が原因と考えられている．

　外傷性黄斑円孔の場合は自然閉鎖するという報告があり，まずは1～3ヵ月間経過を観察することが望ましい．しかし経過観察中に網膜内嚢胞が出現した際には注意が必要である（図4）．自然閉鎖が得られない割合は網膜内嚢胞がない場合で10％に対し，嚢胞がある場合で76.5％との報告があるため，早期手術を検討するべきである．その他に自然閉鎖が起こりやすい例として若年者や後部硝子体剥離（PVD）を生じていない症例が挙げられる．

　手術方法は一般的に硝子体切除が行われ，PVDを起こし，ガス置換を行うことにより高い閉鎖率が得られている（図5）．内境界膜剥離に関しては，術後の網膜構造の変化を生じる可能性があるため，議論されているところである．しかし外傷性巨大黄斑円孔（基底直径1,300～2,800μm）に対するinverted internal limiting membrane flap法は100％の閉鎖率に加え，良好な術後視力が得られたとの報告もあるため，内境界膜剥離の併用は治療の選択肢になる可能性がある．

2 | 眼底所見

　鈍的外傷により生じた黄斑円孔が認められるほかに，広範囲に網膜振盪や網膜出血，硝子体出血が見られることから特発性黄斑円孔との鑑別が可能である．強い外傷であった場合には脈絡膜破裂や三角症候群などの脈絡膜循環障害を合併することが多いため，注意して観察する必要がある．

3 | 確定診断に必要な検査

　まずOCTによる円孔の有無の評価は必須である．また，病歴聴取による眼受傷歴の確認に加え，眼底診察での網膜振盪，網膜出血を評価し，特発性との鑑別を行う．また，外傷では網脈絡膜循環障害を合併するため，フルオレセイン・インドシアニングリーン蛍光造影も有用である（図6）．その他，黄斑円孔以外の脈絡膜循環障害などに伴う視野欠損を評価する目的として視野検査も必要と考えられる（図7）．

4 | 鑑別すべき疾患

　黄斑円孔の有無においては眼底診察，OCTにて容易に診断を行うことが可能である．しかし外傷性黄斑円孔の場合では自然閉鎖が得られることがあるため，特発性黄斑円孔との鑑別を行うことが重要である．

　自覚症状は視力低下，歪視，中心暗点などを訴えるが，その他の視野異常を訴える際は三角症候群といった脈絡膜循環障害との鑑別も重要である．

（高木　均・重城達哉）

6
眼外傷

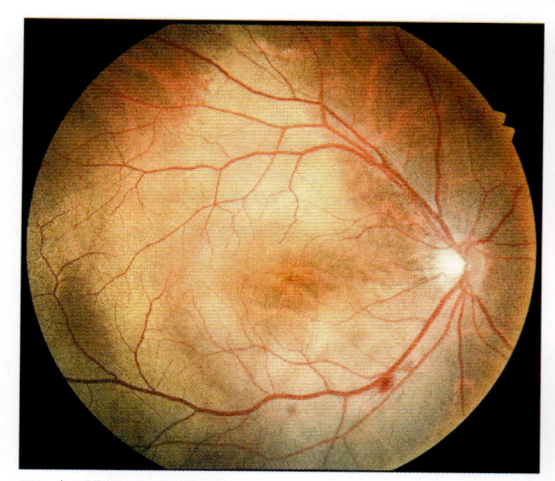

図1｜受傷直後の眼底所見
24歳男性．矯正視力は0.5．非常に小さい黄斑円孔を認め，その他，広範囲な網膜振盪や網膜出血が認められる．

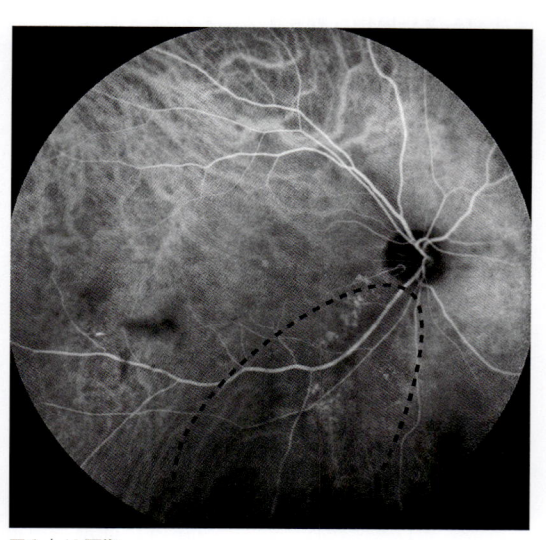

図3｜受傷1ヵ月後の眼底所見
徐々に円孔の拡大傾向が認められる．

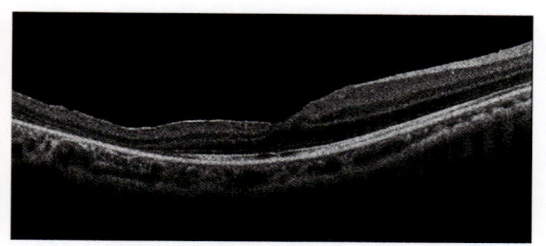

図6｜IA画像
網膜下方に脈絡膜循環障害を認め，同部位に視野欠損を認め，三角症候群と診断．

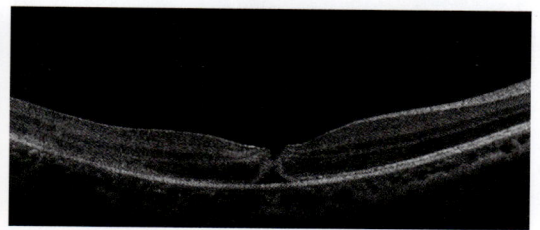

図2｜受傷直後のOCT
神経網膜の円孔を認める．

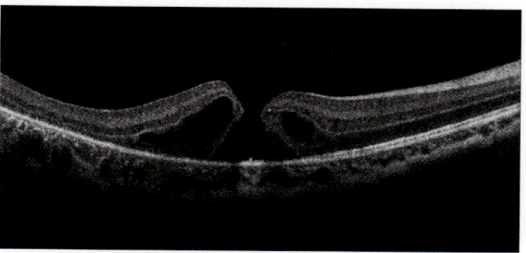

図4｜受傷1ヵ月後のOCT
網膜内嚢胞の出現を認め，硝子体手術を施行．

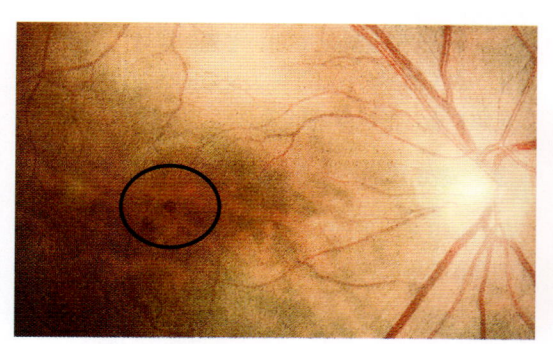

図5｜術後OCT
円孔は閉鎖し，矯正視力は1.2．

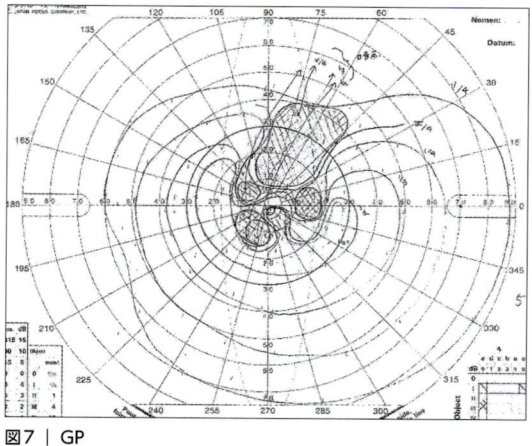

図7｜GP
下方の脈絡膜障害の部位に一致した視野欠損を認める．

6
眼外傷

6-(7)

眼球鉄症
Ocular siderosis

1　疾患の定義

　眼球内に刺入した鉄成分を含んだ物体が眼内に一定期間留まり，化学的変化によって生じる晩発性の疾患である．例えば，ハンマーと他の金属製の道具との衝突時に破砕飛散した鉄片によって生じることがしばしば見られる．疾患の発症には物体の鉄含有量が関係し，また，異物が結合組織に埋包された場合には発症しない．鉄刺入から数十年経過後に発症することがある．

　鉄は自然界では不安定な物質であるため，容易に酸化される．特に水と接することで鉄イオン（Fe^{2+}）が融出する．硝子体には高濃度アスコルビン酸が含まれるため，鉄イオンにより活性酸素が発生し，ヒアルロン酸が脱重合する．これによって硝子体の液化が進行し，鉄イオンは，より眼内に散布されやすくなると考えられている．散布された鉄イオンは眼内細胞によって取り込まれ，白内障，緑内障，網膜機能異常を生じさせる．さらに鉄イオンは眼内の溶存酸素と反応し，角膜，水晶体，虹彩に鉄錆様の沈着・染色を生じさせる．

2　眼底所見

前眼部：角膜，水晶体表面に鉄錆様沈着・染色を認める（図1, 2）．スリット法のみならず，スクレラルスキャター法や徹照法を用いて観察する．

眼底：刺入部があれば，その反対側の網膜に鉄片刺入を認めることが多い（図3）．

3　確定診断に必要な検査

　超音波Bモード，X線撮影もしくはCT撮影で鉄片の存在を確認する．

4　鑑別疾患

眼球銅症：角膜デスメ膜にカイザー・フライシャー輪を認める．

眼球ガラス片異物：ガラスそのものによる炎症反応は起こらない．

（恩田秀寿）

6
眼外傷

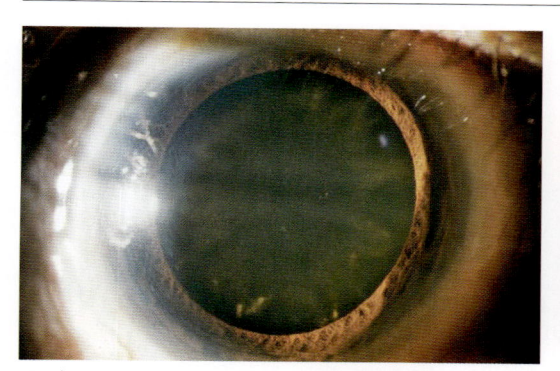

図1｜スクレラルスキャター法による水晶体前面の観察
水晶体上皮の茶色に染色されている.

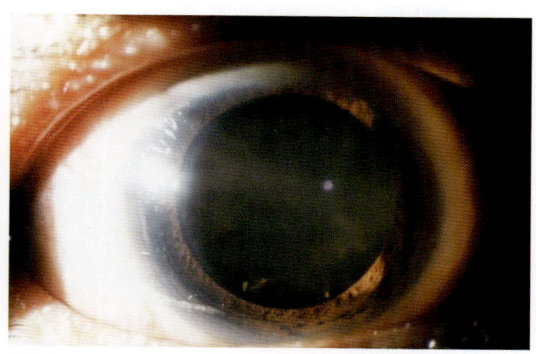

図2｜スクレラルスキャター法による水晶体前面の観察
角膜が茶色に染色されている.

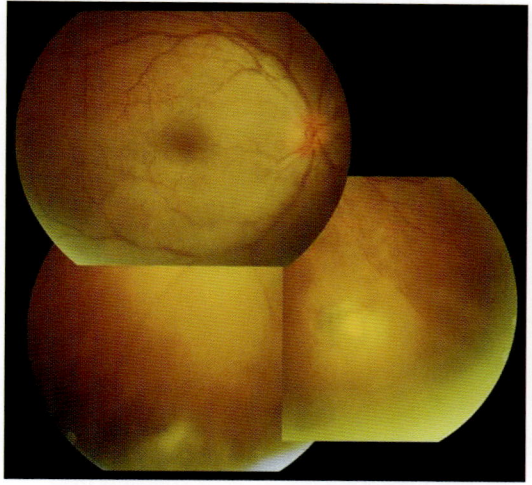

図3｜下方網膜の鉄片
図1〜3は同一症例.

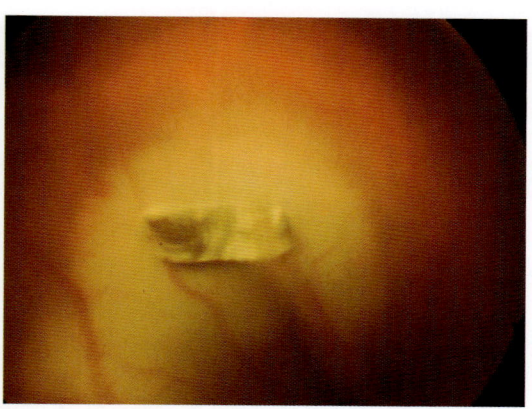

図4｜網膜内の鉄片

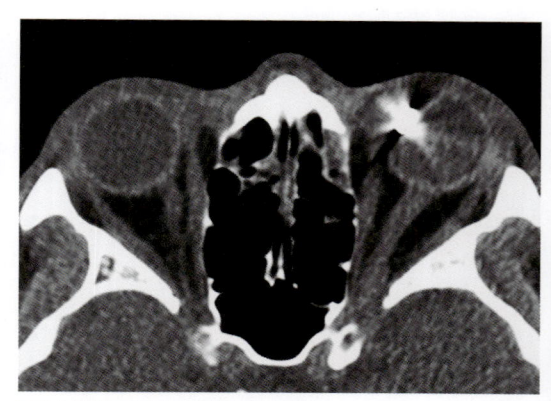

図5｜眼内の折れた金属製ドリルの先端
アーチファクトを伴う.

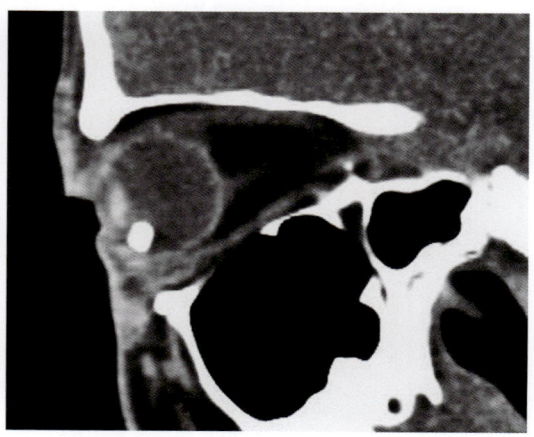

図6｜眼内のガラス片
アーチファクトを伴わない.

6
眼外傷

和文索引

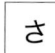

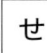

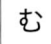

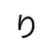

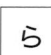

欧文索引

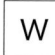
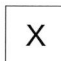

眼疾患アトラスシリーズ
第 2 巻　後眼部アトラス

2019 年 10 月 25 日発行　　　　　　　　第 1 版第 1 刷 ©

監　修　大 鹿 哲 郎
　　　　おお　しか　てつ　ろう

編　集　近 藤 峰 生
　　　　こん　どう　みね　お
　　　　辻 川 明 孝
　　　　つじ　かわ　あき　たか

発行者　渡 辺 嘉 之

発行所　株式会社　総合医学社

　　　〒101-0061　東京都千代田区神田三崎町 1-1-4
　　　電話 03-3219-2920　FAX 03-3219-0410
　　　URL：https://www.sogo-igaku.co.jp

Printed in Japan　　　　　　　　　　　シナノ印刷株式会社
ISBN978-4-88378-686-2